国际超声医学名著

血管超声经典教程

中文翻译版
原书第7版

Introduction to Vascular Ultrasonography

主编 〔美〕约翰·S.佩勒里托（John S. Pellerito）
　　　〔美〕约瑟夫·F.宝莱克（Joseph F. Polak）
主译　温朝阳　华　扬　童一砂

U0194131

科学出版社
北京

图字：01-2020-7475

内 容 简 介

作为国际公认的血管超声金标准教程，本书自出版以来受到国内众多血管超声专家的认可和读者的好评。本书是美国血管超声医师和技师资质认证考试的指定教材。从1983年第1版出版至今已历经38年，出版到第7版。2008年第5版引进国内后，受到国内读者的喜爱和认可，出版后很快售罄。第6版（中文版）于2016年出版，同样受到读者喜爱。新修订的第7版（中文版），依然保持简练的文字，由浅入深的写作手法，将背景知识、临床思路和诊断心得融会贯通于书中，全面细致地阐述了血管超声的基础理论，以及脑血管、四肢动脉、四肢静脉、腹部和盆腔血管等内容。与国内同类书不同的是，本书的内容密切贴近临床，对技术要点、探查手法、诊断依据及临床评价等进行了非常细致的描述，附有临床病例和分析，以及权威机构制定的相关规范，对临床工作具有极强的指导意义。

本书适合各年资血管超声医师学习参考，同时也适合血管内外科医师、介入医师等相关专业人员阅读，是国内外公认的血管超声经典教程。

图书在版编目（CIP）数据

血管超声经典教程：原书第7版 /（美）约翰·S.佩勒里托（John S. Pellerito），（美）约瑟夫·F.宝莱克（Joseph F. Polak）主编；温朝阳，华扬，童一砂主译.—北京：科学出版社，2021.9
书名原文：Introduction to Vascular Ultrasonography
ISBN 978-7-03-069465-2

Ⅰ.①血… Ⅱ.①约…②约…③温…④华…⑤童… Ⅲ.①血管疾病－超声波诊断－教材 Ⅳ.① R543.04

中国版本图书馆 CIP 数据核字（2021）第 150485 号

责任编辑：郭 威 高玉婷/责任校对：张 娟 /责任印制：赵 博 /封面设计：龙 岩

Elsevier (Singapore) Pte Ltd.
3 Killiney Road
#08-01 Winsland House I Singapore 239519
Tel: (65) 6349-0200
Fax: (65) 6733-1817

科 学 出 版 社 出版

北京东黄城根北街16号
邮政编码：100717
http://www.sciencep.com

三河市春园印刷有限公司 印刷
科学出版社发行 各地新华书店经销
*

2021年9月第 一 版 开本：889×1194 1/16
2022年11月第二次印刷 印张：36
字数：1 327 000

定价：358.00元
（如有印装质量问题，我社负责调换）

译 者 名 单

主　　译　温朝阳　华　扬　童一砂

副 主 译　刘　禧　文晓蓉　贾凌云　郑海宁

译　　者（按姓氏汉语拼音排序）

蔡烈火　北京大学国际医院

陈红艳　四川大学华西医院

杜利勇　首都医科大学宣武医院

范校周　空军军医大学空军特色医学中心

房立柱　北京大学国际医院

付煜玮　北京大学国际医院

高明杰　首都医科大学宣武医院

何　英　四川大学华西医院

华　扬　首都医科大学宣武医院

黄　河　四川大学华西医院

黄　景　四川大学华西医院

贾　莹　北京大学国际医院

贾凌云　首都医科大学宣武医院

雷　娜　首都医科大学宣武医院

李　利　空军军医大学空军特色医学中心

李　猛　北京大学国际医院

李景植　首都医科大学宣武医院

李秋萍　首都医科大学宣武医院

刘　禧　空军军医大学空军特色医学中心

刘晓娜　北京大学国际医院

刘玉梅　首都医科大学宣武医院

马　斌　空军军医大学空军特色医学中心

孟　颖　北京大学国际医院

孙嗣国　空军军医大学空军特色医学中心

童一砂　澳大利亚墨尔本大学奥斯汀医院

王　佳　空军军医大学第二附属医院

王晓庆　北京大学国际医院

温朝阳　北京大学国际医院

文晓蓉　四川大学华西医院

徐晓林　北京大学国际医院

张　梅　四川大学华西医院

张　楠　首都医科大学宣武医院

张思妍　空军军医大学第二附属医院

赵　蕊　北京大学国际医院

赵　越　首都医科大学宣武医院

郑海宁　北京大学国际医院

周琛云　四川大学华西医院

周瑛华　首都医科大学宣武医院

朱新艳　北京大学国际医院

感谢 Elizabeth、John、Alana 和 Daniel 的耐心和支持。感谢我的超声技师、血管技师和同事们，感谢他们始终对我的患者尽心尽力。

〔美〕约翰·S. 佩勒里托

感谢 Alex、Jo-Anne 和我的超声技师和血管技师同事们，你们的工作真是太棒了。

〔美〕约瑟夫·F. 宝莱克

主编简介

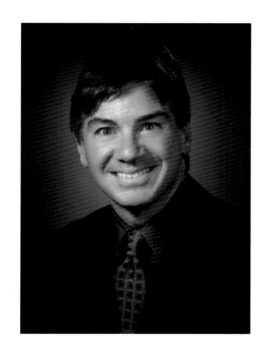

约翰·S. 佩勒里托，MD，FACR，FSRU，FAIUM　美国霍夫斯特拉/诺斯韦尔（Hofstra/Northwell）的唐纳德和芭芭拉·扎克（Donald and Barbara Zucker）医学院放射学教授，诺斯韦尔（Northwell）保健集团影像服务业教育部副主席，北岸大学/长岛犹太医院放射学住院医师培训计划主任和全身成像培训计划主任，北岸大学医院外周血管实验室主任，纽约罗克维尔中心莫洛伊学院心血管技术项目医学主任。他是许多血管成像文章、书籍章节、网络讲座和 DVD 项目的作者。他目前的兴趣集中在心血管和妇科疾病的新成像技术。作为备受欢迎的讲者，他一直为世界继续医学教育项目做贡献。佩勒里托博士是多种期刊的编委，为许多教育项目做出贡献。他目前在国际血管检查认证委员会和美国超声医学会理事会任职。他是美国放射学院、美国超声医学会、美国从事超声的放射医师协会会员。他和妻子 Elizabeth 有三个孩子，分别叫 John、Alana 和 Daniel。

约瑟夫·F. 宝莱克，MD，MPH，FACR，FAIUM　美国塔夫茨（Tufts）大学医学院放射学教授，波士顿莱姆尔沙塔克（Lemuel Shattuck）医院放射科主任。毕业于麦基（McGill）大学医学院和哈佛大学公共卫生学院，他的主要临床兴趣是利用超声成像检测和跟踪动脉粥样硬化。合著了 310 多篇同行评审文章和 100 多篇非同行评审文章和章节。他曾在 *Radiology* 编委会任职，目前在 *The Journal of Neuroimaging*、*The Journal of Vascular Ultrasound* 及 *The Journal of Ultrasound in Medicine* 编委会任职。他之前是国际血管实验室认证委员会主席，曾在美国超声学会理事会任职，目前在血管医学学会和协会间认证委员会（血管检查）任职。他是美国国立卫生研究院资助的超声读片中心的合作研究者兼主任，评估了许多动脉粥样硬化的

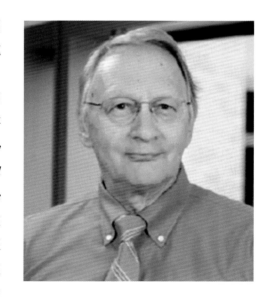

超声标志，如颈动脉内中膜厚度、颈动脉斑块、颈动脉可扩张性、肱动脉反应性及新开展的肱动脉内中膜厚度。目前，他正致力于开发一种心血管风险评估标准化的方法。

编者名单

Dennis F. Bandyk, MD
Section Chief
Division of Vascular and Endovascular Surgery
University of California San Diego
San Diego, California

Phillip J. Bendick, PhD
Technical Director
Peripheral Vascular Diagnostic Center
Beaumont Health System
Royal Oak, Michigan

Carol B. Benson, MD
Professor of Radiology
Harvard Medical School
Director of Ultrasound and Co-Director of High Risk
    Obstetrical Ultrasound
Department of Radiology
Brigham and Women's Hospital
Boston, Massachusetts

George L. Berdejo, BA, RVT, FSVU
Director, Outpatient Vascular Ultrasound Services
Division of Vascular Surgery
White Plains Hospital
White Plains, New York

Brian J. Burke, MD, RVT, FACR, FAIUM
Assistant Professor
Department of Radiology
Hofstra-Northwell School of Medicine
Uniondale, New York
Attending Radiologist
Department of Radiology
North Shore University Hospital
Manhasset, New York

Corinne Deurdulian, MD
Department of Radiology
University of Southern California
Keck School of Medicine
Los Angeles, California

Heather L. Gornik, MD, RVT, RPVI
President, IAC-Vascular Testing Division
Co-Director, Vascular Center
Harrington Heart and Vascular Institute
University Hospitals

Associate Professor of Medicine
Case Western Reserve University School of Medicine
Cleveland, Ohio

Edward G. Grant, MD
Department of Radiology
University of Southern California
Keck School of Medicine
Los Angeles, California

Ulrike M. Hamper, MD, MBA
Professor of Radiology, Urology, and Pathology
Russell H. Morgan Department of Radiology and
    Radiological Science
The Johns Hopkins University School of Medicine
Baltimore, Maryland

Jonathan D. Kirsch, MD
Associate Professor of Radiology and Biomedical
    Imaging and Internal Medicine
Section Chief, Ultrasound
Department of Radiology and Biomedical Imaging
Yale University School of Medicine
New Haven, Connecticut

Frederick W. Kremkau, PhD
Professor of Radiologic Sciences
Center for Experiential and Applied Learning
Wake Forest University School of Medicine
Winston-Salem, North Carolina

Mark E. Lockhart, MD, MPH
Chief, Body Imaging Radiology
University of Alabama at Birmingham
Birmingham, Alabama

Mahan Mathur, MD
Associate Professor of Radiology
Director, Medical Student Education
Associate Director, Diagnostic Radiology Residency
    Program
Department of Radiology and Biomedical Imaging
Yale School of Medicine
New Haven, Connecticut

William D. Middleton, MD
Professor of Radiology
Mallinckrodt Institute of Radiology
Washington University School of Medicine

St. Louis, Missouri

Darius G. Nabavi, MD
Chair, Department of Neurology
Vivantes Klinikum Neukölln
Berlin, Germany

Marsha M. Neumyer, BS, RVT, FSVU, FSDMS, FAIUM
International Director
Vascular Diagnostic Educational Services
Harrisburg, Pennsylvania

Daniel C. Oppenheimer, MD
Assistant Professor
Department of Imaging Sciences
University of Rochester Medical Center
Rochester, New York

John S. Pellerito, MD, FACR, FSRU, FAIUM
Professor of Radiology
Department of Radiology
Zucker School of Medicine at Hofstra/Northwell
Hempstead, New York
Vice Chairman
Department of Radiology
Northwell Health System
Manhasset, New York

Joseph F. Polak, MD, MPH, FACR, FAIUM
Professor of Radiology
Department of Radiology
Tufts University School of Medicine
Director
Ultrasound Reading Center
Boston, Massachusetts
Chief of Radiology
Department of Radiology
Lemuel Shattuck Hospital
Jamaica Plain, Massachusetts

Vasileios Rafailidis, MD, MSc, PhD, EDiR
Department of Radiology
AHEPA University General Hospital of Thessaloniki
Thessaloniki, Greece

Margarita V. Revzin, MD, MS, FSRU
Assistant Professor of Diagnostic Radiology
Department of Radiology and Biomedical Imaging
Yale School of Medicine
New Haven, Connecticut

E. Bernd Ringelstein, MD
Medical Faculty
Department of Neurology
University Hospital Münster
Münster, Germany

Martin A. Ritter, MD
Consultant Neurologist
Chair, Department of Stroke Medicine
Clemenshospital Münster
Münster, Germany

Michelle L. Robbin, MD, MS
Professor of Radiology and Biomedical Engineering
Chief of Ultrasound
Department of Radiology
University of Alabama at Birmingham
Birmingham, Alabama

Kathryn A. Robinson, MD
Senior Associate Consultant, Diagnostic Radiology
Assistant Professor of Radiology
Mayo Clinic
Rochester, Minnesota

Deborah J. Rubens, MD
Professor of Imaging Sciences, Oncology, and Biomedical Engineering
Associate Chair for Academic Affairs
Department of Imaging Sciences
University of Rochester Medical Center
Rochester, New York

Leslie M. Scoutt, MD
Professor of Radiology, Surgery, and Cardiology
Vice Chair for Education
Medical Director, Non-Invasive Vascular Laboratory
Yale University School of Medicine
New Haven, Connecticut

Paul Sidhu, BSc, MBBS, MRCP, FRCR, DTM&H
Professor of Imaging Sciences
King's College Hospital
London, Great Britain

Steven R. Talbot, RVT, FSVU
Co-Editor, Journal for Vascular Ultrasound
Research Associate
Division of Vascular Surgery
Technical Director, Vascular Laboratory
Cardiovascular Services
University of Utah Medical Center
Salt Lake City, Utah

R. Eugene Zierler, MD, RPVI, FACS
Medical Director
D. E. Strandness Jr. Vascular Laboratory
University of Washington Medical Center and Harborview Medical Center
Professor
Department of Surgery
University of Washington School of Medicine
Seattle, Washington

译 者 前 言

2019 年 11 月第 7 版 *Introduction to Vascular Ultrasonography* 面世，12 月科学出版社与我沟通翻译出版事宜。经历了本书第 5 版、第 6 版的翻译工作，我深知翻译工作的艰巨，为了尽快把第 7 版尽善尽美地呈现给国内读者，我特邀了首都医科大学宣武医院华扬教授、澳大利亚墨尔本大学奥斯汀医院童一砂教授共同主译，同时邀请了空军军医大学空军特色医学中心刘禧教授、四川大学华西医院文晓蓉教授、首都医科大学宣武医院贾凌云教授及北京大学国际医院郑海宁医生担当副主译。

拿到第 7 版原著后，仔细与第 6 版进行了全面比较，发现主编约翰·S. 佩勒里托教授和约瑟夫·F. 宝莱克教授对第 7 版进行了全面更新，每一章均邀请了相应领域最优秀的专家重新撰写或更新，进行全面、系统、权威性的阐述，更新了最新、广泛认可的技术、方法与标准，结合自身工作实践，给出建议，并于每章增加了"临床实用要点"，以帮助读者快速掌握要点。

翻译工作刚刚启动，新型冠状病毒肺炎疫情暴发，在与华扬、童一砂两位主译沟通后，我们一致认为疫情期间工作量小，可以把翻译工作做得更细、更好。我们邀请北京大学国际医院、首都医科大学宣武医院、四川大学华西医院、空军军医大学空军特色医学中心及空军军医大学第二附属医院的 39 位擅长血管超声的教授及年轻医生参与翻译工作。首先由一线工作的年轻医生译成初稿，然后由 2 位副主译进行 2 次一审，再由 2 位主译分别进行二审、三审。对每一段文字、每一幅插图、每一个表格都反复推敲，力求反映原意，并符合中文表达习惯。对于译者及副主译标注的疑点、难点，3 位主译经过多次沟通、讨论后形成定论，仍有疑问的地方，我们通过邮件与原著主编——核对、证实，最终成稿。

翻译工作刚启动时，我们手中仅有一本原著。为了不耽误翻译进程，北京大学国际医院的 2 位录入员崔子军、贾苗菊加班工作，将原著扫描成 PDF 版，便于各位译者进行翻译工作。翻译期间，受新型冠状病毒肺炎疫情影响，有的同事抽调去支援急诊，有的同事按要求居家隔离，也有的同事经历了工作调动，但大家仍抽出所有业余时间，潜心翻译，按计划圆满完成翻译工作。在此，对参与本书翻译工作的每一位医生、录入员致以真挚的感谢！

正如原著主编在致谢中所写：《血管超声经典教程》（第 7 版）涵盖了血管超声全部的知识与临床经验，初学者会发现血管超声的精髓，高年资者会如获至宝。

鉴于译者水平有限，原著的精彩之处恐难——呈现，如有不妥之处，敬请批评指正！

北京大学国际医院超声科

温朝阳

2021 年 7 月

原 书 致 谢

我衷心感谢以下为本书新版顺利出版做出贡献的每个人。首先是本书的共同主编约瑟夫·F.宝莱克，他是我在血管成像方面的合作伙伴，他总是挑战现状，并坚定不移地致力于提高诊断水平。

感谢为本书新版做出杰出贡献的所有作者。

感谢我的行政助理 Debbie Kaur，她让一份艰难的工作看起来轻松有趣。她是最棒的！

感谢我的科主任 Jason Naidich 和 Jesse Chusid，让我空间建立一个世界级血管实验室，并一支优秀团队。

感谢我血管实验室的同事 James Naidich 博士、Catherine D'Agostino 博士和 Brian Burke 博士，他们保持了我们实验室高质量标准。

感谢我的血管技师们，Danielle Berne、Jane Joo Ah Kim、Bindu Rameshan、Glenn Prucha、Maria Sisawang、Christine Dauber、Athanasios Tziovas、Briana Kresback、Daniel Hernandez 及 Floyd Federbush，感谢他们对我们的研究、质量保证项目和新技术的承诺、勤奋和耐心。

感谢我的超声技师们，Jessica Moon、Nanaz Maghool、Radha Persaud、Grazyna Bober、Dennis Burgos、Kathrin Sakni、Karen Dundara、Diana Navi、Erzsebet Borbely、Tyler Caiati、Myrlise Joachim-Calixte、Rekha Lall、Nicole Osmers 及 Roxana Palacios，感谢他们为我们的患者提供了竭尽全力的服务。

感谢 Adina Haramati 博士绘制的漂亮插图。感谢 Elsevier 和 Joanie Milnes 的员工们，特别是他们的支持和鼓励。当然，还有我的家人，Elizabeth、John、Alana、Daniel、Peter 及 Marie，感谢他们一直对我的支持。

约翰·S.佩勒里托

MD，FACR，FSRU，FAUM

感谢本书共同主编约翰·S.佩勒里托，另外我还要感谢许多为本书所做贡献的人，而他们的名字并没在第七版《血管超声经典教程》各章节中列出。虽然本书称为"教程"，但佩勒里托和我要说明这样一个事实，此版新书涵盖了血管超声的广泛知识和丰富经验。初学者将发现血管超声精髓，高年资者无疑会如获至宝。

第七版《血管超声经典教程》得益于许多人的经验和付出，他们通过电子邮件、口头或书评给予帮助。我们听取了大家的所有意见，并尽一切努力在这个版本中解决这些问题。

一如既往的，感谢我妻子 Jo-Anne 的耐心。感谢我女儿 Alexandra，感谢她理解我长时间的工作，而且是常常把工作带回到家里。我前进的动力，源自我希望总结和解释那些我历经多年才理解的专业知识。

我要感谢以下超声技师的贡献，是他们为我所撰写的章节提供了高质量素材，有些素材成为其他章节的补充材料。尤其是 Jean M Alessi-Chinetti 女士，感谢她总是毫不犹豫地指出有疑问的地方，并一直提供值得发表的超声检查。我还要特别感谢 Gregory Y Curto，我与他共事多年，即使在日程安排很紧的时候，他也对我很宽容，让我完成扫查患者。感谢 Richard J. Porter，他会提出了一些难以回答的简单问题。我必须赞赏 Nicole Wake，尽管她已经是一位优秀的超声技师，但仍决定投身于磁共振成像。我也感谢 Andrea L. Ford、Peter F. Wolstenholme、Noorjehan M. Tambra 及 Julio Perez，感谢他们的提问和反馈。

在这漫长的道路上，我感谢我的朋友 Irwin。过去几年很辛苦，但参加"血管超声当前实践（Current Practice of Vascular Ultrasound）"教会我很多，激励了我，并经常帮助我保持理智。

约瑟夫·F. 宝莱克

MD，MPH，FACR，FAIUM

原 书 前 言

我们对《血管超声经典教程》（第 7 版）进行了重大更新。约瑟夫·F. 宝莱克和我一起汇聚了我们认为代表血管超声影像最重要的议题和最优秀的专家，经过 20 多年血管超声方面的合作和共同编写本书的第 6 版，我们觉得这一版达到了我们的目标：一部文字清晰确切的血管超声教材。本书共 35 章，约瑟夫和我参与了其中 22 章的编写工作。我们不仅修订了本书的所有章节，以提供血管超声的最新技术、检查步骤和议题，还邀请了几位新的专家，在书中分享他们在重要领域的观点和经验。例如，Fred Kremkau 博士是超声物理学领域的权威，也是该领域最受欢迎的演讲者，他对物理部分进行了彻底更新。我们感谢 IAC 血管测试总裁 Heather Gornik 博士在本书对血管实验室的认证、鉴定和质量方面的贡献。我们也很感激几位世界知名专家能为我们提供超声造影在血管成像应用方面的最新技术。当然，我们再次邀请了许多我们喜欢的专家，他们在本书的第 6 版获得好评。

除了许多新增的超声图和示意图，《血管超声经典教程》（第 7 版）的一个重大改进是在所有章增加了"临床实用要点"栏目，旨在帮助读者关注教学要点，从而成功地操作和解读血管超声检查。

我们非常自豪地向大家介绍《血管超声经典教程》（第 7 版）。希望本书能为学生、技术人员、超声技师和所有血管超声从业人员提供指导，改善对患者的诊断和处理。

约翰·S. 佩勒里托

MD，FACR，FSRU，FAIUM

第 6 版译者前言

2008 年，*Introduction to Vascular Ultrasonography* 第 5 版成功翻译出版，推动了我国血管超声发展。时光飞逝，本书第 6 版已于 2012 年在美国正式面世。我有幸拿到国内第一本第 6 版原著，并在第一时间阅览了本书。第 6 版教程出现了不少变化。首先是本书的主编，第 5 版时，由本书的创始主编兹韦尔（William J. Zwiebel）教授邀请约翰·S. 佩勒里托教授共同主编完成。第 6 版时兹韦尔教授退休，由约翰·S. 佩勒里托教授和约瑟夫·F. 宝莱克教授共同主编。新主编带来新视野、新角度，全书由 35 章增至 37 章，有 14 章为全新章节，其余章节均做了更新，内容安排收放有序、兼容并蓄。这本最新版国际经典教材收纳了血管超声最新进展，作者将各种理论技术和临床实践娓娓道来，并采用将背景、思路和心得融合于一体的独特写作手法，令人折服，此书可谓血管超声百科全书，是一本难得的好教材。

与 5 年前拿到第 5 版教程时的忐忑心情相比，此刻心中更多的是责任感，和尽快将这本高水准的经典血管教程呈现给国内同行的使命感。但是，经历了第 5 版的翻译工作，我也深知此次翻译工作的沉重与挑战。做到原汁原味反映本书原貌又符合汉语表达习惯，同时准确解读新增加的理论、技术，是我们始终如一的追求目标。

决定翻译此书时正值本人在解放军总医院海南分院超声科工作之际，所以本书的译者多为分院超声科工作人员，翻译英文原版著作对科室年轻医师来说是平生第一次。回顾这段翻译历程，既有艰辛与汗水，又有成就与喜悦，年轻医师翻译后我们审校，再让他们查误、互审，翻译过程成为教学过程，喜见年轻医师血管超声水平上了一个台阶，也是翻译本书的一个意外收获。本书翻译工作邀请了澳大利亚童一砂教授共同主译，唐杰教授审校，诸位译者付出辛勤汗水，海南分院超声科全体录入员也在翻译过程中做了很多工作，在此对他们的参与、支持和帮助表示衷心的感谢！1 年多的辛勤付出，迎来欢喜，本书即将出版，希望它能为我国血管超声发展发挥应有作用。

诚然，本书的翻译必有不足之处，尚望诸位读者批评指正。

解放军总医院第一附属医院　温朝阳
于北京

第 6 版原书前言

　　《血管超声经典教程》（第6版）对我们以往的版本进行了重要的更新。首先，我要欢迎新合作主编约瑟夫·F. 宝莱克加入到本版。我和宝莱克博士曾在许多项目和会议有着多年的合作，尤其是我们将要迎来20周年的 Current Practice of Vascular Ultrasound 项目。我们曾都出版过血管方面的书籍，我们决定进行此次合作，以期创作一部权威性血管超声教科书。我们非常愉快地发现这次合作产生的内容丰富的巨著超过了我们的预期。在业界权威专家的帮助下，我们增加了一些着重于血管超声发展的新章节，并且更新了以往的章节。我们相信，这本血管超声领域最畅销的教科书有了显著的提高。

　　作为介入放射科医师及血管专家，宝莱克博士为本版带来了医学影像和血管医学方面的非凡经验。约瑟夫·F. 宝莱克是血管超声界的真正领导者之一。他曾发表过应用双功超声诊断颈动脉和静脉疾病的论著。在本版中他编写了10章内容。新主题包括腹主动脉的评估、血管疾病的筛查以及 CT 和 MRI 血管造影相关成像。

　　共有29位作者参与了本版编写。所有作者都对血管超声领域做出过重要贡献，我们非常自豪能够收录他们的材料。每位作者都通过补充章节内容和编写新章节而做出巨大贡献。本版中明显更新的章节包括超声造影剂在血管中的应用、超声在脑血管疾病中的应用，以及肝血管的超声评价。新增主题包括颈动脉介入治疗的评估、器官移植的评估，以及血管实验室及其认证。

约翰·S. 佩勒里托

MD FACR, FSRU, FAIUM

第 5 版译者前言

机遇与挑战：1 年前，人民军医出版社约笔者翻译本书，我犹豫了 2 周才最后决定接受邀请，因为两方面因素使我内心极为矛盾。首先，这是一本国际权威血管超声经典专著；在许多西方国家，它是血管超声医生和技师资质认证考试的指定教材，为许多专业人士所推崇，是目前最具影响力的血管超声专业教材之一；本书刚出版时我即有幸阅览此书，深深为本书精彩内容所吸引，数月内通读全书；本书内容全面翔实，广度、深度具兼。作者从历史到现状，从理论到实践，从检查手法到技术分析，从超声技术到临床需求，采用由浅入深的写作手法阐述深奥的理论和技术。细腻、流畅、浅显易懂，是一本优秀的血管超声专业教材；如果有机会把它翻译成中文，必将使更多国内同行受益，是一件令人欣慰的事情。但是，由于中西语言表达方式、血管超声历史和工作模式差异很大，而我希望翻译既要原汁原味，反映本书原貌，反映每一字句的真正内涵，又要符合汉语表达习惯，达到易读、易懂。所以要真正翻译好本书，实际是"再创作"过程，工作艰巨，面临挑战。

中西方血管超声背景差异：①在西方主要国家，血管超声多隶属血管实验室（Vascular Lab）。除彩色多普勒超声外，血管实验室尚有多种无创检查方法，如：动脉压测定（踝压、踝臂指数、节段性测压、趾压等）、应激试验（运动试验、反应性充血试验等）、多种容积描记（plethysmography）、经皮氧分压测定（transcutaneous oxygen tension，tcPo$_2$）、激光多普勒血流测定（Laser Doppler flow measurement）、便携式多普勒超声（Doppler ultrasound）等。在这些方法中，彩色多普勒超声最为常用。②双功超声（Duplex ultrasound）是将灰阶超声显像与脉冲多普勒超声探测功能相结合的系统。虽然目前的中高档超声仪均具备彩色多普勒功能，但美国仍沿用"Duplex ultrasound"一词。彩色多普勒成像技术应用于临床后，大大推进了血管超声进程，血管超声检查更容易、更快捷、更准确。本书翻译时将"双功超声"翻译成"超声"或"彩色多普勒超声"，这样符合我国的表达习惯，也更科学。③在美国等西方国家，超声检查主要由技师（sonographer）操作实施，医生（radiologist）主要负责指导、阅片出报告，对疑难病例医生可能再上机复查。

翻译与致谢：翻译得到解放军总医院超声科全体工作人员的大力支持，特别是唐杰教授的鼎力帮助，数十名本科医生、研究生加入了翻译工作，利用业余时间翻译此经典专著，奉献精神鼓舞着大家完成此艰苦工作，基本实现了我们最初对翻译质量的"奢想"。在此，对他们致以最崇高的敬意和感谢！

翻译过程中，得到了解放军总医院血管外科、神经外科、神经内科、泌尿外科和介入科诸多教授的热情帮助，在此对他们表示真诚的感谢！

　　本书翻译过程中，本科进修医生陈玉洁、王金霞、李娜、王俊玲、王长春、胡亚南、周鑫和本科录入员朱敏、杨卫东做了大量文字和支持工作，在此对他们表示深深的感谢！

　　同时，家人的理解、关心和支持，是我们完成翻译工作的重要保证，在此也对他们致以衷心的感谢！

　　由于我们知识和时间有限，本书错误之处，敬请各位同仁批评指正！

解放军总医院　温朝阳

2007年12月30日于北京

第 5 版原书前言

本书第 5 版在组织结构上与第 4 版相似，但有几点重要不同。最重要的是增加了第二主编，首先是为了丰富本书内容，这可以从新版书覆盖范围看出；另外，本书第一主编兹韦尔（William J. Zwiebel）教授近几年将退休，增加第二主编将保证此书能继续有新版本发行。

本版邀请了更多作者参与编写，这些作者在其从事的血管超声领域得到大家的认可，他们的参与，丰富了第 5 版内容。新版本增加了一些新章节，介绍了新技术及临床应用，如血液透析、腹主动脉支架、女性盆腔的超声评价，我们感到本书已经基本涵盖了彩色多普勒超声在全身主要血管中的应用。

新版本的另一变化是全彩色印刷。在前几个版本中，彩图统一放最后，与相关正文内容相距较远，影响了阅读效果。本版中彩图插在相关正文内容后面，更易理解、更具吸引力，希望它能增加本书的教育价值。全彩色印刷增加了成本，但我们尽我们所能保持其价格低廉，以使更多读者能接受。

尽管新版本进行了很大改动，但仍保持原有风格，因为读者对前几版反映很好；尽管本版加入了新章节，但仍然保留了基础理论部分。同前几版一样，我们在本版中加入了足够深度的内容来满足读者需求，以免大家再去翻阅一些深奥的基础理论资料。同时，在写作内容和手法上，我们尽量满足不同背景读者的需求。前几版书在有些方面都非常成功，我们希望新版本也能取得良好反映。

威廉·J. 兹韦尔，MD

约翰·S. 佩勒里托，MD

目　　录

第五篇　腹部与盆腔血管

第六篇 血管超声的发展趋势

1

基　础

第 1 章

血管疾病的血流动力学

一、概述

人体循环系统极其复杂，许多因素都可以影响血流，具体如下。

1.心脏影响射血强度和流量。

2.弹性动脉在收缩期储备能量，在舒张期维持血流。

3.肌性动脉维持张力。

4.小动脉、毛细血管和小静脉为不同器官供血。

5.静脉确保回心血量充足。

二、引言

人体解剖和生理功能在不同程度上通过维持血液流动来促进氧气的稳定供应。造成这种协同作用的因素有很多，有些因素可以用很简单的术语进行描述和量化，而更多的因素则相当复杂且难以把握。

考虑到这些局限性，本章对血液循环的动力学、影响血液流动的一些因素，以及动脉和静脉闭塞性疾病的血流动力学表现进行了回顾，这有助于了解血液循环的正常生理和血管阻塞后的异常变化。

三、决定血流的生理因素及其特征

（一）动静脉网

在循环系统内，任何两点之间存在血流的前提是两点之间的能量差异。通常，这种能量差异是由血压差异造成的。循环系统通常由高压力、高动能的动脉系统和低压力、低动能的大静脉系统组成。两个系统由树状动脉分支和微动脉、毛细血管组成的微循环连接（图1.1）。

当血液流经循环系统时，由于血流各层面之间、各质点之间的摩擦，使能量不断地从血液中丢失。当红细胞从动脉系统转运到静脉系统时，压力和动能水平逐渐下降。血液流动所需的能量通过收缩期心脏的搏动不断恢复，并储存在主动脉和大动脉的弹性动脉壁中，并在舒张期释放。产生的动脉压迫使血液从动脉系统泵入静脉系统，以维持血液流动所需的动脉压和能量差。

动脉系统内的高能量水平与大量快速流动的血流和动脉内高压有关。心脏泵血和动脉的机械特性共同协作，以维持动脉中足够的容量、流量和压力。这在一定程度上是通过维持流入和流出动脉系统的血容量的平衡来实现的，流入动脉系统的血量等于心排血量，流出动

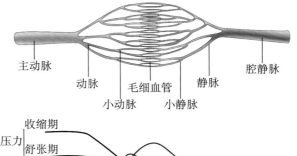

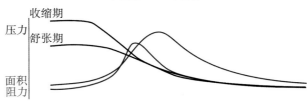

图1.1 循环系统中不同水平压力、有效阻力和总的血管横截面积的简化示意图。下面的曲线对应上面所示的各个循环水平。例如，循环的有效面积在毛细血管水平最大，而阻力则在小动脉达到峰值

脉系统的血量取决于动脉压力和微循环血管收缩形成的外周阻力。

通常，身体各组织的血流量由特定时间的组织需要来调节。这一调节由供血器官微动脉血管收缩水平来实现。维持动脉的正常容积和压力以确保血流的分布，从而保证氧气输送到身体的各个部位，并有助于调节心排血量。

1.势能和动能

血液从心脏排出后，支配其在循环系统中能量分布和转化的物理因素，如摩擦、阻力、层流和湍流的影响。伯努利方程、泊肃叶定律和泊肃叶方程可反映血流、压力和阻力之间的基本关系。并联或串联的血管通道会产生内在的阻力，这些内在的连接方式可调节血液在循环系统中的流动。

在流动的血液中储存能量的主要形式是心脏搏动形成的使血管扩张的压力而产生的势能。然而，一部分血流储存能量的形式是动能和速度的直接作用。通常，与压力能量相比，动能所占比例很小。在正常休息状态下，它只等于几毫米汞柱或更小。血液的动能与其密度（在正常情况下是恒定的）呈正比，与速度的平方也呈正比。本质上，当血流通过相对笔直的动脉时，动能（血流）和势能（血压）之和是恒定的。伯努利方程表示了这种关系（图1.2）。如果动脉管腔增大，动能会随着血流速度的降低而转换成压力（势能）。相

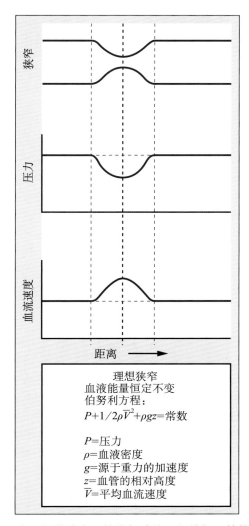

图1.2 在理想的狭窄处势能与动能之间的相互转换关系。伯努利方程提示，随着血流速度增加，血液势能（压力）下降。中图仅是示意图，并未显示它们之间的量化关系，也未考虑黏滞性和惯性

反，如果动脉管腔变窄，势能就转换成动能。因此，在一定范围内，当血流量增加（如运动）时，循环系统内的动能显著增加。而在轻度狭窄的病变中，管腔变窄可导致血流速度增加。由血管高度不同（方程式中的 ρgz 项）引起的重力效应通常在较短动脉段内被忽略不计。

2.身体各部位的能量差异

由于姿势的不同，血液的势能有很大的变化。例如，在站立姿势下，足部的血管压力要按高度成比例地高于腿部的压力。这种静水压力增加了跨壁压力，并使血管扩张。然而，重力势能（与重力对自由落体影响有关的做功的势能）减少量与静水压力增加的量相同。因此，在身体不同平面的血管树，通常不会存在驱动压的变化，除非血流受到干扰，如静脉瓣膜的关闭。身体不同平面的能量对压力变化有重要意义，如体位变化时，以及行走中小腿肌肉泵的激活。

3.层流引起的能量差

（1）层流状态：因血液在同心层或薄层中流动，从血流动力学上来说，血流可近似地称为层流。每个无限小的层以不同的速度流动。理论上，紧靠血管壁的最外层血流速度为0，这是由血流与血管内壁之间的黏附力造成的。次外层的血流具有一定的速度，但其与最外层黏稠性液体产生摩擦导致其速度延缓。依次，第二层又延缓了流速稍快的下一层的流速。管腔中心的流速最快，血流的平均流速是最高流速的1/2。由于速度变化率在靠近管壁处最大，而在血管中央变化小，血流速度剖面呈抛物线形，这种典型的血流称为层流（图1.3）。

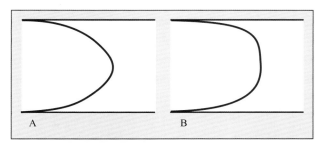

图1.3 正常动脉腔的血流速度剖面。A.正常层流典型的抛物线剖面。根据公式1.1，血流速度在动脉中心处最高，在动脉壁附近最低，血流速度从动脉中心向动脉壁方向逐渐减小。B.在动脉最狭窄的地方出现中心速度相对均匀的扁平轮廓。在速度射流消散之前，它的流动剖面也保持不变。这是理想的血液流动的表现，因为黏附力总是会阻碍红细胞的运动，使之不能以相同的速度运动

血液流动过程中由于摩擦力而发生能量丢失，摩擦力的大小和能量丢失的程度主要取决于血管的直径。在小血管尤其是微循环中，即使是管腔中央也与管壁很近，故速度被很大程度地延缓，导致很大的血流阻力。相反，大动脉的管腔中央远离管壁，摩擦引起的能量丢失很小。另外，如果层流被扰乱，摩擦力和能量丢失将会增加。

速度的泊肃叶方程总结为：在半径为 R 的圆柱管模型中，从中心到径向距离 R 处血流的线速度 v 与压差 ΔP 呈正比，两端的能量差和半径的平方呈正比，而与管道的长度和液体的黏度呈反比。

$$v(r) = \left(\frac{\Delta P}{4\eta L}\right)(R^2 - r^2) \quad \text{（公式1.1）}$$

对于体积流量，积分方程表明体积流量 Q 与半径的4次方呈正比：

$$Q = \left(\frac{\pi \Delta P}{8\eta L}\right)(r^4) \quad \text{（公式1.2）}$$

Q 是流量；ΔP 是管道近端和远端的压力；r 和 L 分别是管道的半径和长度；η 是液体的黏度。

流量与半径的4次方呈正比，所以半径很小的改变也会引起很大的流量变化。例如，半径减少10%，管道

模型中的流量减少35%；半径减少50%，管道模型中的流量减少95%。因为在循环系统中血管的长度和血液黏度几乎不变，所以血流量改变主要由血管半径变化和血液流动的压力能量水平变化决定。

因此，泊肃叶方程式可以改写为如下形式：

$$R=\frac{\Delta P}{Q} \qquad （公式1.3）$$

阻力（R）取决于血液黏度和管径。尽管在复杂系统中不能测量这些参数，但压力差（ΔP）和血流量（Q）能够测量，从而能够计算体循环阻力。因为阻力等于压力差除以流量（每单位流量的压力差），阻力可被认为是推动一个单位血流所需的压力差，也可被认为是推动血流通过血管的难度指数。

血管的分支和能量损耗：泊肃叶定律仅适用于内径不变的刚性管道中呈恒定层流状态的牛顿流体（如水）。在血液循环中，不可能完全满足这些条件，因为血液是非牛顿流体，大多数血管在没有分支的情况下不会保持笔直。相反，阻力受许多分支血管的综合效应影响，类似于电路电阻。如果血管串联，总的阻力等于各个血管阻力之和；如果血管并联，总的阻力的倒数等于各个血管阻力的倒数之和。因此，任何一根血管对整个血管床总阻力的作用或这根血管管径的变化对总阻力的影响，取决于这根血管是否与其他血管相连、连接的方式（串联或并联）及其他血管的相对管径。

此外，血流黏度同样与泊肃叶定律适用的条件不符，因为血流黏度不是恒定的，它受血细胞比容、温度、管径和流速的影响。

（2）非层流状态：人体循环中会出现不同程度的偏离有序层流。导致这些偏差的因素包括血流在心脏周期中的收缩早期加速、在收缩晚期和舒张期减速，以及由于血管直径微小的变化而导致血流线路的改变。在血管弯曲处（图1.4）、分叉处（图1.5）、任何分支血管处和狭窄病变处，血流剖面都会发生改变。因为一旦发生改变，层流速度剖面（抛物线）通常在相当长的距离内无法重建。相反，速度分布在狭窄病灶内部和远端可以保持扁平型，如活塞血流（图1.3B），在曲线和分支后倾斜（图1.4），或在狭窄病灶处形成射流。

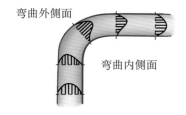

图1.4　在动脉弯曲段的红细胞速度分布变化。当红细胞进入弯曲动脉后，速度变得不对称，血液流经一段血管后恢复层流状态，恢复速度的快慢取决于血流速度和动脉管径的大小

在某些情况下，层流血流可以演变成一种混合的血流状态：动脉内同时存在前向和后向血流的血流状态。这层血流速度为0的区域被称为边缘层分离，以颈总动脉分叉处为典型代表（图1.5）。在颈动脉分叉处，颈总动脉远端的血流分布倾向于向颈内动脉分流，在颈内动脉近端形成边缘层分离区（图1.5）。血流分离区也可能出现在对侧，靠近颈外动脉起点。

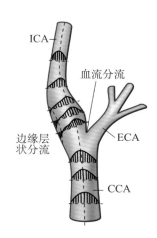

图1.5　正常颈总动脉典型血流。颈总动脉（CCA）远端的层流至颈内动脉（ICA）血流的演变。当红细胞进入颈动脉窦，边缘层分离（有效血流速度为0）形成。一边血流反向，而另一边血流保持前向。在较远端的颈内动脉内，血流恢复层流状态。此处为了说明，颈外动脉（ECA）对血流的影响忽略不计

即使在均匀的管道中，层流也可能被扰乱甚至变为湍流。在特定的管道内的血流达到一定速度时，就会发生湍流。这个转折点用雷诺值（Re）表示：

$$Re=\frac{2rv\rho}{\eta} \qquad （公式1.4）$$

v是速度，ρ是液体密度，r是管道半径，η是液体的黏度。

由于血液的密度（ρ）和黏度（η）分别在1.04～1.05g/cm³和0.03～0.05泊（g/cm·s）相对恒定，湍流的发生主要取决于血管的直径和血流速度。在管道模型中，如果雷诺系数小于2000可呈层流状态，2000～4000为中间界区，超过4000则层流消失，出现湍流。然而，在循环系统中，即使该指数较低，由于身体运动、血流的搏动性、管径的变化、粗糙的血管内皮表面和其他因素，容易发生不同程度的湍流。在高流速的大血管内容易产生湍流，临床检查可以发现血管杂音和震颤。例如，透析用动静脉瘘即为典型代表（图1.6）。正常人静息状态时，升主动脉收缩加速期有时能听到杂音。在高心排血量和高流量状态下，即使在远端动脉（如股动脉）也能听到杂音。用多普勒波形改变来显示评估层流速度的变化是血管超声的主责、主业（图1.7）。例如，在有严重狭窄的动脉中，狭窄即后段明显的湍流就具有诊断意义，通常与频率为100～300Hz的软组织震颤有关。

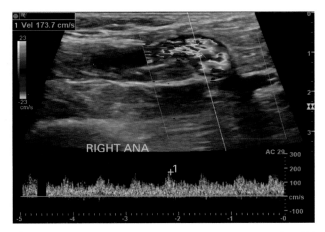

图1.6　动脉吻合术后透析通道部分（ANA）具有相对较大的直径和适量增高的速度。大直径导管中的速度升高会增加雷诺数，足以使血流转变为湍流（多普勒波形为粗糙和不规则轮廓）

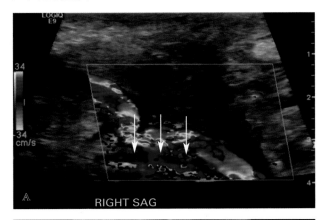

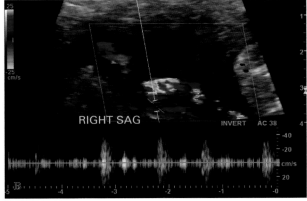

图1.7　A.髂-股皮瓣远端吻合口处彩色多普勒图像。传播到软组织的彩色多普勒信号（白色箭头）表示软组织振动，称为彩色噪声伪像。B.多普勒在软组织上取样，显示双向的低频信号，是由于软组织振动引起的杂音表现
RIGHT SAG：右侧矢状面

高速、高动能的喷射状血流突然进入正常的或增宽的管径内（因为狭窄后扩张），就会发生湍流，其速度和能量均低于狭窄段。在湍流状态，血管两点间压力能量的丢失大于用泊肃叶和伯努利方程计算的数值（图1.2），且抛物线形速度剖面变得扁平（图1.3B）。

临床实用要点

- 根据伯努利原理，当血流速度增加时，运动血液的压力降低。
- 层流血流通常用运动红细胞的抛物线分布来描述，其中最高速度在动脉中心部，最低速度在血管壁附近（伯努利方程）。
- 血流阻力随着动脉半径（4次方）减小而增加。
- 边缘层分离是指在分支点（如颈动脉分叉处）的层流缺失。它通常与一侧涡流和反向血流，以及另一侧正常血流方向的形成有关。它也可能发生在狭窄的射流边缘。
- 湍流发生在狭窄的远端区域，此处血流速度足够高，速度和有效直径的乘积大于雷诺数。

（二）动脉系统中搏动性压力和血流变化

每次心跳都将一定量的血液泵入动脉系统，导致压力波沿动脉干传导。其传导速度、振幅（强度）和压力波形在传导过程中发生改变。脉搏波传导速度受血管壁特性的影响显著，波形受反射波的影响。血流速度、循环中某些部位的血流方向随每次心跳而发生变化。

如果要正确理解无创性物理检查的结果，如动脉压和流速，以及压力和流速曲线，就需要了解影响压力和流速的各种因素。这一部分将讨论这些作用于循环系统不同部位的影响因素。

1. 心脏活动所致的压力变化

心脏的泵血作用将大量的血液喷射到主动脉。压力波和容积波传导到外周，用于维持动脉和静脉床之间的压差。因为心脏周期性的泵血活动使得压力和血流具备搏动性，在心室快速射血期，循环中动脉腔的血容量增加，压力升高，达到最高峰。在收缩后期，心脏射血量减少，流出外周阻力血管的血流量超过心脏的射血量，压力开始下降，并持续整个舒张期，此时血流由动脉持续流入微循环。在每个心动周期中，心脏在收缩期传递的部分能量保持向前流动，而大部分能量迫使动脉扩张，并有效地充当储存血容量和供给系统能量的储存器（图1.8），射出血液的动能和储存于扩张动脉壁中的弹性能的这种方式，有助于在舒张期维持对组织的灌注。

2. 动脉压力波

血流量和能量随心动周期呈搏动性改变，因此整个动脉系统都可以检测到压力波的变化。动脉压力波的振幅和波形取决于多种因素的复杂相互作用，包括每搏量、心室射血时间、外周阻力和动脉壁弹性。

总之，任何一个因素的提高均会引起波幅的增高（如脉压，即收缩压-舒张压的差），并常伴有收缩压增加。例如，随着年龄的增长，动脉僵硬度增加，动脉系统中自然分点反射压力波的幅度也会增加，进而造成收缩压和脉压增加。

动脉压力波从心脏沿动脉干传播，其传播速度（或称脉搏波速度）与动脉管壁硬度（动脉壁的弹性模量）、

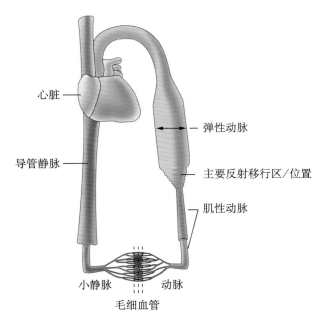

心脏

弹性动脉

导管静脉

主要反射移行区/位置

肌性动脉

小静脉   动脉

毛细血管

图1.8   循环系统简单示意图显示了循环系统的要素。反射波可以发生在较大的弹性动脉中，也可发生于肌性动脉。有效反射位置随年龄增长逐渐向"心"方向移动

壁厚与管径之比呈正比。哺乳类动物循环系统动脉壁的硬度从主动脉到外周动脉逐渐升高。因此，压力波在向外周动脉移动的过程中，其传播速度及血管硬度逐渐增加，进而引起反射波增加，在年轻人中具有降低中心动脉压的作用，还具有保护性效果。随着年龄的增长，当动脉僵硬度增大到一定程度时，反射波的反射较早，使主动脉的脉压和收缩压增高，而具有有害作用。随着年龄的增长，心脏射血和做功的阻力相应增加。

3.循环系统的压力改变

从大动脉流经阻力血管到静脉的压力变化如图1.1所示。由于大动脉和分支弹性动脉的摩擦力很小，压力势能损失也小，因而对血流的阻力较小，在主动脉和肢体较小动脉（如桡动脉或足背动脉）之间，平均压力仅稍有下降，舒张压变化也不大。但是，当反射波向远处传播时，压力波振幅和收缩压实际是增加的（收缩期增幅），这是由于外周动脉分支管壁硬度增加和反射波的存在。反射波在血管直径、硬度发生改变及血管分支中出现，并叠加到前向的原始波形中。来源于四肢的反射波由于外周阻力的增加而明显增强。在动物和人类的实验研究中，直接测量小动脉的压力，以及间接测量人手指的收缩压，显示在小血管，如手部，搏动振幅和收缩压均降低。然而，压力和流量的一些搏动性变化即使在微小的动脉和毛细血管中也可能持续存在，至少在周围血管扩张的情况下是这样的，并且可以通过各种方法记录，如容积描记仪。外周血管收缩对微循环搏动性的影响与对肢体近端中、小动脉的影响相反。压力波形的搏动性随血管收缩而增加，这是因为反射波增加，使血管舒张时搏动性减弱。而在非常小的动脉、微动脉和毛细血管中则相反：

血管收缩时搏动性降低，而血管舒张时搏动性增强。

温度升高，血管舒张时，足背动脉的波幅几乎完全消失。某些改变外周阻力的因素，如反应性充血和运动，也可引起远端压力波相似的变化。运动可减少做功肌肉的血管阻力，并降低运动肢体动脉的反射波。但是，由于运动过程中身体其他部分的血管收缩（心血管反射性地调节血压和循环），反射波增强，并导致振幅增加。例如，在行走时，桡动脉的搏动压会超过主动脉1倍。周围脉搏压与中心动脉压不同，是由反射波造成的，这就可以解释年轻人、老年人及动脉粥样硬化患者之间存在一些生理指标差异的原因了。

4.外周动脉疾病的诊断意义

前面讨论的问题对于正确理解外周动脉疾病患者的血压测量非常重要。

（1）肱动脉收缩压与主动脉或股动脉收缩压密切相关。因此，它被用作踝臂压力测量的分母，也被用于校准经皮测压仪，用于测量外周动脉和颈动脉的膨胀性。

（2）正常人体踝动脉收缩压通常高于肱动脉收缩压。尽管踝肱指数小于0.9是存在下肢阻塞性疾病的有力诊断阈值，但踝收缩压等于肱收缩压或踝肱指数为1.0也可能表明存在近心端狭窄性病变。

（3）指（趾）动脉的收缩压通常低于前臂或踝关节近端的收缩压。因此，正常人的收缩压测量值（如趾肱指数）应为1.0或更低。诊断阻塞性动脉疾病，与踝肱指数的诊断阈值0.9相比，趾肱指数的诊断阈值应考虑为0.75或0.8。

5.搏动性血流模式

压力的搏动性变化与血流收缩期加速和舒张期减速是一致的。尽管储存在动脉壁的能量能维持正向的动静脉压力梯度，并在舒张期保持微循环持续的正向血流，但在人体动脉系统的某些部分，仍会出现正向血流的短暂中断，甚至舒张期倒流。

可以通过动脉树上两点间搏动压力变化来解释这种现象，如股动脉和足背动脉（图1.9）。两条动脉之间的压力梯度在心动周期的不同时相有波动变化，不仅因为原始压力波的形状和振幅不同，也因为压力波较晚到达足背动脉。收缩期早期，波峰刚到达股动脉时，与足背动脉间的压力梯度最大，此后压力梯度下降，当波峰到达足背时，股动脉压力下降，并出现负向压力梯度。这种负梯度，与压力波到达动脉系统不同位置的时间差异有关，通常在人的动脉系统可以观察到，并导致血流倒流。然而，当存在较大的正向平均血流成分（即动量）时，即使存在负压梯度，血流方向也可能不会折返。

也可以这样理解舒张期折返血流存在的原因：设想一条有一定舒张压的大动脉，与几支不同阻力的分支动脉相连。在舒张期，如果有一条分支动脉阻力较低，主干动脉血液流向该分支，如果分支动脉外周阻力较大，则主干血管远段舒张期出现反向血流。在肢体温度减低

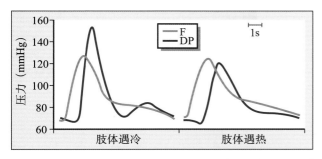

图1.9 受热和受冷时股动脉（F）和足背动脉（DP）典型压力波。请注意，足背动脉压力波的搏动性在血管收缩时（受冷）增强，在血管舒张时（受热）明显减弱

时，可能存在短暂的血流反向现象，这取决于动脉段之间的距离及其相对顺应性。当肢体受热或运动时，远端皮肤循环的外周阻力降低，折返血流减少或消失（图1.10A）。舒张期折返血流通常发生在外周阻力较高的血管床中。低阻血管床或外周血管扩张阻力降低时，如皮肤加热、肌肉运动或反应性充血，就不会出现折返血流

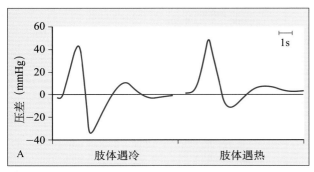

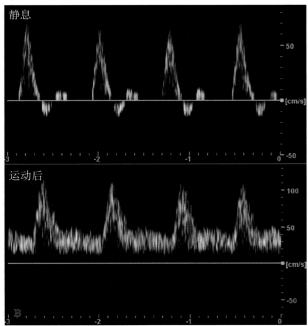

图1.10 A.从图1.9所示波形中获得的股动脉和足背动脉之间的压差，随着血管扩张（体温升高，如图1.9的右图所示），足背动脉和股动脉之间的大部分负压差减小。B.运动的作用是减小外周动脉阻力，减少反射波的影响，提高血流速度

（图1.10B）。这些规律在评价供应不同区域的血流时很重要。例如，由于颅外血管阻力较高，颈外动脉可以出现折返血液，而由于脑血管阻力低，所以颈内动脉不会发生折返血流。

也可从另外一角度来解释这些变化。可以将压力和血流速度波分为前向和后向成分。血压和血流波形可以视为由心脏收缩所致的前向压力波及其远心端阻力（阻抗）造成的反向反射波构成。虽然反射压力波与前向压力波是相加的（图1.11），但反射的血流波形却是相减的（图1.12）。这种前向压力波和后向压力波的复合，可以导致反向血流。当温度升高时，反向压力波降低，前向压力波维持舒张期前向血流。当温度降低时，反射波增加，从而反向血流增加。低阻血管床不产生明显的反向波。

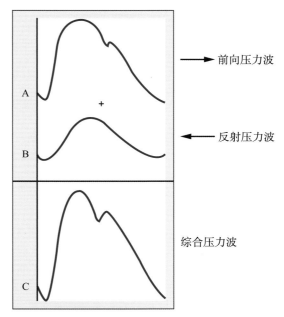

图1.11 反射压力波和血流波对动脉压力波形的影响。前向压力波（A）与反射压力波（B）叠加，形成综合压力波（C），最终的波形形态取决于动脉的具体位置，以及其至主要反射点的有效距离

临床实用要点
- 低阻动脉床有利于舒张期持续前向血流。
- 温度降低引起的阻力增加可改变前向血流的正常模式，并在近端的动脉管腔中引起反向血流。
- 温度升高或运动引起的阻力减低会减少反向血流。
- 这些变化可以通过观察动脉血管床某定点位置处的综合压力和速度波形来更好地理解前向部分和后向（反射）部分的影响。

四、动脉阻塞的效应

动脉阻塞会导致阻塞远心端的压力和流速的下降，但是阻塞在近心端，尤其是远心端的许多因素可以影响压力和流速。当试图用无创方法进行检查时，必须熟悉

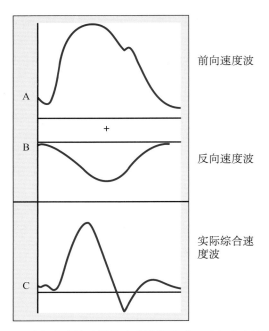

图1.12　反向速度波对最终速度波的影响。反向速度波（B）与前向速度波（A）叠加，形成实际综合速度波（C）。最终的波形形状取决于动脉的位置和到主要反射点的有效距离

这些因素，因为它们会影响所观察的阻塞近心端和远心端压力和速度的波形。本部分将讨论严重狭窄的概念，以及动脉阻塞性疾病的压力、速度和血流表现。

（一）动脉狭窄

血流经过狭窄的动脉或静脉时遵循物质守恒定律：进多少，出多少。所以，动脉的横截面积和平均血流速度的乘积是恒定的（图1.13）。尽管这种整体效应适用于无分支血管的血流，但为了简化，暂不考虑严重动脉狭窄时可能发生的血流速度或动能的丢失。

如前所述，血流的能量包括血液的势能（重力和血压）和动能，正如伯努利方程所阐述（图1.2）。在理想状态下，忽略摩擦力（黏滞力）或加速度/减速度（惯性力）造成的能量损失，根据能量守恒定律，势能（血压）与动能（血流速度的平方）之间的能量是相互转换

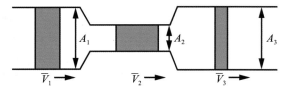

物质守恒定律
当血流经过没有分支的血管时，其容积恒定不变，
平均血流速度×血管面积＝常数
$$\overline{V}_1 \times A_1^2 = \overline{V}_2 \times A_2^2 = \overline{V}_3 \times A_3^2$$

图1.13　在笔直动脉管腔内的物质守恒定律原理是血流量是恒定的。基于上述原理，假定血流的压力不变，一个非常严重的狭窄会降低通过狭窄处的血流量，进而降低通过整个血管的血流量。本示意图并没有显示在严重狭窄处常伴有的侧支血管

的。然而，实际情况并非理想状态，根据泊肃叶方程，摩擦力（血流黏滞性所致）可导致柱状体血管内血流能量的逐渐损失。这种情况在严重狭窄处更明显。另外，由于湍流所致的血流不稳定，可造成狭窄远处能量的额外丢失（图1.14）。

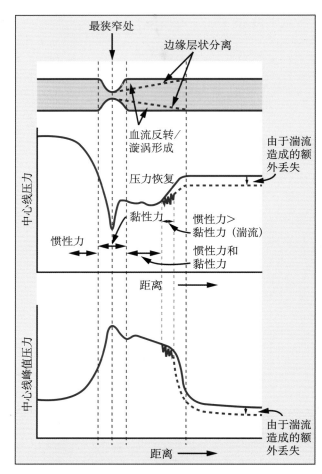

图1.14　动脉狭窄处产生射流。在内部压力推动下，血流由粗大管腔流入细小管腔，再流入粗大管腔。在狭窄管段，由于血液黏滞性而产生阻力。狭窄即后段是所有这些力量相互作用的区域。射流束逐渐增宽而边缘分离区域逐渐变窄，当边缘分离区域之间的增速血流的面积足够大时，会出现不稳定，进而产生湍流。血流紊乱会持续一小段距离，因为随着血流向前流动，血液黏滞性也有降低血流速度的作用。由于狭窄处血液黏滞性的作用，湍流引起的能量损失不能恢复

（二）严重狭窄

动脉粥样硬化斑块可导致动脉管腔狭窄、病变远端压力降低和血流减少，但管腔狭窄必须达到一定程度才会引起血流动力学改变。对人和动物的研究表明，主动脉横截面积狭窄超过90%（约相当于直径狭窄率的70%）才会引起远端压力和血流速度的改变，而在较小的血管，如髂动脉、颈动脉、肾动脉和股动脉则在70%～90%（直径狭窄率在45%～69%）。

当观察狭窄的整体血流动力学影响时，首选面积缩小

的测量，而狭窄严重程度的临床评估则基于管腔直径的狭窄。狭窄程度的测量有直径法和面积法，两者之间的区别易于混淆。造成直径减少50%的典型狭窄相当于横截面积减少75%，而直径缩小70%约相当于面积减少90%。

狭窄是否影响血流动力学，以及影响到什么程度取决于以下多种因素，包括：①狭窄部分的长度和残余管径；②内膜的粗糙程度；③狭窄的不规则度及其形状（是突然狭窄，还是逐渐狭窄）；④狭窄部分残余面积与正常管腔面积的比例；⑤流速比；⑥狭窄远端的外周阻力；⑦动静脉床之间的压力梯度。

严重狭窄（即导致流速和压力减小的狭窄）的概念在文献中已有大量报道。这个概念已经被接受，因为在狭窄初期，血流动力学改变很小或无改变，但狭窄程度较重时，压力和流速变化较为明显。严重狭窄的概念有实用意义，因为人类动脉的轻度狭窄通常不会引起显著的血流动力学改变和临床症状。然而，应该明确的是，严重狭窄的概念是许多复杂因素相互作用的简化。尤其是随着运动或反应性充血而出现的外周阻力相对降低，血流速度增加，可能明显改变原有动脉狭窄引起的病理效应。这些因素提示，单支或多支动脉狭窄的血流动力学和临床症状不仅应在休息时评估，还应在生理挑战（如运动）时评估。

在评估狭窄的血流动力学效应时，还必须认识到，有2个或2个以上串联的狭窄性病变对远端压力和血流的影响比相同总长度的单个病变更为显著。这种差异是由于狭窄的入口，特别是出口处的大量能量损失造成的，这些能量是由严重紊乱的血流引起的，如射流效应、湍流和涡流。因此，正如在泊肃叶公式中所示多节段狭窄的能量丢失远超过由单一狭窄部位的摩擦力导致的能量丢失。

（三）压力改变

采用动物实验研究了不同程度的血管狭窄，研究表明，只有严重狭窄时，狭窄远端舒张压才会下降；对于较轻狭窄，收缩压下降是一个较敏感的指标，它说明远端平均压力和压力波振幅均下降（图1.15）。在动脉狭

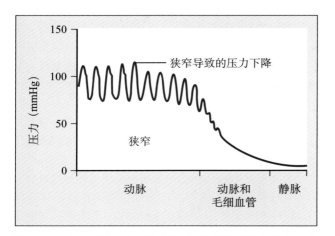

图1.15　狭窄远端压力波振幅、收缩压及平均压降低。轻度狭窄时，这些变化仅在运动或充血引起的血流量增加时才明显。舒张压通常不受影响

窄或阻塞的远端，可以探测到波形变钝、达峰时间延长及1/2峰值水平波形变宽。

这些脉搏波的异常特征与收缩压的测量结果有很好的相关性，通过使用多种无创的容积描记器可以描记这些异常变化（图1.16）。然而，对于轻度狭窄，当患者在静息状态时，狭窄远端压力和搏动没有或仅有轻微改变。当狭窄处血流量随着运动或充血反应增加时，可证明存在这种病变。通过狭窄处的血流量增加导致能量损失增加，因为摩擦力（黏附力）引起的能量损失与速度呈正比，导致病变远端的压力明显降低。

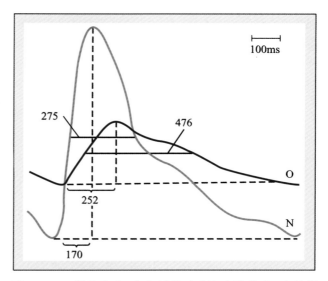

图1.16　正常肢体（N）和近端动脉阻塞肢体（O）的足背动脉搏动波。阻塞肢体波形的达峰时间延长（252ms），波峰增宽（1/2峰值水平波形变宽，为476ms）［选自Carter SA.Investigation and treatment of arterial occlusive disease of the extremities.Clin Med.1972：79（5）：79［5］：13-24（part Ⅰ）：Clin Med.1972，79［6］：15-22（part Ⅱ）.］

（四）血流改变

静息状态下，即使存在严重的动脉主干狭窄甚至完全阻塞，由于侧支循环的建立和外周阻力代偿性的减少，肢体的血流灌注量也可能维持在正常水平。在这种情况下，如前所述，测量收缩压比测量血流量可更好地评估闭塞或狭窄的存在和严重程度。只有当急性闭塞、侧支循环来不及建立，或在慢性动脉阻塞的病例中阻塞广泛且有2个或2个以上连续狭窄部位时，静息血流量才会下降。虽然单一狭窄可能与静息状态下的症状或整体血流量的显著变化无关，但当运动需血量增加时，会显著影响血液供应。在这些病例中，阻塞处的阻力（狭窄、侧支阻力或两者都有）和外周阻力均会阻碍血流量的正常增加，因而出现间歇性跛行的症状。

动脉阻塞会导致血液向邻近区域或血管床异常分布，这取决于相应的阻力和这些区域血管的解剖分布。例如，阻塞血管导致远端压力下降，运动时阻塞血管远

端的肢体骨骼肌需血量增加，肌肉则从皮肤"盗血"，使足部皮肤的血供减少，患者感到足部麻木，这是跛行患者常见的症状。当下肢存在大范围的大血管阻塞且合并远端小分支阻塞时，使用血管舒张性药物或交感神经切断术可以将流向缺血区域的血流引向能扩张而阻力降低的组织。锁骨下动脉狭窄可引起椎动脉血流方向逆转而出现脑部症状（锁骨下动脉盗血综合征）；同样，颈内动脉狭窄会引起眼动脉血流方向逆转，使面部眼动脉交通支开放。

　　狭窄对血压及多普勒波形的影响如下。

　　在正常的外周动脉中，血流速度在收缩早期迅速达到峰值，在舒张期早期下降，这时可能发生血流逆转。搏动速度波形与图1.10A显示的压力差曲线相似。可以通过计算各种反映搏动性和阻力的指数来定性分析速度波形的特征。在正常的外周动脉中，血流折返可发生1次或2次。第一次血流折返（低于基线）对应压力波形上的重搏切迹。第二次血流折返（向正值）对应舒张期正向血流。多普勒波形是双相还是三相可能不具有实际的临床意义，可能与多种因素的复杂相互作用有关。这些因素包括基础心率、压力波和血流波的形状，但很可能与抑制舒张血流的高外周阻力有关，因此取决于外周血管收缩程度和近端动脉的弹性特性。重搏切迹的存在提示可能存在某些近端病变，但并不严重。

　　在动脉狭窄的远端，由于血压下降，压力波减弱（图1.15）。同时，与重搏切迹相关的血流折返可能在严重动脉狭窄的远端消失。搏动指数下降，多普勒波形为单一成分（单相），而不是两相或三相。狭窄远端折返血流消失可能由几个因素相互作用引起，包括：①在心动周期保持向前血流（因为狭窄处的压力衰减）；②狭窄部位阻止了血流折返；③相对的局部缺血引起的外周阻力减小；④狭窄对压力波的阻力作用；⑤平均流速降低。所有这些因素都会减弱压力脉冲，从而减少对形成舒张期反向血流的影响。后者可以解释单相波仅存在于收缩期（高阻）而不是全心动周期（低阻）的原因。

　　评价动脉阻塞处和阻塞远端血流速度对评价阻塞的意义十分有价值。多普勒波谱分析可以准确探测和定量分析狭窄引起的血流异常。本书将在第3章对这一问题做进一步的讨论，但是回顾一下正常和异常血流频谱所揭示的生理学意义是十分必要的。如前所述，狭窄处的速度分布是扁平的，在通过类似于活塞流平面上的速度分布更为恒定（图1.3B）。结果表明，正常动脉中心的流速较高且相对一致，收缩期速度较快。发生这种情况的区域称为狭窄的"咽喉"。通常这是动脉最狭窄的部位，有预期的活塞流、较窄的流速分布范围，从而产生狭窄的多普勒频谱。此外，重度狭窄与射流有关。这种射流的有效内径可能比"喉部"更窄，因此在"喉部"下游的血流速度略高一些。当血流的有效横截面积是最狭窄处或是缩流断面时，就会发生这种情况。彩色多普勒成像可直接显示狭窄处的射

流，并可通过取样多普勒频谱波形进行确认，射流在最大流速处显示窄带频谱。狭窄导致血流模式明显紊乱：①血流向狭窄处汇聚；②在最狭窄处有活塞流；③在缩流处取得最高流速；④存在射流；⑤在边缘分层区域和发散射流周围形成涡流（图1.14）。对狭窄的正确分级要求超声医师将取样框缓慢移动通过可疑的狭窄病变处并向远端移动。实质上，操作者移动取样框通过狭窄处时，射流的轴线可能偏离血管的轴线，这会影响多普勒速度的准确测定和对多普勒频移的解释。动脉狭窄的其他变化包括收缩流速波形增宽或分散（频谱增宽）、频谱充填，以及涡流引起的血流逆转，这些内容将在第3章详细讨论。

临床实用要点

- 狭窄病变的近端、狭窄处和远端的多普勒波形取决于病变的严重程度，血流状态和狭窄远端的动脉阻力。
- 狭窄严重程度的临床分级使用直径法，尽管血流动力学评估惯于使用面积法。
- 可通过血流量的逐渐减少来识别严重狭窄，这种转变发生于45%～69%的狭窄，取决于动脉的大小和总体血流情况。
- 运动、反应性充血和发热引起的血流量增加可能有助于发现狭窄性病变。
- 射流的出现是诊断狭窄的可靠依据。
- 射流速度不一定与动脉轴线平行。
- 由于狭窄病变的形状不同，最大流速可能在最狭窄处，也可能在稍远的位置。因此，谨慎的做法是将取样框从病变处向其远端逐点移动。

五、静脉血流动力学

　　当人体呈仰卧位时，血液通过微动脉和毛细血管后，残余静脉压较低（图1.1）。因为中静脉和大静脉管径较粗，对血流的阻力很小，所以血液容易从小静脉回流到压力接近于大气压的右心房。尽管动脉压力和血流搏动极少能影响静脉系统，但心脏活动引起的右心房压力变化，以及呼吸引起的胸腔内压变化会使静脉血流存在时相变化。了解这些变化有助于用无创的实验研究方法正确评价外周静脉血流。

　　本部分主要讨论心脏循环和肺循环对静脉系统各部分的压力和流量影响、不同体位时下肢静脉的变化、静脉瓣功能正常及不全的病理生理变化，以及静脉阻塞的效应。

（一）心动周期中静脉血流和压力变化

　　大静脉如腔静脉在心动周期中的压力和血流有典型的变化（图1.17）。有时，压力和流量的振动会传递给更多的周围血管。中心静脉压波形有3个明显的正向压力波（a波、c波、v波），它们反映心房压力的相应变化。a波是由舒张末期心房收缩引起的。c波的上升支，相当于心室的等容收缩期，右房室瓣关闭并突向心房，使心

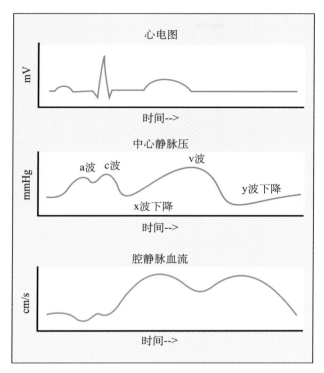

图1.17　本图由三部分组成，显示了中心静脉压力和流量随心动周期的变化。a波对应心房收缩，c波发生在左心室等容收缩时，v波发生于心房充盈（压力上升）及三尖瓣打开后心房充盈（压力下降）时

房压上升。随后的下降支（x波下降），相当于心室收缩过程中推动右房室瓣环向心尖移动，导致心房舒张时压力下降，心房容积增加。v波的上升支相当于心室收缩末期，右房室瓣关闭，外周静脉血液回流入心房，心房压力被动升高。v波的下降支由舒张早期右房室瓣开放，血液迅速离开心房进入心室所致的压力降低引起。心室舒张的早期即所谓的y波下降，早期心室充盈始于y波下降。

　　静脉压力波与血流的变化有关。在每个心动周期中，有2个时相静脉血流增加（图1.18）。第一个发生在心室收缩期，心肌收缩使右房室瓣向心尖移动，使心房的容积增加、压力降低，促使心外静脉血回流入心房。第二个增加静脉血流的时相发生在右房室瓣开放时，血液由心房冲入心室。在心房收缩期间、心房收缩之后及心室收缩晚期，由于心房压增高，静脉回心血量下降。由于右心房和腔静脉的连接处没有静脉瓣，在心房收缩时，腔静脉的血流会出现短暂折返。

　　与心动周期有关的中央静脉的压力和流量变化在肢体的外周静脉表现不明显。这可能与一些因素造成的衰减有关，如静脉的易扩张性（顺应性）、腹内压及胸廓上口处的机械压迫。右心收缩更容易传递到上肢的大静脉，所以在上肢静脉，与心动周期有关的静脉速度搏动性变化比下肢更明显（图1.19）。

　　在异常情况下，如充血性心力衰竭或三尖瓣关闭不

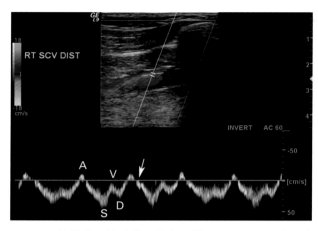

图1.18　从锁骨下静脉获得的多普勒频谱显示了与右心房附近静脉血流相关的典型血流模式。肝静脉也有类似的表现。A波显示右心房收缩时血流反向。S波出现在心房充盈末期。V波标志着心房充盈的结束。D波显示三尖瓣开放，持续的顺行血流通过右心房进入右心室。箭头对应c波的典型位置（图1.17）

RT SCV DIST：右锁骨下静脉远端

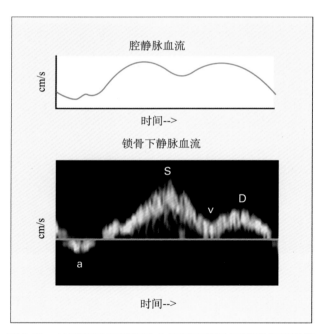

图1.19　该图显示了腔静脉血流量和锁骨下静脉多普勒描记之间的相似性。各类波形的描记见图1.18

全时，静脉压升高，使心动周期对外周静脉压和血流的影响传递到上、下肢。这种情况偶尔也见于正常人，或许是血流量增加而使静脉系统扩张所致（图1.20）。

（二）呼吸对静脉血流的影响

　　呼吸对静脉压和静脉血流有明显的影响。吸气时，胸腔内压降低，胸部静脉流量增加，压力下降。呼气时则相反，静脉血流量减少，压力增加。腹部静脉对呼吸的反应则与胸部相反，吸气时由于膈肌下降而静脉压升高，呼气时膈肌上升而静脉压下降。吸气时，腹压增加，从而降低了下肢外周静脉与腹部之间的压力梯度，静脉回心血量降

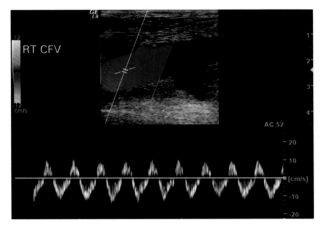

图 1.20　该波形是典型的三尖瓣反流时右侧股总静脉（CFV）扩张时频谱，在每一个心动周期内都可见从正向到反向交替的血流模式

低。呼气时，腹压降低，下肢外周静脉与腹部之间的压力梯度增加，外周血管的回心血量相应增加。在相应的静脉多普勒波形上可以看到这些相位变化（图1.21）。

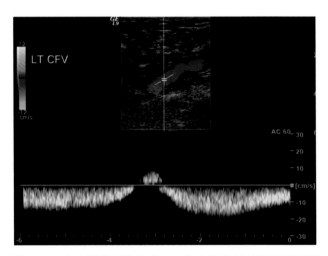

图 1.21　在左侧股总静脉（CFV）水平获得的波形显示了与呼吸相关的典型相位性。最低血流速度出现在吸气时。吸气时腹腔内压力增加会减慢，血液回流可能会暂时停止。呼吸时相的存在表明盆腔和腹腔的静脉系统通畅

在上肢静脉，呼吸引起的血流变化与下肢相反。吸气时胸腔内压降低，上肢静脉与右心房压力梯度增加，导致流量增加。呼气时胸腔内压增高、右心房压相应升高，流量减少。上肢血流量随呼吸变化的特性，可能受体位的影响。当双臂上举吸气时，静脉血流在吸气末趋于停止，呼气时恢复，这可能是辅助呼吸肌收缩时锁骨下静脉在第一肋水平受压的缘故。

肢体静脉血流的时相变化通常与呼吸有关；可以通过控制呼吸来增加其对静脉速度的影响，如 Valsalva 动作，可以增加胸腔内压和腹压，从而使外周静脉血流减少、消失甚至反流（图1.22）。同时，在胸式呼吸或浅呼吸时，膈肌不能充分下降以增高腹压，呼吸对下肢静

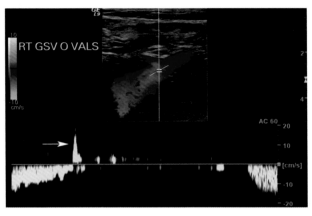

图 1.22　Valsalva 动作（VALS）的作用是完全停止血流，甚至暂时使血流折返（箭头所示）。长时间的反向血流与静脉反流相关

　　RT GSV O：右侧大隐静脉起始处

脉血流的影响可能消失，静脉血流呈连续性。

（三）静脉血流和外周阻力

外周静脉尤其是肢体静脉的血流和流速，受局部血流量影响很大，而后者在很大程度上又取决于外周阻力或血管的舒缩状态。当外周血管舒张致使肢体血流量显著增加（如继发于感染或炎症）时，静脉血流趋于持续性，受呼吸的影响减少。当肢体血管收缩时（如身体需要保温时，通过皮肤的血流量减少），静脉血流量显著减少，在外周静脉（如胫后静脉）腔内可能探测不到多普勒血流信号。同时，严重的动脉阻塞可减少肢体总的血流量，血流速度降低，导致静脉血流速度相应减低。

（四）体位的影响

直立时，身体下垂部位尤其是下肢远心端流体静水压明显增加。如前所述，流体静水压升高，则血管跨壁压升高，从而引起血管进一步扩张。

因此下肢静脉管腔扩张，造成大量血流淤积，回心血量减少，心排血量降低。右心房静脉回流减少与心排血量减少有关。当外周阻力升高的代偿性反应机制受到损害时，心排血量减少可导致低血压和晕厥。这是倾斜试验的基础，这种倾斜试验偶尔被用于确认交感神经的反射是否迟钝或受损。

下肢肌肉运动（如行走）时，由于外周静脉中存在"单向性"静脉瓣，使下肢静脉压下降。肌肉收缩时挤压静脉，推动血液流向心脏。肌肉收缩不仅增加静脉血回流和心排血量，而且外周静脉与心脏之间流体静压差减小，外周静脉压降低（如踝部静脉）。这种生理作用被称为小腿肌肉泵。有趣的是，足弓平坦（平足）的人不能有效激活小腿泵，因此增加了患静脉曲张的风险。因此，在静脉瓣功能正常的下肢，肌肉运动会引起肢体间歇性静脉压降低，静脉血池变小，毛细血管压降低，液体向细胞外间隙滤过减少，同时由于动静脉之间压力差增加，血流量增加。

（五）压迫的影响

当肢体静脉突然受压，无论是由肌肉的主动收缩引起还是人为的压迫，都使静脉回心血流和速度增加，并可使静脉瓣完好的受压部位远端的静脉回心血流停止，如果瓣膜功能不全，则会导致静脉反流。静脉阻塞和静脉瓣破坏都会影响静脉对压力突然升高的反应。当评价患者是否存在急、慢性静脉疾病和静脉功能不全时，检查静脉对压迫试验的反应是很重要的（详见第21章）。

（六）静脉闭塞

静脉阻塞有急性和慢性之分。急性静脉血栓可能引起致命性肺栓塞，因为下肢静脉血栓脱落后可造成肺动脉栓塞。临床诊断急性深静脉血栓不可靠，无创性静脉超声检查已经成为静脉血栓首选诊断方法（详见第19章）。严重的慢性阻塞性病例，由于周围软组织的血氧交换差，出现水肿的同时，受累区域的皮肤营养受损，会出现特征性的营养性皮肤病变和静脉淤滞、溃疡（详见第21章）。

外周静脉血流的多普勒信号通过血流方向和静脉血没有与心脏同步的搏动性很容易与动脉血流信号相鉴别。如前所述，在低速状态下，尤其是当肢体受凉或探头放置在小静脉上时，会听不到血流信号，但如果静脉通畅，挤压远端肢体会使回心血流量短暂增加，这时就会产生血流信号。自发静脉血流信号通常具有明显的呼吸相位性。然而，心脏和检查部位之间的阻塞会减弱静脉血流对呼吸变化的影响，并可能完全抑制这种变化。在大的外周静脉，如腘静脉，多普勒信号的缺失表明近端静脉阻塞的可能性非常高。

通过挤压远端肢体或要求患者弯曲他们的足来激活小腿肌肉，可以增加受检部位的回心血流，有助于判断是否存在静脉阻塞。两种方法都可以增加或增强静脉血流。如果没有增加的血流信号或血流信号较预期增加减少，则提示静脉阻塞。

同理，在释放对近端肢体的手动压迫后，也会引起血流量的增加。如果压迫点或其附近静脉有梗阻时，挤压解除后血流量增加减少或消失。

（七）静脉瓣功能不全

血液从外周静脉流向心脏。静脉瓣防止血液反流到手足。然而，在直立姿势、吸气后或Valsalva动作时，外周静脉回心血流会短暂减少或停止。外周静脉血液来自毛细血管，其充盈速度取决于外周阻力和血流量，这两者由外周血管的收缩状态决定。充盈时间随着年龄的增长而增加，年轻人可以长达40s。当肢体近端静脉瓣膜关闭不全时，血液会反向灌注到外周静脉，如足踝部，这些部位的静脉除了接收正常毛细血管床血流灌注外，还接收逆流血液。在直立状态下，这种逆行充盈导致腿部和足部持续的静脉压升高，并促进液体进入血管外组织间隙。

可以通过肢体远端挤压后获得的多普勒频谱波形来检测是否存在反流（详见第21章）。可使用各种容积描记方法，通过测量肌肉活动时静脉容积的变化来检测静脉充盈率，如直立时踝关节屈伸，当存在瓣膜关闭不全时，静脉容积和压力增加得更快，因为外周静脉内充满了来自近心端血管的血流。使用止血带或压力袖带可以对功能不全的静脉瓣进行定位。

临床实用要点

- 静脉波形显示，离心脏越近的静脉其频谱心脏搏动性改变越明显。这些变化在臂部比腿部更明显。
- 静脉血流量（相位性）的变化是在正常呼吸过程中产生的，可通过深吸气或Valsalva动作来加强。
- 静脉排空可能因瓣膜功能不全而受损。

六、总结

多普勒超声检查可反映动脉和静脉的关键血流动力学要素。理解相关病理生理基础原理，对于动脉和静脉疾病的诊断具有重要意义。

第2章

超声原理与仪器

一、引言

本章介绍血管超声的物理学原理和技术原理，包括以下几方面：①超声原理；②探头；③仪器；④先进特性；⑤多普勒原理。这些内容在各类教科书都有详细的讲解。

二、超声原理

声波是由振动源使介质中的粒子往复振动而产生的一种压力传导波。波是一种存在于某种介质中的运动变量，如声中的压强。声波在传播过程中发生衰减（减弱）、散射（扩散）和反射（回弹），在不同解剖结构间产生回声。在医用超声中，超声探头产生并接收声波。探头的设计可使产生的声波以窄束的形式在限定的方向传播。探头接收反射和散射声波信号，不仅可以生成超声图像，还可以利用多普勒效应探测和测量运动物体。本章主要讨论超声在组织传播和反射中的一些重要参数。

（一）声速

大部分超声波应用包括向体内发射短声波或脉冲波（通常长为 2 ～ 3 个周期），并接收组织界面反射回波。一般可用发射脉冲波和接收回波之间的时间来计算界面深度。因此，为了计算界面深度，必须知道声波速度。

声波传播速度很大程度上取决于传播介质的性质，受频率和振幅（强度）的影响不明显。一般情况下，声波在空气等气体中传播速度最慢，液体居中，在固体中传播速度最快。声波在软组织中的平均传播速度为1.54mm/μs（1540m/s），在不同组织中传播速度各不相同，但如表2.1所示，声波在各种软组织中传播速度与

平均速度相差不大。通常声波在脂肪类组织中传播速度低于在肌肉中的传播速度。

（二）频率和波长

探头中振动元件每秒振动的次数（周期数）即为声波的频率。频率用次/秒或赫兹（Hz）表示。人类可听见的声波频率为20Hz ～ 20kHz。超声波指的是频率高于可听范围的声波。诊断用超声设备的频率范围为2 ～ 15MHz（兆赫兹，即200万 ～ 1500万Hz）。由于探头频率越高，空间细节越好（即分辨力越好），在保证足够的组织探查深度的前提下，超声医师都尽可能选用高的超声频率。当所需穿透深度极小时可用高达50MHz的频率。

图2.1为一组冻结的声波形态，显示了压力变化和粒子振荡造成的介质压缩和舒张（扩张）的交替状况。波长λ表示一个周期的空间长度，可用公式表达为：

$$\lambda = \frac{c}{f} \qquad \text{（公式2.1）}$$

其中 c 是声速，f 是频率。表2.2显示了声波在软组织中以不同频率传播时的波长。在软组织中，波长 $\lambda_t = 1.54mm/f$，其中 f 是频率（MHz）。例如，如果声波频率为5MHz，在软组织中传播波长约为0.3mm。频率越高，波长越短，因而脉冲越短，细节分辨力越好。

表2.1 生物组织内的声速

组织	声速（mm/μs）	与1.54mm/μs的差（%）
脂肪	1.45	−5.8
玻璃体	1.52	−1.3
肝	1.55	＋0.6
血液	1.57	＋1.9
肌肉	1.58	＋2.6
眼晶状体	1.62	＋5.2
平均软组织	1.54	

表2.2 不同频率超声波波长

频率（MHz）	波长（mm）（假定声波速度为1.54mm/μs）
2	0.77
5	0.31
10	0.15
15	0.10
20	0.08

波长在描述解剖结构的尺寸时具有相关性。用入射声波的波长来表达物体的大小更易于理解。同样，波长对探头发射声束的宽度也有一定的影响，高频声束具有较短的波长，并且比低频声束聚焦更紧密。

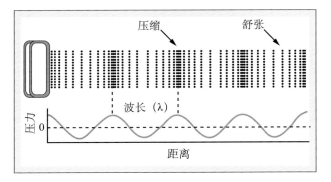

图2.1　超声探头产生的声波。探头的振动传入介质，引起局部压强波动。波动在介质中以波的形式传播。压强振幅是压强震动的最高值，呈正值或负值。线图表示某一时刻组织的压缩和舒张

临床实用要点

- 探头接收反射和散射的回声信号，不仅可以生成超声图像，还可以利用多普勒效应探测和测量运动物体。
- 由于探头频率越高，空间细节越好，在保证足够的组织探查深度的前提下，超声医师应尽可能选用高的超声频率。

（三）振幅、声强和功率

声波是一种传播的压力波动。图2.1下半部分的线图对波的压力变化进行了形象的描述。压力振幅是声波产生的压力相对于正常值上升（或下降）的最大值。压力单位是帕（Pa）。当超声仪器的输出功率调节至最大水平时，其在水中产生的峰值压力振幅可达数百万帕。大气压约为0.1MPa，如果以大气压为参照基准，超声束的压力显然要远超过此数值。声波脉冲的"高压"振幅可以击破血流中用于增强回声信号的造影剂气泡（见后文及第35章）。然而，如果体内没有此类气泡存在，诊断性超声一般不会对组织产生生物学效应。

介质中某一点的声强（I）是用公式$I=P^2/(2\rho c)$来计算的，其中P指压力振幅，ρ指介质密度，c指介质中的声速。声强的单位为瓦特/平方米（W/m²）或W/cm²。在水中，2MPa的脉冲波的压力振幅相当于133W/cm²的脉冲平均声强，这个声强比较高，但用于医学诊断的超声设备的声强并不这么高，因为其占空比（即探头实际发射超声波的时间分数）极低。所以，整个脉冲周期（脉冲发射时间和间歇时间的总和）内的平均声强远远低于脉冲发射期间内的声强。在组织成像的声束中，时间平均声强最大值一般为10～20mW/cm²。频谱多普勒和彩色多普勒成像模式将能量集中于一个更小的区域，因而声强更高。超声仪器的预设限值必须符合已颁布的输出功率数据。

超声仪器的声功率是探头发射能量的功率。由于大多数设备的占空比较小，诊断用超声仪器的平均声功率水平较低。灰阶成像时的功率水平一般为10～20mW，

多普勒成像模式的功率水平为此值的3～4倍。

（四）声输出参数

大部分超声仪的发射级别或输出功率都是可以进行调节的。增大功率会向探头施加更高能量的信号，声波的压力振幅、声能和声强也会增大。使用高功率声波的优点是可以探查人体内反射较弱或位置较深结构的回声，缺点是将组织暴露在高强度声场中，因而增加了产生生物学效应的可能性。目前，尽管没有明确证据证实诊断用超声存在副作用，但操作者都应遵循ALARA（As Low As Reasonably Achievable，合理可实现范围内尽可能的低剂量）原则来调节功率水平和其他影响输出功率的仪器设置。

提供与超声生物学效应相关的声输出参数有助于操作者执行ALARA原则。ALARA原则的其中一个效应是空化效应，即小气泡在声束作用下的活性。在有气泡存在时，如声场中有造影剂，空化效应会增加与超声波有关的局部组织的压强。如果声振幅足够大，气泡会破裂，伴随局部能量的聚积（冲击波），此能量要比无空化效应时高很多。空化效应与超声波中的峰值负压相关，以机械指数（MI）表示。大多数超声仪器会在显著位置显示声场中MI最大值（图2.2）。

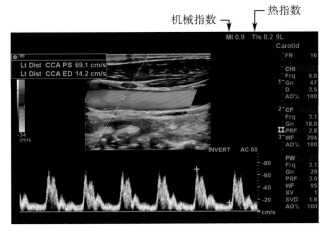

图2.2　超声图像显示机械指数和热指数
CCA：颈总动脉；ED：舒张末期；PS：收缩峰值

超声能量对组织的另一种影响是组织吸收声波后产生的热效应。吸收是导致声束在组织传播过程中衰减的机制之一。与其相关的指标是热指数（TI），用来表示组织温度上升的估值（图2.2）。热指数是通过建立超声束模式的数学模型和组织超声特性和热特性的假设，依据时间平均声波功率或时间平均声强计算出的。根据应用情况，超声仪器可显示软组织热指数值（TI_s）或声束焦点处吸收骨的热指数值（TI_b）。TI_c是在经颅多普勒检查中会用到的另外一个热指数。后2个参数是相关的，因为在相同声学条件下的超声成像过程中，骨的温度升高大于软组织的温度升高。

声输出参数标准要求清晰标识 MI 和 TI。这向超声操作者展现了可能与超声生物学效应有关的声输出参数值。

（五）风险与安全

超声检查中，声能量被传导到组织内。生物声学研究人员已对声能产生有害生物学效应的风险展开了长达数十年的研究。美国超声医学研究所（AIUM）关于诊断性超声仪器的临床安全性官方声明（2012）如下。

诊断性超声自20世纪50年代后期起应用于临床。鉴于其在医学诊断方面的已知益处和公认功效，包括在人类妊娠期的使用，美国超声医学研究所在本报告中阐述该应用的临床安全性：在没有造影剂的情况下，目前还没有关于人类患者暴露于现有诊断性超声仪器引起的独立确认的不良反应的报告。在哺乳类动物系统的诊断性暴露已有生物学效应（如局灶性肺出血）的报告，但此类现象的临床意义尚不明确。应由合格的卫生专业人员使用超声为患者提供医疗服务。检查中超声暴露应遵循合理可实现范围内尽可能的低剂量（ALARA）原则。

医用诊断性超声仪器的安全责任与参与仪器生产、调试和使用的每个人相关。声输出标识标准要求制造商在其仪器上提供输出参数，以告知用户可能存在的生物学效应的相关水平。这些内容有利于用户遵循ALARA原则。

临床实用要点
- 尽管没有明确证据证实应用超声进行诊断存在不良影响，但操作者都应遵循 ALARA（合理可实现范围内尽可能的低剂量）原则来调节功率水平和其他影响输出功率的仪器设置。
- 医用诊断性超声仪器的安全责任落在参与仪器生产、调试和使用的每个人头上。

（六）分贝

分贝（dB）常用于表示能量、强度和振幅的相对水平。分贝水平表示声能、声强和振幅的比值。如想表达一个声强（I_1）相对于另一个声强（I_2）的大小，它们的相对分贝值可用以下公式计算：

$$dB = 10\,log\,\frac{I_1}{I_2} \qquad （公式2.2）$$

因此，2个声强之间的分贝关系就是2个声强比值的对数再乘以10。2个声能之间的关系也可用这个公式，也是两者比值的对数再乘以10。有时候，我们用振幅而不是声强来计算分贝。对于某一分贝值，声强与振幅的平方呈正比。将相对应的振幅（A_1 和 A_2）取平方代入公式2.2，那么可以得到：

$$dB = 20\,log\,\frac{A_1}{A_2} \qquad （公式2.3）$$

注意，当把声强换成振幅的时候，应乘以20而不是10。表2.3列出了不同声强和振幅比例所对应的分贝值。请注意，声强增加3dB相当于声强数值加倍，增加10dB相当于声强增大10倍，增加20dB相当于声强增大100倍。表2.3下半部分表示了分贝变化与声强降低的相对关系，降低3dB则声强降低50%，依此类推。

表2.3	不同的声强和振幅比例对应的分贝差异*	
振幅比例 （A_1/A_2）	声强比例 （I_1/I_2）	分贝差异 （dB）
1	1	0
1.41	2	＋3
2	4	＋6
2.828	8	＋9
3.16	10	＋10
4.47	20	＋13
10	100	＋20
100	10 000	＋40
1	1	0
0.707	0.5	-3
0.5	0.25	-6

*例如：如果 I_1 是 I_2 的10倍，则 I_1 比 I_2 大10dB。如果两个信号的分贝数相差20dB，则相当于振幅比例是10或声强比例是100。依此类推

分贝常用来表示人耳可听见声波的声强。这里并未明确指出是相对于哪一强度的声音，如我们说"喷气式飞机在起飞时的声强是110dB"。然而，对于在空气中传播的声音，当表述没明确表明是相对于哪一强度的声音时，会使用一个参照声强，这个声强就是 $I_2 = 10^{-12}\text{W/m}^2$，这是人耳听力最低阈值。

（七）衰减

声束在组织中传播时，其强度随着传播距离增加而减弱。这种随距离而发生的声强减弱称为衰减。医用超声波衰减主要是组织对超声能量吸收导致的，其次是由于波在2个密度或声速不同的组织界面发生反射和散射（如回声的产生）。

单位长度内的衰减比率称作衰减系数，单位为分贝/厘米（dB/cm）。衰减系数取决于介质和超声频率。图2.3给出了3种组织中不同频率声波的衰减系数。肌肉和皮肤中的衰减程度很高，肝等实质器官的衰减系数居中，液体的衰减系数很低。例如，频率1MHz的声波在肝中衰减系数约为0.5dB/cm，而在血液中衰减系数仅为0.17dB/cm。衰减的一个重要特点是频率依赖性。大多数软组织中衰减与频率几乎呈正比，如果频率增加了1倍，衰减的分贝数值也增加约1倍。由此可知，高频超声衰减高于低频超声，故高频声束穿透深度小于低频声束。医学诊断性研究用的高频声波（7MHz以上）通

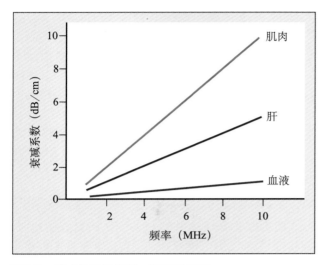

图2.3　衰减与组织类型、频率的关系

常仅限于体表组织的使用。而低频声波（5MHz以下）主要用于较大或较深的器官。

（八）反射

图2.4显示的是健康成年人颈动脉超声图像。由于声波反射，血管管壁得以显示。肌肉和其他组织等也通过反射和散射产生回声。反射和散射对于超声清晰显像都有价值。

当超声波入射到某一界面时，会发生部分反射，从而可以区分不同声学性质的组织。反射的能量取决于构成界面组织的声阻抗。声阻抗（Z）＝声速（c）×组织密度（ρ）。反射波的振幅或强度与构成界面的组织间声阻抗差呈正比关系。

振幅反射系数可以定量表达声波界面反射的相对振幅，它等于反射声波振幅与入射声波振幅的比值。超声束垂直入射到平滑的界面时（图2.5），振幅反射系数（R）为：

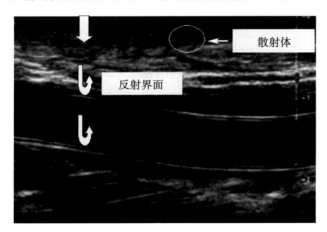

图2.4　动脉移植血管的灰阶图像。图像由来自大反射界面（弯箭头）和小散射体（平滑回声区）的回声构成。图像明亮的部分代表回声振幅高，暗淡的部分表示振幅低。请注意，随着血管方向的稍微改变，来自血管壁的回声也发生变化。当反射界面与声束垂直时，回声振幅最高。血管内部呈现为无回声，因为血液背向散射水平（低回声）较周围组织低。整个图像的大部分回声来自小界面散射

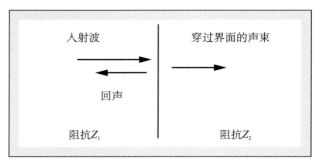

图2.5　镜面反射。反射波的振幅取决于构成反射界面的声阻抗Z_1和Z_2的差别

$$R=\frac{Z_2-Z_1}{Z_2+Z_1} \qquad （公式2.4）$$

其中阻抗Z_1和Z_2见图2.5，R也是反射声波的振幅（A_r）与入射波振幅（A_i）的比值。

如公式2.4所示，两组织的阻抗差异越大，界面处反射波的振幅也就越大，因此穿过界面进入第二种介质的声波越少。组织与空气间，以及组织与骨骼间的阻抗差很大。实际上，超声波几乎无法穿透这类界面。相反，在两种软组织间界面产生的回声反射较弱，因为软组织间的阻抗差一般不大。

如图2.5所示，平直光滑的界面被称为镜面反射界面（镜面一词来自拉丁语"specular"）。入射声波遇到镜面反射界面时，其反射角高度依赖于入射波与界面的夹角。只有当入射波束垂直或接近垂直于镜面反射界面时，反射声束才会沿着原方向返回。镜面反射界面上回声的振幅也取决于反射界面与入射声波的夹角。图2.4显示的是线阵探头超声图像，探头发出的声束垂直入射扫描区域。切面中接近水平方向的血管管壁几乎垂直于超声束，因此回声振幅最大，图像最亮，而稍倾斜的血管管壁回声图像就显得稍暗淡一些。

一些软组织的界面称为漫反射界面（diffuse reflector）或散射体（scatterer）更为合理。漫反射（不光滑的）界面的反射波会向各个不同方向传播。因此，相对于镜面反射界面而言，漫反射界面反射波振幅更小，对入射波和散射体之间夹角的依赖更少（如这些反射体无须光束垂直即可成像）。

（九）散射

发生于小界面（相对于波长而言）及不光滑界面的反射称为散射。图2.4中大部分背景信息来自散射回声，其无明确的界面，但通常同时接收许多小界面的回声成像。如图2.6所示，散射波向各个方向传播，因此，来自散射体的回声强度与角度关系不大。与存在光滑平面的血管壁不同（超声波垂直入射时其成像效果最好），散射体从各个方向均可检测到相对一致的回声振幅。器官实质部分的散射回声有重要的意义，因为它们为超声图像提供了大量诊断信息，并能提示组织或器官的健康状况。

多普勒超声是通过处理运动红细胞的声波散射信号

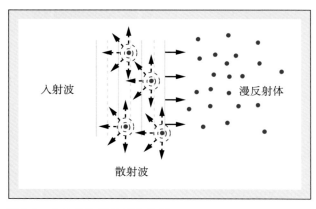

图2.6　小的非均质体超声散射

来显示血流。对于诊断性超声频率，红细胞直径远小于超声波长。这种大小的散射体被称为 Rayleigh 散射体。Rayleigh 散射体散射强度取决于以下几种因素：①散射体大小，随散射体增大，散射强度迅速增强；②声束中散射体数量；③散射体与周围组织密度或弹性差异大小；④超声频率。Rayleigh 散射体的散射波强度与频率的4次方呈正比。

临床实用要点

- 高频超声衰减高于低频超声，故高频声束穿透深度小于低频声束。
- 反射和散射对于超声清晰显像都有价值。

（十）非线性传播及谐波的产生

如果声波振幅足够强，超声脉冲在组织中传播时将会失真。这就是非线性声传播，可导致谐波的产生，频率数倍于原始脉冲，并包含于该脉冲中。当失真波束在一个界面产生部分反射时，反射回声中包含基波频率和谐波频率。3MHz 的基波伴随 6MHz 的二次谐波，依此类推，更高频率的谐波也有可能产生，但是由于在组织中的衰减，这些谐波通常难以测得。尽管二次谐波振幅小于基波回声，但超声仪的数据处理装置仍可将其从基波中筛选出来并形成图像，即组织谐波成像。

与基波成像相比，组织谐波成像的一个显著特点是噪声少且伪像也较少。一般认为这与谐波产生的方式有关，如随着深度增加，谐波的振幅逐渐增大。谐波不会在皮肤表面产生，但随着声束深入组织，谐波产生并逐渐增强。在患者体内某一适当的深度，二次谐波会达到峰值，然后随深度增加而减弱。在体表附近，由于谐波尚未充分形成，因此产生的混响或其他噪声基本上仅包含基波频率。在本章后面将介绍谐波成像的例子。

临床实用要点

- 声波在软组织中的平均传播速度约为 1.54mm/μs（1540m/s），在脂肪中略低，在肌肉中略高。

- 声束在软组织中的衰减程度随深度和超声频率增加而增加。
- 软组织中能量的沉积（衰减）受所发射超声束持续时间短的限制（制约）。
- 多普勒成像时软组织中能量的沉积（衰减）是灰阶成像的 3～4 倍。
- 谐波成像的产生取决于两个因素：①随深度增加而产生的超声束的非线性传播；②回传谐波的衰减随着声束在软组织中的深入而增加。

三、探头

超声探头是成像系统和人体之间交流的纽带。医用超声探头使用陶瓷压电（"压"来源于希腊语"piezo"）阵元来产生和探测声波。压电材料将电信号转换为机械振动，并将压力波转变成电信号，因此起发射脉冲和接收回声两种作用。

阵列式探头内部组件如图 2.7 所示。此图从侧面显示阵元，声波向上发射。压电阵元厚度决定着探头共振频率，这是它最自然和最有效的工作频率。多数仪器在压电阵元和外部保护层之间有一层匹配层，减少阵元与皮肤间的反射损耗。与透镜及相框玻璃上的特殊光学涂层相似，匹配层可以改善声波在患者和探头之间的传播。这可以提高探头对低强度回声的敏感性。阵元后方常使用吸声背块，用来缓冲电脉冲激发探头造成的阵元振动，从而缩短脉冲时间，并提高细节分辨力。通过优化探头吸声背块和匹配层的设计，探头就能发射一定范围频率的声波。因此，超声设备提供了一个频率控制钮，操作者可以根据菜单选择适合的探头频率。有些探头的频率范围较宽，可用于谐波成像，即发出一个低频率脉冲后，探头接收双倍于此频率的回声并用于成像。

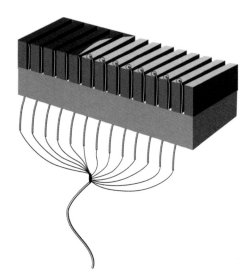

图2.7　阵列式探头结构。多个矩形压电阵元并肩排列在阵元盒内

（一）探头类型

图2.8显示了3种主要阵列式探头类型。外周血管常用"线阵"探头。临床上也常使用"凸阵"和"相控阵"探头，但主要用于深层结构成像（前者用于肝、肾等脏器，后者用于心脏及颅内动脉结构），在浅表血管成像的应用相当有限。

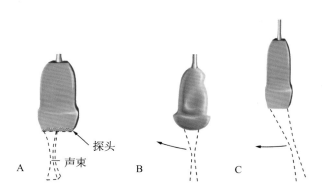

图2.8 探头类型。A.线阵探头。B.凸阵探头。C.相控阵探头

1.线阵探头

一个线阵探头由至少约200个各自独立的矩形探头阵元排列而成。理论上，每次同时激发一组15～20个阵元产生声束，并向中央阵元的声束集中，当接近图像边缘时，声束并非集中向中央阵元声束，此时使用不对称阵元排列。一帧图像的形成是由探头一端的一组阵元开始，这组阵元发射一个脉冲束，并接收此声束上的回声信号。此工作阵元组向另一端移动一个阵元位置，就形成了一个新的阵元组，脉冲回波过程沿着第二条平行光束线重复进行。工作阵元组通过转换阵元从阵列一端移向另一端。声束彼此平行，形成矩形图像。

对于线阵探头图像模式，可通过使用"声束方向调节"（beam steering）扩大图像范围，即向探头端面非垂直的侧方角度上发射声束，这种方法从相控阵探头借鉴而来。它可以拓宽显像范围，特别是距探头较深的部位，并提高中层至深层结构的显示能力。

2.凸阵探头

此类探头与线阵探头类似，只是探头端面的阵元排列成凸面。其成像的原理与线阵探头相同，工作阵元组从阵列一端按顺序依次移向另一端。扇形排列的阵元使成像区域也呈扇形。与线阵探头相比，凸阵探头可从较小的体表声窗观察较大范围深层组织的图像。

3.相控阵探头

相控阵探头由约120个很窄的矩形阵元紧密排列而成。与线阵和凸阵探头的工作方式不同，相控阵探头阵元列的全部阵元参与每一个声波束的发射。通过不同阵

元之间发射脉冲时间的短暂延迟，控制发射声束的方向。同样，在回声信号的接收过程中，时间延迟也应用于控制接收的方向。一帧图像也许由100束来自不同方向的声束构成。相控阵探头的优点在于它可以通过很小的探头，观察大范围深层组织的图像。这类探头适合用于肋间或肋骨下进行心脏扫查，以及经颞骨或枕骨声窗的颅内探查。在腹部有伤口包扎敷料或气体阻碍超声波传导时，此类型探头还易于找到合适的声窗。

（二）细微分辨力和切面厚度

细微（空间）分辨力是指显示器上能区分两个反射体之间的最小间距（如产生不同的回声信号），其重要参数有轴向分辨力、侧向分辨力和切面厚度。如图2.9所示，这些参数构成了一个"分辨力单元"。就像画笔的大小会影响图画的质量一样，分辨力单元的大小最终决定超声图像上可分辨的组织细节。

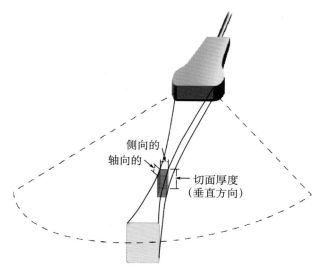

图2.9 由超声探头发射的一个声束上的脉冲立体结构。脉冲宽度影响轴向分辨力，扫描平面上声束的宽度决定侧向分辨力，与扫描平面垂直方向上的声束尺寸决定切面厚度

轴向分辨力是指区分（单独显示）声波轴线上相邻反射体的能力。它由脉冲的时间长度决定。短的脉冲可使轴向分辨力达到1mm或更小。阵元后面的缓冲材料可以帮助缩短脉冲长度并提高轴向分辨力。因为高频比低频声波能产生更短的脉冲，所以探头频率高时轴向分辨力也较高（图2.10）。测量血管内中膜厚度时，需要良好的轴向分辨力以清楚显示界面，使操作者可以用光标精确测量距离（图2.11）。

侧向分辨力是指区分在声波垂直方向上相邻最近反射体的能力。它由反射体所在位置的声波宽度决定。阵列式成像系统经过两个步骤形成声波，首先涉及形成一个发射场，然后在接收回波时聚焦灵敏度模式。

由于单个阵元较窄，如果单个阵元独立工作，传输场会随着距离的增加而迅速扩散。但是，如果以阵元组为单

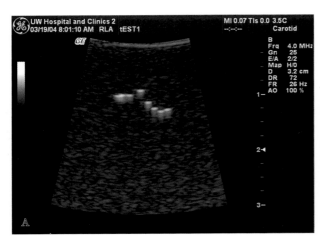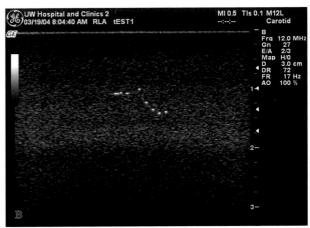

图2.10　检测目标物体细节分辨力的图像。反射体之间的轴向空间距离为2mm、1mm、0.5mm和0.2mm，水平方向空间距离为2mm、1mm、0.5mm和0.2mm。A.4MHz探头获得的图像；B.11MHz探头获得的图像

位工作，就可以产生定向波束。该声束可通过对单个阵元发射的脉冲施加极小的时间延迟来实现聚焦，如图2.12所示，首先激发阵元组外侧缘阵元，再激发其内侧相邻的阵元，不断重复此过程。当使用者调节仪器的"聚焦"旋钮时，实际上是对声束聚焦距离进行调节。超声仪可以调整

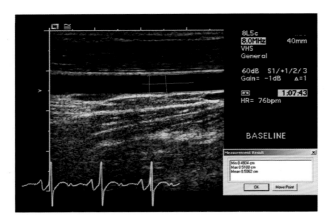

图2.11　肱动脉内中膜厚度测量。轴向分辨力对于这些测量的准确性非常重要

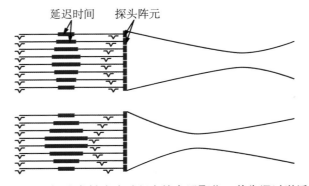

图2.12　探头发射脉冲过程中的电子聚焦。首先通过激活阵元组的外单元，各个阵元的声波形成了一个聚焦束。焦距可以选择。曲率越大，焦点越靠近探头；曲率越小，焦点越远离探头

产生声束的各个阵元发射脉冲波精确延迟时间来实现对声束的聚焦，使聚焦区域的声束变窄。同时，还可实现多个深度同时聚焦。此功能是通过在声束方向上发射不同的声脉冲实现的，每个脉冲聚焦深度稍不同，将多个聚焦区域保留和整合为一个长焦点。由于需要多个不同的脉冲形成一条声束线以显像，使用多点聚焦时成像帧频会减低。

在接收回声时也可以进行聚焦。发射一个脉冲波后，由激活点的阵元接收回声。这些回声被转化为数字信号，并传送至数字声束合成器。声束合成器将各个阵元的数字信号整合起来，形成与每个发射脉冲对应的扩展信号。然而，由于来自同一反射体的回声到达不同阵元时传播距离稍有不同，各阵元接收信号的时相就会不同。这种差异可以由"接收聚焦"来校正，在整合各个信号之前，利用精确预设聚焦时间延迟对各阵元接收的信号进行处理。脉冲发射后，不同深度组织回声传播的距离不同，聚焦延迟模式必须随之改变。因此，声束接收合成器可以实现实时调整延迟时间。所谓的动态接收聚焦，就是在回声不断从更深层组织返回时，探头阵列的接收聚焦动态追踪反射体深度。动态接收聚焦不受操作者对发射聚焦调节的影响，而是由仪器内部调控。有些仪器甚至在接收过程中同时使用几个并联的声束合成器，使每个脉冲产生数个动态聚焦接收的回声束。

聚焦可缩小一定容积内的声束宽度、提高侧向分辨力，这个容积就是聚焦区。聚焦区的声束宽度（W）约等于：

$$W = \frac{1.2\lambda F}{A} \qquad (公式2.5)$$

其中，F为焦距，A为口径长度（探头接收信号时的工作阵元长度），λ为波长。与低频探头相比，高频探头发射的声波波长短，声束较窄，侧向分辨力更好。对于一定的聚焦深度，A值越大，焦点处的声束越窄。通常仪器系统的口径长度呈动态变化，其随着产生回声的

组织逐渐加深而增大，从而使不同深度的脉冲-回声束宽度保持基本一致。如图2.10所示，对于一排间距为0.25～2mm的水平排列的反射体，高频率超声显然获得的图像更清晰。

切面厚度是指构成图像的被扫描组织的厚度。它是与图像平面垂直方向上的声束宽度（图2.9），通常称之为立面声束宽度或立面平面。一些探头仍在使用一维阵元（图2.13），在此方向上使用机械声透镜聚焦。虽然电子聚焦可有效地控制图像平面上声束的宽度即侧向分辨力，但不能控制切面厚度。立面聚焦机械声透镜（the elevational focusing mechanical lens）可以使聚焦区图像清晰，但聚焦区远处和近处区域的显像差（图2.13B）。因此，切面厚度是阵列式探头的分辨力各参数中最差的就不足为奇了。绝大多数探头采用"多维"技术，如"1.5维"（one-and-a-half-dimensional）阵列，与在侧向上一样，对切面厚度进行电子聚焦（图2.14）。尽管这些阵列复杂、昂贵，但它们确实能极大提高对小球体的分辨力，如图2.14B所示。

单纯的连续波多普勒（CW）探头并不用来成像，因此结构非常简单。多数探头采用2个阵元，一个用于连续发射，另一个用于接收回声。接收散射回声信号时，仪器通过倾斜探头阵元或使用聚焦声透镜使发射器和接收器的声束相交叠。声束交叠区域是连续多普勒探头的最敏感区域。

临床实用要点

- 现在这一代超声探头，把一系列小型阵元紧密结合在一起排成阵列。
- 聚焦和声束方向调节，由探头阵元序列激活而产生。
- 探头分辨力包括3个方面：声束方向上的轴向分辨力，声束侧方的侧向分辨力及垂直于探头平面方向的立面分辨力。
- 立面分辨力（切面厚度分辨力）是由探头表面的声透镜来确定的，但"1.5维"探头可通过调节垂直于图像平面的聚焦时相来动态控制。
- 一定时间内用于调节方位平面（平行于探头长轴）

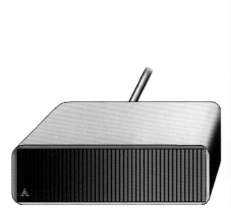
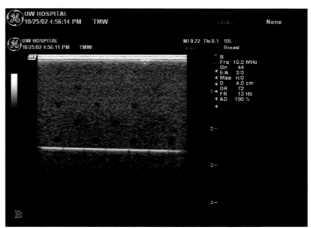

图2.13 A.线阵探头典型阵元切割的外观。B.实验模型图像，包括许多直径为2.4mm的球形体，仅在探头扫查的中部深度对应聚焦区域的部分可以看到球形体

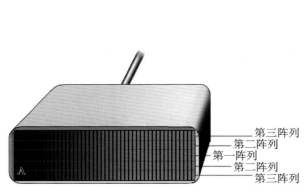
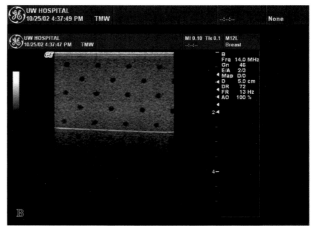

第三阵列
第二阵列
第一阵列
第二阵列
第三阵列

图2.14 A.1.5维探头，第一阵列宽度固定，第二、三阵列宽度不定，阵元数量可变。B.与图2.13相同的实验模型，使用"1.5维"阵列探头扫描的图像，电子聚焦控制可改善细节分辨力

内的声束方向、多普勒聚焦/声束方向的工作阵元数量，即为探头的有效孔径。

四、超声成像仪器

（一）脉冲–回声原理

超声利用脉冲–回声原理成像。将超声探头置于皮肤表面（图2.15），探头以某一固定频率连续发射短超声脉冲，此频率称为脉冲重复频率（PRF）。每次发射脉冲信号后，探头就等待声束路径上各反射体的回声。探头接收回声后将其放大，并处理成为适合显示的模式，即以一系列亮点显示声束途径上接收的回声。

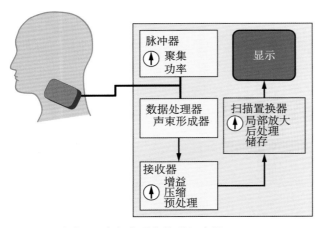

图2.15　脉冲–回声超声设备构成示意图

探头与反射体之间的距离由回声到达时间来计算：

$$d=\frac{cT}{2}$$

（公式2.6）

其中，d 是反射体深度，T 是脉冲–回声往返时间，c 是组织内的声速。声波一个周期，包括往和返，常数"2"用于计算反射体的单程距离 d。公式2.6称为距离公式。根据回声到达时间计算并显示反射体深度时，大多数超声仪都假设声波的传播速度为1540m/s（1.54mm/μs）。相对反射体深度的回声到达时间为13μs/cm。

（二）信号处理

为了产生图像，探头沿着各个声束线传输途径发射脉冲声波，然后进行每个回声信号的接收和处理。超声图像由探头阵列完成，其中回声由单个阵元获得，并在声束合成器内整合为一个单独信号，此信号为构成声束线的回声流的一个信号。声束合成器的作用在前文已详细讨论。在声束合成器之后，用于成像的回声信号进行的处理包括：信号放大；使用时间增益补偿（TGC）对衰减效应进行调节；应用非线性对数处理压缩回声信号宽度范围（即回声动态范围）至监视器的有效显示范围内；解调，保持每个回声的振幅；使用亮度显示模式（B型，灰阶模式）成像。信号处理步骤如图2.16所示。

（三）成像

图2.16的下半部分显示了2种回声显示方式。振幅（A型）模式对应回声返回时间或反射体深度的回声振幅。这是一维回声信号显示方式，显示的是单一声束上（如一个方向）的回波振幅。而广泛应用的灰阶显示模式采用灰阶成像。这种模式是将回声信号转换成显示器上各灰阶点的亮度表示回声振幅。

在灰阶模式扫描中，声束扫描某个区域（图2.17），每个回声信号记录于二维矩阵上的一个点，这个点与脏器的解剖部位相对应（产生回声的反射体的位置）。当声束扫描一个区域时，声束途径上的各点与图像上的各点相对应，回波返回的时间与深度相对应。在图2.17中，线阵探头的声束扫描是通过阵元组的电子序列化而实现的。显示器上显示的灰阶超声图像参照成像区域声束轴线方向布局。通常每一幅图的成像需要用100～250条声束。绝大多数超声系统都有控制钮，使

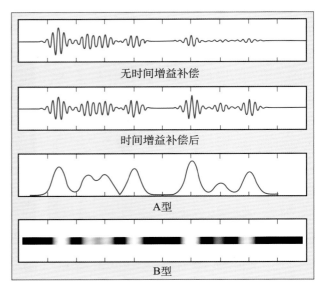

图2.16　图像信号处理过程。从顶部到底部的各个图分别为：一束射频频率信号与深度的反向关系（由左向右逐渐增加）；同样一个信号，进行时间增益补偿（TGC）后；检波后呈A型波形；这条线性回声的灰阶超声显示

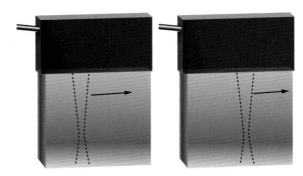

图2.17　线阵探头灰阶超声扫描。各示意图分别显示声束扫描区域的位置。获得的灰阶图像随声束线移动而跟踪显示。图像随着声束在组织断面中移动而产生

操作者可直接或间接地在调节其他图像处理参数时，改变每幅图成像时声束线的数量。

（四）图像储存

图像储存器用于临时储存图像以便回顾查询、保存或将图像转换为可浏览或可录制格式。图像存储器是数字设备，可将它看作像素矩阵；一般是垂直方向不低于 500 像素，水平方向约 500 像素。水平和垂直的像素点越多，储存的图像就越细腻，使用后处理数字局部缩放（放大）功能时，这一点相当重要。

由于储存图像使用的是数字化设备，图像上各像素点的回声振幅等属性由数个 1 和 0 组成的序列表示。数字设备的基本存储单元被称为比特（二进制数位）。单个比特可以是 1 或 0，将多个比特组合成为多比特存储单元时，1 和 0 就可构成多种不同的组合，所以每个"多比特字符"可以表达大量信息。例如，8 比特的存储单元将回声信号分成 256（2^8）个不同振幅水平，每个像素点存储一个恰当的振幅水平。12 比特的存储单元则将回声信号分成 4096（2^{12}）个不同振幅水平，依此类推。每增加 1 比特，可表达的数据量翻 1 倍。比特（振幅水平）越高，存储图像的灰阶层次越多，尤其是后处理阶段（见后文）。灰阶层次越多，图像对比度越好（即利用不同灰阶层次对差别细微回声特性的显示能力）。现代仪器还允许存储电影循环，具备动态图像存储功能。

超声仪器都采用了数字化存储设备，如固定式计算机硬盘和可移动存储，如 U 盘、CD 及 DVD 光盘，用于存储或传输所需的影像。超声仪器上安装的软件可以用来回顾一些特殊的研究，并显示或回放动态影像。此外，现在大多数仪器使用电脑网络进行影像传输，这使得人们可以在工作站查阅检查结果或在数字资料中心进行资料归档成为可能。无论超声仪器在线上还是线下，影像归档和传输系统（PACS）都可完成上述工作。美国国家电子制造业协会建立了一套标准文件管理系统，即医学数字成像和传输（DICOM）标准，并连同其他标准体系，协助不同厂家设备之间超声和其他医学图像的传输和浏览。每个 DICOM 文件除了图像数据本身外，还都包含一个标题部分文件，包括患者姓名、检查类型、图像大小及其他信息。超声仪本身安装了将图像数据转换成 DICOM 文件的软件，并可与外部 PACS 网络直接相连。对于已转换为 DICOM 格式的图像，用户在使用超声仪或网络中的归档资料时，可以利用 DICOM 浏览软件在工作站或个人电脑上浏览、外部归档、打印或编辑图像资料。

（五）时间分辨力

解剖学成像由超声仪实时扫查完成。仪器以很快的速率（每秒 30 次或更高）发出超声束自动扫描成像区域。图像帧频是系统每秒扫描的次数（帧数）。帧频决定了时间分辨力，帧频越高，时间分辨力越高。时间分辨力是指当超声医师将探头在患者体表手动移动，跟踪识别运动物体或连续扫描平面时的时间细节显示能力。图像帧频受声波在组织中传播速度的限制。1 帧图像是由超声仪向体内发射 100 ～ 250 束不同方向（声束线）超声脉冲实现的。对于每条声束线，超声仪发出一个脉冲，并接收该声束方向上的回声，包括最大深度处的回声，然后再向一个新声束方向发射一个脉冲，并重复这个过程。声束线依次串行排列，这意味着在接收到上一个声束方向最深处的回声之前，超声仪不会向一个新的声束方向发射脉冲。脉冲在组织中的传播速度、仪器的深度设置、聚焦区个数和组成 1 帧图像的声束数量，都与图像帧频密切相关。

使用距离公式时，如果最大扫描深度设置为 D，接收一条声束的全部回声需一定时间（$T = 2D/c$），由 N 条声束构成 1 帧完整图像所需的时间可简单表示为：$N \times T$，或 $2ND/c$。最大帧频 FR_{max} 等于 1 帧完整图像所需时间的倒数：

$$FR_{max} = \frac{1}{NT} = \frac{c}{2ND} \qquad （公式 2.7）$$

由于软组织中声速约 1540m/s 或 154 000cm/s，如果深度（D）以厘米为单位，则公式 2.7 也可以表示为：

$$FR_{max} = \frac{77000}{ND} \qquad （公式 2.8）$$

例如，当 $N = 200$ 声束，图像深度为 15.4cm 时，最大帧频 FR_{max} 为 25Hz，或每秒 25 帧。

减少深度将增加帧频，反之亦然。操作者可以轻松地对这一现象进行验证。通常仪器帧频在预设条件中被设定的尽可能高。例如，有些仪器允许操作者通过增加或减少图像宽度进而改变声束数量对 N 进行调节，即调节成像的声束数量。这种方法和改变聚焦区域数量一样，也影响着帧频。

（六）仪器控制

超声仪操作者必须熟悉各种仪器控制，以获取最佳影像。仪器上主要的控制设置包括以下内容。

- 探头选择：激活与超声仪连接的 2 ～ 4 个探头中的 1 个探头。
- 探头频率选择：选择探头发射超声脉冲的中心频率。现代超声探头可发射一定频率范围的超声波。通过调节这种设置，选择使用某个频率进行扫描成像。该选择影响分辨力和穿透力。
- 深度设置：用来选择成像区域的纵向深度。
- 发射聚焦：供操作者设置发射声束内聚焦区的数量和深度。
- 输出功率设置：这个设置可以改变仪器的灵敏度。提高发射功率，可使操作者看到体内的弱回声信号（高发射功率水平也增加了患者的声学暴露）。
- 总接收增益：可改变仪器的灵敏度。增益是对接收器中的回声信号放大的倍数。增益高，则放大倍数大；总接收增益控制整个图像的增益。

- 时间增益补偿（TGC）：是对声束在组织中传播衰减进行补偿。通过时间增益补偿，接收器可对一定深度的回声信号进行自动放大。所以，与衰减较少的表浅部位信号相比，明显衰减的深处结构的回声信号放大得更多。在大多数超声仪上，时间增益补偿由6～8个调节钮组成，分别调节不同深度的增益。
- 压缩：调节图像灰阶层次的动态范围。多数仪器用对数压缩法来处理接收器传来的信号，压缩程度受操作者调节，并以分贝显示。
- 其他预处理：在回声信号发送至图像存储器之前，对其进行调节。例如，有些仪器可以使用边缘增强滤波器处理信号。还有些仪器允许操作者调节声束密度，使用更多声束线来提高成像质量，但会导致图像帧频的降低。
- 后处理：对已存储在图像内原有的回声信号进行调节。有多种后处理方式可供使用，以调整保存为灰阶图像中不同部分的回声振幅。
- 叠加处理或帧-帧均衡：包括探头扫查过的一系列图像。高叠加处理使图像平滑，但会损失时间分辨力。

临床实用要点

- 超声图像是基于声速为1540m/s的回声强度的测量结果而建立的。例如，为获得4cm处深度的回声，发射的脉冲和折返的回声需以1.54mm/μs的速度传播8cm。
- 图像的帧频随成像深度、图像分辨力及探头阵元数量的增加而减低。
- 超声控制允许通过调整总增益（分贝）和TGC来均衡图像。
- TGC随深度的增加而加大，以补偿超声束的衰减。

五、高级功能

（一）复合成像

使用常规线阵或凸阵探头获得的灰阶超声图像有噪点或噪声，导致图像解读时的不确定性。噪点产生有两个原因。首先，超声成像要经过一个名为"斑化"的过程，使器官图像上各种信号强度的灰阶斑点随机排列。这种斑化模式是由于图像上的每个位置都有许多不可分辨的散射体产生回声信号。一旦散射体过于密集，以致超声仪不能区分它们，便出现斑点的分布，其根源是各散射体的潜在随机排列。图像出现噪声的第二个原因是，一些小界面反射体与入射声束之间角度不理想，如组织边界、肌筋膜或血管壁等。当反射面与声束不垂直时，回声接收困难，甚至丢失。

复合成像通过调节声束进入成像区的角度来克服这些问题（图2.18）。随着入射声束方向的变化，斑化模式也会发生变化，因为这会改变各散射体相对于入射声

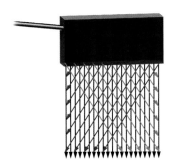

图2.18　线阵探头的复合扫描。几个不同角度扫描的回声信息均化后合成图像

波的位置。因此，通过把各个位置不同角度的图像数据进行平均处理，就可以得到平滑的图像。图像质量的提高极大增强了从周围背景区中区分微弱的回声差异的能力。此外，由于声波从多角度入射，在复合成像中，反射界面可能对其中一部分声束成像角度不佳，而对其他声束可以成像。因此在一般情况下，这种技术可以使组织结构边缘轮廓显示更加清楚。

图2.18仅显示了入射声束的3个角度，而某些成像系统可有约9个声波入射角度。操作者在扫描过程中，可以选择不同水平的复合成像。多角度复合成像需要较长的扫描时间，因此其图像帧频较低。

（二）谐波成像

前文我们曾提到，声波在组织中传播时，会发生非线性改变（图2.19），伴有谐波的产生（如产生频率为基波频率整倍数的声波）。2MHz的入射脉冲波，回波中含有4MHz、6MHz等谐波及基波成分。这些谐波成分不包含在探头发射的脉冲中，而是脉冲在组织中传播而产生的。由于这是一个非线性现象，高振幅脉冲较低振幅脉冲产生更大变异，声束中央部分声强最大，产生的谐波也比声束边缘低声强部强。因此，谐波声束比基波声束窄，从而可以改善图像侧向分辨力。组织谐波成

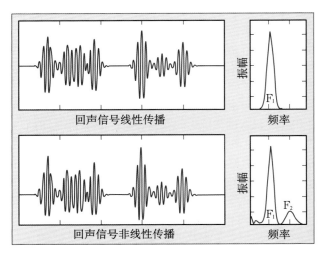

图2.19　通过组织的线性传播（顶部，F_1）和非线性传播（底部）的回波信号波形及其频谱，产生谐波信号F_2

像是通过滤除低频基波信号，使用二次谐波成分进行灰阶成像。常用的信号处理方法有两种，一种是将回声信号中的二次谐波成分过滤出来，另一种是利用"反向脉冲"技术（详见后述）。

频率过滤法要求在发射时使用特殊的数字化脉冲波形，确保在基波频率范围和谐波频率范围的回声不会出现重叠。窄脉冲的特性决定其适合获得较高的轴向分辨力，它包含多种频率的波。因为脉冲越短，频率范围越宽，过滤法有时也被称为"窄带谐波法"，因为需要对发射脉冲的频率范围进行限制，使回声中基波中的高频率成分不会与谐波中的低频成分重叠。谐波的振幅比基波小，使用谐波模式时重叠明显则会减弱谐波成像的效果。

反向脉冲法要求沿声束发射2个脉冲（图2.20）。第一个短时宽频带是常规成像声波。接收此脉冲的回声后，发射与前一个脉冲完全相反的第二个脉冲（期相变化180°），然后2个脉冲回声序列的回声信号被叠加起来。对于线性传播，2个信号中的回声相互抵消，在声束上不应出现信号（图2.20A）。然而，对于非线性传播，期相相反的2种脉冲回声信号不会抵消。原始声波

正向压缩半周（期相变化180°），产生的非线性波不会相抵消。2种（个）脉冲序列间的差异，即为谐波信号（图2.20B）。反向脉冲或反向期相技术的优点在于其成像的谐波带宽更窄，轴向分辨力更好。其缺点是在每条声束上需要2个脉冲-回声序列，使成像的帧频减半。

这2种方法都有助于降低混响噪声，提高成像质量。图2.21就是一个例子，乳腺囊肿内部的回声是部分入射脉冲经过囊肿浅部组织时发生混响所致。由于入射脉冲经过浅表组织时没有产生可被检出的谐波成分，因此谐波回声受浅层组织混响作用的影响并不显著。

（三）造影剂（具体内容详见第35章）

如果某个部位有小气泡存在，该区域的回声信号就可能增强，这就是血液中造影剂增强回声信号的原理。超声造影剂由包含空气或大分子量气体的微小气泡组成，并由磷脂外壳包裹。最早应用的造影剂是Albunex（Mallinckrodt Medical，St.Louis，MO），是由人类血清蛋白混合空气经超声处理产生的。随后，大量类似的造影剂被研发并市场化，每一种造影剂的外壳和气体成分不尽相同。气泡大小一般为1～5μm。尽管气泡很小，却可以产生高振幅回声，因此可用来增强小血管或心腔的回声。

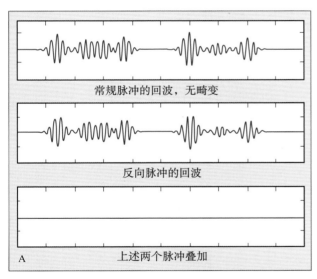

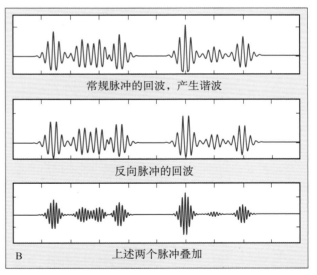

图2.20　提取谐波信号的反向脉冲技术。加入了2个连续发射的脉冲，一个是常规脉冲，另一个是与其相反的负向脉冲（期相反转180°）。线性回声抵消（A），而谐波相叠加（B）

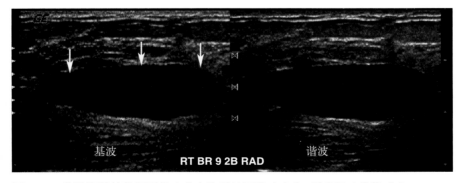

图2.21　乳腺囊肿的常规图像（左）和谐波图像（右），后者混响伪像减少

气泡在声场中的表现可用于区分造影剂回声与无造影剂灌注的组织回声。造影剂的第一个特性为其很容易产生非线性反射，既产生与探头发射频率相同的回声，又产生谐波频率的回声。例如，当3MHz的声波被气泡反射回来时，回声中含有基波（3MHz）、二次谐波（6MHz）或更高频率的谐波，同时还有亚谐波（1.5MHz）成分。调节超声仪提取谐波频率，有利于分离出造影剂的回声信号。将超声仪设定成造影剂成像模式，超声仪将采用复杂的脉冲-回声序列，将气泡的非线性回声提取出来，同时消除其他反射体的回声。

造影剂微泡的另一个特性是容易被高振幅的超声脉冲破坏。因此，可以发射振幅较大的破坏性脉冲，接收回声后发射的第二个脉冲，然后通过对比2次发射的回声来检测造影剂气泡。发射第一个脉冲后可出现造影剂气泡产生的回声，但由于其对造影剂的破坏作用，第二次脉冲发射后不会再出现气泡的回声。回声信号的处理是将造影剂产生的回声信号单独分离出来，这有助于检查小血管血流。超声设备调至造影剂模式时，仪器会启用特殊脉冲序列，把造影剂本身的回声信号提取出来。

（四）编码与线性调频脉冲

为了获得最佳的空间分辨力，操作者进行检查时都尽量使用尽可能高的超声频率。遗憾的是，高频率超声衰减严重。因此，对深度穿透力的需求常限制了频率使用范围。如果可以提高发射功率，对组织输入更高能量的脉冲，就可以提高高频超声的穿透力。增加探头发射超声脉冲的振幅可以提高发射功率。然而，由于非线性畸变、设备限制及出于安全目的对超声仪的规定等因素，都限制了探头发射脉冲的振幅，这只能在有限程度上起作用。考虑到潜在生物学效应的问题，美国食品药品监督管理局根据目前的实践经验，要求超声设备制造商对超声仪发射脉冲的振幅进行限制，使其MI不高于1.9。

在不超过振幅限制或设备能力的情况下，增加发射脉冲能量的另一种方法是延长脉冲持续时间。但是首先必须以特殊方式对脉冲信号进行编码，以便在接收回声时能够将其恢复为窄脉冲，获得较高轴向分辨力。使用编码激发是实现这一目标的手段之一。

编码激发为发射的超声脉冲赋予了一个唯一的特征。与普通脉冲相比，这种脉冲持续时间非常长。在激发探头前，脉冲被调制成由1和0构成的特殊编码模式，如图2.22为在水中探测到的一个制造商的编码发射声波。这种长时脉冲遇到界面发生反射，回声再次被探头接收。经过信号放大和波束形成处理后，回声信号被送到一个特殊的解码程序，通常称为匹配滤波器，使回声信号恢复显示其短时脉冲特性。有些编码需要2个脉冲-回声序列，2种脉冲在时间特征上略有不同，但两者具有互补性。将2种回声信号融合起来，可消除使用代码时会出现的距离旁瓣伪像。然而，使用编码激发的方法可同时获得短时脉冲和高振幅脉冲的效果。

另一种编码方式称为线性调频脉冲。线性调频脉冲是一种短发射脉冲，其频率随着脉冲持续时间而变化。这种特殊解码方式也可使信号恢复为最初的短时脉冲特性，同时获得比常规短时脉冲更高的声束穿透力。

（五）全景成像

实际工作中有时需要显示比超声探头范围更大的成像区域。扩展图像视野的有效方法之一，是允许检查者在图像平面内平行移动探头，通过扫描图像内容的变化跟踪探头运动。手动移动探头时，图像处理软件逐帧识别横向的运动幅度。这使得软件能够将新形成的图像信息匹配到原始图像中，以对应显示正确的解剖结构。

图2.23为上肢动脉的宽景成像。尽管使用的线阵探头原始成像宽度只有约4cm，小心地移动探头，图像配准软件可获得肱动脉和桡动脉的扩展图像。

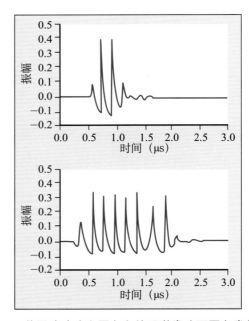

图2.22　普通脉冲（上图）和编码激发（下图）发射的波形比较。使用特殊的解码器或匹配滤波器，可以使编码发射波恢复短时脉冲的特性，进而被仪器系统识别

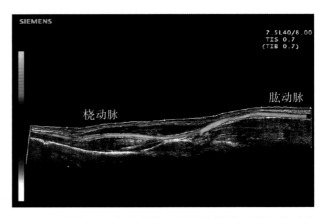

图2.23　上肢动脉宽景成像。显示上肢肱动脉和桡动脉延长超过20cm。它是通过对灰阶图像数据进行相关处理，在扫描中追踪探头的运动来获得的（由Siemens提供）

（六）容积成像

与传统探头尺寸相仿，具有三维（3D）成像功能的探头已实现三维超声成像。三维技术在某些方面的应用显示出很大的优越性，尤其是对胎儿和某些血管结构成像（图2.24）。三维扫描可获取一个完整三维容积内灰阶或彩色图像的信息。除了获取的数据集比通过多个二维图像获取的数据集更广泛外，三维数据集还可以获得常规二维扫描无法获得的新视图，从而改进图像解读和分析。此外，对于那些非医学影像专业的人来说，三维图像通常比多幅传统二维图像更加直观，使得与相关专业临床医生和患者进行沟通更加容易。

为获取三维数据，在与成像平面垂直的方向上超声探头机械地平移（图2.25，图2.26），或在二维超声平面以电子方式平移，图像储存在图像存储器中预设的空间间隔内。如此获取的图像叠加，可以认为是容积扫描。我们想象一下获取的图像平面（即前面所述的实时声束

扫描生成的图像），以及利用整个三维图像数据集产生的重建平面或新图像。对于每个成像的容积空间，获取的平面之间距离越短，3D数据集的细节分辨力将越好，但对图像存储和处理要求也越高。

另一种获取三维数据的方法是使用二维阵列超声探头。来自这些二维阵列的数据使采集容积数据集成为可能，而无须在探头内进行机械操作或由操作者平移探头。此类成像系统速度很快，可以实时显示成年人心脏图像。

显示容积数据的方法有许多种。方法的优劣取决于数据的性质及其潜在用途。例如，在超声心动图中，一种方法是同步显示代表传统超声采集平面的2个正交图像平面，以及1个或多个重建的平面（恒定深度平面），显示与探头一定距离平面中的结构。

容积获取和显示技术通常支持多视图显示（图2.27）。右下角图像显示的是一个肾的彩色容积数据，在这幅图像上灰度回声信号被抑制。其他3幅图像

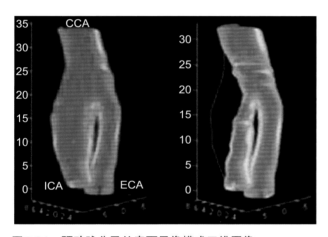

图2.24 颈动脉分叉处表面显像模式三维图像
CCA：颈总动脉；ECA：颈外动脉；ICA：颈内动脉

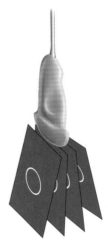

图2.26 常用三维探头。通过凸阵探头内阵元的机械运动或电子声束扫描（在三维方向上）完成图像平面移动

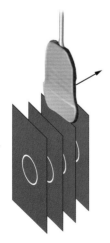

图2.25 通过徒手平移探头或自动电子声束扫描获取三维图像。手动平移时，探头移动进行三维成像的方法不同于非移动法，假定探头移动速度是均匀的，检测扫描面移动过程中的图像演变，将感应器连接于探头，以精确确定每一幅图像的位置和方位。而电子声束扫描不需要这些

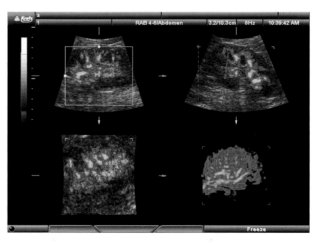

图2.27 肾三维超声信息显示。左上角：多个原始扫描平面之一；右上角：与扫描平面正交的重建平面；左下角：冠状面的重建平面（恒定深度）；右下角：由彩色多普勒成像衍生的血管容积模式显示图（由GE提供）

是二维图像，左上角图像是常规扫描图像，是用来组建容积数据集的1帧二维图像。右上角的图像是一个与扫描平面正交的重建平面，虽然可以通过探头旋转90°扫描获得图像，但此图像是通过三维数据集计算重建出来的。左下角是另一幅与探头距离恒定层面上的重建平面。如图2.27所示，这种三维扫描的巨大优势之一就是它产生了新图像平面，而传统二维成像无法实现。

除了多视图显示之外，各种体绘制法和表面成像技术对三维超声数据显示也有价值。图2.28显示的胎儿图像就是该技术应用的例子，通过阈值处理和表面成像技术绘制出类似于器官组织的直观图。这种方法适用于图像对比度足够大且可以自动检测的界面。彩色多普勒成像的高对比度可使大血管的表面成像图像得以显示（图2.24）。这些图像能够展示管腔形态、直径、走向，以及相邻血管血流特征之间关系等方面的信息。容积成像也有价值，如图2.27显示的肾三维超声图像，当图像包括血管系统的彩色或能量多普勒信息时尤其有价值。通过这些方法，不同直径和位置血管之间的复杂关系就容易理解和掌握了。

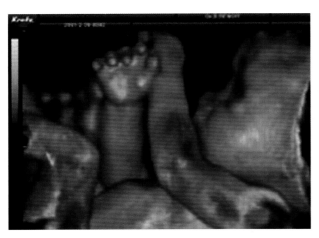

图2.28 胎儿的表面成像模式图。清晰地显示面部特征和其他解剖细节（来自于GE）

随着计算和图像处理技术的进步，处理速度加快，三维超声技术的应用将越来越广泛。此技术需要处理大量数据，在过去，即便是功能强大的工作站，这也是一种负担，但现在已游刃有余。此外，目前图像获取、处理和显示过程中遇到的难题，对于处理器未来的数据处理能力将不再是挑战。超声仪器的诊断能力将不断加强，从而提高超声成像的诊断准确率。

（七）虚拟声束形成

到目前为止，传统的超声成像技术在细节和时间分辨力上相互依存（前文已述）。比如，多个聚焦点和增加扫描线密度（每帧图的线数）都可以提高细节分辨力，但会降低帧频（降低时间分辨力）。可以通过脉冲-回声原理，并采取不同的手段来避免这种相互依存性，使用

探头中的多个阵元来发送宽大未聚焦的超声束进入解剖结构，当宽脉冲沿路径传播时，可以暴露出范围更广的组织区域。来自暴露区域的回声在不同时间返回到当前处于接收模式的相关探头阵元。对这种整合回声信息进行大规模并行处理（在所有接收通道中），将回声信息分类，然后对应合适的解剖位置，并放在图像存储器中。因为在图像上显示相关信息所需的传输脉冲较少，帧频得以增加。这个过程可以描述为一种时间反转计算（time-reversed computational）方法，它估计发射脉冲的反向传播，从而提取出回声的物理位置和产生回声的解剖结构。这是一种允许视野中所有像素聚焦的回顾性虚拟声束形成方式，可获得比之前图像更高的帧频。合成聚焦是通过复杂的接收信号处理来实现的，它有效地将窄超声束传输到图像的所有部分，然后对信息进行处理。这种方法提高了细节分辨力和时间分辨力。

临床实用要点

- 多种先进技术可提高血管超声研究的质量。
- 复合成像能够更好地显示血管壁异常，如动脉硬化斑块和静脉血栓。
- 谐波成像可通过减少混响伪像来优化图像细节。
- 造影剂可帮助评估血管通畅性，并进一步评估组织灌注。
- 编码脉冲探头可改善图像质量并提高帧频。
- 宽景成像可显示延伸的图像信息，更好地显示血管与软组织间的关系。
- 容积成像简化了图像信息的显示，并可用于容积测量。
- 虚拟声束成像需要占用大量计算机资源，但比其他技术在更高的帧频下提供更高的分辨力。

六、多普勒原理

多普勒效应是波源、反射体或接收器运动时，反射波频率的变化。在医用超声设备中，当反射体相对于探头（既是声源也是接收器）移动时，就产生了多普勒频移。运动反射体回声信号的频率，在物体朝向探头运动时增加，在物体背离探头运动时降低。多普勒频移是指发射和接收频率之差。频移由反射体运动决定，且与之呈正比。

（一）多普勒公式

多普勒效应用于检测和评价血流和组织运动（如心壁运动）。典型的血流多普勒信号检测过程如图2.29。探头接触皮肤表面，发射频率为 f_0 的声波。当接收的回声来自运动的散射体（如红细胞）时，接收到的频率 f_R 与 f_0 不同。多普勒频移 f_D 是接收频率和发射频率的差值，由多普勒公式可获得频移值：

$$f_D = f_R - f_0 = \frac{2f_0 V \cos\theta}{c} \qquad （公式2.9）$$

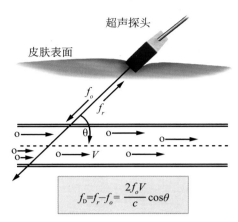

图2.29　血流多普勒信号检测。θ 是多普勒角度，是指声束与（血流）运动方向之间的夹角

其中，c是声速，V是血流速度，θ是血流方向与声束方向（超声传播的方向）的夹角（朝向探头）。

θ为多普勒角度，对一个给定的多普勒频率，探测到的速度受多普勒角度影响。当血流方向朝向探头，θ为0°，$\cos\theta$为1，对于既定血流速度，多普勒频移最大。这个方向探测到的频移值是给定血流条件下可获得的最大频移值。在实际工作中声束入射角度往往不是0°，探测到的多普勒频移随着$\cos\theta$减小而减小。例如，声束入射角度为30°时，探测到的多普勒频移是角度为0°时的87%；角度为60°时，探测到的多普勒频移就是角度为0°时的50%；当血流方向与声束相互垂直时，θ为90°，$\cos\theta = 0$，此时无论流速高低都检测不到多普勒频移。在实际应用中，常将探头声束与动脉管腔之间的角度呈30°～60°，以获得可靠的多普勒信号。

（二）连续波多普勒

多种超声仪都具备连续波（CW）多普勒功能，从简单低廉的便携多普勒设备到高端的彩色多普勒超声仪，都具备CW多普勒模式。图2.30显示了CW多普勒设备构成模式图。发射器连续激发探头发射单元，发射频率为f_0，回声频率为f_R。接收器对回声信号进行放大，然后发送到解调器提取多普勒信号。这些信号与来自发射器的

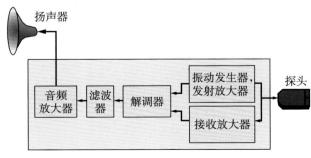

图2.30　CW多普勒设备。回声信号被解码后，通过低通滤波器，获得多普勒信号。由于这种信号频率在听觉范围内，因此多普勒信号可用扬声器以音频方式输出

参考信号叠加，产生一个混合信号，其中一部分频率为$(f_R + f_0)$，另一部分频率为$(f_R - f_0)$。总频率$(f_R + f_0)$很高（约为f_0的2倍），被滤波器去除，剩下输出频率仅为$(f_R - f_0)$的信号，也就是多普勒信号。

什么是典型的血流多普勒频移呢？假设$V = 20$cm/s，超声频率$f_0 = 5$MHz，声速$c = 1540$m/s，设θ为0°，则$\cos\theta = 1$，代入公式2.9，可得：

$$f_D = \frac{2\times(5\times10^6\text{Hz})\times0.2\text{m/s}}{1540\text{m/s}} = 1299\text{Hz}（公式2.10）$$

此时频移值约为1.3kHz，该频率在人耳听觉频率范围内。经过滤波输出的多普勒信号可播放到扬声器或耳机，供操作者分析，也可加载到频谱分析仪上（见后述）。

通过电路中的电子滤波器，可以从输出信号中滤除某些频率范围的信号。例如，当研究血流时，血管壁运动产生的低频多普勒信号可以被高通滤波器滤掉。壁滤波器的阈值可调节。

（三）CW多普勒的调节

基本的CW多普勒设备常仅有几个调节钮，操作者应该熟悉自己的仪器。

（1）发射功率：调节发射器到探头的信号振幅，可以改变对弱回声信号的敏感度。一些简单的仪器不具备这种调节功能，其发射功率是固定的。

（2）增益：调节仪器的敏感度。

（3）音频增益：调节扬声器的音量。

（4）壁滤波器：调节壁滤波器的低频阈值。

（四）多普勒方向性

基本的CW多普勒设备可以探测多普勒信号的振幅，但不能提供血流是朝向探头还是背向探头的信息，即多普勒频移的正负。常用的确定血流方向的技术是正交探测。回声信号放大后，分别被送到2个通道进行调制。2个通道的不同之处只是从发射器传到2个解调器的信号的相位相差90°。这样，就产生了2个独立的多普勒信号，它们基本相同，仅在相位上存在差异，凭借这种差异即可确定多普勒频移是正还是负，也可以在独立的扬声器上区分出来。

（五）脉冲多普勒

对于CW多普勒，在探头声场内任意位置移动的反射体和散射体都可产生多普勒信号，因此无法区分不同深度血管内血流信号。脉冲多普勒可以区分不同深度的多普勒信号，可接收一个明确的取样容积内运动反射界面和散射体的回声信号（图2.31）。取样容积可以放置在声束轴线上的任意位置，当声束内存在多条血管时，可以对血管多普勒信号进行选择性取样。

脉冲多普勒仪的基本组成见图2.32。与CW探头被持续激发不同，此时超声探头是间断发射短脉冲。散射和反射回声信号均被同一个探头接收，在接收器内被放大，然后传送到解调器，接着信号输出到"采样＋保持"电路，与门控（即初始脉冲发射后的制定时间窗内）取样的体积

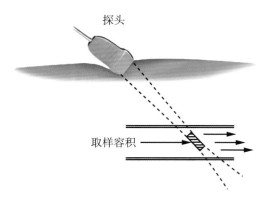

探头

取样容积

图2.31　脉冲多普勒取样容积。基于到达时间，通过"取样门"选取某一固定深度返回的回声信号，取样容积的大小取决于声束宽度、门通时间和脉冲的持续时间

和深度信息整合或平均。门控取样的位置和开放时间由操作者控制。门控取样的信号，包含一系列的脉冲-回声序列信号，形成扬声器中的多普勒信号。图2.32的正交探测器产生2个信号输出通道，用于确定血流定向。

　　脉冲多普勒超声仪器产生的多普勒信号是由回声的相位差形成，即移动目标的2个相邻脉冲-回声序列信号之间的期相之差，所以超声仪的脉冲重复频率应该足够高，以免在脉冲发射间隔返回至探头的多普勒信号的重要细节丢失（参见"脉冲多普勒的混叠"部分）。在每一次发射脉冲后，只有多普勒门控范围内或取样容积内的那部分多普勒信号传至解调器。扬声器播放由多个脉冲-回声序列合成的人耳能听到的多普勒信号。通过"采样＋保持"电路对脉冲-回声序列逐个进行过滤，最终形成平滑的多普勒信号。

（六）双功超声

　　实时灰阶超声成像和脉冲多普勒信号获取能起到互补作用，因为灰阶超声可以显示解剖结构，而脉冲多普勒能提供血流信息。双功超声仪是指具有内置脉冲多普勒装置的实时灰阶超声仪。在临床应用中，脉冲-回声、灰阶超声

定位血流要检测血流，帮助确定脉冲多普勒取样门位置。

　　通过放置多普勒取样容积标识或多普勒取样门，可以选定多普勒分析兴趣区（图2.33）。多数双功超声仪可以显示多普勒角度，即声束与血流方向之间的夹角。根据多普勒信号测量血流速度时，必须知道多普勒角度。

（七）频率的选择

　　各物理量的相互作用决定了超声仪的工作频率。选择多普勒检查频率时，以获得足够的信号强度为目的，以便对多普勒信号进行可靠的解析。前文已经介绍过，来自红细胞等小散射体的回声强度随超声频率的增加而大幅增长，与频率的4次方呈正比。所以，有理由认为使用高频率超声可提高血流回声的强度。然而，频率增高时，声衰减也随之增强（图2.3）。在选择探测血流的最佳频率时，必须要平衡考虑这些因素，通常主要取决于感兴趣血管的深度。对于浅表的小血管，声波通过其

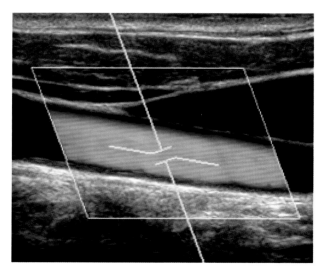

图2.33　颈动脉双功超声图像。取样容积置于动脉内检测多普勒信号时，通过"角度校正"调整多普勒角度，使多普勒角度校正"线"与血流方向平行

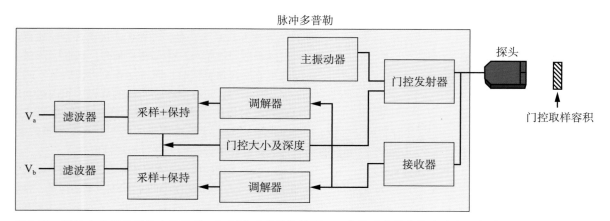

图2.32　脉冲多普勒仪器的主要组件。短暂脉冲激发换能器；回声信号在接收器内放大，发送至正交解调器。一部分被解调的信号在"采样＋保持"单元（sample-and-hold unit）内，经数个脉冲序列组合，形成多普勒信号。V_a 和 V_b 是提示血流朝向探头还是背向探头的信号

表面组织时，衰减不是很强，灰阶超声和多普勒超声探头多选择7～10MHz。对颈动脉进行多普勒检查时，通常选择较低频率的探头，以避免衰减过大，4～5MHz比较合适。检查腹盆腔较深的动脉或静脉使用2MHz左右的低频探头。

（八）多普勒频谱分析

在许多临床实践中，多普勒信号为可听声，对一些相关发现可提供充分的临床印象。超声医师可凭经验靠简单的聆听来判断和描述血流速度。

然而，多普勒信号包含的信息相当复杂，因为它捕获了大量血流速度模式信息。大血管中各点的血流速度并不相同，但遵循某种血流特征（详见第1章）。如果声束和取样容积大于血管内径，血流中不同流速的回声信号被同时接收，得到的多普勒信号就会非常复杂。

如图2.34A所示的复杂多普勒信号，可以分解为许多单一频率的信号（图2.34B）。每一个这样的信号都有其特殊振幅和相位，它们叠加在一起时形成原始复合信号。频谱分析就是将复杂的信号分解为各种单一频率的信号，并分析每一种频率在原始信号中所占的比重（图2.34C），常表达为某一频率范围的信号能量，所以频谱也称为"能量频谱"。

多数超声设备使用快速傅立叶分析转换仪进行多普勒信号频谱分析。多普勒信号以极短时段（如5ms）输入频谱分析仪。能量频谱经计算并显示在纵轴方向上，其中高度代表频率值，亮度代表信号强度（图2.35）。多普勒信号的相对强度取决于产生信号的血细胞数量，所以每个频率值的亮度表示相对应速度的血流量。当频谱显示某一时段的多普勒信号时，频谱分析仪已经开始处理下一个时段的多普勒信号，这样形成了频谱连续显示。

双功超声仪可同时显示灰阶图像和多普勒频谱，如图2.36。在频谱垂直方向上显示的既可以是多普勒频率（以Hz为单位），也可以是速度（以cm/s或m/s为单位）。显示为速度时，分析仪可将频率单位换算成速度单位。频谱分析的常规应用将在第3章中阐述。

（九）脉冲多普勒的混叠

脉冲多普勒仪可准确探测到的最大多普勒频移，受取样容积的深度和仪器设置的限制。超过这个限度就会出现混叠，将导致多普勒频谱波形出现异常。

请参考图2.37。如前文所述，脉冲多普勒设备利用多个脉冲-回声序列合成多普勒信号。多普勒信号是通过取样得到的，而取样频率就是该设备的脉冲重复频率（PRF）。在图2.37中的实线表示多普勒信号，箭头表示

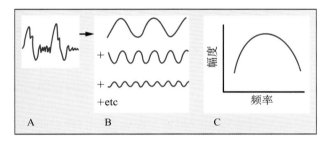

图2.34　波形和频谱分析。A.一个复合信号的波形；B.组成A的多个单一频率信号的波形；C.频谱分析包括将复杂的波形分解成单一的频率波，并显示每种频率波形的幅度

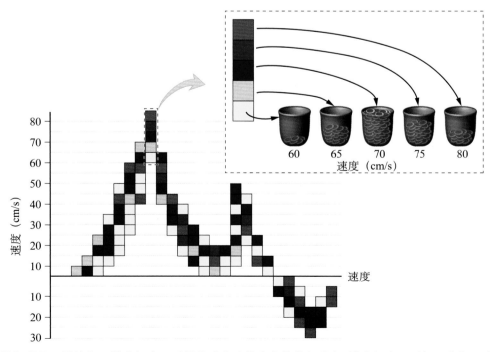

图2.35　多普勒频谱显示的信息。纵坐标表示反射体速度（代表多普勒频移），横坐标表示时间。在每一个时间段内，某一频率的信号强度由色彩来显示。信号强度与相对应速度的红细胞方向和数量一致

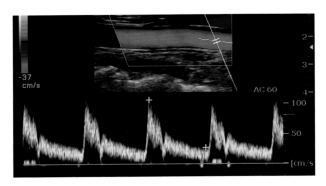

图2.36　颈动脉的频谱显示

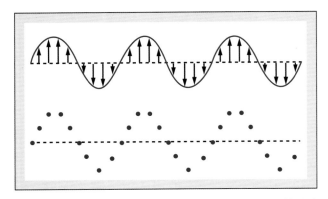

图2.37　多普勒信号取样。上部的实线是正弦波，箭头表示多普勒取样的各个时间点。下面的点线是取样的信号

这个信号的一系列取样点。下面的波形表示取样信号。图2.37中的取样信号完全能够代表原始信号，因为在原始波形的每个周期进行了多次取样。

但脉冲多普勒的PRF未必总是明显高于多普勒信号频率。如下文所述，我们必须对PRF加以限制，以便在探头发射下一次脉冲之前，有足够时间来收集上一次探头发射脉冲的回声信号。取样的深度也限制了PRF，多普勒取样容积越深，接收回声信号所用的时间越长，PRF就越低。

为避免出现混叠，取样速率即PRF至少是多普勒信号频率的2倍。这就是尼奎斯特极限或法则。尼奎斯特频率是对一定频率的信号正确取样的最小频率。如果取样频率低于尼奎斯特极限，就会出现混叠现象。图2.38简要显示了混叠发生的原理。对实际多普勒信号（图2.38上图）一个周期少于2次取样（箭头），获得的波形频率低于实际信号频率（图2.38下图）。

混叠的表现如图2.39，多普勒频谱就在尼奎斯特极限处翻转，更高部分翻转成逐渐减速的反向血流信号。

有几种方法可以消除混叠现象。一般可以通过增大血流速度显示范围来消除混叠现象（图2.39B）。当速度范围增大时，多普勒仪器的PRF也增加，当上调至与尼奎斯特极限相适应时，混叠即可消除。操作者还可以通过上下调整基线，使整个频谱仅显示在一个方向上（图2.39C）。这种方法只适用于血流为单向的情况。其

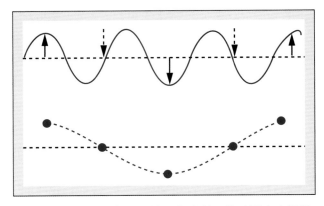

图2.38　当取样频率小于信号频率的2倍时即产生混叠。上方的曲线为实际信号波，箭头代表取样时间点，下方的曲线是取样点不足产生的低频率信号混叠

他解决混叠现象的方法包括使用低频多普勒探头，增加多普勒角度，或切换到连续波多普勒模式。这些方法不如速度范围和基线调节简便，因此并不常用。

（十）脉冲多普勒探测到的最大血流速度

如前所述，要使探测到的多普勒信号不出现混叠现象，超声仪的PRF至少是取样中最大多普勒频率的2倍。PRF的上限由超声脉冲到达感兴趣的区域及返回接收器需要的时间决定的。如果2次脉冲之间的时间间隔太短，由于相续的脉冲波的回声信号相互重叠，会出现距离模糊。如取样容积深度设定为 d，声速 c 为1540m/s，连续2个脉冲之间需要的最小间隔（T_d）等于 $2d/c$（根据距离公式）。则最大脉冲重复频率 PRF_{max} 是 T_d 的倒数，即：

$$PRF_{max}=1/T_d=c/2d \qquad （公式2.11）$$

根据公式2.11的所示条件，能够探测到的最高血流速度是多少呢？在不出现混叠的前提下，可以探测到的最大多普勒频率是 $PRF_{max}/2 = c/4d$。使用多普勒公式，代入 f_D，可得到：

$$\frac{2f_0V_{max}}{c}=\frac{c}{4d} \qquad （公式2.12）$$

V_{max} 为不出现混叠现象的最大流速。求得 V_{max}：

$$V_{max}=\frac{c^2}{8f_0d} \qquad （公式2.13）$$

假定声波速度为1540m/s，图2.40中的曲线是通过公式2.13计算得出的，显示3种不同超声频率在不同深度检测到的最大反射体速度。随着取样容积深度增加，探测到的最大多普勒信号频率（即最大的血流速度）将会降低。在任何深度，低频声波可显示的非混叠多普勒波形及其代表的最大速度均高于高频声波。

在某些仪器，可使用高PRF选项，获得比图2.40显示的更高的速度。在这种模式中，仪器的PRF不受公式2.11的限制。因为有回声的重叠，可以出现距离模糊。

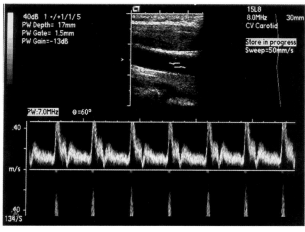

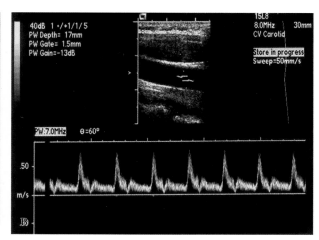

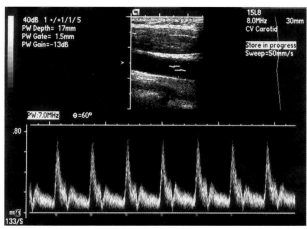

图2.39　频谱的混叠。A.频谱倒置。B.增大血流速度显示范围校正混叠。C.调节基线校正混叠（本例为下调基线）

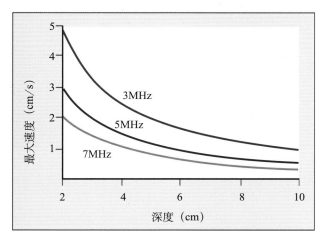

图2.40　3种不同频率的超声频率，脉冲多普勒能探测到的最大血流速度与取样容积深度的关系

此时屏幕上显示多个取样容积。但总的来说，距离模糊并不是个问题，因为激活高PRF之前，操作者已经确定了血流信号的取样位置。如果已知正确的取样容积位置，并且其他取样容积内没有血流信号，则此方法效果最好；然而当一个或多个其他多普勒取样容积位于血管上时，来自多个取样容积的多普勒信号将被合并到频谱中显示，从而导致失真。

（十一）彩色多普勒

1.彩色多普勒图像形成

通过估算和显示限定视野内与声束相对运动的散射体和反射体的平均血流速度，形成彩色多普勒成像（或称彩色多普勒血流成像、彩色血流成像）。运动反射体的回声信号均被显示出来，并用色彩、饱和度或亮度表示相对速度。彩色血流图像数据叠加到静止结构的灰阶超声图像上，便合成了一个复合图像。

有几种用于将回声信号转成彩色血流图像的方法。有些方法是在多普勒信号处理以后再做进一步处理，有些则是直接处理回声信号。无论哪种方法，都是在声束轴线上产生一系列脉冲 - 回声序列，把每个脉冲的回声信号与前一个脉冲的回声信号进行比较，计算这些连续信号的相位差。对声束上所有脉冲 - 回声序列处理后，就可以计算出平均多普勒频移和平均速度。对声束上所有位置的点都进行此处理，并用一种彩色显示计算出的速度，然后再对下一个声束进行计算，依此类推。

大多数超声仪可能要取10个或10个以上的发射 - 接收信号，来计算声束上反射体的平均速度。"脉冲群"一词已经用于说明发射 - 接收的脉冲 - 回声序列信号，并用"脉冲群大小"表示每一声束上信号的数量。有些仪器允许操作者直接调节脉冲群的大小，而大部分仪器是由检查者调节其他控制键，如彩色前处理来改变脉冲群大小。

因为构成彩色速度图像的每一条声束都要采取多个脉冲-回声序列，所以彩色多普勒成像的帧频一般低于灰阶解剖学成像帧频。因此在彩色多普勒成像时，要在彩色图像质量和扫描速度（或帧频）之间进行取舍。大多数仪器有信号处理的控制钮，操作者需根据特殊需要优化成像参数。高帧频通常伴随着成像质量的下降，因为用于成像的声束减少了。相反，高清晰度、对低速血流敏感的彩色成像，其帧频也相应降低。

血流的方向由不同色彩来显示，如红色代表朝向探头方向的血流，蓝色则代表背向探头的血流。需要记住的是，显示的血流方向是相对于声束的方向。因为血管走行或扫描方式的不同，探查同一根血管不同部分的声束方向通常不同（图2.41），连续的血流通过一段水平走行的血管时，同时出现蓝色（背离探头）和红色（朝向探头），这是扫描时声束与血管之间角度不同引起的。

　2. 彩色血流成像的混叠现象

如前所述，彩色多普勒成像是通过对多普勒脉冲的多重处理产生的，同脉冲多普勒一样，也会出现混叠现象。混叠的常见表现为色彩显示的翻转，以致血流方向看似逆转（图2.42A）。例如，朝向探头的血流由于混叠现象，显示为背离探头的血流。如果血流速度仍在仪器允许的范围内，调高彩色多普勒速度范围，也就是提高处理器的PRF，就可以消除混叠现象（图2.42B）。调整色彩基线（彩色标尺上的零频移位置）同样可以消除彩色混叠，但这种方法只有在血流方向为单向时才有效。此外，降低彩色多普勒频率也可达到此目的。

　3. 能量多普勒

彩色多普勒成像显示的是成像区域内散射体相对于声束方向的运动速度。另一种处理方法则是忽略血流速度，只简单地评价每点的多普勒信号强度（功率或能量），它取决于朝向同一方向运动的血细胞浓度和速度。这种处理方法称为功率或能量成像，其优点和缺点并存。

图2.43显示了图2.41中水平走行血管的能量成像模式。能量成像是连续的，不会由于声束方向不同而将血流分段显示。换句话说，与彩色速度成像不同，能量成像对血流方向相对不敏感。能量成像模式的另一个优点是无混叠现象。能量成像模式不反映速度，仅与多普勒信号强度相关，所以不会出现混叠。

相对于彩色多普勒成像，能量成像模式的优点如下。

1. 能量成像模式对低流速和微弱血流更敏感。

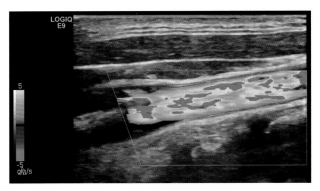

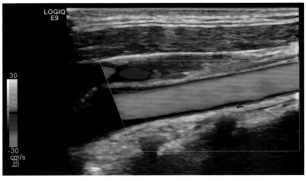

图2.42　彩色血流成像的混叠现象。A.颈动脉彩色血流成像，有混叠；B.相同部位，增加脉冲（取样）速率或脉冲重复频率，调高血流速度范围后混叠消失

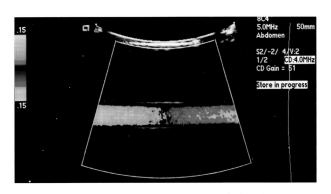

图2.41　在一个血管模型中水平走行血管的彩色血流。显像图像中血流方向从左到右，所以相对于扇形探头，左侧半的血流方向朝向探头，右侧半的血流背离探头。如彩色标尺的上半部分（代表零频移的黑色基线的上方）所示，随着朝向探头的多普勒频移的升高，依次显示为红色、橙色和黄色；下半部分，随着背离探头的多普勒频移的升高，蓝色逐渐明亮

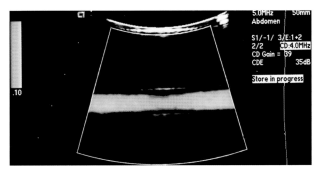

图2.43　能量成像模式显示图2.41中的血管，能量成像对多普勒角度不敏感

2.除血流与声束之间角度成直角时探测不到多普勒信号的情况，能量成像模式消除了角度对多普勒频谱的影响。

3.能量成像无混叠现象。因此，血流显像更加连续，特别是在难以扫描的区域。

能量成像模式的缺点主要有以下2点。

1.只显示血流，不显示反射体相对于探头的速度和血流方向信息。这些信息有时对诊断来说至关重要。

2.与速度模式相比，能量模式需要对更多信号进行平均处理，因此成像速度较慢，帧频较低。因此，与速度模式相比，能量模式存在更多由于软组织缓慢运动产生的多普勒信号所引起的闪烁伪像。

临床实用要点

- 多普勒技术可测量血流运动引起的频移。
- 实际上，当频率为5MHz，血流速度为600cm/s时，频移可高达38961Hz（见公式2.10）。
- 多普勒声束与血流方向之间的夹角越大，频移越小。角度校正用于补偿此物理现象，以获得准确的速度计算值。
- 由于需要发射/接收脉冲，混叠现象见于各种基于多普勒的技术，可通过增加脉冲重复频率（相当于增加速度范围）或降低多普勒频率得以部分校正。
- 能量多普勒成像不受混叠影响，对角度依赖性最小，血流垂直于声束方向的情况除外。

第 3 章

多普勒血流成像和频谱分析

一、引言

本章将复习那些理解和解读彩色多普勒成像和脉冲多普勒波形所需的概念和原理，并讨论多普勒频谱波形所需的关键要素。这包括学习正常波形模式和病理状态下发生的特征性变化。给出识别多普勒频谱特征的重要窍门，这些特征对动脉狭窄和闭塞的诊断至关重要。我们将讨论彩色和能量多普勒的原理，包括这些成像模式的优点和局限性。最后，对三维（3D）和B型模式成像进行简要的概述。

二、血流模式

一般来说，血管在体内走行时会改变血管管径大小和血流方向。血流速度也随血管管径大小和血流方向的变化而变化。动脉血流具有搏动性，管腔中央流速较快，管腔边缘则较慢。此外，动脉粥样硬化及其他病变可引起血管管腔变形。因此，在进行多普勒评估时应谨记：管腔内血流产生的复合多普勒频移时时不同、处处不同。频谱分析需要对血流所产生的混杂多普勒频率进行分类，并且提供定量信息，这些信息是诊断血管疾病的关键。

（一）多普勒频谱

频谱（spectrum）一词来源于拉丁文，意思是图像。可以将多普勒频谱看作是移动血液所产生的多普勒频率图像。实际上，频谱是以图像形式显示一组多普勒频率，该组频率是某一血管某一时间段内的特定取样。多普勒频谱的关键要素包括时间、频率、速度和多普勒信号强度，这些要素呈现在图像上，则如图3.1。请参考此图阅读这些彩色和频谱多普勒的要素。

我们先从图3.1A开始进行论述。

彩色血流成像：屏幕上方的彩色血流图像中显示了血管、取样容积和多普勒角度。

彩色血流信息：图像左侧的彩色多普勒血流速度标尺，显示了血流方向和血流成像颜色之间的关系。按照惯例，血流速度标尺的上半部分显示朝向探头的血流颜色，这样也是合乎逻辑的，因为在图像上血流速度标尺的这部分离探头最近。血流速度标尺的下半部分代表远离探头的血流。在本例中，红色/黄色表示朝向探头的血流，而蓝色/淡蓝色用于表示相反方向的血流。色

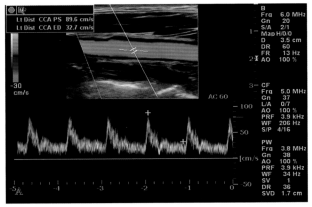

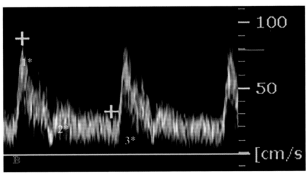

图 3.1　多普勒频谱显示。A.全屏显示。B.放大的多普勒频谱

　　CCA：颈总动脉

彩由红色向黄色或蓝色向淡蓝色变化，表示血流速度增高。

多普勒角度：频谱多普勒的多普勒夹角显示在彩色血流图的右侧，此例为60°（AC60：角度校正为60°）。

时间：屏幕下方的多普勒频谱水平轴（x轴）表示时间。两条长线之间表示1s的间隔，但超声图中并不总是提供时间标尺。

流速：血流速度（cm/s）显示在频谱图的纵轴（y轴）上。本例中，纵轴显示流速，单位为cm/s。

取样容积内的**流速分布**是用频谱（z轴）的亮度来显示的。为了更好地理解z轴的概念，我们来看图3.1B中的放大频谱，设想频谱图是由许多称为像素的小方块构成。在图像中并不能看到这些像素，这是为了使图像显示更平滑，有目的地对像素边缘进行了模糊处理。但是，这些代表相应特定时间点及特定频移或流速的像素

是存在的。z轴上像素的亮度与特定时间点上引起某一大小频移的红细胞的数量呈正比。在此例中，1*处的像素为亮白色，表明此刻大量血细胞所对应的速度约为90cm/s；其下方2*处的像素略暗，表示在该时间点，有数量少些的血细胞具有所对应的速度（约20cm/s）；更下方3*处的像素是黑色的，说明在该时间点没有或仅有极少的红细胞具有所对应的速度。由于像素的亮度也表明在每个时间点的血流能量或功率分布，因此频谱图也被称为功率谱。

血流方向： 反映与频谱基线的关系。此例中，朝向探头的血流显示在基线的上方，而远离探头的血流显示在基线的下方。注意右下角的数字50之前的"−"号，由于基线下方的区域与远离探头的血流相对应，产生负向频移。血流方向与多普勒基线的关系，可以由操作者控制反转，但是朝向探头的血流总是用正向速度或频移表示。

脉冲重复频率（PRF）： 请注意图3.1A显示的脉冲重复频率（PRF）。彩色血流成像的PRF显示在图像的右侧，在CF（彩色血流）之下，为3.9kHz。多普勒频谱的PRF在PW（脉冲波）之下，也为3.9kHz。为了正确显示收缩期流速，避免出现混叠，可能需要较高的频谱多普勒PRF。

（二）能量频谱的含义

图3.1中所示的多普勒频谱有时也称为能量频谱，这是因为在图中每个频率的能量或强度都以像素的亮度来表示。某一特定频移的能量与产生相应频移的红细胞数量呈正比。如果大量红细胞以相同速度移动，则相对应的多普勒频移的能量就大，而代表频移（速度）的像素就亮。反之，如果相同数量的红细胞以略微不同的速度移动，则代表频移的像素就显得灰暗。"能量频谱"这一概念对于理解能量多普勒血流成像非常重要，这点将在本章稍后部分介绍。图2.35很好地展示了能量频谱的概念。

（三）频移转换为速度信息

探头能够接收到的血管中移动细胞的回声仅包含多普勒频移信息，然而多普勒频谱通常显示速度（cm/s或m/s）信息。那么超声仪是如何将多普勒频移转换为速度呢？转换是在超声医师把多普勒角度"告诉"了彩色多普勒超声仪时进行的（图3.2）。如果超声仪"知道"了多普勒角度，它就能通过多普勒公式（详见第2章）计算血流速度：

$$f_D = f_R - f_0 = \frac{2f_0 V \cos\theta}{c} \qquad （公式3.1）$$

注意在此式中，多普勒频移 f_D 与多普勒角度 θ 的余弦值和血流速度呈正比。当操作者将这个角度提供给超声仪后，多普勒频移就转变成了速度测量值。为了获得准确的频移和速度测量值，要求多普勒角度必须≤60°。角度>60°时，速度测量不可靠。虽然角度越大所获得

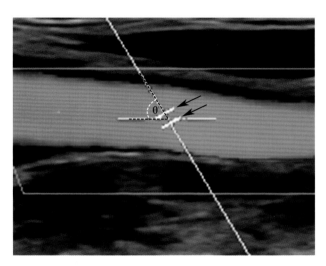

图3.2　多普勒角度和取样容积。从图中看到的接近垂直的线就是多普勒取样线。血管中心的短线代表血流的方向。这两条线形成的夹角就是多普勒角度（θ）。箭头所示的两条平行线表示取样容积的长度

的测量误差越大，但在有些情况下（如颈动脉检查）角度接近60°时更容易操作。为了检查的准确性，通常推荐多普勒角度应该≤60°，不能>60°。

操作彩色多普勒超声仪时，使用速度模式而不是频率模式有若干原因。第一，速度测量补偿了血管长轴与皮肤表面的夹角。例如，在纤曲颈内动脉相对于皮肤的走向变化明显，在其内不同点测量的多普勒频移可能完全不同，但经角度校正后，整个血管流速测量值相近。第二，多普勒频移与探头输出频率有关，但速度测量值则与之无关。例如，探头输出频率由5MHz变为10MHz，频移会翻倍，这可能导致对结果的错误解读。如果使用不同频率（如3.5MHz、5MHz、7.5MHz）的探头确定狭窄的程度，每一把超声探头诊断参数则不同。超声仪将原始的频率信息转换为速度数据就克服了这个问题。第三，目前的诊断标准参数是基于速度，频率信息不再用于确定疾病的严重程度。

临床实用要点

- 多普勒频谱的关键要素包括时间、频率、速度和多普勒信号强度。
- 通常人们规定，血流速度标尺的上半部分和多普勒频谱基线以上的部分显示朝向探头的血流。
- 为了准确测量血流频率和速度，多普勒角度应当≤60°。使用速度信息时，总是应该核对多普勒角度。

三、注意听音频（音频分析注意事项）

最初用于多普勒血流分析的"仪器"是人耳。人耳能够分辨不同人的声音，是一种高效的频谱分析器官。尽管现代彩色超声仪配备了电子频谱分析系统，但仍配置了音频多普勒输出信号，目的就是发挥人耳听力

的优势。人耳听觉能够分辨的某些多普勒血流信号特征，难以甚至不能通过电子形式显示，因此音频信号对于血管超声诊断仍然很重要。比如说，非常严重的颈动脉狭窄可以听到一种特别的尖锐哮鸣音或哨音。虽然人耳有其优点，但也有不足之处：首先，人耳只是定性分析的"设备"；其次，人耳不具备能够永久储存的硬拷贝；最后，不同人耳的分辨能力不同，有些人就不能听到非常高频的声音。电子频谱分析可以克服这些不足。

（一）取样容积

多普勒频谱所显示的血流信息来自一个特定的部位，该部位称为多普勒取样容积（图3.2）。你应该熟悉多普勒取样容积的三个特征：首先，容积是三维的，尽管在彩色超声图像上仅显示了取样容积的二维。取样容积的"厚度"不能显示在二维的多普勒频谱上，这样有时就会导致定位上的误差。多普勒信号可能来自感兴趣区域附近，刚好在取样容积之内，但其并未显示在二维图像上。例如，超声图像可能显示的是颈内动脉，但你可能接收到来自邻近颈外动脉分支的血流信息。其次，取样容积的实际形状和大小可能与彩色超声图像上显示的线性表达有所不同。最后，也是最重要的一点，多普勒频谱显示的仅是取样容积内的血流信息，而不包括超声图像上可见血管其他部位的血流信息。因此，如果取样容积放置不当，可能会遗漏关键的诊断信息。

（二）如何确定血流方向

频谱显示相对流向探头的血流。血流流向探头，显示在频谱基线的上方；相反方向血流则显示在基线的下方。必须记住，血流方向是相对于探头的方向，而不是血流的绝对方向。旋转探头或按下仪器上的频谱反转键，就可以使血流显示的方向发生反转。这一血流方向显示的特性，可能导致严重的诊断错误。对于椎动脉血流反向，多久会出现一次漏诊？准确判断血流方向的线

索是将血管内的颜色（如红色或蓝色）与彩色血流速度标尺进行比较，并核对频谱上的速度信息是正值（朝向探头）还是负值（背离探头）。另外一种确认血流方向的方法，是以一条已知血流方向的血管作为参照进行比较（如在进行腹部检查时，可以方便地把腹主动脉作为参照血管）。

四、你需要知道的波形分析

（一）搏动性

每个心动周期，动脉都会在多普勒频谱上形成一个独特的波形，始于收缩期，终于舒张末期。波形指的是波的形状；而这一形状定义了一个非常重要的血流特征，称之为搏动性。通常，多普勒波形有低搏动性、中搏动性或高搏动性特征（图3.3）。

1. 低搏动性

多普勒波形具有较宽的收缩峰，整个舒张期均为正向血流（图3.3A）。健康人的颈内动脉、椎动脉、肾动脉及腹腔动脉都有这样的波形，因为这些血管灌注低阻的血流循环系统（低外周阻力）。低搏动性的波形也称为单相波，意思是血流总是正向的，根据探头的定向，整个波形位于基线的上方或下方。低搏动性波形时，不会出现反向血流。

2. 中搏动性

多普勒波形的形态介于低阻模式和高阻模式之间（图3.3B）。中搏动性波形的收缩峰高尖，但整个舒张期内均为正向血流（有时被舒张早期反向血流中断）。中搏动性的实例可见于来自颈外动脉和禁食时肠系膜上动脉的波形。

3. 高搏动性

多普勒波形具有窄而高尖的收缩峰，舒张期血流逆转或缺失。高搏动性的典型例子，是静息状态时肢体动脉的三相血流模式（图3.3C）。高尖的收缩峰（第一

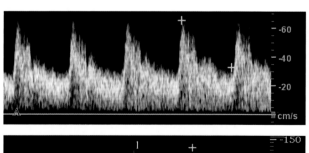
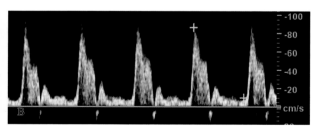
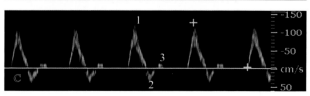

图3.3 多普勒波形的搏动性。A.低搏动性的波形表现为收缩峰较宽和整个舒张期持续的正向血流（如颈内动脉）。B.中搏动性的波形表现为窄而高尖的收缩峰和相对较少的舒张期血流（如颈外动脉）。C.高搏动性波形的特征是收缩峰窄、舒张早期反向血流及舒张晚期无血流，在图中所示的典型的三相波形中，1为第一相，是收缩期；2为第二相，是短暂的反向血流；3为第三相，是舒张期正向血流。三相血流见于静息状态下正常肢体动脉

相）之后是短暂的反向血流（第二相），然后是短暂的正向血流（第三相）。高搏动性波形是高阻血流循环系统（高外周阻力）的特征。

可以通过观察多普勒频谱波形或倾听多普勒仪器的声频输出信号，定性评估搏动性和血流阻力。定性评估搏动性，通常足以用于诊断临床血管，但在某些情况下（如评估肾移植功能异常），还需要进行定量分析。为此开发了多种测量方法，但最常用的是搏动指数（Gosling法）、阻力指数（Pourcelot法）及收缩/舒张期流速比值（图3.4）。

正常身体各处搏动性测值不同。此外，生理和病理状况也可以改变动脉的搏动性。例如，静息状态时肢体动脉内可见正常的高搏动性模式，剧烈运动后转化为低阻力的单相模式，这是因为运动后毛细血管床开放、血流阻力降低。虽然这种运动后单相波形是正常表现，但在静息状态下却是明显的异常表现，提示近心端动脉阻塞造成动脉供血不足。正确解读动脉的搏动性需要两方面的知识，一是掌握被检血管的正常多普勒波形特征；二是了解检查时机体血液循环的生理状况。心功能状况也是一个重要方面，心室排空时间延长、瓣膜反流、瓣膜口狭窄及其他因素，都可能明显影响动脉搏动性及其波形。

（二）加速度

加速度是多普勒频谱波形上显示的另一个重要的血流参数。大多数正常情况下，动脉中的红细胞在收缩期加速极快，在心室开始收缩后的几十毫秒内就可以达到峰值流速。极快的血流加速使收缩期开始时多普勒波形近乎垂直（图3.5A）。收缩期上升与基线接近90°，常被描述为收缩期快速上升。但是，如果被检血管的近段动脉存在严重阻塞，血流加速可能显著减慢（图3.5B、C）。与正常波形相比较，达到收缩期峰值的时间显著延缓。如图3.6所示，可以通过测量加速时间和加速指数来量化测量加速度。应用这种测量的例子包括肾动脉狭窄评估。

（三）血管的辨别

可能你已经猜到，血管可以根据其波形的搏动性分成不同类型。例如，多普勒波形可以很容易地区分下肢的动脉和静脉，前者具有特征性的搏动性，而后者则有轻度起伏的血流特征。此外，每个血管系统都有其特征性的多普勒信号。多普勒波形特别有助于区分颈内动脉和颈外动脉，两者分别呈低搏动性和中搏动性。搏动性对于区分肝的门静脉、肝静脉和肝动脉也有价值，详见

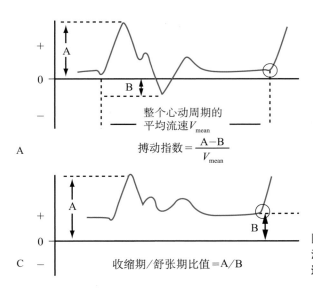

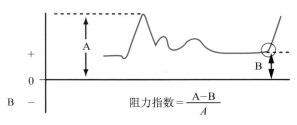

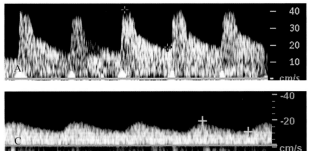

图3.4 多普勒波形搏动性测量。A.搏动指数（Gosling法）。B.阻力指数（Pourcelot法）。C.收缩期/舒张期流速比值（A/B）

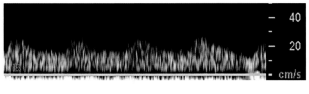

图3.5 加速和衰减。A.右肾动脉加速时间（0.03s）正常。B.由于近心段肾动脉严重狭窄，左肾动脉加速时间延长（0.15s）（A、B来自同一患者）。C.髂总动脉和股浅动脉闭塞，其远端的足背动脉波形重度衰减。加速时间严重延迟，大量血流贯穿整个舒张期，符合严重缺血。正常的足背动脉波形应该如图3.3C所示

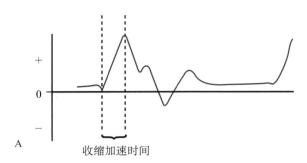
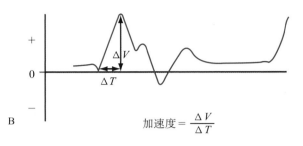

图3.6　加速的测量。A.加速时间；B.加速度

第27章。

（四）层流和紊乱血流

血液通常在动脉中有规则地流动，血管中央的血流速度高于周边的速度。这种流动模式称为层流，因为血液以平行线的方式流动而得名。层流时，任意一点上大部分血细胞都以一致的速度移动，在多普勒频谱上显示一条细线勾画出一个清晰的空间，称为频窗（图3.7）。频窗的空间清晰，呈黑色，提示取样容积内采集到的所有红细胞在该时间点上以相同的速度流动。

在紊乱的血流中，红细胞的移动不如层流一致、规则。紊乱的血流表现为频带增宽或频窗充填。如图3.8所示，频带增宽（或频窗充填）的程度与血流紊乱的程度呈正比。虽然紊乱的血流通常提示血管病变，但必须记住血流紊乱也出现在正常血管中。扭转、纡曲及动脉分叉都可以产生血流紊乱，如图3.9显示的颈动脉窦部，正常情况下可以出现明显的反向血流。此外，由于取样容积较大，同时包含了接近血管壁的低速血流和血管中心的高速血流，正常动脉也会出现频带增宽。

（五）血流量

现代彩色多普勒超声仪能够测量流过血管的血液的

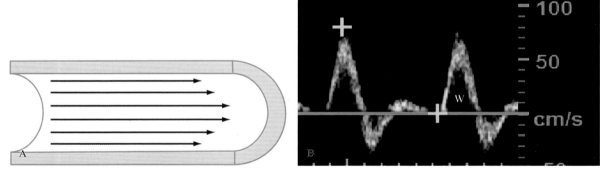

图3.7　层流。A.血细胞以平行线的方式流动的示意图。B.层流时的多普勒频谱。红细胞始终以相近的速度移动，因此频谱显示细线围出的一个边界清楚的黑窗（W）

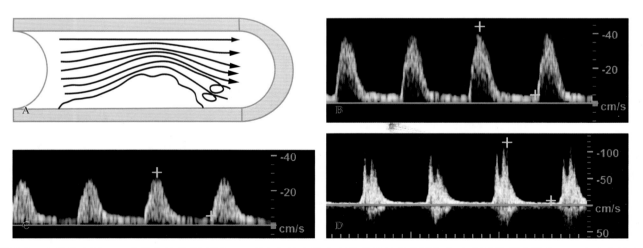

图3.8　紊乱的血流。A.紊乱血流的示意图。B.轻度血流紊乱表现为收缩峰值区域和整个舒张期频谱增宽。C.中度血流紊乱会导致频窗消失。D.重度血流紊乱的特征是频窗消失、频谱边界不清，以及同时出现正向和反向的血流。重度血流紊乱时多普勒音频信号具有高声嘶哑的特征

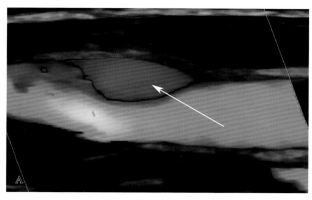
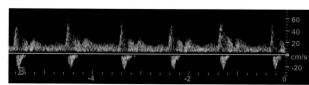

图3.9 正常分叉处的血流紊乱。A.颈总动脉和颈内动脉球形部位的反向血流导致局部颜色变化（箭头，蓝色）；B.多普勒频谱显示球形部位同时出现正向和反向血流

容量（血流量）。这是通过测量几个心动周期内整个管腔的平均血流速度（周边的低速血流和中心的高速血流）及血管直径，并用数学方法转换成横截面积而实现的。知道了平均流速和血管横截面积，超声仪很容易计算出血流量（ml/min），而这些是由超声仪自动完成的。虽然彩色多普勒超声仪可计算血流量已经有20多年的历史，但测量的可重复性问题限制了它在临床上的常规应用。目前，血流量测量可用于血透动静脉瘘和移植血管的评估。

临床实用要点

- 对血管进行脉冲多普勒采样时，应记住取样容积的三个特征。
  - 取样容积是三维的。
  - 取样容积的大小和形状，可能与超声图像上显示的不同。
  - 多普勒频谱信息仅源于取样容积，并不包括血管的其他节段。
- 彩色血流方向是其相对于探头的方向，而不是绝对的方向。旋转探头或按下操作面板上的频谱反转键，就可以使血流方向显示反转。
- 正确解读搏动性，需要掌握所检血管的正常多普勒波形特征及检查时血液循环的生理状况。切记，每个血管系统都有其特征性的多普勒信号。
- 大多数正常情况下，动脉血流在收缩期加速非常快，在收缩期开始时多普勒波形近乎垂直上升。但是，如果受检血管近心侧的管腔存在严重阻塞，收缩期血流加速可能显著减缓。

五、动脉狭窄的诊断

前面已经介绍了多普勒频谱分析的基本概念，接下来将重点放到如何利用多普勒频谱分析来诊断动脉狭窄。所用的主要信息有以下5个方面：① 狭窄处流速增高；② 狭窄即后段血流紊乱；③ 狭窄近心段搏动性改变；④ 狭窄远心段搏动性改变；⑤ 阻塞的间接征象，如侧支循环的建立。表3.1总结了与这5个方面有关的超声表现，具体内容随后将分别进行讨论。

表3.1	动脉狭窄的频谱特征
狭窄前	
搏动性增加，舒张期血流减少	
侧支血管搏动性（流动阻力）降低	
流速降低	
狭窄处	
狭窄处收缩期峰值流速增高	
舒张末期血流流速增高	
收缩期流速比增高	
局部效应（如彩色混叠伪像）	
狭窄后	
狭窄即后段血流紊乱	
多普勒血流频谱受到干扰或紊乱（"尖桩篱笆"样或"巴特辛普森头发"样）	
血流双向	
由于流量减少，总体流速减低	
搏动性降低，舒张期流速升高	
收缩期加速时间延长	
收缩期频带增宽	
次要（附带）影响	
侧支血管的管径增宽、流速、流量增加	
侧支血管出现反向血流	

（一）狭窄处流速增高

狭窄处是指动脉管腔变窄的部分。为了确定动脉管腔狭窄程度，最有诊断价值的多普勒指标是狭窄处流速增高。如果通过狭窄处的血流量与通过更大的正常管腔的血流量相同，血液必须以更快的速度流过狭窄处，因此流速增加。因此，流速增加与管腔狭窄程度呈正比。

通常采用狭窄处流速的3个测值确定动脉狭窄的严重程度（图3.10）：① 收缩期峰值流速（也称收缩期峰值），是指狭窄处收缩期最高血流速度；② 舒张末期流速（也称舒张末期值），是指舒张末期的最高血流速度；③ 收缩期流速比，是指狭窄处收缩期峰值流速与狭窄近心段正常血管收缩期峰值流速之比。

狭窄处收缩期流速是动脉管腔狭窄时第一个出现异常的多普勒参数。狭窄部位出现最高流速的范围可能相当小，因此超声医师必须移动多普勒取样容积寻找并确定流速最高的部位（其实就是让多普勒取样容积"移步"于狭窄处）。如果没有找到最高流速，则可能会低估狭窄程度。如图3.11所示，随着狭窄程度的增加，峰值流速有规律地上升，但如果血流阻力过高（直径减少大于80%时），峰值流速将会降至正常，甚至低于正常水平。这种流速的降低能导致低估高度狭窄的严重程度。发现彩色成像所显示的狭窄严重程度与该区域获得的收缩期峰值流速所提示的严重程度不一致是非常重要的。如果狭窄处血流速度非常低，以至超声仪无法检测到多普勒信号，高度狭窄也可能被误诊为动脉闭塞。

一般来说，直径狭窄小于50%时，狭窄处舒张末期流速仍然在正常范围，这是因为在舒张期，狭窄两侧无压力梯度。但在中度狭窄（直径减小50%～69%）时，整个舒张期内存在压力梯度，舒张末期流速增高与狭窄严重程度呈正比。重度狭窄（直径减小70%以上）时，

整个舒张期内存在很大的压力梯度，舒张期的流速也增高，尽管这可能取决于狭窄远端侧支灌注压力水平。

之前介绍的收缩期流速比，是一个诊断动脉狭窄的重要附加参数。这个参数用于弥补个体间的血流动力学差异，如心功能、心率、血压及动脉壁顺应性等。例如，心动过速会导致狭窄处收缩期峰值流速增加，而心肌功能不全可能引起收缩期峰值降低。收缩期流速比是将狭窄处收缩期峰值与狭窄近心段正常动脉（如颈总动脉）收缩期峰值相比较，因此该比值是以患者自身生理参数为参照或标准。临床上，收缩期流速比用于多项检查，包括测定颈内动脉、肾动脉及肢体动脉狭窄。

（二）狭窄即后段的血流紊乱

狭窄即后段是指狭窄后很短的区域，其中可出现明显的血流紊乱。探测到紊乱血流具有重要的诊断价值。为了理解为什么会在狭窄即后段出现血流紊乱，想象一下血流从狭窄的管腔中突然涌入狭窄处后的较宽区域，血流扩散而变得不规则，产生如图3.8和图3.10B所示的多普勒频谱模式。在狭窄即后段获得的波形通常表现为边界粗糙或参差不齐。这种多普勒波形也被描述为"尖桩篱笆"（picket fence）或"巴特辛普森头发"（Bart Simpson hair）。在有些情况下，在狭窄处后方会出现血流明显涡流（或湍流），在多普勒频谱上同时出现正向和反向血流。这种最严重程度的血流紊乱发生在狭窄处

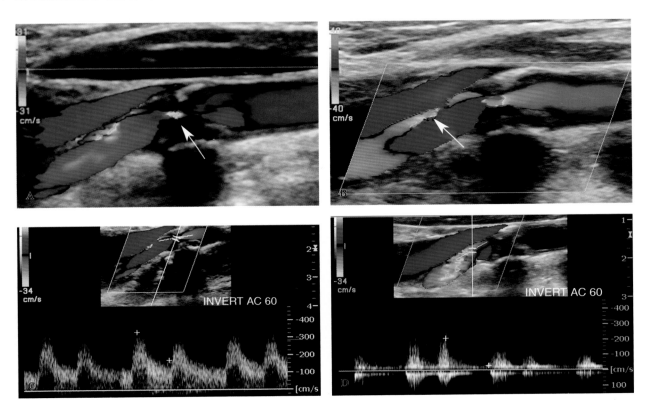

图3.10　动脉狭窄的局部效应。A.动脉管腔狭窄处流速很高，造成彩色混叠（箭头所示）。B.狭窄即后段出现血流紊乱，显示为五彩镶嵌血流（箭头所示）。C.多普勒频谱分析显示血流速度明显增快，收缩期峰值流速达370cm/s，舒张末期流速达164cm/s。D.狭窄即后段出现明显的血流紊乱，表现为同时出现正向和反向血流、频窗消失及频谱的边界不清

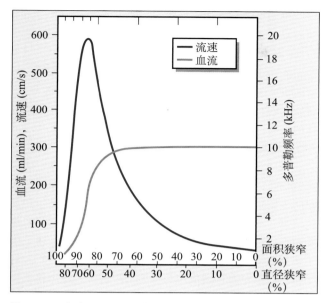

图3.11 流速、血流和管径之间的关系。该图特指颈内动脉的狭窄，但它所阐述的原理适用于全身其他动脉的狭窄。请注意，随着管径的缩小（从右到左），狭窄颈内动脉管腔内的收缩期峰值流速呈指数上升。在直径减小约70%时，流速达到最高值。随着狭窄加重，收缩期峰值流速很快下降至0（因为血流阻力快速增加）。与流速变化相比，直到管腔直径减小至50%左右，血流量仍然保持稳定。当管腔直径继续减小，流量迅速下降至0。请注意本图底部显示的管径百分比和面积缩小之间的关系。管径减小50%约相当于面积缩小70%，而管径减小70%约相当于面积缩小90%（本图根据以下内容改制：Spencer MP.Full capability Doppler diagnosis.In: Spencer MP, Reed JM, eds.Cerebrovascular Evaluation with Doppler Ultrasound.The Hague, Netherlands: Martinus Nijhoff, 1981: 213, With kind permission from Kluwer Academic Publishers.)

后1cm范围内。狭窄程度非常严重时，靠近这部分动脉的软组织可能出现振动，引起彩色多普勒成像上的"可视杂音"（visible bruit），这部分内容将在本章的后面部分进行介绍。狭窄后方约2cm以外，血流紊乱逐渐减轻，频带增宽逐渐消失。在狭窄后方约3cm处，通常重新形成层流模式，但此距离长短并不固定。

如图3.8所示，狭窄即后段的血流紊乱可以直观分级。一般来说，低度甚至中度血流紊乱基本没有多大的诊断价值，这是因为这些情况在正常和病变的血管中都可以发生。但是，重度血流紊乱一般不会出现在正常血管，因此它是高度动脉狭窄或其他血管病变，如内膜撕裂、动脉夹层及动静脉瘘的重要征象。重度血流紊乱提示存在动脉疾病。一旦发现重度血流紊乱，超声医师应该仔细寻找邻近的狭窄或其他血管病变。在有些病例中，狭窄部位会被钙化斑块掩盖，也就是钙化掩盖了（超声显示）狭窄，在这种情况下，狭窄即后段的血流紊乱可能是显著动脉狭窄的唯一征象。

（三）狭窄近心段的搏动性改变
动脉阻塞会导致之前提到的狭窄近心段（上游）动

脉搏动性增强，而这一表现在诊断上可能非常重要。这一现象的典型例子出现在重度的颈内动脉阻塞引起颈总动脉呈现高搏动性特征而不是正常的低搏动性模式（图3.12）。为了理解狭窄近心段搏动性升高，设想一下颈总动脉的血液被推向颈内动脉的瓣膜，瓣膜不是完全开放，而是90%或100%关闭。你想想出现在颈总动脉的流速波会是怎样的呢？首先，你能够想象在收缩期，血流前行很短时间即突然变慢，因此收缩峰会窄而尖。然后，因为动脉内压力不足以使血流通过关闭的瓣膜，舒张期只有相对较少的血流。再次，来自堵塞部位返回的压力可能会引起舒张早期短暂的反向血流，类似于正常肢体动脉中的反向波形。最后，在整个心动周期中，由于关闭的瓣膜导致总血流量减少，颈总动脉流速降低。如果存在侧支循环，狭窄近心段的搏动性可能增加得比较少。例如，尽管颈内动脉高度狭窄，如果大量血液流过颈外动脉分支，可能不出现颈总动脉搏动性异常。在这样的情况下，侧支血管为血流提供了低阻替代通道，降低了搏动性水平。

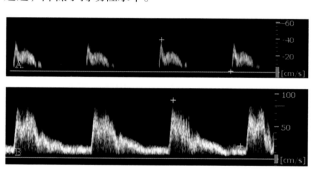

图3.12 颈内动脉闭塞导致颈总动脉搏动性增加。A.颈总动脉显示明显高阻模式，表现为收缩峰陡直，大部分舒张期无血流，患者同侧颈内动脉闭塞；B.对侧颈总动脉显示正常血流特征

（四）狭窄远心段的搏动性改变
在动脉狭窄远段观察到的多普勒波形异常改变，对动脉狭窄诊断也具有重要价值。正如前面提到的，正常动脉收缩期血流速度会迅速升高，并很快达到峰值（图3.5A）。相反，严重动脉阻塞远段的多普勒波形出现衰减的波峰（图3.5B、C），意味着收缩期加速时间延长，收缩峰变得圆钝，收缩期峰值流速低于正常，舒张期血流增加。也可用"小慢波"（parvus-tardus）来形容这种阻塞后衰减的波形，"parvus"指总体低流速，而"tardus"指收缩峰延迟。"小慢波"的形成有以下3个原因：①设想血液缓慢"挤"过阻塞的管腔（或细小的侧支），而不是自由流过宽阔的管道。因此在收缩期需要更长时间达到峰值流速，加速时间延长。②通过阻塞血管的血液减少，因此流速降低。这使得多普勒波形在整体上小于正常波形。③缺血的远端组织为了"祈求"血液而开放毛细血管床，其结果是外周阻力降低，使血液在舒张期持续灌注，甚至在正常情况下无舒张期血流的血

管（如肢体动脉）也是如此。所有这3种因素综合的结果便是之前描述过的衰减（或钝抑）波形。这种波形十分重要，因为它明确提示多普勒检查部位的近端存在动脉管腔阻塞。不幸的是，在显著狭窄或闭塞的远端，并不是总能见到"小慢波"。换言之，对于显著的输入道病变，这种波形的存在具有很高的特异度，但敏感度不高。

这种由于近端阻塞引起的波形衰减可以用肉眼进行评估，也可以通过本章前面介绍的测量加速时间、加速指数及搏动指数进行定量评估。

（五）继发效应（侧支循环）

动脉阻塞最后一个重要的诊断性特征是侧支血管的血流变化。动脉阻塞，通常侧支血管血流发生改变，这些侧支血管可以在阻塞部位附近，也可以离阻塞部位有一定距离。这种血流变化包括流速增加、血流量增加、血流反向及搏动性改变。例如，同侧或对侧颈内动脉狭窄或闭塞时，颈外动脉就可以变成一支重要的侧支血管。同样，锁骨下动脉阻塞时，椎动脉可以成为上肢灌注的侧支供血源。在这种情况下，同侧椎动脉可能出现反流，而对侧椎动脉可能同时出现血流明显增加，表现为血管管径增宽和流速增加。

动脉阻塞继发性变化对于诊断具有重要价值，主要为：① 这些继发性变化可以提示那些不是显而易见的阻塞性病变，如发现椎动脉血流方向改变提醒我们注意锁骨下动脉狭窄；② 侧支血管的部位可以大致提示阻塞的水平；③ 继发性血流变化为我们提供了阻塞性病变侧支循环系统的代偿是否充足的数据，虽然这些信息是有限的，但这些变化在经颅多普勒临床检查中尤为重要，详见第10章。

临床实用要点

- 收缩期峰值流速（也称收缩期峰值）是由狭窄引起的最高收缩期速度。如果未探测到最高流速，狭窄程度可能会被低估。一定要用取样容积搜寻狭窄的管腔，找出血流速度最高的管腔部位。
- 动脉阻塞会导致狭窄近心端动脉的搏动性增加，据此可以确定远端阻塞，即使阻塞部位超出了显示范围。
- 动脉狭窄后段的严重血流紊乱对诊断高度动脉狭窄或其他动脉疾病，如内膜撕裂、动脉夹层或动静脉瘘非常重要。
- "小慢波"提示近端动脉阻塞，但并不是只见于显著狭窄或闭塞的远端。

六、彩色血流成像

彩色血流成像是超声仪发展史上的一个重要里程碑，它将血流成像叠加在标准的灰阶超声图像上，使我们能够直接评估血流。彩色血流成像是血管超声诊断的基本组成部分，因此正确使用非常重要。彩色血流成像有其特点和局限性，如果对该技术本身及其应用理解不足，可能导致显著的诊断错误。所以，复习一下这方面的内容非常必要。

（一）彩色血流成像基本原理

彩色血流图像的形成有3种方式：彩色多普勒、时域成像（time-domain color flow imaging）和能量多普勒。我们一般把这3种方式统称为彩色血流成像，但更加具体的术语，如彩色多普勒和能量多普勒也很常用。

1. 彩色多普勒成像

灰阶超声仪仅采用了从患者身体返回的回声中的两部分信息：一是回声到探头的距离，由超声脉冲波返回时间来确定；二是回声的强度。回声信号通常还包含其他信息，如多普勒频移，但该信息未被采用。彩色多普勒超声仪除了使用回声返回时间和强度信息外，还采用了多普勒频移信息，将血流用彩色显示（图3.13）。对于显示在彩色多普勒成像的每个回声信号，超声仪都要确定以下五方面的内容。

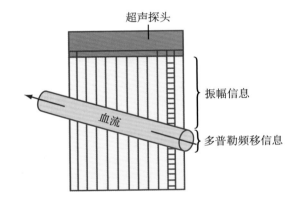

超声探头

振幅信息

血流

多普勒频移信息

图3.13 彩色多普勒仪。静态反射体只产生振幅信息，由灰阶图像显示。动态反射体产生多普勒频移，以彩色显示。不同的彩色分别用于显示朝向探头的血流（频移增高）和远离探头的血流（频移降低）

（1）声束到达回声部位，以及从该部位返回需要多长时间？所有超声仪都是利用声束传送时间计算反射体至探头的距离。

（2）回声信号有多强？无论是灰阶，还是彩色多普勒成像，超声信号的强度或振幅决定了显示在图像上的回声亮度。

（3）是否存在多普勒频移？如果有频移，回声显示为彩色，反之则显示为灰阶。

（4）什么是多普勒频移的大小？多普勒频移大小与血流速度及多普勒角度有关（图3.2）。频移大小不同，在图像上显示为不同的颜色亮度或色彩。

（5）什么是多普勒频移的方向？超声仪通过分析探头接收到的回声频率是高于还是低于探头发射的超声频率，确定血流是朝向探头还是背离探头。接收频率高于发射频率表明血流朝向探头，反之则背离探头。通常用红色和蓝色来表示不同的血流方向。但是，操作者如果需要的话，也可以选择其他颜色。

你应该注意到血流方向和血流速度（多普勒频移）都显示在彩色多普勒图像上（图3.14）。这通常采用两种方法中的一种来实现：① 色彩饱和度法（亮度变化），显示同样的颜色，但随着频率增加，颜色越来越亮（例如，由深红、淡红、粉红直到最后变为白色）。② 色彩转变法，则用不同的颜色代表不同的频率水平（例如，随频率或流速增高，颜色从蓝色、绿色、黄色到白色变化）。这些彩色血流图标取决于仪器生产商和设备。一些超声医师喜欢使用色彩转变法，认为这样可以更清楚地展现频移改变，并且可以更清楚地显示混叠现象。

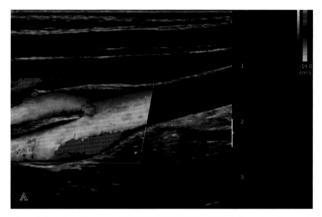

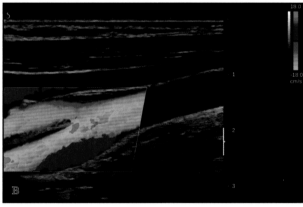

图3.14 彩色血流组合。多种色彩组合用于各种多普勒仪。A.在此色彩组合，根据不同血流方向，频移增大时，色彩从红色向粉红，再向白色变化；或从深蓝向浅蓝，再向白色变化。B.在此色彩组合，彩色变化则从红向黄，或从蓝向绿

2.时域彩色血流成像

用时域法产生的彩色血流成像看起来与之前所述多普勒法形成的血流成像类似，但这两种彩色血流技术差别很大。应用时域技术时，超声仪识别超声图像中的回声簇（散斑），并记录连续发射的超声脉冲下这些回声簇的移动距离。通过反复地检测回声簇的运动，超声仪识别出存在血流的区域。时域法通过识别回声簇的运动方向和速度，直接确定血流的方向和速度。时域血流成像技术并未被生产商广泛使用。最常用的彩色血流技术是彩色多普勒和能量多普勒。

3.能量多普勒血流成像

彩色血流成像的第三种方法是广泛用于血管诊断的能量多普勒血流成像，简称能量多普勒。就像其名称提示的，也是一种多普勒方法，但它与之前介绍的标准的彩色多普勒成像不同，探测并以彩色形式显示的是多普勒信号能量或强度，而不是多普勒频移。换句话说，超声仪探测到成像区域内所有部位的多普勒频移强度，并显示多普勒信号超过某个阈值强度的部位（图3.15）。在这里使用"能量"一词，与本章前面描述多普勒能量频谱中的"能量"一词含义相同。与标准的彩色多普勒成像相比，能量多普勒被认为对血流探测更加敏感，并且对多普勒角度的依赖性较小。这些优点意味着它能够显示更小的血管和低流速的血管，而且可以在某种程度上评估组织血流灌注。能量多普勒成像的敏感度高，是因为它"应用"多普勒信号的动态范围大，而标准的彩色多普勒成像则不可能"应用"这么宽的动态范围的多普勒信号。此外，能量多普勒成像不受彩色混叠的影响。翻转的混叠信号（详见第2章）也有能量，可以显示为血流。有些超声设备将彩色和能量多普勒成像组合为单一模式，融合了彩色多普勒的方向性和能量多普勒的敏感度。

能量多普勒成像的另一个优点是其在与超声造影剂共同使用时尤其具有价值（详见第35章）。相对于彩色多普勒，能量多普勒较少出现彩色外溢。彩色外溢是指在多普勒信号过度放大时彩色溢出到血管之外。在使用超声造影剂改善血流探测时，彩色外溢是突出的问题。静脉注射超声造影剂能够极大增加多普勒信号强度，造成信号过度放大和严重彩色外溢。而与能量多普勒同时使用时，则不会出现彩色外溢，这是因为它使用的是单纯的"有无血流"模式。因此，超声造影检查时，能量多普勒血流成像更为合适。

与彩色多普勒比较，虽然能量多普勒有潜在优点，但它也有2个重要的局限性。一是帧频低于彩色多普勒，使其在检查移动较快的血管和躁动的患者（特别是儿童），以及受呼吸和心跳影响较大的区域时价值受限。二是能量多普勒不提供血流方向信息（切记：成像的是多普勒信号的能量，而不是多普勒频移）。没有检测多普勒频移，当然不能确定血流方向。

（二）彩色多普勒成像的优点

抛开技术细节，让我们从临床的角度来讨论彩色血流成像：它在哪些地方有帮助？又存在哪些问题？换句话说，彩色血流超声能做些什么，又有哪些局限性？

1.技术效率

彩色血流成像的最大优点也许就是技术效率。当出现流动的血液，血管即被"点亮"，即使血管太小而无法在灰阶图像上分辨出来时也是这样。因为血管以鲜明的色彩显示出来，彩色血流成像比单独应用灰阶成像更容易定位和追踪血管。此外，用彩色血流成像可以相对容易地对血流进行基本的判断。超声医师可以快速地确

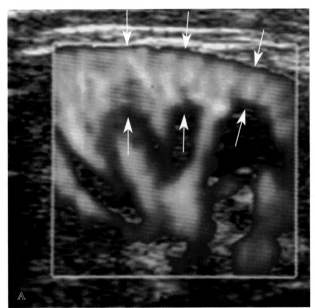
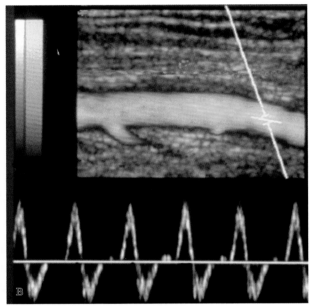

图3.15　能量多普勒成像。A.肾血管显示清晰,包括肾皮质的小血管(箭头)。注意,此处没有血流方向的信息,所有的血流都显示为黄色,尽管血流在有些血管流向皮质(动脉),而在另一些血管流向肾门(静脉)。B.在能量多普勒模式中,也可采集定量频谱信息

定是否存在血流、血流的方向及是否存在局部的血流紊乱。这些功能扩展了双功超声的应用范围。例如,彩色血流成像可以相对容易地快速检查长段血管,如血管移植物。彩色多普勒可以快速区分血管组织结构和非血管肿块。例如,假性动脉瘤与囊肿在灰阶成像上很类似,但用彩色血流可以很容易地把两者区分开来。另外,彩色血流成像有助于检查一些灰阶超声检查比较困难的血管,如小腿静脉和肾动脉。

2.有助于区分腹部解剖结构

彩色血流成像的另一个优点是可以很简单地区分血管和非血管结构,这一点在腹部检查时特别有用。从超声医师角度来说,最明显的应用之一就是区分肝门解剖结构。胆管没有血流信号,可以与肝门的血管相区分。

另外,通过观察血流特征,可以区分肝动脉与门静脉。

3.整个管腔的血流评估

彩色血流成像的一个主要优点是可以反映整个血管段的血流,而不是仅限于多普勒取样容积范围之内。由于显示较大范围的血流特征,与灰阶双功超声(gray-scale duplex)相比,容易发现局限性血流异常而不易遗漏。超声技师可以迅速发现血流异常部位,从而缩短检查时间,并快速评估长段血管是否存在阻塞或其他病变。

4.直视下测量血管管腔

与灰阶超声比较,彩色血流成像使得确定狭窄或扩张血管的残余管腔更加容易,可以直视评估通畅的血管段(图3.16)。但因为血管走行纤曲、彩色外溢、测量时偏移(血管)轴心及钙化斑块的声影,直视下直接进

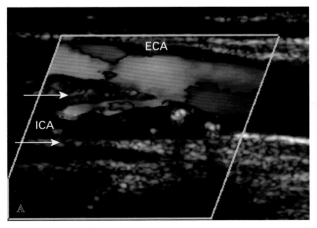
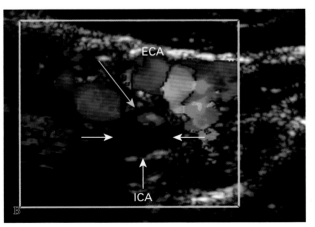

图3.16　改善残余管腔的估测。A.长轴彩色血流成像清楚地显示颈内动脉(ICA)的残余管腔,有可能改善测量准确性。B.颈内动脉(白色箭头)内可见明显的彩色残余管腔(黄色箭头)

　　ECA:颈外动脉

行狭窄测量仍然存在问题。

5. 鉴别重度狭窄和闭塞

彩色血流成像，特别是能量多普勒，能够探测到细小残余管腔内的低速血流，有助于鉴别动脉闭塞与近乎闭塞，近乎闭塞时残余血流呈"滴流"（图 3.17）。根据笔者个人经验，彩色血流成像在这方面具有价值，针对颈动脉的研究已经显示，彩色血流成像有助于在近乎闭塞的颈内动脉内探测到血流。

（三）彩色血流成像的局限性

在实际应用后，我们很快熟悉了彩色血流成像的优点。然而，如果超声医师不理解它的局限性，可对诊断产生不利影响。这里列出的局限性中，许多也发生在三维（3D）彩色血流成像，三维彩色血流成像将在本章后面讨论。

1. 血流定性信息

最重要的是要认识到彩色血流信息是定性信息，而不是定量信息。原因有以下 3 点。

首先，彩色血流成像是基于血管内平均多普勒频移，而不是峰值多普勒频移。定量多普勒频谱测量是基于峰值多普勒频移，而不是平均频移。平均多普勒频移不能用于评估狭窄的严重程度，峰值频移才可以。此外，血流紊乱时平均多普勒频移降低。

其次，彩色血流信息为定性信息是因为未经多普勒角度校正。我们前面已经提到多普勒角度校正对多普勒频谱测量的重要性。因此，很容易理解缺乏角度校正是彩色血流成像只能作为定性方法的重要原因。在近乎垂直背离探头的血管内，可见到高速血流的彩色信号，而血管中的流速其实并不很高。

最后，彩色血流信息仅显示一定的频率水平（范围）。本质上，彩色血流成像是一种直观的多普勒频谱分析方法，但它是一种非常粗略的方法，只显示几个大频率等级，这些等级只反映流速变化的概况。

因为彩色血流成像只是定性的，所以仍然需要使用多普勒频谱分析（脉冲多普勒）获取定量血流信息（图 3.18）。虽然一些时域彩色血流成像系统可以显示定量血流信息，但这些设备未广泛应用。

2. 脉冲重复频率和帧频低

彩色血流成像仪需处理大量数据以形成每个像素和每帧图像。处理这些数据需要时间，可能使灰阶和彩色多普勒图像质量明显下降。这主要是脉冲重复频率（PRF，每秒发射脉冲波的次数）和帧频（显示器上每秒更新的图像帧数）降低所致。这个问题在旧系统中尤其常见。后面将要讨论的 B-flow 成像则不受这些图像分辨率限制的影响。

彩色血流成像过程中图像质量下降，表现为以下几种情况：① 空间分辨力降低；② 更容易出现混叠现象，从而造成高速血流的假象；③ 时间分辨力降低，使得快速运动的心脏或血管显示受限（例如，心脏瓣膜运动的显示，彩色血流成像不如灰阶超声成像清晰）；④ 当帧频低于 15 帧 / 秒时，图像会出现闪动，此时，对于人眼来说，超声图像不再是连续的画面。

3. 血流检测具有角度依赖性

当血管与声束垂直时，彩色多普勒仪难以探测到血流（这方面彩色多普勒仪与脉冲多普勒仪类似）。如图 3.19 所示，如果血管与声束接近垂直，可能会造成血管闭塞的假阳性诊断。对于凸阵探头来说，这个问题尤其严重（试用凸阵探头检查血管，您便会明白我们的意思）。

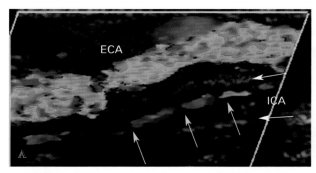

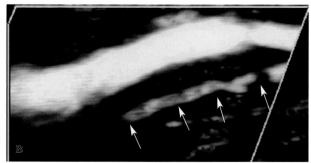

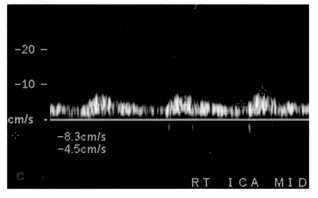

图 3.17　细小的残余管腔。A. 如果没有彩色血流成像，图中颈内动脉（ICA）的细小残余管腔（黄色箭头）将无法显示。B. 残余管腔也可以在能量多普勒模式显示（箭头）。C. 在近乎闭塞的颈内动脉狭窄，多普勒波形振幅降低、加速时间延长（小慢波）

ECA：颈外动脉

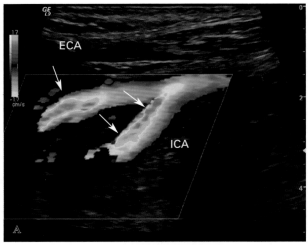

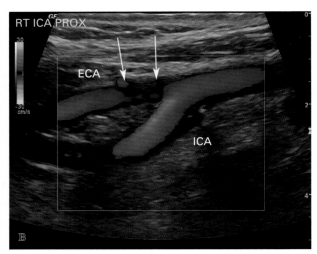

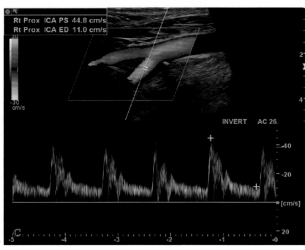

图3.18　彩色血流信息为定性信息而非定量信息。A.在颈动脉分叉处，包括颈内动脉和颈外动脉，管腔内出现混叠现象（箭头），疑似流速增高。注意：彩色取样框左偏，彩色速度标尺设置为17cm/s。B.将彩色多普勒取样框调为垂直，速度标尺设置为30cm/s。混叠现象不再出现。注意：部分颈外动脉与声束垂直而丧失彩色多普勒信号（箭头）。C.角度校正后的多普勒频谱测量显示，无收缩期峰值流速增高（45cm/s）。注意：彩色取样框左偏，而彩色多普勒标尺设置为30cm/s，这是与图A相比未出现混叠现象的原因

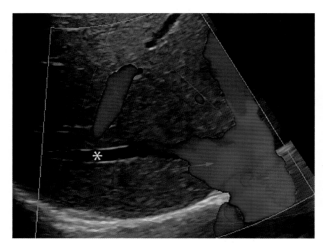

图3.19　无血流的假象。因为肝右静脉（*）与彩色多普勒入射声束垂直，该静脉内看似无血流

4.血流方向的相对性

彩色血流成像中血管里的颜色并不代表绝对的血流方向，这非常重要。颜色反映的是血流相对于探头的方向（图3.20，图3.14）。操作者可以通过改变探头方向或按下超声仪按钮翻转彩色来显示（如将动脉变为蓝色，静脉变为红色）。为了确定血流的实际方向，操作者必

须仔细观察被检血管相对于探头的方向、采用脉冲多普勒核实血流方向，或以已知血流方向的血管为参照（如进行腹部检查时以腹主动脉为参照）。

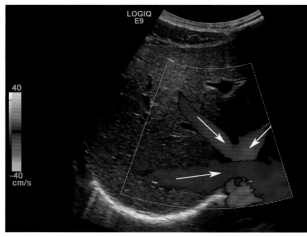

图3.20　彩色血流方向是相对于探头。图中2条肝静脉呈蓝色，1条呈红色，提示红色血管的血流方向与蓝色血管的血流方向相反。其实3条血管的血流方向都朝向下腔静脉（箭头），但相对于探头（图像顶部）而言，红色血管的血流是朝向探头，而另外2条血管的血流背离探头

（四）彩色可能掩盖血管病变

如果仪器调节不当，彩色血流信号会溢出到周围的灰阶图像上（图3.21）。重要血管病变，包括斑块、静脉血栓都可以被彩色外溢所遮盖。后面将要提到的B-flow成像，则无彩色外溢的优点。

（五）彩色闪烁

在彩色血流成像上，彩色取样框内任何相对于探头运动的结构都显示为彩色。腹部超声检查时，肠蠕动、心脏跳动或大血管传导性搏动可能使超声图像出现彩色斑点，这种现象称为彩色闪烁（color flash），它可掩盖

彩色取样框内大部分图像，包括我们要观察的结构。由于心脏跳动，彩色闪烁的影响在上腹部尤其明显。

（六）可视杂音的价值

彩色血流成像中，可视杂音（visible bruit）是有价值的特殊血流现象（图3.22）。血管相邻软组织出现彩色镶嵌，来源于血管壁及其周围软组织振动。而管壁振动是由血管内严重血流紊乱引起的。超声仪探测到血管及其周围软组织振动产生的低水平频移，并将其以彩色形式显示在相邻软组织。可视杂音与高流速状态有关，尤其是动静脉瘘，也可见于动脉狭窄和假性动脉瘤。

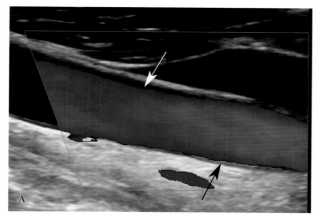
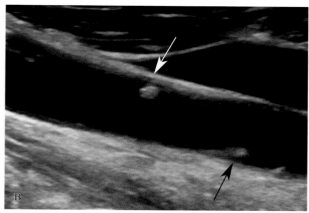

图3.21 彩色遮盖斑块。A.彩色外溢遮盖了颈动脉斑块（箭头）。B.关闭彩色血流后，前、后壁斑块显示得非常清楚（箭头）

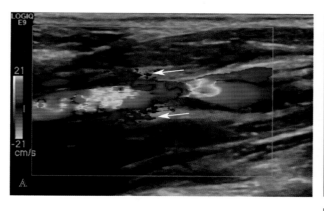
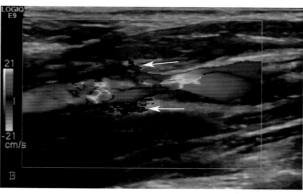
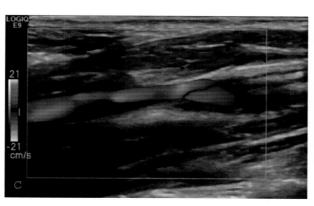
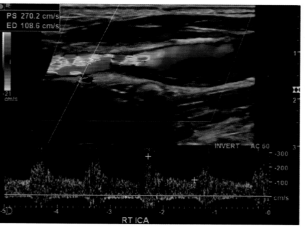

图3.22 彩色杂音。A.在收缩期早期，位于颈内动脉狭窄远端的软组织振动引起彩色镶嵌（箭头）。B.彩色镶嵌也出现在收缩期晚期（箭头）。C.舒张期未出现彩色杂音。D.多普勒波形显示收缩期颈内动脉腔内紊乱血流

可视彩色杂音意味着严重动脉狭窄，但在解读这一现象时还是要谨慎，因为有时即便没有显著狭窄也会出现严重血流紊乱。可视杂音这种说法有点用词不当，这是因为杂音是声音，是不可"视"的。你可以把这种彩色血流成像伪像描述为"彩色杂音"（color bruit）。但我们还是喜欢可视杂音这个词，因为彩色血流成像看到的组织振动，也可以产生听诊器可听到的杂音。

（七）优化彩色血流图像质量

彩色血流成像源自相对微弱的红细胞反射回声。由于回声信号微弱，因此探测血流的能力很大程度上受仪器设置的影响。当获得满意的彩色血流图像有困难时，可以尝试表3.2所列的操作技巧。

表3.2 检测不到血流时应核查的事项
速度范围（PRF）：探测低速血流时应降低
探头频率：你是否使用正确的探头进行检查？
多普勒角度：确保根据血管进行角度校正，≤60°
观察范围：优化扫查窗口
彩色取样框大小：尽可能使用小取样框
彩色增益：调节彩色增益以增强信号但避免噪声
频谱多普勒增益：确保将增益增加至噪声出现
能量多普勒：对低速血流总有用
彩色优先：核查，以确保彩色优先设置不太低
壁滤波：低速血流状态时，尽可能把壁滤波设置低些
PRF：脉冲重复频率

1. 速度范围

查看超声仪速度范围设置是否合理。如果超声仪设置是用于探测动脉流速，则检查静脉血流可能就不够敏感，反之亦然。根据检查的血管，将脉冲重复频率或速度范围调节至适合水平。

2. 多普勒角度

多普勒角度对彩色血流成像的影响极大。多普勒角度越接近90°，即声束与血管垂直，彩色血流图像强度越弱（图3.18）。因此，如果血管中未见血流（彩色），就要问问自己，"多普勒角度是否合适？"如果不合适，则移动彩色血流取样框或探头以改善多普勒角度。

3. 观察范围

注意超声图像显示的扫查深度。只使用你需要使用的深度而不要超越。深度越深，脉冲往返所需要的时间越长，脉冲重复频率、接收自每平方厘米组织的脉冲数量越低，信号处理时间越长，最终导致血流显示能力降低（灰阶图像质量也下降）。

4. 彩色取样框大小

注意彩色取样框大小。原因与上述观察范围相同，随着彩色取样框增大，脉冲回声信息会相应稀疏。最好使用较小的彩色取样框，特别是在检查体内深部血管时。

5. 能量和增益

判断输出能量、时间增益补偿和彩色增益是否在最佳状态。输出能量和增益不足可导致彩色血流信息显示不佳。

6. 彩色优先

注意灰阶和色彩显示的优先权是否调节到最佳状态。大多数彩色血流仪允许操作者决定是灰阶优先还是彩色优先。如果灰阶优先，那么彩色图像就差一些，反之亦然。如果探测血流有困难，可以将图像处理转换至彩色优先。

7. 壁滤波

检查壁滤波设置。如果将壁滤波设置太高，低速血流产生的低频移信号会被滤除。壁滤波是用来消除低频噪声的，但如果设置过高，血流信息也会被消除。检测高速血流不会有问题，但对检测静脉血流或评估器官内小动脉可能会有大问题。

8. 极慢血流

有时候血流可能存在，但流速太慢而使彩色血流成像无法显示。能量多普勒和频谱多普勒对低速血流可能比标准的彩色多普勒成像更敏感，如果彩色多普勒检测不到血流，像是血管闭塞，转换到另外两种模式，可能会有血流信号显示。

临床实用要点
- 彩色血流成像可让检查者快速确定有无血流、血流的方向及是否存在血流紊乱。
- 由于彩色血流成像为定性技术，仍然必须使用多普勒频谱分析（脉冲多普勒）以获得血流定量数据。
- 可视彩色杂音可以提示存在显著血管异常，必须小心检查以判断病变是动脉狭窄、动静脉瘘还是假性动脉瘤。
- 确保优化彩色血流设置，检查低速血流。能量多普勒或频谱多普勒对低速血流通常比标准的彩色多普勒更敏感，如果彩色多普勒检测不到血流，像是血管闭塞，转换到另外两种模式可能有用。

七、三维血管成像

计算机技术及探头设计的发展，已经使三维超声成像成为现实（图3.23）。随着用于三维超声仪的重建算法不断改进，三维超声应用范围也不断扩大。大多数检查集中在产科、心脏和妇科领域。日益增多的临床研究，已经在评估三维超声在血管中的应用价值。目前研究的领域包括颈动脉分叉和颈动脉狭窄、腔内血管应用、颅内血管病变、移植血管重建及腹主动脉瘤。

市场所售超声仪可以完成超声数据的三维显示。脱机图像工作站也可以用来合成、观看和储存三维数据。

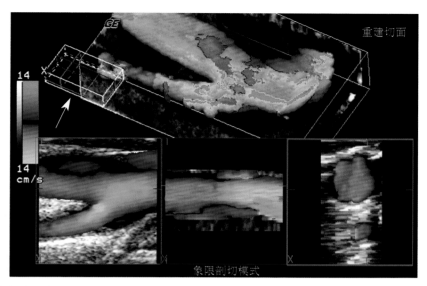

图3.23　三维（3D）超声图像。上方大图为源自颈动脉分叉超声图的三维重建图像。下面三幅图像显示从存储的三维数据得到的不同角度的二维图像。方向由导航器（箭头）提供，二维图像周围的彩色边界与导航器中的截面平面相对应

在扫查区域内，通过移动、倾斜和旋转探头可以获取大量数据，并能从这些数据中直接获得三维超声信息。

三维数据显示方法有几种。可以连续显示系列图像，采用轨迹球或键盘手控浏览，也可以同时显示多切面（轴向切面、矢状切面及冠状切面）图像进行比较。另外，还可以采用容积再现数据的形式显示信息，重点观察不同的组织或血流特征，以互动方式显示数据使检查者可以在任何平面或断面旋转容积，删除表面的或不需要的信息。实时三维超声检查（也称为四维超声成像）超声仪，目前已经应用于临床。软件的更新，使实时快速检查血管成为现实。

三维超声的优点包括能够获得常规二维成像不可能获得的解剖切面。检查者可以在不同的成像平面重建图像数据，以获得被周围组织或伪像掩盖的信息。另外，可以采用表面（或透明）显示。脱机浏览患者信息也成为可能。现在的超声系统已经可以在患者离开超声科后，从不同的成像平面重新进行动脉狭窄的流速测量、计算及评估。

三维超声也有一些局限性，没有迅速得到广泛接受。三维数据的重建和分析可能需要大量时间。与移动、散射、衰减和彩色闪烁相关的伪像，可能会降低三维信息的质量。目前三维系统比传统超声系统（不配备三维功能）更昂贵。此外，目前使用的图像存储系统，在存贮和调用三维超声信息方面有难度。

八、B型血流成像

B型血流成像（简称B-flow），是目前超声仪器另一种显示血流的方法。就像它的名称所提示的，B-flow采用灰阶或B型模式，而不是多普勒方法显示血流。流动的血液和周围组织结构都以灰阶图像显示（图3.24）。对于B-flow成像来说，数字编码的宽带脉冲波向运动血细胞发送并反射回来，对回声信号进行解码和滤波处理，可以增加探测到移动散射信号的敏感度，从而将血液与组织区分开来。因为这不是多普勒技术，不能提供速度或频率信息，也不能进行频谱分析。这是一种纯视觉、非定量显示血流的方法。

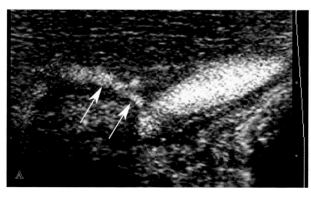

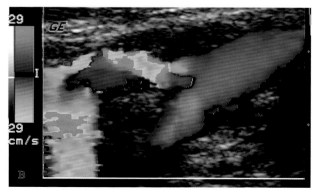

图3.24　B-flow超声。A.B-flow长轴图像，准确地显示狭窄颈内动脉管腔大小（箭头）。B.彩色血流成像时，由于彩色溢出及其他伪像的影响，管腔大小明显被高估

也许，B-flow最有价值的地方是精确辨别血流和血管壁之间的分界。因为它不是一种多普勒成像法，不存在前面所述的血流信号溢出或过度放大的问题。与彩色流成像相比，它不会显著降低灰阶图像的空间分辨力。因此，彩色多普勒容易造成的血管壁和斑块受遮盖现象也不复存在。对于表浅的动脉（如颈动脉），B-flow比彩色多普勒，甚至标准的灰阶超声，更清晰地显示斑块的存在、范围和严重程度。B-flow可以清楚地显示斑块溃疡造成的不规则斑块表面，显著增加了其在颈动脉超声检查中的价值。在静脉系统中，B-flow通过分辨血栓充盈缺损与流动的血液，很好地显示深静脉的小血栓。也可以用这一技术很容易地显示静脉瓣关闭不全和静脉反流。最后，B-flow在显示复杂的血流状态方面具有价值，如见于移植血管、动静脉瘘、假性动脉瘤及透析用内瘘的血流，在这些情况下彩色多普勒伪像可能会遮盖血流信息。

因为B-flow依赖于放大来自红细胞的微弱回声而受到超声衰减的限制，从而使其在显示深部血管，尤其是血液快速流动时受限。因此，B-flow更适用于浅表血管成像。

本章介绍了彩色多普勒和脉冲多普勒频谱分析的基本概念。我们回顾了正常波形和异常波形的特点。我们还讨论了彩色和能量多普勒成像的优缺点。我们现在可以学习血管超声成像的具体应用了。

脑血管

第 4 章

脑血管解剖

一、引言

人类脑血管系统在解剖学和生理学方面均不同于其他器官。虽然人脑的重量仅占体重的2%，但脑血流量占心输出血量15%，基础状态下的脑耗氧量占全身的20%。与其他动脉不同的是，脑动脉很少受交感神经功能的影响，但是对二氧化碳与氧浓度变化非常敏感。

供应脑组织的颅内、外动脉发生闭塞性病变部位不同，会导致不同的神经系统症状。脑动脉侧支循环的建立与代偿，可以减少因动脉闭塞、脑血流灌注降低导致的神经功能损伤。因此，认识脑血管正常解剖与侧支循环结构，有助于诊断闭塞性脑血管病变及制订干预措施。

本章概述了脑血管解剖与维持脑血流灌注、预防永久性神经功能损害的生理学调节机制。由于脑血管解剖存在较大的变异性，这可以部分解释脑血流的代偿能力存在差异性。

随着颅内外动脉病变新的治疗方法在临床的应用，了解正常脑血管解剖、先天性变异和侧支循环途径是极其重要的。颈动脉狭窄血管内治疗（血管成形术和支架置入术）、动脉瘤弹簧圈栓塞、急性颅内动脉闭塞溶栓治疗是目前治疗颅内动脉粥样硬化性病变的常规方法。掌握颅内外血管解剖结构有助于介入治疗实施的成功。

二、血管解剖

正常脑组织由4支血管供血：2支颈内动脉和2支椎动脉。任何关于脑血管系统的讨论，都要从这些血管的起源开始。中枢神经系统的血供来源于头臂干（无名动脉）、左颈总动脉和左锁骨下动脉，这3支大血管均发自上纵隔的主动脉弓（图4.1）。右侧的头臂干（无名动脉）长4～5cm，自主动脉弓发出后，向颈部右后方走行，在接近右侧胸锁关节水平分为右颈总动脉和右锁骨下动脉。在左侧，左侧颈总动脉和左侧锁骨下动脉直接起源于主动脉弓。左颈总动脉从主动脉弓发出后经左侧胸锁关节后方上行。双侧颈总动脉均无分支血管，并于甲状软骨上缘水平颈总动脉分为颈内动脉和颈外动脉。

前循环脑血流供应主要来自颈内动脉（图4.2）。从颈段到入颅前段颈内动脉可以是相对平直，也可能纡曲走行。颈内动脉在颈部没有分支，除外罕见的生理变异，例如，胚胎期椎动脉和颈动脉系统之间通路出生后

未退化、颈外动脉于颈内动脉近端分支、基底动脉与颈内动脉之间永存的三叉动脉、椎动脉与颈内动脉颈段之间连接的永存舌下动脉、永存寰前节间动脉，永存寰前

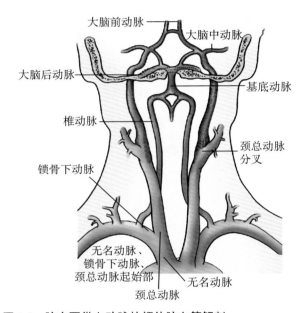

图4.1　脑主要供血动脉的颅外脑血管解剖

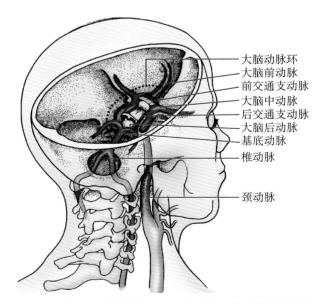

图4.2　颅内脑血管解剖及Willis环吻合，脑组织的主要血供来自颈动脉

节间动脉位置低于永存舌下动脉（图4.3）。颈内动脉最常见的异常分支为咽升动脉（1.7%～6.2%）、枕动脉（0.2%～0.49%）和罕见的上颌内动脉。当颈内动脉通过颞骨颈动脉管口入颅，在岩骨水平分出颈鼓支，在海绵窦水平分出多个分支，出海绵窦后分出眼动脉。颈内动脉与交感神经并行于颈动脉管内。在前床突后8mm于硬脑膜内发出后交通动脉后上行，并与同侧大脑后动脉相连。颈内动脉继续上行分出大脑中动脉、大脑前动脉及向后上走行的脉络膜前动脉。

正常情况下，颈外动脉不向大脑供血。但是，如果颈内动脉或椎动脉发生闭塞，颈外动脉的一些分支可成为重要的侧支通路。颈外动脉的分支有甲状腺上动脉、咽升动脉、枕动脉、舌动脉、面动脉、上颌内动脉、耳后动脉和颞浅动脉。当颈内动脉闭塞时，颈外动脉的分支与眼动脉之间形成侧支供血。当椎动脉近端闭塞时，颈外动脉的枕动脉分支与椎动脉的肌支形成吻合（图4.4）。

大脑后循环主要由椎动脉供血。椎动脉一般起自锁骨下动脉。但是，3%～5%的患者左侧椎动脉直接起源于主动脉弓。椎动脉近端（V$_1$段）在C$_6$椎体水平入横突孔（V$_2$段）并上行至C$_2$椎体，在C$_1$水平（V$_3$段）向前弯曲走行，并于延髓两侧进入蛛网膜下腔后，进入硬脑膜后，双侧椎动脉向上、向前形成（V$_4$段），分出小脑后下动脉之后在脑桥水平，双侧椎动脉汇合成基底动脉。基底动脉上行中先后发出双侧小脑前下与小脑上动脉4支动脉分支后，分出大脑后动脉。基底动脉的分支供应整个脑桥、小脑前部和上部。椎动脉分支供应延髓

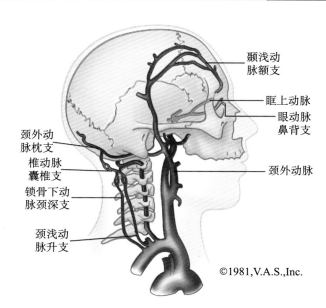

©1981,V.A.S.,Inc.

图4.4　颈外动脉和颈内动脉之间潜在的吻合包括颈外动脉的枕动脉分支与锁骨下动脉颈部分支及椎动脉之间的吻合。颞浅动脉额支可与眶上动脉吻合，上颌动脉眶下支和面动脉对角支通过眶内动脉侧支与眼动脉之间形成侧支

和小脑内侧面。

颈内动脉和椎动脉颅内分支在脑底部形成一个动脉环，称为大脑动脉环（Willis环），它是颅内侧支循环的重要结构，也是动脉瘤的好发部位。前交通动脉和后交通动脉将大脑前动脉、大脑中动脉及大脑后动脉连接在一起，构成一个六边形的大脑动脉环（图4.5A）。正常循环情况下，没有血液通过交通动脉。但是，当颈动脉或椎-基底动脉系统发生闭塞时，颅底动脉环作为侧支循环通路开放。

组成Willis环的动脉管径变异很大（图4.5B），同时有多种先天性变异，常见变异如图4.5C、D所示，其中最常见的变异为一侧或双侧交通动脉发育不全或缺如（图4.5C）。大脑后动脉起源异常（发自一侧或双侧颈内动脉）也很常见（图4.5D）。Willis环前部变异并不多见，经常是双支变异，大脑前动脉交通支前段缺如或发育不良较少见。当前交通动脉或后交通动脉缺如或闭锁时，会影响侧支循环代偿，直接影响前、后循环或左、右大脑半球的血供。

图4.6A是典型的主动脉弓分支结构示意图。颅外段动脉的先天性变异通常是颈动脉和椎动脉起源异常。最常见的变异是无名动脉与左颈总动脉共干起源于主动脉弓，也称为"牛状主动脉弓"（bovine arch），有2种变异类型：一种是左颈总动脉发自头臂干，此种类型少见（5%～7%）（图4.6B）；另一种是左颈总动脉和无名动脉同时起自主动脉弓，约占20%（图4.6C）。左椎动脉于左颈总动脉和左锁骨下动脉之间起源于主动脉弓，发生率较低，为3%～5%（图4.6D）。较少见的变异是右侧锁骨下动脉起源于左侧锁骨下动脉分支后的主动脉弓。其他

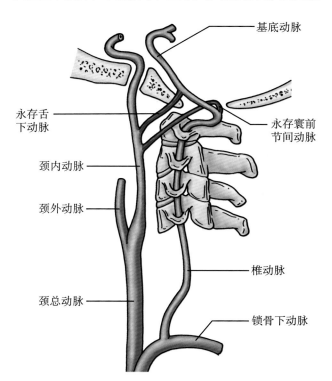

图4.3　两种潜在的解剖变异分别是胚胎发育期连接颈动脉系统与椎动脉系统的永存舌下动脉和永存寰前节间动脉

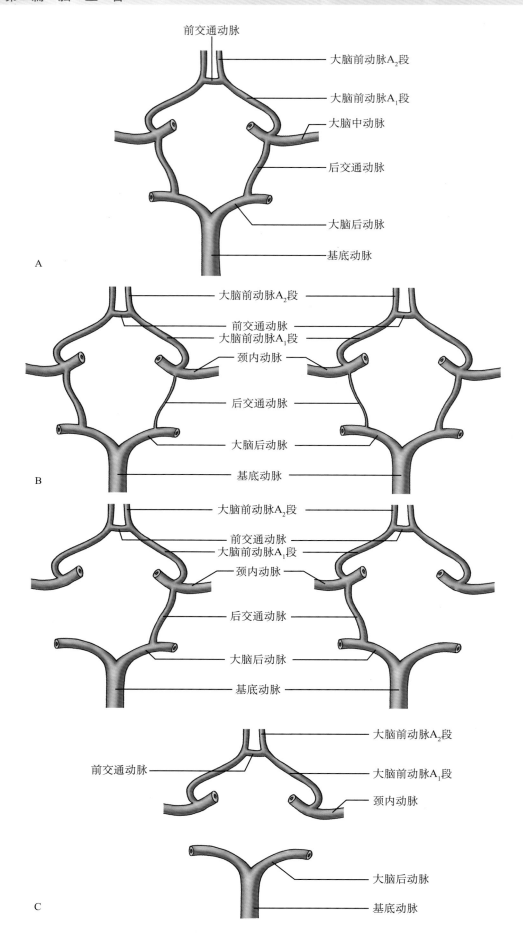

前交通动脉

大脑前动脉A₂段

大脑前动脉A₁段

大脑中动脉

后交通动脉

大脑后动脉

基底动脉

A

大脑前动脉A₂段

前交通动脉

大脑前动脉A₁段

颈内动脉

后交通动脉

大脑后动脉

基底动脉

B

大脑前动脉A₂段

前交通动脉

大脑前动脉A₁段

颈内动脉

后交通动脉

大脑后动脉

基底动脉

大脑前动脉A₂段

前交通动脉

大脑前动脉A₁段

颈内动脉

大脑后动脉

基底动脉

C

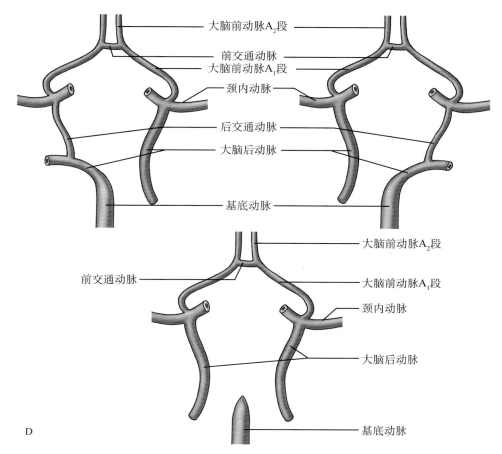

图4.5 基于解剖学研究的Willis环。A.最常见的是对称性完整动脉环。前、后交通动脉均存在，约70%的尸检结果为此种类型的Willis环。B.后交通动脉内径不对称，一侧比另一侧粗大者约占20%，多见于右侧后交通动脉粗大。C.后交通动脉缺如较为常见，发生率约为4%，双侧缺如者少见（0.4%，尸检结果）。D.尸检结果显示，典型的大脑后动脉起源于颈内动脉变异者占1%～2%

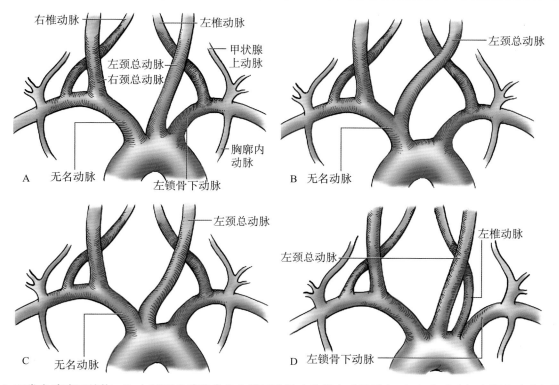

图4.6 A.正常主动脉弓结构。B.左侧颈总动脉发自头臂干动脉（牛状主动脉弓）。C.无名动脉与左颈总动脉起始端共干起源于主动脉弓。D.左椎动脉于左颈总动脉和左锁骨下动脉之间起源于主动脉弓

变异如颈内动脉发育不全非常少见。除了左侧椎动脉直接起源于主动脉弓外，椎动脉异常通常为双侧椎动脉管径不对称。约40%的患者左侧椎动脉为优势侧，约30%患者右侧椎动脉为优势侧，其余为左右侧椎动脉对称型。

临床实用要点

- 颅外血管解剖变异可能会影响超声诊断的准确性。
- 先天性动脉分支变异可以解释闭塞动脉的远段血管仍存在血流灌注。

三、脑血流动力学

在讨论脑血管系统侧支循环通路之前，复习脑血流动力学可以加强对脑血管侧支循环重要性的理解。

尽管脑供血量占全身供血量的比例很高（心排血量15%），但由于脑组织代谢率高，脑部循环储备很少。此外，脑组织缺乏氧或葡萄糖储备，完全依靠脑血流灌注维持正常功能。这就是脑血流发生短暂性中断即可导致脑功能障碍相关症状的原因。如果脑血流中断3～8min将引起脑细胞死亡。

脑血流量取决于有效的动脉灌注压。正常脑灌注压依赖于系统血压、心排血量和血容量。这些外部因素在正常范围内波动时，一些内在因素通过调节脑血管阻力来维持脑血流量，这些内在因素包括颅内压、动脉氧分压、二氧化碳分压、血液黏稠度和血管张力。虽然脑血管受神经支配，但没有证据表明神经对脑血流量的调节发挥重要作用。在脑血管阻力的调节中，氧和二氧化碳浓度发挥着重要作用，其中二氧化碳浓度是最重要的因素。

通过对脑血流血气浓度变化的监测表明，系统血压在一定范围内出现较大波动时，脑组织血气浓度的调节使脑血流保持稳定，并根据不同区域血供需求进行局部调节。例如，如果脑组织缺氧，将产生更多的二氧化碳。血液中二氧化碳浓度增加可导致血管扩张和血流量增加。然后，血氧浓度的增加可降低血液中二氧化碳浓度，出现血管收缩。这种反馈调节可以是全脑的，也可以是局部脑组织的反应。

当人突然处于直立位时，脑部有效灌注压下降，脑血管代偿性扩张是保持脑血流量稳定的一个重要机制。但是，如果存在动脉粥样硬化性病变时，脑血流代偿不充分，将导致患者出现局部或广泛性脑组织低氧或缺氧症状。

临床实用要点

- 短暂性脑血流中断可能导致症状性脑功能损害，当脑血流中断3～8min即可发生脑细胞死亡。
- 颅外动脉闭塞性病变程度影响颅内动脉血流动力学。
- 可通过脑血流功能检测评估动脉闭塞性病变对机体产生的影响。

四、侧支循环

脑动脉侧支循环的建立是脑血管闭塞性病变的反应能力。正是由于侧支循环的存在，部分颅内外动脉严重狭窄或闭塞性病变患者可以无临床症状。血管造影可以全程动态显示血流随时间的变化，是评估颈动脉侧支循环的金标准。此外，通过超选靶血管，注射造影剂后DSA可动态显示血流通过主干到达侧支通路的序贯成像。常规磁共振血管成像（MRA）和CT血管成像（CTA）可以显示动脉分支，但无法明确动脉血流的顺序。虽然通过特殊的MRA技术可以跟踪造影剂注入到动脉的时间顺序，但是该技术通常不适用于颈部动脉成像。同样，虽然相位对比MRA可量化不同动脉的血流，但是该项技术不是常规检查方法。磁共振和CT均可以显示脑血流灌注成像。彩色多普勒超声可以确定不同动脉分支的血流方向，但偶尔会受到声窗的影响。

脑血管狭窄和闭塞引起的神经系统症状与侧支循环的代偿能力相关。例如，对于颈动脉支架置入术应用栓子保护装置时，必须考虑对侧颈内动脉病变及其颅内动脉侧支循环的代偿能力（图4.7）。当对侧颈内动脉闭塞，另一侧狭窄动脉进行任何介入治疗的过程均应采用保护性装置，保证治疗过程中同侧脑组织的血供。同

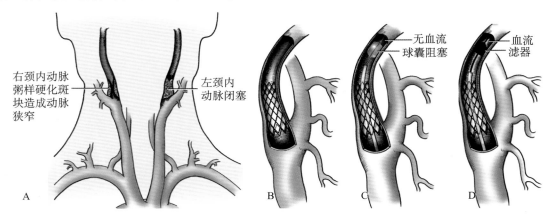

图4.7　右颈内动脉狭窄与支架治疗。A.右颈内动脉粥样硬化斑块并狭窄，左侧颈内动脉闭塞。B.实施颈内动脉支架术并术中栓塞保护装置。C.球囊扩张阻断血流。D.鉴于左侧颈内动脉闭塞，右侧狭窄支架置入，在阻断血流的同时又阻断血栓栓塞，滤器保护装置是较好的选择

样，因重度颈动脉狭窄进行介入治疗或动脉内膜切除术进行颈动脉夹闭时，如果 Willis 环结构不完整，会导致同侧大脑半球的血供中断。

如果颈内动脉闭塞并存在异常分支，这些异常分支可逆向供应闭塞的颈内动脉远端，从而维持脑血流的灌注。

过去人们认为脑动脉是终末动脉，但现在已经认识到毛细血管和前毛细血管吻合非常广泛。脑组织供应有两类动脉分支，因而有两种可能的侧支循环通路。一种是穿支动脉系统，它对中枢神经系统的功能和营养非常重要。另一种是弥漫分布的浅表动脉系统，分布于整个大脑半球、脑干和脊髓表面，它们是大脑主要的侧支循环系统。大脑动脉环（Willis 环）和动脉主干属于浅表供血系统。

颅内侧支循环通路可以分为三类：颅内大动脉间的交通、颅内外动脉吻合支和颅内小动脉交通支。Willis环是主要的通路，它是双侧颈动脉之间、基底动脉与双侧颈动脉之间的通路。如前所述，正常情况下动脉环解剖结构变异无关紧要，但当颈内动脉或椎动脉发生闭塞，需要侧支循环通路供血维持脑灌注时，侧支循环非常重要。复杂的颅内外吻合，或称Willis环前吻合，是另外一个重要的侧支循环通路，其重要性仅次于Willis环。对于Willis环前吻合，人们了解最多的是颈内动脉和颈外动脉之间通过眶动脉和眼动脉形成的侧支通路。其他的颈内、外动脉侧支通路包括脑膜垂体干和颈鼓支。另外，临床上见到的一些重要大脑动脉环前吻合有（图4.8）：①颈外动脉的枕动脉分支与椎动脉肌支之间的交通；②锁骨下动脉的颈深支、颈升支与椎动脉近端分支、椎动脉枕段（V₃段）、颈外动脉枕动脉分支之间的交通；③两侧颈外动脉之间多通过甲状腺上动脉形成跨越中线的交通。Willis环前吻合还包括一种奇妙的吻合，此吻合穿越硬脑膜下，将硬脑膜动脉和大脑表面的动脉连接起来。软脑膜侧支动脉在分水岭区形成动脉网，其重要性相对较小，在分水岭区的动脉网将脑动脉的皮质支连接起来。虽然这些皮质支不是主要的侧支循环通路，但如果它较为丰富时，就可以提供足够的血流，以缓解神经系统症状。即使有脑动脉血栓形成，如果软脑膜吻合支能为该动脉供血区域提供充足的血流灌注，那么患者可无症状。同样，如果栓塞的皮质动脉周围有良好的侧支循环，神经功能缺损的症状可能会迅速消失。

然而，在相邻的脑动脉分支、深穿支、脑动脉浅表支、脑动脉部分深支之间存在着一些无效吻合通路。

动脉狭窄或闭塞导致侧支循环通路开放，主要依赖个体年龄和血管闭塞的时程。老龄患者，侧支循环发育不全或动脉粥样硬化，即使侧支血管的内径足够粗，也不能迅速适应突发动脉栓塞引起的闭塞。在进行性动脉狭窄病变患者中，侧支循环形成的概率增加。如果侧支动脉通路上的动脉存在多发性动脉粥样硬化病变时，将

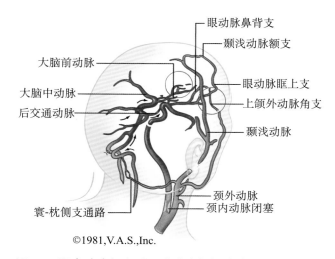

©1981,V.A.S.,Inc.

图4.8　颈内动脉闭塞时颈外动脉与椎动脉之间主要的侧支循环通路

明显减低侧支循环的有效性。相较于单支侧支通路，多支侧支通路能够更好地为病变区域供血。所以，临床症状是否存在与侧支循环代偿能力密切相关。

颈部存在丰富的侧支通路。当一侧颈内动脉闭塞时，最重要的侧支循环是通过颈外动脉的面动脉、颞浅动脉和上颌动脉分支与眼动脉之间的侧支通路，图4.8显示了侧支循环通路。对侧大脑前动脉与大脑后动脉分别经前交通动脉和后交通动脉供血病变侧（闭塞）大脑中动脉、前动脉。当一侧椎动脉起始段闭塞时（图4.9），血液通过甲状颈干和肋颈干逆向供血，同时对侧椎动脉出现代偿性扩张。当主动脉弓的大分支动脉发生闭塞时，通过肋间动脉及内乳动脉与锁骨下动脉之间形成侧支循环途径，再通过甲状颈干和肋颈干的分支向椎动脉和颈动脉供血（图4.10）。颈总动脉闭塞较少见，血流经颈外动脉逆向供应颈内动脉。

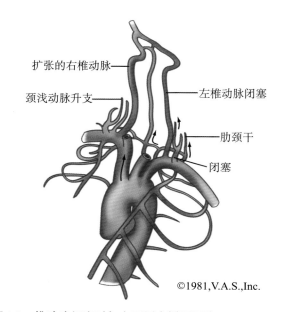

©1981,V.A.S.,Inc.

图4.9　椎动脉闭塞时与主要侧支循环通路

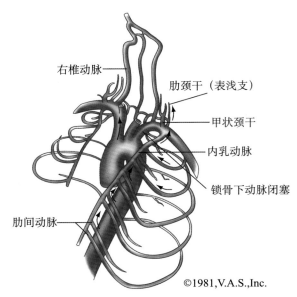

右椎动脉

肋颈干（表浅支）

甲状颈干

内乳动脉

锁骨下动脉闭塞

肋间动脉

©1981,V.A.S.,Inc.

图4.10 锁骨下动脉近端闭塞时的主要侧支循环通路

　　既往有许多方法用于评价侧支循环的有效性。评估颅内侧支循环储备能力最简单的方法是颈总动脉压迫试验。目前，随着CTA和MRA技术的发展，这些方法已经很少使用。能够显示病理状态下侧支血流路径并为介入治疗制定"路线图"的能力，已经明显改变了诊断和治疗的方法。

临床实用要点

- 颈内动脉闭塞时，主要是通过眼动脉和Willis环潜在侧支循环通路向闭塞远端供血。
- 少数情况下，颈内动脉异常分支向重度狭窄或闭塞颈内动脉的远端供血。
- 侧支循环是否丰富可决定患者的生理状态及临床表现。

五、总结

　　当供应脑组织的动脉系统发生闭塞性病变时，会产生一系列非特异性的症状。症状的严重性与特征性取决于动脉解剖结构的个体差异、动脉病变位置及病程。采用颈动脉多普勒超声和经颅多普勒超声可以评估侧支通路是否存在及其代偿能力。

　　本章深入阐述了正常脑血管解剖和常见变异，讨论了血流动力学和侧支循环通路。

第 5 章

颈动脉超声：检查方案及技术要点

一、正常颈动脉壁灰阶超声

颈动脉壁由三层结构组成：内膜、中膜、外膜。血管腔最内层为内膜，内膜菲薄，表面覆盖着单层排列的内皮细胞。中间为中膜，颈总动脉（CCA）为弹性动脉，中膜主要由弹性纤维和结缔组织组成，而颈内动脉（ICA）为肌性动脉，中膜层主要由平滑肌细胞组成，其间会有少量结缔组织。颈动脉球部，为CCA及ICA移行区，好发复合性斑块。外层为外膜，由致密的成纤维细胞和结缔组织组成。

灰阶超声能显示颈动脉三层结构（图5.1A、B）。在正常动脉中，管腔和内膜之间、中膜和外膜之间的2条过渡层形成2条平行线，其间的低回声区为中膜。中膜和外膜之间的过渡层相当于病理看到的外弹力层，而二维超声下无法分辨内弹力层。由于内膜厚度只有0.2mm或者更小，小于经皮超声的分辨率，且内膜和中膜交界的内弹力层超声无法分辨，所以不能直接从灰阶超声图上测量内膜厚度。所能看到的是管腔-内膜交界面的超声反射，其厚度大致相当于超声探头的空间分辨率。通常，管腔-内膜间的反射界面在CCA后壁要比前壁更好显示，当然其清晰程度也依赖于超声设备。基于超声测量的内中膜厚度与组织学测量厚度间有很高的一致性。

正常的动脉血管内膜回声应该是菲薄直线状，并与外膜平行。内膜明显欠平滑并增厚，提示动脉粥样硬化改变（详见第6章）或少见的纤维肌增生。

在横切面上观察血管内膜，要确保超声切面与血管长轴垂直。采用纵切面观察血管内膜时最佳，需要调整超声声束方向，切面通过血管中轴线且声束与管壁之间呈90°（图5.1A、B）。若超声探头声束方向偏离动脉管腔中央或与血管长轴之间成角，将导致内膜面显示不清（图5.2 A、B）。

颈动脉球部（bulb）是指颈总动脉远端到颈内、外动脉分叉水平的局限性膨大（血流分叉处，图5.3）。颈内动脉窦位于颈总动脉分叉处以远颈内动脉管壁内。颈动脉球部从颈总动脉延伸到颈内、外动脉分叉，并延伸至因血流分流导致的颈内动脉近端局限性扩张部分。真正的颈内动脉是窦上方（以远）管壁平行的动脉血管。颈动脉球部增宽程度因人而异，通常情况下只是略增宽。但有些人颈动脉球部较宽，即使有较大斑块，也不会引起颈动脉明显狭窄。颈总动脉是弹性动脉，颈内动脉是肌性动脉，而颈内动脉窦区域兼具弹性动脉和肌性动脉的混合特征。

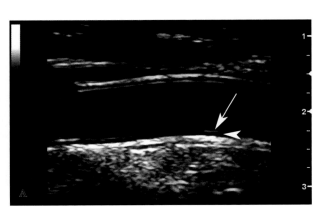

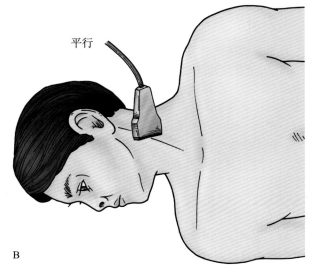

平行

图5.1 A.颈总动脉纵切图像显示，由内膜面反射形成一条直线（箭头）。其外侧的黑线（相对无回声）代表动脉中膜（短箭头）。最外侧的强回声区（白色）为动脉外膜。它和外膜外周的回声区相融合。B.获取上述图像时的探头位置。探头表面要与动脉壁平行

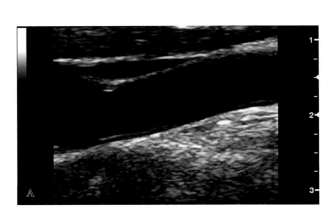

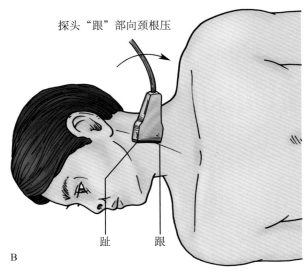

探头"跟"部向颈根压

趾　跟

B

图5.2　A.尽管超声探头仍然在动脉的纵轴上,探头表面通过"趾-跟调节"与体表成角,从而使超声束与颈总动脉的夹角不再垂直(90°)。虽然这使管腔-内膜界面显示不清,但因增加了动脉与超声探头的夹角而有助于多普勒波形分析。B.采集超声图A时的超声探头示意图,显示探头"趾-跟调节"时压探头"跟"部的动作

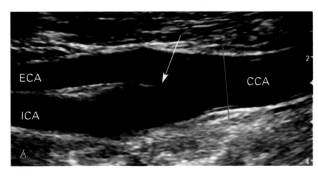

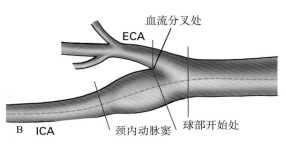

血流分叉处

ECA

B　ICA　颈内动脉窦　球部开始处

图5.3　A.颈动脉分叉处的超声图像。颈动脉球部(红线以上部分)定义为颈总动脉(CCA)远端膨大处至血流分叉[箭头所示,颈内动脉(ICA)与颈外动脉(ECA)的连接处]水平之间的部分。B.颈动脉分叉处重要解剖标记示意图。血流分叉处也是颈动脉体-神经复合体的解剖位置。ICA是肌性动脉,是颈内动脉窦部上方的管径均匀的动脉,颈内动脉窦是解剖学、血流动力学上的移行区。颈内动脉窦和颈动脉球部侧壁(示意图中下方的壁)是弹性CCA和肌性ICA之间的过渡区

二、正常血流特征

正常颈总动脉相对平直,血流基本为层流,红细胞平行流动,中央的红细胞流动比周边更快。动脉横切面的血流速度分布呈抛物线形,在管腔中央流速最快,靠近管壁流速最慢(详见第1章)。在正常血管中,血流并非都是层流,动脉必须平直走行一段距离才能形成层流状态。由于血管纡曲、急性成角或分叉,使层流状态发生紊乱。颈动脉分叉处的血流紊乱最明显(图5.4,图5.5,详见第1章),形成颈动脉球部和颈内动脉近端的生理性涡流区域。生理性涡流的范围与解剖因素有关,如动脉管径、ICA与ECA之间夹角等。

颈总动脉、颈内动脉和颈外动脉的多普勒频谱特征不同,多普勒频谱形态改变是判断是否存在动脉闭塞性病变的基础。常用多普勒频谱搏动性来区分颈内动脉和颈外动脉。颈外动脉具有明显搏动性,特别是在收缩晚期有一个很明显的"切迹",这是因远段分支动脉搏

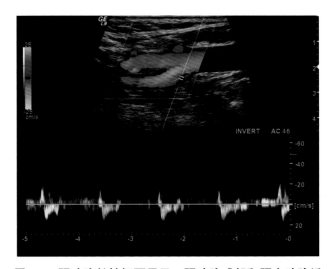

图5.4　颈动脉长轴切面显示。颈动脉球部和颈内动脉近端的蓝色区代表的正常反向血流区。图下方是该处的多普勒频谱,显示红细胞前向运动与后向运动并存的混合血流形式

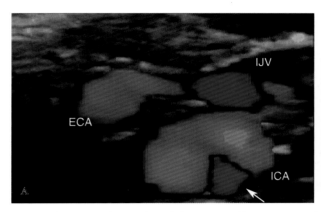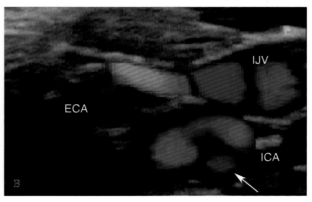

图5.5　A.横切面图像显示收缩峰期ICA近端的反向血流区（蓝色；箭头所示）。颈内动脉（ICA，位置靠右、靠后）管腔明显大于颈外动脉（ECA，位置靠左、靠前），两分支上方的结构是部分压瘪的颈内静脉（IJV）。B.横切图像显示舒张末期ICA近端的反向血流区（蓝色；箭头所示）。ICA（位置靠后、靠右）管腔明显大于ECA（位置靠左、靠前），两分支上方的结构是部分压瘪的颈内静脉（IJV）。在舒张期晚期，ECA血流信号会明显减弱，甚至消失

动性造成的，而颈内动脉这个"切迹"不明显。两者舒张期的频谱形态也有显著差异，颈内动脉舒张期血流更高且持续存在，而颈外动脉的血流很低，甚至消失（图5.6）。颈总动脉频谱特征介于两者之间：其搏动性低于颈外动脉，舒张期正向血流高于颈外动脉，但低于颈内动脉。上述特征（图5.6）是不同颈动脉的主要鉴别点。然而，部分情况下，颈动脉不同分支的频谱形态会有变化。颈总动脉的频谱可能搏动性并非很高（图5.7A），当颈内动脉出现严重病变（颈外动脉颅内化）时，颈外动脉的频谱形态会与颈内动脉类似（图5.7B）。颈内动脉近端获取的频谱形态通常不典型，需在远离分叉处的颈内动脉远端（头侧）取样才可获得典型的颈内动脉频谱（图5.7C、D）。

　　颈动脉及其分支的正常流速范围随着年龄而变化。颈内动脉流速随着年龄增长而下降，≥60岁者流速在60～90cm/s。然而，近期指南提出的流速范围可能更低。年轻人血流速度高，可能与心排血量高有关。血流速度随着个体生理状态不同而不同，运动时比休息状态下流速高。因此，颈动脉超声检查要求休息5～10min后进行。颈总动脉收缩期峰值流速与颈内动脉流速相近。另外，颈总动脉近端的流速高于其分叉处附近流速10～20cm/s，了解这点很重要，因为收缩期峰值速度比值（ICA$_{狭窄}$/CCA，详见第3章和第7章）大小受颈总动脉流速测量时取样位置的影响。一般在颈动脉球部或分叉处下方2～4cm处测量颈总动脉收缩期峰值流速。由于线阵超声探头一般宽4cm，常将探头的上边缘放置在分叉处，取样位置放置在球部（开始处）下方2～4cm处。据报道，正常人ECA收缩期峰值流速平均为77cm/s，最大不超过115cm/s。不同个体ECA搏动性有较大差异，因此正常人ECA流速差异也较大。有些人收缩期波峰高尖，有些人收缩期波峰较钝（图5.6，图5.7）。在第1章讨论过，在颈动脉球部多普勒频谱总是存在变化（图5.4），反映了该区域复杂的血流动力学

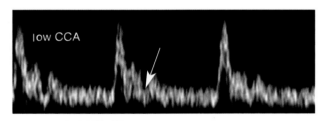

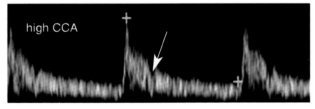

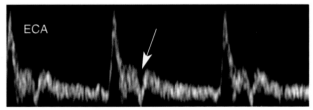

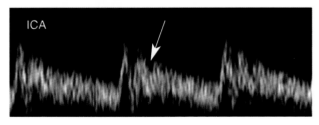

图5.6　四幅图中箭头所示"切迹"表示收缩期与舒张期的转变处

　　low CCA：颈总动脉近端的频谱，由于起始端接近主动脉弓而显示有轻度搏动性，在整个舒张期血流量适中；high CCA：颈总动脉近分叉处的频谱，显示收缩期波峰宽度适中，整个舒张期血流量适中；ECA：颈外动脉的频谱，显示收缩期波峰较窄，受分支动脉影响搏动性明显，与颈内动脉相比，其舒张期血流量相对较少；ICA：颈内动脉的频谱，显示收缩期波峰较宽，整个舒张期血流量较多

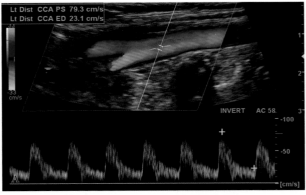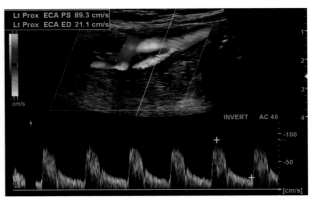
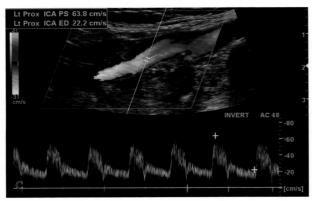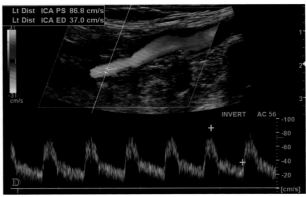

图5.7 A.此例正常颈总动脉多普勒频谱的搏动性与图5.6所示不同。其原因可能是颈内动脉频谱变化，或颈外动脉频谱变化，或两者兼有频谱变化。B.ECA频谱形态呈低阻型改变。其原因可能是检查室温度过高或检查前下颌运动，如咀嚼口香糖。C.所示颈内动脉频谱与图5.6所示ICA频谱形态不完全相同，部分原因可能是患者年龄不同所致。D.取样位置更靠近颈内动脉远段时，获取的颈内动脉频谱更为典型

改变特征。

正常人ICA收缩期峰值流速可高达120cm/s，但并不是普遍现象，除非年龄小于30岁的年轻人，收缩期峰值流速超过100cm/s，就应该考虑可能存在异常。正常颈内动脉管腔由直线形变为弯曲形时，血流流速增高，流速增高与动脉纡曲程度有关，弯曲最大者呈扭结状，如图5.8所示。明显的扭结（≤30°）可能导致管腔变形，引起病理性压力下降。血流经过弯曲段时的流速可明显增高，在没有明显病变的情况下，流速可高达150cm/s（图5.9），颈动脉纡曲可引起"S"形弯曲（图5.8B、C），这可能与遗传因素相关，或与纤维肌发育不良有关。长期高血压，也可以使动脉发生节段性弯曲，进而需要外科干预治疗。尚不清楚这种动脉扭曲是否会导致复杂病变如动脉瘤或狭窄。

总之，颈动脉血流速度升高的原因包括年轻人、动脉粥样硬化或其他原因引起的血管狭窄、动脉纡曲、心排血量增加。高血压本身不会使颈动脉血流速度显著升高（表5.1）。

临床实用要点

- 颈动脉壁由三层结构组成：内膜、中膜和外膜。
- 血流速度沿动脉管腔呈抛物线分布，血管壁附近流

表5.1	颈动脉血流速度升高的原因
来源	**原因**
年轻人	心排血量大（每搏输出量），心率快
动脉狭窄	动脉粥样硬化斑块；纤维肌发育不良；颈动脉夹层
动脉弯曲	原来的层流模式改变；弯曲外缘流速较高，弯曲内缘流速较低，但平均流速相同
远端分流	在颈动脉循环中，动静脉畸形或富血供肿瘤（副神经节瘤最常见）的动静脉分流
心排血量增加	药物；甲状腺功能亢进；非颈动脉源性，较大动静脉瘘
对侧颈动脉重度狭窄	代偿血流，但并非一定存在

速最慢，血管中心流速最快。

- ICA具有典型低阻波形，反映了脑循环的低阻力。正常流速在60～90cm/s。
- ECA呈高阻型频谱，因为它供应面部和颈部的软组织。
- 颈动脉球部区域多普勒频谱存在多变性，这反映其复杂的血流动力学状态。

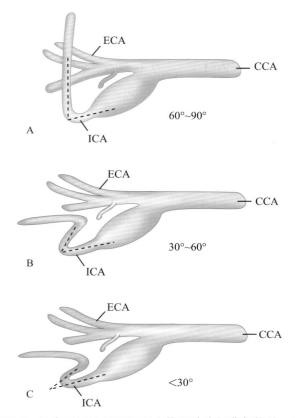

图5.8　示意图概述了不同程度的颈动脉纤曲与扭结，导致ICA呈"S"形弯曲。纤曲被认为是正常的变异，但随着年龄的增长和长期的高血压，有时可导致明显的血管扭结

　　CCA：颈总动脉；ECA：颈外动脉；ICA：颈内动脉

三、血管鉴别

　　正确鉴别ECA和ICA是检查的重要部分，ICA是颈总动脉的较大分支，血流占70%～80%，探头从侧位进行检查时，ICA一般位于ECA的浅层。表5.2列出了ECA与ICA的鉴别。ICA为低阻型血流，而ECA为高阻型血流。如果不能确切鉴别ICA和ECA，可在两支血管之间移动取样容积，根据多普勒频谱特点鉴别。只有颈外动脉有分支（图5.10）。然而，由于声窗原因，这些分支较难显示。当ICA和ECA具有相似的频谱时（图5.7），主要依赖颞浅动脉叩击法进行鉴别。将手指放于耳前部位，可感觉到颞浅动脉的搏动，而颞浅动脉是ECA的分支。然后，操作者用手指快速周期性地短暂地对颞浅动脉施加压力，它可改变ECA的血管内压力，引起多普勒频谱震颤（图5.11）。颞浅动脉敲击法对ICA频谱也可产生轻微的影响，距离颈总动脉分叉处越远，影响越小；而ECA距分叉处距离越远，震颤越明显。另外，ICA和ECA的搏动性在彩色多普勒图上也不同（图5.5）。与ECA相比，在整个心动周期中ICA血流更具连续性，因此从收缩期到舒张期ICA彩色血流图像的色彩亮度变化较小，而ECA则呈闪烁性。当ICA闭塞时，ECA增宽近似于ICA，此时颞浅动脉叩击试验将有助于证实是否为ECA。

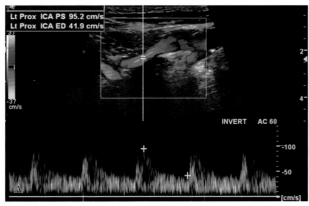

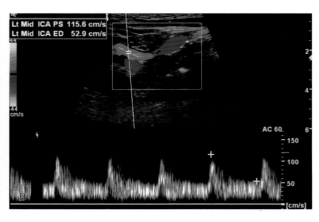

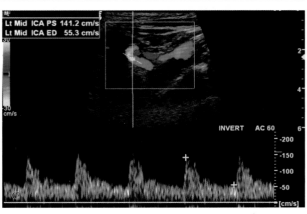

图5.9　纤曲颈内动脉血流流速升高。多普勒频谱显示，颈内动脉远段纤曲，流速增高为141cm/s（C），纤曲近心端处流速为116cm/s（B），而在更近端的平直管腔流速为95cm/s（A）。颈内动脉纤曲处收缩期峰值流速可高达150cm/s，而不考虑病理性改变

表5.2　颈内动脉和颈外动脉的鉴别要点

特征	颈外动脉	颈内动脉
大小	一般为2条分支中较小者	一般为2条分支中较大者
分支	有	很少见（偶有病例报道）
走向	向前，朝向面部	向深部或稍向后，朝向乳突
频谱特征	血流阻力较高	血流阻力较低
颞浅动脉敲击试验	明显锯齿样波形	弱或无震荡波

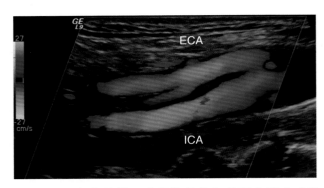

图5.10　彩色多普勒血流图像是简便的区分颈内动脉（ICA）和颈外动脉（ECA）的方法。具有清晰分支的为ECA

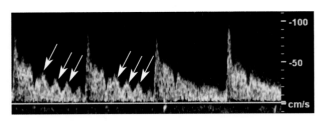

图5.11　在耳前，检查者用手指快速压迫，放松颞浅动脉，在颈外动脉频谱上产生锐利的锯齿样切迹（箭头所指）

偶尔可以看到ICA发出异常分支（详见第4章，图5.12）。这些异常分支一般从接近于分叉处至ICA近段几厘米之间发出，典型的分支有咽升动脉及枕动脉分支。ICA近段闭塞时，这些异常分支可以保持ICA远段的血流供应。

临床实用要点

- ICA管腔通常比ECA大。
- ECA有分支，但ICA没有，除外罕见的先天性变异。
- 颞浅动脉叩击法是鉴别ECA和ICA的一个简单有效的方法，尤其适用于ICA闭塞和ECA代偿增宽的情况。
- 在ICA中远段（颈部上部）取样，通常会显示正常的ICA频谱形态，而接近颈动脉分叉位置，ICA频谱形态可能发生改变。

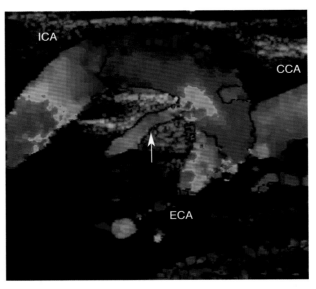

图5.12　颈内动脉的分支（箭头所指）极为罕见，其发出位置可有不同，但均在颈内动脉起始段几厘米内。这些分支可能是从ICA发出（非ECA发出）的异位咽升动脉或枕动脉分支

ICA：颈内动脉；CCA：颈总动脉；ECA：颈外动脉

四、检查方案

（一）标准

每个血管实验室都应该制订自己的检查方案，以确保颈动脉超声检查的一致性、完整性和准确性。本章阐述的超声检查方案是通用方案。可以根据患者或各血管检查室的具体情况，进行相应的具体操作技术修正，但要符合美国超声医学研究所、美国协会间血管实验室认证委员会（ICAVL）或美国放射学会制定的标准。

（二）仪器设备

颈动脉彩色多普勒超声检查应该使用合适的仪器。目前的标准配置：①高频探头（至少5.0MHz或更高），短聚焦以适应近场显像；②彩色血流成像；③具有多普勒超声角度校正功能；④多普勒频谱分析。

（三）患者体位

患者仰卧位进行颈动脉超声检查。有些超声医师坐在床侧面检查患者，有些则坐在床头检查。当测量内中膜厚度时，后者检查方法更为常用，超声医师肘部放在床上用于支撑。嘱患者头部转向对侧，从而暴露颈部。检查过程中，应根据情况随时改变患者头颈位置，以利于血管的观察。有时，通过让患者检查侧肩部下沉可以改善声窗。

（四）探头位置

颈动脉长轴检查时，探头放置有多个位置，如图5.13所示。通过横切面从颈部下方至下颌角水平连续检查，有助于观察动脉走行、确定ICA和ECA的分叉位置，并能够快速识别任何异常的颈动脉结构或动脉粥样硬化斑块。然后可采用颈动脉短轴切面（横切面）观察，通过前位、侧位或后侧位路径，突出显示并发现颈动脉典型特征（图5.13A）。一般来说，侧位或后侧位显示颈动脉成像最佳（图5.13B、C）。前内侧位（图5.13D）和后外侧位显示ICA与ECA分叉血流成像的成功率更高。

采用超后侧位观察ICA远段效果最佳。虽然患者头部转向检查侧有时会改善声窗，但为了效果更好，应嘱咐患者将头尽可能转向对侧，将探头置于胸锁乳突肌后缘（图5.13C）。年轻超声技师常感到ICA不容易成像，就是因为不会从足够后侧位进行扫查。

（五）图像方位

纵切面图像定位，图像左侧为患者头侧，右侧为足侧。同样，横切面图像定位，如果从患者足侧向上观察，患者右侧在图像的左侧。对血管进行标记有价值，尤其在横切面探查时。

（六）颈动脉和颈内静脉

颈内静脉（IJV）是距离皮肤最近的血管，颈动脉紧贴颈内静脉的后方，这2支血管很容易鉴别。颈动脉血流方向朝向头侧，具有搏动性，而IJV血流方向朝向足侧，并具有典型的静脉血流特征（低流速、波动性、"吹风样"声音）（图5.14）；颈动脉管径相对恒定，而颈内静脉管径可随呼吸时相变化较大。并且，颈动脉管壁较厚，内膜显示清晰。颈内静脉管壁较薄（有时不易分辨），探头轻轻加压，管腔即塌陷。

（七）图像采集

大多数检查是在特定位置采集静态图像，但是很多超声仪器也可以记录短视频。这些数字图像通常传送到影像存储与信息系统（PACS），方便调阅和判读，PACS系统可永久保存这些图像，并可根据需要进行检索和图像比较。在颈动脉超声检查中采集动态图像，是静态图像的有效补充。硬拷贝胶片、透明胶片和乳胶片还在使用，但已经不再是先进的技术。

（八）检查流程

我们先检查右侧颈动脉，再检查左侧颈动脉。先检查CCA，再检查ICA，最后检查ECA，每部分检查结果都按顺序记录下来。按照这种固定顺序检查，图像依次存储，出具检查报告更为容易。这种检查模式还可减少漏诊和误诊。

我们通常使用工作表来汇总检查的数据。可以是手写检查所见，也可以是由技师完成的PACS电子图表，包括一份记录双侧颈动脉流速的颈动脉示意图。报告图表由血管检查室永久存档，或上传至PACS系统。血流速度数据（多普勒频谱测量结果），以及记录的斑块位置、病变程度等关键信息可保存于超声仪器（图5.15），也可与超声图像一起存储于PACS系统，最后生成一份报告，放在医院病历里，并可传送给开申请单的临床医师。

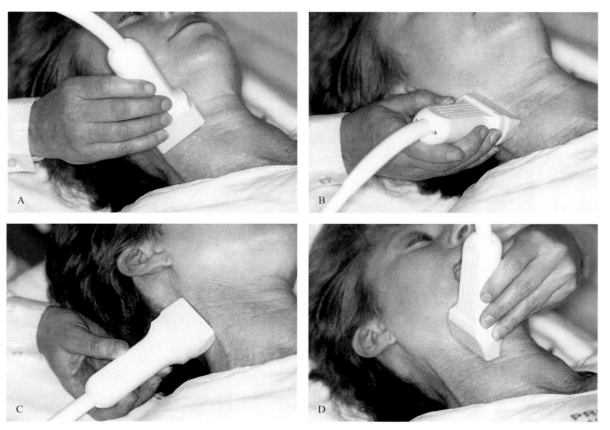

图5.13 颈动脉彩色多普勒超声检查的探头位置。A.采用横切面，探头从锁骨上至下颌角连续扫查。B.从侧位纵断切面扫查，探头与水平面约45°。C.用于ICA远段的检查，可采用超后侧位扫查。D.对于颈部较胖的患者，可采用前外侧位扫查

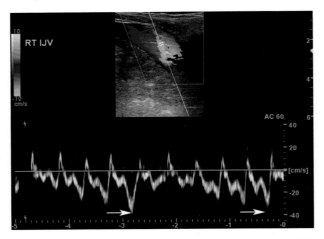

图5.14 颈内静脉（IJV）随呼吸周期出现的典型波动性、呼吸期相性频谱变化（箭头之间的区域）

RT IJV：右侧颈内静脉

右侧			
	收缩期峰值流速	舒张末期流速	校正角度
近段颈总动脉 ▢	85.8cm/s	9.8cm/s	60° ▢
远段颈总动脉 ☑	79.2cm/s	8.7cm/s	60° ☑
近段颈内动脉 ☑	59.5cm/s	14.1cm/s	60° ☑
中段颈内动脉 ▢	47.5cm/s	11.0cm/s	20° ▢
远段颈内动脉 ▢	54.3cm/s	15.4cm/s	60° ▢
颈外动脉	153.5cm/s	16.9cm/s	52°
椎动脉	35.1cm/s	0.0cm/s	
颈内动脉/颈总动脉	0.8	1.6	

图5.15 在大多数超声仪器中记录的颈动脉检查测量的多个多普勒流速。记录了收缩期峰值流速、舒张末期流速和角度校正值

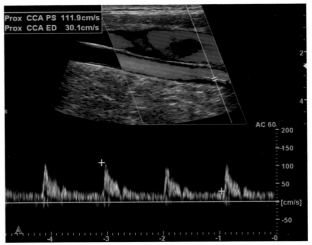

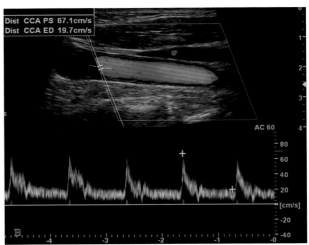

图5.16 A.CCA图像清晰显示，多普勒取样容积尽可能放在CCA近段。B.多普勒流速随着CCA与主动脉距离的增加而减小。在清晰显示的CCA图像上，多普勒取样容积放置于颈动脉球部下方动脉中心位置。计算ICA/CCA流速比值可用于评估颈动脉狭窄的严重程度，多普勒取样位置应该更低些，在颈动脉球部下方2cm或更低的位置测量流速

ED：舒张末期；PS：收缩期

五、检查顺序

典型的颈动脉检查顺序如下。

第一步：确定图像方位。

最好的办法是采用横切面从锁骨上到下颌水平缓慢移动探头扫查（图5.13A）。常规用灰阶超声模式检查，如有需要，可联合彩色多普勒成像检查。采用这种扫查方式可以对颈动脉解剖进行总体评价，筛查出需要进一步评价的明显病变。

第二步：定位探头位置。

采用长轴切面从颈动脉外侧位扫查，可以使图像显示最清晰（图5.13B）。

第三步：颈总动脉的多普勒显像。

从CCA近端开始扫查，向上移动直至分叉处。记录CCA近端血流频谱（图5.16A）、CCA接近分叉处血流频谱（图5.16B），并注意以下几点：①多普勒取样点应在颈动脉球部下方2～4cm处；②取样容积应置于血管轴心线上；③多普勒角度必须≤60°，收缩期峰值流

速（详见第7章）测量才相对准确。这些条件是非常重要的。如果CCA血流速度测量取样位置不正确，将会造成收缩期峰值流速测量值增高或降低，可计算收缩期峰值流速来评价ICA狭窄程度时出现的误差。许多实验室也要求采集CCA中段图像与血流速度。

当CCA存在病变时，需要在狭窄段以近段（无病变处）至少测量一个流速，如果CCA近段存在病变，则需要测量狭窄以远段的CCA流速。在CCA存在弥漫性病变时，流速并不是评估狭窄程度的可靠指标。

第四步：颈动脉分叉处的评估。

颈动脉分叉处要结合灰阶超声和彩色多普勒超声，在纵切面和横切面分别观察。目的是确定动脉的通畅性，确认有无斑块、斑块位置及相应异常血流情况，确定ECA和ICA连接处或分叉处（以便准确定位斑块位置）。

第五步：血管鉴别。

根据多普勒频谱特征（图5.6）、解剖学特征（表5.1）和颞浅动脉敲击试验（图5.11）鉴别ICA和ECA。必须鉴别ICA和ECA，因为只有严重的ICA狭窄需要治疗。ECA狭窄很少需要干预治疗，除非是存在颈动脉和椎动脉复合闭塞性病变。应该采集ECA和ICA近段的彩色多普勒图像，采集ICA近段和远段的脉冲多普勒频谱（图5.17）。许多实验室还要求采集至少3幅ICA长轴系列图像。

第六步：狭窄检测与记录。

如果存在狭窄，在狭窄处以正确的多普勒校正角度采集频谱，测量血流速度（详见第7章）。采集反映狭窄位置及长度的彩色多普勒成像。另外，在狭窄前和狭窄后区域采集反映血流紊乱的多普勒频谱。采集狭窄以远段尽可能远的多普勒频谱。选择性横切面图像有助于对狭窄程度的主观辅助判断。采集灰阶、彩色多普勒和

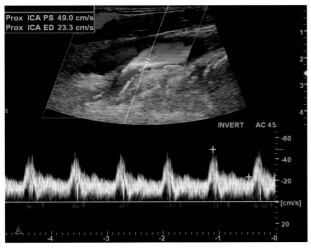

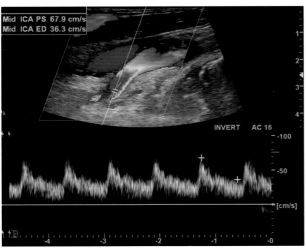

图5.17　A.由于距离颈动脉分叉处和颈内动脉窦较近，导致ICA近段频谱有些失真。B.较远处ICA（ICA中段）多普勒频谱更典型，舒张末期流速增加（此处为36cm/s，在图A接近球部处为23cm/s）

ED：舒张末期；PS：收缩期

频谱多普勒的动态图像，能为医师的诊断提供有价值的信息。

第七步：B型灰阶超声评估。

当完成初步筛查、ECA和ICA的鉴别、确认是否存在影响血流动力学的血管狭窄后，需进一步采用B型超声模式评价动脉壁结构。动脉管壁正常，也要在报告中描述。如果存在斑块，要描述斑块的厚度、管腔减小程度和其他斑块特征（详见第6章）。根据具体情况，判断是否需要以横切面图像评价斑块厚度和管腔狭窄程度。在斑块特征显示方面，灰阶图像优于彩色多普勒图像。

颈动脉的ECA和ICA分叉图像呈典型"三叉图"特征（图5.3，图5.4，图5.10，图5.12和图5.18），对斑块定位非常有用。遗憾的是，由于颈动脉分叉的解剖变异，并不是总能采集到这种典型图像。作为一种变通方法，可以通过探头声束方向的改变确定ICA和ECA起始部位置。

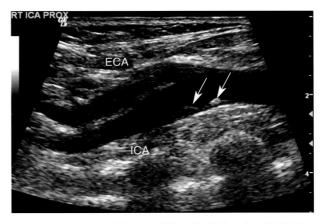

图5.18　颈内、外动脉灰阶成像。箭头所示为斑块位置
ECA：颈外动脉；ICA：颈内动脉

第八步：椎动脉评估。

正如第9章所述，需要保存每支椎动脉的特征性多普勒频谱，并测量收缩期峰值流速和舒张末期流速。将颈椎横突间隙作为声窗，椎动脉多普勒血流频谱质量应该足够好，能充分显示波形与波幅。

第九步：锁骨下动脉评估。

锁骨下动脉检查，可以作为实验室固定检查方案中的一部分内容，或者在椎动脉有病变时才补充检查。把探头置于锁骨上窝或经胸部进行检查，采用长轴检查双侧锁骨下动脉（详见第13章），可在同侧颈动脉检查开始时扫查锁骨下动脉，或者在颈动脉扫查完成后再扫查。每侧记录一个特征性的多普勒频谱。正常锁骨下动脉血流频谱特征应为搏动性、高阻力血流（三相波）。低阻力或圆钝波形、没有搏动性的频谱，则提示近心端动脉狭窄或闭塞。有些患者，超声可以直接显示锁骨下动脉狭窄情况，这时应该记录狭窄处彩色多普勒成像，

如同颈动脉检查一样，采集狭窄近心侧、狭窄处及狭窄远心侧的多普勒频谱。

临床实用要点

- 每次颈动脉检查都应按照标准的超声检查方案进行，系统颅外动脉检查可以减少错误或漏诊。
- 由于解剖学或病理学的复杂性，可以对检查方案适当调整、增加检查成像。
- 合适的仪器、正确的定位和血管识别是颈动脉检查的基本要素。
- 适当的图像注释与存储是医生进行诊断和病例回顾的必要条件。
- 彩色多普勒成像和多普勒频谱分析是确定狭窄病变存在和狭窄程度的关键。
- 灰阶成像是评价斑块特征与测量动脉壁厚度的最好模式。
- 由于颈动脉分叉处解剖存在个体差异，在颈动脉超声检查中，并不是都能显示典型的"三叉图"（在同一张图像上清晰显示ICA和ECA）。
- 所有的检查都应保持系统性和一致性。例如，将超声探头倾斜与垂直线呈45°作为默认位置，然后根据需要调整位置。

第6章

颈动脉斑块与内中膜厚度的评估

一、引言

多年来，颈动脉粥样硬化的超声评估不断发展。最初，我们使用B型（灰阶）超声评估颈动脉狭窄的程度，以期作为传统血管造影的补充。遗憾的是，在重度颈动脉狭窄时，B型超声的诊断准确性不足以对狭窄程度做出全面充分的评估。当B型超声图像与血管造影、病理结果相悖时，这一缺陷更是显而易见。其主要的难题就在于不能清晰显示斑块内的低至无回声成分。连续多普勒和双功多普勒超声在评估重度狭窄时优于单纯的B型超声。随后，技术革新及高频探头的使用提高了斑块内低至无回声成分的显示率。此外，彩色多普勒、能量多普勒、二维灰阶血流成像技术也有助于显示斑块内低-无回声边界（图6.1）。

当研究者们专注于斑块超声特征的同时，发现了颈动脉粥样硬化的另一种超声表现。1986年，Pignoli等报道了一种弥漫性血管壁增厚，即主动脉和颈总动脉壁的

内中膜厚度（IMT）与动脉粥样硬化相关。人们随之意识到B型超声图像可以显示从管腔到外弹力膜的血管壁（即内膜和中膜），并不是单独测量内膜（即病理学上斑块所在位置）的厚度。

本章论述了颈动脉粥样硬化的两方面内容，分别是颈动脉斑块的特征和颈总动脉及颈内动脉的IMT。

二、颈动脉粥样硬化的发病机制

（一）斑块形成与内中膜增厚的机制

目前的理论认为，早期动脉粥样硬化的发生由炎症反应引起，可分为多个阶段。起初，脂质［主要是低密度脂蛋白（LDL）胆固醇颗粒］浸润至动脉壁的内皮下层，然后LDL胆固醇被氧化，促进炎症反应，并趋化单核细胞（图6.2）。脂质浸润至动脉管壁多见于血液流动缓慢或出现涡流的动脉分叉处。动脉走行平直的节段也可发生同样的病理过程。

在早期阶段，颈总动脉与颈内动脉对于浸润的脂质

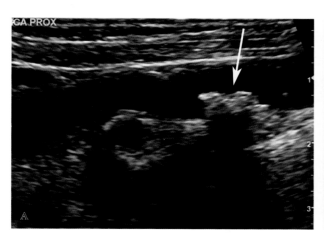

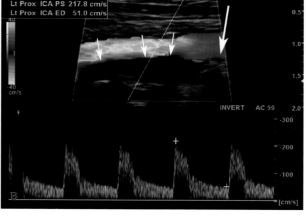

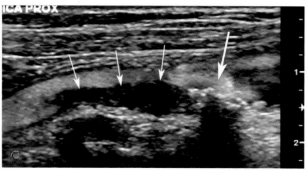

图6.1 A.灰阶图像显示单发斑块（大箭头所示）；B.彩色多普勒成像及频谱多普勒显示这个大的低-无回声斑块50%～69%的管腔狭窄（小箭头所示），收缩期峰值流速为218cm/s；C.二维灰阶血流成像更加清晰显示斑块内低回声区的范围

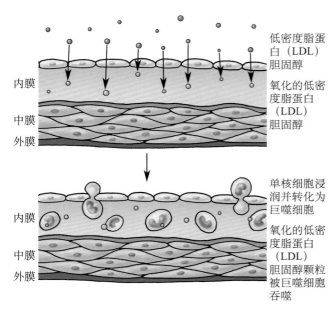

图6.2 该示意图概括动脉粥样硬化过程的早期阶段。低密度脂蛋白（LDL）胆固醇颗粒穿过内皮细胞进入内皮下层，然后释放局部因子，促进单核细胞从血液向内膜下迁移并转化为巨噬细胞

颗粒的反应是相同的。巨噬细胞吞噬脂类物质形成泡沫细胞，之所以称为泡沫细胞是因为它在显微镜下呈泡沫状（图6.3）。而后出现细胞外脂质池形成、平滑肌细胞增生等不同病理过程。

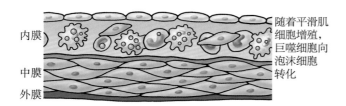

图6.3 巨噬细胞吞噬氧化的低密度脂蛋白颗粒，成为泡沫细胞，同时诱发更剧烈的炎症反应

　　显微镜下检查时，我们常在颈总动脉平直的节段观察到泡沫细胞和细胞外脂质池。也偶可观察到更严重的病变，即细胞外的脂质融合形成脂质核心。

　　通常在颈动脉分叉处和颈内动脉近端，细胞外大量胆固醇聚集，形成脂质核心（图6.4）。随着时间进展，病变处会出现微钙化，在斑块增大过程中，会引起更多的钙化成分聚集。内皮下层增厚会形成厚度不一的纤维帽，覆盖于脂质核心表面（图6.5A）。与此同时，外膜层中的滋养血管穿过中膜延伸到正在生长的斑块中，就会形成斑块内的新生血管。当金属蛋白酶（能降解纤维帽的酶）优先聚集在斑块肩部并削弱脂质核心周围的保护性纤维帽时，纤维帽也会出现单独的炎症反应（图6.5B）。

　　在冠状动脉和颈动脉中形成的动脉粥样硬化斑块

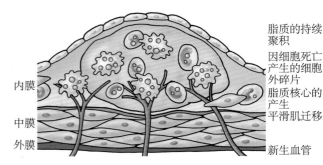

图6.4 巨噬细胞（泡沫细胞）持续吞噬脂质并引起炎症反应。凋亡的泡沫细胞聚积在内膜，并聚集在一起形成脂质核心

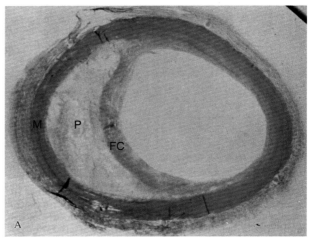

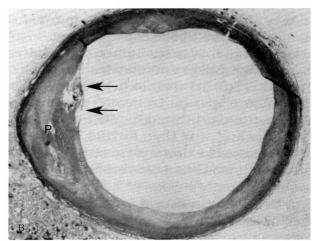

图6.5 A.一个典型的纤维帽（FC）下富含脂质斑块（P：脂核）。中膜紧邻内膜（此处由P与FC共同组成）。B.斑块（P）因致密组织与脂质的混合而成分变得复杂。箭头所示为斑块破裂处。A与B的组织学染色方法不同（感谢Daniel O'Leary，MD.供图）

形态相近。而斑块进展和结局却有所不同，这取决于它们的位置、局部血流动力学和动脉粗细（表6.1）。在冠状动脉中，由于纤维帽断裂而导致斑块破裂，造成动脉闭塞，可能导致急性冠脉综合征或心源性猝死。在颈动脉中，纤维帽破裂通常不会阻塞动脉，它可能导致斑块

体积迅速增大，也可能引起血栓和斑块内容物释出导致栓塞。

表6.1　冠状动脉及颈动脉斑块的血流动力学环境及动脉形态的比较

变量	颈动脉	冠状动脉
分叉数量	一个	多个
血流状态	收缩期血流，速度较高	舒张期血流，速度较低
动脉粗细	5～6mm且粗细均匀	3～4mm且逐渐变细
剪切率	仅有一个分叉处存在涡流	存在多个分叉，血流状态复杂
溃疡斑块	常见	不常见
糜烂	不常见	常见
急性闭塞	不常见	常见
非闭塞性的斑块内出血	常见	常见
钙化	常见于重度狭窄	常见于重度狭窄

　　不仅是纤维帽的分解，新生血管破裂引起的斑块内出血也可以造成斑块破裂，这会导致斑块体积的迅速增大和纤维帽的断裂。反复的不引起破裂的斑块内出血则会引起斑块体积增加。这种机制源于病理标本证据的推理，体积较大的颈动脉斑块病理标本通常显示既往发生过多次斑块内出血。

（二）斑块的组织病理学：局限性

　　众所周知，颈内动脉重度狭窄是发生神经系统事件的主要危险因素。因此，预防卒中的干预措施，如颈动脉内膜切除术或支架介入，都是针对较大的斑块。我们对动脉粥样硬化斑块组织病理学方面的认识很大程度上依赖于颈动脉病变内膜切除术后的标本。20世纪80年代的组织病理学研究重点在于对斑块内出血的定性检测，鉴于我们目前对动脉粥样硬化斑块进展的了解，这是意料之中的发现。尽管斑块血栓和斑块内出血仍在研究当中（如牛津斑块研究），而最近的组织病理学研究越来越多地使用定量检测，重点研究斑块成分与未来心血管事件的相关性。在动脉粥样硬化斑块表达（Athero-Express）研究中针对斑块标本的分析就明显体现出了斑块研究重点的转移。

（三）易损、不稳定斑块

　　基于对冠状动脉斑块的观察，我们发现了易损斑块的存在。大的脂质核心、薄的纤维帽和炎症标志物，与急性冠脉综合征相关；而纤维斑块较稳定，与慢性心绞痛相关。冠状动脉易损斑块的主要特征是坏死核心形成，炎症反应加剧导致纤维帽变薄，斑块肩部的酶活性

增加，从外膜至斑块的新生血管增生活跃。颈动脉易损斑块呈典型的无回声（主要是脂质核心表现为无回声），且体积较大。超声不能直接对炎症程度进行分级，但可检测到活跃的炎症过程发生的证据。注射超声造影剂后，斑块内微气泡的出现可以提示斑块内新生血管的存在，这是易损斑块的标志（图6.6）。这些易损斑块在破裂前不容易引起症状。

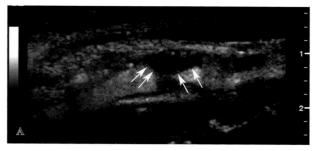
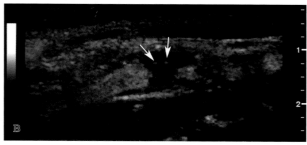

图6.6　在超声造影的早期和稍后时间段内观察到的无回声斑块影像。A.无回声成分（箭头）是均质的。B.斑块内可见微小的造影剂回声（箭头所示），提示新生血管的存在

　　与临床事件相关的斑块通常是"活跃的"、形态不规则，不均质斑块。经颅多普勒超声（TCD）研究表明，症状性斑块与高强度瞬时信号（HITS）的增多相关，而HITS是颅内栓塞的标志物。这些斑块通常较大，导致动脉管腔至少50%狭窄，且狭窄程度常超过70%。

　　颈动脉不稳定斑块的概念有些宽泛。它可以是具有完整纤维帽的均质回声斑块，但纤维帽菲薄，且有较大的脂质核心；也可以是形态不规则的不均质性斑块。

（四）影像评估价值

　　颈动脉重度狭窄从本质上说是由大斑块造成的。这些病变通常由不同的组织成分构成，且内膜常不连续。它们可能会因为破裂或内膜下斑块基质成分的暴露而成为颅内动脉栓子的来源。斑块基质与血栓形成相关，且可作为血小板聚集和继发血栓的滋生地。在超声表现上，这些病变为回声不均（高、低回声混杂）的不规则斑块。超声图像中的有回声区包括纤维组织和不同程度的钙质沉积（可伴声影），而无回声区则代表新鲜出血或脂质沉积。这些大斑块内部成分不均质，更易遭受机械性损伤，特别是在局部炎症和酶活性增加的时候。

　　与其他手段相比，超声非常适用于评估斑块。在传统的血管造影中，颈动脉分叉移行至颈内动脉窦部的早

期斑块可能会被掩盖。CT血管成像和磁共振成像技术为斑块内成分提供了辅助信息，但增加了经济成本。在CT影像中，无回声成分的密度较低，回声致密和钙化成分的密度较高。在磁共振成像中，斑块强化表明存在新生血管，这是炎症活跃的征象。

临床实用要点

- 颈动脉平直段对低密度脂蛋白胆固醇沉积的反应与分叉处不同：前者表现为动脉壁弥漫性增厚，后者表现为脂质核心斑块的形成。
- 动脉粥样硬化是一个动态的过程，初期斑块一旦形成，内膜和内皮下层的炎症反应会导致复杂的组织学变化。
- 组织病理学研究基于症状性重度狭窄的颈动脉斑块，因此存在明显的选择偏倚而具有局限性。
- "易损"斑块通常表现为具有大的脂质核心，纤维帽菲薄，且存在新生血管。
- "活跃"斑块是栓子的来源之一，通常为形态不规则的不均质回声斑块。

三、检查方案：内中膜厚度和斑块

（一）颈总动脉远段

嘱患者头部向对侧旋转45°，探头与动脉走行平行，进行颈总动脉远段灰阶成像（图6.7A）。探头应与动脉走行应保持平行，确保管腔-内膜和中膜-外膜界面的双线结构在近场和远场血管壁上均能清楚显示。颈总动脉IMT一般在球部下方约1cm处测量（按照惯例，图像左侧为患者头侧，右侧为足侧）。IMT测量位置应根据检查方案确定（图6.7B、C），但测量应位于或低于颈总动脉分叉水平。图像分辨率至少为140像素/cm，如能达到180像素/cm则更理想。一些方案规定测量IMT时应避开斑块（斑块：IMT局部增加超过50%或IMT ≥ 1.5mm）。

（二）颈动脉球部/颈内动脉

由于斑块是偏心的，因此需要采集多个纵切面完整显示颈动脉斑块（图6.8）。我们首先沿颈动脉横切面连续扫查至分叉处，继而显示颈内动脉近端。然后，我们将重点放在颈内、颈外动脉分叉处的前壁（图6.8B）、侧壁（图6.8C）和后壁（图6.8D）上，找到最佳显示斑块整体的超声束角度（图6.8B）。根据斑块的位置，探头可以放在颈部较低或较高的位置。由于斑块为偏心的，需要调整探头在多个声束方向显示斑块，直到显示出最佳的二维（2D）灰阶图像（图6.8，图6.9）。在一些切面上，斑块看似与动脉壁分离（图6.10A），在管腔中呈"漂浮状"（图6.10B、C）。为避免这种情况，可选择附着在近场或远场血管壁上的斑块图像进行斑块特征

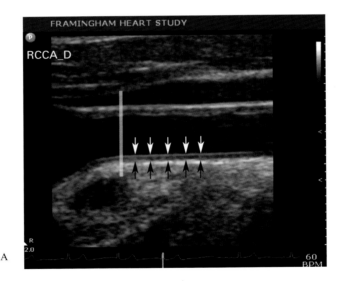

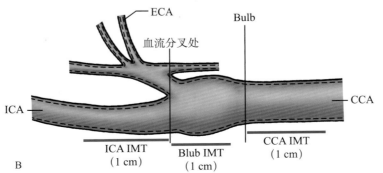

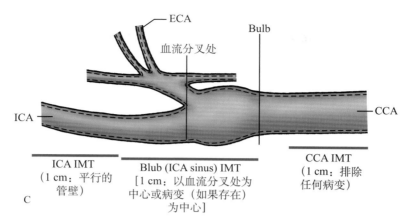

ECA

Bulb

血流分叉处

ICA

CCA

ICA IMT
（1 cm：平行的管壁）

Blub (ICA sinus) IMT
[1 cm：以血流分叉处为中心或病变（如果存在）为中心]

CCA IMT
（1 cm：排除任何病变）

C

图6.7　A.舒张末期颈总动脉远段纵切面（图像底部对应于心电图的R波）。白色箭头指示为远场血管壁管腔-内膜界面。黑色箭头指示为远场血管壁的中膜-外膜界面。垂直的白线为颈总动脉远段管腔开始扩张的位置。箭头所指两个界面之间的距离为内中膜厚度（IMT）。B.显示了颈动脉分叉处IMT测量的关键标志。颈动脉球部定义为颈总动脉（CCA）远段膨大处至颈内动脉（ICA）和颈外动脉（ECA）分叉水平。分叉处也是颈动脉体的位置。流行病学研究方案需使用这些线精准定义IMT测量位置。C.显示了典型颈动脉分叉的解剖位置。ICA位于颈内动脉窦上方，是一条具有平行管壁的肌性动脉。颈内动脉窦的侧壁（图中为下壁）是弹性颈总动脉和肌性颈内动脉之间的过渡区域

　　RCCA_D：右颈总动脉远段；CCA：颈总动脉；ECA：颈外动脉；ICA：颈内动脉；Bulb：球部；IMT：内中膜厚度

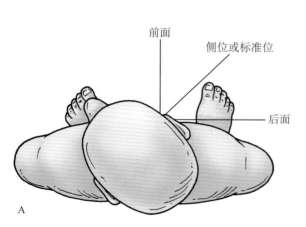

前面

侧位或标准位

后面

A

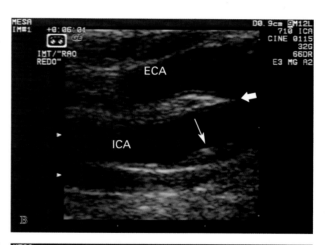

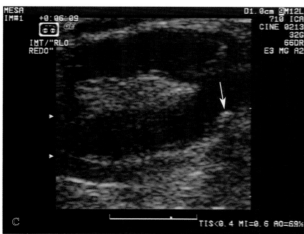

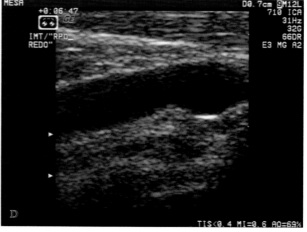

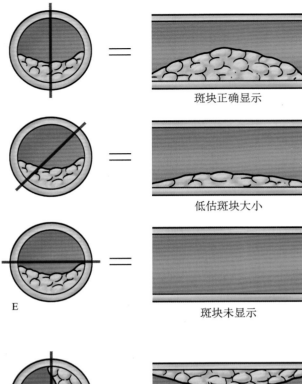

斑块正确显示

低估斑块大小

斑块未显示

E

图6.8　A.示意图显示颈动脉球部/颈内动脉近端检查时探头声束方向。B.探头声束为前-后位时，分叉处位于颈内动脉（ICA）和颈外动脉（ECA）之间（短粗箭头），另外，斑块显示清晰（长箭头所示）。C.探头声束为外-内侧位时（标准切面），图像中大部分为ICA近段，分叉处和斑块几乎不显示。D.探头声束为后-前位时，未显示分叉处和斑块。E.这些成对的示意图按顺序总结了图像B～D的切面效果

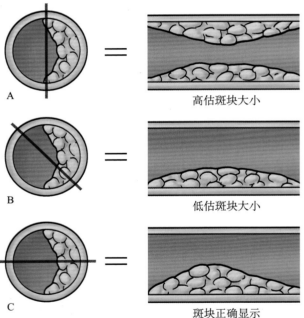

高估斑块大小

A

低估斑块大小

B

斑块正确显示

C

图6.9　斑块通常为偏心斑块。必须调整探头声束方向，使斑块显示最佳，然后在二维灰阶图像上进行斑块评估及准确测量。评估斑块的最佳切面如图C所示

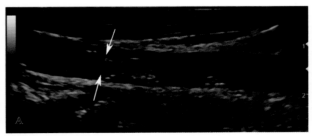

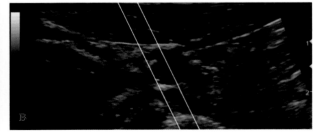

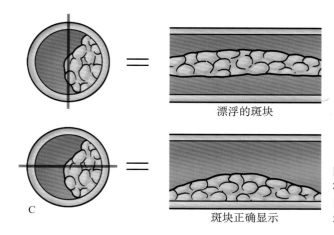

漂浮的斑块

C

斑块正确显示

图6.10 A.颈总动脉中段斑块（箭头所示）呈"漂浮"状，未附着于动脉壁。B.这是由于取样错误，其中两条白线显示超声声束的角度。C.显示了这种现象是如何产生的

描述。可使用声束偏转来增强血液-斑块（管腔-内膜）界面的显示清晰度（图6.11）。在显示斑块最佳的切面上选择彩色多普勒成像和频谱多普勒检测分析，也可以在选定的图像上进行斑块面积测量，已经证明斑块面积可预测未来的心血管事件发生。

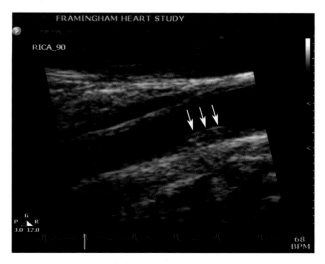

图6.11 使用灰阶声束偏转使远场管壁斑块（箭头所示）显示最佳

四、斑块特征

本部分回顾主观（肉眼观察）描述斑块的方法，以及将组织学与不同斑块回声相关联的方法。虽然大多数斑块特征是通过主观方式确定，但定量方法可将斑块成分与斑块组织学联系起来。本部分介绍了图像标准化的基本概念，这是定量评估斑块回声的第一步。

（一）斑块的定义

如何定义斑块？相关专家共识将"斑块"定义为：与周围相比，IMT局部增加超过50%，或者局部IMT≥1.5mm。当斑块大小超过3.5mm时，斑块灰阶成像通常不可靠。在颈动脉超声作为降脂药物干预试验终点评估方法的研究中，这是一个经验性排除标准。

彩色多普勒成像、能量多普勒成像或二维灰阶血流成像技术（通用电气医疗系统，Waukesha，WI）有助于描绘斑块无回声区的范围（图6.1）。

（二）主观标准

斑块的B型灰阶超声表现是根据内中膜范围内的回声强度进行分类的。无回声可以与低回声互换使用，用于描述非常低回声的区域（非常暗，类似于血液）。高回声是指图像上白色或较亮的区域，其强度与外膜相当。在低回声和高回声之间或中等回声强度，为与肌肉相似的灰度，后者倾向于归类为有回声。钙化斑块有声影，超声不能显示其后方的斑块成分特征。文献中从未明确定义过无回声与有回声之间的过渡灰度值。

（三）图像标准化

斑块的主观特征评估，是基于图像准确显示斑块全部范围的回声强度。斑块特征可以进行定量评估，这需要对图像进行标准化。

显然，当图像太暗或太亮时，肉眼可以调整判读。若要量化不同斑块成分的回声分布，则需要对图像进行标准化处理。因为灰阶超声图像是具有8位数字编码（如2^8-1）、在0～255灰度变化的二维成像。最初的方法是基于Adobe Photoshop软件（图6.12A）。通过图像标准化，外膜的回声强度被作为190灰度值的新参考点（图6.12B），管腔的回声强度通常重置为4或5。根据原始图像，可以很容易地看到像素强度的变化，并且处理后的图像看起来与原始图像相似。如果将外膜截点值（cut point）设置非常低的水平（远小于190），图像内的回声灰度值会过高（图6.12C）。

（四）无回声（低回声）斑块

斑块内的无回声区对应于两种组织成分。第一种是脂质（脂肪）聚集，如脂质核心（图6.13A）。图像标准化有助于更好地显示斑块（图6.13B）。均匀的无回声斑块并不常见，其在颈动脉中的意义相当于冠状动脉中的易损斑块。与无回声区相关的第二种成分是新鲜出血或血栓，通常见于更大、更复杂的斑块（图6.14）。这些斑块往往是不均质的，很难区分血栓和脂质核心部分。

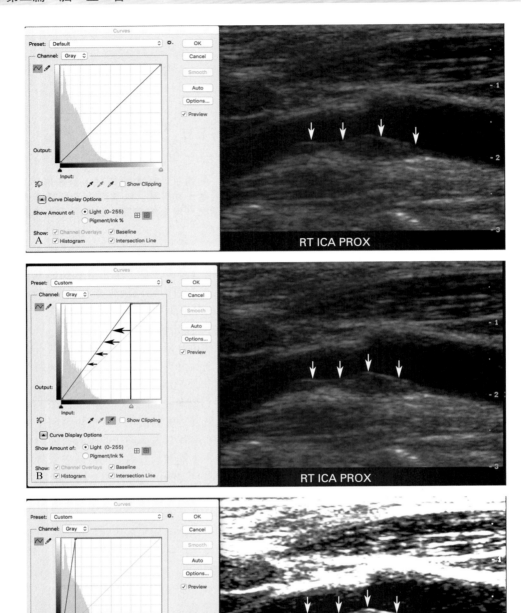

图6.12　原始灰阶超声图像。A.显示颈内动脉近端斑块（箭头所示）。左边直方图显示原始图像灰度值。B.标准化图像，外膜的灰度值设置为最大值（垂直黑线）。黑色箭头表示原始像素在新图像上的显示方式（Y轴刻度0～255）。垂直线右侧的所有像素强度都设置为255。斑块轮廓（白色箭头所示）比A更清晰。C.增益过大。斑块轮廓清晰可见（白色箭头）。然而，斑块回声已经转换到更高的灰度值。所有由水平黑色箭头定义的像素都被设置为255的灰度值。

　　RT ICA PROX：右侧颈内动脉近段

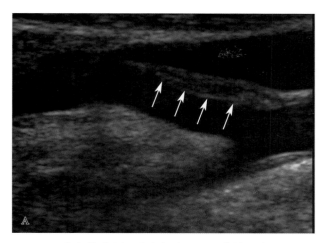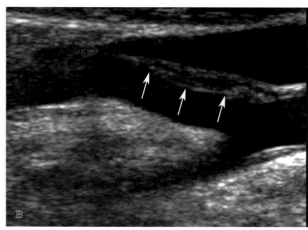

图6.13 A.白色箭头所示为大部分呈无回声的斑块。B.图像标准化后，斑块轮廓更为清晰（白色箭头）

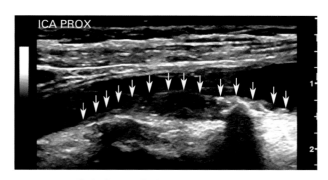

图6.14 斑块内的无回声成分可能是血栓。这是图6.1所示斑块的高分辨率图像。斑块的整个轮廓被勾勒出来。根据斑块右侧和左侧基底部的强回声成分，提示可能有新发的斑块内出血

ICA PROX：颈内动脉近段

单纯无回声斑块的平均回声强度接近于血液，低于肌肉的回声强度。彩色多普勒、能量多普勒和二位灰阶血流成像技术可以使接近动脉管腔的无回声斑块清晰显示（图6.1）。已证明大多数无回声斑块与高水平低密度脂蛋白、斑块溃疡有关，并且增加发生脑缺血症状的风险。

（五）等回声（高回声）斑块

颈动脉斑块的回声强度增加代表纤维成分增多，这与胶原蛋白和平滑肌细胞增多相关。等回声斑块的回声强度与胸锁乳突肌近似（图6.15），但是低于动脉外膜，一般不认为等回声斑块与脑缺血症状有关。高回声斑块的回声强度高于胸锁乳突肌，与外膜回声接近，但是不同于钙化斑块也不产生声影（图6.16）。尚不清楚等回声和高回声之间是如何过渡的。同样的，无回声斑块和等回声斑块之间也有重叠，这也是斑块分类差异性大的原因。

（六）钙化斑块

斑块内出现营养不良性钙化时，这种钙化会产生强烈反射，伴随后方声影。这种反射等于或超过图像中其他组织的亮度（图6.17A）。高分辨率超声对钙化极其敏感，可检测到直径为1mm的区域（图6.17B）。斑块

钙化可以是局灶性的也可以是弥漫性的，大的钙化所产生的声影可能会使血管腔显示不清，从而影响超声诊断（图6.17C）。虽然，人们认为钙化一般出现在斑块生长

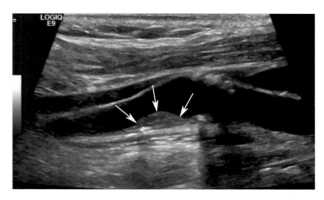

图6.15 箭头所示斑块是等回声斑块，其回声与胸锁乳突肌相同

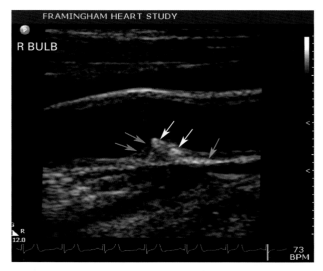

图6.16 此斑块为等回声（粉红色箭头）和尚未钙化的高回声（白色箭头）的混合斑块。以外膜（蓝色箭头）的回声强度作为参照

R BULB：右侧颈动脉球部

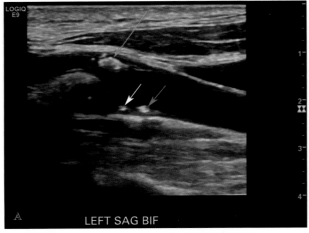

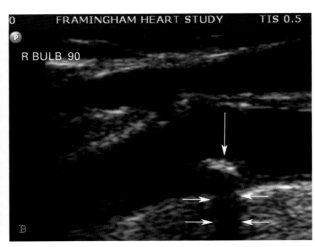

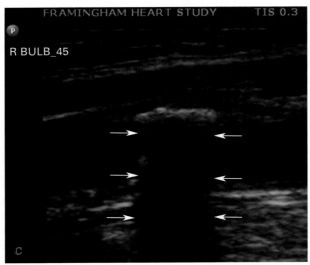

图6.17 A.远场管壁显示1mm范围（白色箭头）和2mm范围（粉色箭头）的早期小面积的斑块钙化。近场管壁上的较大钙化斑块（蓝色箭头）产生声影。B.垂直箭头所指为更加致密的钙化斑块，并产生声影（水平箭头）。C.完全钙化斑块由于声影（白色箭头），使其后方结构显示不清

　　R BULB：右侧颈动脉球部

的后期，但斑块钙化与症状学之间的联系尚未建立。钙化区域可能代表着先前的细胞凋亡（细胞死亡）转化为局灶的钙质沉积。钙化区域的大小取决于斑块生长的其他因素。然而，同时存在无回声区域和钙化区域的大斑块与神经系统事件有关。

（七）均质和不均质斑块

　　总体上，斑块可分为均质和不均质回声斑块。这种分类可追溯到超声图像与颈动脉内膜切除术切除的斑块标本之间的相关性。Reilly等认为大多数等回声或高回声的斑块为均质斑块，含有低回声、等回声及高回声的混合斑块则为不均质斑块。均质斑块在组织学检查中多含有纤维成分，而不均质斑块则含有出血。Bluth等将均质斑块定义为均匀一致的回声模式，通常斑块回声强度较低。而不均质斑块则为包含无回声区的复杂斑块。倾向于对引起重度狭窄的大斑块进行分类。这些所研究的斑块很可能经历了反复的斑块内出血、破裂和修复过程。因此，在有症状的患者中出现不均质斑块也就不足为奇了。然而，对于易损斑块，均质斑块多为低回声斑块。均质斑块也可指均匀一致的等回声或强回声斑块。

　　均质斑块至少有90%（75%，依据同一研究者报道）

的成分有相同的回声强度（图6.15，图6.18A）。区分均质和不均质斑块较困难。不同成分的混合斑块因含有高、低回声，因此是不均质斑块（图6.18B、C）。一些研究者将斑块中超过10%的区域含不同回声强度归类为不均质斑块，而另一些研究者则使用25%阈值界定。相较于均质斑块，不均质斑块与既往卒中或短暂性脑缺血发作更为相关。应用局部低回声描述斑块的一个缺陷是，局部低回声区域可能为溃疡。因此，需要联合使用彩色多普勒成像、能量多普勒或灰阶血流成像来更好地确定斑块轮廓。局部无回声占比或多处无回声占斑块面积超过50%时，将来发生栓塞事件或神经系统症状的风险增加。

五、斑块分类体系

（一）主观方法

　　在历史上，通过视觉评估斑块的回声强度/均质性。最初的分类体系是基于无回声区与斑块出血的相关性。由Gray-Weale等提出一种广泛应用的视觉评估斑块的方法（表6.2），并由Geroulakos等修订。后者与欧洲专家共识会议所采纳的颈动脉斑块分类方法类似。该分类体系使用5个最易于定义的斑块类别，最低级别代表主要

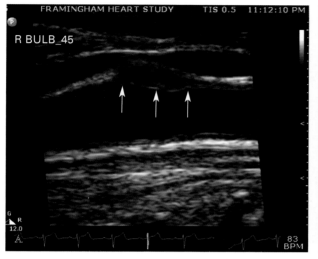

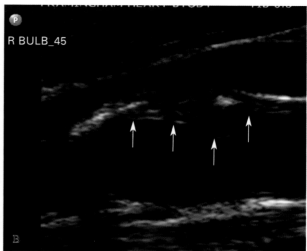

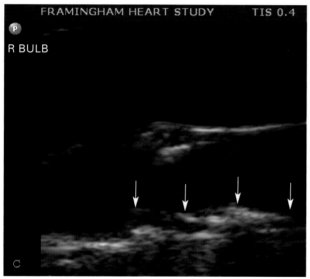

图6.18　A.相对均质斑块（箭头），主要为无回声成分。灰阶中位数（GSM）为27。B.不均质斑块（箭头），含不同回声强度的混合成分。斑块的GSM为45。C.明显的不均质斑块（箭头），主要为强回声。GSM是75

　　R BULB：右侧颈动脉球部

表6.2	基于颈动脉内膜切除术标本病理的斑块分类的主观方法		
Gray-Weale等分型		Geroulakos和欧洲专家共识分型	
级别	说明	级别	说明
1	主要为无回声斑块含薄的纤维帽	1	均一无回声斑块，可不存在纤维帽
2	基本为无回声斑块，含小面积有回声区	2	大部分为无回声斑块，含＜50%有回声成分
3	主要为有回声斑块，含小面积无回声区（＜25%）	3	大部分为有回声斑块，＜50%为无回声区
4	均一回声斑块（等同于均质斑块）	4	均一回声斑块
		5	由于钙化严重无法进行分类的斑块

为无回声成分（1级和2级）。1级和2级斑块发生神经系统事件的风险最高。3级和4级代表主要为有回声成分。5级为钙化斑块。尽管简单明了，但使用任何视觉方法评估斑块的重复性不高。视觉评估差异性的原因包括仪器间固有的差异、仪器设置的不同和评估医师的个体经验水平不同。即便是显示器设置和图像标尺也会影响斑块分类的可重复性。然而，研究表明，尽管"金标准"组织学分类的重复性存在显著的差异，但如果适当注意图像设置，也可以通过视觉斑块评估获得中等程度的一致性。

（二）定量方法

为了提高斑块分类的可靠性，出现了减少评估斑块主观性的方法和灰阶中位数（GSM）的概念。基本方法是对所给图像的灰阶值进行标准化（图6.12），然后勾勒斑块轮廓，提取斑块内灰阶值，并以直方图形式显示（图6.19）。以此直方图的GSM作为评估斑块总体强度的指标。表6.3总结了图6.13～图6.19的斑块分类方法，均采用欧洲专家共识会议的方法和GSM方法。其他方

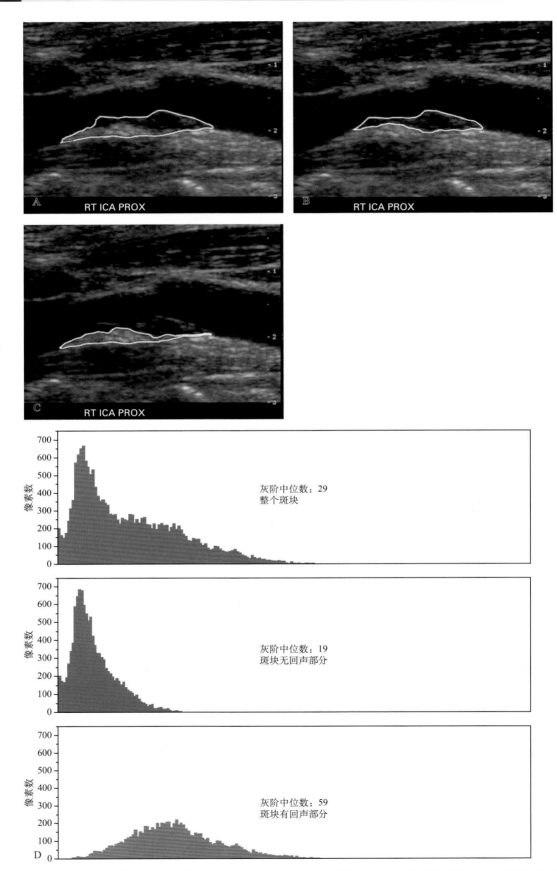

图6.19   A.在标准化图像上描记远场管壁斑块。B.进一步勾勒无回声区域。C.勾勒有回声部分。D.显示像素强度直方图和灰阶中位数。总体而言，此斑块超过60%区域为无回声，属于第2类型的斑块（表6.2）

RT ICA PROX：右侧颈内动脉近端

法包括观察最高和最低密度值之间的差异，或观察斑块内的灰度分组。GSM测量方法已经被病理标本、神经症状及卒中表现所验证。采用数值来总结斑块回声，提高了可靠性，并且该方法似乎优于视觉评估。GSM评估已扩展到将斑块分割成具有相似回声的组并绘制其分布图的新数值方法。

这些方法不仅可以描述斑块灰度的平均值或中位值，还可以量化回声的分布。提高超声斑块分类可靠性的主要障碍是避开二维图像的局限性，采用三维斑块成像结合纹理分析。

表6.3	此章节中出现斑块的类型及对应灰阶中位数总结（图13.19均为已标准化图像）	
图号	斑块类型[a]	灰阶中位数
6.13	1	18
6.14	2	47
6.15	4	80
6.16	3	74
6.17	5	无法测量
6.18A	1	27
6.18B	2	45
6.18C	3	80
6.19	2	59

[a] 如表6.2中所定义的：1 均质斑块，大部分无回声；2 不均质斑块，大部分无回声；3 不均质斑块，大部分有回声；4 均质斑块，大部分有回声；5 钙化斑块，评估受限

六、斑块表面特征

缺血性卒中的主要原因是来自心脏、大血管和颈动脉的栓子引起颅内动脉远端闭塞。颈内动脉重度狭窄很少引起颅内低灌注。无论管腔是否存在70%以上的狭窄，无内皮细胞覆盖斑块、溃疡斑块才是颅内栓子的来源。这些栓子导致颅内动脉闭塞和神经系统事件。因此，有理由要问，应用超声评估斑块表面特征，在探查哪些斑块可能脱落栓子方面是否具有临床价值。尽管有些研究者声称超声准确性较高，但一系列横向比较研究（超声结果与手术标本比较）表明，与颈动脉内膜切除术标本相比，超声检测斑块溃疡的准确性较差（灵敏度33%～67%，特异度31%～84%）。超声的问题在于，在伴有表面强回声的体积较大的混合型斑块中，难以检测出小溃疡。血管造影对斑块溃疡的诊断是否可靠是具有争议性的，因此它没有被列入北美症状性颈动脉内膜切除术试验（NASCET）的正式报告中。然而，NASCET随后的一份报告又表明溃疡斑块增加了神经系统症状的风险。

当斑块缺损较大时，超声在检测溃疡方面效果最佳。斑块溃疡的定义是表面缺损达2mm（宽度）×2mm（深度）。虽然超声的敏感度确实很低，可能会漏诊溃疡，但是发现明显的表面缺损对于溃疡斑块诊断具有很高的特异度（图6.20）。溃疡斑块的诊断需要满足以下标准：①与相邻动脉壁相比，斑块内的溃疡未延伸到管腔–内膜交界面；②溃疡凹陷处应有清晰的边界，伴或不伴有突出的边缘；③溃疡处有彩色多普勒，能量多普勒和二维灰阶血流（B-Flow）信号。前两个特征有助于排除假性溃疡征，即两个相邻斑块之间的缝隙（图6.21）。第三个特征用于排除靠近斑块表面的局灶性低回声区域（如斑块内出血或脂质核心）的可能性。如图6.21所示，两个斑块之间的间隙有一线样回声，与右侧颈总动脉斑块之前的管腔–内膜界面相延续。此回声线的缺失表明溃疡的存在。现在，三维灰阶成像的应用更有利于溃疡的检出。

小斑块表面轻度不规则（图6.22），与既往及新发的神经系统事件有关。此外，该征象的出现很可能与神经系统症状进展相关。这也是需要报告斑块表面不规则的原因。

七、斑块内新生血管

斑块新生血管被认为是易损性斑块和不稳定斑块的组织学标志。可通过超声造影评估颈动脉斑块新生血管密度（图6.6）。

目前的研究可能更关注导致小于70%甚至50%血管狭窄的斑块。同时，易损斑块的识别也是众多磁共振增强显像研究的主题之一。

八、对斑块特征评估的看法

超声评估斑块特征始于20世纪70年代末。20世纪80年代早期的相关研究主要关注接受动脉内膜切除术的患者，因此偏向于较大斑块、狭窄程度高的人群。超声与病理标本的首次相关性研究结果显示斑块出血区域为无回声（低回声）。对于症状性患者的斑块，研究的侧重点是斑块内出血或溃疡的检测。

流行病学研究数据表明，斑块内低回声也与脂质（脂肪）沉积区域相关。尽管普遍认为斑块回声强度与斑块成分之间存在相关性，如低回声斑块以脂肪为主，中等回声斑块则以纤维成分为主，但两者之间并非一一对应。进展型斑块通常会经历多个斑块内出血、修复和持续脂质沉积的循环过程。由于这些斑块的复杂性，因此很难在超声和组织学之间发现高度相关性。

高风险斑块的存在不一定与同侧症状相关。虽然在临床实践中，应用超声评估斑块特征，但它并不能替代对血流动力学狭窄的评估。事实上，临床医生在管理患者时，不可忽视狭窄程度而只关注斑块特征。然而，基于病理学的研究结果表明，使用他汀类药物（HMG-

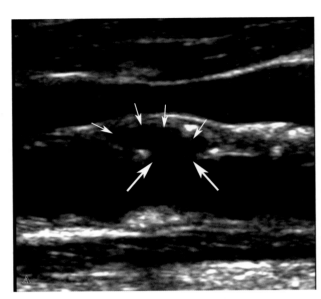
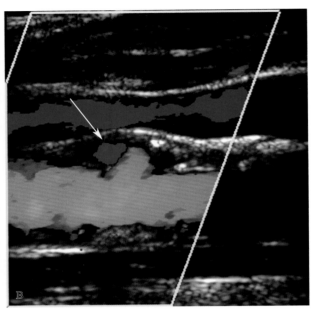

图6.20 A.B型超声图像长轴切面显示颈动脉斑块（大箭头所示）表面缺损和一个由小箭头勾勒出的凹陷。B.彩色多普勒成像证实为溃疡斑块，表现为在溃疡的缺损处存在一个逆向血流区域

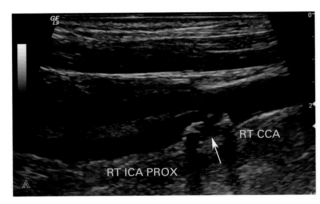
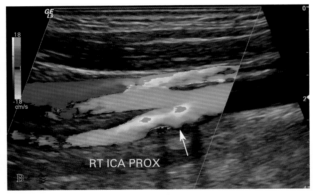

图6.21 A.纵切面灰阶图像显示两个相邻的钙化斑块。请注意，两个斑块之间的点为较薄内中膜处（箭头所示）。B.彩色多普勒图像未观察到血流逆转，血流充盈至（具有较薄内中膜）管壁（箭头所示）

RT ICA PROX：右侧颈内动脉近端；RT CCA：右侧颈总动脉

CoA还原酶抑制剂）可使斑块的脂肪成分转化为纤维组织。但在颈动脉斑块的超声研究中很少涉及这方面的斑块特征。

临床实用要点

- 我们对颈动脉斑块二维灰阶图像特征的了解来自因重度颈动脉病变行颈动脉内膜切除术病理标本的研究。
- 颈动脉斑块分类基于内膜切除术后标本的相关性研究，最初关注的是斑块内出血的检测。
- 根据主观斑块特征，无回声斑块可能存在较高的远期神经事件风险。斑块可能是均匀无回声斑块，也可能是以无回声为主的不均匀斑块。
- 无回声区不仅由斑块内出血引起，还与脂肪沉积（脂质核心）有关。

- 半定量方法采用图像标准化和斑块GSM测量评估斑块，与临床结局具有相关性。
- 超声检测严重病变的溃疡可靠性较差。然而，斑块表面不规则与神经系统事件相关，这一点值得关注。
- 颈动脉超声可以检测易损斑块的相关特征，如以低回声为主和新生血管形成征象。检测薄纤维帽不可靠。

九、内中膜厚度

颈动脉管壁超声图像显示的并非内膜厚度，而是内中膜的联合厚度。无论是经皮超声还是血管内超声，动脉粥样硬化的定义均是动脉壁从管腔-内膜界面到中膜-外膜界面的厚度。

在过去的30年，超声成像令人关注的一点是能够观察到动脉粥样硬化的管壁早期改变。如前所述，除了动脉分叉处，还可以在动脉走行平直段观察到动脉壁的

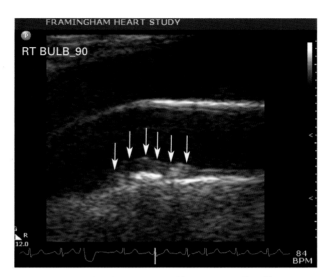

图6.22 这种表面轻微不规则的不均质斑块（箭头所指）与既往及新发的神经系统事件有关

RT BULB：右侧颈动脉球部

内中膜厚度。已经通过许多不同的方法进行IMT测量（图6.7）。

虽然颈总动脉的近场管壁和远场管壁均可测量

IMT，但远场管壁IMT似乎比近场管壁IMT与冠心病预后更为相关。在一般人群中，颈总动脉管壁厚度会随着年龄以0.006～0.010mm/年的速度增加，但参与降脂干预试验的研究对象以0.014 7mm/年这一更高的速度增加，而心血管疾病患者会达到0.017 0mm/年。这并不意味着超声图像可以达到这种程度的分辨率。考虑到众多因素，超声测量管壁厚度的分辨率约是图像像素大小的一半。目前，在各种临床中心，颈动脉IMT已被广泛认为是血管风险的一个标志。颈动脉IMT主要应用于临床研究，特别是确认降脂治疗的效果。Hodis等首先描述了洛伐他汀治疗的患者IMT不再增加。自此以后，许多临床试验使用IMT来证明不同降脂疗法的有效性和动脉粥样硬化的逆转。

颈动脉IMT可作为临床心血管风险的指标。尽管IMT可以在颈内动脉近端测量，但相关研究还是主要集中在颈总动脉IMT测量。在这些不同位置进行的检测结果与心血管危险因素的关系略有不同。有时，可以用肉眼直接到观察到IMT增加（图6.23）。

正常动脉和异常动脉IMT之间的临界值，随研究人群和患者年龄的差异而不尽相同。主要是由于心血管疾

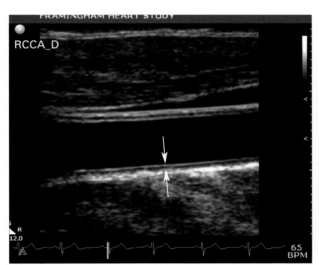

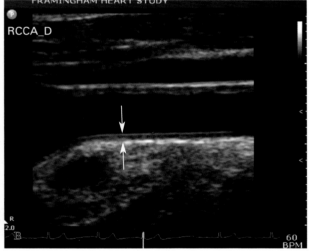

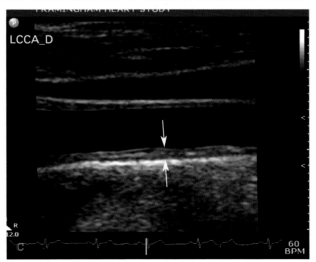

图6.23 A.在2个白色箭头之间显示较薄的远场管壁内中膜厚度（IMT）。近场管壁IMT也很薄。B.显示一个中等厚度的IMT，远场管壁（箭头）和近场管壁均累及。C.远场管壁IMT明显异常，增厚。肉眼主观评价近场管壁也有助于看出管壁厚度的差异，如图A与图B的比较

RCCA_D：右侧颈总动脉远段；LCCA_D：左侧颈总动脉远段

病危险因素较多者与危险因素较少的无症状个体之间的差别。性别和种族也会影响人群中IMT分布。

阻碍IMT应用的主要障碍是测量的位置。在近期的一项荟萃分析中，对12项研究的颈总动脉后壁IMT测量结果进行了Meta分析，结果显示IMT与远期的心肌梗死和卒中之间均存在相关性。然而，颈总动脉IMT测量位置明显不同（图6.24）。另外，IMT测量方法也不同，有的使用电子标尺，有的是人工绘制后由计算机算法进行处理，还有使用边缘检测软件，甚至心脏周期时相也会影响IMT大小，舒张期与收缩期之间差异约为0.04mm。

正因如此，多种族动脉粥样硬化研究（MESA）标准化了IMT测量过程并创建了IMT评分，该评分考虑了年龄、性别和种族/民族，建立了与儿童生长曲线相似的特定年龄正常参考值（图6.25）。MESA研究人群由4个种族组成：非西班牙裔白种人、非洲裔美国人、西班牙人和华裔美国人。在研究启动时，所有MESA研究对象均无心血管疾病，这是纳入标准之一。研究对象年龄在45～84岁，在2000～2002年进行了随访，获取首次心血管事件的数据。MESA研究结果显示，IMT测量对冠心病事件及所有心血管疾病具有很强的预测价值。MESA研究中，IMT超声检测流程遵循之前描述的方案。研究基于彩色多普勒和多普勒血流速度诊断标准（根据NASCET标准定义收缩速度峰值大于125cm/s为大于50%狭窄和230cm/s为大于70%狭窄）对于明显颈动脉狭窄进行筛查。IMT测量方案为一种简化的临床方案，增加了在舒张末期（心动周期内动脉直径最小）进行B

型灰阶图像采集，并对光标放置进行校准，避免个体化差异。虽然一些专家共识建议测量IMT时避开颈总动脉远段早期斑块，但是即使考虑到早期斑块的存在，在颈动脉球部起始处进行标准化IMT测量似乎也能预测临床预后。

在超声图像上，斑块表现为内中膜局限性增厚，并侵占动脉管腔。在相关专家共识中，颈动脉斑块的定义为局限性内中膜增厚高于周围IMT 50%或IMT绝对测量值≥1.5mm。尽管技师和超声医师的技术水平会影响超声图像质量及斑块检测灵敏度，但按照操作规范要求从颈动脉3个成像平面获取图像，以减少斑块漏诊或测量不准确。事实上，如果可以测量颈内动脉IMT，那则可以使用IMT诊断界值来定义斑块。

> **临床实用要点**
> - 超声测量的是内中膜联合厚度，而不仅是斑块形成处的内膜厚度。
> - 使用标准切面图像可轻松获得颈总动脉IMT测量值。
> - 颈动脉斑块标准为IMT较周边IMT增厚大于或等于50%，或厚度测量值≥1.5mm。
> - 可获得基于年龄、性别和种族/民族的标准化数据。

十、颈动脉斑块：范围、程度和随访

（一）有血流动力学的重度狭窄

随着狭窄程度的增加，斑块特征显示则越来越困难。尽管病变处直径狭窄率为50%或70%时显示尚可，但当病变达到80%或更高狭窄程度时，几乎不可能清

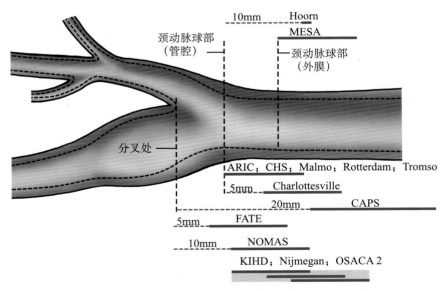

图6.24　该示意图总结了Den Ruitjer等报道的Meta分析中颈动脉内中膜厚度（IMT）测量位置。此图显示测量颈总动脉IMT的位置有很大的差异性，它是基于两个主要点：分叉处和颈动脉球部的起点。IMT研究联盟被命名为USE-IMT，纳入分析的研究包括社区动脉粥样硬化风险研究（ARIC）、颈动脉粥样硬化进展研究（CAPS）、Charlottesville研究、心血管健康研究（CHS）、消防员内皮细胞研究（FATE）、Hoorn研究、Kuopio缺血性心脏病研究（KIHD）、Malmo研究、多种族动脉粥样硬化研究（MESA）、Nijmegen研究、北曼哈顿前瞻性队列研究（NOMAS）、OSACA 2研究、Rotterdam研究和Tromso研究

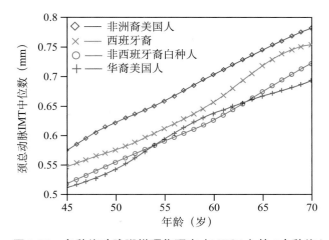

图6.25　多种族动脉粥样硬化研究（MESA）的4个种族/民族的年龄与颈总动脉（CCA）后壁内中膜厚度（IMT）的中位值线图。注意，这种关系并不是完全线性的

晰显示斑块特征。此时，斑块特征不太可能影响临床决策。然而，还是应当描述斑块特征为均质性还是不均质性，并对无回声区做出说明。同时可以描述斑块形态，但在大多数情况下斑块表面不规则。此外，还应描述完全闭塞管腔的超声图像表现。

（二）导致小于50%狭窄的斑块

斑块的严重程度，可进行主观分级。一种分为"没有斑块"或"狭窄小于50%的斑块"。另一种方法是给出斑块大小的表达，应用1%～24%或25%～49%狭窄，可使临床医生了解斑块影响程度。根据大型流行病学研究的结果，以斑块相对大小进行表述，如1%～24%和25%～49%分类，似乎具有良好的可重复性和随访结果（尤其是＞25%狭窄的类别）。这些斑块分类与冠状动脉CT血管造影所使用的冠状动脉疾病报告和数据系统（CAD-RADS）斑块分类一致。此外，对于狭窄程度在25%～49%的斑块，其斑块的特征描述比狭窄程度在1%～24%范围内的斑块更有意义。有研究者倾向报告斑块厚度，但对于不熟悉颈动脉超声的临床医生来说，1.2mm厚度与1.5 mm甚至1.8mm相比，临

床医生很容易忘记。尽管评估颈动脉斑块影响程度的最佳方法是使用横切面（短轴）图像以解决斑块偏心问题，但经过仔细甄选的纵轴图像可以同时评估斑块厚度或管腔变窄的相对程度，以及斑块形态、结构和面积。如果开具申请单的临床医生对斑块的相对大小有正确的认识，那么更容易进行患者随访，因为临床关注的是狭窄从小于50%发展到大于50%，这对患者临床决策具有明显的影响。与较小斑块相比，较大斑块更可能发生这种情况。这就是为什么需要在报告中告知斑块大小的原因。

（三）在临床中测量内中膜厚度

IMT测量在研究方案和流行病学方面已经应用了很长的时间。研究方法已经涉及非常复杂的图像采集和多种测量方法。但是，从这些研究中一些数据来看，其主要研究结论实际上是一些基于IMT测量做出的有限的推测。对于心血管风险评估，采集和测量方案必须简单、可靠，才适用于临床实践。Framingham后代研究和MESA研究中使用的基本方案，得出了与结局直接相关的一致结果，并且可以用作考虑年龄、性别和种族/民族等因素的校正参考值。

（四）斑块特征：新视野

颈动脉斑块超声成像的新领域，可能包括对50%左右狭窄斑块的评估。这些小斑块很容易识别，不可能随时间快速变化或引起栓塞。对于≥50%狭窄的症状性患者或≥80%狭窄的无症状患者的斑块，则可能考虑经皮介入治疗。

对于中等大小的颈动脉斑块，需要准确描述其范围和严重程度。还应该描述其内部结构，特别是存在无回声区域（脂质核心或斑块内出血）。对二维图像进行标准化处理后，定量测量斑块回声强度，可判断预后。斑块大小、厚度、体积与结局相关。尽管清晰的超声成像可以在纵切和横切面上显示斑块的范围，但对斑块随时间演变的定量评估，仅限于研究阶段。未来，3D超声成像结合图像分析算法，在规范颈动脉斑块评估和提供更大临床价值方面，具有相当好的前景。

第 7 章

颈动脉狭窄超声评价

一、引言

确定颈动脉狭窄常用的方法是脑血管超声。颈内动脉（ICA）狭窄多位于近心段，而累及颈动脉系统其他位置的病变并不一定会引起严重的神经系统事件。接近30%的大脑半球主要事件［卒中、短暂性脑缺血发作（TIA）或一过性黑矇］均源自颈动脉分叉处病变。然而，颈动脉其他部位如 ICA 远段病变（常规颈动脉超声难以清晰显示）、颈总动脉（CCA）及无名动脉（IA）的狭窄也很重要。颈外动脉（ECA）狭窄虽不是临床关注的重点，但是可以解释临床听诊的杂音，并且外科医生进行颈动脉内膜切除术（CEA）时，需要了解相关情况。因此，需在报告中予以提示。

二、临床背景

20世纪90年代，北美和欧洲针对ICA狭窄进行了一些大型、多中心研究证实，CEA与药物治疗相比，能够有效预防卒中的发生。北美症状性颈动脉内膜切除试验（NASCET）结果证实，对于症状性颈动脉狭窄≥70%的患者，CEA与药物治疗比较显示，2年内卒中发生率减少17%。NASCET的后续报道显示，CEA可以改善颈内动脉狭窄50%～69%患者的预后，但改善程度不如重度狭窄患者。无症状颈动脉粥样硬化研究（ACAS）组的报道也提示CEA可以使≥60%狭窄患者的卒中发生率下降。但是，NASCET研究显示，对于中度狭窄患者的5年卒中发生率仅减少了5.8%。国内外其他研究也证实了CEA的价值。无症状颈动脉外科试验（ACST-1）研究显示，70%～89%的无症状重度颈动脉狭窄患者，接受CEA治疗可降低10年内的卒中发生率。

随着他汀类药物（HMG-CoA还原酶抑制剂）的应用，很多研究证实，强化他汀治疗可使卒中等主要血管事件的发生风险降低约16%。临床试验表明，入院后开始他汀类药物治疗联合CEA手术，可使CEA术后缺血性卒中事件发生率及死亡率降低。另外，无症状患者CEA术前服用他汀类药物可使围术期卒中及早期认知功能下降的发生率降低。

2000年以后，颈动脉支架术（CAS）广泛用于治疗颈动脉狭窄。颈动脉内膜切除术与支架置入术血运重建研究（CREST）临床试验表明，症状性和无症状患者2种术式围术期脑卒中发生率均接近。然而，颈动脉支架患者围术期卒中发生率较高，而CEA患者围术期心肌梗死发生的风险较高。此外，一些针对症状性颈动脉狭窄患者的研究结果与上述不一致，研究认为高风险症状性狭窄患者不适合CAS治疗。

三、颈动脉狭窄影像学评估

超声是颈动脉狭窄患者的首选影像学检查方法。在许多医疗机构，超声是术前筛选CEA手术或支架置入患者的唯一检查方法。在另一些医疗机构，当超声首检发现有明显管腔狭窄或超声结果不确定时，可联合应用磁共振血管成像（MRA）或CT血管成像（CTA）进行评估。随着颈动脉超声成像分辨力的提高、MRA及CTA成像补充应用，常规血管造影所承担作用明显降低。

本章将重点阐述超声对ICA狭窄的评估。很多研究指出，颈动脉狭窄与短暂性脑缺血发作（TIA）和脑卒中密切相关。颈动脉系统其他部位狭窄性疾病，同样具有重要的临床意义，在此章也一并进行阐述。

（一）颈内动脉狭窄评估方法

颈内动脉重度狭窄超声评估标准主要基于NASCET和欧洲颈动脉外科手术试验（ECST）结果。大多数大型颈动脉狭窄研究采用传统的非NASCET颈动脉狭窄分级方法，将超声和血管造影（"金标准"）进行比较。通过测量残余管径与原始管径大小进行颈动脉狭窄程度分级（图7.1）。虽然此方法适用于大多数血管，但是ICA近段具有独特的特征，此处的测量方法有待商榷。首先，常规的血管造影成像不能精确显示原始管腔。对于外周动脉狭窄来说不是主要问题，狭窄两端的管腔可以显示。但是，ICA近段病变两端通常没有"正常"的管腔。颈动脉球部是一个变异性很大的扩张区域，对于原始管腔的评估更加复杂。由于难以准确估计颈内动脉近段"无"斑块管腔的位置，在估计颈内动脉狭窄程度时，观察者之间存在很大的误差。为了减少观察者之间的误差，NASCET和ACAS研究者采用了不同的方法：用最小残余内径与狭窄以远正常ICA段的管腔内径进行比较（图7.1）。

尽管NASCET测量方法不能精准反映在狭窄部位管腔的狭窄程度。但是，这种方法可以减少观察者间的误差。值得注意的是，ECST依旧采用传统的狭窄测量方

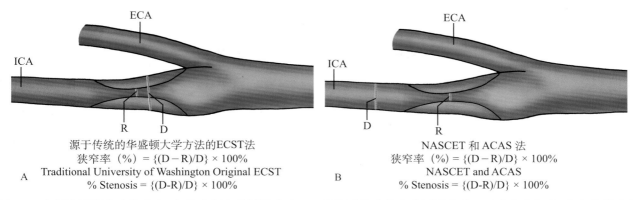

源于传统的华盛顿大学方法的ECST法
狭窄率（%）= {(D−R)/D} × 100%
A　Traditional University of Washington Original ECST
% Stenosis = {(D-R)/D} × 100%

NASCET 和 ACAS 法
狭窄率（%）= {(D−R)/D} × 100%
B　NASCET and ACAS
% Stenosis = {(D-R)/D} × 100%

图7.1　血管造影颈内动脉（ICA）狭窄程度的测量方法。A.早期或华盛顿大学测量方法，用残余内径（R）与原始内径（D）比较。残余内径与原始内径均在狭窄处测量。欧洲颈动脉外科手术试验（ECST）也采用此种测量方法。由于在血管造影中无法显示原始管腔，因此原始管腔位置很难精准确定，通常是估测。B.北美症状性颈动脉狭窄内膜切除手术试验（NASCET）或无症状颈动脉粥样硬化试验（ACAS）采用残余内径（R）与狭窄以远颈内动脉的原始内径（D）比较。这是目前唯一认可的血管造影、磁共振血管成像（MRA）和CT血管成像（CTA）中ICA狭窄程度的测量方法
　　ECA：颈外动脉

FIG. 7.1　Methods of measuring the degree of internal carotid artery (*ICA*) stenosis at contrast angiography. (A) On top, the older or so-called University of Washington method compares residual lumen (*R*) with original luminal diameter (*D*). Both measurements are taken at the level of the stenosis itself. This measurement was also used in the European Carotid Surgery Trial (*ECST*). As the original lumen cannot be seen on a contrast angiogram, the exact location is diffi cult to determine and is estimated. (B) On the bottom, the North American Symptomatic Carotid Endarterectomy Trial (*NASCET*) or the Asymptomatic Carotid Atherosclerosis Trial (*ACAS*) method compares R with the distal internal carotid artery D. This is currently the only recognized method for measuring ICA stenosis severity on catheter arteriography as well as magnetic resonance angiography (MRA) and computed tomographic angiography (CTA). *ECA*, External carotid artery.

法，尽管NASCET和ECST均证实了CEA的有效性，但两者采用的ICA狭窄测量方法完全不同。一般来说，对于一个相同残余管腔内径，既往（NASCET之前）方法计算出的管腔狭窄率要明显高于NASCET方法（图7.1）。目前，北美的大型临床试验依据NASCET标准筛选临床患者是否需要进行CEA手术。因此，推荐使用基于NASCET的多普勒评估狭窄程度标准。

临床实用要点

- 北美和欧洲的大型多中心临床试验证实，与药物治疗相比，CEA可以有效预防ICA狭窄患者卒中的发生。
- 评估颈内动脉狭窄严重程度的超声标准主要基于NASCET和ECST多中心的结果。
- 20世纪90年代以前，采用血管造影测量颈动脉的狭窄程度，该方法通过估计狭窄处动脉管壁的位置，计算局部（相对）狭窄程度。
- 对于ACST和NASCET，狭窄程度是通过狭窄部位的残余管腔内径与ICA远段内径的比值计算。

（二）超声技术

颈动脉检查时，患者取仰卧位，颈部略微伸展，必要时头部略转向对侧（图7.2）。通常，使用9MHZ线阵探头（或5～12MHz探头）。颈动脉超声检查可从CCA的横切面或纵切面开始，探头置于锁骨上窝，声束尽可能向下，显示CCA的近段。在冠状面上，从锁骨上窝开始对CCA进行连续检查，直至下颌角水平，分别检查ICA和ECA。ICA通常位于ECA的后外侧。可通过频谱

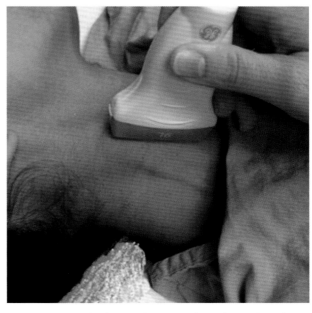

图7.2　颈动脉超声检查体位。患者仰卧，颈部略舒展，头略微偏向对侧

形态鉴别低阻型ICA（舒张期血流速度较高）和高阻型ECA（舒张期血流速度较低）（图7.3）。横切面上，采用灰阶超声和彩色多普勒成像从CCA近段至远段进行观察。颈动脉球部和分叉位置也应采用灰阶和彩色多普勒血流成像。如果ICA存在明显的斑块，可在横切面成像上比较管腔的原始内径和残余管腔内径以评估管腔狭窄程度，并将其作为基于收缩期峰值流速（PSV）确定的狭窄程度的定性辅助指标。

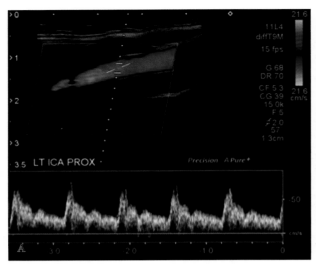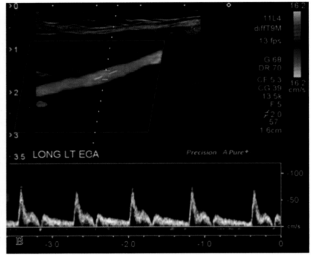

图7.3　颈内动脉（ICA）和颈外动脉（ECA）频谱。A.由于向颅内供血，ICA为舒张期血流速度较高的低阻型频谱。B.ECA为舒张期血流速度较低的高阻型频谱

多普勒血流速度测量应包括CCA近段、远段，以及ICA近段、中段、远段。由此，可自动计算出ICA/CCA的PSV流速比值。由于CCA近段靠近升主动脉，流速会略升高。另外，多普勒血流速度法也应结合斑块大小综合判断。ECA流速升高的临床意义一般不大。但应注意，当ECA流速升高时，可能误以为ICA狭窄产生的颈部杂音。

通常以标准纵切面显示颈椎横突孔之间的椎动脉。应记录血流方向和频谱形态，特别是要注意血流方向是否在整个心动周期内均为入颅方向。

临床实用要点

- ICA频谱是典型的低阻型。
- ECA频谱阻力高于ICA。
- 除了可以解释临床听诊的杂音外，ECA流速升高临床意义不大。

（三）多普勒参数和标准

目前用于评估ICA狭窄严重程度的参数标准是基于2003年放射学超声委员会（SRU）共识声明。SRU标准汇总了多项研究结果，采用不同速度参数，包括PSV、ICA与同侧CCA的PSV比值（ICA PSV/CCA PSV比值）和舒张末期流速（EDV）。SRU共识认为，首先，颈内动脉PSV升高，存在血流限制性斑块，是确定ICA严重狭窄的主要参数；其次，如颈内动脉EDV升高和ICA/CCA PSV比值升高，可以进一步支持ICA狭窄的诊断。

一些研究表明，以平均PSV和ICA/CCA PSV比值确定的颈动脉狭窄程度与血管造影确定的狭窄程度呈正相关。既往研究应用传统的狭窄分级方法，之后研究采用NASCET/ACAS方法。然而，这些方法所测定的平均流速的标准差相当大，表明多普勒流速测量不能精准预测血管狭窄程度（图7.4）。SRU共识提出的狭窄分级标准（0～49%，50%～69%，≥70%但小于次全闭塞）

与NASCET标准一致，具有重要的临床实用价值。

SRU共识建议的诊断标准合理且易于应用（表7.1），并已被大量实验室采用。这些标准通过血管造影验证，其敏感度为95.3%，特异度为84.4%。SRU共识中的参数标准兼顾了诊断敏感和特异度，并且与ACAS/NASCET基于血管造影测量的狭窄程度分级标准一致（表7.2，图7.5，图7.6）。

PSV是迄今为止最常用的参数，因为它容易获得，且重复性好。在一项超声与血管造影的对比研究显示，针对≥70% ICA狭窄，PSV与ICA/CCA PSV比值诊断准确率几乎一样（图7.7），EDV的准确率稍差。

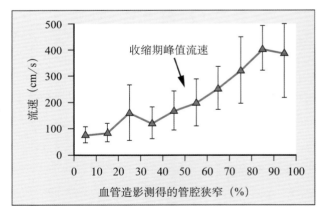

图7.4　收缩期平均峰值流速（PSV；Y轴）与血管造影测得的血管腔狭窄程度（X轴）之间关系的示意图。血管造影采用北美症状性颈动脉内膜切除试验（NASCET）方法进行测量。随着狭窄程度（血管造影显示）增加，PSV均值明显升高。误差棒代表平均值的标准差。图中每个点代表了10%狭窄程度间距的速度平均值（如45%的点代表40%～50%狭窄范围的平均流速）（Reprinted with permission from the Radiological Society of North America：Grant EG，Duerinckx AJ，El Saden S，et al.Ability to use duplex US to quantify internal carotid stenoses：fact or fiction？Radiology.2000；214：247-252.）

表7.1	SRU颈内动脉狭窄诊断标准			
狭窄程度	一线指标		二线指标	
	斑块的视觉评估	ICA PSV（cm/s）	ICA/CCA PSV 比值	ICA EDV（cm/s）
正常	None	＜125	＜2.0	＜40
＜50%	＜50%	＜125	＜2.0	＜40
50%～＜70%	≥50%	125～230	2.0～4.0	40～100
70%～＜次全闭塞	≥50%	＞230	＞4.0	＞100
次全闭塞	可见	高，低或检测不到	不定	不定
完全闭塞	可见，管腔未显示	检测不到	N/A	N/A

　　CCA：颈总动脉；EDV：舒张末期流速；ICA：颈内动脉；PSV：收缩期峰值流速；SRU：美国放射超声学会。这些参数值由共识确定，未提供参考文献（Modified from Grant EG，Benson CB，Moneta GL，et al.Carotid artery stenosis：grayscale and Doppler ultrasound diagnosis—Society of Radiologists in Ultrasound Consensus Conference.Radiology. 2003；229：340-346.）

表7.2	PSV诊断≥70%ICA狭窄的敏感度、特异度及准确率		
PSV（cm/s）	敏感度（%）	特异度（%）	准确率（%）
100	100	82.8	85
125	100	87.6	89.2
150	96.1	90.5	91.2
175	96.1	92.5	93
200	92.2	95.1	94.7
225	86.3	95.7	94.5
250	70.6	96.8	93.5
275	66.7	97.1	93.2
300	60.8	97.4	92.7
350	41.2	98.6	91.2
400	33.3	99.4	91

　　表格数据来源于一项202例患者的超声诊断研究，采用NASCET分级方法，经血管造影证实≥70%ICA狭窄的收缩期峰值流速（PSV）评估的敏感度、特异度和准确率。随着阈值升高，敏感度逐渐降低，而特异度逐渐升高，但是没有一个理想的界值。

　　考虑到某一个体时，要注意PSV和EDV存在个体差异性。ICA/CCA PSV比值可以反映出哪些个体受血流动力学变化（如低心排血量、串连性病变）的影响，导致血流速度的异常。例如，对于心排血量低的患者，检测的实际流速可能无法反映病变的真实程度，而流速比值可以更准确地反映管腔狭窄的真实程度。相反，重度

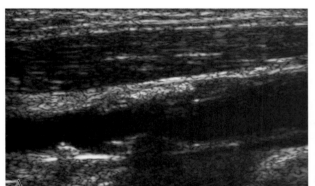

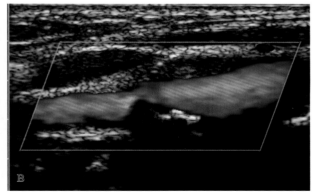

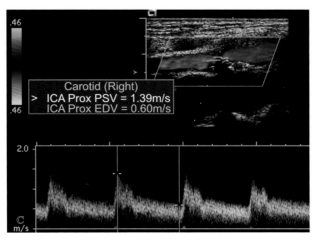

图7.5 一例无症状的73岁男性患者，冠状动脉旁路移植术前发现颈内动脉（ICA）中度狭窄（50%～69%）。A.灰阶超声显示右侧颈动脉球部中等大小的斑块，由质软和钙化成分构成，并延续至ICA近段。B.彩色多普勒血流成像显示狭窄程度大于灰阶成像。C.频谱多普勒显示收缩期峰值流速（PSV：139cm/s）和轻度升高的舒张末期流速（EDV：60cm/s），收缩期流速比值为2.4，根据SRU共识标准，所有3个参数均提示狭窄程度为50%～69%

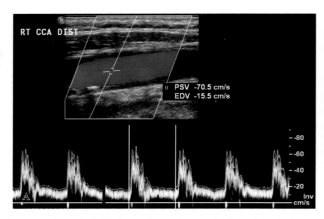
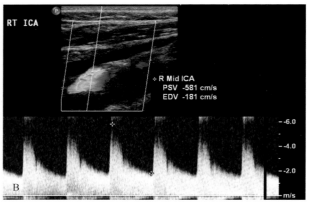

图7.6 一例66岁男性患者，颈内动脉（ICA）重度狭窄（≥70%）。既往有多次短暂性脑缺血发作病史的，病变主要累及右侧大脑半球。A.频谱多普勒显示右侧颈总动脉（CCA）远段收缩期峰值流速为70.5cm/s。B.同侧ICA的彩色多普勒成像显示一个致密的钙化斑块，后方伴声影，该区域血流混叠，提示血流速度升高。频谱多普勒证实流速显著增加：PSV为581cm/s，舒张末期流速（EDV）为181cm/s，PSV比值为8.2。根据SRU共识标准，所有3个参数均提示狭窄程度为≥70%狭窄

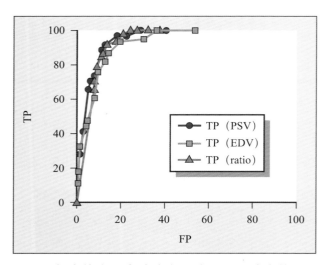

图7.7 超声检查颈内动脉（ICA）≥70%狭窄的ROC曲线，所采用的3个多普勒参数分别为收缩期峰值流速（PSV，绿色圆形），舒张末期流速（EDV，蓝色方形），以及ICA与同侧颈总动脉收缩期峰值流速比值（V_{ICA}/V_{CCA}，红色三角形）。图中数据基于研究机构所检查的266支颈动脉，纵坐标代表真阳性的例数（TP），横坐标代表假阳性的例数（FP）。3个参数都有意义，PSV和V_{ICA}/V_{CCA}具有一致性，EDV稍差

狭窄或闭塞病变可能导致对侧ICA流速的假性升高，这是Willis环侧支循环所致。在计算ICA/CCA PSV比值时，一个重要的技术要点是分母必须从离分叉点近的CCA远端2～4cm处获得。Lee及同事的研究证实，大多数患者的CCA收缩期流速从近心段至远心段是逐渐下降的。因此，如果从近心段测量CCA流速，比值会出现假性降低，导致低估狭窄程度。

Hathout及同事近来提出一个有趣的ICA比值测量方法，即用狭窄处的最高峰值流速除以同侧ICA远段"正常化"流速。此方法模拟了NASCET的测量方法。两个流速均在狭窄所处的同一血管上测量，作者提出的测量方法与常规应用的多普勒参数相比，结果显示有优势。虽然常规采用的PSV流速比值（ICA PSV/CCA PSV）诊断价值很好，但是分母来自CCA，可能受到CCA和（或）ECA病变的影响。

颈内动脉走行纡曲，可以导致PSV假性升高。造成该现象的原因主要是在经过弯曲处血流的速度真性升高，同时难以进行正确的多普勒角度校正。因此，如果ICA极度纡曲，做出颈动脉狭窄的诊断时要谨慎，不能仅凭借多普勒流速升高，还要重视灰阶超声和（或）彩色血流成像观察到的管腔狭窄、频谱多普勒的狭窄后湍流情况。除明显狭窄外，以下情况也会出现流速升高，如年轻运动员、高心排血量状态、动静脉瘘或动静脉畸形的供血血管、颈动脉支架置入的患者。因此，一定要综合考虑颈动脉病变处的灰阶和多普勒超声的表现，包括斑块负荷和管腔狭窄程度的可视化评价，综合评价所有的诊断特征（视觉观察和流速数据）的一致性，才能做出血管狭窄程度的诊断。

四、诊断标准

1. SRU共识的多普勒流速标准
- ICA ＜ 50% 狭窄
  i. PSV_{ICA} ＜ 125 cm/s
  ii. PSV_{ICA}/PSV_{CCA} 比值 ＜ 2.0
  iii. EDV_{ICA} ＜ 40 cm/s
- ICA 50% ～ 69% 狭窄
  i. PSV_{ICA} ≥ 125 cm/s，＜ 230 cm/s
  ii. PSV_{ICA}/PSV_{CCA} 比值 ≥ 2.0，＜ 4.0
  iii. EDV_{ICA} ≥ 40 cm/s，＜ 100 cm/s
- ICA 70% ～ 99% 狭窄
  i. PSV_{ICA} ≥ 230 cm/s
  ii. PSV_{ICA}/PSV_{CCA} 比值 ≥ 4.0
  iii. EDV_{ICA} ≥ 100 cm/s

2. 虽然非NASCET动脉造影分级标准目前仍然采用

华盛顿大学研究的 $EDV_{ICA} \geqslant 140\ cm/s$ 作为狭窄 $> 80\%$ 的评估标准。

临床实用要点

- 基于动脉造影的流速界值标准研究，需要采用 NASCET/ACAS 测量方法（图7.1）。
- SRU 共识认为，颈内动脉 PSV 升高和血流限制性斑块存在，是决定 ICA 狭窄严重程度的主要参数。次要参数是若颈内动脉 EDV 升高和 ICA/CCA PSV 比值升高，进一步支持 ICA 狭窄的诊断。
- 当存在动脉粥样硬化斑块时流速标准的应用受以下因素的影响。
  - 对侧动脉狭窄程度。
  - 动脉弯曲。
  - 心排血量变化。
- ICA/CCA PSV 比值可鉴别出因血流动力学异常原因（如低心排血量、串行病变）而导致 PSV 或 EDV 异常的患者。

五、斑块特征

既往研究已经证明颈内动脉斑块特征的重要性（详

见第6章）。均质或等回声斑块被认为是稳定的，不太可能进展为斑块内出血或溃疡。含有低或无回声的斑块可能代表斑块内出血或脂质或胆固醇沉积。含有明显的无回声的斑块，一般称为不均质斑块，是不稳定的，更容易发生栓塞。此外，表面局灶性凹陷或破裂的溃疡斑块更容易发生斑块破裂和栓塞事件（图7.8）。均质和非均质斑块均可出现钙化。

六、技术注意事项和误区

SRU 共识认为，没有导致血流速度升高的斑块，其狭窄程度应小于50%。尽管如此，应通过横切面图像（垂直于动脉长轴）测量血管直径及残余管腔内径（无斑块部分）来粗略估计斑块大小和狭窄程度（图7.9）。如果在纵切面上测量狭窄，由于声束角度的影响可能会高估或低估斑块大小（详见第6章）。需仔细采集用于斑块测量和特征评估的图像。因为"彩色外溢"会导致斑块成像模糊（图7.10），应联合灰阶与彩色多普勒成像。

钙化斑块的声影可使管腔显示不清。一个大钙化斑块产生声影，很难准确评估该段颈动脉的狭窄程度。可采用一些技术改善这些区域的成像，如调整声束方向和使用能量多普勒。被钙化斑块遮挡区域存在明显狭窄的一个重

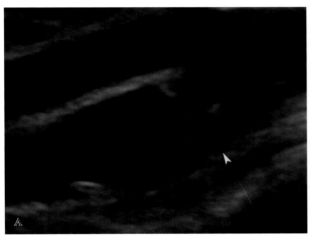
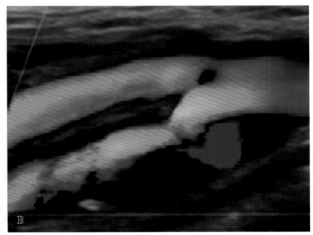

图7.8　溃疡斑块。A.灰阶图像显示，颈动脉分叉至颈内动脉（ICA）低回声（无回声区）不均质回声斑块（箭头）。B.彩色多普勒图像清晰显示了斑块范围，在接近无回声斑块区彩色暗淡，伴有涡流反向血流（蓝色）

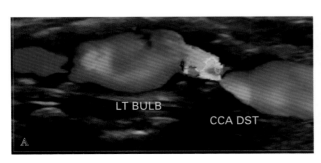
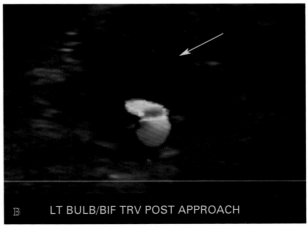

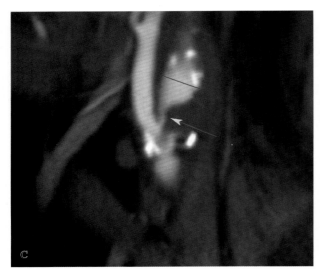

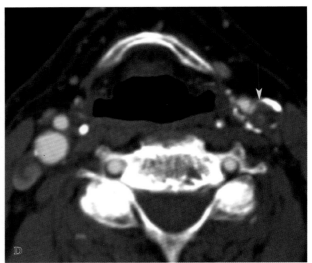

图7.9　狭窄评估。纵切面彩色多普勒图像（A）显示颈内动脉（ICA）近段（球部）轻-中度狭窄。然而，横切面彩色多普勒成像（B）显示，ICA近段几乎闭塞（箭头），仅在周边残存微弱血流。单纯在纵切面评估明显低估了狭窄程度，而在横切面（TRV）图像上能够更准确地评估狭窄程度。CT血管成像（CTA）矢状面（C）和轴位（D）图像显示了微弱血流（箭头），狭窄以远的近段颈内动脉管腔（C图红线）出现相对扩张

　　BIF：分叉；CCA：颈总动脉；DST：远段；LT：左侧

要特征是声影区域远处出现湍流。流速升高和狭窄，即后段湍流，提示存在明显血流动力学意义的狭窄（图7.11）。通常狭窄后血流紊乱长度不会超过2cm，以此种方法有助于识别钙化长度范围小于2cm者。无回声软斑块的识别很困难，应用彩色多普勒超声评估管腔，辨别其与管壁的关系，有助于识别。血流充盈的管腔与管壁之间明显的间隙，应考虑为无回声斑块。同时需要注意，不要把彩色增益设置过高，这样会导致斑块显示不清。

　1. 频带增宽

　　当多普勒取样容积内血流速度范围较大时，会出现频带增宽，频窗充填（图7.11）。这一现象是血管狭窄的典型表现。然而，频带增宽也可能与一些技术因素或引起湍流的其他原因相关，具体包括以下几点。

- 取样容积（取样门）过大，包括全部或几乎全部动脉管腔。
- 增益设置过高。
- 血管壁运动幅度较大。
- ICA重度狭窄或闭塞病变，对侧动脉的流速增快。
- 血管纤曲。
- CEA术后。

　　缩小频带增宽的技术方法包括降低增益、调小多普勒取样容积。虽然频带增宽与明显狭窄相关，但难以量化，对狭窄程度评估所能提供的价值有限。

　2. 血流模式改变

　　动脉管径的改变通常会引起多普勒频谱血流模式的改变。最常见的例子是颈动脉球部，由于球部动脉内径较CCA远段增宽，可以看到涡流。应注意，这是正常的生理现象（图7.12）。

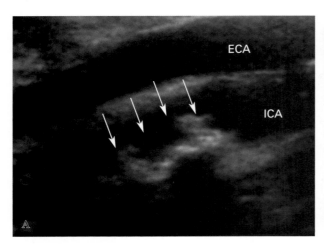

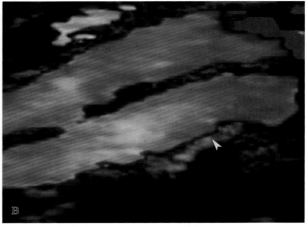

图7.10　彩色多普勒"外溢"伪像。A.颈内动脉（ICA）纵切面显示不规则形钙化斑块（箭头）。B.彩色多普勒成像显示"外溢"伪像，使斑块轮廓模糊（箭头）

　　ECA：颈外动脉

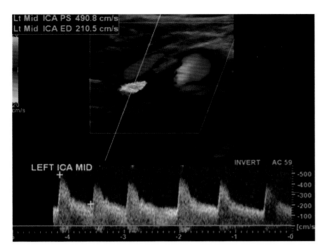

图7.11　颈内动脉（ICA）纵切面，频谱多普勒图像显示伴有声影的钙化斑块后方无血流显示成像。管腔模糊显示不清。其远端有湍流。相应的多普勒频谱显示流速增快、频带增宽，与重度狭窄一致

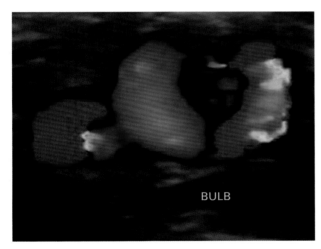

图7.12　颈动脉球部横切面彩色多普勒成像显示，因颈动脉球部和颈内动脉近段管腔增宽，出现"涡流"血流

3. 频谱形态异常

颈动脉多普勒频谱形态改变可提示心功能变化。例如，主动脉内球囊反搏或左心室内辅助装置将改变颈动脉多普勒频谱形态。心排血量减低或主动脉瓣病变患者也可能出现异常频谱。

临床实用要点

- SRU共识认为斑块或内膜增厚病变应归为ICA<50%狭窄，无明显流速升高。
- 有血流动力学意义的狭窄，通常会出现湍流及多普勒频带增宽，并延伸到最窄处以外1～2cm。
- 长于1cm的致密钙化斑块可以掩盖狭窄段。
- 长钙化斑块以外的湍流，提示存在被钙化斑块掩盖的病变。
- 尽管频带增宽与狭窄相关，但也可能与之前阐述的技术因素或引起湍流的其他原因相关。

4. ICA闭塞或次全闭塞

ICA闭塞患者卒中发生率是颈动脉正常者的2倍。这可能是对侧ICA通过Willis环向闭塞侧ICA血流代偿不足引起的。从治疗角度来说，CEA不适用于完全性动脉闭塞。未经治疗的ICA次全闭塞，或称作不全闭塞、假性闭塞、闭塞前期或细线征，卒中的发生率每年约11%，与未经治疗70%～79%ICA狭窄的发生率基本相同。因此，鉴别完全闭塞和次全闭塞是重要的，因为完全闭塞不适合接受手术治疗，而次全闭塞的患者应该接受手术治疗。

动脉闭塞，则血流中断或被阻断。常见于ICA起始处附近，邻近颈动脉分叉处，当然也可以发生在远段，常在颅内。如前所述，这些患者不适合接受手术治疗。虽然次全闭塞是一种严重ICA狭窄，但其有典型特征，ICA狭窄以远段管腔塌陷或缩小。这可能是因为管腔内血流和压力的急剧减低所致。因为通过血管狭窄后方的造影剂减少，可能导致造影显示的管腔变细比实际病变更严重。根据定义，当ICA管腔小于同侧ECA管腔时可以诊断次全闭塞。从病理生理角度来看，因为血流减少，ICA显像延迟，正常血管造影时间内只出现ECA显影。一个有趣的特征是，对于次全闭塞的ICA，不能应用NASCET方法测量狭窄程度，因为狭窄远端所谓的正常管腔直径"变小"，测量的狭窄严重程度会较实际情况轻，这种狭窄病变可以分类为狭窄>95%。

ICA闭塞的超声特征表现多样。典型的闭塞，管腔内表现为无回声或低回声充填，并且管腔内无频谱多普勒、彩色多普勒或能量多普勒信号（图7.13）。常见情况是，在闭塞管腔内可以看到局部回声充填或钙化斑块。在某些情况下，不能直接观察到闭塞动脉，而是在颈总动脉分支处仅看到一支血管，从而诊断ICA闭塞。遇到这种情况时，可能会把较粗的ECA分支误认为是ICA，这会使问题变得复杂。然而，可以通过彩色多普勒成像显示血管解剖结构并鉴别，从而减少误诊。

通常在ICA起始部可探及明显的动脉残端，这类患者闭塞ICA很容易观察到，因为闭塞残端延伸很少超过ICA。这种情况下，可通过彩色多普勒或频谱多普勒超声观察病变管腔内是否存在双向血流，这是由于血管内血栓或斑块导致闭塞，收缩期为前向血流，舒张期出现折返。急性ICA闭塞的另一特征是同侧CCA出现"颈外动脉化"或高阻型血流频谱形态。因为CCA血流全部流入ECA，CCA的频谱形态反映其远端供血器官（头部和颈部肌肉组织）的高阻血流频谱（图7.14）。ICA闭塞后，如果ECA成为其主要侧支循环血管，则不出现CCA颈外动脉化。多数情况下，ICA由重度狭窄缓慢进展为闭塞，此时ECA作为主要侧支通路表现为低阻波形，CCA也表现为同样频谱波形。

绝大部分ICA闭塞发生在远段的颈动脉虹吸段。此段血管超出常规颈动脉检查的范围。虽然，目前大多数权威人士主张通过CTA或MRA检查颅内血供，但也可

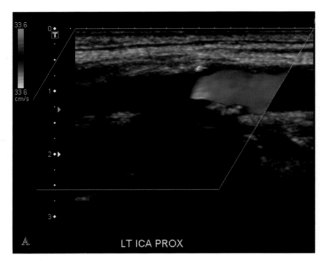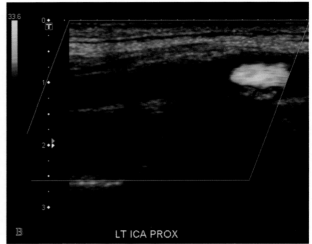

图7.13　一例65岁女性患者，颈内动脉（ICA）闭塞，近期发生过脑卒中。A.彩色多普勒成像显示ICA管腔呈无回声，完全没有血流信号。B.能量多普勒提高了敏感度，没有残余管腔，进一步证实闭塞。磁共振血管成像（MRA）证实ICA闭塞

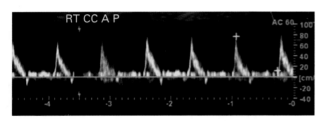

图7.14　由于颈内动脉（ICA）闭塞，颈总动脉（CCA）出现高阻型血流频谱

以通过经颅多普勒发现ICA远端病变。颈动脉多普勒超声检查不能直接发现远端病变。但是，如果近端ICA舒张期血流消失，或与对侧相比PSV下降，也间接提示远端病变（图7.15）。ICA无舒张期血流，则为异常。除了考虑ICA远端闭塞外，还应该考虑ICA夹层和颅内压力显著增加或脑水肿的可能。

如前所述，颈动脉闭塞的超声特征相对明显。遗憾的是，超声可能会遗漏病变颈动脉内非常细的残余管腔及微弱的血流信号，因此单纯超声检测不能完全做出正确的诊断。既往研究显示，8%～30%的次全闭塞患者，超声不能发现残存管腔。因此，超声检查时必须仔细检查是否存在残余管腔，可提高彩色血流成像的敏感度至最大，同时也可应用能量多普勒。目前，有研究证实，应用超声造影剂可以极大提高次全闭塞病变的超声诊断敏感度，上述两项研究均提示，超声造影鉴别次全闭塞与完全闭塞病变的成功率为100%。因为常规多普勒超声诊断敏感度较低。如果可疑分叉处或其附近存在完全闭塞，又不能进行超声造影检查，应采用MRA或CTA检查。

根据我们的经验，影像确诊的次全闭塞病例分为两大类。约75%的患者存在局限、程度相当严重的狭窄，ICA狭窄远段管腔不同程度塌陷。超声表现方面，大多数此类病变与其他重度狭窄的表现相似。若病变非常严重，但PSV在轻度狭窄甚至正常的血流速度范围内

（图7.16），这种情况下超声有可能也会漏诊。请注意，Spencer-Reid曲线（即ICA狭窄程度与ICA PSV曲线关系，包括极重度狭窄）有个反向下降（图7.16）。对于次全闭塞病例，应该用彩色或能量多普勒而不是频谱多普勒参数进行诊断（图7.16）。这些病变的治疗类似于典型ICA狭窄，可以采用CEA或支架治疗，具体方法则取决于外科医师的选择。尽管大多数次全闭塞病变的局部狭窄非常严重，并伴有远端管腔塌陷。但是，约有25%患者的病变相当弥散，ICA严重变窄，无明显的局限性狭窄（图7.17）。我们将其称为"细线样病变"（将其与局限性病变相区别），超声可能难以诊断，经常把次全闭塞性病变误诊为完全闭塞，需要MRA或CTA明确病变的管腔与范围，检查狭窄血管的管腔、狭窄范围和程度。对这些细线样病变的病理知之甚少，一些研究

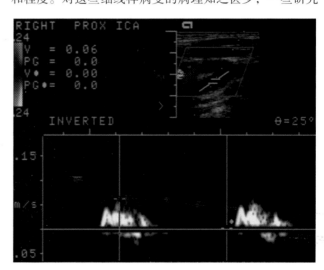

图7.15　一例55岁男性患者，有右侧大脑半球短暂性脑缺血发作病史，颈内动脉（ICA）远段闭塞。频谱多普勒图像显示收缩期峰值流速极低（PSV: 6cm/s），同时舒张期血流缺失。这些发现提示存在严重的远端阻塞性疾病。注意在分叉处无相应斑块。磁共振血管成像（MRA）证实颈动脉虹吸部严重狭窄

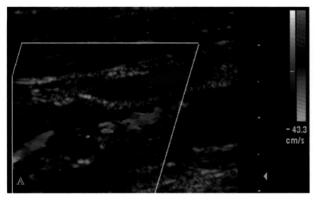
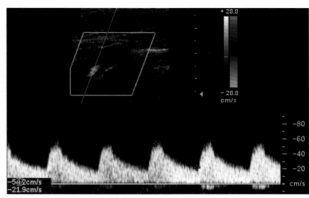
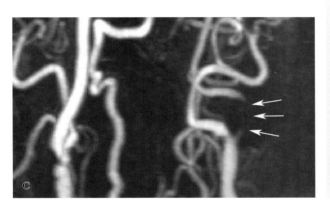
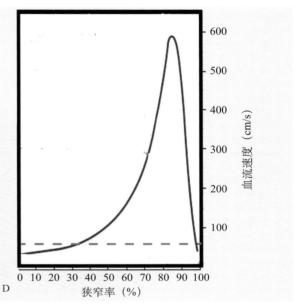

图7.16　一例79岁老年男性，有左侧大脑半球卒中病史，左侧颈内动脉（ICA）接近闭塞。A.与起始部管腔的直径相比，彩色多普勒显示左侧ICA起始部血流明显变窄。B.狭窄处的高速射流缺失。收缩期最大峰值流速（PSV）为54cm/s。C.磁共振血管成像（MRA）证实存在典型局限性次全闭塞病变，信号缺失（箭头所示）。远端ICA较对侧ICA及同侧颈外动脉均细。D.Spencer-Reid曲线显示54cm/s PSV既可以对应"正常动脉"（normal bifurcation），也可对应极重度狭窄（虚线）（D，Modified from Spencer MP，Reid JM.Quantitation of carotid stenosis with continuous-wave［C-W］Doppler Ultrasound.Stroke.1979；10：326-330.）

学者认为其可能代表夹层的慢性期。这些弥散性病变，不适宜CEA治疗，因为病变难切开或去除。然而，这些细线样病变，可能是栓子的来源、反复发作TIA的原因。此时，结扎ICA可能是最好的治疗方法，因为如此弥散、严重的ICA狭窄对颅内血流灌注的影响非常小。

临床实用要点
- 高阻型ICA频谱提示远段/颅内段狭窄或脑水肿。
- ICA完全闭塞
  - 如果病变进展迅速，颈总动脉波形可能表现为高阻型颈外动脉化频谱。
  - 如果是慢性闭塞，颈总动脉波形可能与正常波形相似。由于侧支循环形成，颈外动脉波形呈现颈内动脉化。
- 有8%～30%的次全闭塞病例可能被误诊为完全

闭塞。
- 能量多普勒和彩色多普勒有助于显示次全闭塞的极细残余管腔。
- 在次全闭塞病变，血流流速可降至正常范围或更低。
- ICA远端血流速度异常减低，提示近端高度狭窄，即使狭窄处流速可能仅轻度或中度升高。

七、颈总动脉

大多数患者可以在锁骨上窝观察到从无名动脉起始的右侧CCA。然而，左侧CCA直接源自主动脉，其近心端位置深，超声难以观察。CCA频谱为相对低阻型，因为正常人CCA血液主要流入ICA。如前所述，CCA无舒张期血流频谱则为异常，很可能与ICA闭塞有关，因为此时全部血流直接进入ECA。由CCA近心段向远心段扫查时，可以观察到CCA舒张期流速逐渐升高，而

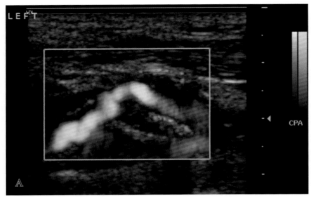

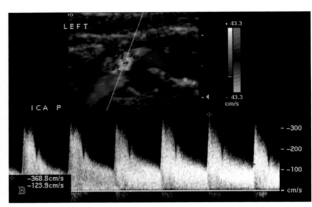

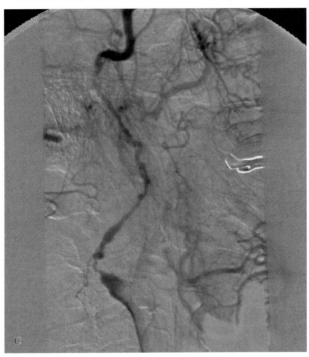

图7.17　一例71岁男性患者，颈内动脉（ICA）弥漫性病变接近闭塞。A.能量多普勒显示弥漫管腔不规则狭窄。横切面测量管径为2～3mm。注意残余管腔和原始管腔之间的差别，其管腔内斑块基本充填。B.频谱显示通过ICA的高速血流，峰值流速达到369cm/s。C.血管造影证实存在弥漫管腔狭窄，ICA管腔不规则，充盈延迟，但管腔内有血流通过（Reprinted from El-Saden S，Grant EG，Hathout GM，Zimmerman PT，Coher SN，Baker JD.Imaging of the internal carotid artery：the dilemma of total versus near total occlusion，Radiology 2001.221：301-308.）

FIG. 7.17　Near occlusion of internal carotid artery (*ICA*) with diffuse disease in a 71-year-old man with worsening transient ischemic attacks (TIAs). (A) Power Doppler image demonstrates diffusely narrowed lumen with unusual pattern of wall irregularity. Lumen measured between 2 and 3 mm in transverse diameter. Note size discrepancy between residual and original lumen, which is largely occupied by plaque. (B) Doppler spectral waveform demonstrates high-velocity blood fl ow throughout visualized cervical ICA with a peak systolic velocity (PSV) of 369 cm/s. (C) Angiogram confirms presence of diffusely narrowed and irregular ICA lumen that filled in a delayed fashion. Vessel was patent throughout. (Reprinted from El-Saden S, Grant EG, Hathout GM, Zimmerman PT, Cohen SN, Baker JD. Imaging of the internal carotid artery: the dilemma of total versus near total occlusion. *Radiology* . 2001;221:301-308.)

PSV逐渐下降。因此，与前期发表的文章一致，需获得ICA/CCA收缩期流速比值时，应在颈总动脉远心段距颈动脉球部2～4cm处测量，以便获得稳定的比值。永远不应采用颈动脉球部的流速计算比值，因为当管径增加时，PSV会下降。

常见CCA斑块为光滑散在的纤维脂类斑块。CCA严重狭窄虽不常见，但也确实存在，且可导致大脑半球出现症状。我们发现ICA狭窄发生率是CCA狭窄的15～20倍。尽管绝大部分患者CCA病变是动脉粥样硬化性，既往的外伤、多发性大动脉炎或头颈部放射治疗史患者的CCA狭窄发生率会高些。此类患者多数表现为长段并不规则形狭窄（图7.18）。

对于CCA狭窄评估标准的研究报道罕见，可能因为该部位狭窄少见，同时CCA全程的峰值流速并不恒定。Slovut等研究显示，诊断≥50%CCA狭窄的最准确指标是PSV超过182cm/s，敏感度为64%，特异度为88%。超声诊断CCA中段或远段狭窄的敏感度、特异度和准确率更高（敏感度为76%，特异度为89%）。还

有研究提出以250cm/s速度阈值诊断CCA明显狭窄。然而，由于CCA朝向球部的走行过程中峰值流速不一致，这个参数似乎不宜推荐。用病变处与近心段或远心段足够下游血流的收缩期流速比值来评价狭窄似乎更可靠。然而，据我们所知，尚没有相关阈值研究报道。根据其他部位狭窄的诊断标准，我们用流速升高1倍的标准诊断CCA≥50%的中度狭窄，若流速增加≥4倍，提示超过75%狭窄（图7.19）。据我们的经验，与ICA相比，评价CCA狭窄程度更依赖于灰阶超声测量。这可能是因为CCA管径更大、位置更深，能更好地调节探头聚焦。

左侧颈动脉起始部狭窄的诊断较为困难。如上所述，此区域位于胸腔，超声不能直接显示，但是此处发生狭窄，可导致大脑半球症状。因此，左侧CCA起始段狭窄，只能通过观察可视部位的CCA多普勒频谱改变进行推测。总之，当左侧流速低于右侧时，要仔细检查。颈动脉任何明显不对称的血流速度均应该仔细分析潜在的病因。遗憾的是，很少有文献报道CCA不对称性流速差异的具体量化数据，也没有说明右侧与左侧CCA流速

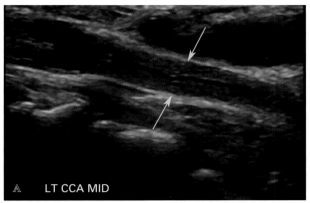
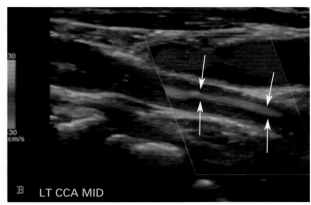
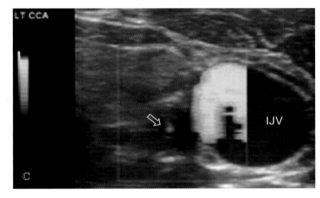

图 7.18　颈总动脉（CCA）环形狭窄。血管炎患者 CCA 纵切面灰阶成像（A）和彩色多普勒成像（B），CCA 长段管壁增厚的血管炎性病变（外壁：黄色箭头；管腔：白色箭头）。横切面能量多普勒成像（C），证实 CCA 管壁环状增厚

LT CCA MID：左侧 CCA 中段；IJV：颈内静脉

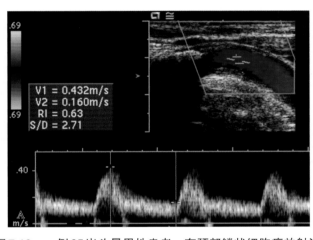
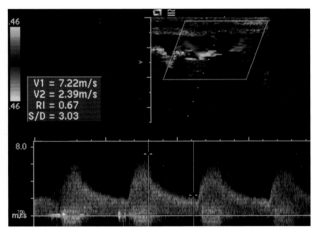

图 7.19　一例 65 岁头晕男性患者，有颈部鳞状细胞癌放射治疗病史，左侧颈总动脉（CCA）狭窄。A. 彩色/频谱多普勒图像显示左侧 CCA 中段钙化斑块。斑块的近心段，收缩期峰值流速（PSV）43cm/s。B. 远心段管腔不规则狭窄，局限混叠区域处最大 PSV 达到 772cm/s。磁共振血管成像（MRA）证实左侧 CCA 中段至远段严重狭窄，管壁不规则

差为多大时为异常，是轻度异常还是中度异常。数年前发表的一系列研究认为正常人两侧 CCA 流速比值应该在 0.7～1.3。总之，当患者 CCA 波形呈现高而尖、湍流或低速血流频谱时，或左侧 CCA 峰值流速低于 50cm/s，而右侧 CCA 流速明显升高时，要仔细检查，同时要计算左侧与右侧 PSV 的比值。对左侧 CCA 近心段存在可疑病变的患者，应考虑使用 MRA 和 CTA 评价主动脉大血管分支。

据我们的经验，超声可以肯定、确切诊断 CCA 闭塞。扫查此类患者的颈动脉分叉处很重要，高达 25% 患

者的 ICA 和 ECA 仍然通畅，因此两支血管中肯定有一条血管反流，在大多数病例中是 ECA 反流，ECA 具有丰富侧支循环，通过反流供应 ICA 血液。彩色多普勒检查时呈现有趣的图像，即由于血流方向相反，ICA 为红色，ECA 为蓝色（图 7.20）。

临床实用要点

- CCA 狭窄 ≥ 50% 不常见，ICA 狭窄发病率是 CCA 狭窄的 15～20 倍。
- 尽管有学者报道 PSV 超过 182 cm/s 提示 CCA ≥ 50%，但更推荐使用 CCA 病变部位/正常部位的 PSV 比值。

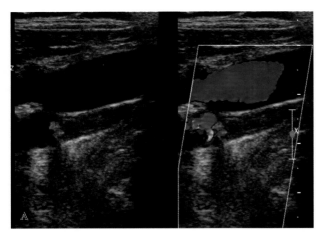
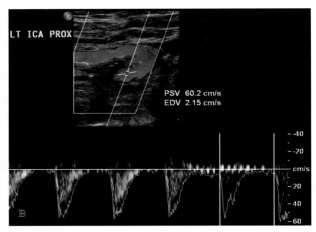

图 7.20   一例 72 岁男性患者，有头晕病史，颈总动脉（CCA）闭塞，颈内动脉（ICA）和颈外动脉（ECA）通畅。A. 灰阶超声提示左侧 CCA 闭塞。管腔充满不均质回声斑块。多普勒超声图像证实 CCA 内未见血流信号。B. 彩色多普勒超声显示分叉处的两支通畅血管。ECA 血流表现为蓝色（背离头部）。ICA 血流呈现为相反的方向（朝向头部），显示为红色

- 右侧 CCA 起始处狭窄很容易看到，而左侧 CCA 起始处狭窄主要通过下列情况推断：双侧血流速度不对称性、低速低搏动性血流（小慢波）或狭窄下游湍流。
- 在 CCA 闭塞情况下，可通过 ECA 逆向（由于侧支通路存在）供血 ICA。

八、颈外动脉

ECA 供应面部和颈部肌肉血液，因此与同侧 ICA 相比，典型表现为高阻型动脉血流频谱，舒张期血流相对较缓。ECA 有分支血管，通常情况下第一个分支为甲状腺上动脉，通过这一点很容易将其与 ICA 鉴别开来。对 ECA 病变的重视程度不如 ICA。主要原因是 ECA 和卒中不相关，同 ICA 相比 ECA 不易于出现狭窄。尽管精确评价 ECA 狭窄程度的价值有限，ECA 狭窄是引起颈部杂音的常见原因，因此，至少要在超声报告中有所描述。ICA 的狭窄程度分级不适用 ECA，对 ECA 狭窄的诊断标准研究很少。一项常被引用的研究表明，颈外动脉与颈总动脉 PSV 比值 > 2 时，其狭窄率 > 50%。由于缺少临床重要性和阈值意义，对 ECA 病变进行定量分级也没有多大价值。出于临床操作实践考虑，我们仅描述颈外动脉是否狭窄，并分成轻度、中度或重度（图 7.21）。ECA 可以作为 ICA 严重狭窄或闭塞时的重要侧支循环，此时 ECA 可以表现为低阻波形，容易与正常 ICA 低阻波形混淆。

九、无名动脉

无名动脉或锁骨下动脉闭塞相对少见，但一旦发生会引起一系列严重症状。Brunhölzl 和 von Reutern 在 30 000 例患者中确诊了 20 例。然而，他们的研究是基于无创性检查。根据既往的血管造影研究，在颅外和颅内脑动脉粥样硬化的患者中，无名动脉病变发生率为

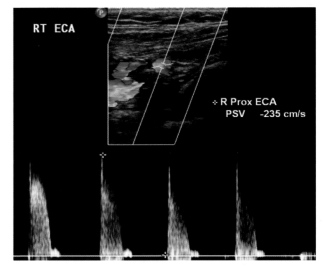

图 7.21   一例 71 岁女性患者，颈外动脉（ECA）狭窄，有右侧颈部杂音。右侧 ECA 近心段多普勒频谱为高尖波形，舒张期无血流。收缩期峰值流速（PSV）为 235cm/s。颈内动脉正常。尚无 ECA 的频谱多普勒诊断标准。对于此患者，我们倾向于考虑为中度狭窄

2.5% ～ 4%，但此发生率包括了一些轻微病变，这些轻微病变既没有临床症状，也不导致血流动力学异常，不会造成多普勒异常表现。无名动脉长 4 ～ 5cm，与头臂静脉伴行于胸锁关节后方，分为右侧 CCA 和右侧锁骨下动脉，后者又发出右侧椎动脉。考虑到无名动脉给大脑和上肢双重供血，无名动脉的病变可以造成大脑前循环的症状（如大脑半球卒中、TIA）、后循环症状（大脑和脑干卒中、头晕）及上肢缺血。严重的无名动脉疾病患者，常伴有其分支动脉狭窄，如 ICA 起始部狭窄，使病变的诊断复杂化。

无名动脉发生严重病变时，可同时合并其他部位动脉狭窄，又具有众多的各种潜在侧支旁路，对右侧颈动脉/椎动脉系统所有动脉血流波形的影响（如血流方

向逆转、收缩期切迹）不尽相同。这也可以解释为什么血管造影测量的严重程度与多普勒波形异常程度之间的相关性较差。而且，无名动脉疾病患者超声图像异常不是一成不变的，而是随着侧支循环的不断建立而改变。尽管 Brunhölzl 和 von Reutern 基于大量多普勒标准建立了无名动脉狭窄的分级系统，我们的经验更倾向于 Schwend 等的观点，即多普勒变化更多地反映侧支循环情况，而不是无名动脉狭窄的严重程度。虽然我们并没有发现多普勒异常与无名动脉狭窄程度之间具有良好的相关性，但我们的研究提示，狭窄程度较高时才能导致多普勒频谱改变，本研究入组患者血管造影证实的狭窄程度均超过70%。

无名动脉严重闭塞性病变（significant occlusive disease）的病理生理学变化具有特异性，多普勒超声易于识别。首先，右锁骨下动脉的血流减低，与左锁骨下动脉盗血相似，右侧椎动脉的血流出现不同程度的逆转（详见第9章）。其次，与典型的左锁骨下动脉盗血不同，无名动脉病变可能影响右侧CCA血流（紊乱）。文献报道，无名动脉病变对右侧椎动脉的影响较右侧颈总动脉明显，绝大多数患者都有椎动脉血流方向逆转。颈动脉循环受影响的程度不一，多普勒频谱异常从轻微变化，到收缩中期流速下降（呈"小兔子"征，详见第9章），

到椎动脉和（或）颈动脉血流方向逆转（图7.22），甚至是罕见的所有颈动脉血流方向完全反向（图7.23），也就是"无名动脉盗血征"。事实上，Killen 和 Gobbel 把以右侧椎动脉为代价来保障颈动脉前向血流的现象定义为"颈动脉保护"。虽然不完全清楚此现象的病理生理基础，但与经过 Willis 环逆流相比，血流经过椎-基底动脉汇合处逆流似乎更稳定。右侧颈动脉出现明显"小慢波"并且右椎动脉出现血流反向时，提示无名动脉重度狭窄（图7.22）。

正如在CCA狭窄章节提到的那样，若右侧和左侧CCA峰值流速明显不一致，则为异常表现。如果右侧CCA流速下降，要考虑无名动脉病变。右侧和左侧CCA峰值流速比值正常范围为0.7～1.3。在我们的无名动脉病变患者中，左侧/右侧CCA峰值流速比值平均为3.4（范围为1.7～5.7），因此全部患者都不在正常范围内。与左侧CCA起始处病变一样，要考虑用MRA或CTA评价无名动脉，证实无名动脉闭塞性病变。

临床实用要点

- 单纯ECA病变几乎不会引起临床症状，除非患者同时合并显著的ICA和CCA病变，如血管炎。ECA狭窄可能是引起颈部杂音的原因，因此要在超声报告

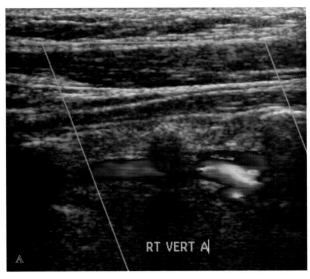

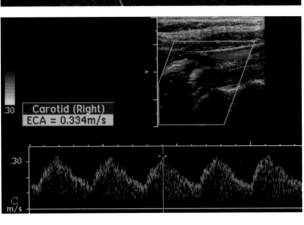

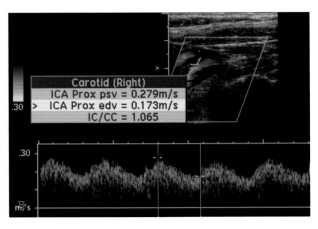

图7.22　一例65岁女性患者，无名动脉狭窄，左侧偏瘫。A.右侧椎动脉的彩色多普勒图像显示血流方向逆转。B.右侧颈内动脉（ICA）波形呈明显收缩期中期流速下降和舒张期血流相对升高。C.颈外动脉显示低阻血流和"小慢波"。磁共振血管成像证实无名动脉严重狭窄

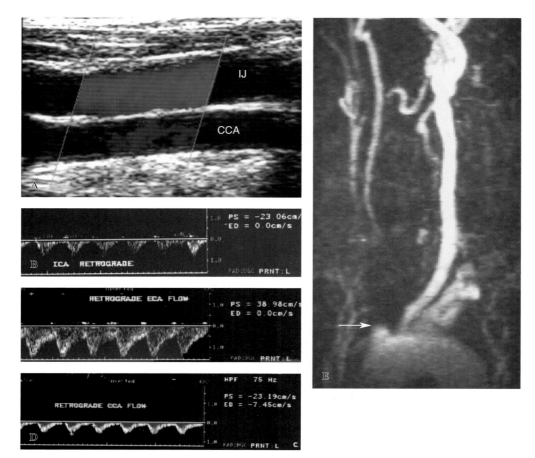

图7.23　一例56岁多发性大动脉炎女性患者，有头晕病史，无名动脉盗血。右侧颈总动脉彩色多普勒图像（A）显示血流方向反向。颈总动脉（CCA）血流和邻近颈静脉血流色彩一致。频谱多普勒（B～D）显示右侧颈动脉系统的全部三支血管（CCA、ECA、ICA）血流反向。注意ECA呈低阻血流。磁共振血管成像（E）显示无名动脉近起始处完全闭塞（Reprinted from Grant EG，El Saden S，Madrazo B，Baker JD，Carroll BA，Klieuer MA.Innominate artery occlusive disease：sonographic findings.AJR.2006；186：394-400.）

FIG. 7.23　Innominate artery steal in a 56-year-old woman with Takayasu arteritis and dizziness. (A) Color Doppler image of the right common carotid artery (*CCA*) shows reversal of blood flow direction. The CCA blood flow is displayed in the same color as the adjacent jugular vein. (B-D) Spectral Doppler shows reversed flow in all three vessels of the right carotid system (CCA, external carotid artery [ECA], and internal carotid artery [*ICA*]). Note the low-resistance blood flow pattern in the ECA. (E) Magnetic resonance angiography reveals complete occlusion of the innominate artery immediately beyond its origin (*arrow*). *IJ*, Internal jugular. (Reprinted from Grant EG, El Saden S, Madrazo B, Baker JD, Carroll BA, Kliewer MA. Innominate artery occlusive disease: sonographic findings. *AJR* . 2006;186:394-400.)

中有所描述。
- 尽管ECA狭窄的诊断标准很少，建议采用ECA/CCA PSV比值＞2提示ECA狭窄＞50%。
- 无名动脉病变相对少见，但是可以影响椎动脉、锁骨下动脉和颈动脉的血流。需要注意观察的变化包括以下内容。
  - 右侧CCA中出现的低速低搏动性血流（小慢波）。
  - 右侧椎动脉血流反向。
  - 锁骨下动脉盗血时多普勒波形有细微改变，右椎动脉波形部分反向，左CCA PSV明显高于右侧（比值＞1.3）。

十、总结

综上所述，超声在诊断颈动脉狭窄和斑块特征中必不可少。颈动脉狭窄程度越重，与脑血管症状的相关性越大。不均质性斑块患者有症状的可能性更大。颈动脉狭窄严重程度是选择CEA或支架置入术的关键因素，特别是无症状颈动脉病变患者。

第 8 章

颈动脉疑难病例超声评价

一、引言

颈动脉闭塞是血管实验室或影像学科室最重要的诊断疾病之一，对于颈动脉闭塞和次全闭塞或极重度狭窄的鉴别，以及临床治疗方法的选择非常重要。在这一章，我们将讨论颈动脉闭塞相关的典型表现，并为重度狭窄与血管闭塞的鉴别提出相应见解。我们还对读者需要了解的罕见颈动脉病变进行回顾。尽管这些病例并不常见，但正确诊断此类颈动脉病变对于患者的治疗至关重要。

二、颈动脉闭塞

颈动脉的评估，最重要的就是鉴别颈动脉完全闭塞和次全闭塞，尽管此类情况并不常见。颈动脉闭塞的诊断有重要临床意义，因为这个诊断影响治疗方案的选择，包括动脉内膜切除术和支架置入术。颈动脉闭塞不仅需要仔细评估闭塞节段，还应注意闭塞节段流入道和流出道的血管情况。对相关技术参数必须认真研究，以避免误诊和漏诊。颈动脉内无血流信号，可能与颈动脉低血流状态、多普勒检测灵敏度较差、颈动脉检查切面局限、颈动脉次全闭塞或完全闭塞相关。本部分我们将讨论颈动脉闭塞诊断的相关表现和诊断误区。

颈动脉闭塞最常见病因是动脉粥样硬化，但纤维肌发育不良和颈动脉夹层（将在后面讨论）也可造成颈动脉闭塞。患者可能表现为急性症状或无症状。颈内动脉（ICA）闭塞最常见，但颈总动脉（CCA）和颈外动脉（ECA）也可发生闭塞。虽然 CCA 闭塞发生率约是 ICA 的 1/10，但一般社区血管诊所也可能经常遇到。CCA 闭塞常有脑卒中或其他神经症状，但有时也没有症状。尽管 CCA 闭塞了，但由于同侧 ECA 分支构成的侧支循环向 ICA 供血，ICA 仍然可保持通畅（图 8.1），ECA 分支血流方向为逆向，而 ICA 血流为正向，仍然流向头部。

探头频率的选择、探头的位置对于颈动脉的评估很重要。优化彩色、能量和脉冲多普勒，是正确诊断疾病的基本要求。仔细优化彩色多普勒的色彩、功率与多普勒模式是正确诊断的基础。通过优化彩色增益、速度标尺或重复脉冲频率（PRF）及彩色多普勒壁滤波，才能评价缓慢血流，以判断血管是否通畅。同样，在频谱

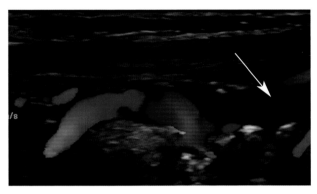

图 8.1　颈总动脉闭塞。彩色多普勒图像显示颈总动脉内血流信号缺失（箭头处）。ICA 内正常前向的血流（红色）来自 ECA（蓝色）

分析的过程中，必须调整脉冲多普勒增益、PRF 和壁滤波，采用足够大的脉冲多普勒取样容积以评估血管内血流状态。

以下情况可以考虑为颈动脉闭塞：颈动脉内彩色、能量和脉冲多普勒信号均缺失。在低 PRF 条件下，脉冲多普勒也未检测到血流频谱波形。请记住，在检测慢速或低速血流方面，脉冲多普勒比彩色多普勒更敏感。不要把低阻力、低搏动性动脉血流信号误判为静脉血流。要确定所检查血管的血流方向。要从不同角度观察闭塞血管，包括横切面，然后才能做出无血流的最终判断（表 8.1）。

表 8.1　颈内动脉闭塞的征象
闭塞段彩色、能量、脉冲多普勒模式下均无血流信号
ICA 管腔内可见有回声物质充填
明显的侧支血管形成
CCA 远段振荡血流特征
CCA 远段出现低流速、高阻力的血流信号
ECA 血流阻力减低（"ECA 的颅内化表现"）
对侧 CCA 和 ICA 血流速度升高（"代偿性血流"）
慢性闭塞期的管腔萎缩
CCA：颈总动脉；ECA：颈外动脉；ICA：颈内动脉

在检查过程中寻找线索，有助于确定闭塞的时间。新鲜的血栓呈低回声，可能需要增大灰阶超声增益才能发现。在亚急性或慢性闭塞的动脉，可以看到血管腔内有回声物质充填。慢性闭塞的血管腔可能会变细。慢性闭塞者，有时可以看到由ECA发出的较大分支血管形成的侧支。

ICA闭塞，还有重要的间接征象。在ICA闭塞近段及CCA远段可以看到搏动性或振荡性血流，称为"撞壁"血流征（thump-in-the-stump）。这是因为在心脏收缩期，前进的血流冲击阻塞段血管，在舒张期血流方向发生折返。在闭塞近端造成"来-回"血流运动。CCA多普勒血流波形表现为低流速、高阻力型，舒张期血流减少、缺失或呈反向（图8.2）。由于出口受阻，在CCA远段接近闭塞处取样时，血流阻力增大更为明显。ECA血流速度可能增高，呈现低阻力型频谱，形成侧支代偿血流。这就是所谓的"颈外动脉颅内化"（internalization of the ECA），提示侧支循环增加了大脑的血供。同侧ICA狭窄或闭塞时，对侧ICA流速增加，这被称为"对侧颈内动脉血流代偿"（compensatory flow of the contralateral ICA），是增加大脑供血的另一个途径。

出现下列情况，可能存在颈动脉闭塞假阳性：钙化斑块导致颈动脉管腔显示不清；图像质量不佳；多普勒信号微弱，特别是由于血管接近闭塞，在次全闭塞动脉管腔仅有微细血流。在动脉造影时，接近闭塞的颈内动脉（ICA）呈现"线样征"（图8.3）。但是，造影图像

中"线样征"提示的ICA远段极其细小的管腔实际上是假象，与患者仰卧位时造影剂沿动脉后壁的缓慢流动相关。实际上仅在ICA起始端存在严重狭窄，远端的管腔可能很宽，并不像"细线征"那么窄（表8.2）。

表8.2　　颈动脉闭塞诊断出现假阳性的原因
钙化斑块导致颈动脉管腔显示不清
图像质量差
次全闭塞管腔内血流缓慢、微细
彩色增益偏低，或脉冲重复频率、壁滤波过高

对于超声检查师或技师来说，鉴别颈动脉闭塞与重度狭窄具有挑战性。接近完全闭塞血管内的低流量血流，在超声仪器预设的多普勒参数条件下，可能很难被检测到，需要优化色彩、能量和脉冲多普勒参数。推荐使用能量多普勒，因为它对低速血流比较敏感。最近的研究报道，彩色或能量多普勒诊断颈内动脉次全闭塞的敏感度和特异度接近100%。但是，要达到如此高的准确性，必须注意以下几个技术细节：第一，调节仪器使其能检测到最低流速。PRF应尽可能低，低频滤波应调至最小，以避免低速信号被滤过；第二，尽量使血管显示清晰，仔细寻找管腔内任何微弱血流信号。选取最佳声束角度观察彩色多普勒血流信号。彩色和能量多普勒之间切换是有帮助的，尤其是当有运动伪影时；第三，

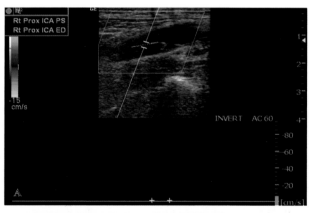

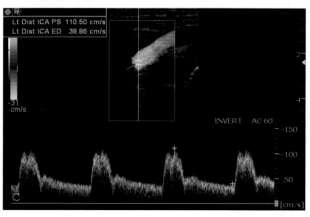

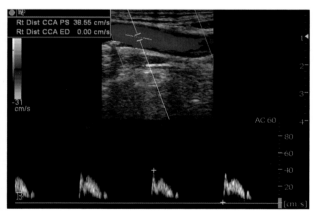

图8.2　颈内动脉（ICA）闭塞。A.ICA血流缺失，血管内充填低回声。B.CCA高阻力、低流速血流，符合流出道受阻表现。C.对侧ICA流速轻度升高（110.5cm/s），符合代偿血流特征

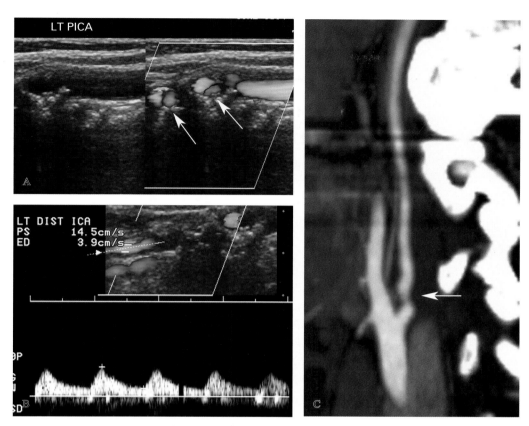

图8.3 次全闭塞的颈内动脉（ICA）狭窄。A.左侧 ICA近端不规则斑块和不连续性彩色血流成像，符合血管严重狭窄的灰阶和彩色多普勒声像图表现（箭头）。ICA看似闭塞，但通过仔细扫查后，可以看到节段性彩色血流。B.彩色多普勒显示，斑块延伸到ICA远段，提示为弥漫性病变。ICA的脉冲多普勒频谱显示流速非常低（14.5cm/s），呈"小慢波"，符合流入道严重受阻的血流表现。C.CT血管造影显示ICA近段（箭头）重度狭窄

PICA：颈内动脉近端

使用脉冲多普勒检查颈动脉段，信号可能非常弱，因此需要增大增益，降低速度标尺。

临床实用要点

- 未能检测到颈动脉血流信号，可能与以下因素相关：低流量状态、多普勒敏感度低、颈动脉显示受限、颈动脉次全闭塞或闭塞。
- 对于低速血流信号的检测，脉冲多普勒比彩色多普勒更为敏感。
- 次全闭塞血管内的低速血流，在预设的多普勒参数条件下，可能很难被检测到，需要优化彩色、能量和脉冲多普勒参数设置。
- 为了鉴别颈动脉闭塞与血流量极低的严重狭窄，一定要调整仪器设置以检测低速血流，尽可能获得病变部位的最佳图像，使用能量多普勒并用脉冲多普勒加以验证。

三、颈动脉夹层

颈动脉夹层是指血液进入动脉管壁，将动脉壁分离，形成有血流的假腔。血液要进入管壁并引起管壁分离，内膜必须有撕裂口，而内膜的撕裂可能是重的创

伤、医源性损伤或肌层发育不良所致。管壁分层具体位置不定。在某些患者中，仅有动脉内膜撕脱，而另外一些患者，可能有内膜、中膜和外膜撕脱，所以真假腔之间的膜的厚度、假腔的大小不同。若夹层累及外膜层，可导致假性动脉瘤的形成。

动脉夹层的假腔，其远端可以是盲端，也可以与真腔相通。假腔的盲端可能形成血栓（闭塞），并凸向真腔，造成真腔狭窄或闭塞。如果假腔远端与真腔相通，假腔内会有连续性血流。伴随颈动脉夹层的发生，动脉栓塞或血流减低均可导致颅内动脉血栓形成和脑损伤。如果夹层向颈动脉浆膜层或外膜层延伸，可导致假性动脉瘤的形成，临床上相对少见。

颈总动脉夹层通常源自主动脉弓，夹层可延伸到CCA分叉处，也可以延伸至ICA。3%～7%的主动脉弓夹层可并发脑卒中或短暂性脑缺血发作。CCA夹层最常源自升主动脉夹层（主动脉夹层 Stanford A 型），这种类型的主动脉夹层通常与动脉粥样硬化有关，也可能与动脉壁弹力组织退行性变有关，如 Marfan 综合征和 Ehlers-Danlos综合征。主动脉夹层 Stanford B 型发生在主动脉弓以远，通常不累及颈动脉。由主动脉弓夹层延伸而来的颈动脉夹层通常没有神经系统的症状，颈动脉超声检

查时偶然发现颈动脉夹层。

　　颈动脉夹层也可能起源于ICA，可以是自发性，也可以是继发于创伤。有些"自发性"夹层可能并非真正意义上的自发，实际上可能由微小创伤引起，如过度运动、颈部快速运动等。例如，自发性夹层与打喷嚏、咳嗽有关。有的患者未重视或没有记住致病性创伤的发生。动脉性疾病也可能导致无创伤性ICA夹层，包括纤维肌发育不良（FMD）、Marfan综合征、囊性中膜坏死、Ehlers-Danlos综合征。与CCA夹层不同，ICA夹层的假腔几乎总是因形成血栓而闭塞，特别是发生在ICA的中-远段的夹层。

　　70%自发性ICA夹层或微创后夹层的患者，一般多见于30～50岁，男女发生率相同。1/3的ICA夹层患者有原发性高血压，高血压是易患因素。临床表现为头痛、颈部和面部疼痛、大脑半球缺血症状和脑神经麻痹。45岁以下卒中患者中约20%是ICA夹层。许多ICA夹层重度狭窄或闭塞患者的假腔内血栓吸收，缓解了对真腔的压力，使ICA血流自发再通。通常，颈动脉夹层的治疗方法是抗血栓和抗高血压药物治疗。

　　由于暴力创伤所致的颈动脉夹层与ICA直接受损相关，多数因颈椎的横向牵拉或受颈椎或下颌骨的直接压迫所致。创伤造成内膜破裂、导致管壁结构损伤形成夹层。与非外伤性夹层相比，外伤性颈动脉夹层导致的重度神经系统并发症更多见。不伴缺血性卒中的患者，死亡率为7%；伴卒中的患者，死亡率达32%。

　　当CCA夹层内膜从管壁撕脱，超声容易发现随心动周期在血流中飘动的内膜（图8.4），观察到随内膜摆动出现的涡流（图8.5）。然而，如果真假腔之间的隔膜较厚较硬，彩色多普勒成像显示颈动脉夹层呈双腔征。

　　典型ICA夹层，超声表现为平滑、逐渐变细的ICA狭窄（图8.6），与动脉粥样硬化性狭窄不同，夹层患者较年轻（即年龄＜50岁）。即使不考虑年龄，任何患者ICA出现平滑、逐渐变细的狭窄，但没有粥样硬化斑块，均应考虑动脉夹层。有一些ICA夹层患者因超声表现不明显而易漏诊。如果夹层起始于颅底而未延伸至超声所能观察的部位，颈动脉分叉处上方ICA可能正常。在这种情况下，唯一可检测到的异常是多普勒波形显示血流阻力增加，以及可能由于远端ICA阻塞而导致的血流速度减低。

　　显示内膜活瓣，可明确诊断颈动脉夹层。在某些情况下，超声并不能发现菲薄的内膜，这是由于彩色多普勒的"外溢"伪像，即彩色多普勒遮挡了薄的漂浮的内膜，仅可见涡流。为了更好地显示撕脱的内膜，通常关闭彩色多普勒，以灰阶超声成像能更好地显示。另外，患者如果没有动脉粥样硬化斑块或较年轻，出现ICA闭塞而无其他明显原因，应该考虑诊断动脉夹层。

　　发现颈动脉夹层后，应注意如下几点：首先，应确定夹层累及的长度，可能会发现夹层起源于主动脉弓或

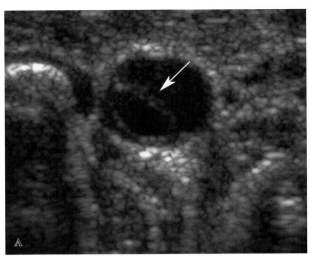

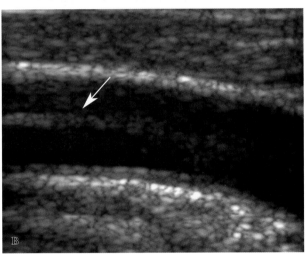

图8.4　主动脉延至颈总动脉（CCA）的夹层。A.CCA横切面灰阶成像显示管腔内的内膜（箭头）。B.CCA纵切面灰阶成像显示的内膜（箭头）

是ICA；其次，应该记录真、假腔内有无血流、血流方向及其特征；再次，检查ECA和ICA是否通畅，仔细检查2支血管的多普勒波形，以评价ICA血液循环状态及ECA侧支循环建立情况；最后，如果夹层引起狭窄，应从形态学（彩色多普勒血流图像）及多普勒速度测量两方面评价狭窄程度。一般需要进行常规的动脉造影、磁共振血管成像（MRA）或CT血管成像（CTA）检查进一步评价夹层累及范围。

临床实用要点

- 颈总动脉夹层通常起源于主动脉弓并延至颈动脉分叉处和ICA。
- 颈动脉夹层可能起源于ICA，也可能为自发性或在创伤后发生。这类病变通常发生于ICA的中-远段。
- 对于任何表现平滑、逐渐变细的ICA狭窄且没有动脉粥样硬化斑块的患者，都应考虑动脉夹层的可能。
- 显示内膜活瓣，可明确诊断颈动脉夹层。

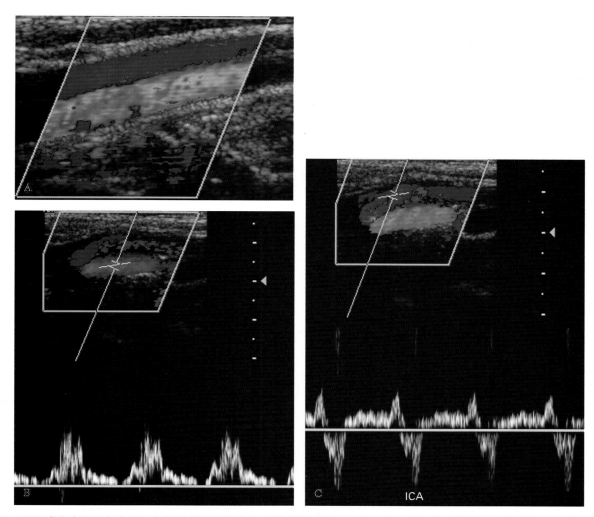

图8.5 颈总动脉（CCA）夹层。A.CCA纵切面彩色多普勒成像显示CCA呈双腔。中间的膜较厚，随动脉搏动活动幅度度较小。B.下方管腔的多普勒频谱显示随心动周期持续正向血流，提示为真腔。C.上方管腔内为来回双向血流，提示为假腔
ICA：颈内动脉

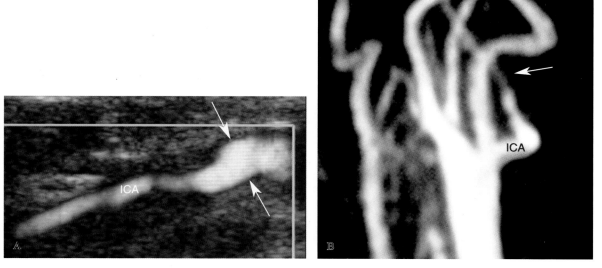

图8.6 自发性颈内动脉（ICA）夹层。A.能量多普勒图像显示ICA起始段由正常管腔突然变细（箭头），整段管腔显示为平滑的狭窄。B.同一患者磁共振血管成像显示自ICA起始端向上弥漫性狭窄（箭头），符合动脉夹层诊断

四、颈动脉假性动脉瘤

假性动脉瘤实际上是血液通过动脉壁的破口进入软组织形成的局限性血肿。真性动脉瘤是动脉壁的扩张，但动脉壁完整。颈动脉假性动脉瘤多源于创伤（如刀扎伤或枪伤），但也发生于经皮颈静脉导管置入术或诊断/治疗性动脉造影。其他原因还有颈动脉夹层，引起动脉壁薄弱的病变，如血管炎、纤维肌发育不良（fibrous dysplasia）、Marfan综合征和Ehlers-Danlos综合征。

医源性和创伤后假性动脉瘤常伴有明显瘀斑、血肿或其他创伤相关表现。非穿透性创伤、动脉疾病或导管置入术所致假性动脉瘤，可能仅可触及搏动性包块、颈部疼痛或脑神经麻痹。据报道，40%病例可出现各种神经系统症状，包括脑缺血或脑卒中，这些患者可能有脑梗死相关的影像学特征。颈动脉假性动脉瘤最严重的后果可能是瘤体破裂和致命性软组织血肿，但很少见。直到现在，颈动脉假性动脉瘤主要采用外科手术治疗，如果病情稳定，通常也可以采用覆膜支架治疗。

颈动脉假性动脉瘤的超声表现为血管周围类圆形的病灶，其内可见来源于颈动脉的血流（图8.7）。病灶大小各异，动脉瘤内血栓与循环血流的比例也可不同。有些假性动脉瘤大部分为血栓，少量为血流。另外一些假性动脉瘤可能表现为大范围涡流血流和小范围的血栓。然而，多普勒频谱检查时，所有假性动脉瘤的瘤颈部均能看到双向血流，与腹股沟区域的假性动脉瘤类似。假性动脉瘤距颈动脉的距离也长短不一，不同患者"颈部"长短也各不相同。"颈部"直径同样多变。

超声评价颈动脉或其他位置假性动脉瘤时，应注意以下几方面：①病灶大小和位置；②瘤"颈部"的双向血流，是确认假性动脉瘤的必要条件；③瘤"颈部"的长度和直径；④血栓与血流的比例。后两条尤为重要，

影响治疗方法的选择。"颈部"细长、血流少的小假性动脉瘤，可能自发闭塞，安全而无须治疗。可用多普勒超声随访，评价假性动脉瘤有无血栓化或增大。

五、颈动静脉瘘

动静脉瘘（AVF）是连接于动脉和静脉之间的通道。AVF通常源于创伤或医源性损伤。AVF最常发生于股动脉和股静脉之间，是常规动脉插管的部位。但AVF也可发生于其他部位，如颈动脉。颈动静脉瘘常见的原因有颈部的钝器伤、穿通性创伤或颈静脉置管。因为颈动脉和颈内静脉并行，这两条血管之间易形成AVF，但颈动脉与颈部其他静脉之间也可能形成瘘。颈动脉AVF临床表现包括肉眼可见的颈部创伤、瘀斑；可触及的血肿；触及震颤或听诊杂音；引流静脉扩张。较大AVF可能会引起高心排血量性心力衰竭。可采用外科手术（结扎）或导管介入（覆膜支架）治疗AVF。

AVF超声特征表现是湍流，部分病例引流静脉血流具有搏动性。大多数AVF湍流非常明显，可造成静脉周围组织震颤，采用彩色多普勒血流成像观察，可观察到"可视杂音"（visible color bruit）。通常在颈动脉和颈静脉之间的动静脉瘘交通处存在高速射流（图8.8）。然

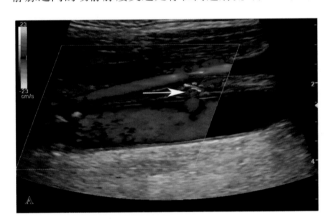

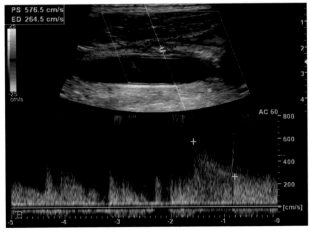

图8.8 颈动静脉瘘。A.纵切面彩色多普勒图像显示一条较短通路（箭头）连接颈总动脉（CCA）和颈内静脉。B.对瘘进行多普勒超声检查，显示动脉化的高流速频谱（>576cm/s），并伴有频带增宽

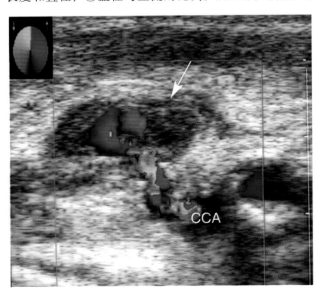

图8.7 颈动脉假性动脉瘤。彩色血流成像检查，可见假性动脉瘤（箭头），通过细瘤颈与CCA相连

而，瘘口较细或湍流掩盖瘘管时，超声可能难以显示瘘口。如果没有上述明显异常所见，AVF 诊断值得商榷。对于大的 AVF，会出现静脉内高血流量，可以通过多普勒血流速度检测证实。AVF 的其他表现包括软组织水肿、血肿或假性动脉瘤。

六、纤维肌发育不良

纤维肌发育不良（FMD）是一种病因不明的中型动脉异常病变。这种疾病在 40 ～ 60 岁的女性中最常见。男性也有患病的可能，且出现动脉瘤或夹层的风险高于女性。据报道 11% 病例有家族史。肾动脉是 FMD 最好发的部位，其次为 ICA，其他中型动脉偶尔也会受累。FMD 最常见临床症状是肾动脉狭窄所致的高血压。如果颈动脉受累，常见的症状是短暂性脑缺血发作，也可发生脑卒中。约 30% FMD 患者有颅内动脉瘤，因此另外可能有脑出血表现。

FMD 是一种发育异常疾病，非退行性或炎症病变。其病理改变是动脉管壁内平滑肌细胞和纤维组织过度增

生。多数病例（85%）为中膜首先受累，其余的病例为外膜或内膜首先受累。中膜首先受累患者，血管造影表现为特征性"串珠样"改变（图 8.9C），这是血管壁纤维组织增生与瘤样扩张交替出现所致。超声观察，FMD 这些典型改变是在动脉壁上（通常是 ICA）形成一系列隆起（图 8.9A）。能量多普勒显示这种征象效果最佳。FMD 还有其他两种影像表现：一种为 ICA 长管状狭窄，另一种为 ICA 管腔不对称性囊袋状外凸。ICA FMD 多位于 ICA 远段。

当 FMD 表现为典型"串珠样"改变时，与其他颈动脉病变鉴别并不困难。然而，表现为"长管状狭窄"就不同了。这种表现并没有特异性，可能会误认为是动脉粥样硬化或动脉夹层。特别是后者，因为有报道指出约 20% FMD 合并有 ICA 夹层。与动脉粥样硬化进行鉴别，年龄是重要因素，FMD 患者通常比动脉粥样硬化患者年轻，FMD 发生在距颈动脉分叉 1cm 以上。没有钙化性斑块，也支持诊断 FMD。对于许多 FMD 患者，需要结合血管造影、MRA 或 CTA 验证或确诊。

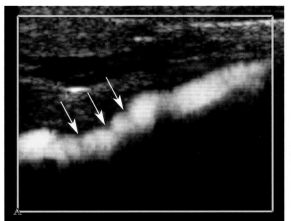

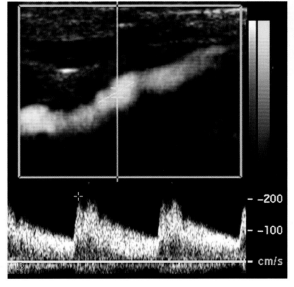

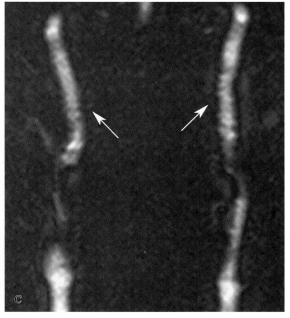

图 8.9 颈动脉纤维肌发育不良。A. 能量多普勒显示沿颈内动脉（ICA）管腔出现一系列隆起（箭头），这是纤维肌发育不良（FMD）的特征性改变，称为"串珠样"表现。B. 频谱多普勒显示血流中度紊乱，流速增高（约 200cm/s）。C. 磁共振血管成像显示双侧 ICA 典型的特征性隆起（箭头）

七、颈动脉体瘤（血管球瘤）

正常颈动脉体是一个很小的卵圆形结构，大小在1～1.5mm，位于颈动脉分叉处血管外。颈动脉体的功能尚不很清楚，它是自主神经系统的一个组成部分，参与动脉pH、血气水平和血压调节。

颈动脉体瘤是一种起源于颈动脉的副神经节细胞瘤，有低度恶性潜能。最常见的临床表现是可触及颈部肿块伴头痛。第二常见症状是颈部疼痛。由于这种肿瘤罕见，外科组织活检（这种肿瘤富血供，活检可能引起出血）之前，25%以上病例被误诊为淋巴结肿大。虽然颈动脉体瘤恶性程度可能性较小，但为了防止喉部的神经麻痹和颈动脉侵犯等局部副作用，切除术是标准治疗方法。如果不治疗，可能会导致颈动脉狭窄或闭塞，或颈动脉破裂。6%的患者可局部复发，2%的患者有远处转移。

超声检查可见，颈动脉体瘤是一种具有丰富血供的包块，位于颈动脉分叉处（图8.10）。有些患者的肿瘤可能包围或环绕ECA或ICA，造成颈动脉狭窄或外科切除的困难。因此，评价肿瘤与颈动脉分叉的关系很重要。不宜手术切除的小肿瘤（如生命时间有限的老年人或手术耐受性差的患者），可用超声随访。在手术前常规进行动脉造影，并可进行ECA供血动脉栓塞，以减少肿瘤血供。

临床实用要点

- 假性动脉瘤是一种类圆形血管病变，通常与颈动脉穿刺相关。在多普勒检查中可以看到血液在颈动脉与瘤体间循环，在假性动脉瘤的瘤颈内呈现双向血流。
- 颈动静脉瘘常发生在颈动脉与颈内静脉（IJV）之间，具有高速湍流、可视杂音和颈内静脉动脉化血流。
- FMD是一种中型动脉肌性发育不良性疾病，可表现为血管狭窄、动脉瘤或夹层。通常发生在ICA远段，典型的表现呈"串珠样"改变，但也可能出现局限性或长管样狭窄。当患者（尤其是女性患者）病变位于ICA中、远段，一定要考虑FMD的可能性。
- 颈动脉体瘤是一种罕见的低度恶性肿瘤，实性包块，常位于颈动脉分叉处ICA和ECA之间。

八、颈动脉疑难病例

与我们既往的版本一样，本书的编者们曾碰到一些令人奇异的具有挑战性病例。我们愿意分享并在此列举一些复杂病例，希望读者能认识这些病例的相关特征，提高诊断水平。

（一）病例1

1.介绍

男性，81岁，晕厥。多普勒检查左侧ICA血流速度大于820 cm/s。右侧CCA和ICA也有高速血流（图8.11）。根据这些资料，请您判断右侧ICA的狭窄程度。

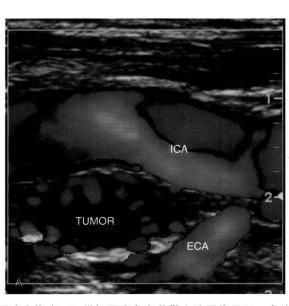

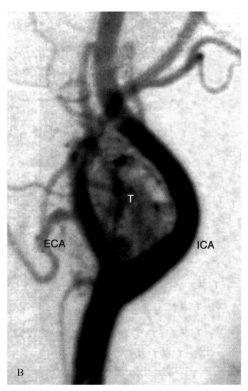

图8.10 颈动脉体瘤。A.纵切面彩色多普勒血流图像显示一个均质低回声肿瘤（TUMOR）将颈内动脉（ICA）和颈外动脉（ECA）分开，肿瘤内很容易检测到血流（彩色多普勒血流区域）。B.颈动脉造影侧位片显示肿瘤血管丰富（T）

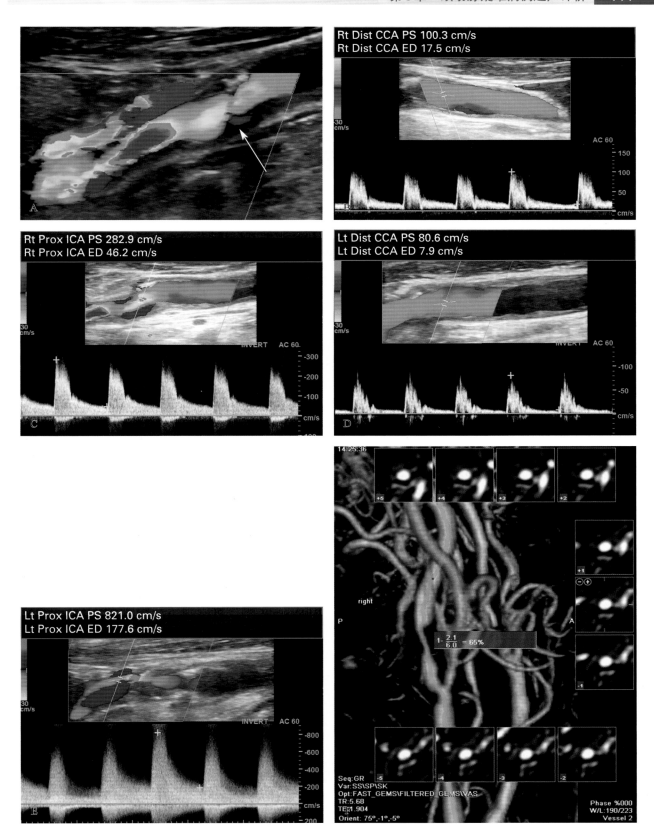

图 8.11　A.右侧颈内动脉（ICA）彩色血流成像显示斑块和狭窄（箭头）。B.右侧颈总动脉（CCA）彩色血流成像及多普勒频谱分析，收缩期峰值流速为 100.3cm/s。C.右侧 ICA 彩色血流成像及多普勒频谱分析，狭窄处收缩期峰值流速为 282.9cm/s。D.左侧 CCA 远段收缩期峰值流速为 80.6cm/s。E.左侧 ICA 彩色血流成像显示重度狭窄，收缩期峰值流速为 821cm/s。F.曲面重建计算机断层血管造影显示右侧 ICA 狭窄 65%，左侧 ICA 重度狭窄

　　Rt Dist CCA PS：右侧颈总动脉远段收缩期峰值流速；Rt Dist CCA ED：右侧颈总动脉远段舒张末期流速；Rt Prox ICA PS：右侧颈内动脉近段收缩期峰值流速；Rt Prox ICA ED：右侧颈内动脉近段舒张末期流速；Lt Dist CCA PS：左侧颈总动脉远段收缩期峰值流速；Lt Dist CCA ED：左侧颈总动脉远段舒张末期流速；Lt Prox ICA PS：左侧颈内动脉近段收缩期峰值流速；Lt Prox ICA ED：左侧颈内动脉近段舒张末期流速

2.分析

升高的收缩期峰值流速（PSV：821cm/s）和舒张末期流速（178cm/s）提示左ICA近段狭窄≥70%。初看，右侧ICA的PSV（283cm/s）提示≥70%的狭窄，但要注意，彩色血流图像并不提示同等程度的狭窄。右侧CCA远段的PSV轻度升高（100cm/s）。计算收缩期峰值流速比（ICA/CCA）为2.8，远低于4.0（≥70%狭窄时流速比阈值）。CT血管造影显示右侧颈内动脉直径狭窄率为65%。血流速度高是因为对侧ICA狭窄，病变较轻的颈动脉血流代偿所致。对侧颈动脉重度狭窄时，收缩期峰值流速增高，与灰阶和彩色多普勒超声显示的狭窄程度不符。因此，判断狭窄严重程度时，依据收缩期峰值速度比值（ICA/CCA），比单独使用收缩期峰值流速更好。这种现象也见于颈动脉闭塞。在这个病例中，收缩期流速比（ICA/CCA）在判断狭窄程度上优于单独使用ICA PSV。高血流量使右侧颈动脉系统血流速度均偏高，包括ICA PSV。对侧CCA和ICA全程收缩期峰值流速增高，是判断血流代偿的一条重要线索。

3.诊断

左侧ICA近段重度狭窄（≥70%）；右侧ICA狭窄50%～69%，伴有侧支循环（血流代偿）引起的血流速度增加。

临床实用要点

- 各种原因所致的高血流量状态使收缩期峰值流速增高，可能导致狭窄程度高估。
- 要全面观察超声图像，不要仅孤立地测量流速。分析每支颈动脉的流速。考虑颈动脉/椎动脉整体系统的问题，请记住一支血管血流的生理变化可以影响其他血管的多普勒表现。
- 当判断狭窄程度时，一定要参考ICA/CCA收缩期峰值速度比值，这对于判断高速和低速血流是很有价值的。
- 比较灰阶图像、彩色血流、脉冲多普勒发现，这些特征应该像益智拼图一样彼此吻合，如果它们之间不一致，要反问自己"这是否合理？""我错过了什么？"

（二）病例2

1.介绍

男性，78岁，短暂性脑缺血发作。多普勒检查右侧CCA、ICA及椎动脉和左侧CCA（图8.12）。哪一边是异常的？为什么波形不正常？有哪些可能性？怎样把检测结果联系起来？根据以上所见，有意义的病变部位在哪里？

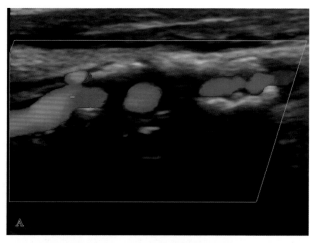
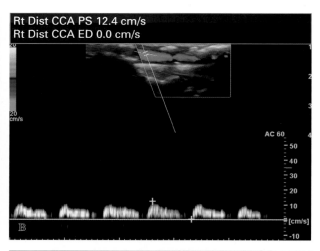
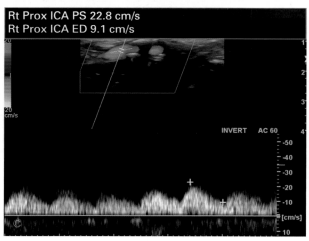
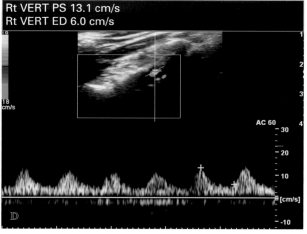

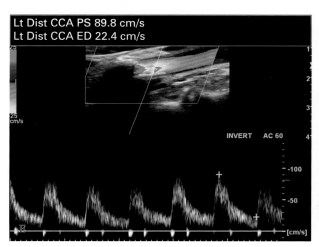

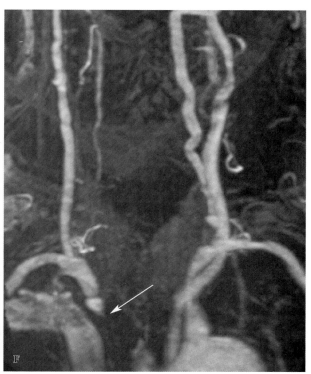

图8.12　A.右侧颈总动脉彩色血流成像显示钙化斑块伴声影。B.右侧CCA远段,多普勒频谱显示流速减低为12.4cm/s,呈低速低阻特征(小慢波)。C.右侧颈内动脉(ICA)近段流速减低为22.8cm/s,呈低速低阻特征(小慢波)。D.右侧椎动脉逆向多普勒频谱,收缩期流速减低为13.1cm/s,表现为低速低阻特征(小慢波)。E.左侧CCA远段多普勒频谱、流速正常、加速时间正常。F.磁共振血管造影显示右侧无名动脉重度狭窄(箭头)

Rt Dist CCA PS:右侧颈总动脉远段收缩期峰值流速;Rt Dist CCA ED:右侧颈总动脉远段舒张末期流速;Rt Prox ICA PS:右侧颈内动脉近段收缩期峰值流速;Rt Prox ICA ED:右侧颈内动脉近段舒张末期流速;Rt VERT PS:右侧椎动脉收缩期峰值流速;Rt VERT ED:右侧椎动脉舒张末期流速;Lt Dist CCA PS:左侧颈总动脉远段收缩期峰值流速;Lt Dist CCA ED:左侧颈总动脉远段舒张末期流速

2.分析

请注意,所有右侧多普勒频谱波形减低,流速更低。左侧CCA彩色及流速都正常。出现这种低速低阻波形(小慢波),通常提示该检查点处于狭窄远心端,因这种表现为单侧性,提示狭窄仅发生在右侧。椎动脉逆向波形提示椎动脉盗血。在这个病例中,综合所有检查,病变应该在近心端的血管,并肯定累及无名动脉,因为它是唯一可以引起右侧颈动脉和椎动脉血流异常的血管。另一种少见情况是同时累及右颈总动脉和锁骨下动脉的闭塞性病变。MRA显示无名动脉起始处重度狭窄。

3.诊断

无名动脉重度狭窄。

临床实用要点

重要的动脉病变可能位于颈动脉超声检查直接观察范围之外(包括近段及远段),只有通过多普勒频谱表现才能发现这些病变。

- 常规对比两侧颈动脉多普勒频谱波形和速度。两侧可能存在差别,但不像本例这么明显。但细微的差别也应该重视,应作为可疑线索。
- 狭窄发生在主动脉发出头臂动脉的起始处,最常见于无名动脉、左侧CCA和左侧锁骨下动脉。

- 椎动脉双向血流提示锁骨下动脉病变("锁骨下动脉盗血")。如果右侧两支颈部血管血流异常,要考虑无名动脉病变。

(三)病例3

1.介绍

女性,73岁,右侧半球脑卒中。注意右颈动脉分叉处多普勒频谱(图8.13 A、B),C图为血管造影图,请不要看C图,判断哪条是ECA,哪条是ICA(图8.13 C)。

2.分析

右侧ICA已闭塞。但是,当时超声检查师或技师没有经验,误诊了。回顾分析,很容易理解为什么会误诊。图8.13中两幅多普勒频谱波形实际上一样,因为均来自ECA分支。遗憾的是,他们并没有重视波形的相似性。另外,检查者也没有进行颞浅动脉敲击试验,如果做了就会发现两条血管都是ECA分支。这两条血管都非常小,这是判断其为ECA分支的另一个线索。

观察多普勒频谱搏动性是防止发生这种错误的另一种方法。这两条血管的搏动性均比正常ICA搏动性强。

最后,导致这个错误的一个解剖学因素是无法识别闭塞的ICA。随着时间的推移,闭塞的ICA可能会变得纤维化并与周围组织融合。

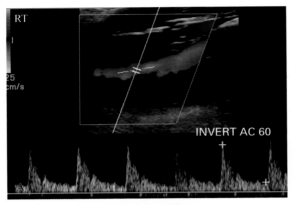
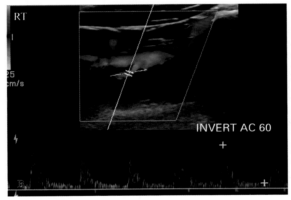
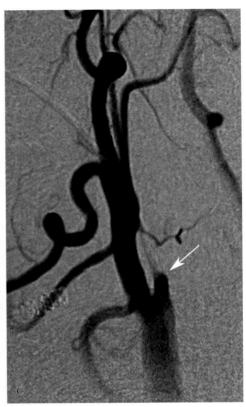

图8.13　A、B.右侧颈动脉分叉处分支。C.右侧颈动脉造影图像，箭头所示为闭塞的ICA残端

RT：右侧；INVERT：翻转；AC：角度校正

3.诊断

ICA闭塞。

临床实用要点

- ICA和ECA的多普勒信号总是不同，波形应该不同。
- 超声检查师或技师应该进行颞浅动脉敲击试验（用手指快速按压、松开搏动的血管）来识别ECA，并记录多普勒频谱，这是颈动脉超声检查的一个组成部分。
- 如果不能鉴别分叉处分支血管哪条是ICA，以及哪条是ECA，千万不要臆测。可在检查报告中表述为不能区分这两根血管，总比误诊要好。当有疑问时，超声检查师或技师应将这两根血管标记为A和B，而不是ECA和ICA，然后交予医师。一般说来，我们有两种选择：把患者请回来自己再检查，或让患者去做其他检查，如磁共振或CT血管成像。
- 超声检查动脉狭窄时，错误判断ICA和ECA会产生不良后果。如果将ECA狭窄误诊为ICA狭窄，可能会误导不恰当治疗，反之亦然（此例患者ICA已闭塞，所以误诊并未影响临床治疗）。

（四）病例4

1.介绍

男性，78岁，心脏手术前颈动脉超声检查。申请单上注明既往外院双功多普勒超声检查为颈动脉狭窄。图8.14

显示左侧颈动脉分叉处不规则软斑块伴钙化。彩色血流成像可见左侧ICA管腔明显狭窄。左侧ICA近段收缩期峰值血流速度为37cm/s。请根据图8.14中的频谱做出诊断。

2.分析

彩色血流成像显示左侧ICA近段管腔极重度狭窄。左侧ICA收缩期峰值流速为37cm/s，低于颈动脉各段流速的正常值。明显狭窄的管腔和低流速提示左侧ICA极重度狭窄或次全闭塞。本例中ICA舒张期血流正向波形提示血管没有完全闭塞，有必要进行其他相关的影像学检查，如CTA、MRA或血管造影。CTA显示ICA节段性重度狭窄（未完全闭塞）。

3.诊断

左侧ICA次全闭塞。

临床实用要点

- ICA狭窄处低流速提示明显狭窄，常为重度狭窄。
- 次全闭塞可表现为高流速、低流速或无法测量到血流速度。狭窄可能是难以识别的局灶性或弥漫性狭窄。
- 在图像和多普勒之间寻找相符之处。当低流速与彩色血流成像所示重度狭窄不匹配时，应立刻进行进一步检查。

（五）病例5

1.介绍

男性，58岁，晕厥。观察图8.15超声表现，判断左

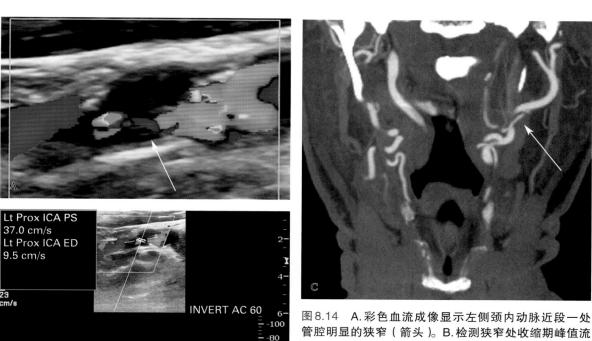

图8.14 A.彩色血流成像显示左侧颈内动脉近段一处管腔明显的狭窄（箭头）。B.检测狭窄处收缩期峰值流速低（37cm/s）。C.CT血管成像显示左侧颈内动脉近段（箭头）非常重的节段性狭窄

Lt Prox ICA PS：左侧颈内动脉近段收缩期峰值流速；Lt Prox ICA ED：左侧颈内动脉近段舒张末期流速；INVERT：翻转；AC：角度校正

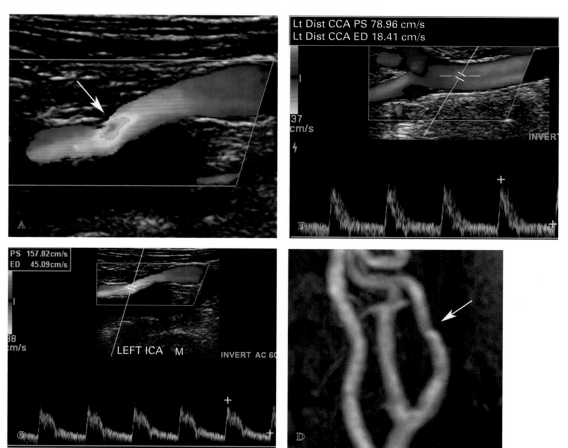

图8.15 A.左侧颈内动脉（ICA）的彩色多普勒图像，箭头指示处见流速升高和彩色混叠。B.左侧颈总动脉（CCA）的彩色和脉冲多普勒图像。C.左侧ICA的彩色和脉冲多普勒图像。D.左侧颈动脉的磁共振血管造影（箭头）

Lt Dist CCA PS：左侧颈总动脉远段收缩期峰值流速；Lt Dist CCA ED：左侧颈总动脉远段舒张末期流速；LEFT ICA：左侧颈内动脉

侧 ICA 狭窄程度。

2. 分析

左侧 ICA 彩色多普勒图像可见混叠并呈现血流速度增加及局限性狭窄。中段 ICA 的 PSV 为 158cm/s。这一段血管腔内没有斑块或明显的管腔狭窄。CCA 远段的 PSV 为 79cm/s。ICA/CCA 为 2 : 1。速度测量和流速比值提示左侧 ICA 直径狭窄率为 50% ~ 69%。右侧颈动脉没有看到斑块或血流增速。

这个病例令人困惑的是，中段 ICA 血流增速却没有相应的斑块。这不是动脉粥样硬化性病变发生的典型部位。此外，血管在色彩混叠的部位呈环形，提示可能有纤曲或扭结。磁共振成像或 MRA 是诊断晕厥的一种检查方法。鉴别诊断是颈动脉蹼或 FMD。CTA 或血管造影的高分辨力有助于确诊颈动脉蹼。

3. 诊断

MRA 证实 ICA 中段扭曲。

临床实用要点

- 大多数的 ICA 狭窄发生在分叉处和 ICA 近段。分叉处以远的病变除纤曲和扭结以外还需考虑 FMD 和夹层。
- 管腔变窄伴斑块形成是狭窄的特点。
- 在血管纤曲或扭曲处，血流可以增速。
- 当各诊断参数相互矛盾时，应进行其他检查。

（六）病例 6

1. 介绍

患者，70 岁，右侧脑血管意外。彩色多普勒图像显示左侧 CCA 或 ICA 无局灶性狭窄（图 8.16）。脉冲多普勒显示 ICA 低流速，其收缩期达峰时间正常。你能确定病变的位置吗？

2. 分析

灰阶超声没有发现 CCA 和 ICA 有明显动脉粥样硬化斑块。彩色多普勒显示 ICA 近段血流没有出现与狭窄相关的混叠现象。CCA 脉冲多普勒显示流速正常、阻力异常升高、加速时间正常，符合远段的流出道病变表现。ICA 波形显示 PSV 显著减低、阻力增加、频谱上升支（加速度时间）正常，也符合远心端病变表现。

3. 诊断

MRA 证实为 ICA 床突上段明显狭窄。

临床实用要点

- ICA 内流速非常低，而又没有显著斑块，可能与流入或流出道病变有关。检查对侧血流是否正常。如果两侧血流都异常，考虑心脏疾病或主动脉病变。
- 低速、低阻（小慢波）波形通常表示流入道病变（主动脉瓣或无名动脉狭窄）。
- 低速、高阻、收缩期上升支正常的波形，高度提示流出道病变（ICA 床突上段）。双侧高阻型血流信号

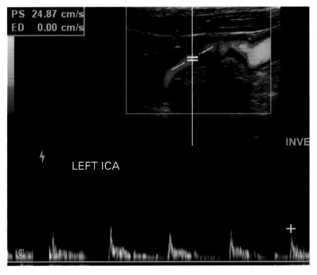

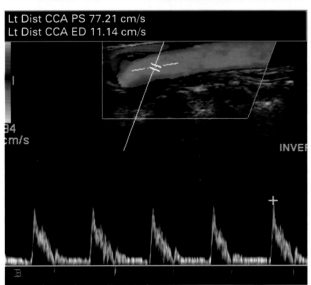

图 8.16 A. 左侧颈内动脉（ICA）分叉处的彩色多普勒图像。B. 左颈总动脉（CCA）的脉冲多普勒波形。C. 左侧 ICA 的脉冲多普勒图像

Lt Dist CCA PS：左侧颈总动脉远段收缩期峰值流速；Lt Dist CCA ED：左侧颈总动脉远段舒张末期流速；LEFT ICA：左侧颈内动脉

可见脑水肿或脑死亡。

（七）病例7

1.介绍

男性，36岁，言语不清伴左肢无力。彩色血流成像显示右侧ICA中段的血流充盈不全并不规则性狭窄（图8.17），脉冲多普勒频谱显示右侧CCA远段上升支（加速度时间）正常，血流前向。注意ICA狭窄段的高阻型频谱。你能确定病变的原因和狭窄程度吗？

2.分析

右侧ICA中段血流充盈不全，管腔狭窄，狭窄位于管腔后部，但无钙化斑块，所以不是一个典型的动脉硬化病变。ICA的PSV低于狭窄程度。对于年轻患者，我们应该考虑其他病因，如夹层或FMD。右侧ICA中段和远段的血流不对称性提示可能为夹层。

3.诊断

MRA证实ICA中段夹层。

临床实用要点

- 动脉硬化性狭窄常表现为分叉处的局限性钙化病变。
- 长节段狭窄，无明显钙化，提示为少见病因如夹层和FMD。
- ICA弥漫性重度狭窄，所谓"线样病变"，通常为接近闭塞，PSV测值可能会低估狭窄程度。

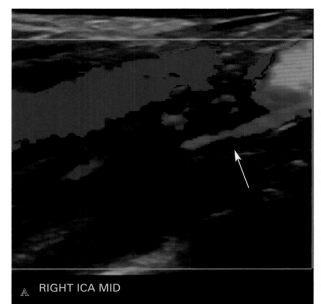

A **RIGHT ICA MID**

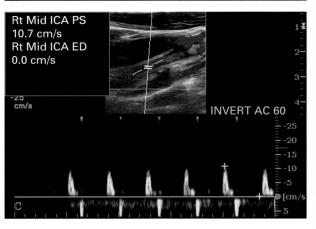

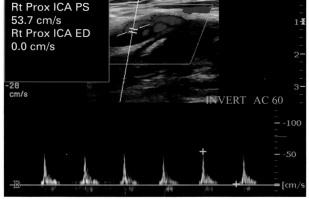

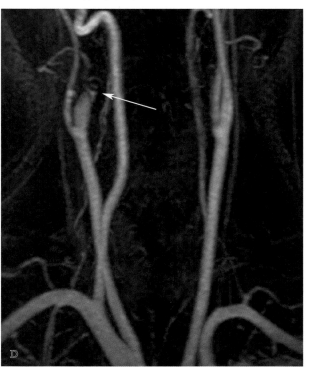

图8.17 A.彩色血流成像示右侧颈内动脉（ICA）中段血流充盈不全致管腔后部狭窄（箭头），未见明显钙化斑块。B.右侧ICA近段多普勒取样显示闭塞的高阻型频谱。C.右侧ICA中–远段脉冲多普勒取样显示与夹层一致的折返频谱。D.磁共振血管成像显示右侧ICA存在没有动脉硬化病变证据的闭塞或次全闭塞（箭头）

RIGHT ICA MID：右侧颈内动脉中段；Rt Prox ICA PS：右侧颈内动脉近段收缩期峰值流速；Rt Prox ICA ED：右侧颈内动脉近段舒张末期流速；Rt Mid ICA PS：右侧颈内动脉中段收缩期峰值流速；Rt Mid ICA ED：右侧颈内动脉中段舒张末期流速；INVERT：翻转；AC：角度校正

第 9 章

椎动脉超声检查

一、引言

颈动脉粥样硬化性疾病与症状性脑血管病（如短暂性脑缺血发作）、一过性黑矇、卒中的关系已被充分证实。颈动脉内膜切除术和支架置入术对症状性颈动脉重度狭窄患者治疗有效。然而，对椎动脉病变影响和治疗的研究较少。对于椎动脉疾病的诊断和治疗，一直没有成功的方法。患者常出现非定位性症状，如视物模糊、共济失调、眩晕、晕厥或全身无力。>20%～30%患者的短暂性脑缺血发作和脑卒中是后循环（椎-基底动脉）病变所致。

患者颈动脉血栓栓塞性疾病的症状，临床上很难确定是颈动脉重度狭窄致血流灌注减低引起的，还是椎-基底动脉闭塞性疾病引起（或两者皆有），或是由心源性病变引起。后循环缺血症状各不相同，因此很难确定椎-基底动脉缺血的潜在影响因素（表9.1）。虽然椎动脉病变的手术治疗可以很成功，也相对安全，但在选择患者时，可能需要考虑颈内动脉病变，因为颈动脉内膜切除术或血运重建后，循环缺血的症状往往可以改善。最近一项前瞻性研究结果提示，椎动脉起始段狭窄血管内治疗可能没有临床获益。

根据患者临床病史进行血管造影检查，是明确椎-基底动脉阻塞性病变的确诊方法。磁共振血管造影（MRA）和计算机断层血管造影（CTA）具有较高的诊断准确率，彩色多普勒超声具有中等诊断准确性，可用于椎-基底动脉疾病的诊断。虽然各认证机构都认为超声评估椎动脉是颅外脑血管常规检查的一部分，但这种评价通常局限于记录有无血流（消失、存在）和血流方向。

彩色多普勒超声已被证明是评估椎动脉颅外段的一种有效的无创性技术。98%以上患者颅外椎动脉的中间段可进行定量的多普勒频谱分析和速度测量。右侧椎动脉起始段血流成像与多普勒频谱检出率为92%～94%，而左侧为60%～86%。本章以下部分将阐述彩色多普勒超声技术、可获得的定性和定量数据，以及对这些结果的解释和可能的临床意义。

临床实用要点

- 与椎-基底动脉系统的动脉粥样硬化病变相关症状具有多样性和不确定性。
- 多达20%～30%的缺血性事件可能为后循环病变所致。
- 在双侧椎动脉的椎间隙段或右椎动脉起始段，总是可以获取多普勒频谱。左椎动脉起始处采集多普勒频谱的成功率较低。

二、检查技术

大多数有明显血流动力学意义的椎动脉病变，发生在椎动脉起始处（V_0段）和从锁骨下动脉发出后至进入第6颈椎横突孔之间的管段（V_1段，图9.1）。因此，超声检查应该从这里开始。尽管理论上可行，但由于锁骨影响了探头的检测位置，实际操作中有1/3患者该节段椎动脉显示困难。因此，难以在纵切面上观察到椎动脉起源和V_1段。也有少数（3%～5%）患者，左椎动脉起源于主动脉而非左侧锁骨下动脉。此外，椎动脉V_1段走行可能会明显弯曲，从而限制了多普勒角度的校正和速度测量。最后，椎动脉起始部和近段容易与其他起源于锁骨下动脉近段的大动脉如甲状颈干分支相混淆。

比较可靠的椎动脉评估方法是首先显示靠近颈中部的椎动脉V_2段，此段沿颈椎C_2～C_6的横突孔走行（图9.2）。此段椎动脉非常平直，仅有很小的弯曲，直径没有明显变化。除了椎静脉外，这段椎动脉没有任何相邻血管（图9.3）。它没有任何分支动脉，不会影响血流速测

表9.1	后循环缺血的症状和体征

头晕或眩晕（伴随其他体征）

行走困难

失去平衡

共济失调

站立不稳

上肢肌张力减退

失明

视物模糊

复视

偏盲

双侧视野缺损

眼球震颤

反应迟钝

聚焦困难

阅读困难

失忆

嗜睡

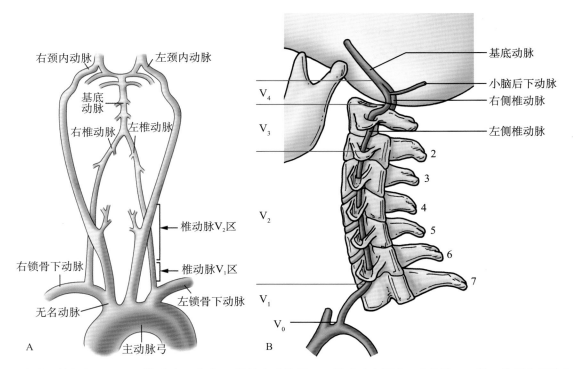

图9.1　正常脑血管解剖。A.显示椎动脉V₁段和V₂段的大致位置。B.椎动脉主要有4个节段：V₁段，从起点到进入第6颈椎横突孔（约90%的病例）之前；V₂段，为C₂～C₆椎体横突孔段；V₃段，从C₂过渡到颅底；V₄段，进入颅底后至基底动脉段；V₀段椎动脉起始点

量。此外，椎动脉V₂段很少有动脉粥样硬化闭塞性病变。如果需要检查更远处的颅内椎动脉V₄段（从硬脑膜孔至基底动脉起始点）可以采用枕骨孔下途径及经颅多普勒技术（见第10章），但在颅外脑血管超声检查时，V₃段（从C₂上缘水平至其进入椎管入口处）通常很难探查到。

检查椎动脉V₂段，首先在C₃～C₅颈椎水平纵切面清晰显示颈总动脉（CCA）中段，然后将探头稍稍向外侧倾斜即可显示椎动脉。颈椎横突是识别椎动脉的重要解剖标志，表现为强回声，后方伴声影，深部组织显示不清（图

9.2）。通过无回声和矩形声影区域之间的声窗可以看到椎动脉。彩色多普勒成像通过声窗内的彩色血流成像有助于识别椎动脉。彩色多普勒成像还可根据血流方向，显示两支血管，区分椎动脉与毗邻的椎静脉（图9.3）。灰阶图像通常可显示椎动脉壁，一旦显示椎动脉，就可以将多普勒取样容积置于动脉内（图9.4），并获得多普勒频谱。多普勒频谱可提供定性及角度校正后局部血流动力学的定量信息。如果这些数据信息出现异常，应尽可能追踪椎动脉的起始处（图9.5），利用灰阶和彩色多普勒联合成像，评估

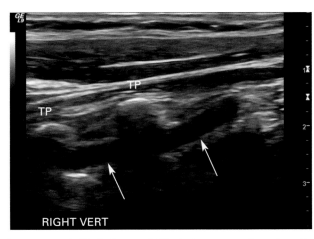

图9.2　正常椎动脉。正常椎动脉C₂～C₆水平（V₂段，箭头所示）的纵切面灰阶图像，相邻骨性结构颈椎横突（TP）后方有声影

RIGHT VERT：右侧椎动脉

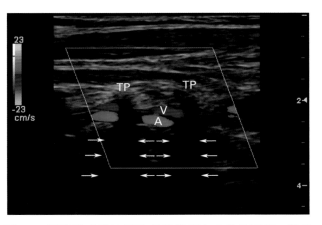

图9.3　正常椎动脉V₂段和椎静脉彩色多普勒图像。椎动脉颜色编码为红色（血流从右向左，朝向大脑），椎静脉颜色编码为蓝色。注意由颈椎横突（TP）所致声影（箭头）引起该区域彩色多普勒血流信号缺失

A：动脉；V：静脉

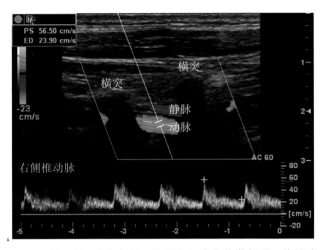

图9.4 椎动脉（A）中段（V$_2$段）正常多普勒频谱。收缩峰边界清楚，收缩期峰值流速（PS）为56.5cm/s。整个心动周期表现为持续性前向血流，类似于正常颈内动脉血流模式

椎动脉近段的血流动力学改变。

临床实用要点

- 最容易观察的是椎动脉V$_2$段，即C$_2$～C$_6$椎体段。
- 由于血管走行弯曲且接近锁骨，有时不能对椎动脉V$_1$段进行充分的超声多普勒评估。
- 可用椎体横突之间的声窗观察椎动脉（V$_2$段），并获取彩色多普勒图像和多普勒频谱。
- 椎动脉V$_3$段，从C$_2$水平至进入椎管和硬脑膜入口处，超声可能无法观察到。

三、椎动脉血流动力学：定性分析

（一）正常表现

椎动脉多普勒形态应与颈内动脉（ICA）相似，因为两者都直接供应低阻力的颅内血管系统。如图9.4所示，其多普勒频谱收缩峰边界清楚，舒张期存在连续性血流。正常人收缩期峰值流速变化很大，范围在20～60cm/s，在椎动脉起始处（也称为V$_0$段）收缩期峰值流速变化更大。然而，收缩期峰值流速可在41～64cm/s间变化（表9.2）。超过60%患者具有优势椎动脉（即一侧椎动脉较对侧粗大，血流速度更高（图9.5）。优势椎动脉多位于左侧。

临床实用要点

- 椎动脉收缩期峰值流速范围在41～64cm/s。
- 左侧椎动脉通常是优势椎动脉，可能出现：
  - 直径粗。
  - 血流速度快。

（二）血流加速及狭窄

椎动脉狭窄性病变产生的血流动力学异常，采用多普勒频谱很容易检测。有关椎动脉粥样硬化性狭窄发生率和自然病程的少数研究提示，多数病变（90%或以

上）发生在椎动脉起始处。在彩色多普勒成像上可以观察到狭窄，伴有彩色混叠的高速血流和狭窄后血流频谱波形，这些征象提示椎动脉狭窄。通过角度校正后，多普勒频谱测量到高速血流，证实狭窄的存在。目前几乎没有评估椎动脉狭窄严重程度的流速标准，但根据我们对外周动脉疾病（详见第15章）的诊断经验，局部收缩期峰值流速增加1倍意味着直径狭窄率超过50%。Yurdakul等证实了这一点，他们发现流速增加的比值为2.2时，对于判断≥50%的狭窄准确性最高。他们还提出，收缩期峰值流速绝对值高于108cm/s具有良好的敏感度和特异度。这与Koch等提出的114cm/s的分界点类似。然而，华扬等认为，应用140cm/s作为50%狭窄的界值，而收缩期峰值流速比值为2.0时准确性最高。在椎动脉近段1～2cm处，常出现明显的血管走行纤曲，这使得椎动脉起始段狭窄的超声诊断复杂化（图9.6）。由于纤曲，椎动脉近段常见非层流血流，同时血管纤曲导致收缩期峰值血流速度升高。

血管走行纤曲也可能导致依赖角度校正的多普勒血流速度测量不可靠。考虑到这些技术问题，超声评价椎动脉起始段狭窄不仅应依据彩色多普勒成像还要依赖能量多普勒成像，并分析远段多普勒频谱形态的改变。小慢波（低速低搏动血流：流速低、达峰时间后延）基本上可以确定病变严重程度足以引起血流动力学异常（图9.7）。否则，仅可以提示血流动力学异常，必须通过其他影像学方法证实。正确诊断很重要，因为血管腔内技术使椎动脉近端病变的治疗成为可能，并可能缓解一些患者的症状，尽管其疗效仍在研究中。

临床实用要点

- 椎动脉明显狭窄通常发生在椎动脉起始处。
- 下列标准提示≥50%椎动脉直径狭窄：
  - 收缩期峰值速度＞108～140cm/s，具体数值取决于不同的参考文献。
  - 较一致的标准是，非弯曲段收缩期峰值流速比≥2.0。

表9.2	正常椎动脉血流速度范围	
	收缩期峰值流速	舒张末期流速
Kuhl et al.	（63.6±17.5）cm/s SD	（16.1±5.1）cm/s SD
	范围30～100cm/s	范围10～35cm/s
Koch et al.	（64.0±28）cm/s SD	（14.0±9）cm/s SD
Bartels et al.	右：（43.0±8.9）cm/s SD	
	左：（43.3±9.6）cm/s SD	
Hallerstam et al.	右：（46.0±13.0）cm/s SD	右：（13.0±4.0）cm/s SD
	左：（41.0±9.0）cm/s SD	左：（12.0±4.9）cm/s SD
Seidel et al.	右：（45.9±11.1）cm/s SD	右：（13.8±4.6）cm/s SD
	左：（51.5±13.3）cm/s SD	左：（16.1±5.8）cm/s SD

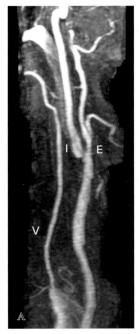

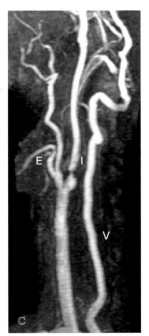

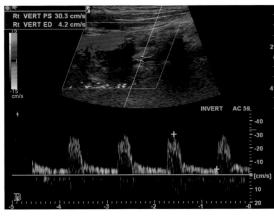

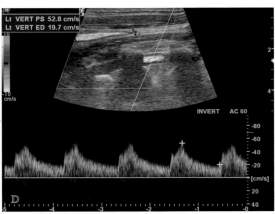

图 9.5　A.右侧颈部磁共振血管成像显示右侧椎动脉（V）较颈内动脉（I）和颈外动脉（E）较细。B.收缩期峰值流速较低，为 30cm/s，舒张末期流速为 4cm/s。C.左侧椎动脉（V）较粗，内径与颈内动脉（I）和颈外动脉（E）相当。D.椎动脉收缩期峰值流速 53cm/s，大于舒张末期流速（20cm/s）

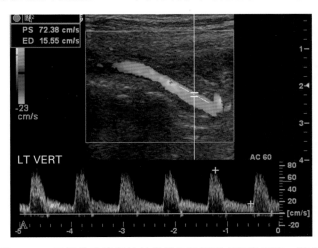

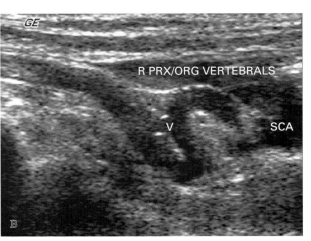

图 9.6　A.正常椎动脉起始处的彩色及频谱多普勒图像。整个血流波形收缩期上升支陡直，并呈低阻，受血管分叉处血流动力学影响，从收缩期到舒张末期血流波形频带轻微增宽（与图 9.4 相比）。B.椎动脉起始段的纵切面灰阶超声图像。注意椎动脉近段（V₁ 段）扭曲

PRX/ORG VERTEBRALS：椎动脉近段／起始处；SCA：锁骨下动脉；V：静脉；LT VERT：左侧椎动脉

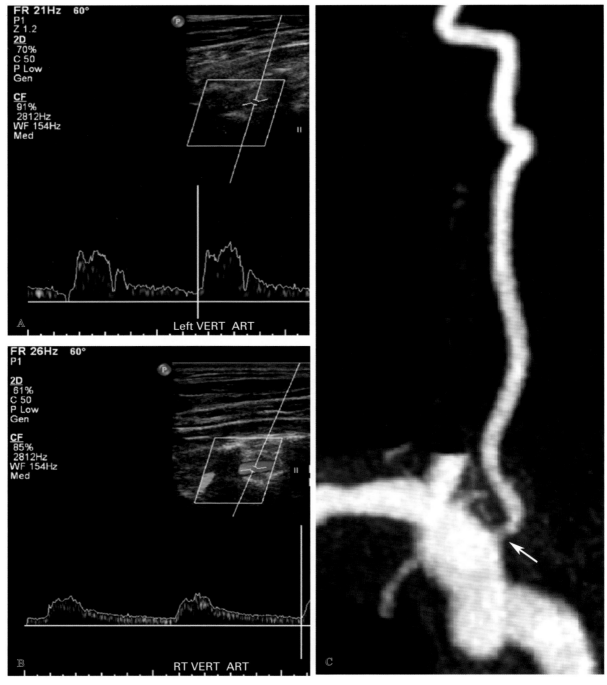

图9.7　椎动脉起始处狭窄对远段动脉波形的影响。A.左侧椎动脉中段正常上升支频谱形态和血流速度。B.右侧椎动脉中上段频谱上升支波形圆钝且流速减低（小慢波）。C.磁共振血管造影（MRA）显示右侧椎动脉起始处重度狭窄（箭头）

Left VERT：左侧椎动脉；RT VERT：右侧椎动脉；ART：动脉

●椎间段低速低搏动性频谱提示椎动脉近段明显狭窄。

　　还有许多其他的血流动力学条件可能导致椎动脉收缩期峰值流速的升高。如前所述，最常见的是优势侧椎动脉，多见于左侧（图9.5）。

　　当脑血管系统其他血管闭塞时，一侧或双侧椎动脉会出现代偿性的血流速度明显加快（图9.8）。这类情况可见于：①ICA闭塞或次全闭塞；②对侧椎动脉闭塞；

③因锁骨下动脉盗血而引起的对侧椎动脉的代偿性血流改变。还有一种罕见情况，是由于脊柱或骨赘外源性压迫椎动脉V_2、V_3段（少见），可以看到椎动脉V_2段收缩期峰值流速升高（图9.9）。这通常与头部或颈部位置改变有关，常被称为"猎弓综合征"（bow hunter's syndrome）。其他管腔狭窄原因包括血管炎或椎动脉中段动脉粥样硬化性狭窄。当椎动脉夹层的真腔或假腔中不存在明显血管狭窄时，夹层通常不会引起血流速度增高（图9.10）。

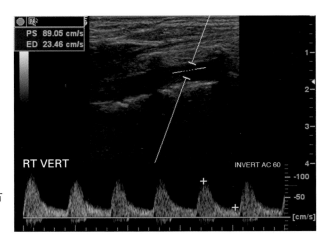

图 9.8　椎动脉血流代偿。左颈内动脉（ICA）闭塞患者，右侧椎动脉血流速度明显升高（收缩期峰值流速；89cm/s）

　　RT VERT：右侧椎动脉

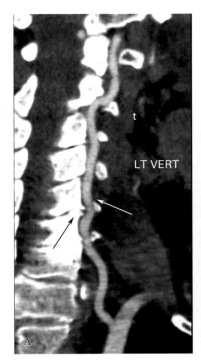

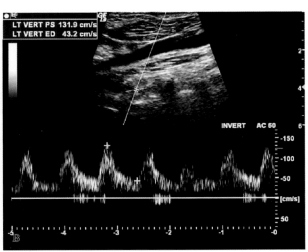

图 9.9　外部压迫引起椎动脉流速升高。A.CT 血管造影重建，显示骨赘（黑色箭头）导致的狭窄区域。B. 多普勒取样容积略高于狭窄处（A 中白色箭头所指处），仍显示收缩期峰值流速升高达 132cm/s

　　LT VERT：左侧椎动脉

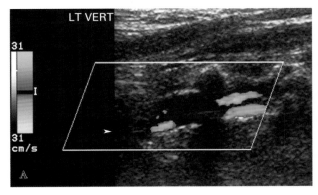

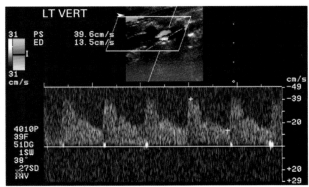

图 9.10　A. 椎动脉夹层的彩色多普勒成像，真腔和假腔均可见彩色血流。B. 椎动脉夹层的彩色多普勒和频谱多普勒图像，在真腔内血流基本正常。多普勒频谱表现为低阻型，收缩期峰值流速正常，为 39.6cm/s

　　LT VERT：左侧椎动脉

临床实用要点

- 除动脉粥样硬化病变以外，引起椎动脉血流速度升高的其他原因包括以下几点。
  - 一侧椎动脉发育不全时的优势侧椎动脉。
  - 侧支循环代偿性血流。
  - 外源性压迫。
  - 血管炎。
  - 椎动脉夹层管腔狭窄（少见）。

（三）血流缺失

如果椎动脉显示良好，但未探及多普勒血流信号，可诊断为椎动脉闭塞（图9.11），这与其他血管表现相

似。虽然典型病变发生在椎动脉起始处，也应该确定病变是否累及一段血管，尽量向椎动脉近心端扫查，加以明确。可以确定的说，椎动脉闭塞和多普勒血流信号缺失并不常见。

有时，椎动脉发育不良性纤细可能被误诊为动脉闭塞。检查者必须增加彩色多普勒和脉冲多普勒的增益，并降低速度量程。

临床实用要点

- 由椎动脉完全闭塞而导致的多普勒血流信号缺失并不常见。
- 在椎动脉发育不全，未能检测到血流信号，是一种

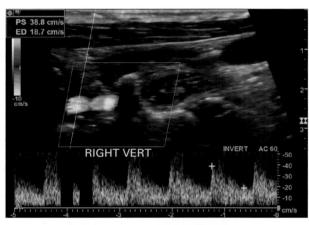

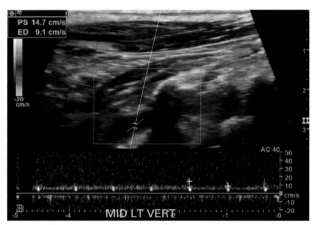

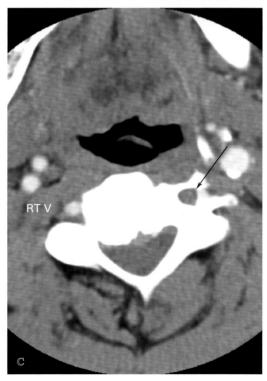

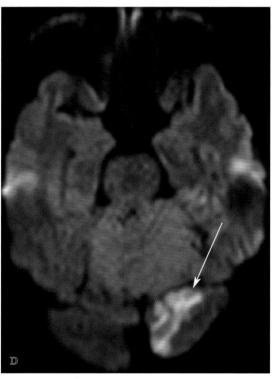

图9.11　椎动脉夹层所致闭塞。A.右侧椎动脉的流速正常，收缩期峰值流速为39cm/s。B.左侧椎动脉多普勒取样检查无血流。C.CT血管造影显示左侧椎动脉无造影剂（黑色箭头），右侧椎动脉造影剂充盈。D.弥散加权成像（DWI）显示左侧小脑下部急性梗死（白色箭头）

　　RIGHT VERT：右侧椎动脉；MID LT VERT：左侧椎动脉中段；RT V：右侧椎动脉

常见的假阳性结果。

（四）血流减低

血流减低最常见于非优势侧椎动脉。非优势侧椎动脉可能非常细小，血流频谱形态表现为高阻型：收缩期峰值流速和舒张期流速均减低。接近15%的患者存在椎动脉严重发育不良或闭锁（管腔内径＜2mm），这些血管阻力很高，以至于多普勒频谱显示远心端接近完全性闭塞的频谱特征（舒张期血流减低或缺失，图9.12）。这一发现可能对预后有价值，因为发育不良与后循环卒中的关联正在研究中。椎动脉血流表现为低流速和高阻力的另一种可能，是多普勒取样位置以远部位椎动脉存在狭窄。此类患者的病变部位多位于小脑后下动脉分支以近，因为小脑后下动脉为小脑低阻力性血管床血供。

重要的是，椎动脉近端闭塞性病变也可能是椎-基底动脉系统血流减低、出现脑血管病症状的原因。在这些病例中，多普勒频谱形态表现为"小慢波"：波形呈缓慢上升，收缩期峰圆钝，边界不清且延迟，舒张期血流连续，整个心动周期流速明显降低（图9.7）。如果椎动脉内出现圆钝的多普勒频谱，就要对其近端和起始端进行仔细的多普勒超声检查，明确可能出现阻塞性病变的位置及其严重程度。椎动脉血流减少的另一种解释是，在小脑后下动脉（PICA）分支以上动脉存在动脉狭窄或栓塞，致动脉闭塞，或基底动脉闭塞（图9.13）。患者有可能出现严重的椎-基底动脉症状。由于该动脉供应小脑的下部，在这种情况下，椎动脉频谱显示血流达峰时间不变，但波形表现为低阻型。

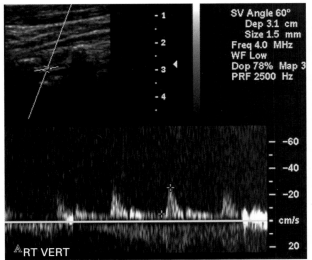

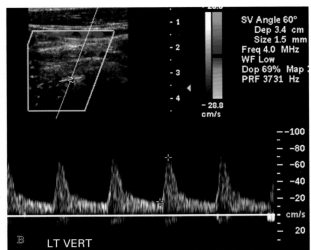

图9.12　右侧非优势椎动脉（A）与左侧椎动脉（B）相比，多普勒频谱形态呈相对高阻型
　　RT VERT：右侧椎动脉；LT VERT：左侧椎动脉

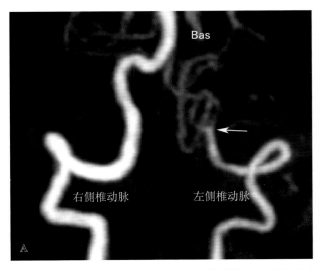

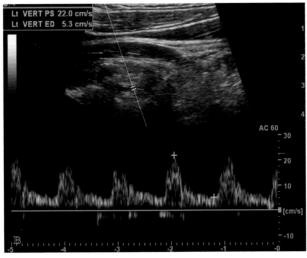

图9.13　左侧椎动脉闭塞。A.磁共振血管成像显示粗大的右侧椎动脉延续至基底动脉（Bas）。左侧椎动脉细小，主干终止于小脑后下动脉（PICA；箭头所指处）水平，以远延续为一团杂乱的小分支。B.尽管椎动脉频谱振幅较低（收缩期峰值为22cm/s），但是对小脑尚有供血（A中箭头所指），因此频谱形态仍为低阻型

临床实用要点

- 低速高阻型血流信号可能是由于以下原因。
  - 椎动脉发育不良和闭锁。
  - 发出小脑后下动脉（PICA）之前的椎动脉上段狭窄。
- 低速低阻型血流信号可能是由于以下原因。
  - 严重的椎动脉近端病变。
  - 小脑后下动脉分支以远的椎动脉病变。

（五）部分型及完全型锁骨下动脉盗血

应高度关注椎动脉 V_2 段多普勒频谱特征。目的是通过同侧椎动脉波形变化，间接发现不同程度的锁骨下动脉狭窄。多普勒波形的变化，包括完全性血流反向到较难解释的非典型改变。

锁骨下动脉盗血综合征与晕厥、低灌注所致手臂或手缺血改变，或记忆问题有关。另外，双臂血压差异明显，通常超过 20mmHg 或 30mmHg。超声很容易确定诊断，因为在整个心动周期内都可观察到病变侧椎动脉血流方向反向（背离大脑，图9.14～图9.16）。"盗血"是指锁骨下动脉近端明显狭窄或闭塞导致同侧椎动脉血流方向逆转。锁骨下动脉狭窄或闭塞导致锁骨下动脉远端和同侧椎动脉压力明显降低。这种压力下降，导致血流从对侧椎动脉和基底动脉逆流至同侧椎动脉。需要特别

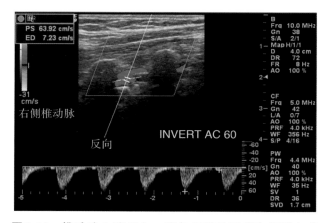

图9.14　椎动脉血流反向。彩色多普勒图像和频谱多普勒图像显示，在整个心脏周期内，由于存在锁骨下动脉盗血，椎动脉内出现反向血流。虽然位于基线下方，但频谱显示的是正向血流，朝向探头，背离大脑

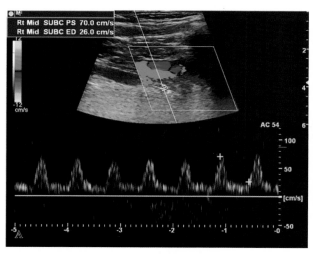

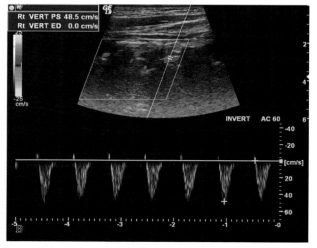

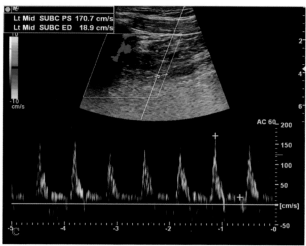

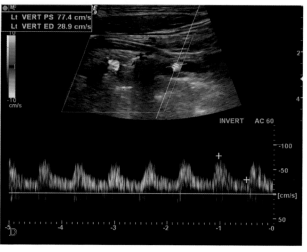

图9.15　右侧锁骨下动脉盗血多普勒表现。A.右侧锁骨下动脉（SUBC）中段为低阻型多普勒频谱，正常频谱三相波消失，符合近心端病变特征。B.右侧椎动脉频谱显示血流反向。C.对侧锁骨下动脉频谱为正常三相波。D.左侧椎动脉频谱形态正常

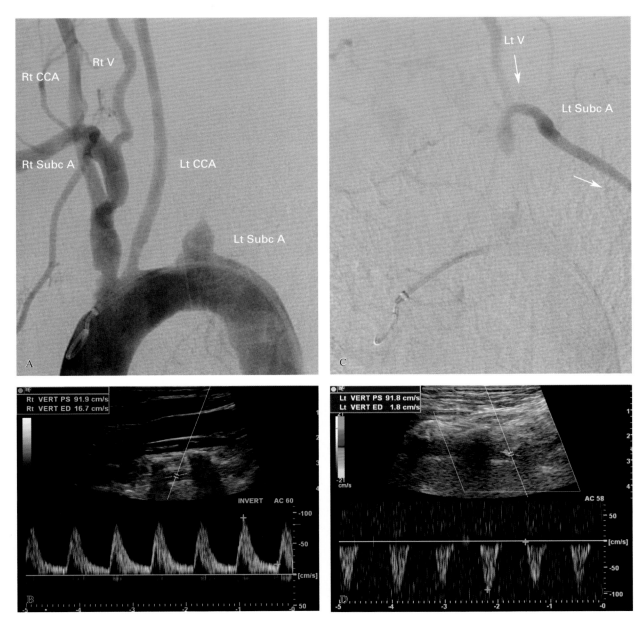

图 9.16　椎动脉血流反向。A. 主动脉弓造影图显示左侧锁骨下动脉完全闭塞（Lt Subc A）及右侧椎动脉血流（Rt V）。B. 右侧椎动脉多普勒频谱方向正常。C. 主动脉弓造影延迟图像显示，左椎动脉（Lt V）血流反向、充盈左锁骨下动脉（Lt Subc A）以供应手臂。D. 相应的彩色多普勒图像和频谱多普勒图像显示左椎动脉血流反向
　　Rt CCA：右侧颈总动脉；Lt CCA：左侧颈总动脉

小心的是，不要将椎静脉的血流信号与反向的动脉血流混淆，特别是当椎动脉因重度狭窄或闭塞而难以显示时（图 9.17）。

　　90%椎动脉血流反向（锁骨下动脉盗血所致）发生在左侧。无名动脉（右头臂动脉）病变导致的右侧椎动脉血流变化较左侧椎动脉更加复杂。大多数发生锁骨下动脉盗血的患者中，可在病变侧锁骨下动脉近端检测到异常的多普勒波形（狭窄时血流速度升高或闭塞时血流速度减低），而远端出现小慢波频谱形态改变（图 9.15）。

　　右侧椎动脉血流反向时，需要对供血动脉进行更仔细地探查。引起盗血的原因可能是右侧锁骨下动脉病变

（图 9.15），也可能是无名动脉病变，此时右侧颈总动脉和右侧锁骨下动脉多普勒频谱均表现为低速低搏动性改变。尽管锁骨下动脉盗血患者患侧与正常侧上肢收缩压差可达 15 ～ 20mmHg，但这种差值很容易达到或超过 30mmHg。健侧椎动脉内径增大，血流速度加快。这些表现并不"可靠"，因为如果存在优势椎动脉，动脉直径和血流速度波动也很大。

　　锁骨下动脉近端中度狭窄，不足以引起同侧椎动脉血流完全反向。这些病变严重程度虽然并未引起血流完全逆转，但仍可因狭窄进展引起压差，而改变多普勒频谱波形。由于正向（通过狭窄处）和反向（来自对侧椎

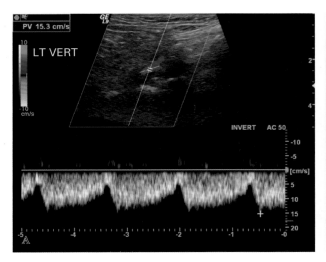
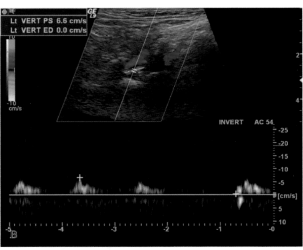

图 9.17 椎静脉多普勒波形。A.在椎动脉常规取样位置采集的频谱呈周期性变化，实际上它是椎静脉。B.与上述静脉相邻的接近闭塞椎动脉血流频谱，呈低速高阻型，检测困难

　　LT VERT：左侧椎动脉

动脉）压力脉冲的不同作用，在心动周期中血流动力平衡变化会导致多普勒波形出现复杂的变化。在狭窄程度较轻时，正向压力脉冲推动血液通过狭窄处，直到对侧椎动脉产生的压力达到多普勒取样处，在中度狭窄时，这可导致短暂的血流减少（图9.18）。这种波形的出现通常被称为"兔子"波形，尽管不清楚"兔子"是朝右还是朝左（图9.19）。随着狭窄程度的增加，前向搏动减低，反向血流增加（图9.20）。在心脏舒张期，通过锁骨下动脉病变处血流速度降低，狭窄所致压力下降幅度减小，受累椎动脉内净压力梯度仍然产生前向血流，但血流速度绝对值降低。当病变接近完全闭塞时，收缩早期血流脉动逐渐减少并可能消失（图9.21）。最终，椎动脉血流反向。左侧椎动脉直接起源于主动脉属于少见情况，此时不可能发生盗血。

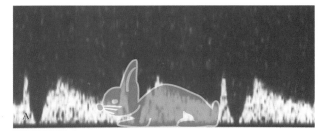
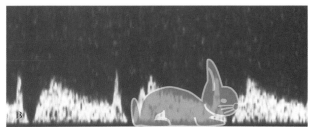

图 9.19 早期锁骨下动脉盗血的"兔子"征。A.该病例"兔子"朝向左侧。B.第二种解释为"兔子"朝向右侧

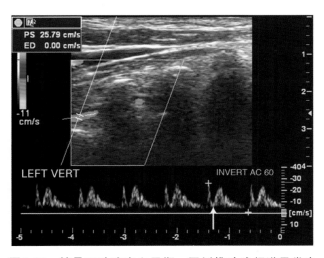

图 9.18 锁骨下动脉盗血早期，同侧椎动脉频谱异常表现。椎动脉多普勒频谱显示收缩早期波峰（上方黄色十字线）后紧随收缩期减速（箭头）

　　LEFT VERT：左侧椎动脉

临床实用要点

- 锁骨下动脉近端病变可改变椎动脉多普勒频谱形态。
- 锁骨下动脉盗血综合征是一种临床综合征，上肢血压降低，病变侧椎动脉血流反向。
- 这种现象的早期表现，归类为广义的部分型盗血综合征，有椎动脉频谱形态改变。
- 锁骨下动脉盗血多见于左侧，如果椎动脉直接起源于主动脉弓，则不会发生盗血。
- 当右侧出现盗血时，必须注意区分是右侧锁骨下动脉近段病变还是无名动脉病变。

四、椎动脉血流动力学：定量分析

　　除了定性评价椎动脉血流动力学外，超声可对

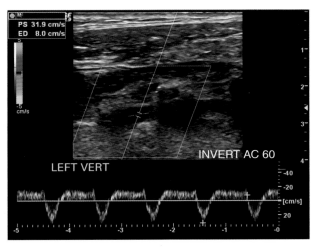

图9.20　锁骨下动脉盗血进展期，同侧椎动脉频谱异常表现。椎动脉多普勒频谱呈双向血流。此患者锁骨下动脉狭窄较严重，导致收缩期椎动脉出现短暂反向血流，舒张期血流速度减低，但仍然正向

LEFT VERT：左侧椎动脉；INVERT AC：翻转角度

椎-基底动脉进行血流量定量分析。在某些病例中，这可能会提供有用的临床信息，因为许多后循环症状代表低灌注和缺血状态，而不像颈动脉供血区域那样代表着血栓栓塞事件。从技术角度讲，大多数多普勒超声仪都

可以测量椎动脉血流量。计算血流量需要多普勒频谱检测的流速数据（即测量一个完整心动周期内的时间平均流速）和管腔直径（可计算出管腔横截面积）。通过这两个数据，即可计算出血流量（ml/min）。若椎动脉中段血管比较直、管径均匀、无明显分支，测量血流量的准确性大概为±10%。在多数椎动脉，测量血流量，技术上可行。像收缩期峰值流速一样，正常生理条件下，患者椎动脉血流量变化也很大，一般在＜75～＞150ml/min。如果同时考虑双侧椎动脉，则两侧椎动脉血流量之和（右侧加左侧）接近200ml/min，也可更高。与无症状患者或单侧神经系统症状患者比较，无定位性后循环缺血的患者，双侧椎动脉血流减少（＜200ml/min）的可能性更大，在颈动脉系统仅有轻微病变或无阻塞病变时更是如此。

椎-基底动脉血流量降低的临床意义取决于潜在病因、能否治疗。引起椎-基底动脉血流量降低的原因包括双侧椎动脉发育不良、心排血量降低、颅内椎动脉远段或基底动脉闭塞。定性分析椎动脉多普勒频谱，可诊断椎动脉远段或基底动脉闭塞，因为远端动脉阻力增高，使椎动脉收缩期峰值流速减低，舒张末期流速减低更明显。

令人感兴趣的是，多普勒成像可以观察颈椎压迫或

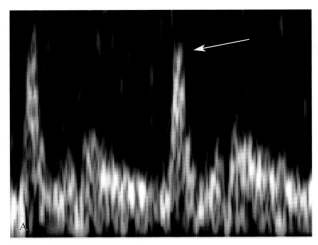

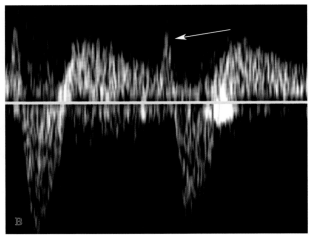

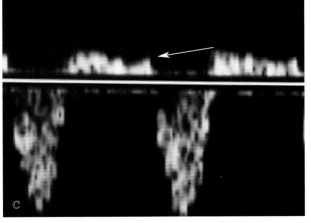

图9.21　锁骨下动脉狭窄程度逐步加重的影响。早期收缩期峰振幅降低（A～C箭头所指处相比），血流逆转增加，舒张期血流减少

简单头部旋转时椎动脉血流变化。既往研究均报道，头部旋转至对侧时，同侧椎动脉血流减少。

临床实用要点

- 可以可靠地定量评估双侧椎动脉血流量。
- 已有椎动脉总血流量（右侧＋左侧）降低与临床症状之间横切面关联研究报道。
- 椎动脉多普勒频谱测量显示，椎动脉血流随头部位置改变而变化。

五、磁共振血管成像和计算机断层血管成像

虽然超声被认为是检测典型颈动脉粥样硬化疾病的第一步，但CTA或MRA有助于进一步决定干预措施。随着这些技术不断发展，对椎动脉的评价也有了发展。椎动脉狭窄、椎动脉夹层、V_2和V_3段椎动脉骨性压迫很容易诊断，特别是造影剂对比增强和三维图像重建的使用。虽然相位对比MRA可以测量椎动脉流动方向，并直接评估椎-基底动脉的血流动力学，但由于需要特殊的技术，而并未常规使用。从成本效益的角度来看，超声仍然是椎动脉评估的首选方法。如果超声有可疑发现，可以再使用对比增强三维CTA或MRA。特别是多普勒超声提示椎动脉某处可能存在阻塞性病变，但又不能直接扫查到病变区域时［例如，难以扫查到的椎动脉起始部；高阻血流频谱提示椎动脉远段（V_3或V_4段）病变］，以上技术可以显示这些区域。MRA在椎动脉检查方面的局限性与颈动脉系统相同。由于某些患者体内有金属材料，或不能配合检查等，所以并非所有患者都能进行磁共振检查。年龄越大，不能进行磁共振检查的患者就越多，同时椎-基底动脉系统脑血管病发病率也随年龄增长而增加。在严重湍流区域（如狭窄后）或流速非常缓慢区域（椎动脉发育不全时）磁共振信号缺失，也限制了MRA在这些疾病中的诊断价值（详见第34章）。事实上，标准时间飞跃MRA图像上观察不到椎动脉血流反向，因为该成像方法只能显示一个方向的血流（详见第34章）。CTA可为患者（没有碘造影剂或肾功能受损禁忌证）提供高分辨率的后循环图像。

临床实用要点

- 在超声成像无法检查的区域，CTA和MRA可显示血管结构。
- 由于血流反向，时间飞跃MRA可能将锁骨下动脉盗血误诊为完全型椎动脉闭塞。
- 对比增强MRA和CTA显示的是动脉解剖的静态图像。

六、治疗

大型临床试验表明，只要合理掌握适应证，部分颈动脉粥样硬化狭窄性病变患者可以获益于颈动脉内膜切除术和支架置入术，但尚缺乏椎动脉狭窄血运重建的相关资料。后循环缺血临床症状多种多样，如何筛选合适患者进行手术治疗面临挑战，这些患者通常合并颈动脉、椎动脉疾病。然而，对于短暂后循环缺血患者，5年内卒中的发生概率是20%～35%，卒中相关死亡率比颈动脉源性卒中相关死亡率高25%左右。先进的外科中心报道了直接进行椎动脉血运重建可取得良好的治疗效果，采用椎动脉转位术或椎动脉旁路术，治疗结果堪比颈动脉内膜切除手术，然而并没有获得广泛的数据证实。近期有椎动脉狭窄血管成形术和支架置入术小型研究报道，术后早期技术层面很成功。这些研究报告病例较少，随访时间相对较短，结果表明并发症发生率与颈动脉支架置入术相似，早期（2年）再狭窄率较高（狭窄率为25%～35%）。由于缺乏入组病例和支持资金，大型对照试验均以失败告终。

临床实用要点

- 只有一些小规模的研究关注手术或血管腔内治疗椎动脉狭窄的潜在价值。
- 由于缺乏入组病例和支持资金，更大规模的研究已经终止。

七、总结

超声是一种可靠、无创的椎动脉评估技术。可以从以下几方面评估椎动脉血流动力学：①是否存在血流；②血流方向和频谱形态改变；③椎动脉的内径大小；④收缩期峰值流速和舒张末期流速。当患者有后循环缺血症状时，也可以增加血流量定量测定。

第10章

颅内动脉超声评价

一、引言

1965年，Miyazaki和Kato首先报道了使用连续波多普勒超声评价颅外脑血管。尽管超声技术在其他医学领域的应用发展迅速，但直到1982年才用于颅内血管检查。当时，Aaslid等发明了一种经颅多普勒（TCD）装置，探头发出的2MHz脉冲能穿透颅骨，并能精确测量颅底动脉和Willis环动脉血流速度。TCD的出现，使直接记录颅内血流速度成为可能，并且TCD成为评价颅内血管血流动力学和颅内血管疾病的重要无创性检查手段。过去20年，超声技术的不断发展和改进，使TCD临床应用更加深入。经颅彩色多普勒超声（TCCS）的临床应用是一个重要的技术进步。该技术结合了灰阶超声成像、彩色多普勒成像及脉冲多普勒超声技术，使直接显示颅底动脉及其血流方向成为可能，并且可以通过角度校正测量特定深度动脉的血流速度。随着能量多普勒、三维TCCS及超声造影剂的引入，颅内血管超声的诊断能力进一步提高。经颅二维灰阶超声成像也为运动功能障碍性患者脑实质改变提供了诊断信息。

超声造影技术为心源性右向左分流的检测和基于示踪剂稀释原理的脑实质灌注研究提供了可能。

应用TCD检测高强度瞬时信号（HITS）或微栓子信号（MES），可无创评价到达颅内动脉的微栓子，成为该技术发展的又一里程碑。

超声辅助溶栓技术（sonothrombolysis），成为进展期脑卒中血管内动脉再通的一种替代治疗方法。

本章主要阐述颅脑超声基本技术和临床应用，并简要介绍该技术的最新进展。

二、检查方法

（一）常规准备

TCD检查前，必须注意两点：①已明确颅外动脉情况；②患者检查前休息良好，以避免血液中二氧化碳分压的波动与运动干扰。此外，检查者必须了解两个解剖概念：①超声束能够穿透颅骨的部位（声窗）是有限的，且不易确定；②颅底部动脉的大小、走行、发育和探查位置等方面存在很大差异。关于颅骨的声波穿透性，已经进行了深入研究。颅骨由3层结构组成，每层都以不同方式阻碍着超声的传导。Grolimund进行了一些体外试验研究，在不同的颅骨部位和个体之间，声能衰减差异很大。通过颅骨后的声能均低于发射声能的35%。进一步研究表明，颅骨可以视为声透镜，声的折射或绕射取决于颅骨的厚度而非声束的入射角度。

（二）经颅多普勒和经颅彩色多普勒超声仪器

经颅超声需要一个大的信噪比。因此，与其他脉冲多普勒超声仪器相比，经颅超声仪器的带宽较窄，取样容积较大、定位性差。大多数市售TCD系统采用2MHz频率脉冲多普勒系统，检查深度可调，可识别血流方向。TCCS使用$1.8 \sim 3.6$MHz扇形相控阵探头，相应配置：①发射功率为$10 \sim 100$mW/cm^2；②多普勒取样深度可调；③脉冲重复频率可高达20kHz；④声束聚焦范围为$20 \sim 60$mm；⑤通过多普勒频谱分析，实时显示平均流速和收缩期峰值流速（PSV）。许多市售TCD配有特制的头架或头带，可进行连续性监测。

（三）声窗

通过4条路径（图10.1）检查颅内动脉：颞窗、眼窗、枕窗（枕骨大孔）和颌下窗。人们使用各种术语描述不同的颅内动脉。如果不熟悉这些脑动脉术语，请参见图10.2。

1. 颞窗

探头置于耳屏前上、颞部颞弓上方（图10.3，位置1），此处为最佳检查部位，为第一声窗。后颞窗位于第一声窗后上方（图10.3，位置2），少数患者通过此声窗检

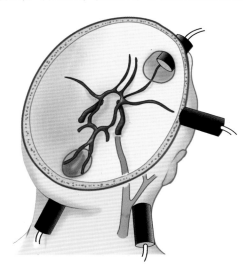

图10.1　超声探头、颅骨声窗与颅底动脉的关系

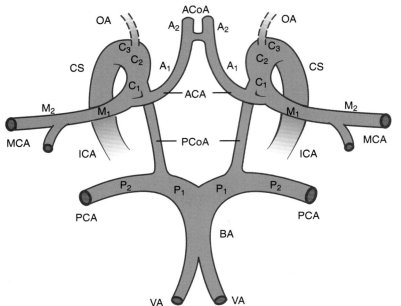

图 10.2　**颅底动脉 Wililis 环的命名**
　　ACA：大脑前动脉（A_1、A_2 段）；ACoA：前交通动脉；BA：基底动脉；CS：颈动脉虹吸弯（C_1、C_2、C_3 段）；ICA：颈内动脉；MCA：大脑中动脉（M_1、M_2 段）；OA：眼动脉；PCA：大脑后动脉（P_1、P_2 段）；PCoA：后交通动脉；VA：椎动脉

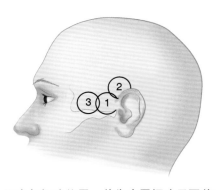

图 10.3　颞窗与探头位置。首先应置探头于耳前窗位置寻找大脑中动脉。在每个声窗位置，均对探头位置和方向进行微调。如果位置 1 不成功，就应该尝试位置 2、位置 3。1. 耳前窗位置；2. 后窗位置；3. 前窗位置

查，并且容易显示大脑后动脉（PCA）P_2 段。在某些患者，通常使用前颞窗（图 10.3，位置 3）更易检查。通过以上颞窗，并适当前后调整探头声束方向，可以扫查颅内不同的部位，并同样应用于对侧检查。探头声束向前倾斜时，可以显示大脑中动脉（MCA）M_1 和 M_2 段、颈内动脉虹吸弯（CS）C_1 段、大脑前动脉（ACA）A_1 段及前交通动脉（图 10.4 A）。声束向后倾斜可以显示 PCA 的 P_1 和 P_2 段、基底动脉（BA）末端和后交通动脉（图 10.4 B）。

　　2. 眼窗

　　将探头置于闭合的眼睑上可以探测前循环血管。为避免损伤眼睛屈光晶状体，入射超声能量必须降低。正常情况下，在 45 ～ 50mm 深度处可探及眼动脉，而 CS 的

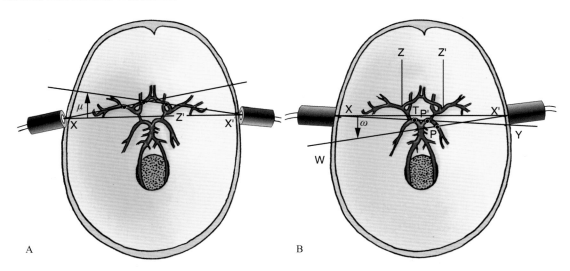

图 10.4　Willis 环前半和后半探头与探查位置（颞窗）。A. 直线 X-X′ 为探头置于颞部，声束垂直于矢状面的冠状面扫查。Z′ 为颅内 ICA 分叉处。X′-Z′ 距离约为（63±5）mm。角度 μ 是探头向前上倾探测 MCA 和 ACA 的角度，角度为（6±1.1）°。B. 角度 ω 是探头向后倾探查 BA 末端和 P_1 段（P′）的角度，角度为（4.6±1.2）°。可在（78±5）mm 深度探及 BA 分叉处，如图所示，其深度分别为 X-T 或 X′-T。Y 为一虚构的点，为声束穿过对侧颅骨的点，在外耳道后方 2 ～ 3cm 处。当声束方向更向后下部（线 X′-P）时，可以显示 P_2 段（P），W 为此声束穿过对侧颅骨的点，位于耳道后方 5cm 处

前膝部即 C_3 段深度在 60 ～ 65mm（图 10.5 A）。稍增加扫描深度至 70 ～ 75mm 时，可显示背向探头的 C_2 段血流和朝向探头的 C_4 段血流。上述血流方向是在声束近于矢状面（稍向内斜）通过眶上或眶下裂入颅，检查相应血管的血流方向。如图 10.5 B 显示典型的扫描深度和血流速度。与颞窗和枕窗比较，眼窗使用较少且效果欠佳。

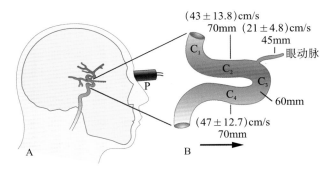

图 10.5　经眼窗超声探查眼动脉（OA）和颈动脉虹吸弯（CS）。A.探头（P）位置及其与眼动脉、颈内动脉虹吸弯的关系；B.颈内动脉虹吸弯不同节段（C_1 ～ C_4）及眼动脉扫查深度和血流速度正常值

3.枕窗（枕骨大孔窗）

枕窗（或枕骨大孔窗）是探查远段椎动脉（VA；V_4 段）和基底动脉（BA）的基本途径。探头置于枕骨大孔后缘与第 1 颈椎棘突之间，声束指向鼻梁（图 10.6 A）。探查深度设置为 65mm，检查时逐渐缩小扫描深度（从 65mm 直到 35mm），可以追踪左右椎动脉至枕骨大孔。随着探测深度变小，声束越来越偏向头的侧方。寰椎横突后外方的硬膜外椎动脉段（V_3 段），也可以追及，此段血流朝向探头。从 VA 汇合处向头顶方向追踪，可显示 BA，BA 远端深度为 95 ～ 125mm。正常硬膜内 VA 和 BA 血流背离探头。图 10.6 B 显示了典型探测深度和血流速度。

4.颌下窗

颌下窗可以检查颈内动脉（ICA）下颌后部位及更远处的硬膜外段（C_5 ～ C_6 段）。它是颅外段超声检查的有效补充。颌下窗有利于发现 ICA 夹层及慢性 ICA 闭塞时颈外-颅内动脉之间的侧支循环。探头位置如图 10.7 A 所示，声束方向稍向后内方倾斜，可完整追踪 ICA 至深度 80 ～ 85mm 处，在此处 ICA 向前内弯曲形成 CS。图 10.7 B 显示了典型探查深度和血流速度。

临床实用要点

• 通过颅骨后的声能最多为发射声能的 35%。
• TCD 大多数采用 2MHz 脉冲多普勒探头，具有距离选择及方向识别特点。TCCS 使用 1.8 ～ 3.6MHz 相控阵探头。
• 通过颞窗检查：
  • 声束向前检测 MCA 的 M_1、M_2 段，CS 的 C_1 段，ACA 的 A_1 段和前交通动脉。
  • 声束向后检测 PCA 的 P_1、P_2 段、BA 尖和后交通动脉。

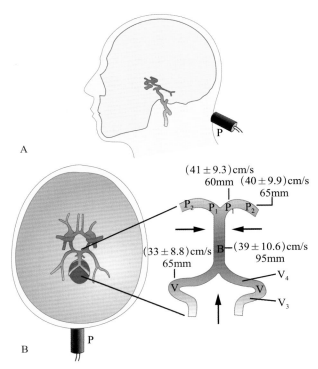

图 10.6　A.经颅多普勒超声通过枕窗探查椎动脉系统；B.椎动脉远端（V）和基底动脉（B）探查深度及正常血流参数。经颞窗检测 P_1 和 P_2 段血流速度
P：探头

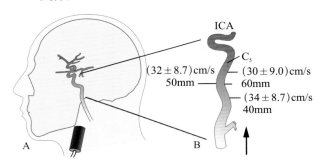

图 10.7　A.经颅多普勒在颌下窗探查 ICA 岩骨段。自 25mm 深度处，向上追踪 ICA，可一直延伸至 80mm 处，即 ICA 的 C_5 段。B.颅内 ICA 远端超声探测深度及血流速度正常值

• 经眼窗探查需降低超声功率，可检测眼动脉和 ICA 的 C_2 和 C_4 段。
• 枕窗用于检测椎动脉和基底动脉。

（四）诊断方法

1.常规 TCD 检查

一般情况下，首先从颞窗开始检查。在深度 50 ～ 55mm 处检测到同侧 MCA，然后调整声束方向，一步步追踪并观察同侧动脉网。血流信号的连续性对识别 MCA 非常重要，对于其他颅底动脉也是如此。血流信号的连续性是指对 MCA（及其他动脉）由浅（35mm）至深（55mm）逐步追踪和观察时，血流频谱形态特征和血流方向不变。由浅至深追踪 MCA 至较深位置（65 ～ 70mm）时，血流方向突然发生变化（背离探头，

而不是朝向探头），提示探及ACA的A₁段。在此深度探测到的朝向探头的血流信号，一般为CS延续为MCA的部位。图10.8显示了标准深度和血流速度。

在颞窗，将声束向后倾斜，在65～70mm深度，几乎总可以探及PCA的P₁段，继续追踪PCA可到达BA尖（深度75mm），自此可追踪至对侧PCA（深度80～85mm）（图10.4 B）。血流信号连续性的2个标准（即BA分叉血流呈双向，对侧PCA的血流方向反向）是识别PCA极为重要的方法，无须进行颈动脉压迫试验。

完成双侧颞窗检查后，还可以通过眶窗、枕窗及颌下窗获取更多信息。前面已对这些位置及可探及的动脉、深度、血管识别方法进行了阐述。TCD检测颅内动脉方法，请参见表10.1。

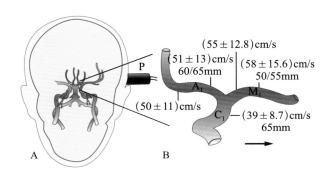

图10.8　经颞窗探查ACA和MCA，探查深度及血流速度。A.C₁、M₁及A₁段均在声束轴线上；B.探测深度和血流速度值
P：探头

表10.1　经颅多普勒颅内动脉检测方案：识别标准及正常血流速度

| 探头位置 | 动脉节段 | 扫查深度 | | 正常血流速度（平均±标准差）（cm/s） | 动脉识别方法 |
		深度范围（mm）	参考深度（mm）		
颞窗	MCA	30～60	50	55±12	M₁：扫描深度为50mm；前后调整深度，血流信号连续；血流朝向探头；声束略偏向前方
	M₁	45～60	50	55±12	
	ACA	60～75	70	50±11	扫描深度；血流背离探头；声束略偏向前方，血流信号连续；与颈内动脉虹吸弯明显不同
	C₁（C₂）（经颞窗显示ICA虹吸弯）	60～70	65	39±9	扫描深度；血流速度低于M₁段；声束略偏向前下方；血流朝向探头
	P₁（PCA）	60（55）～75	70	39±10	扫描深度；血流朝向探头（同侧P₁）；可追踪到基底动脉顶部和对侧P₁段；声束略偏向后下方；血流速度低于M₁段
	P₁和P₁′（基底顶部）	70～80	75	40±10	扫描深度；双向血流；前后调整深度；血流信号连续；声束稍斜
	P₂（PCA）	60～65	65	40±10	血流背离探头；探头位置；声束偏向后方；睁眼和闭眼试验有助于鉴别
枕窗	硬膜外椎动脉远端	40～55	50	34±8	探头置于枕骨下；扫描深度；声束明显外斜；血流朝向探头
	硬膜内椎动脉远端	60～95（100）	70	38±10	扫描深度；声束指向鼻梁或略向侧方倾斜；前后调整深度，血流信号连续
	基底动脉干	70（65）～115（120）	95（100，可能时）	41±10	扫描深度；血流背离探头；血流速度常略高于椎动脉；可从基底动脉轴追踪至椎动脉，血流信号连续
眶窗	C₂（经眶窗，颈动脉虹吸弯）	65～80	70	41±11	声束沿矢状面或略倾斜；血流背离探头声束；扫描深度
	C₃（经眶窗，颈动脉虹吸弯）	65（60）	65	（双向，不测量）	双向血流信号；声束沿矢状面稍偏；扫描深度
	C₄及C₅远段（经眶窗，颈动脉虹吸弯）	65～80（85）	70	47±14	声束沿矢状面或略倾斜，并向足侧稍偏；血流朝向探头；扫描深度
	眼动脉	35～55	45	21±5	扫描深度；血流朝向探头
	对侧A₁（ACA，当颞窗失败，眶窗作为补充）	75～80	不确定	例数较少	声束通过视神经管明显向对侧倾斜扫查，血流朝向探头；需进行压迫试验，与颈内动脉虹吸弯、MCA相鉴别
颌下窗	C₆和ICA颌下段	35～80（85）	60	30±9	血流背离探头；声束向内倾斜；扫查深度

ACA：大脑前动脉；ICA：颈内动脉；MCA：大脑中动脉；PCA：大脑后动脉

2. 经颅彩色多普勒超声（TCCS）检查

TCCS 是一项可直接显示颅内血管结构成像的无创性检查技术。因此，可迅速识别颅内血管，精确取样容积位置，缩短检查时间。近几年，TCCS 技术飞速发展，不仅可以显示颅内血管（即动脉和静脉），还可以显示脑实质。TCCS 检查常使用颞窗和枕窗。关于颌下窗，尚无系统报道。经眼窗 TCCS 可以通过测量视神经鞘宽度监测颅内压（如重症监护室）或用于可疑良性颅内压升高的患者。

经颞窗检查时，探头沿眼眶轴线水平面扫查，在 6 ～ 8cm 深处可见中脑，呈蝴蝶形的低回声区，以此可以作为解剖标志，在此切面很容易显示 Willis 环（图 10.9）。当探头声束向斜上方倾斜，可见其他标志性结构，中线处为第三脑室、松果体、脉络膜丛（均为高回声）及侧脑室。经枕窗入路时，呈低回声的枕骨大孔和高回声的斜坡可以作为解剖标志，双侧椎动脉分别位于它们左右两边（图 10.10）。多数患者在 75 ～ 95mm 深度可显示 BA 起始段。总而言之，血管深度可以参考前面的 TCD 探查深度。TCCS 也可显示颅内静脉窦和大的颅底静脉，但尚未作为临床常规检查内容。经

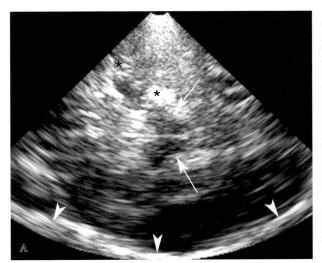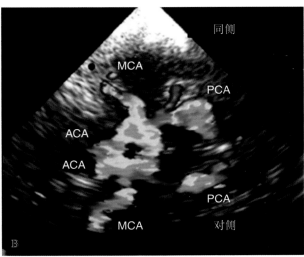

图 10.9 经颞窗经颅彩色多普勒超声（TCCS）检查。A. 首先进行大比例（常调为 14 ～ 17cm）灰阶超声成像以确定检查空间位置。如果能显示对侧的强回声颅骨（短箭头），证明超声波足以穿透颅骨。在标准切面上可以看到低回声蝴蝶形中脑（长箭头）和强回声蝶骨（*所在处）。B. 探测深度调至 8 ～ 10cm，启用彩色多普勒检查，可显示大脑后动脉（PCA）的交通前段（P_1）和交通后段（P_2）沿中脑边缘走行。再向前，可以显示大脑中动脉（MCA）的蝶部（M_1）、岛部（M_2）及大脑前动脉（ACA）的交通前段（A_1）。偶尔，颅骨透声条件特别好（如图所示），可以显示完整 Willis 环。将探头向下倾斜，可探测到 ICA 终末段

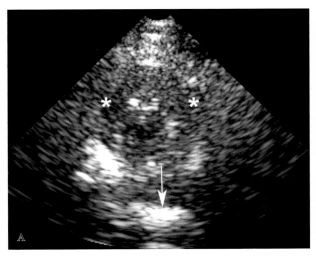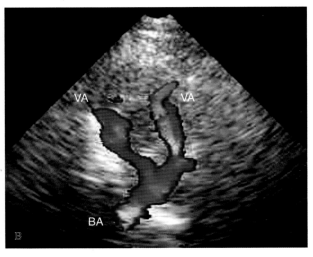

图 10.10 经枕窗（经枕骨大孔）经颅彩色多普勒超声（TCCS）检查。A. 首先进行大深度（常调为 11 ～ 13cm）灰阶超声检查以确定空间位置。如果看到低回声的枕骨大孔（*所在处）和强回声的斜坡（箭头），说明超声波足以穿透颅骨。B. 探测深度调至 8 ～ 11cm，进行彩色多普勒检查，可以显示流经枕骨大孔两边的 2 条椎动脉（VA）的 V_4 段。VA 与基底动脉（BA）连接处呈"Y"形，常靠近斜坡，值得注意的是，BA 起始处变异较大，并非总能在同一超声切面同时显示这 3 支动脉

颅灰阶超声成像可用于随访颅内出血和检测运动障碍患者的脑实质，这种方法对鉴别帕金森综合征非常有帮助。

3.颅内血管识别

颅内动脉TCD主要识别参数如下。

（1）探查深度。

（2）一定探测深度的血流方向。

（3）血流速度（包括平均血流速度、收缩期或舒张期峰值流速）。

（4）探查位置（颞窗、眼窗、枕窗、颌下窗）。

（5）声束方向（向后、向前、足侧、头侧）。

（6）血管的连续性观察。

颅外颈动脉压迫试验可识别颅内血管，但该方法有导致脑梗死的危险，尽管发生率较低，临床已不作为常规检查方法。TCCS与超声造影剂联合应用，在多数情况下，不用加压试验也可显示颅内主要动脉及其侧支通路。对于颅外动脉粥样硬化患者，更应避免使用颈动脉压迫试验。

4.血流速度测量

表10.2和表10.3为各年龄段颅内动脉各段的平均血流速度。不同作者报道的健康成年人颅内动脉血流速度差异很小。MCA或ACA的血流速度最高。PCA和BA的血流速度较MCA低。然而，关于颅内动脉血流量（单位：cm³/s）的研究报道，并没有类似发现。关于流速与流量测值差异，有以下两种解释：①测量位置可能不同；②由于动脉血管大小不同，为了保持血流量的稳定，通过代偿机制使不同大小血管的血流量维持稳定。所以，在大血管中血流速度较慢，在小血管中血流速度较快。TCCS检查时，如果使用角度校正测量血流速度，则所测血流速度较TCD测量流速稍微增高。TCD所测量血流速度随年龄增大而降低，这一发现与颅内动脉血流量随年龄变化而变化具有很好的相关性，同时也证明了TCD和TCCS作为脑血流量半定量方法具有有效性和准确性。

表10.2 不同年龄段人群经颞窗探测颅内动脉平均血流速度正常值（cm/s）		
年龄（岁）	MCA（M₁段）	ACA（A₁段）	PCA（P₁段）
10～29	70±16.4	61±14.7	55±9.0
30～49	57±11.2	48±7.1	42±8.9
50～59	51±9.7	46±9.4	9±9.9
60～70	41±7.0	38±5.6	36±7.9
探测深度（mm）	50～55	60～65	60～65

根据年龄对大脑中动脉（MCA）、前动脉（ACA）和后动脉（PCA）进行的测量

表10.3 不同年龄段人群经枕窗探测颅内动脉平均血流速度正常值 单位：cm/s		
年龄（岁）	PCA（P₁）	BA	VA
10～29	54±8.0	46±11	45±9.8
30～49	40±8.5	38±8.6	34±8.2
50～59	39±10.1	32±7.0	37±10.0
60～70	35±11.1	32±6.7	35±7.0
探测深度（mm）	60～65	85～90	60～65

根据年龄的不同，对大脑后动脉（PCA）、基底动脉（BA）、椎动脉（VA）进行测量

5.血管储备功能测试

经颅多普勒可以实时测量颅内血管流速变化，监测颅内血流灌注瞬间波动变化，为颅内血流灌注的理想监测方法。颅内血管储备功能评价是利用各种刺激条件，如低碳酸或高碳酸血症、由乙酰唑胺造成的酸碱度变化、增加或降低血压、缺氧等，评价颅内血管的储备代偿能力。二氧化碳（CO_2）可扩张外周动脉血管床，对皮质小动脉作用尤其明显，改变CO_2浓度时，假设其对近心端大动脉血管径没有直接影响，那么颅内大动脉的血流速度和血流量之间呈线性关系。MCA血流速度随着CO_2浓度变化而变化，呈"S"形曲线（图10.11）。

血管舒缩储备功能完好是指当灌注压下降时通过皮质动脉扩张可维持皮质血流量灌注供应。重度动脉狭

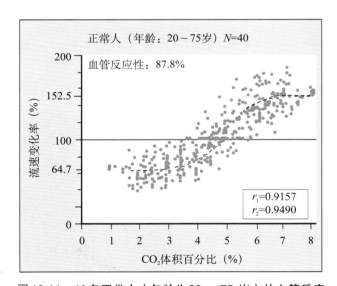

图10.11 40名正常人（年龄为20～75岁）的血管反应性。通过二氧化碳（CO_2）诱发高碳酸血症（上方曲线）和低碳酸血症（下方曲线）时，血流速度变化情况。平均变化值为87.8%（高碳酸血症为52.5%，低碳酸血症为35.3%）（From Ringelstein EB, Sievers C, Ecker S, et al.Noninvasive assessment of CO_2-induced cerebral vasomotor response in normal individuals and patients with internal carotid artery occlusions, Stroke.1988; 19: 964.Copyright© American Heart Association. ）

窄的远端低灌注区域内阻力血管已经扩张到极限，则储备耗竭，这时阻力血管对任何刺激都不敏感，高碳酸血症不能再引起血流量增加。这种状态很危险，因为不论什么原因使脑灌注压进一步降低时，将导致脑缺血性损伤。在评价颅外段颈动脉闭塞性病变或大脑中动脉近端重度狭窄对血流动力学影响时，脑血管舒缩储备功能测定具有临床价值。

Gosling 提出的搏动指数（参见第 3 章）反映了外周血管床的阻力，已建议作为反映舒张期血流的敏感参数，即随着外周血管的扩张，舒张期血流增加，搏动指数减低。然而，在大多数颈动脉闭塞患者，搏动指数在预测评价颅内动脉血流动力学状态方面，不如血管舒缩储备能力的检测评估。

三、诊断参数

（一）颅内动脉狭窄和闭塞

1986 年 Spencer 和 Whisler 首先报道了 TCD 诊断颈内动脉虹吸弯（CS）狭窄，他们使用的诊断标准与颈动脉分叉处狭窄诊断标准相似。自此，许多学者先后报道了有关 CS 的相似结果，并将 TCD 应用扩展到其他脑动脉检查。

1. 血管狭窄 TCD 诊断

颅底动脉狭窄的典型 TCD 特征（图 10.12）如下：①血流速度加快；②血流紊乱（频带增宽、收缩期信号和低频信号增强）；③共振现象（血管壁与周围软组织振动）。诊断标准：以收缩期峰值血流速度（> 120 ～ 160cm/s）还是平均血流速度（> 80 ～ 120cm/s）为诊断标准，尚不十分确定。以平均流速为 > 100cm/s 作为诊断直径狭窄率 ≥ 50% 的颅内动脉狭窄标准，敏感度、特异度、阳性预测值、阴性预测值分别为 100%、97.9%、88.8%、94.9%。对于椎 - 基底动脉系统，以收缩期峰值频移 > 2kHz 作为诊断直径狭窄率 ≥ 50% 的狭窄标准，敏感度、特异度分别为 80%、97%。多数学者认为与对侧血管比较，峰值流速增加超过 30% 应高度怀疑血管狭窄，若峰值流速增加超过 50% 可确诊颅内动脉狭窄。

2. 血管闭塞 TCD 诊断

可通过以下 3 种方法诊断颅底动脉闭塞：①在相应探测深度，动脉血流信号消失；②闭塞动脉毗邻的血管可见血流信号；③交通支血流改变，提示侧支血管形成。例如，MCA 血流信号消失，而其他脑动脉（如 PCA、ACA 或 CS 远端）血流信号存在，可诊断 MCA 闭塞。"其他脑动脉"内血流信号存在说明颞窗透声良好。TCD 诊断颅内血管闭塞的敏感度、特异度、准确度分别为 83%、94.4%、91.6%。参照心脏学科已建立的以血

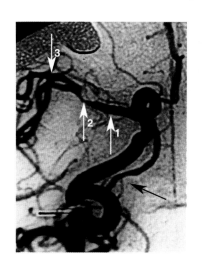

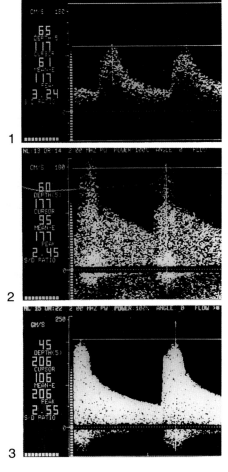

图 10.12　大脑中动脉狭窄的 TCD 改变。1. 近端血流正常；2. 狭窄处收缩期及舒张期峰值流速加快，频带增宽（湍流）；3. 狭窄以远端的湍流频谱

管造影为基础的心肌梗死溶栓治疗标准，Demchuk及其同事提出基于TCD对MCA脑缺血溶栓治疗的评估标准（TIBI标准）。TIBI标准分级从0级（MCA闭塞）至5级（MCA正常），详见表10.4。据报道，在急性脑卒中接受溶栓治疗患者，TIBI标准可以准确预测临床预后。

表10.4	溶栓期间及溶栓后，TCD监测MCA再通状况的TIBI标准	
TIBI 评分	MCA血流 情况	TCD诊断标准
0	闭塞	无血流信号
1	几乎闭塞或少许残余血流	收缩早期低速血流 舒张期血流信号消失
2	明显减少	收缩期及舒张期血流速度减低 收缩期加速时间延长 搏动指数 < 1.2
3	中度减少	收缩期血流速度正常 搏动指数 > 1.2 与对侧比较，其血流速度降低 > 30%
4	有狭窄表现	平均流速 > 80cm/s，或对侧比较血流速度增加 > 30% 可探及湍流血流信号
5	正常	两侧血流速度之差 < 30% 两侧搏动指数无差异

MCA：大脑中动脉；TCD：经颅多普勒超声；TIBI：脑缺血溶栓治疗

3. TCD不足及诊断准确性

TCD作为一种颅内动脉狭窄和闭塞的无创性诊断方法，有临床应用价值。但TCD尚有不足：①经颞窗检查时，因声窗透声不良检测不到多普勒血流信号；②有时把高流速误认为是侧支通路代偿或动静脉瘘；③颅内占位性病变可导致血管移位；④对Willis环正常生理变异的误解；⑤将血管痉挛误诊为狭窄；⑥将自发性再通

后的充血性血流改变误诊为血管狭窄，然而在多数情况下，受累血管全程流速均增加，这与血管狭窄所致的局限性血流加速不同。

TCD对于VA-BA系统诊断的准确性仍存在问题。其原因如下：①正常VA-BA系统血流和血管内径变异较大；②VA-BA系统位置和走行的不确定性；③双侧椎动脉汇合处常不能确定；④一侧椎动脉血流信号消失，不一定为病理性表现（如严重VA发育不全的所谓小脑后下动脉终末异常）；⑤一侧VA闭塞或BA尖闭塞并不一定会出现相应的异常血流。

4. 颅内动脉狭窄和闭塞的TCCS诊断

TCCS检查时，常把角度校正后的收缩期峰值流速（PSV）作为诊断颅内血管狭窄的主要参数。Baumgartner及其同事1999年发表了TCCS诊断颅内动脉狭窄的大样本研究。颅内动脉狭窄PSV诊断标准见表10.5，此标准诊断颅内动脉直径狭窄率 ≥ 50%时的准确性较高，其中MCA的PSV界值为220 cm/s，VA界值为120cm/s。当颅内血管直径狭窄率在30% ~ 50%时，其阴性预测值非常高（100%），而阳性预测值中等（73% ~ 100%），可能的原因是血管狭窄程度较轻时血流动力学变化不明显。也有些学者报道，TCCS的PSV标准更低一些（≥120cm/s），或使用两侧对比PSV差异 > 30cm/s来诊断颅内动脉狭窄。图10.13是一个年轻男性重度MCA狭窄。

TCCS诊断颅内动脉闭塞，主要依据彩色多普勒血流成像和频谱多普勒均显示血流信号的缺失（图10.14）。在部分病例中，灰阶超声图像显示闭塞血管回声略高。与TCD比较，TCCS更易确定探测位置及声窗条件。其诊断颅内血管闭塞的可信性可达100%，可使用超声造影检查证实。图10.15是一位急性脑卒中的老年女性，声窗条件不良的情况下的急性大脑中动脉闭塞的图像，而图10.16显示的是严重的椎-基底动脉闭塞。

一项多中心研究证实，TCCS监测急性卒中患者溶栓效果是可靠的。近期1篇Meta分析报道总结了25个研究资料，提示早期血管功能状态对急性脑卒中预后具有高度预测性。TCCS在急性脑卒中临床试验中使用的主要参数和标准已经确定。

表10.5	TCCS诊断颅内动脉直径狭窄率 ≥ 50%收缩期峰值流速（PSV）标准（角度校正）				
血管	PSV（cm/s）	敏感度（%）	特异度（%）	阳性预测值（%）	阴性预测值（%）
MCA	≥ 220	100	100	100	100
ACA	≥ 155	100	100	100	100
PCA	≥ 145	100	100	100	91
BA	≥ 140	100	100	100	100
VA	≥ 120	100	100	100	100

ACA：大脑前动脉；BA：基底动脉；MCA：大脑中动脉；PCA：大脑后动脉；VA：椎动脉

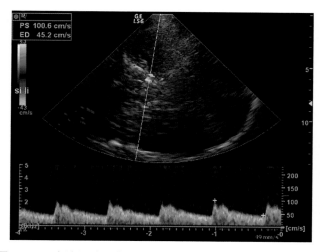
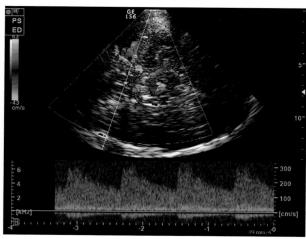

图 10.13　声波通过颞窗的轴向平面图。A.狭窄前 MCA 的血流信号。B.狭窄处的多普勒波形（300cm/s）

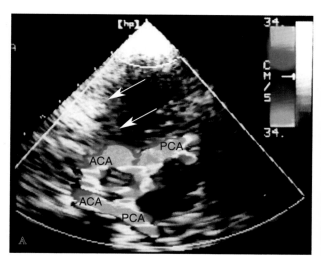
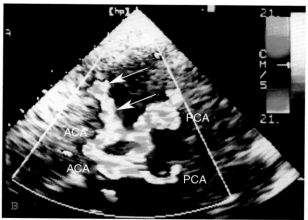

图 10.14　TCCS 检查大脑中动脉（MCA）闭塞和再通。A.急性脑卒中患者，TCCS 声学造影（Levovist）显示近端 MCA 闭塞。中脑周围的双侧大脑后动脉（PCA）及大脑前动脉（ACA）显示良好，用彩色多普勒（箭头）和频谱多普勒（未列出）均未探及 MCA 血流（请与图 10.9B 比较）。B.几天后，TCCS 超声造影显示 MCA 自发性再通（箭头）

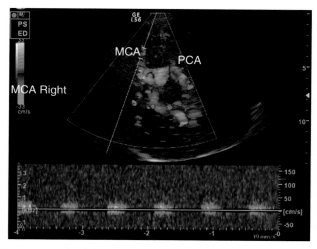
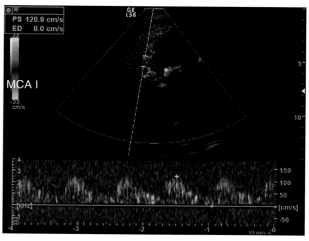

图 10.15　A.大脑中动脉（MCA）闭塞，使用造影剂后，同侧大脑后动脉（PCA）可以显示。不调整增益，在同侧（右侧）大脑中动脉走行区可出现典型增强（blooming）效应伴有短暂的红色闪烁信号。从右侧颞窗可见低流速的频谱多普勒信号，多普勒频谱评估 M_1 段功能性闭塞（脑缺血溶栓治疗，TIBI）。B.相反，经左侧的颞窗，左侧 MCA 的多普勒血流信号图像正常

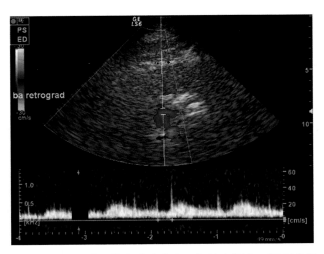

图10.16　重度椎-基底动脉病变。经枕窗探查，探头略斜向上倾（图10.10）。多普勒频谱显示基底动脉反向血流、搏动指数减低

临床实用要点
- 颅内动脉血流速度：与血流模式相关。
  - 大动脉流速比小动脉慢。
  - 随年龄增长流速减低。
  - 屏气或CO_2浓度增加时流速增快。
- 血流信号的连续性：是指对MCA（及其他动脉）由浅（35mm）至深（55mm）逐步追踪观察时，血流频谱形态特征和血流方向不改变。
- 与对侧动脉比较，峰值流速增加超过30%应高度怀疑血管狭窄，若峰值流速增加超过50%可确诊颅内动脉狭窄。
- 角度校正后血流速度，有利于TCCS检测颅内动脉狭窄。
- 对于颅内动脉闭塞的评估，TCCS优于TCD。

（二）颅外动脉闭塞病变影响的评估

TCD在临床的一个重要应用是评估颅外动脉病变对颅内动脉血流动力学的影响。

1.颈动脉狭窄或闭塞

颅外动脉疾病所致血流减少可引起颅内动脉灌注压的降低，导致颅内循环显著变化。当ICA直径狭窄率≥80%时，由于同侧动脉循环的受阻，引起远端血管的扩张，表现出同侧MCA血流速度和搏动指数的降低。如果MCA出现高速血流并同时存在湍流，通常提示侧支循环的建立。TCD和TCCS可以检测到因颅外动脉病变产生的颅内、外动脉病变的侧支通路。主要有4条侧支循环通路：①经前交通动脉（ACoA）；②经后交通动脉（PCoA）；③经眼动脉；④经同侧软脑膜动脉。有时TCCS不能显示小的侧支动脉，因此识别和定位受累动脉的侧支通路时，间接的血流动力学变化很重要。表10.6为超声评估颅内侧支循环通路的标准。一般情况下，超声指标越多，TCCS诊断侧支循环的可信性越高。图10.17显示了一位ICA闭塞患者的ACA侧支通路。

表10.6	颅外动脉严重病变时，TCD及TCCS评估颅内动脉侧支通路标准
侧支通路	**TCD/TCCS标准**
ACoA	同侧ACA血流反向和血流增加
	对侧ACA血流正向和血流增加
	ACA区域血流严重湍流（多为TCCS检查所见）
PCoA	直接显示PCoA（TCCS）
	同侧PCA的P_1段血流速度加快
	同侧PCA的P_1/P_2段流速比>1.5
	同侧PCA的P_1段流速/对侧P_1段流速比>1.5
	BA（有时VA）流速加快
眼动脉	同侧眼动脉血流反向
	颅外动脉超声检查所见（如同侧颈外动脉搏动指数减低）
软脑膜动脉	PCA全程流速加快（同侧P_1=同侧P_2）
	对侧ACA流速加快（同侧ACA无反向血流）

ACA：大脑前动脉；ACoA：前交通动脉；BA：基底动脉；PCA：大脑后动脉；PCoA：后交通动脉；TCCS：经颅彩色多普勒；TCD：经颅多普勒超声；VA：椎动脉

对单侧或双侧ICA次全闭塞患者，评价颈动脉-MCA通路上的血流非常有价值。尽管脑卒中的主要机制是血栓栓塞，然而，少部分人仍然是因血流灌注严重不足导致短暂性脑缺血发作、脑卒中或进行性缺血性眼病。对于这部分患者，外科血运重建术是一种很好的治疗方法，其中包括颈内-颈外动脉旁路移植术（搭桥）。通过TCD测定脑血管对CO_2的反应性，评价脑血管储备功能，可以对此类患者进行鉴别。

2.椎-基底动脉系统

锁骨下动脉盗血是研究人类椎-基底动脉系统血流异常的典型范例。在一侧锁骨下动脉近端严重阻塞的情况下，病变侧手臂由同侧VA反向血流供应，对侧VA、有时甚至BA被"盗血"。在BA内可以检测到各种类型VA血流异常所致的瞬间血流变化。在安静状态下，即使有锁骨下动脉盗血，BA内的血流几乎不出现显著变化，但是若对侧VA也有病变（或发育不良），BA血流量则降低，在每个心动周期出现"双向"血流，甚至反向血流。对盗血一侧的上肢进行充血试验时，BA内血流速度和血流方向或多或少会受到影响（图10.18）。然而，锁骨下动脉盗血很难造成BA血流明显变化。事实上，即使对于椎-基底动脉脑卒中或短暂性脑缺血患者，锁骨下动脉盗血也是一种良性预后病变，多数症状的出现是由脑部微血管病变引起，而不是大动脉血流异常所致。如果存在锁骨下动脉病变，则存在冠状动脉病变及心源性死亡的可能性非常大。

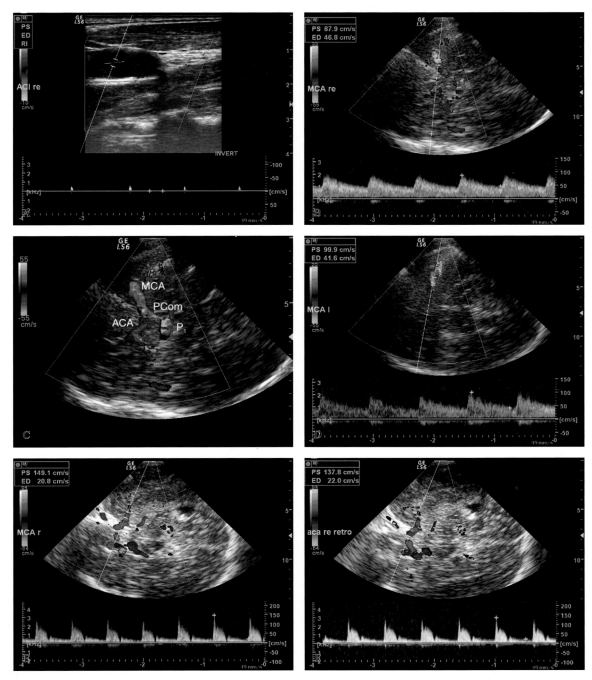

图 10.17　第一个病例为一例年轻男性患者的右侧颈内动脉（ICA）血栓性闭塞的多普勒图像。A. 右侧闭塞的 ICA 未检测到多普勒频谱。B. 闭塞侧颅内侧支循环形成，大脑中动脉（MCA）的彩色多普勒和多普勒频谱正常。C. 大脑前动脉（ACA）血流反向（红色，应该是蓝色），后交通动脉（PCom）可以看见（颜色填充、反向），P₁ 段是高速血流（混叠效应）。同侧 MCA（B）和对侧 MCA（D）彩色血流成像和血流速度无显著差异，证实有良好的侧支循环形成。第二个病例是一个右侧 ICA 闭塞的中年男性，同时 MCA 远端也闭塞。MCA 血流显示为搏动指数增加（E）、ACA 血流逆行灌注（F），提示 MCA 远端闭塞

临床实用要点

- 当 ICA 狭窄率 ≥ 80% 时，同侧 MCA 血流速度和搏动指数可降低。
- 在颈内动脉严重狭窄和闭塞的情况下，TCCS 可显示以下现象。

- 侧支通路，如 ACA。
- 脑灌注减低的征象。
- 锁骨下动脉近端狭窄可以导致以下现象
  - 同侧椎动脉出现"双向"血流或反向血流。
  - 基底动脉血流很少受影响。

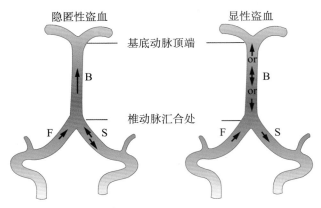

图10.18 患者锁骨下动脉盗血时不同椎基底动脉血管段的血流状况示意图（详见第9章）。隐匿性盗血患者，肱动脉充血时供血（对侧）椎动脉（F）的流量增加，基底动脉主干（B）流量正常。进一步发展引起盗血时，患侧椎动脉（S）血流呈双向交替。显性盗血时，盗血椎动脉（S）血流持续性反向，而基底动脉血流方向可为正向、双向交替或反向。通过上肢动脉充血试验，经颅多普勒可以准确鉴别椎-基底动脉3支血管的特征性改变

（三）脑血管痉挛监测

临床上已明确TCD可以监测蛛网膜下腔出血后的血管痉挛情况。脑动脉（MCA、PCA和ACA）血流增速程度与蛛网膜下腔出血的严重程度密切相关，这里主要指血凝块位置及大小范围、患者临床表现与动脉造影显示的血管痉挛严重程度（当多普勒频移＞3kHz或PSV＞120cm/s时）。TCD检测，血流变化明显侧对应血凝块和动脉瘤的一侧。如果最初几天蛛网膜下腔出血患者血流速度迅速增加（每天＞20cm/s），提示预后不良。一般情况下，脑血管痉挛患者MCA血流速度＞200cm/s，提示脑血流灌注明显减少（表10.7）。血管痉挛发展过程也具有临床意义。一般来说，脑血管痉挛发生在蛛网膜下腔出血后4～14d，但在症状出现前几小时至几天，

表10.7	蛛网膜下腔出血后MCA血流增速的临床参考价值	
MCA流速	平均流速（cm/s）	临床后果
正常或非特异性加快	≤80	进一步观察
轻度加快	＞80～120	中度血管痉挛；提示应采取预防措施
加快	＞120～140	重度血管痉挛；需立即治疗
明显加快	＞140	重度血管痉挛；很可能导致脑缺血

MCA：大脑中动脉（Modified from Harders A.Neurosurgical Applications of Transcranial Doppler Sonography.New York：Springer-Verlag；1986.）

TCD即可检测到血流增速现象。

最近，有资料显示TCCS也可采用TCD血管痉挛诊断标准监测确定血管痉挛。在有些患者中，TCCS可直接显示动脉瘤，这有赖于动脉瘤大小、位置及检查者经验。据报道，能检测到的最小动脉瘤直径在6～8mm。然而，由于其他无创性血管成像技术（如CT和MR血管成像）出现，TCCS未能成为脑血管瘤常规诊断方法。

临床实用要点

- 多普勒血流增速程度与蛛网膜下腔出血严重程度密切相关。
- 血流变化明显侧对应出血部位。
- TCD检测到的速度升高可能先于症状的出现。
- 经颅彩色多普勒超声不是检测导致蛛网膜下腔出血动脉瘤的可靠诊断方法。

（四）术中监测

TCD另外一个应用领域是术中监测。与其他脑血流检测技术相比，TCD具有独特的优势，它完全无创，并可实时检测瞬间的血流变化。TCD监测可以直接提供瞬时的脑血流灌注信息，可预测潜在危险，及时调整治疗方案。TCD可用于颈动脉内膜切除术、体外循环下的心脏直视手术和重症监护的监测。在多数研究报道中，在50～55mm深度对MCA的M_1段进行监测。TCD监测的方法：可以采用短间隔重复检测法，也可使用头架固定探头连续监测。

TCD术中监测经验多数来自颈动脉内膜切除术。经验表明，术中夹闭颈动脉对MCA血流影响要比预计的小得多，这就使人们考虑术中安装分流管是否过于积极了。术中夹闭颈动脉时，若该侧MCA血流速度＞10cm/s则提示侧支循环良好。进一步研究表明，在动脉内膜切除和创口缝合过程中，TCD显示微栓子的数量对术后脑卒中有预测价值。术中TCD实时监测表明大脑微血栓信号与外科技术有关。

开胸心脏手术中，TCD监测证实体外循环常引起脑血流异常（体外循环技术对血流生理状态有显著影响）。体外循环可导致围术期的脑损伤和脑卒中。过去认为这种损伤由低灌注所致，而TCD研究结果驳斥了这种理论。与此相反，偶尔发生的脑血流高灌注似乎与微气栓、脑血管自动调节功能的丧失起着同样重要的作用。另外，在心脏手术期间，TCD探测的微栓子数量与神经功能损伤程度具有相关性。

临床实用要点

- 长时间的TCD监测，通常采用大脑中动脉M_1段。
- TCD常用于体外循环心脏直视手术和颈动脉内膜切除术监测。
- TCD显示术中微泡栓子与体外循环心脏直视手术后

的神经功能损伤有关。

- 在颈动脉内膜切除术中，TCD监测M_1段速度的变化可以反映是否需要分流。

（五）重症监护的监测

在重症监护室（ICU），TCD是很有用的重症监护技术，主要适用于高颅内压（如头外伤后）和严重脑血管疾病患者，包括颈部动脉夹层患者。对于高颅内压或低颅内压性脑积水患者、颅外血管闭塞、心力衰竭和心瓣膜病等导致的低血流灌注患者，以及接近脑死亡的患者等，TCD监测也可能提供有益信息，可能对患者预后有益。TCD可以监测重症患者在各种异常状态下的病理生理信息，并且有助于治疗。在一项研究中，TCD的应用改变了36%重症患者的诊断和治疗。Aaslid和Lindegaard提出一些TCD参数可以反映脑血流灌注压（也就是颅内压），然而尚未得到验证。关于TCCS在重症监护患者中的应用，研究报道不多。

（六）脑死亡

从器官移植角度考虑，因为涉及伦理学问题，准确诊断脑死亡特别重要。长期以来，判定脑死亡的依据有以下三个方面：①临床标准；②脑电图标准；③血管造影证实颅内循环消失。颅内血循环停止导致颅底动脉收缩晚期血液逆流现象，TCD血流速度图可清楚显示此种"振荡"血流（图10.19）。几个大规模临床研究显示，TCD检测结果与其他证实脑死亡的辅助诊断结果相关性良好，没有假阳性和假阴性情况。因此，通过证明脑循环停止，TCD可作为一种脑死亡的无创确认方法。

（七）动静脉畸形和动静脉瘘

尽管颅内动静脉畸形（AVM）是一种发育异常性疾病，但向AVM供血及引流的动脉和静脉在解剖学上是正常的，同一动脉向AVM部位的脑组织供血。血流全部或部分流向AVM将导致明显的动脉血流异常：①血流速度加快；②搏动指数减低；③对二氧化碳的反应性降低。TCD可以检测出这些动脉血流异常。一项系列研究表明，TCD可以发现80%以上的大中型AVM，而60%以上小型AVM漏诊。另外，TCCS可直接显示AVM。有报道认为TCCS诊断AVM的敏感度同样为80%左右。除了AVM外，TCD和TCCS可以检测其他颅内动静脉的分流，如颈内动脉虹吸弯-海绵窦瘘和硬脑膜瘘。

（八）颅内静脉血栓和颅内出血

通过对健康志愿者的研究表明，可以显示50%～90%患者颅内静脉窦和静脉，不同血管段显示率有所不同。前期研究认为TCCS可以诊断颅内静脉血栓。诊断颅内静脉血栓标准：①静脉窦或静脉内血流速度增高；②直接显示静脉窦或静脉内血流信号减少或缺失。最近，对颅内静脉窦和静脉血栓形成患者研究提示，血流动力学监测具有重要远期疗效预测价值。然而，若要直接显示颅内静脉窦，检查者要有丰富的经验，通常需

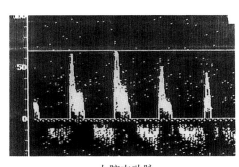

大脑中动脉

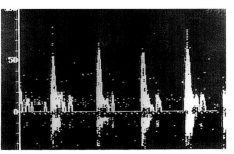

颈总动脉

图10.19 脑死亡。左图为左侧大脑中动脉；右图为颅外左侧颈总动脉的TCD频谱，可见特征性的收缩晚期血流反流现象

要应用超声造影剂。

应用TCCS对脑卒中患者研究表明，脑组织内边界清晰的高回声区域为颅内出血部位。在一组颞窗良好的133例脑卒中患者的检测结果表明，TCCS诊断颅内出血的敏感度和特异度分别为94%和95%。但是，对于此类患者的诊断，TCCS尚不能替代脑CT和MRI。在一项系列研究中，TCCS检测急性脑卒中溶栓治疗后出血的敏感度为90%。因此，超声可以作为一种补充性床边检查技术，无创监测急性脑卒中患者和其治疗效果，但不能取代放射学成像检查技术，后者是溶栓治疗的必需检查。

临床实用要点

- 对于经验丰富者，TCCS联合超声造影剂可用于评估静脉窦和脑内静脉。
- 血栓形成的标准包括以下内容。
  - 血流速度升高。
  - 直接显示受累静脉和其内流速减低。
  - 尽管脑实质出血表现为高回声区域，此征象在临床上不够敏感和可靠。

（九）微栓子/短暂高强度信号

1969年Spencer及其同事首次报道了在减压病和心脏直视手术中，超声检测到气体微栓子。自此以后，相继出现了大量关于微栓子信号（MES）的试验及临床研究报道，这其中包括两个共识声明。共识声明提出了国际上公认的MES定义，并涉及TCD设备和软件系统。共识认为确定微栓子的TCD信号必须是：①持续时间短（<300ms）；②较背景信号至少高3dB；③多普勒频谱中的单向频移信号；④特征性声音（尖锐的叽喳声、噼啪声等）。图10.20所示为MES典型TCD表现。有学者认为，MES太小并不引起临床症状。然而，目前大量证据证实，MES与来源于心脏、动脉、开放性颅脑手术患者的临床栓塞与预后密切相关。一些研究已经表明，就个体而言，检测到的微栓子数量与脑卒中发生风险相关。因此，在临床上可作为一个有价值的参数。对某一个体而言，可以评价血栓栓塞的危险性，也可以监测疗效。在脑栓塞易患人群鉴别、各级预防措施的评价方面（表10.8），MES检测具有实用价值。然而，观察很耗时，而且需要一个人持续观察，这限制了这种技术的常规使用。

临床实用要点

- 与微栓塞相关的微栓子/短暂高强度信号具有以下特点。
  - 持续时间短（<300ms）。
  - 高于背景信号3dB。
  - 多普勒频谱中呈现单向频移信号。

表10.8	TCD探测到的脑循环微栓子的数量和临床相关性			
临床病例收集	微栓子 （范围；%）	预后 影响	备 注	
正常人	0	-		
急性缺血性脑卒中	9～71	（+）	脑卒中早期MES高；与脑卒中有正相关关系；亚组研究显示，MES与短期脑卒中复发相关	
颈动脉狭窄		+	MES阳性患者脑缺血发病率较高；MES越高，狭窄越重	
无症状性	2～29			
有症状性	18～100			
颅内动脉狭窄		+	MES阳性患者脑缺血发病率稍高；MES越高，距症状发作的时间越近	
无症状性	0			
有症状性	22～75			
急性脑血管夹层	36～75	（+）	在一项研究中MES与脑缺血复发率正相关	
脑供血血管急性夹层	13～48	-	与斑块平均厚度相关性较小	
人工心脏瓣膜	69～100	-	涡流性气体微栓子高，而没有临床和预后的影响；与抗凝血治疗强度不相关	
左心室辅助装置	28～100	（+）	MES与脑缺血复发率部分相关；与抗凝血治疗强度不相关	
心房颤动（AF）	15～40	（+）	非瓣膜病性AF较非瓣膜性AF的MES高；有症状AF和近期脑缺血患者的MES较高	
脑动脉介入治疗	38～100	-	通常有非常高的MES数值，没有临床和预后价值	
心脏手术	82～100	（+）	术中MES脱落量与术后神经心理疾病呈弱相关	

MES：微栓子信号；TCD：经颅多普勒。预后影响：-表示没证据；（+）表示证据不足/证据前后矛盾；+表示已经证实的明确证据，并在几项研究中证实过

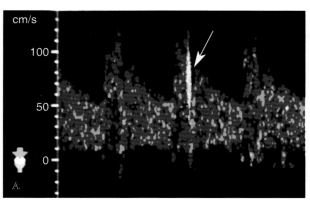
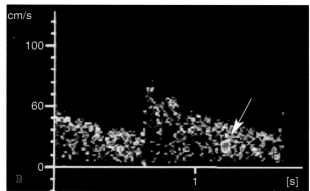

图 10.20　人工心脏瓣膜患者，TCD 检测的典型微栓子信号（MES），此信号随机出现于收缩期（A）或舒张期（B）的多普勒频谱中（箭头所示）。MES 出现的开始与达到最高强度时都位于多普勒频谱内。然而，随着 MES 信号强度的阶差增加，信号的上边界也可能是下边界（但少见），会超出频谱范围。请注意，TCD 背景信号强度降低了，MES 信号还是非常明确

- 特征性的多普勒血流声音（尖锐的叽喳声、噼啪声）。

（十）脑组织超声灌注成像

基于示踪剂稀释原理的超声造影剂的应用，使脑组织灌注超声评估成像成为可能（详见第 35 章），也使通过床旁 TCD 对脑血管疾病患者的脑组织灌注进行检测成为可能。经颞窗联合谐波成像技术和超声造影剂注射可以获取脑组织的灌注成像。对急性脑卒中患者的首个系列研究发现，TCCS 脑组织血流灌注成像阳性结果与脑梗死的发生呈正相关。脑组织灌注造影检查使用造影剂团注技术，这种技术采用造影剂稀释原则，在推注造影剂后跟踪信号强度，建立时间-强度曲线，然后进行数学处理。另一种是使用再灌注动力学，在超声造影过程中持续滴注超声造影剂，同样被证明其在脑灌注检查中的有效性。自动脑灌注分析已经开始用于临床评估（图 10.21）。基于 TCCS 超声脑灌注检查的低空间分辨率和无法规避的经颞骨（单平面，能到达同侧皮质组织的信号的限制，能量的损失，对侧信号显示受限）检测的脑体积的有限性。因此，脑组织超声灌注成像仅处于临床前期和试验阶段。

临床实用要点

- 应用超声造影剂，通过以下两者之一评估脑组织灌注。
- 时间-强度曲线分析。
- 超声组织灌注。

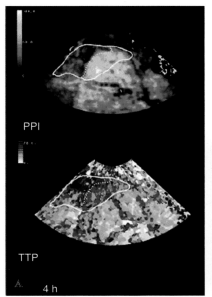
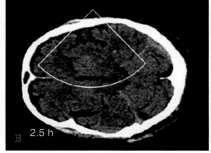
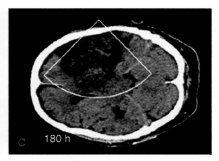

图 10.21　一例 70 岁大脑中动脉梗死［美国国立卫生研究院卒中量表（NIHSS）：12］患者的计算机断层扫描（CT）和超声灌注成像图。团注 2.5ml 声诺维造影剂后进行超声造影。超声造影（A）显示像素峰强度（PPI）和时间峰强度（TTP）图像。设置 PPI：0 ～ 100%，TTP：0 ～ 20s（颜色设置为不同蓝色）。在症状出现后 2.5h（B）和 180h（C）进行 CT 扫描图像。超声造影灌注成像区域显示为白色，对应于 CT 显示的病灶

（十一）超声溶栓技术

早在1942年，Lynn及其同事首先报道聚焦超声波可导致选择性体内组织局部损伤，而对周围组织无影响。众所周知，超声在组织中传播可引起各种组织的理化反应，如发热、变性、空化效应、自由基释放，以及血液细胞形变和凝集等。在1989年Kodo第一次报道了超声波有加快血栓溶解作用，大量体外研究及动物实验也证实了这一发现。研究显示单纯用超声或联合纤溶酶原激活剂均可加快血栓溶解的过程，此种效应被称为超声助溶，或超声溶栓技术。不同超声波频率（20kHz ~ 3MHz）和强度（3 ~ 8W/cm²），溶栓作用不同。目前认为，超声溶栓术是利用空化效应，主要造成微观组织结构改变（如纤维蛋白分子变形），而不是宏观结构改变（如血栓破裂）。除了几项急性冠状动脉综合征的研究外，超声溶栓治疗也首次用于急性脑卒中患者。超声溶栓技术可以提高药物溶栓疗效，可作用于血管腔内治疗无法到达的区域，是一项令人鼓舞的新技术。在急性脑卒中患者中，加速血管再通，可以减小梗死范围，从而改善远期疗效。微泡介导的空化效应可以提高超声溶栓的效果。然而，关于其脑出血风险的安全问题尚在研究中。

临床实用要点

- 超声溶栓技术是使用不同频率的声波加速溶栓剂溶解血栓的效果。
- 多个试验已经证实其有效性。
- 微泡（超声造影剂）可提高超声溶栓的效果。
- 可能增加颅内出血的风险。

（十二）右向左分流的检测

总的来说，卵圆孔未闭（PFO）引起的右向左分流在一般人群中比较常见，其发生率接近25%。PFO是55岁以下年轻人发生的隐源性卒中的危险因素。经胸和经食管超声心动图已用于对可能右向左分流进行无创性评估。TCD还可以通过检测注射微泡（通过在注射器中用生理盐水与空气而产生）后是否存在微栓子来揭示从右向左分流的证据。激活的生理盐水通常不会穿过肺循环进入动脉系统（图10.22）。TCD的优点是可以在平静状态下，也可以通过激发性试验（如Valsalva动作）进行检测。荟萃分析表明，TCD可能比超声心动图更敏感。至少，TCD为可疑隐源性卒中的年轻人提供了一种诊断方法。

最近的试验比较了卵圆孔封堵与药物治疗预防卒中的价值，表明卵圆孔未闭的封堵治疗更有效。这可能会增加发泡试验在隐源性卒中诊断工作中的作用。

临床实用要点

- PFO可能是年轻人隐源性卒中的病因。
- 注射激活的生理盐水后，可通过TCD显示颅内循环出现的微栓子信号确诊PFO。
- 通过激活的生理盐水检测PFO基于以下事实。
  - 激活的盐水通常不会进入全身动脉循环。
  - 在激发性试验（如Valsalva动作）期间很容易再重复注射。

（十三）经颅超声（脑实质超声）

1995年，据报道经颅灰阶超声显示帕金森病（PD）患者脑干内有明显的高回声。高回声区与黑质相对应，其改变仅见于超声图像，而不见于磁共振或计算机断层图像。从那时起，许多论文描述了不同类型运动障碍中灰阶超声成像的变化。同时，该技术已获得认可，可用于识别帕金森综合征风险的患者，确定症状性疾病风

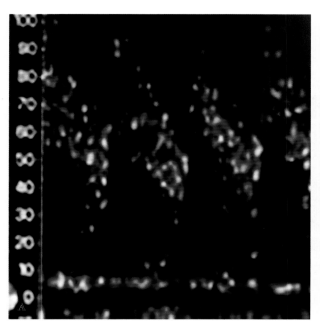

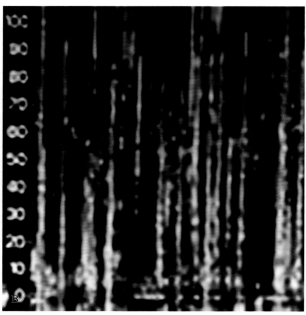

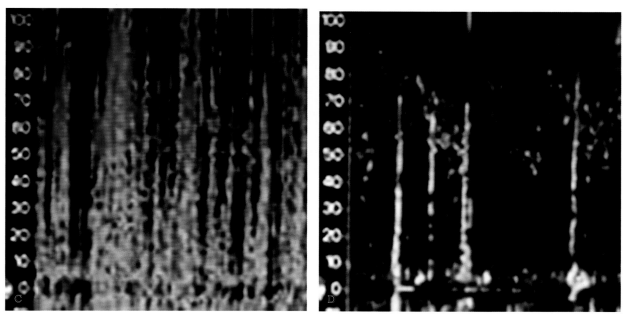

图10.22 这个组合图显示了卵圆孔未闭患者注射激活的生理盐水的反应。A.注射前经颅多普勒的基础信号。B.早期到达的气泡引起一系列显著的短暂高强度信号（微栓子）轨迹。C.14s时出现彩色的"幕帘"或"淋浴"征象。D.注射后期持续存在一些残余的栓子信号

险，鉴别特发性帕金森病与其他帕金森综合征。除了脑干黑质的回声外，大脑其他区域的回声也可用于鉴别诊断。通过颞窗很容易看到的结构包括第三脑室的宽度、豆状核的回声、中缝核的回声及侧脑室中央部的宽度。这项技术的主要局限性在于声窗的限制，在患者声窗良好的条件下，这种方法的可靠性和准确性都相当高。

临床实用要点

- 脑实质的直接成像能够：
  - 帮助界定颅内主要动脉的位置。
  - 提供一些运动障碍患者大脑内病理变化的信息。

四、总结

经过30年的改进和发展，经颅超声已经不仅限于血流速度的检测。目前，经颅超声可提供多种工作模式，分辨力很高，可实时显示脑组织和血管结构。使用现代化经颅超声设备，采用多种显像模式，可获取颅内解剖结构、血流动力学、中枢神经系统功能及其供血动脉、静脉的相关信息（表10.9）。由于TCD和TCCS具备便携、易行、实时、结果可靠、重复性等优点，可为临床治疗方案制订提供依据。其无创性，更使TCD成为临床有价值的监测工具，尤其适用于颅脑手术及神经介入治疗。总之，TCD和TCCS技术的发展，让人们重新审视对脑血管疾病的认识，是脑血管疾病检查的重要组成部分。在大多数国家，从事神经疾病工作的内科医师和技师都能熟悉TCD和TCCS技术的优势与不足，能扬长避短地使用这种技术。然而，我们知道，经颅超声

技术有赖于丰富的知识、操作技术和专业技能。换句话说，需要不断更新知识，丰富在神经病学方面的知识积累。

表10.9 临床和实验室TCD和TCCS血管检查主要适应证
1. 颅底大动脉狭窄和闭塞检测
2. 颅外动脉闭塞性病变导致的颅内血流动力学变化及侧支血流评价（如血管闭塞、锁骨下动脉盗血）
3. 急性脑卒中颅内血管再通监测
4. 颅内动脉血流动力学监测
（1）蛛网膜下腔出血后（是否存在血管痉挛及其程度）
（2）颅内高压患者（如在ICU）
（3）颅外血管成形术，术中和术后（如颈动脉内膜切除术、颈动脉血管成形术）
（4）神经放射介入治疗前和治疗中（如球囊堵塞血管时），旁路血管的检测
（5）心脏直视手术中
（6）脑死亡判定
5. 脑循环微栓子监测与定量评价
6. 右向左分流的检查与定量评价
7. 功能测试
（1）用CO_2或其他血管活性药物刺激颅内血管（如血管舒缩储备功能评价）
（2）语言优势半球检测（如神经外科手术前）
（3）外部刺激视皮质区
8. 尚处于发展阶段的应用领域
（1）脑实质灌注成像
（2）超声辅助溶栓治疗
TCCS：经颅彩色多普勒超声；TCD：经颅多普勒

四肢动脉

第 11 章

四肢动脉解剖

一、引言

熟悉并掌握四肢动脉的解剖，是评估血管疾病的前提。本章主要阐述上下肢动脉解剖知识，通过有代表性的动脉造影图像和插画来显示四肢动脉正常解剖、常见变异，以及主要的侧支通路，同时辅以CT及MRI血管成像图补充说明。

多数外周动脉疾病可应用无创成像方法确定初步诊断。CT、MRI及超声经常用于评估有症状及体征的患者（四肢血管闭塞性疾病）。传统的导管动脉造影术，虽然仍然被认为是诊断的金标准，但通常用于血管疾病的治疗。在本章中，我们将以血管造影图像来显示动脉解剖结构，因为它们非常适合描述解剖细节。

本章用以下术语描述四肢的解剖，"上臂"为上肢的肩至肘部分，"前臂"为肘至腕部分，"大腿"为下肢的臀部至膝部分，而"小腿"为膝至踝部分。

二、上肢

（一）正常解剖

正常上肢动脉解剖如图11.1所示。图11.2～图11.5为自主动脉至指端各特定区域动脉分布的造影图。其中包含着重要信息，应仔细研读图释。

（二）解剖变异

上肢动脉树可有多种变异，较常见变异列于表11.1。

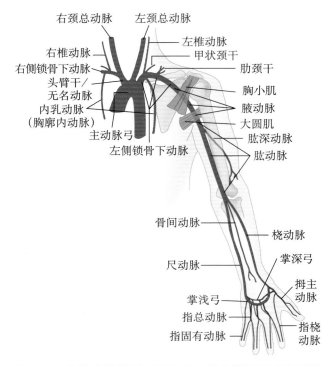

图11.1　上肢动脉解剖。请注意，起自锁骨下动脉的胸廓内动脉（又称内乳动脉），常用于冠状动脉旁路移植术。掌深弓源自桡动脉，而掌浅弓起自尺动脉。两动脉弓间可有或无交通

掌动脉弓的变异也是常见的（图11.6）。掌深弓和掌浅弓均有潜在的变异，这些变异在桡动脉解剖评估中非常重要。最常见的情况是掌浅弓的桡侧连接情况。在个别人群中，桡动脉并没有与掌浅弓交通。熟悉这些变异，有助于防止超声检查时出现混淆和差错。图11.7为一上肢解剖变异例子。

（三）侧支通路

图11.1～图11.7所示的属支和侧支，在动脉主干闭塞时，可成为侧支循环通路。常见侧支路径如下。

1. 锁骨下动脉近段或头臂动脉闭塞

（1）侧支血流自颅内和（或）颈部至闭塞部位远端的锁骨下动脉（如锁骨下动脉盗血现象）。

（2）侧支血流自盆腔、腹壁和胸壁至闭塞部位远端的锁骨下动脉。

表11.1　上肢动脉解剖变异

解剖	变异	发生率
主动脉弓及大血管	右头臂干和左颈总动脉的共同起源	22%
	左侧椎动脉直接起源于主动脉	4%～6%
	双侧颈总动脉的共同起源	<1%
上臂及前臂	桡动脉起源于腋动脉	1%～3%
	肱动脉过早分叉	19%
	1.桡动脉高起点（图11.7）	
	2.副肱动脉（肱动脉成对）	
	尺动脉起源于肱动脉或腋动脉	2%～3%
	尺动脉低起点（肘关节以下5～7cm）	<1%
	永存正中动脉	2%～4%

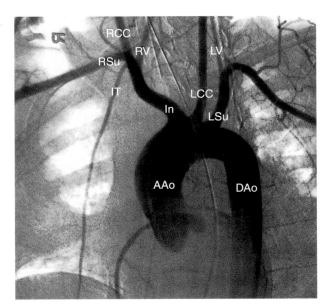

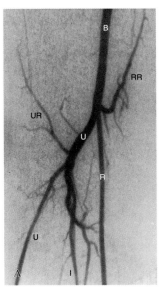

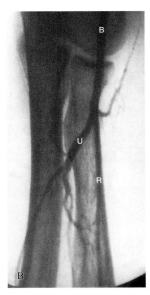

图11.2 主动脉弓连接升主动脉（AAo）和降主动脉（DAo）。有3条动脉发自主动脉弓，无名动脉（In）发自主动脉弓右侧，向左分别为左颈总动脉（LCC）和左锁骨下动脉（LSu）。无名动脉分为右颈总动脉（RCC）和右锁骨下动脉（RSu）。左右椎动脉（LV、RV）起自左、右锁骨下动脉，本图中右侧椎动脉显示不清楚。胸廓内动脉（IT，曾称内乳动脉），也起自锁骨下动脉

图11.4 肘部动脉解剖（A）及骨性标志（B）。在肘部，肱动脉（B）分叉为桡动脉（R）和尺动脉（U）。骨间动脉（I）是尺动脉分支，在某些人它可延伸至腕部
　　RR：桡侧返动脉；UR：尺侧返动脉

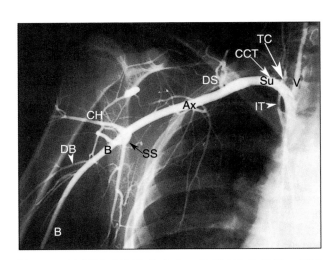

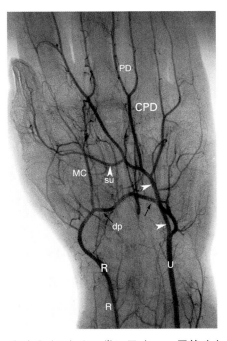

图11.3 锁骨下动脉及其分支。于第1肋外侧缘，锁骨下动脉（Su）移行为腋动脉（Ax）。而腋动脉越过大圆肌外下缘后成为肱动脉（B）。甲状颈干（TC）和肋颈干（CCT）为发自锁骨下动脉的大分支，超声检查时这两条血管易与椎动脉（V）混淆。锁骨下动脉或无名动脉闭塞时，多条肩胛肌群供血血管可以起到侧支通路作用
　　CH：旋肱动脉；DB：肱深动脉；DS：肩胛动脉；IT：胸廓内动脉；SS：肩胛下动脉

图11.5 桡动脉（R）止于掌深弓（dp，黑箭头）。掌深弓是由桡动脉的终末支（或掌深弓分支）与尺动脉（U）的一支或多条分支构成。尺动脉是掌浅弓（su，白箭头）的主要构成部分。约50%个体掌浅弓是由尺动脉与桡动脉的掌浅弓分支吻合而成。而另外50%个体掌浅弓是由尺动脉单独构成，形如"曲棍球棒"状，如本图所示。掌动脉（MC）起始于掌深弓，而3条指掌侧总动脉（CPD）是掌浅弓的分支。掌骨动脉与指掌侧总动脉在掌骨头水平交通。指掌侧总动脉发出指掌固有动脉（PD）

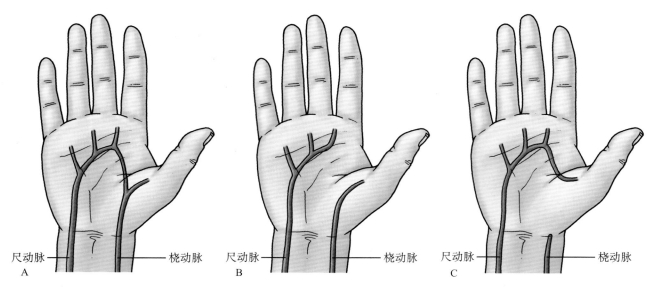

尺动脉━　　　　　　━桡动脉
A

尺动脉━　　　　　　━桡动脉
B

尺动脉━　　　　　　━桡动脉
C

图11.6　掌浅弓解剖变异。（A）闭合性掌浅弓最常见，80%的病例中尺侧占优势。变异可能是由于（B）掌浅弓不完整或（C）缺乏掌浅弓分支。在最后一个例子中，所有的手指均由尺动脉的分支供血

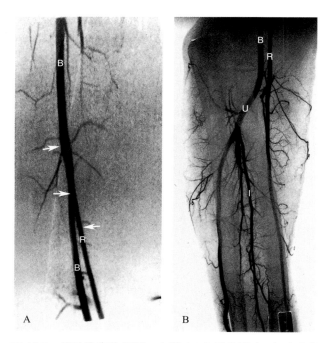

图11.7　桡动脉高位起源。上臂（A）及前臂（B）动脉造影显示桡动脉（R，箭头）高位起源于肱骨中段水平
　　B：肱动脉；I：骨间动脉；U：尺动脉

2. 锁骨下动脉远端或腋动脉闭塞

侧支血流自胸壁或肩胛区至闭塞部位远端的腋动脉。

3. 肱动脉及其分支闭塞

（1）侧支血流自上臂远段至前臂近段。

（2）侧支血流自上臂中部至上臂远段和（或）前臂。

（3）手掌弓动脉反向血流。

图11.8显示了桡动脉闭塞后的侧支循环形成。

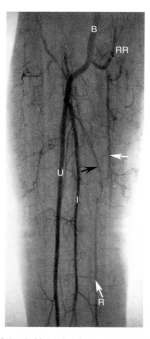

图11.8　桡动脉闭塞的侧支循环。桡动脉远段（R，大白箭头）血流主要由来自掌深、浅弓的反向血流供应。桡侧返动脉（RR，小白箭头）和骨间动脉（I，小黑箭头）也提供了正向侧支血供
　　B：肱动脉；U：尺动脉

三、下肢

（一）正常解剖

本章所述腹主动脉分叉以下的下肢动脉树。腹部血管解剖详见第23章。图11.9显示了下肢主要动脉，图11.10～图11.14为下肢各区域动脉造影图。

（二）解剖变异

下肢动脉解剖变异较少，表11.2列举了偶见的解剖变异及其发生率。

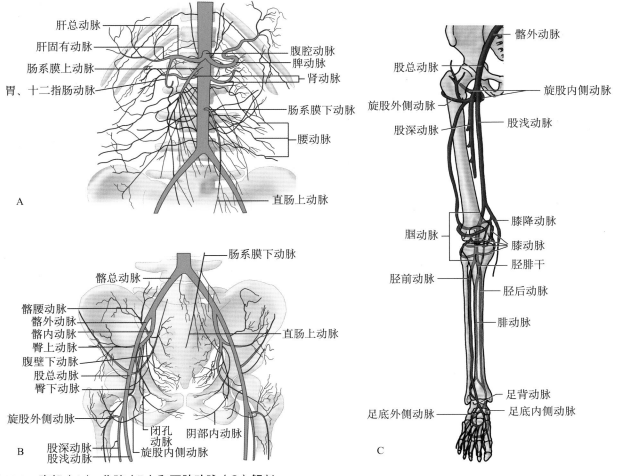

图 11.9 腹部（A）、盆腔（B）和下肢动脉（C）解剖

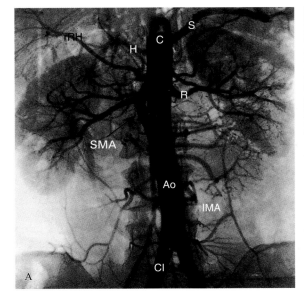

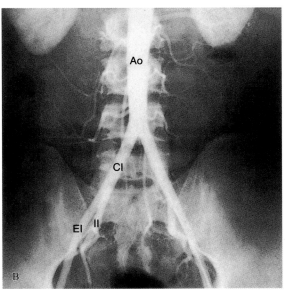

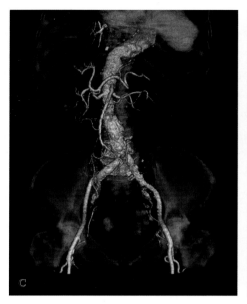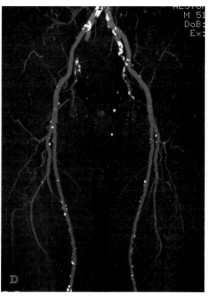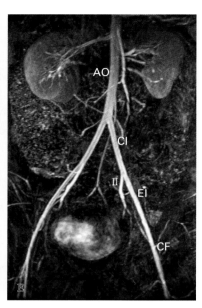

图11.10　A.腹主动脉（Ao）在L₄椎体水平分叉为髂总动脉（CI）。B.髂总动脉在腰骶关节分叉为髂内（Ⅱ）和髂外（EI）动脉，髂内动脉（也称下腹部动脉）供给盆腔器官及肌群，其分支是重要的侧支通路（参见其他图）。髂外动脉在腹股沟韧带处延伸为股总动脉（图11.11）。C.CT血管成像的三维容积重建显示腹主动脉及髂股动脉。D.髂股动脉段CT血管最大密度投影显像显示血流通畅的血管出现局部钙化。E.钆增强的磁共振血管成像显示腹主动脉（Ao），髂动脉（CI）、髂外动脉（EI）、髂内动脉（Ⅱ）及股动脉（CF）段血管

　　C：腹腔动脉；H：肝固有动脉；IMA：肠系膜下动脉；R：左肾动脉；rRH：肝右替代动脉；S：脾动脉；SMA：肠系膜上动脉

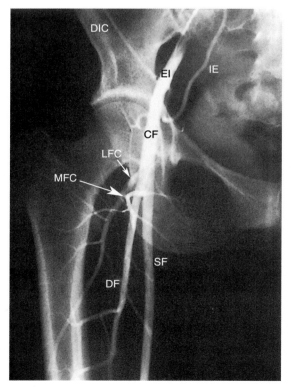

图11.11　髂外动脉（EI）延续为股总动脉（CF），股总动脉行程较短（约4cm），分叉成股浅（SF）及股深（DF）动脉。在股总动脉分叉之前，其背侧发出其主要分支——旋股外侧动脉（LFC）。股浅动脉在大腿端无大分支。股深动脉有较多分支供给肌肉，其近端肌肉分支与盆腔动脉相交通，远侧分支在膝水平与腘动脉分支相交通。所以，髂动脉及股浅动脉闭塞，股深动脉是重要的侧支通路

　　DIC：旋髂深动脉；IE：腹壁下动脉；MFC：旋股内侧动脉

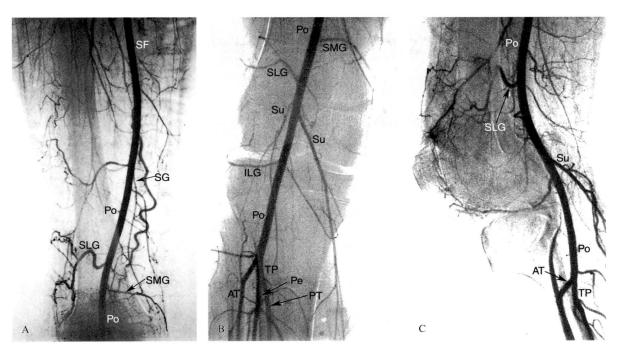

图 11.12　股浅动脉及腘动脉的前后（A、B）及侧面（C）观。在大腿远端，股浅动脉（SF）进入内收肌管，变为腘动脉（Po），此交界的另一标记是膝上动脉（SG）。腘动脉自膝后方穿过，多分叉为胫前动脉（AT）和胫腓干（TP）。股浅动脉及腘动脉闭塞时，膝动脉和腓肠动脉是重要侧支通路

ILG：膝外侧下动脉；Pe：腓动脉；PT：胫后动脉；SLG：膝外侧上动脉；SMG：膝内侧上动脉；Su：腓肠动脉

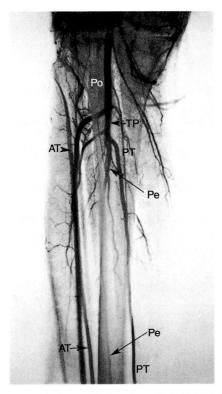

图 11.13　小腿动脉。胫前动脉（AT）自其起始部向前侧穿过骨间膜，然后沿小腿前外侧延伸至足部。胫腓动脉干长度不定，多分叉为腓动脉（Pe）和胫后动脉（PT）。腓动脉（如图 11.12B）向下延伸至踝上水平。胫后动脉沿小腿后外方向下至足

Po：腘动脉；TP：胫腓干

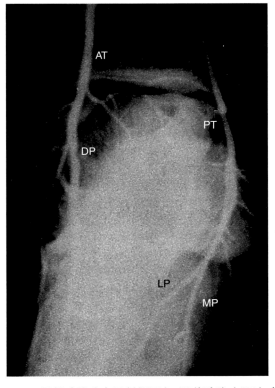

图 11.14　足部动脉（右足斜视图）。胫前动脉（AT）走行至足背延续为足背动脉（DP）。胫后动脉（PT）走行于内踝后方，很快分支成足底内侧动脉（MP）和足底外侧动脉（LP）。足底弓由足底外侧动脉及足背动脉外侧跖骨支汇合而成。足底弓发出跖骨及趾骨分支

表11.2	下肢动脉变异	
	变　异	发生率
永存坐骨动脉；髂内动脉延续至大腿；股浅动脉发育不良		少见（0.05%）
双支股浅动脉		少见
腘动脉高位分叉		接近4%
腘动脉高位分叉，伴腓动脉起自胫前动脉		接近2%
腘动脉分叉位置正常，伴腓动脉起自胫前动脉		少见
胫后动脉缺如；可能在踝关节水平重现，由腓动脉侧支供血		1%～5%
胫前动脉发育不良或未发育，从而导致足背无脉搏		4%～12%
足背动脉异常位置		8%

（三）侧支通路

下肢动脉闭塞时，可能有多种侧支通路。以下为较常见的侧支通路。血管实验室工作人员应该熟悉图11.15～图11.19所示的常见侧支通路。

1.腹主动脉远段或双侧髂总动脉闭塞

（1）侧支血流自胸、腹壁动脉至闭塞位置远端的盆腔动脉。

（2）侧支血流自肠管动脉至闭塞部位远端的盆腔动脉。

（3）侧支血流自腰动脉至闭塞部位远端的盆腔动脉。

2.单侧髂总动脉闭塞

（1）侧支血流自对侧髂动脉和（或）股动脉至闭塞部位远端的盆腔动脉或大腿部动脉。

（2）上述侧支通路，供给同侧盆腔动脉。

3.髂外动脉和股动脉闭塞

（1）侧支血流主要起自同侧盆腔动脉，或对侧盆腔和（或）对侧股动脉，至闭塞部位远端的大腿动脉近心段动脉。

（2）上述通路不同程度的表达。

4.股深动脉闭塞

（1）侧支血流自近心端同侧盆腔动脉、对侧盆腔动脉和（或）对侧股动脉至闭塞部位远端的股深动脉。

（2）侧支血流自股浅动脉远端或腘动脉至股深动脉远端。

5.股浅动脉或腘动脉闭塞

（1）侧支血流自股深动脉至股浅动脉远段或腘动脉。

（2）侧支血流自股浅动脉远端至腘动脉或至小腿近端3条分支动脉（胫前动脉、胫后动脉、腓动脉）。

（3）侧支血流自腘动脉近端至腘动脉远端和（或）自腘动脉至小腿近端3条分支动脉（胫前动脉、胫后动脉、腓动脉）。

6.分支（胫前动脉、胫后动脉、腓动脉）动脉闭塞

（1）侧支血流自通畅的小腿分支动脉近端至小腿远

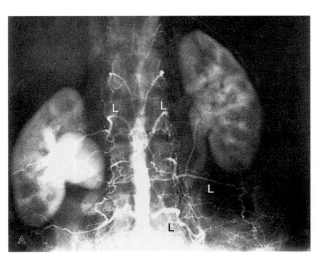

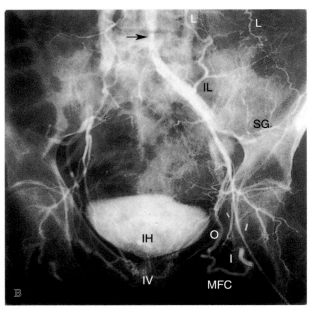

图11.15　主动脉及髂动脉闭塞——下腹部（A）和盆腔（B）片。B中黑箭头所示为主动脉严重狭窄部位。右髂总动脉闭塞合并左髂外动脉严重狭窄。图中可见侧支通路：1.腰动脉（L）至髂腰动脉（IL）、臀上动脉（SG）至髂内动脉；2.闭孔动脉（O）至旋股正中动脉（MFC），绕过闭塞的左髂外动脉；3.直肠下动脉（IH）及膀胱下动脉（IV）自左侧穿过盆腔至右侧，供应右侧髂内动脉（跨过闭塞的右髂总动脉）

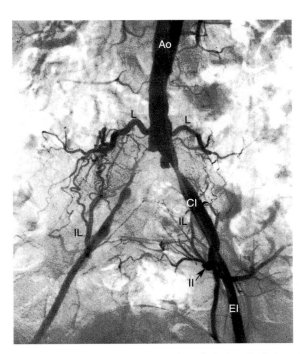

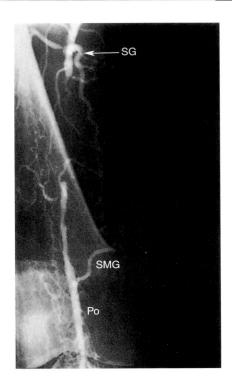

图 11.16　右髂总动脉闭塞及左髂总动脉（CI）狭窄。可见腰动脉（L）与髂内动脉（Ⅱ）的髂腰分支（IL）相交通，髂内动脉再供应髂外动脉（EI）
　　　Ao：主动脉

图 11.18　腘动脉（Po）近端闭塞，膝关节动脉网［膝上动脉（SG）至膝内侧上动脉（SMG）］代偿

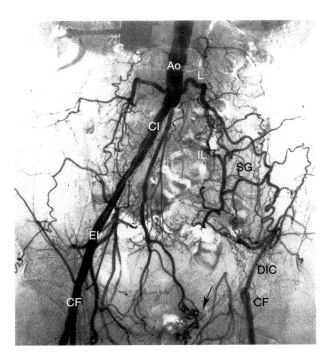

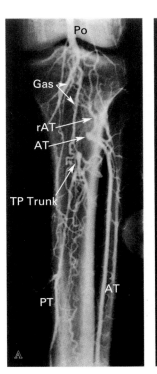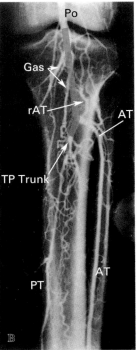

图 11.17　本图中的痔动脉（箭头）很有意思，肠系膜下动脉的肠供血分支成为侧支血管。左侧可见粗大的腰动脉（L）、臀上动脉（SG）与髂腰动脉（IL）（髂内动脉分支）、旋髂深动脉（髂外动脉分支）之间存在明显的侧支循环
　　　Ao：主动脉；CF：股总动脉；CI：髂总动脉；DIC：旋髂深动脉；EI：髂外动脉

图 11.19　A.腘动脉（Po）远端闭塞及其侧支通路。有以下侧支通路：1.腓肠肌动脉（Gas，也被称为腓肠动脉）和肌肉小动脉分支至胫前返动脉（rAT），后者供血给胫前动脉（AT）；2.腓肠肌动脉（Gas）和肌肉小动脉分支至胫后动脉（PT）。B.闭塞的血管部分（腘动脉远端及胫腓干近端）在图中被突出标记
　　　TP Trunk：胫腓干

端及踝部动脉。

（2）侧支血流自腓动脉远段至胫前或胫后动脉
远段。

临床实用要点

- 熟悉并掌握四肢动脉的解剖，是评估血管疾病的

前提。
- 无创性影像学是外周动脉疾病的首选检查方法。
- 传统的导管动脉造影术，虽然仍然被认为是诊断的
  金标准，但通常用于血管疾病的治疗。
- 熟悉和掌握常见的解剖变异和侧支循环通路对诊断
  动脉疾病是很重要的。

第 12 章

下肢动脉疾病的生理学检测

一、引言

外周动脉粥样硬化被认为是引起死亡和残疾的主要原因。据估计，仅在美国至少800万人有一支或多支下肢动脉狭窄或闭塞。其中约有400万人具有临床症状，而其他人虽然没有症状，但会面临以后行动不便、动脉溃疡和需要血管重建的风险。此外，最近的研究提示30%的吸烟者、50岁以上的糖尿病患者、70岁以上的老年人会患有某种形式的外周动脉疾病。因此，确定能够发现和定位动脉病变、估计动脉病变严重程度、筛选出严重缺血、确定愈合潜力及选择治疗方案的检查非常重要。

历史上，动脉造影是评估下肢动脉疾病的首选方法，并作为规划重建手术或血管腔内治疗的标准。这一创伤性操作可产生发生率虽低、但确实存在的并发症，并有可能低估或高估偏心性病变所致的功能改变。在许多单位，动脉造影已经被三维磁共振或计算机断层血管造影取代。不管使用何种检查，必须认识到这些检查手段中，没有一种检查能够准确评估多节段闭塞性血管疾病对组织灌注功能的影响。

下肢动脉的无创生理学评估在20世纪60年代开始使用，被认为在动脉疾病的证实和定位、疾病严重程度的确定和治疗效果的评估中是有价值的方法。基于肢体动脉的显著闭塞会引起闭塞远端血压降低和组织内血容量下降的事实，研究人员使用不同的诊断工具记录血压和血流的生理学变化。在现代血管实验室里，虽然部分早期技术已经不再使用，但是间接的生理学检查仍然是评估下肢动脉疾病的基本诊断方法。这些非成像检查能与提供定位、定量诊断信息的彩色多普勒超声相互补充。

二、设备

（一）方向性连续波多普勒（directional, continuous-wave Doppler）

1. 原理

连续波（CW）多普勒血流仪能用来探测肢体动脉血流是否存在，以及血流的质量与方向。在第1章已有论述，多普勒超声原理是基于发射信号与反射信号的频率差异（多普勒效应）。发出某一频率的超声，血流引起的频率变化会导致与血流速度成比例的可听频率偏移。这种关系可用多普勒方程来表达：

$$\Delta f = \frac{2Vf_0\cos\theta}{c} \qquad \text{（公式12.1）}$$

其中 Δf 为多普勒频移，数字2代表声波往返次数，V 是红细胞移动速度，f_0 是多普勒超声发射频率，θ 是血流方向与声波方向的夹角，$\cos\theta$ 为声波角度的余弦值，c 是声波在软组织的传播速度（1540m/s）。总之，多普勒频移与血流速度、声波发射频率及声波角度余弦值呈正比。使用非影像连续波多普勒的缺点是必须假设（估计）血流与超声束之间的夹角。还应注意的是，频移随着声波角度逐渐接近0°（0°的余弦值为1）而逐渐增大；随着声束与血流角度逐渐接近垂直（90°的余弦值为0）而逐渐减小。当声波入射角度＞90°时，多普勒频移变为负值。

正如前面章节提到的，随着频率的增加，超声束随着深度增加而衰减更为明显。这会影响检测动脉所用的发射频率的选择。有鉴于此，评估下肢动脉系统最常用的入射频率为5～12MHz，而更低频率的CW多普勒探头用于检查更深的血管，如股总动脉。

CW多普勒使用两个晶体：一个晶体连续发射声波，而另一个晶体连续接收该路径内所有移动目标的回声信号。这些信号经过汇总组合，可以通过声音或波形的形式显示。检查时应注意避免动脉血流信号由于毗邻静脉血流信号叠加而受到干扰，通过优化发射频率、声波角度、增益和波形显示而确保动脉的期相性和搏动性得到准确显示。

正常静息状态下的外周动脉包括正向和反向血流（图12.1）。这种多相血流模式通常以波形的形式显示。波形图显示所代表的是随着时间而出现的平均频移。采用过零检测器（a zero-crossing detector），血流方向可以在波形记录仪上显示，并可保存供后期定性分析。这一装置使用一个频率与电压转换器。输出电压与过零的数目成比例。每次输入信号正向通过零位时，设置一个标记。每次信号负向通过零位时，标记重新设置。根据每秒所设置的标记数估计多普勒频率。过零检测器存在一些重要的缺陷。尽管总体上可以接受该显示，但是它非常依赖信号的信噪比、信号的增益和瞬态反应。因为声波的角度未知，所得的信息（平均频移）不是定量的。正因为以上因素，低频移（低速）可能被高估，而高频移（高速）可能被低估。

先进的CW多普勒血流仪可以检测到低至6cm/s的

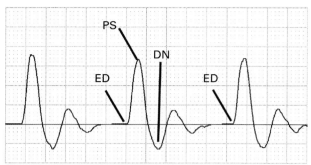

多普勒 8MHz　　右侧胫后动脉
增益：4　　　　　速度：25

图12.1　连续多普勒波谱模拟波形显示正常肢体动脉的多
相血流波形。在前一心动周期舒张末期（ED）和收缩峰
值（PS）之间的收缩加速期，高尖的PS成分，以重搏切
迹（dicrotic notch，DN）为中心的反向血流成分，以及从
DN到ED的正向舒张期血流

血流速度。在多节段闭塞性疾病的重症缺血肢体，CW
多普勒血流仪可能无法检测动脉信号。检查者很难在声
音上区分缺血性低速低搏动性的动脉血流和静脉信号。
在这种情况下，可能需要使用其他评估组织灌注或组织
氧含量的方法，以确定组织灌注是否能足够促进组织
愈合。

　　尽管CW多普勒被认为是评估血流的有价值工具，
但是必须考虑其技术局限性。一定要注意优化探头相对
于动脉的位置和角度，否则记录到的可能会是失真的波
形（图12.2A、B）。

　　动脉壁有瘢痕组织或钙化，可使信号衰减。最严重
的缺陷可能是无法控制采样容积深度（距离范围不清），
因此不能获得特定部位被检血管的流速信息。应用脉冲
多普勒评估流速可以克服这一问题（详见第15章）。

　　2.连续波多普勒波形分析

　　如图12.1所示，正常静息状态下外周动脉信号是具
有一个或多个舒张成分的多相信号，由于外周血管的高
阻性和负压力梯度，最初为收缩期前向血流，接着是快
速减速至短暂的舒张早期反流。舒张期间的第二项正向
血流通常在外周阻力因下游血流需求而降低时显著。当
远端病变导致远端阻力增加，室温过低导致血管收缩，
或与年龄有关的钙化和动脉壁硬化引起顺应性丧失时，
此期的舒张期血流可以减少或消失。

　　舒张早期反流消失提示正向血流需求（图12.3）。
这通常与血流减少性动脉疾病（直径减少＞60%的病
变）引起的血管扩张有关，但也可能由运动源性血管扩
张或体温升高所引起。

　　动脉存在病变时，狭窄近端的动脉压较高，远端较
低。远端压力下降伴随着狭窄远端动能的损失。随着疾
病的发展，能量和压力进一步损失，导致远端血管进一
步扩张。多普勒采样部位的近端有血流限制性狭窄时，
由于血液通过侧支循环绕过狭窄所需的时间增加，其波

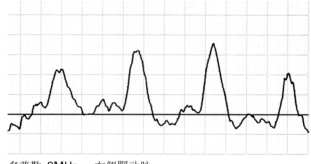

多普勒 8MHz　　右侧腘动脉
增益：6　　　　　速度：25

A

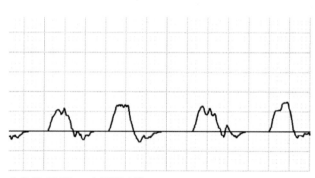

多普勒 8MHz　　右侧腘动脉
增益：6　　　　　速度：25

B

图12.2　连续多普勒模拟波形，显示记录过程的技术错
误。A.舒张期存在静脉干扰。B.没有充分优化超声角度，
导致频移低估，阻抑、变形的波形

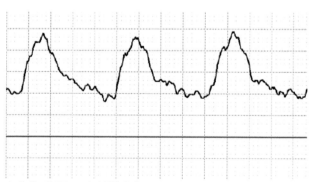

多普勒 8MHz　　右侧腘动脉
增益：6　　　　　速度：25

图12.3　股总动脉狭窄（＞60%）患者，采集到的腘动脉
连续波多普勒模拟波形。其中反向血流消失

形特征是振幅降低和收缩期上升延迟。随着疾病严重程
度的增加，远段血管阻力继续降低，波形形态将显示为
舒张期流出波后延（向右）。当出现大段闭塞或多发性
病变时，波形受抑，振幅可消失（图12.4）。

　　动脉狭窄会改变多普勒频移和波形形态。在严重狭
窄的近心端，如果有良好的侧支循环，波形可表现为正

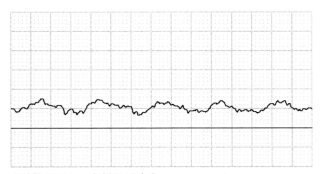

多普勒 8MHz　左侧胫后动脉
增益：6　　　速度：25

图12.4　髂动脉狭窄（＞60%）患者，股总动脉连续波多普勒模拟波形。其中，收缩期加速延迟，反向血流消失，舒张期流出波后延

常。如果没有侧支循环，记录到的是振幅减低、几乎没有输出的"重击样"（thump-like）信号（图12.5）。

　　从狭窄处获得的多普勒信号将显示为收缩期高频移（速度），舒张早期反向血流消失，正向血流贯穿整个收缩期和舒张期。在狭窄处即后段能够听到高频刺耳的声音信号，频移降低、舒张期正向血流。多节段疾病可能会严重影响血流，使得波形严重阻抑，当血流降低至CW多普勒无法检测时，则出现波形缺失。

　　定量多普勒波形分析可以改善血流限制性疾病的识别和疾病严重程度的分级。以往使用了多种波形分析方法，包括计算搏动指数（pulsatility index，PI）、逆阻尼因子（inverse damping factor）、脉冲波传输时间、加速时间（acceleration time，AT）和拉普拉斯变换分析（Laplace transform analysis）。尽管每种方法都获得了不同程度的成功和认可，但只有PI和AT还在普遍使用。峰值至峰值PI［（峰值1频移－峰值2频移）/平均频移］，将峰值至峰值频移（流速）与平均积分频移（流速）相联系，其数值与多普勒角度无关。峰值至峰值频移与平均积分频移的关系如图12.6所示。

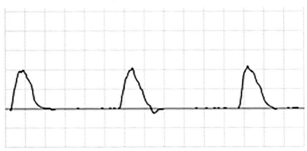

多普勒 8MHz　左侧胫后动脉
增益：8　　　速度：25

图12.5　采自侧支循环极差的严重狭窄近心端的连续波多普勒模拟波形，振幅低、"重击样"信号、舒张期血流信号低或消失

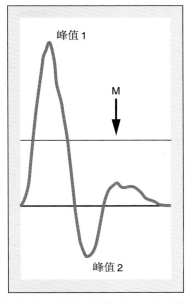

图12.6　图示用于计算搏动指数（PI）的峰值至峰值频移［峰值1－峰值2］与平均积分频移（M）的关系

　　在正常下肢，PI值从近端到远端逐渐增高。正常股总动脉PI＞5，通常为6～7，而腘动脉PI为7～9，胫后脉PI范围是12～16。存在压力流量减少性病变时，多普勒波形的反向血流缺失（峰值2），PI降低。Thiele和同事将PI与动脉内压力测量相比较发现：股总动脉PI＞4提示主髂动脉段正常；当股浅动脉不存在闭塞性疾病时，股总动脉PI＜4则高度提示主髂动脉段存在血流受限性疾病。

　　股总动脉近端存在显著影响血流动力学的疾病时，可以通过测量多普勒波形上收缩期AT来判断（图12.7）。正常情况下，股总动脉收缩期上升时间很快

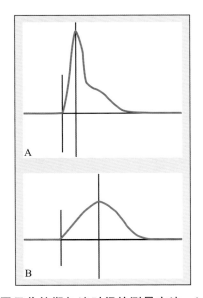

图12.7　图示收缩期加速时间的测量方法。A.加速时间（上升时间）是指收缩期开始至达到收缩期峰值的时间（两条垂直线之间的距离）。B.在血流限制性狭窄远端采集到的波形：达到收缩期峰值的时间显著延迟（小慢波）

（＜122ms）。当血液必须通过闭塞周围的高阻侧支时，流速降低。在这种情况下，收缩上升时间延长到超过144ms。Van Tongeren和他的同事使用了最大收缩加速度［（收缩期峰值速度–舒张末期速度）/AT］成功识别糖尿病患者的外周动脉血流限制性病变。最大收缩期加速度超过$10m/s^2$，在排除外周动脉闭塞性疾病的阴性预测值为95%，而加速度小于$6.5m/s^2$，对检测限流性疾病的阳性预测值为99%。当多普勒角度＞60°～70°而使波形阻抑时，可能得到假阳性结果，因此优化多普勒信号和声波的角度很重要。当主动脉硬化时，信号也会减弱，同时表现为AT和收缩期加速度减低。

临床实用要点

- CW多普勒设备仅提供频移信息。由于没有血流与超声束之间的角度数值，因此该设备不能评估血流速度。
- 波形分析用于评估动脉血流状态。
- 收缩期上升支快慢反映了近心端有无明显梗阻性病变。
- 圆形波形、舒张期信号相对增加，提示输入动脉严重疾病所致外周血管舒张。
- 舒张期信号增加也可能由运动或炎症引起需求增加所致。
- CW多普勒血流仪可能无法检测到严重缺血肢体的动脉信号。
- 可在波形上测量AT和PI，这些指标能够提供近心端动脉阻塞的证据。

（二）容积描记术（plethysmography）

1. 原理

容积描记仪记录肢体或趾/指组织的血容量变化。容积变化通常与血流量变化有关，而血流量随着心动周期而变化，或与压力–血流–减少病变的继发异常变化有关。过去有多种容积描记仪用于检查下肢动脉和静脉循环。尽管其中多数还在一定范围内使用，但是现代血管实验室最常使用的仅为空气校准容积描记术（脉搏容积记录，pulse volume recording，PVR）和光电容积描记术（photoplethysmography，PPG）。

2. 空气校准容积描记术（air-calibrated plethysmography）

肢体容积随着主动脉到下肢动脉分支的动脉脉搏压力波发生变化。在收缩期，血液迅速从主要动脉分支转运到微循环，从而引起组织灌注和肢体容积增加。在舒张期，主要动脉分支内压力降低，从而引起相应肢体容积减少。肢体容积的这种周期性变化可用PVR记录。这种方法依赖于一组捆绑在下肢不同节段的充气袖带（图12.8）。

袖带为动脉流入、静脉流出引起肢体容积变化的传感器。每个袖带的校准方法，是向其气囊充气至65mmHg左右，确保袖带气囊足以紧贴皮肤。

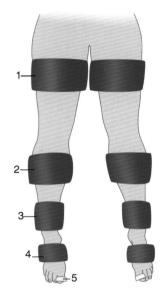

图12.8 应用充气袖带记录下肢脉搏容积
1：大腿上部；2：小腿上部；3：小腿下部；4：跖骨（中足）；5：足趾

在收缩期，由于肢体节段的血容量、压力增加，袖带体积减小、压力增加。在舒张期，动脉流入减少，袖带内压力降低，肢体体积缩小和袖带体积增大。这些变化被压力传感器探测到并转换成模拟记录，通过脉冲波的振幅和波形显示。尽管一些设备的响应频率只有20Hz左右，但足以显示动脉脉搏压力波的高频部分。

3. 脉搏容积波形分析（pulse volume waveform analysis）

模拟的脉搏容积波形与动脉内压力波形一致。正常波形表现为收缩期快速上升支（升支）、收缩期尖峰、减速下降支上的反射波（重搏切迹），以及舒张期流出波（图12.9）。反射波表示外周高阻力，这点符合正常静息状态下下肢肌床为高阻的表现。在任何诱发血流需求增加（如显著的动脉狭窄或闭塞、运动或炎症）的情况下，血管阻力都会降低。随着疾病的严重程度从单节段50%～60%直径狭窄到多节段闭塞性疾病，远心端袖带的PVR波形将呈现连续的变化（图12.10）。

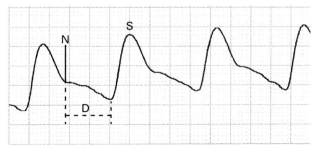

脉搏容积描记 65mmHg 143ml 左侧踝部
增益：0.75 mmHg/20mm 速度：25 振幅：17

图12.9 脉搏容积波形显示的正常波形
请注意收缩期快速上升支（S）、反射波（重搏切迹，N）和舒张期流出波（D）

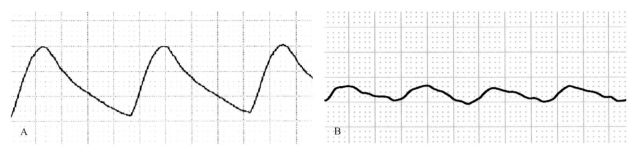

图12.10 脉搏容积波形显示随着疾病严重程度增加波形的连续变化情况。A.在中度单节段动脉疾病肢体记录到的波形。其中可见到反射波（重搏切迹）消失和向右倾斜流出过程。B.在多节段血流限制性狭窄动脉肢体记录到的波形。其中振幅消失，收缩期升支和流出延迟

脉搏容积描记仪测得的振幅取决于被检肢体段总的血流和脉压。因此，脉搏容积波的振幅提示是否存在血流动力学显著变化的疾病，以及微循环血流的代偿程度。在没有压力-血流-减少性动脉病变存在时，脉搏容积波的振幅通常比较高。当脉冲波记录部位的近端存在显著的动脉阻塞时，振幅降低。随着疾病严重程度增加，波形的振幅进一步降低。这些发现反映了与其相关的脉压与组织灌注下降。因此，一旦振幅和PVR波形与其近端记录相比出现显著变化时，应怀疑血流受限性疾病。病变可能存在于袖带之下或两袖带水平之间。

当组织床存在丰富血流的情况下（如建立了充分的侧支、动静脉瘘或畸形），脉搏容积波将显示比其近端描记波更高的振幅。例如，在股浅动脉没有血流受限性疾病时，小腿上部水平记录到的PVR波形振幅将高于大腿和踝部的波形振幅（图12.11）。这是由于在PVR袖带位置处动脉分支供血容积占比较多。如果不出现振幅增高，提示股浅动脉闭塞。如果膝下波形振幅不增高而大腿水平记录到的波形正常，应怀疑股浅动脉远端阻塞。此外，波形振幅会受到血压、血管舒缩性、心室搏出量、患者体位、水肿和（或）肥胖的影响。

认识到动脉容积描记波形存在主观分析方面的缺陷，Scissons和他的同事开发了一种客观分析方法，并将其应用于大腿PVR波形分析，识别主髂节段的血流减少性疾病。将其结果与动脉造影结果进行比较，这些研究人员发现该方法在鉴别近心端血流动力学显著改变性动脉疾病方面有极好的敏感度、特异度和准确性（分别为85%、93%和91%）。他们把大腿袖带的压力和体积校准合适，调节增益使波形显示精准，以25mm/s速度描记条形图，分析大腿PVR波形的加速时间（acceleration time）、最大收缩振幅倾斜（maximum systolic amplitude deflection）、下降（减速）曲率［downslope（deceleration）curvature］、相对振幅降低（relative amplitude reduction）和增益补偿指数（gain compensation index）。加速时间从收缩开始到收缩期峰值，以秒为单位记录，然后取最接近的0.04s时间格所对应的峰值（图12.12A）。减速曲率基于从收缩期中期到舒张末期参考线方向（向

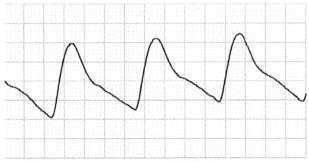

脉搏容积描记 68mmHg 486cc 左侧大腿
增益：0.75mmHg/20mm 速度：25 振幅：18

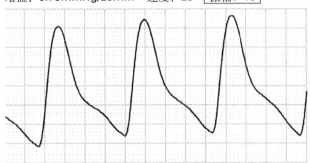

脉搏容积描记 66mmHg 153cc 左侧小腿
增益：0.75mmHg/20mm 速度：25 振幅：31

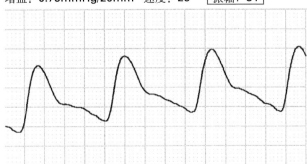

脉搏容积描记 65mmHg 143cc 左侧踝部
增益：0.75mmHg/20mm 速度：25 振幅：17

图12.11 在近心端没有压力减低性病变的情况下，与左大腿和左踝部波形相比，左小腿段（膝盖下）脉搏容积记录（PVR）的波形，通常会显示振幅增加（见右侧方框中的AMP值）。这是由于小腿上部PVR袖带所包裹的容积内，动脉分支（腘动脉、腓肠肌动脉、膝动脉、供应比目鱼肌的分支动脉）供应的容积占比较多

内、平坦或向外，图12.12B）。向内曲线或向外曲线显示该方向相对于基线的偏移≥50%。平坦曲线相对于基准线的向内和（或）向外偏转小于50%。相对振幅降低（RAR）是波形最大收缩峰振幅减去收缩峰后0.2s处振幅而求得的比率（图12.12C）。该差值除以收缩波峰值振幅即计算出RAR。最大收缩峰振幅除以相对增益可获得增益补偿指数。虽然许多参数对主髂动脉疾病有预测价值，但在有流入道动脉性疾病的糖尿病和非糖尿病患者，均存在向外的减速曲率。该项研究表明，客观分析动脉容积描记波形可以提高诊断限流性主髂动脉疾病的准确性。目前这项技术尚未得到广泛的研究，也没有应用到下肢动脉的其他节段。如果该项技术合理，客观测量动脉容积描记波形参数可安装在计算机软件中，内置于商业化的生理测试系统中。

4.光电容积描记术

光电容积描记术（photoplethysmography）主要用于评估皮肤血容量。这项技术采用发射红外线到皮肤的发光二极管。光电晶体管探测到通过传感器下方组织微循环的红细胞反射信号。光电晶体管的电阻变化以波形的形式显示，采集整个心动周期内的信号与组织内红细胞的数量呈正比。PPG传感器用透明双面粘胶带或张力敏感夹固定到皮肤。重要的是避免使用有可能增加传感器压力的固定技术（感应器固定夹和将感应器与皮肤或趾/指固定的维可牢绑带或胶带），因为这将促使血液离开传感器之下的组织。尽管严格来说PPG并不测量由于血流变化而引起肢体或趾（指）容积变化，PPG脉搏波形与PVR脉搏容积波形类似（图12.13）。

PPG作为动脉血流传感器在测量趾（指）压和评估伤口、溃疡、截肢部位愈合潜力方面具有价值。当存在引起血管舒张或收缩的情况，如温度变化、炎症或使用血管活性药物时，PPG波形可以发生变化。重要的是，要注意到PPG波形不能被量化，相关的组织灌注信息是基于主观的波形形态分析所得。

临床实用要点

- PVR袖带校准后，其测量的压力变化反映的是袖带下软组织的压力和容积变化。
- PVR振幅受近心端（流入道）病变的影响。
- 血压、血管张力、心室每搏输出量、患者体位、水肿和（或）肥胖也会影响PVR波形幅度。
- 对PVR波形解释大多是主观性的，特别是在确定振幅降低、重搏切迹的丢失，以及近心端血流减少病变导致的圆钝波形时。
- 虽然PPG测量的是皮肤循环血流量，仍能形成类似于PVR的波形。

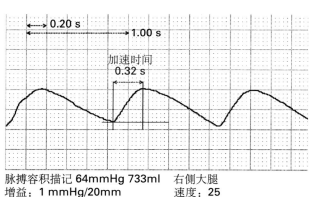

脉搏容积描记 64mmHg 733ml　　右侧大腿
增益：1 mmHg/20mm　　速度：25

A

脉搏容积描记 66mmHg 731ml　　右侧大腿
增益：1 mmHg/20mm　　速度：25

B

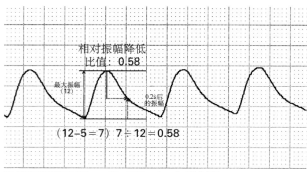

脉搏容积描记 67mmHg 733ml　　左侧大腿
增益：1 mmHg/20mm　　速度：25

C

图12.12　脉搏容积波形方法。A.测量加速时间。B.确定减速曲率方向。C.确定相对振幅降低的方法（Robert Scissons提供）

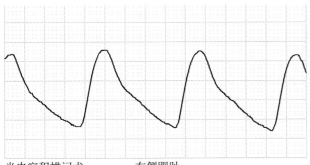

光电容积描记术　　　　　　右侧蹞趾
增益：**4**　速度：**25**　振幅：**20**

图12.13　正常光电容积波形。其中含有快速收缩期上升时段，反射波（重搏切迹）和舒张期流出波。图形与脉搏容积记录类似

三、生理学检查方法

（一）踝压测量（ankle-pressure measurement）

血液从中央动脉流到下肢动脉，收缩压通常会随着升高。收缩压的升高主要是因为中央动脉与外周动脉的动脉壁顺应性不同、静息状态下正常下肢肌肉床对动脉血流阻力、与主动脉相比下肢动脉管径缩小，以及血液流动引起的能量损失的影响。鉴于此，在没有锁骨下动脉和（或）腋动脉显著狭窄的情况下，踝部收缩压通常等于或大于在上臂水平测量的中央主动脉压。

当外周动脉由于动脉病变或受压引起管径狭窄＞50%～60%时，狭窄远端的收缩压降低。这种血流动力学特性为探测肢体任何节段压力降低性狭窄提供了一种简单的方法。收缩压峰值下降也可能出现在程度较轻的动脉狭窄。其原因往往在临床，如果综合考虑所有诊断数据，并不影响无创检查的解读。

测量肢体收缩压时，使用充气袖带、血压计、探测压力袖带远端动脉血流的传感器。虽然多种传感器可供选用，但最常使用CW多普勒以保证完全而准确的检查。尽管可以通过手动袖带充气测量压力，但是使用包括CW多普勒、压力与容积描记测试设备的商品化检查系统可以更加方便地进行生理学检查。

在1950年，Winsor证实充气袖带的气囊宽度超过它所围绕肢体段直径50%时，能准确地测量肢体收缩压。在近期的研究中，研究人员发现当袖带气囊的宽度至少大于袖带处肢体直径的20%，才有可能准确地无创评估肢体收缩压。虽然已经证明在大多数情况下这一方法是正确的，但是大腿周长和形状变化使得无动脉疾病和有动脉疾病患者的测量压力之间存在重叠。因为袖带压力可能没有完全传导到位于大腿深度的动脉，大腿压力往往被高估。为了区分流入道（髂股动脉）和流出道（股腘动脉）闭塞，Barnes在大腿上部和膝关节以上水平使用窄袖带（12cm×40cm）。许多实验室在大腿上部水平使用较窄袖带，以更好地区分流入道和流出道病变。

（二）踝压和踝肱指数（ankle-brachial index，ABI）

1.方法

因为小腿动脉收缩压通常等于或大于中央主动脉压，与肱动脉压相比，踝压下降意味着近端动脉存在血流受限性疾病。这个简单的检查方法为检测是否存在下肢动脉疾病提供了一种快速准确的方法，并可用于判断疾病的严重程度。

患者处于仰卧位，下肢与心脏平齐，以避免静水压力对踝关节水平测压的影响。静水压是指由于血液重量、密度和地球引力的作用，在心脏和足踝之间的血液柱之间产生的压力差。当患者仰卧时，臂部袖带和踝部袖带位于右心房水平，因此可以假定静水压为0。在坐姿或直立姿势下，因为肱动脉袖带位于心脏水平位置，肱动脉压力是准确的，与此形成鲜明对比的是，由于血液柱从心脏到足踝水平施加的静水压，踝关节水平压力会被错误地高估。

先将大小合适的血压袖带环绕于上臂，测量肱动脉收缩压。袖带可以连接到手持血压计，或连接到模块化系统压力计。使用CW多普勒探头，记录肱动脉、桡动脉或尺动脉的动脉信号，记录保留波形供分析。虽然可以在袖带远端的任何正常动脉记录动脉信号。但最常采用肱动脉，因为采集很方便，信号声响很明显。向血压袖带充气至压力高于收缩压，使肱动脉短暂闭塞，多普勒信号丢失。缓慢释放袖带压力，直到动脉多普勒信号再次出现。动脉信号重现时的压力为收缩压。重要的是每秒释放袖带压力速度仅2～3mmHg，因为高于这一速度可能导致低估动脉收缩压。采用相同方法检查对侧肱动脉。尽管肱动脉收缩压应该是对称的，但压力往往存在着左右差异。两侧肱动脉收缩压差大于20mmHg，提示血压较低侧的锁骨下动脉和（或）腋动脉存在显著狭窄。双上肢血压中较高者，将用于计算踝肱指数。

然后将尺寸适度的血压袖带环绕于踝部，在足背（dorsalis pedis，DP）动脉测量收缩压。使用CW多普勒探头记录足背动脉信号，记录波形以供分析（图12.14）。测量足背动脉压的方法与肱动脉收缩压测量相同。再以胫后（posterior tibial，PT）动脉为检查目标，测量胫后动脉血压（图12.15）。记录足背动脉和胫后动脉血压以用于计算ABI。

如果由于严重疾病无法测量足背动脉和胫后动脉压，可以通过在蹞趾上放置PPG传感器并记录来自蹞趾皮肤循环的动脉信号，来获得整体踝关节压力。虽然这项技术提供了一种快速确定踝部压力的方法，但有几个重要问题需要注意。这种方法不具有检测足背脉或胫后动脉疾病的能力；它反映足背动脉、胫后动脉、腓动脉和侧支动脉压力的总和。此外，由于近端动脉疾病、炎症、温度变化或药物治疗，动脉微循环可能受到血管收缩或血管舒张的影响。这些因素改变了容积描记波

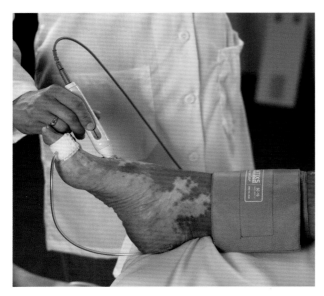

图12.14　足背动脉压测量技术。注意踝部袖带和连续波多普勒探头的位置

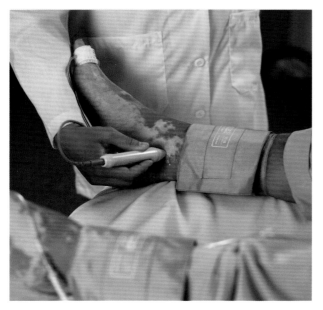

图12.15　胫后动脉压测量技术。注意踝部袖带和连续波多普勒探头的位置

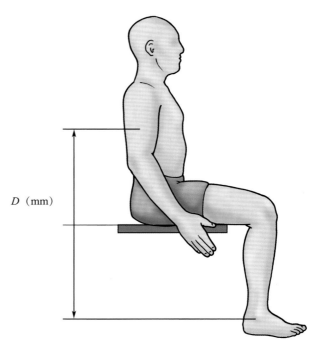

图12.16　患者姿势示意图、脚踝与手臂血压袖带之间距离的确定方法。患者膝盖与身体成直角很重要。D为踝部袖带位置与心脏之间的垂直距离（即肱压袖带水平）

重、室温下汞的比重及袖带之间的垂直距离。他们证实每米袖带之间的垂直距离必须减去78mmHg（室温下汞柱比重减去血液比重），以获得校正的静水压。然后使用以下公式获得校正的坐姿踝部压力：校正踝部压力＝测量踝部压力－$D×$（0.078），其中D是手臂和踝关节袖口之间的垂直距离（mm）。比较仰卧位和坐姿时获得的压力（使用校正的坐姿踝关节压力公式），他们发现误差在5mmHg以内。

与动脉造影相比，ABI对检测下肢动脉血流减少性疾病具有极好的敏感度（＞90%）和特异度（＞95%）。在大多数血管诊断实验室中，踝肱指数是根据美国心脏病学会/美国心脏协会（American College of Cardiology/American Heart Association）的建议计算，为两个踝部压力（DP或PT）中较高者与两个肱动脉压力中较高者之比。也有一些临床医生选择使用两个踝部收缩压中较低的一个、两个踝部收缩压的平均值进行计算。

2. 踝压和ABI的解读

ABI不仅可以发现踝部近端是否存在动脉闭塞性疾病，也可以作为判断疾病严重程度的可靠指标。因此，ABI测定应该作为评估可疑下肢动脉疾病患者的初始检查，并与临床表现相比较。它被作为下肢动脉疾病诊断路径中的初步检查方法，需要结合患者临床表现来考虑。如表12.1所示，ABI在0.5～0.9的患者很可能出现轻度至中度跛行。严重缺血、静息痛和踝压＜40mmHg，与多节段闭塞性疾病相关，ABI通常＜0.3。

值得注意的是，由于不同患者的临床表现和疼痛忍受力差异较大，这造成踝压值有很大重叠范围。Yao报道

形，这可能会影响动脉压测定准确性。

因为踝压通常等于或大于肱动脉压，ABI应≥1.0。正常ABI的平均值为1.11±0.10。如果肱动脉压超过200mmHg，或由于小腿袖带下方动脉钙化引起压力升高，而使ABI＞1.3，ABI的解读可能会出现错误。

部分患者可能无法仰卧位，导致无法测量臂部和踝部压力。Gornik和他同事证实，当患者完全直立坐位、膝盖与身体约呈90°时，可以在不牺牲准确性的情况下获得测量值（图12.16）。检查人员测量两侧臂部袖带和踝部袖带之间的垂直距离。为了估计静水压，采用了一个基于生理学的公式，该公式考虑了体温下血液的比

表12.1	踝肱指数与周围动脉疾病的关系
ABI的范围	**PAD的严重程度**
0.9 ～ 1.3	无显著PAD
0.7 ～ 0.9	轻度PAD
0.5 ～ 0.7	中度PAD
＜0.5	严重PAD
＜0.3	重症PAD

ABI：踝肱指数；PAD：周围动脉疾病

在间歇性跛行患者，ABI的范围为0.2 ～ 1.0，平均值为0.59±0.15，在缺血性静息痛患者，ABI的范围为0 ～ 0.65，平均值为0.26±0.13，而在坏疽病变患者，ABI平均值为0.05±0.08。由于随访评估过程中可能存在技术差异，ABI值变化必须≥0.15才考虑具有临床意义。

已经证实踝压绝对值具有诊断价值。缺血性静息痛不太可能出现在一个踝压绝对值＞60mmHg的非糖尿病患者中。踝压下降到＜35mmHg时可能发生静息痛，而踝压＜40 ～ 50mmHg时缺血性溃疡不太可能愈合。缺血性静息痛不太可能发生在踝压＞80mmHg的糖尿病患者，但当踝压＜40mmHg时则可能出现。

由于存在踝压重叠，重要的是将临床表现与静息压及ABI联系起来。例如，一个静息ABI为0.8，但行走50码（45.72m）既有跛行的患者，最好采用标准平板车运动试验来区分疼痛是真正的血管源性跛行或其他病因（如脊椎狭窄）造成的，这同样适用于出现跛行症状而静息ABI为1.0的患者。正如Hirsch等所述，重要的是要知道，下肢动脉疾病发病率与有症状患者数量是不成比例的。

近年来，研究人员已经发现了ABI与心血管疾病发病率和死亡率的相关性。Sikkink和他的同事研究了150例ABI＜0.9的患者，证实了ABI＜0.5患者的5年累计生存率只有63%。The Strong Heart Study研究了美国印第安人低ABI（＜0.9）、高ABI（＞1.4）与所有原因死亡、心血管疾病死亡之间的关系。令人惊讶的是，ABI＞1.4的预期死亡率与ABI＜0.9相似。研究人员证实，外周动脉疾病患者冠心病发作的可能性更高。冠状动脉疾病患者中，1/3的男性和1/4的女性被诊断患有外周动脉疾病。ABI＜0.67是心脏病发作的独立相关因素，心源性死亡风险增加2/3。虽然此项研究的结果令人震惊，但是必须指出ABI＞1.4提示并发糖尿病、肾功能不全等疾病。

临床实用要点

- 下肢收缩压的测量依赖于袖带，其宽度至少比放置位置的腿部直径高20%，尽管宽度比直径大50%与动脉压之间有高度相关。
- 足背动脉或胫后动脉最高收缩压除以右臂或左臂的最高压力，计算出ABI。

- 正常ABI应≥1.0。轻度疾病的ABI在0.7 ～ 0.9。ABI在0.9 ～ 1.0可代表下肢存在动脉疾病，但可接受以0.9为截值诊断ABI异常。
- ABI＞1.4表示动脉僵硬，是心血管事件的标志。
- ABI重复测量误差为0.15（标准差的2倍）。

（三）趾压测定

与小腿动脉不同，趾动脉钙化并不常见。事实上，有证据显示在没有近端血流受限性动脉粥样硬化疾病时，糖尿病与非糖尿病患者的平均趾肱指数（TBI）无显著性差异。因此，当胫动脉收缩压升高（＞200mmHg）妨碍ABI的准确测定时，趾动脉收缩压应该取代胫动脉压，并计算TBI。趾压测量需要合适尺寸的血压袖带［（2.5 ～ 3.3）cm×12cm］和监测动脉血流传感器（图12.17）。

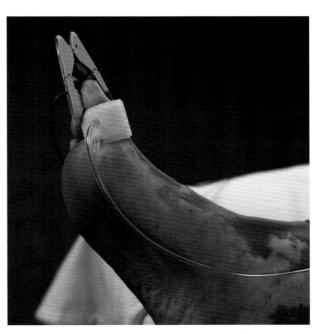

图12.17 趾压测量，将尺寸合适的血压袖带用于足趾根部，并将光电容积描记传感器用在袖带远端的组织床

最常使用的是PPG传感器，但也会用到CW多普勒血流仪。通常，趾压大于系统收缩压的80%，TBI≥0.80提示近端不存在血流减少性疾病。应该指出，这一数值也依赖于用来探测动脉血流的传感器和用来记录趾压的仪器。如表12.2所示，随着近端动脉疾病严重程度增加，趾压相应下降。

表12.2	趾肱指数与外周动脉疾病的关系
TBI范围	**PAD的严重程度**
≥0.8	无显著的PAD
0.2 ～ 0.5	跛行
＜0.2	静息痛

PAD：外周动脉疾病；TBI：趾肱指数

TBI＜0.5提示近心端动脉疾病严重程度为中度，而该指数＜0.2及趾压＜30mmHg提示重症缺血，愈合潜力差。根据跨大西洋学会间共识（TASC）组织建议，趾压绝对值＜30～50mmHg符合慢性肢体缺血。如笔者所述，趾压最好用于排除慢性肢体缺血，而不是确定它的存在。

趾压测定和趾容积描记波分析可用于发现累及足底或趾动脉的闭塞性病变，如血栓闭塞性脉管炎或微栓塞。局限于踝关节以远动脉的许多动脉疾病，ABI可正常。

临床实用要点

• 趾肱指数（TBI）≥0.8视为正常。
• TBI为0.5提示近心端动脉有血流动力学意义病变。
• TBI＜0.2、趾压＜30mmHg提示重症缺血和愈合潜力差。

（四）节段收缩压测量

如前所述，静息ABI可发现近心端血流减少性肢体动脉疾病。但它并不能确定病变累及的部位或提示多节段闭塞的相对严重性。如果静息ABI和（或）TBI提示近端动脉系统出现血流下降，通过在肢体多个水平测量收缩压则可以确定病变的部位。通常在双侧4个水平进行测量：大腿上部、膝上、膝下和踝部（图12.18A）。

把适当大小血压袖带放在每个位置，膨胀袖带至收缩压以上水平，用CW多普勒超声检测远端动脉是否存在动脉血流，其方式类似于踝部收缩压测量。为了避免袖带加压阻断动脉造成的反应性充血引起的测压误差，检查从踝部水平开始，逐渐向近心端进行。

认识到大腿上部袖带可能引起血压测量误差，许多

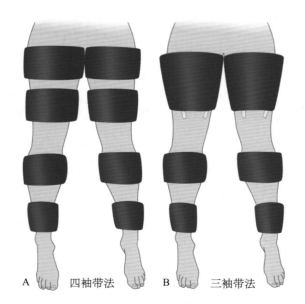

A 四袖带法　　B 三袖带法

图12.18 图示节段测压时血压袖带的应用。A.采用四袖带技术时，袖带分别用于大腿上部、膝上、膝下和踝部水平。B.采用三袖带技术时，应使用宽而合身的大腿袖带

实验室使用单一大腿袖带测量，而不是双袖带技术。三袖带法使用宽而合身的袖带（19cm×40cm）环绕大腿（图12.18B）。

使用这种袖带，正常大腿血压等于肱动脉压。大腿血压与全身血压相比减少30mmHg以上提示主髂段、髂股段或股腘段存在显著疾病。通常，需要采用其他检查（CW多普勒、彩色多普勒超声）定位闭塞性病变。

节段收缩压测量的解读如下。

如前所述，从大腿上部到踝部水平肢体血压通常逐渐增高，踝压等于或大于系统血压。当不存在血流受限疾病时，股总动脉和肱动脉的动脉内压是相等的。使用四袖带技术进行节段性测压，在使用了尺寸合适的血压袖带的情况下，大腿上部压力应该高于肱动脉压30～40mmHg。大腿上部血压降低意味着大腿上部袖带近心端或其下方的动脉出现病变。计算大腿上部与肱动脉收缩压指数可用来发现主髂动脉血流受限疾病。正常股肱指数＞1.2。该指数在0.8～1.2提示主髂段压力-血流-降低性狭窄；该指数＜0.8通常与髂动脉闭塞相关。

下肢相邻两节段之间的压差应该＜20～30mmHg。压差＞30mmHg提示近端袖带之下或两袖带之间动脉段狭窄。袖带之间压差＞40mmHg通常与动脉闭塞相关。不存在下肢动脉疾病时，血流从腹主动脉到两下肢动脉及其分支应该是对称的，两侧各节段血压应相对应。相同袖带水平压差＞20～30mmHg提示压力较低一侧可能存在显著影响血流动力学的疾病。

当动脉血流缓慢而难以用CW多普勒区分动、静脉血流时，测量变异增加。在这种情况下，可采用挤压足部以增强静脉血流信号；而动脉血流信号则会降低或保持不变。解读压差时应注意到，在血压显著升高的患者有时会记录到压差增加，而在低心排血量的患者压差可能降低。

虽然收缩压测量是发现下肢压力-血流-减少性病变的有用工具，但必须注意到这一检查可以将疾病定位到下肢的节段，但是不能准确地将血流减少性狭窄与动脉闭塞相区分。在侧支循环不良的重症狭窄和侧支循环良好的动脉闭塞的远端可能测到相似的压力。节段性测压不应该用在存在动脉内支架或急性深部静脉血栓形成或具有血栓性浅静脉炎症状的肢体，另外在外周动脉钙化的患者中节段性测压可能不准确。

临床实用要点

• 股肱指数（TBI）在0.8～1.2，表明主髂段可能存在压力-流量-减少性狭窄。
• 如果放置在不同节段袖带测压压差＞20～30mmHg，压差有显著性意义。
• 同一袖带水平的两侧压差＞20～30mmHg，表明在血压较低侧可能存在显著影响血流动力学的疾病。
• 相对禁忌证包括拟放置袖带处存在伤口、急性深静脉血栓形成、下方有旁路移植或动脉支架。

（五）运动后踝压反应

慢性外周动脉疾病患者最常抱怨间歇性跛行。运动相关的肢体疼痛出现在侧支循环血流不能满足进行运动的肌肉血供需求。在静息状态下，下肢平均血流为300～500ml/min。经过中等量运动，肢体总血流必须增加5倍以上才能满足小腿肌肉运动时的代谢需求。增加的血流由外周侧支阻力血管和控制毛细血管床血流分布的肌性小动脉扩张来调节。在没有下肢动脉疾病的情况下，增加的血流并不影响踝部的收缩压。当下肢动脉存在压力-血流-减少性病变时，血液必须通过侧支绕过闭塞。令人惊讶的是，即使存在多节段疾病，静息状态下血流仍可保持在正常范围，这是因为静息状态下的肌肉血流需求低，以及阻塞动脉段远端血管阻力代偿性降低。运动时为了满足肌肉的需求而增加血流，但因侧支循环不能维持远端灌注压而使病变两端出现压力差。

记录运动后踝压反应的恒量负荷平板车运动试验可以用来评估与动脉粥样硬化疾病相关的循环不良程度。在有间歇性跛行症状的患者，考虑使用平板车运动试验的多项理由包括：①运动模拟产生症状的活动；②能够确定疼痛的严重程度，并定位到一个或多个肢体节段；③可以记录运动后踝压下降到缺血水平的恶化程度；④确定运动后充血的持续时间（恢复时间）；⑤可以识别真性血管性跛行，并与静脉功能不全、肌肉骨骼状况或神经系统损害的继发症状相区别；⑥可用于疾病进展和治疗反应的随访。虽然不是心脏激发试验，恒量负荷

平板车运动试验仍然是步态不稳、高血压控制不良，以及有不稳定型心绞痛、心肌梗死、充血性心力衰竭、心律失常或气急患者的禁忌证。

先在静息状态下测量ABI。然后让患者在倾斜度为12%和恒速为3.2km/h的平板车上运动。这一倾斜度和速度模拟正常步行引起的循环反应。倾斜度和步行速度可以调整到较低水平，但重要的是每位患者在随访过程中应采用相同的速度和倾斜度。患者行走到出现跛行时，但总体时间不超过5min，立即测量踝压，以及每隔3min测量1次，直至压力恢复到运动前水平（图12.19）。

运动试验（平板车）结果解读如下。

正常情况下，因为血管扩张提供了所需的容量增加，运动时踝压略有增高或不变。单节段病变通常导致初始血压下降，3～5min恢复至基线值。根据侧支代偿血流的程度，多节段动脉疾病延迟至10～12min恢复至基线压力。踝压降低到60mmHg或以下提示重症缺血和血管源性跛行。重要的是记录恢复时间、运动中出现的症状及运动前和运动后的压力，因为这些信息为评估疾病的严重性和侧支血流代偿程度提供了有价值的线索。认识到运动的持续时间可能受到患者的主观能动性、对疼痛的忍受能力、气短或背部或臀部疼痛症状限制运动能力的影响也重要。

基于运动后踝压反应确定动脉闭塞性疾病的部位更加困难。Strandness和Bell证实了疾病的部位影响血压下降的程度和恢复时间。运动后踝压降低通常提示位于腘

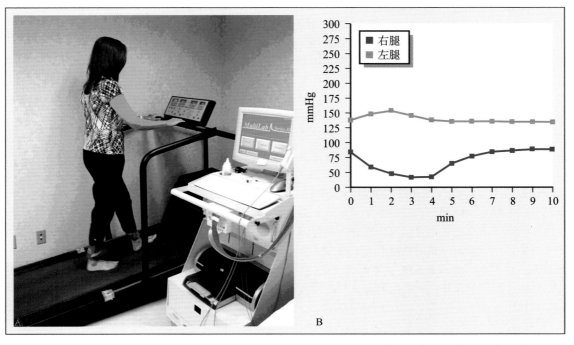

图12.19　平板车运动与运动后踝压反应。A.患者在速度和倾斜度恒定的平板车上行走。B.在运动后立即测量踝压，以及每隔3min测量1次，直到压力恢复到运动前水平。该例为右腿压力反应异常，而左腿压力反应正常

动脉近端的动脉闭塞。因为更近端的动脉为更大范围的肌肉组织供血，近端闭塞性疾病对踝压影响更为明显。运动后ABI介于0.6～0.9通常提示局限性膝下疾病，而流入道（主髂）疾病使远端压力降低的程度更大。多节段病变大幅度降低运动后压力，致使ABI低于0.3。

> **临床实用要点**
> - 标准运动试验要求患者在倾斜度12%和恒速3.2km/h的平板车上运动5min，运动前、停止时和运动后每隔3min测量踝肱压力，直到压力恢复至基线。
> - 运动试验常用于确认静息ABI正常患者的跛行。
> - 对平板车运动试验的正常反应是ABI略有增加。ABI降至≤0.9应视为异常。
> - 运动后血压也可用于评估静息ABI异常患者疾病严重程度。

（六）反应性充血试验

有些患者可能由于心肺疾病、截肢或步态不稳而无法完成恒定负荷量的平板车运动试验。在这种情况下，反应性充血试验可通过诱导血管扩张增加下肢血流。

检查时，将宽而合身的血压袖带用于大腿，尺寸适当的袖带用于踝部。大腿袖带充气至收缩压水平以上（高于肱动脉压20～30mmHg）并持续3～7min以阻断大腿动脉。这将导致局部缺氧和血管扩张。袖带放气减压后，每隔30s测量1次踝压，共3～6min或直至减压后踝压恢复到阻断前水平。

反应性充血试验结果的解读如下。

正常情况下，与阻断前水平相比踝压在袖带减压后立即下降20%～30%，然后在1min内恢复到基线值的90%左右。这与平板车运动的正常反应形成鲜明对照，平板车运动后踝压下降提示血流受限性疾病。在动脉闭塞性疾病的患者，反应性充血试验阻断后压力下降与平板车运动试验相似，但恢复到阻断前水平则快得多。单节段动脉疾病的患者踝压通常下降<50%，而多节段疾病的患者阻断后踝压则下降>50%。因为相似的结果可能出现在正常和血流受限动脉疾病患者中，因此应谨慎解读反应性充血试验。

尽管反应性充血试验在现代血管实验室不常使用，然而它确实存在一些公认的优点。只需要尺寸合适的血压袖带、血压计和手持多普勒就可以进行检查，花费的时间少于平板车运动试验。主要的缺陷是它不能像平板车运动试验那样模拟运动相关跛行的生理反应。此外，该检查极不舒服，股腘旁路移植和股动脉内支架患者应避免在大腿处加压。

> **临床实用要点**
> - 对于不能进行恒量负荷平板车运动试验的患者，可进行反应性充血试验。

- 反应性充血试验需要向大腿袖带充气至高于收缩压，阻断血流约5min。因此，这种试验极不舒服，不会经常使用。
- 由于袖带减压后反应性充血会引起血压下降，相似结果可能出现在正常和血流受限性动脉疾病患者中，因此对试验结果解读复杂。

（七）应激试验的替代方法

对于不能或不愿进行平板车运动或反应性充血试验的患者，可以采用其他应激试验方法。这些方法包括跐脚运动、大厅步行、趾屈与背屈，以及使用踏板测力计。尽管这些试验可以诱发小腿肌肉血流增加，但运动负荷无法标准化，因此对于治疗反应或疾病进展的评估几乎没有价值。

表12.3总结了目前用于诊断下肢动脉疾病的测压、指数和应激反应结果。

表12.3	下肢动脉疾病的压力评估和指数总结
参　数	**解　读**
踝收缩压	正常大于肱动脉压10%左右
踝肱指数	正常0.9～1.3，重症缺血时<0.3
大腿上部收缩压	正常大于肱动脉收缩压30～40mmHg
股肱指数	正常>1.2
节段性压差	正常时同侧肢体相邻节段或双侧肢体同一节段<20～30mmHg
趾收缩压/指数	正常大于肱动脉收缩压80%，趾肱指数通常>0.8
平板车运动试验	正常时行走5min无症状出现，运动后无踝压下降（3.2km/h，倾斜度12%）
运动后重症缺血	运动后踝压≤60mmHg表示重症缺血和血管源性跛行

> **临床实用要点**
> - 用收缩压评价下肢动脉疾病的方法总结见表12.3。

四、诊断流程

应根据患者的症状和临床表现，特别是存在重症肢体缺血的证据，选择合理的生理性动脉检查类型。一般来说，患者的病史和体格检查将决定是选择间接生理学检查还是超声。如果临床问题是需要证实下肢动脉疾病并确定其部位和严重性，应该选择间接生理学检查为主要的检查方法。相反，如果已有证据表明存在肢体重症缺血、搏动性肿块或动静脉瘘，那么应该首选直接的影像学检查。

与血管造影相比，脉搏容积记录和节段收缩压测量在检测和定位压力-血流-减少性病变方面具有非常高的准确性。结合使用时，其准确度已达到95%。考虑到赔偿和认证管理机构都要求联合应用压力与波形，如果有诊断流程，则有助于指导可疑下肢动脉疾病的生理性评价（图12.20）。

通过联合应用压力测量、容积描记和多普勒波形，能够以快速、经济的方式获得准确评估。诊断途径基于静息踝压和ABI。如果踝压、ABI和踝水平多普勒波形都是正常的，但患者表现出的症状符合间歇性跛行，下一步将采用恒量负荷平板车运动试验测定运动后踝压。如果出现运动相关的踝压降低，可通过分析股总动脉的连续波多普勒波形来确定疾病部位，并可选择测量：①搏动指数（PI）和收缩加速时间（AT），以检测引起血流减少的髂血管疾病；②腘动脉收缩加速时间，以确定引起显著血流动力学改变的股腘动脉疾病。如果胫动脉不能被压缩，应该测量趾压并计算TBI。由于不能忽略踝部近端动脉节段钙化，节段收缩压测量可能会产生误导。节段脉搏容积描记能用于发现输入道和输出道显著血流动力学改变的疾病，以及确定侧支代偿程度。踝压异常而胫动脉可以被压缩，如果有指征的话，下一步将是节段收缩压测定，脉搏容积描记和平板车运动试验。彩色超声则用来明确疾病部位、区分狭窄与闭塞、确定病变范围，并对动脉瘤、假性动脉瘤和动静脉瘘进行定性。

临床实用要点
- 节段压力测量通常与节段脉搏容积记录相结合，以改进压力−血流−减少性病变的检测和定位。
- 辅助测量包括在连续波多普勒波形测量PI和AT，测量趾肱指数。

五、临床应用

（一）患者诊断和随访

正如前面提到的，生理学检查提供了准确、定量和可重复的方法来发现和定位外周动脉疾病，并确定疾病的严重程度。这些检查无创伤性，可多次重复，因此可以作为随访患者和记录疾病进程的好方法。在出现脊柱关节炎或肌肉骨骼疾病症状的患者，收缩压测量有特殊价值，这些疾病的症状与外周动脉疾病类似，两者也可同时存在。虽然静息压测定通常能够显示动脉功能障碍的严重性，但是运动后血压反应则常用来区分血管性跛行与假性跛行。运动后踝压＞60mmHg，可以证实为间歇性跛行。

在许多情况下，确定下肢动脉疾病的存在和严重性可以根据患者的病史和体格检查。

采用间接性生理学检查进行无创性评估，可以为疾病进展、药物反应、手术、血管内介入干预提供对照的基线。如果血管重建成功，ABI应该升高，节段间压差应该缩小，PVR波形的振幅应该改善。如果仅有单节段动脉疾病存在，血管重建应该使踝压立即恢复到正常或接近正常水平。ABI明显降低（＞0.15），或节段性压力、PVR和（或）术后CW多普勒波形更差，可能提示干预失败，但是常表明在重建血管节段的近端或远端仍存在病变。

临床实用要点
- 运动后踝压降至60mmHg，表明存在严重的动脉闭塞性疾病。
- ABI降低≥0.15，应该视为动脉疾病进展或干预失败。

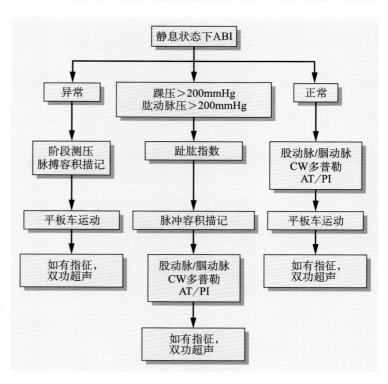

图12.20　应用踝肱指数（ABI）、连续波（CW）多普勒波形分析、脉搏容积描记、趾肱指数、恒量负荷平板车运动试验和双功超声评估外周动脉疾病的诊断法则
　　AT：加速时间；PI：搏动指数

（二）疾病进展检测

随着闭塞性病变严重程度增加，压差变得更加明显，肢体远端的血流量减少。与以往的生理学检查相比较，随访检查可能显示更加显著的节段性血压下降，以及PVR和CW多普勒波形显著阻制。正如在这章前面所提到的，踝压测量的重复性研究提示ABI变化>0.15才有显著性，才可提示疾病可能有进展。步行时间的缩短和运动后踝压下降，可以用来监测已知疾病的进展、发现其他部位的新发病变。

（三）估计愈合潜力

医生常碰到严重缺血伴有皮肤损伤的患者，这类患者由于并发其他病变而使重建血管的风险变大。而另外一些患者，动脉疾病可能太广泛而不能进行血管重建。1973年，Carter证实远端动脉舒张压测量可以用来预测动脉性病变的愈合。当踝压<55mmHg时，糖尿病和非糖尿病患者都无法避免截肢。当踝压>55mmHg，非糖尿病患者的动脉性病变可以愈合，而在糖尿病患者中，即使踝压更高些，通常也无法愈合。这一发现与糖尿病患者动脉中层钙化和胫动脉严重闭塞性疾病高发生率有关。趾压可用于预测糖尿病和非糖尿病患者肢体伤口愈合。趾压>30mmHg，愈合的可能性很大。

也可通过评估缺血病变或截肢部位周围组织的灌注，预测愈合潜能。可以按顺时针方向围绕评估区域记录容积描记波。

在动脉血供良好的组织，搏动波形显示快速收缩期上升支，重搏切迹和较快的输出波。以收缩期加速和舒张期流出波延迟或搏动性消失为特征的波形，提示动脉血流输入不良，愈合可能性小。如前所述，必须考虑到可能引起局部血管收缩或血管舒张的情况，并在解读PPG波形时考虑到这些因素。

Raines和他的同事证实PVR在确定膝下截肢愈合潜在可能性方面具有价值。尽管患者的小腿和踝部血压分别超过65mmHg和30mmHg，但小腿和踝部PVR搏动性差或无搏动，膝下截肢愈合的可能性小。相反，当小腿和踝部PVR表现出良好的振幅和正常或接近正常波形时，愈合的可能性则大。研究还显示，在没有败血症和骨髓炎的情况下，如果足趾根部记录到搏动性PVR波形，截趾可以愈合。同样的发现也可用于预测经跖骨截肢术的成功愈合。

临床实用要点

• 如果踝压<55mmHg，截肢几乎不可避免。
• 如果趾压>30mmHg，伤口很可能愈合。
• 对手术边缘记录的PPG波形进行主观评估，可以预测伤口愈合的潜力。

（四）干预效果预测

收缩压测量已用于预测动脉重建后组织灌注改善、症状缓解和移植血管的通畅度中。Bone和他的同事能够判断术前股肱指数为0.85或以下的患者接受主股动脉旁路移植术后具有良好的预后。他们还注意到，症状改善也可出现在指数大于0.85而疾病局限于主髂动脉的患者中。他们的研究表明，与术前ABI相比，主股动脉旁路移植后最初12h内ABI增加>0.1与症状改善密切相关。其他学者也进一步证实了这些发现。如果术前ABI>0.8，主股动脉旁路术后90%以上的患者会有症状缓解。ABI<0.4时常表示多节段疾病，只有64%的患者会有相同程度的缓解。

临床实用要点

• 术后ABI至少增加0.1，才会有症状改善。

（五）术中和恢复室监测

PVR已用于重建动脉手术的术中监测。在股腘动脉和胫动脉疾病患者中，血管重建即后段PVR波形恢复正常预示血管重建成功。当PVR波形振幅未恢复到术前值50%以上时，小腿和踝部压力测定可以用于辅助PVR描记，核实血流重建是否充足。

在已知存在远端动脉闭塞性疾病或下肢水肿的患者中，术后可能难以触摸到脉搏。这个问题可以通过在术后恢复期使用踝部、跖骨或足趾水平PVR、趾PPG或CW多普勒波形分析得以解决。早期发现血管重建失败通常是补救的关键。如果血管重建成功，术后早期的PVR和PPG波形振幅应该升高或保持稳定。容积描记波形阻抑和ABI或TBI下降强烈提示动脉重建失败。

（六）主动脉缩窄检测

肱动脉与踝动脉静态收缩压差≥70mmHg，可以用来发现缩窄、评估外科手术效果。胸主动脉缩窄患者不一定出现间歇性跛行，运动后踝压变化可能很小甚至没有。很可能是由于广泛建立的侧支循环为下肢运动肌肉提供了足够的代偿血流。

六、总结

动脉生理学检查为下肢压力-血流-减少性疾病的识别、节段定位、严重程度评价、功能意义评估和治疗反应提供了一种无创方法。非影像生理学检测在动脉疾病评估中的应用，已经超过50年，并且仍然是现代血管实验室的主要诊断工具。这些生理检查可辅以彩色多普勒超声检查，从而提供特定部位的形态学信息并确定治疗方案。使用压力、波形、平板运动试验和彩色多普勒超声的选择性组合这一诊断流程，临床诊断准确、高效。

类似于所有的诊断领域，对患者病情的准确评估，取决于超声技师和医师的知识、经验和专长。为了获得高质量的患者服务，检查必须在经过认证的血管中心，由具有资质的超声技师和医师进行操作和解读。

第 13 章

上肢动脉疾病的评价

一、引言

上肢动脉系统应使用不同于下肢动脉系统的诊断方法。下肢症状几乎全部由局灶性动脉粥样硬化或急性动脉栓塞演变而来，而上肢血管问题要复杂得多。胸廓出口处的机械性压迫、手指动脉痉挛、手或腕部的创伤相关血栓、动脉炎、心脏或上臂动脉瘤的血栓栓塞，都是评估上肢动脉时应考虑的病理因素。手部动脉解剖结构复杂多变，对其进行评估要求具备较高的专业技术水平，通常需要具有足够分辨率的专用探头来显示小血管，并检测低速血流信号。由于上肢原发性动脉疾病的患病率整体较低，且很少要求进行此类检查，因此医师和超声技师在评估上肢动脉时有时会难以适从。然而，在透析瘘管的放置和评估、桡动脉穿刺置管，以及用于冠状动脉旁路移植手术或皮瓣放置的桡动脉切取等操作中引入动脉评估，使得对上肢动脉超声检查的需求显著增加。

本章主要阐述上肢动脉评估基本内容，包括：①解剖学基础复习；②患者病情评估；③生理学检查；④适当的超声成像技术；⑤相关病理学概述。

二、解剖学基础

上肢动脉系统起源于主动脉弓（图13.1）。右侧起自一个共同主干，称为无名动脉或右侧头臂干，然后分叉为右侧颈总动脉（CCA）和锁骨下动脉。而在左侧，锁骨下动脉直接起源于主动脉弓。锁骨下动脉走行至第1肋骨的外侧，在此移行为腋动脉。腋动脉在胸小肌后方走行，穿过大圆肌，移行为肱动脉。肱动脉沿着上臂一直延伸到肘部以下分叉为3支，分别是桡动脉、尺动脉和骨间（或正中）动脉。桡动脉和尺动脉是腕部的主要分支。

桡动脉和尺动脉通常经掌浅弓和掌深弓在手掌内相连接（最常见的类型），经指掌侧总动脉和掌交通动脉向手指供血。桡动脉沿拇指绕行，向拇指发出多个分支（拇指主要动脉），并发出示指外侧分支（示指桡侧动脉），然后与尺动脉形成掌深弓。桡动脉浅支起源于拇指背侧桡动脉的大分支前方，经掌浅弓与尺动脉汇合。3%～20%的手掌深弓和浅弓发育不完整，因此桡动脉在冠状动脉旁路移植术或作为皮瓣的一部分切除后，手

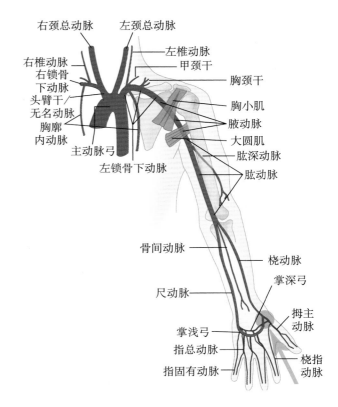

图13.1 上肢动脉解剖。上肢主要动脉命名的标志：①锁骨下动脉于第1肋骨外侧移行为腋动脉；②腋动脉于大圆肌下方移行为肱动脉；③肱动脉于肘部以下移行为尺动脉、桡动脉和骨间动脉。掌深弓和浅弓形成侧支网，在大多数情况下供应所有手指。掌动脉弓桡侧不完整的正常变异可发生于粉色圆圈和箭头指示的范围内。手术切除桡动脉可能会影响拇指和示指的血流

部可能出现缺血。

（一）正常成像方法

上肢动脉检查通常从锁骨下动脉近心端开始（图13.2）。完整显示每一段大动脉，包括锁骨下动脉（图13.3，图13.4），腋动脉（图13.5），肱动脉（图13.5，图13.6）、桡动脉和尺动脉（图13.7）。根据临床表现，对桡动脉远端、拇指主要动脉、掌深弓、掌浅弓和指动脉进行选择性成像（图13.8～图13.12）。

由于上肢动脉大多位置表浅，所以应使用高频探头。上肢的大部分甚至全部动脉都可以用8～15MHz的探头成像。而锁骨附近的一些区域可能需要使用

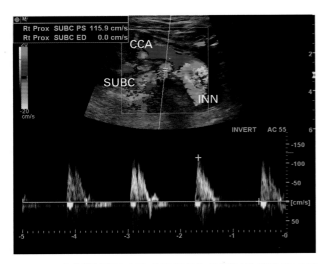

图 13.2 右侧锁骨下动脉（SUBC）起源于头臂动脉（无名动脉，INN）。颈总动脉位于锁骨下动脉的上方。由于左侧锁骨下动脉直接起源于主动脉弓（图 13.1），因此其起始处常不易探查

3 ~ 8MHz 的探头。手部动脉的成像需要更高频率的探头，因为此处血管非常细小且表浅。术中探头因体积小巧，且工作频率在 10 ~ 15MHz，对手指动脉成像效果较好。

彩色多普勒超声用于检测血管内的血流，并使检查者获得血流的速度和方向。脉冲波多普勒信号和经角度校正的多普勒频谱波形用于测量动脉指定节段的血流速度。

上肢近端动脉（如锁骨下动脉和腋动脉）经角度校正后的正常收缩峰值速度（PSV）为 70 ~ 120 cm/s，肱动脉 PSV 为 50 ~ 100 cm/s，桡动脉和尺动脉 PSV 为 40 ~ 90 cm/s，而掌动脉弓和指动脉内的速度较低。正常上肢动脉多普勒频谱波形呈三相波，但波形会随着环境温度和诸如握拳等动作而变化，尤其是手及其相邻动脉（图 13.13）。超声检查上臂及前臂大动脉相对容易。但显示手部动脉比较困难，不仅因为血管细小，而且解剖变异大。此处所述手部血管解剖与实际解剖相比有所简化，有些动脉通路的变异本章没有详细阐述。但是，掌握本章节所述动脉解剖知识，已经足以对上肢动脉进行全面检查。

临床实用要点

- 上肢近端动脉解剖在左右两侧不同。
  - 左侧锁骨下动脉直接起源于主动脉。
  - 右侧锁骨下动脉和右侧颈总动脉是无名动脉（右侧头臂动脉）的分支。
- 标准的检查流程应从颈部延伸到手腕。
- 可以对手进行专门成像，以检测手指动脉的疾病。
- 手部动脉有多种解剖变异，尤其是桡动脉和尺动脉之间的交通弓。

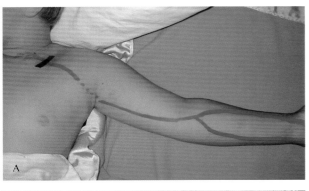

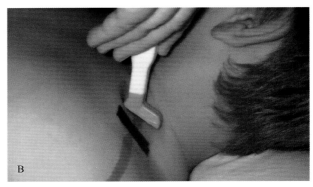

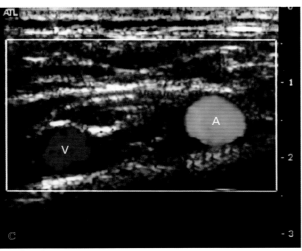

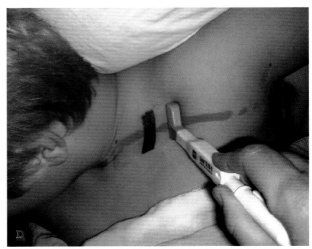

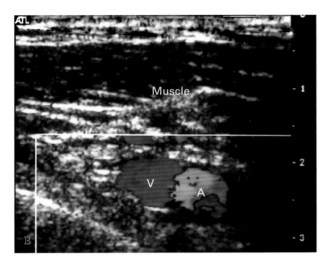

图13.3 锁骨下动脉检查。A.上肢主要动脉的解剖位置。B.使用双功超声由锁骨上方短轴切面扫查锁骨下动脉。C.短轴切面可见动脉（A）与静脉（V）伴行。因为静脉比动脉容易压扁，加压探头可以鉴别动静脉。由于锁骨限制了探头置放位置，从锁骨上方检查锁骨下动脉困难，一般很难进行短轴切面检查。D、E.可以从锁骨下方探查锁骨下动脉，声束穿过胸肌（Muscle）观察动脉（A）和静脉（V）的长轴和短轴

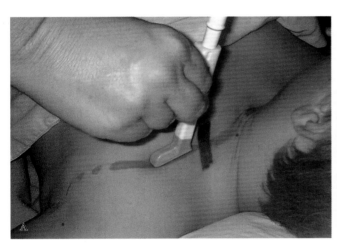
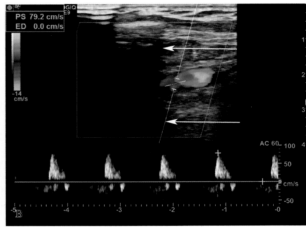

图13.4 锁骨下动脉长轴扫查。A.在横切面上识别锁骨下动脉（图13.3）后，旋转探头可见动脉长轴切面。B.应尽可能向近心端和远心端检查，观察有无粥样硬化斑块、血栓或动脉瘤。获取多普勒频谱。锁骨下动脉近心端常有一段隐藏于锁骨下方（箭头所示），难以直接探及

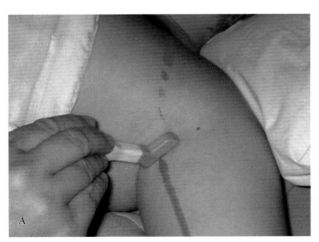
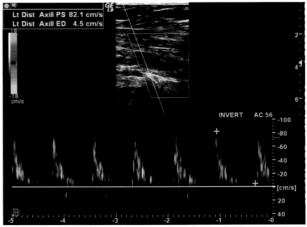

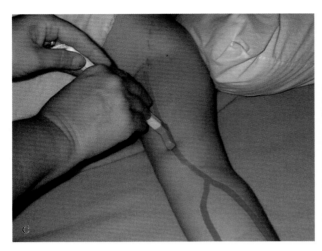
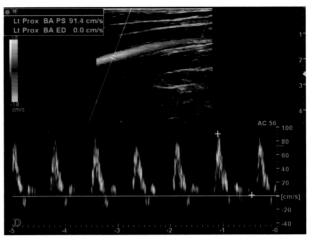

图13.5 腋动脉及肱动脉检查。锁骨下动脉在第1肋骨外侧移行为腋动脉。腋动脉位置较深，此处应将手臂外展，将探头置于腋窝重新定位，检查腋动脉。A.从腋窝的高处开始，探头定位于短轴切面，然后沿动脉走行扫查。B.确定腋动脉的走行后，切换到长轴切面并获取多普勒频谱，然后向腋动脉远端走行。腋动脉在跨过大圆肌腱下缘时移行为肱动脉，但是超声不容易发现这一解剖标志。C.肱动脉沿着上臂内侧的二头肌和三头肌之间走行。D.观察彩色多普勒并获取多普勒波形

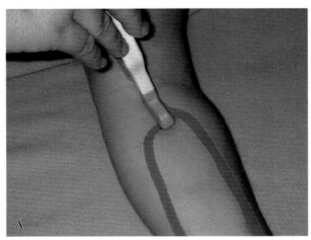
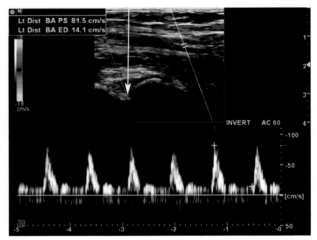

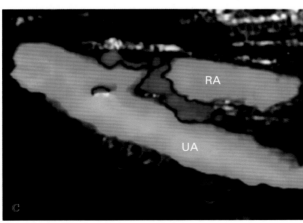

图13.6 A.肱动脉远端可追踪到肘部以下，然后分叉为桡动脉和尺动脉。B.在肘关节（箭头）正下方的这一点上采集肱动脉远端多普勒频谱。C.肱动脉在肘部以下约1cm处分为桡动脉（RA）和尺动脉（UA）。骨间动脉很难显示

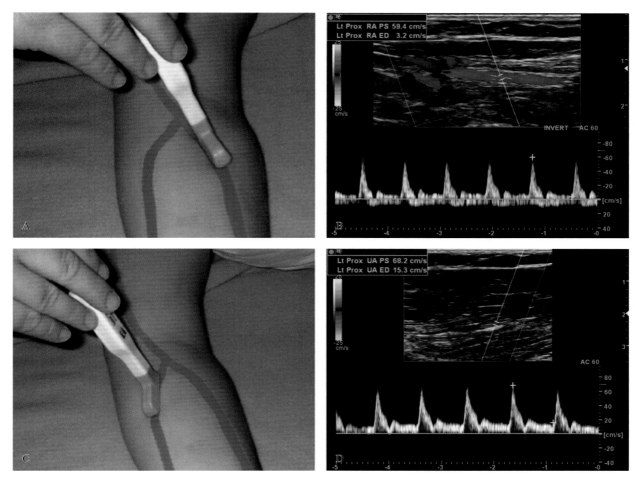

图13.7 A.桡动脉于外侧走行，相对浅表。B.多普勒波形呈三相波，但舒张期血流量波动较大。C.尺动脉先走行于屈肌深部，后沿着前臂尺侧（内侧）的掌侧向浅层穿行。D.尺动脉的多普勒波形与桡动脉相似

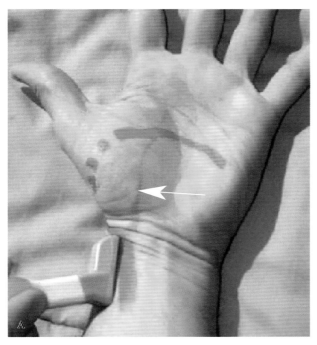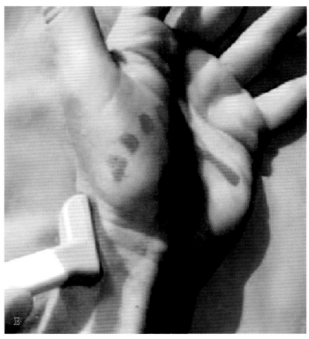

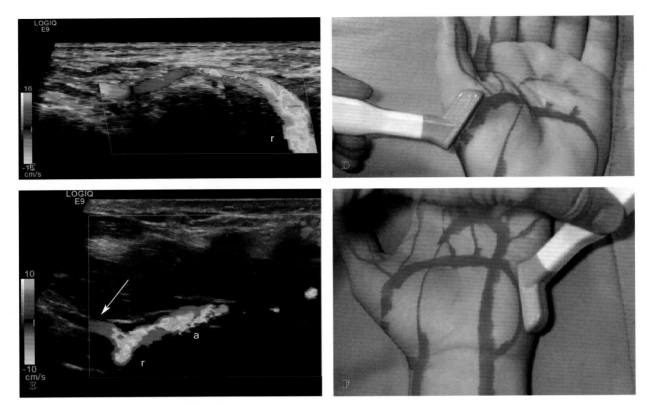

图 13.8   掌深弓检查。腕部桡动脉的解剖较复杂。A.桡动脉到达手腕时分为两支,较小的浅支继续进入手掌侧(箭头),与掌浅弓相连。B.桡动脉主干继续沿拇指绕行至手背侧。C.重点追踪观察桡动脉主干,也称为桡动脉背支,走行到手背侧,进入鼻烟窝和手掌网,向手掌(r)深入。D.操作者将探头放回到手掌表面,向内侧移动。E.桡动脉进入手掌(r)时可探及,在手掌(r)处,桡动脉向拇指(箭头)发出拇指主要动脉,然后形成掌深弓(a)。F.追踪观察掌深弓呈弧形走行并与尺动脉相连,此处常难以显示

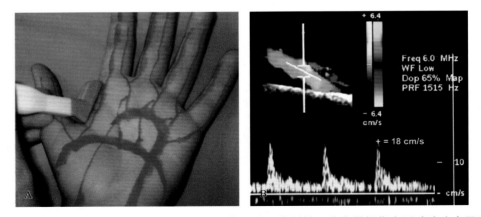

图 13.9   掌深弓分支检查。正常人掌深弓起始处常可见 2 条分支。桡侧第一分支是拇指主要动脉(未显示),供给拇指。A.与拇指主要动脉相邻的一条小分支为示指桡侧动脉,走行于示指桡侧。这 2 条动脉有时共用一条主干。B.这些小血管的多普勒信号一般较弱,且与尺动脉、桡动脉不同。尽管血流具有一定的阻力,但舒张期有持续正向血流。其他 3 条分支小动脉(未显示)称为掌心动脉,可以看到它们起自掌深弓,最终与指掌侧总动脉汇合,供给手指血流(图 13.1)。一般来说,超声很难追踪显示这些动脉

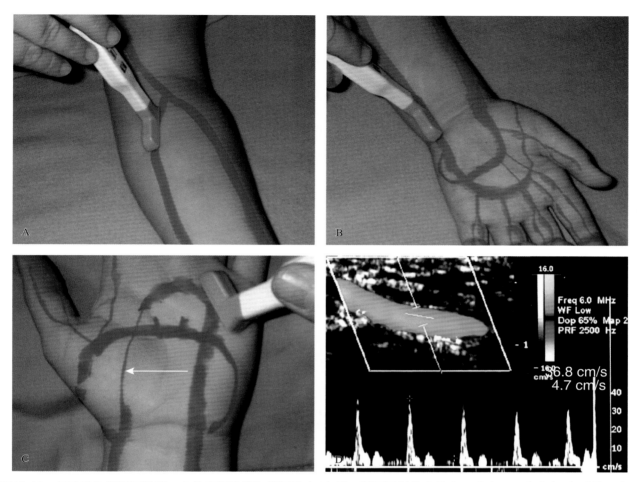

图13.10 尺动脉与掌浅弓检查。在检查桡动脉和掌深弓（A）后，返回至肘前窝检查尺动脉。尺动脉（B）以单一主干（C）进入手掌，并向外侧弧形走行，形成掌浅弓。随后，掌浅弓常与桡动脉的较小分支相连接，如图13.8所示（白色箭头）。掌浅弓血流多普勒（D）信号阻力较高，但舒张期呈持续正向血流，这与掌深弓相似

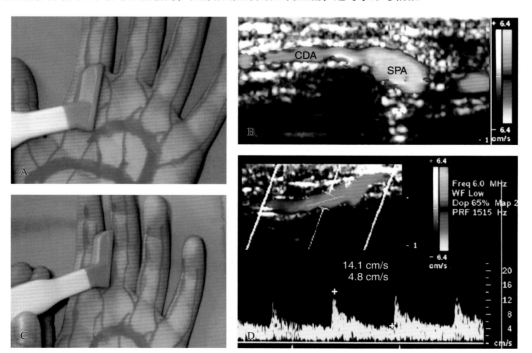

图13.11 指动脉检查。A、B.第3～5指的主要动脉供应是通过掌浅弓（SPA）形成的指掌侧总动脉（CDA）。C、D.这些动脉进入手指后，每个分支分别形成2条指掌侧固有动脉走行于相邻手指两侧，这些血管的血流阻力相对较低

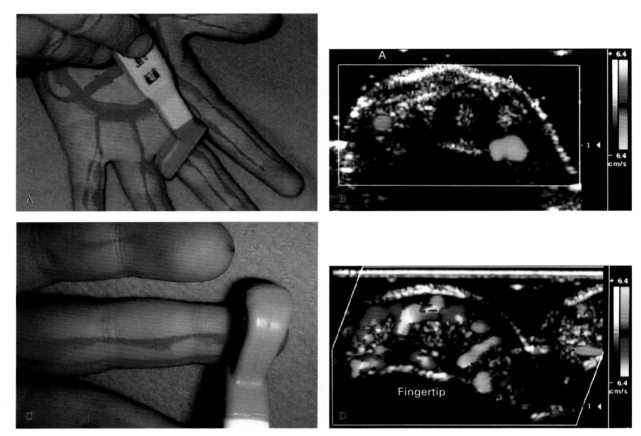

图13.12　指掌侧固有动脉检查。A、B.使用超高频探头跟踪走行于手指两侧的指掌侧固有动脉（A）。C、D.两条指掌侧固有动脉在指尖汇合，并发出一些细小指尖（Fingertip）分支

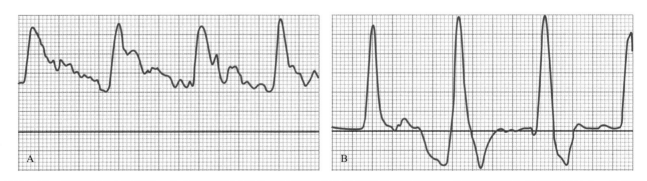

图13.13　环境和肌肉的影响。A.手部温暖且放松状态下桡动脉连续波多普勒波形，此时波形完全位于基线以上。B.取自图A中的同一血管的连续波多普勒波形，因患者握拳造成血流阻力升高。请注意，多普勒波形变化明显，呈典型的高阻力三相波

（二）患者病情评估

进行血管检查之前，检查者应询问患者病史，并进行一些可能有助于检查和诊断的查体。

第一步是询问患者的症状。

- 是否有疼痛，如果有，疼痛出现多久了？
- 疼痛或不适是突然出现还是逐渐发展？
- 疼痛是持续性的还是一过性的？
- 有什么让疼痛或不适减轻或加重？
- 冷刺激或情绪紧张是否引起或加重症状？

第二步是观察上肢。双臂应并排对比检查，注意以下发现。

- 手臂或手是否不对称？
- 手指是否有变色？
- 两只手或手指的皮温是否有差异？
- 指尖是否有溃疡？

临床实用要点

由于上肢动脉疾病病因多样，应注意以下内容。

- 与患者交流。
  - 评估症状的类型和持续时间。

- 检查手臂。
  - 皮肤变化和颜色差异的证据。
  - 肢体形态的差异。

（三）上肢动脉评估

彩色多普勒和双功超声应与无创性生理学检查结合使用或补充使用。这些方法包括以下几种。

1. 连续多普勒（带有记录装置以显示动脉波形）。
2. 脉搏容积描记（PVR）和分段测压。
3. 光电容积描记（PPG）探头检测手指血流。

有时可能需要使用一种或多种方法来诊断某一问题。例如，手指在冷刺激下变凉或变色，而其他情况良好，检查重点应放在判断是血管痉挛性疾病（如雷诺病）还是存在动脉阻塞性疾病。有时两者可能并存。这要求进一步检查，仔细观察每个手指的情况（常用PPG技术），然后用冷刺激试验诱发症状。如致病因素不像是寒冷，可以省略冷刺激试验。如病情与上臂位置有关，则应进行基线PPG研究，然后改变上臂位置获得

波形，监测血流变化情况。最后，如果非成像多普勒和PPG波形均提示为动脉阻塞性疾病，应行双功超声检查以确定病因。

三、动脉阻塞性疾病

（一）生理学检查

几乎所有怀疑上肢动脉疾病的患者，标准的无创检查方案应首先进行上肢PVR和分段测压（图13.14）。使用连续多普勒检查锁骨下动脉、腋动脉、肱动脉、桡动脉和尺动脉（图13.15），通过这一系列简单检查，我们就可以解决以下临床问题：上肢大动脉是否存在造成血流动力学改变的动脉阻塞性病变？如果手指有症状，则应对所有手指进行PPG检查（图13.14B）。

PVR和多普勒检查方法简单介绍如下。将血压计袖带绑于上臂中部和前臂中部，在这两个水平分别采集PVR波形，然后在释放相应的血压袖带时根据获取的多普勒信号声音测量收缩压。多普勒信号通常于桡动脉获得。左右两侧及其不同水平血压应该相近（图13.14A）。

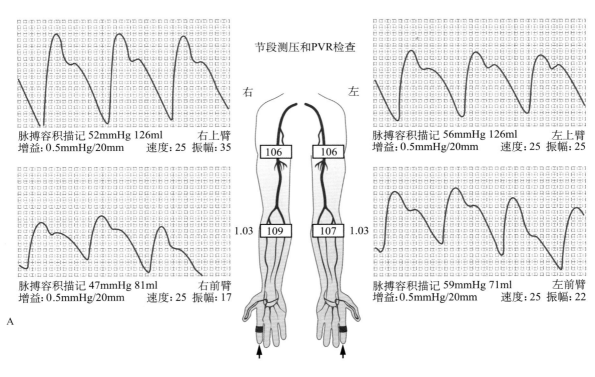

节段测压和PVR检查

右　　左

脉搏容积描记 52mmHg 126ml　　右上臂
增益：0.5mmHg/20mm　　速度：25 振幅：35

脉搏容积描记 56mmHg 126ml　　左上臂
增益：0.5mmHg/20mm　　速度：25 振幅：25

脉搏容积描记 47mmHg 81ml　　右前臂
增益：0.5mmHg/20mm　　速度：25 振幅：17

脉搏容积描记 59mmHg 71ml　　左前臂
增益：0.5mmHg/20mm　　速度：25 振幅：22

106　106

1.03　109　107　1.03

A

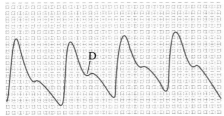

光电容积描记术　　左侧示指
增益：4　　速度：25 振幅：22 mm

B

图13.14　正常血压和波形。A.方框内为上臂和前臂血压。脉搏容积描记（PVR）波形上升支陡峭，下降支总有一个切迹。B.正常手指光电容积描记（PPG）波，与图A的脉搏容积描记波相似。图中所示为重搏切迹（D）

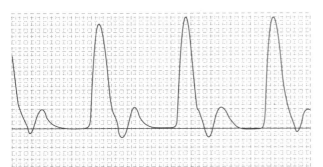

多普勒 8 MHz
增益: 48 Hz/mm

右侧腋动脉
速度: 25

图13.15　正常肢体动脉连续多普勒波形（静息状态下），呈高阻力三相波。特征包括上升支陡峭，收缩峰窄，舒张晚期无血流

如两侧上肢之间的血压差超过20mmHg，则提示血压较低一侧存在影响血流动力学状态的病变。10mmHg的差值敏感度较高，但特异度较低，而15mmHg的差值可以作为一个合理的截点。虽然没有大型研究支持，但我们认为同侧上肢不同水平之间血压差20mmHg是病变存在的证据。血压差异伴异常PVR（图13.16）高度提示存在有明显病变，尽管这两个异常发现的结合敏感度并不高。手臂之间或同一手臂的不同水平之间存在压力差，可能需要额外的测试来确定原因，通常使用多普勒超声成像。

如血压和波形正常，我们就认为上肢动脉没有严重阻塞性病变，特别是当临床医师只需要排除主要的、严重损害肢体的疾病时，或者在使用胸廓内动脉（锁骨下

动脉的一条分支，如图13.1）进行冠状动脉旁路移植手术之前确保没有灌注障碍，检查则基本可以结束。然而，我们必须知道，这些间接检查方法结果正常，并不能排除非梗阻性斑块或栓子、动脉瘤、局部动脉的一过性机械性压迫、血管痉挛或其他疾病（如动脉炎）等。如怀疑这些疾病，需要进一步检查。

（二）彩色多普勒和双功超声成像

临床上，明显的动脉粥样硬化斑块通常首先出现在锁骨下动脉近心端，偶尔也出现在腋动脉处。其主要影响是由于狭窄或闭塞导致血流减少，进而导致手臂缺血。远心端动脉（如肱动脉、桡动脉和尺动脉）的粥样硬化性阻塞较少见，然而远心端动脉可能继发于低流量状态或栓塞而闭塞。

动脉粥样硬化是上肢近心端动脉狭窄最常见的原因，其他原因包括血管炎、创伤及胸廓出口压迫等。一般认为，动脉管腔直径减小50%以上的狭窄可引起血流减少或血流动力学改变。这种狭窄可表现为PSV的升高（图13.17），且在严重狭窄或闭塞的情况下，可表现为如图13.18所示的远端动脉的"小慢波"波形。此外，重度动脉狭窄或闭塞可导致狭窄处近心端（上游）的血流速度整体下降（图13.19）。目前没有一个公认的速度阈值来诊断上肢动脉狭窄程度，但是当狭窄导致PSV加倍时（与狭窄前速度相比），可认为是明显血流动力学改变（直径减小＞50%）。狭窄程度越重，收缩期和舒张期血流速度越高。

动脉狭窄的彩色多普勒成像表现包括：①动脉管腔

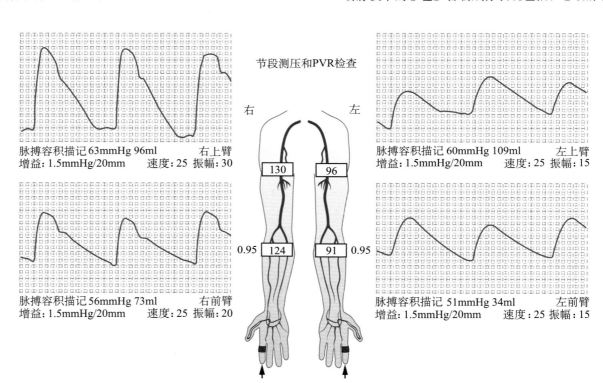

节段测压和PVR检查

右　　左

脉搏容积描记 63mmHg 96ml
增益: 1.5mmHg/20mm　　　　右上臂
　　　　　　　　速度: 25　振幅: 30

脉搏容积描记 60mmHg 109ml
增益: 1.5mmHg/20mm　　　　左上臂
　　　　　　　　速度: 25　振幅: 15

130　96

脉搏容积描记 56mmHg 73ml
增益: 1.5mmHg/20mm　　　　右前臂
　　　　　　　　速度: 25　振幅: 20

脉搏容积描记 51mmHg 34ml
增益: 1.5mmHg/20mm　　　　左前臂
　　　　　　　　速度: 25　振幅: 15

0.95　124　91　0.95

图13.16　锁骨下动脉闭塞性疾病。右上肢血压和脉搏容积描记（PVR）波形正常。左侧血压较右侧低20mmHg以上，PVR波形圆钝（上升支缓慢、波形圆、切迹消失）

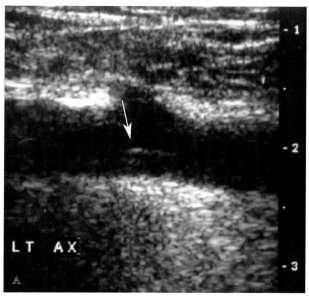

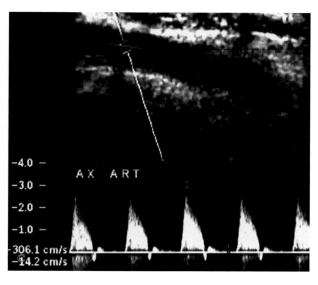

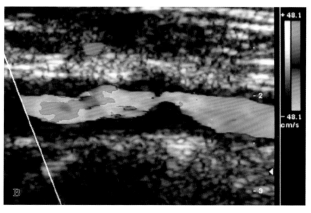

图 13.17　引起显著血流动力学改变的狭窄。A. 在腋动脉（LT AX）中可见斑块（箭头）。B. 彩色多普勒帮助显示斑块的轮廓。C. 多普勒波形分析显示狭窄处血流速度明显增加（306cm/s）

AX ART：腋动脉

变窄；②血流速度升高导致的狭窄处的彩色血流信号改变（混叠）；③湍流导致狭窄后彩色血流模式改变（图13.20）。动脉闭塞时，闭塞处近端动脉多普勒波形表现为高阻力模式，常伴有 PSV 降低（图 13.19），闭塞处的彩色和能量多普勒（图 13.18）或多普勒频谱波形显示闭塞血管内无血流信号，而在闭塞处远端动脉内可见低钝的单峰多普勒信号（图 13.18）。当发现闭塞时，确定闭塞段的范围和侧支血流重建的位置极为重要（图13.18）。

动脉血栓形成可见于严重狭窄的远端，栓子、创伤或胸廓出口压迫也可导致血栓形成，甚至动脉完全或部分闭塞。灰阶超声可以显示动脉血栓或血管炎，彩色及能量多普勒可判断溶栓后血管通畅性，评估血管再通程度。

如果患者的双上肢血压有显著差异（在节段性压力/PVR 测量中差值为 20mmHg），则应增加双功超声成像检查，以检查椎 - 锁骨下动脉盗血现象。这是一种椎动脉起始处附近的锁骨下动脉（图 13.1）严重狭窄或闭塞的情况。梗阻引起的压力下降导致锁骨下动脉远端由同侧椎动脉供血。椎 - 锁骨下动脉盗血可导致患臂血流

量减少，从而引起相应症状。有关该现象的病理生理学及其临床表现的详细内容，请参阅第 9 章。

如图 13.20 所示，由于右侧锁骨下动脉是无名动脉的一个分支，并且通常声窗良好，因此成功显示右侧锁骨下动脉近端狭窄的可能性比左侧更大。狭窄一般出现在锁骨下动脉的起始段，即无名动脉分叉为右侧颈总动脉和锁骨下动脉处。由于左侧锁骨下动脉直接发自主动脉，在一定角度和深度上限制了声窗，因此左侧锁骨下动脉起始处狭窄常难以探查。然而，约 75% 的锁骨下狭窄病例发生在左侧。

临床实用要点

生理学检查是上肢动脉评估的第一步。

- 在上臂中部和前臂中部测量血压。
  - 应用上臂血压评估任意一侧的锁骨下动脉、腋动脉和肱动脉上段病变。
  - 在右臂，还可以检测到无名动脉病变。
- 在上臂中部和前臂中部测量 PVR。
- 当两侧压差为 15mmHg 或 20mmHg 时，应怀疑有灌注障碍。

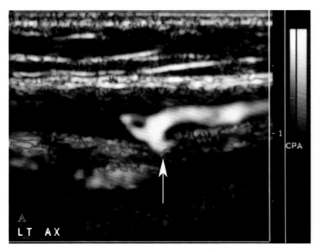
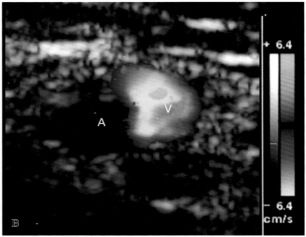
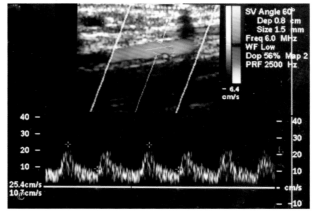

图13.18　动脉闭塞。A、B.腋动脉（A）闭塞长轴及短轴切面彩色和能量多普勒图像。请注意，在图A中，闭塞处远心端血流由侧支返回动脉（箭头所指处）。C.闭塞处远端，重建的尺动脉血流多普勒频谱低钝，呈单峰，收缩峰延后并增宽，舒张期有持续血流

　　V：腋静脉

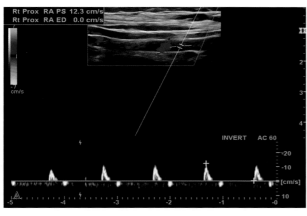
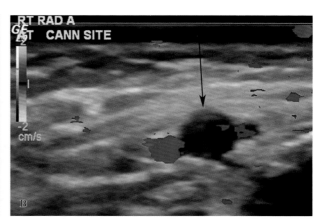

图13.19　邻近桡动脉闭塞处的多普勒波形。A.血流速度减低，峰值收缩速度为12cm/s，高阻力型。B.此图显示桡动脉远端闭塞。两条桡静脉旁桡动脉（箭头所指处）插管部位（AT CANN SITE）动脉内无血流信号

- 当同一臂上的两处血压值存在20mmHg的压差时，可检测到上臂远端和前臂近端动脉疾病。
- 手指水平行PPG，可用以评估小血管疾病。
- 彩色血流和双功超声成像可显示以下内容。
  - 病变处PSV加倍，提示管腔直径狭窄率大于50%。

- 闭塞处无彩色血流信号和多普勒波形。
- 严重狭窄或闭塞的近端呈高阻波形伴速度降低。
- 严重狭窄或闭塞的远端呈低阻波形伴速度降低。
- 右侧锁骨下动脉起始狭窄的影像学表现比左侧更容易显示。

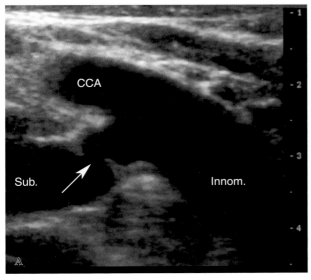

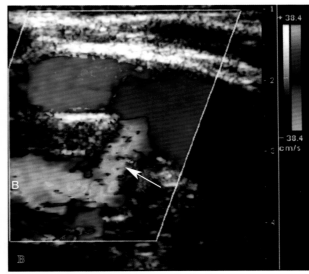

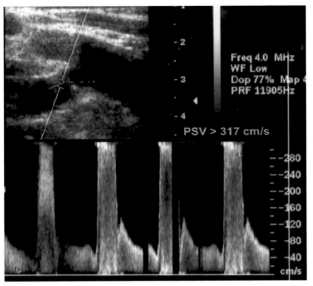

图 13.20　锁骨下动脉狭窄。A.灰阶超声可直接显示右侧锁骨下动脉起始处的狭窄（箭头）。B.彩色多普勒显示狭窄段湍流（箭头）。C.角度校正后的多普勒频谱波形显示狭窄处血流速度明显升高，超过最大速度/频率范围。收缩期峰值速度（PSV）超过317cm/s
　　　CCA：颈总动脉；Innom.：无名动脉；Sub.：锁骨下动脉

四、胸廓出口评估

（一）生理学检查

　　当一位患者出现上肢循环问题，如肢体位置变化时出现肢冷、疼痛或麻木，则胸廓出口处可能存在血管压迫。如图13.21所示，胸廓出口边界为锁骨、第1肋骨和斜角肌。胸廓出口综合征是一个常见的神经系统问题，其原因是臂丛神经和（或）锁骨下血管在离开胸腔时受到挤压。由于胸廓出口的解剖结构，动脉和神经伴行，而静脉则被前斜角肌分开（图13.21；右侧绿色圆圈）。手臂处于特定位置时，由于部分或完全压迫神经（约占95%）、静脉（占3%～4%）和动脉（占1%～2%），胸廓出口的限制会导致出现症状。反复的血管刺激可能会损伤动脉或静脉壁，导致内膜受损或血栓形成，或两者兼有。随后，管腔内会形成狭窄，导致狭窄后动脉瘤。动脉瘤中形成的血栓可造成远端栓塞，并引起手部缺血的急性症状。第二个可能出现压迫的部位是胸小肌后方的腋动脉（图13.21，左侧圆圈）。所

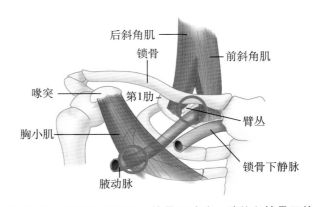

图 13.21　胸廓出口解剖。锁骨下动脉、臂丛和锁骨下静脉从前斜角肌、后斜角肌、锁骨和第1肋骨组成的狭小胸廓出口（右侧绿色圆圈）穿出；另一个受压部位是位于胸小肌水平的腋动脉（左侧绿色圆圈）

以，在上肢远端动脉急性栓塞的病例中，都应考虑到栓子来源除心脏或大血管外，还可能来自锁骨下动脉或腋动脉。

大多数非复杂性胸廓出口综合征（无血栓、斑块或动脉瘤）患者，除上肢处于某一特定体位时可出现症状外，一般没有上肢症状。患者不适症状可能由神经压迫所致，而非一过性动脉受压缺血所致，至少早期是这样。患者上肢处于某一位置时总是反复出现上肢疼痛、麻木或感觉丧失，如梳头或驾驶时（双手持续握住方向盘），改变上肢位置后症状很快缓解。

胸廓出口的评估常规应首先进行静息状态下上肢脉搏容积测定和分段测压（如前所述）。但还应该应用以下方法辅助检查是否有胸廓出口综合征。将PPG传感器连接到手指（通常是示指）上，或者保持多普勒探头以捕获桡动脉或尺动脉信号。装置经过调整，在静息状态下发出强烈信号。使用多普勒探头时，检查过程中必须注意不要改变探头位置。然后，让患者取端坐位，让患者上肢处于不同位置，一般先使上肢取最大限度外展外旋位，并使肩部尽量后伸。该过程中检查者观察PPG或多普勒信号以确定信号振幅减小或波形完全平直，然后取其他各种可能位置。如在上肢处于某一明确位置时信号消失（图13.22），而位置改变后信号即恢复正常，则检查结果阳性，提示胸廓出口处存在压迫。将手臂放在相同的位置时这些发现应该会重现。请注意，试验过程中多普勒探头不能偏离所监测动脉，否则会造成假阳性结果。因此，鼓励使用PPG。PVR也可以用来重现这些发现并确认血压下降。两位检查者配合，操作更容易。一位检查者位于患者背后，一只手轻轻按在患者背上，另一只手持多普勒探头放置于尺、桡动脉上方。另一检查者操作PVR仪，监测患者上肢位置变换过程中PVR波谱。

试验结果阳性提示存在胸廓出口综合征。但很多没有症状的患者，在一侧或双侧上肢处于某种极度位置时，检查结果也可表现为阳性。因此，人们对单独根据本试验诊断胸廓出口综合征存在争议。

如果上肢处于各种位置时，多普勒信号、PPG描记和PVR波形均不消减，应在头部取不同体位（左转、右转、后仰及前屈位）时重复试验。如果所有方法均未发现体位诱发血流减少和血压降低的现象，则提示胸廓出口动脉压迫为阴性。这并不能完全排除该患者胸廓出口压迫综合征的诊断，只能说明该试验未发现动脉梗阻。

（二）双功成像

当手臂位于导致多普勒和PVR异常的位置（图13.23）时，双功成像显示锁骨下动脉或腋动脉狭窄，或者彩色多普勒成像显示动脉瘤（图13.24），则提示胸廓出口综合征的诊断成立。这些结果提示动脉存在严重和反复的压迫。在特定的上肢动作中也可以检测到较低程度的狭窄。

胸小肌处腋动脉（图13.21，左侧圆圈）也应探查是否受压。如果有远端动脉栓塞，应考虑起源于锁骨下动脉或腋动脉，并寻找狭窄后动脉瘤（图13.24）。然而，动脉瘤的存在对判定动脉是否受压并不敏感。

由于许多"正常"人在上肢处于不同位置时，可能在多普勒超声成像上出现这些动脉的外源性压迫阳性征象，因此仅多普勒成像的检查结果应谨慎判读。

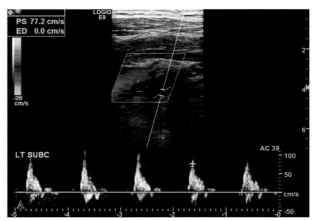
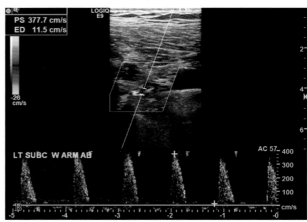

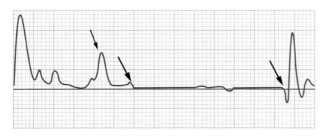

图13.22　胸廓出口压迫。当上肢处于某一位置，锁骨下动脉受压，桡动脉血流信号下降（左侧箭头）然后低平（中间箭头），当患者上肢离开此位置，血流信号恢复（右侧箭头）

图13.23　患者仰卧位成像。A.在中立位，手臂沿体，锁骨下动脉多普勒波形正常，收缩期峰值流速在正常范围内（77cm/s）。B.外展时，由于外部压缩，多普勒速度增加到377cm/s

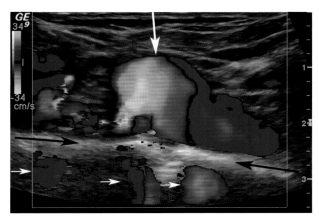

图13.24 狭窄远端的锁骨下动脉瘤（白色大箭头）。肺部界面处的声阻抗突然变化（黑色箭头）引起镜面伪影（白色小箭头）

临床实用要点

- 胸廓出口综合征主要是神经系统综合征，动脉狭窄病例占该综合征患者的1%～2%。
- 当患者将手臂放在特定位置时出现动脉血流和（或）压力信号消失，才可确诊动脉型胸廓出口综合征。
- 与使用PVR和多普勒波形检测相比，鼓励使用PPG。
- 特定手臂位置的直接成像可用于确认锁骨下动脉或腋动脉近端的外源性压迫。
- 动脉瘤（狭窄后扩张）是与狭窄相关的胸廓出口综合征的一个特殊但不敏感的征象。

五、手指动脉评估

如果存在因动脉疾病而导致手指有发凉、变色或疼痛等问题时，一般通过放置于手指垫的PPG传感器来检查。通常用双面胶将PPG探头固定在手指上。正常PPG波形上升支陡峭，下降支弯曲，有一个重搏切迹，振幅较大（图13.25A）。如果患者四肢凉，正常手指的PPG波形可呈异常表现，所以检查室应保持温暖。如果有任何PPG波形受到寒冷等不利因素影响的问题，患者应在测试前用暖毯暖手。如果所有手指波形正常，质量很好，试验结束。如果波形异常（圆钝或消失），则需要进行额外的测试。

指动脉栓塞评估如下。

手指PPG检查异常时，首先必须明确异常原因，是动脉栓塞还是血管痉挛，或者是两者均有。手指动脉急性栓塞，栓子应来自近心端动脉（多为锁骨下动脉或腋动脉）或心脏。手指动脉发生栓塞后，动脉波形圆钝（图13.25B）、低平或接近消失。手部温度升高，波形也不能恢复正常，当然可能有轻微改善。同样，局部麻醉诱导的神经阻滞，对PPG波形无影响或轻微影响。

当怀疑有手指动脉和（或）掌动脉弓血栓时，直接超声成像可检测到指动脉主干或相应分支的栓子/闭塞（图13.26）。应使用很高频率的探头，以便显示动脉和检测低速血流信号。

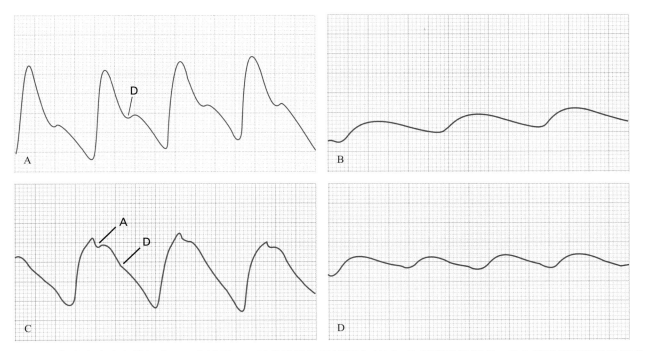

图13.25 数字光电容积描记（PPG）波形。A.正常波形与重搏切迹（D）。B.近端动脉闭塞：光电容积描记波形严重衰减（变宽，低平）。C.雷诺病：轻度衰减的波形，有明显的不典型切迹（A）和异常高的重搏切迹（D）。D.雷诺综合征：波形明显低钝

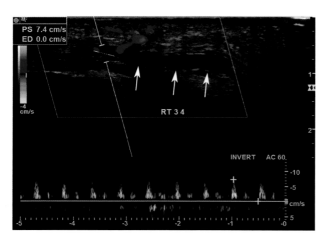

图13.26　在第3、4指（RT 3 4）之间的手指总动脉（箭头）内的急性血栓附近的多普勒取样，具有高阻波形

临床实用要点

- 在动脉血栓形成的情况下，PPG将显示为以下异常。
  - 低振幅。
  - 圆形波形。
- 彩色多普勒超声可用于检测指动脉闭塞。
- 必须使用具有高灵敏度多普勒条件的高频探头。

六、雷诺病/雷诺现象

莫里斯·奥古斯特·加布里埃尔·雷诺（Maurice Auguste Gabriel Raynaud）在1862年发表的一篇论文中首次描述了这种现象，即手指的血液供应受到低温的影响。雷诺病、雷诺现象、雷诺综合征、原发性雷诺现象和继发性雷诺现象都是用来描述这两种不同情况的专用名称。我们使用雷诺病或原发性雷诺现象来描述无动脉疾病（即动脉粥样硬化或血管炎）的血管痉挛性疾病。使用雷诺综合征或继发性雷诺现象（表13.1）描述有明确动脉阻塞的血管痉挛性疾病，通常发生在手部动脉。诊断难度在于区分单纯血管痉挛的患者和伴有闭塞性动脉病变的患者。

（一）雷诺病（原发性雷诺现象）

单纯由指动脉痉挛引起的手指间断性苍白、青紫或发红（发绀）征象称为雷诺病。雷诺病一般是由血管对寒冷或应急的过度反应而引起，不存在任何潜在的动脉疾病。女性比男性更常见，比例为9∶1。寒冷或应激时，动脉和小动脉强烈收缩，双手的手指会失去颜色并变白。静息状态下手指PPG波形正常或基本正常，而寒冷或应激状态时变圆钝或低平。这种PPG波形上升支较平缓，伴随一个锐利的肩峰切迹，以及在下降支上异常位置的重搏切迹（图13.25C）。雷诺病轻症患者手部温暖时，可见到正常PPG波形。

冷刺激试验可能有助于鉴别雷诺病。试验操作方法如下：先采集基线PPG波形，然后将双手浸入冰水3～5min，再次采集波形，并测定双手波形恢复正常

的时间。循环正常者10min内恢复。雷诺病患者恢复时间延长，还有一些患者可能在相应时间内看不到手指血液回流，需要给手加温以终止血管痉挛。对于大多数雷诺病患者，只要稍稍注意双手保暖，就可以避免症状发作。雷诺病患者很少发生指尖退行性变或溃疡。只有那些没有采取足够手部保暖措施的患者，才会出现这种严重后果。钙通道阻滞剂的辅助使用是原发性及继发性雷诺现象公认的治疗选择。局部使用硝酸盐和磷酸二酯酶-5抑制剂也可用于减轻症状。

（二）雷诺综合征（继发性雷诺现象）

对寒冷敏感并存在明确的动脉闭塞性病变，称为雷诺综合征或继发性雷诺现象（表13.1）。它比雷诺病要严重得多，因为血管痉挛伴有动脉阻塞性疾病或自身免疫性疾病基础。与雷诺病患者相比，继发性雷诺现象患者的PPG波形更圆钝，振幅也可能更低（图13.25C和图13.25D比较）。其波形与近心端动脉闭塞时波形相似（即"小慢波"）（图13.25B）。可通过分段测压和多普勒波形分析来鉴别这两种不同病因。在适当的临床条件下检查发现手指波形严重异常，已经很明确是继发性雷诺现象，就没必要再进行冷刺激试验。但是，通过给手加温，可以检查手指血流能否改善。

表13.1	雷诺综合征的原因（继发性雷诺现象）	
分类	**患病率**	**病因**
结缔组织病	较常见	系统性硬化（硬皮病）
		系统性红斑狼疮
		复合型结缔组织病
	较少见	皮肌炎/多发性肌炎
		干燥综合征
		血管炎
职业暴露	较常见	手臂震颤综合征（小鱼际锤击综合征）
	较少见	氯乙烯及其他溶剂
药物因素	较常见	麦角碱衍生物（血管痉挛）
		可卡因及安非他明
	较少见	环孢素
		β受体阻滞剂
系统性因素	较常见	甲状腺功能减退
		副肿瘤综合征
其他原因	不同患病率	冻疮
		血栓闭塞性脉管炎（与吸烟相关）
		手指外伤

除非考虑进行治疗性交感神经切除术，否则不推荐对有继发性雷诺现象的患者进行冷刺激试验。冷刺激

试验应按以下步骤进行：首先进行基线试验；随后双手浸入冰水3～5min，在冷刺激下波形会逐渐变平。通过向神经、神经丛或神经节注射少量局部麻醉剂的药物性交感神经阻断来模拟外科手术效果，暂时抑制其对交感神经张力的作用。一旦局部麻醉起效，再次采集PPG波形，如果波形明显增大，超过基线，提示永久性交感神经切除术可能有帮助。假如主要是血管痉挛问题，手和指会变得很热，PPG波形明显增大超出显示范围（图13.27A）。这时，把手再次浸入冰水，如果第二次浸水时波形基本保持正常（图13.27B），则提示交感神经切除术可能有一定疗效。这种疗法只在溃疡已经发生或即将发生的最晚期病例中使用。对严重继发性雷诺现象患者，我们不建议在不具备神经阻断能力下进行冷刺激试验，因为可能引发难以逆转的严重血管痉挛反应。

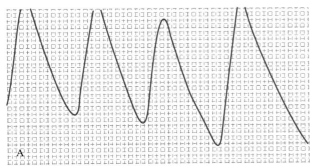
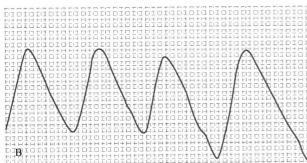

图13.27　血管痉挛性病变。A.手指浸入冰水后，进行神经阻滞导致交感神经张力降低并使指动脉重新扩张，可见PPG波幅超出显示范围；B.把手再次浸入冰水后波幅有所下降，但振幅仍保持相当高度

PPG还可用于评价用硝苯地平等血管舒张药治疗的反应。

如前所述，雷诺综合征或继发性雷诺现象是由血管痉挛和动脉阻塞共同作用引起，所以在评价指掌动脉开放方面，彩色多普勒超声可以发挥重要作用。

（三）雷诺病的彩色血流成像和双功成像
彩色多普勒成像可以通过对手臂和手部动脉的直接成像来区分原发性和继发性雷诺现象。当发现明显的动脉狭窄和（或）闭塞或血管炎迹象（图13.28）则表明患者的症状可能继发于其他动脉疾病。更重要的是，直接检测指动脉及其血流速度的变化有助于记录扩血管治疗的正效应。

- 雷诺病（原发性雷诺现象）发生在没有动脉阻塞性疾病的情况下。
- 雷诺综合征（继发性雷诺现象）见于动脉阻塞性疾病或自身免疫性疾病。
- 诊断主要基于PPG测量的指动脉异常反应。
- 雷诺综合征与雷诺病的区别在于以下两点。
  - 静息状态下生理测试异常。
  - 彩色多普勒超声和双功成像发现动脉狭窄或闭塞及血管炎的证据。

七、血管炎的彩色多普勒和双功超声诊断

在严重的动脉炎病例中，应用压力测量和PVR等生理学检查可发现近端动脉阻塞性疾病的征象。上肢动脉易受血管炎（动脉炎）的影响，特别是多发性大动脉炎（Takayasu动脉炎）和巨细胞动脉炎。近端动脉的典型表现与颈总动脉相似（即管壁环状增厚，图13.29）。虽然动脉炎大多累及中央动脉，但也可见累及手臂的外周动脉（图13.28）。这种疾病中管壁弥漫性增厚的表现，可通过血栓闭塞再通和纤维内膜增生来模拟。后者可发生在导管置入后。血流动力学支持导管，如置入腋动脉的轴流泵（AbioMed，Inc.，Danvers，MA），局部长时间留置可能会引起纤维内膜反应（图13.30）。

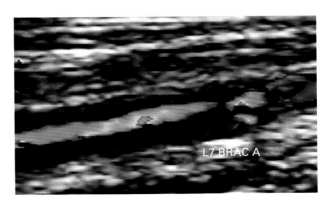

图13.28　肱动脉（BRAC A）弥漫性环形增厚表明可能存在血管炎

彩色多普勒成像还可以通过测量动脉壁增厚程度的变化来监测免疫抑制治疗对动脉壁的作用效果。

- 动脉炎导致动脉壁的环状增厚，动脉管腔变窄。
- 除中央动脉受累外，很多外周动脉（如腋动脉和肱动脉）也受累。
- 可通过持续的超声检查监测疾病严重程度的进展或改善。

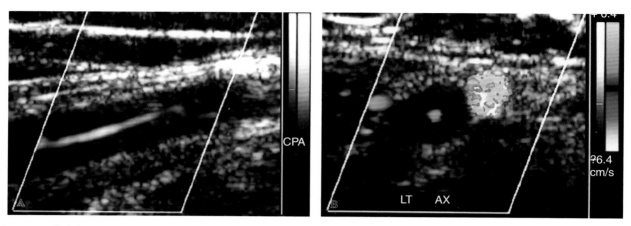

图13.29 动脉炎。能量多普勒和彩色血流显像显示腋动脉（AX）长轴及短轴切面，管腔内为低回声充填，仅有少量残余血流。低回声呈弥漫分布，残余管腔光滑，以及血流中心性分布等特征倾向于动脉炎（血管炎）的诊断，而不是动脉粥样硬化

CPA：彩色能量血管造影

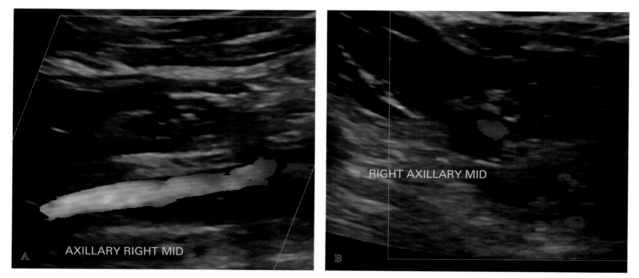

图13.30 纵切面（A）和横切面（B）均可见腋动脉弥漫性偏心性狭窄。狭窄发生在轴流泵心脏辅助装置的置入路径上，可能为纤维内膜增生

AXILLARY：腋动脉；RIGHT：右侧；MID：中段

八、上肢动脉瘤的超声显像

与腹主动脉瘤（详见第24章）不同，少有研究关注上肢动脉瘤的真实发病率。大多数可用的信息通常来自外科处置的病例系列。胸腔以外的上肢动脉原发性动脉瘤很少见，最常见的部位是位于右侧锁骨下动脉和颈动脉起始处的无名动脉。更重要的是，它们通常会发生以下情况：①锁骨下动脉和腋动脉的反复压迫性损伤；②与结缔组织损伤、穿透性创伤有关，在动静脉透析造瘘后，或仅见于肱动脉水平；③继发于桡动脉和尺动脉远端的反复创伤，有时为特发性。动脉瘤内常形成层状血栓，可能成为桡动脉、尺动脉或手部动脉的栓塞源。因此，无论何时在手臂远端动脉发现血栓，都应仔细扫查锁骨下动脉和腋动脉，观察是否存在动脉瘤。当血管的最大直径超过其上下段动脉至少1.5倍时，称为动脉

瘤。内径增宽20%左右的轻度局限性扩张，可能是动脉瘤发展的早期迹象。

锁骨下动脉和腋动脉瘤大多呈梭形，如图13.31所示。各种累及肱动脉和其他外周动脉的"动脉瘤"报告，通常将真性动脉瘤与囊状动脉瘤和假性动脉瘤混为一谈。由于锁骨下动脉瘤和腋动脉瘤的深度和相对大小，很难发现。而前臂的动脉瘤比原始状态明显增宽且常与外伤有关，因此较容易发现。这些通常呈偏心的，以囊状动脉瘤或假性动脉瘤为常见。手部动脉瘤通常位于腕部，常由重复性或振动性创伤引起，最常发生于尺动脉（图13.32）（小鱼际锤击综合征），偶尔也可累及桡动脉。

梭形肱动脉瘤的一个有趣的原因是透析前动静脉造瘘（AVF）。通过回顾真性肱动脉瘤的不同病例报告，发现透析前AVF的存在（图13.33）可能是动脉瘤的诱发因素。

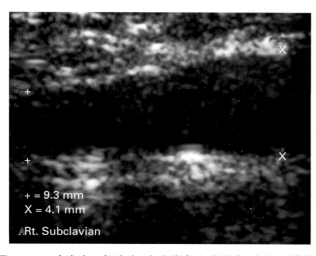
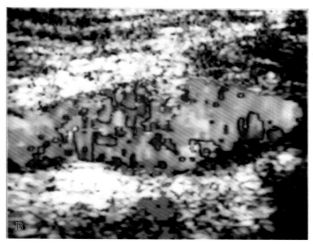

图13.31 动脉瘤。灰阶（A）和彩色血流图（B）显示锁骨下动脉/腋动脉存在典型的梭形动脉瘤（直径约9mm）。动脉瘤内未见血栓。动脉瘤内血栓可能是远端栓塞的来源

　　Rt：右；Subclavian：锁骨下动脉

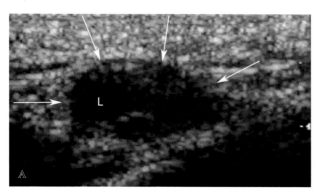
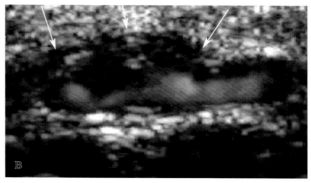

图13.32 小鱼际锤击综合征。A.横切面图像显示在手掌近端有一个搏动的偏心肿块（箭头所指处）。动脉腔（L）内可见混合回声血栓环绕。B.纵切面能量多普勒图像显示动脉瘤内被血栓包围的尺动脉管腔（箭头所指处）。患者职业为木匠

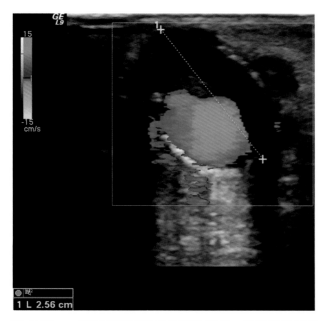

图13.33 一例透析造瘘患者的肱动脉瘤。肱动脉壁呈高回声，为管壁钙化

临床实用要点

- 上肢动脉瘤较少见。
- 原发性动脉瘤主要累及锁骨下动脉，通常发生在锁骨下动脉起始处附近。
- 锁骨下动脉和腋动脉的继发性动脉瘤常表现为外部压迫部位远端的狭窄后扩张。
- 常因锁骨下/腋动脉瘤血栓脱落和远端栓塞而出现手部缺血症状。
- 上肢动脉瘤病例包括继发于穿透性创伤的假性动脉瘤、因重复性钝性创伤而进展的动脉瘤和特发性动脉瘤。
- 小鱼际锤击综合征是继发于反复钝性创伤的动脉瘤形成的典型例子。

九、上肢动脉通路

　　上肢动脉是冠状动脉疾病诊断和血管内介入的途径。与股动脉通路相比，使用桡动脉通路出现的手术并发症较少。桡动脉通路可能由于介入操作中导管的大小导致动脉管腔闭塞，因此手部需依赖从尺动脉通过掌

深、浅弓的侧支供血。通常使用Allen试验进行术前评估以测试该侧支血流的可行性（表13.2），但是Allen试验的使用存在争议。一些研究报告称，Allen试验阳性似乎不能预测应用桡动脉通路的经皮冠状动脉介入治疗（PCI）的阴性结果。导管置入第2天的桡动脉闭塞率在Allen试验阴性或临界时为0.6%（4/633），而对于Allen试验，阳性为1.6%（1/61）。

评估掌动脉弓通畅性的更灵敏的方法是将PPG放在拇指上，并压迫阻塞腕部桡动脉（表13.2）。多普勒

超声成像还可用于监测腕部桡动脉闭塞的影响。测量点各不相同，但理想情况下，应在桡动脉发出拇指主要动脉后或在连接第1和第2掌骨之间的掌深弓处进行测量。除了在桡动脉远端分支中获取多普勒波形之外，还可在腕部对尺动脉进行采样。在桡动脉压迫期间（图13.34），正常表现为桡动脉远端血流逆转，尺动脉PSV增加至少20%。桡动脉压迫期间拇指主要动脉的多普勒信号消失，这一征象是评估桡动脉和尺动脉之间侧支血流的一种非常特异和灵敏的方法，但在技术上难以实现。桡动脉的直接成像也可显示桡动脉走行纤曲，并帮助介入医生选择其他的动脉通路或改变用于建立通路的技术（图13.35）。

表13.2 用于评估掌动脉弓完整性的试验方法		
试验名称	**方 法**	**标 准**
改良的Allen试验	患者仰卧，被测手伸直	恢复正常的时间在3～10s
	检查者按压手腕处的桡动脉和尺动脉	时间越短，敏感度越高，但假阳性较多
	患者不断地握拳排空手上的静脉血	6s作为中间截点的敏感度和特异度均较高
	解除尺动脉压迫，维持桡动脉压迫	
	测量恢复颜色的时间	
容积描记术	传感器放在拇指上	分为4种模式
	记录轨迹	A型：无变化
	按压桡动脉2min	B型：按压后轻度减退；缓解后恢复正常
	在静止、按压和释放后立即评估波形	C型：按压后波形消失，释放后逐渐恢复
		D型：按压后波形消失，释放后无明显回复
超声（Seto A、Pola P、Rodriguez E等）	多普勒探头放置于动脉节段	异常指征
	按压桡动脉	尺动脉血流增加＜20%
	检查尺动脉	桡动脉远端血流无反向
	检查桡动脉远端（位置不定）	
超声（Greenwood等）	多普勒探头放置于动脉节段	正常指征
	按压桡动脉	尺动脉血流增加
	检查尺动脉	桡动脉远端血流反向
	检查桡动脉远端（手背第1掌骨基底部）	
超声（Kochi等）	检查鼻烟窝处桡动脉	按压桡动脉近端后，桡动脉远端血流反向

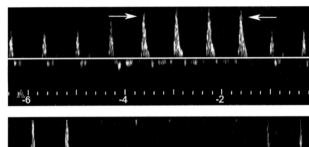
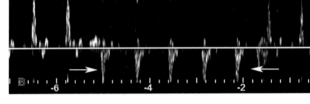

图13.34 对腕部上方桡动脉受压的反应。A.腕部尺动脉血流增加（箭头）。B.桡动脉远端血流反向（箭头）（取样应在拇主动脉分支后进行）

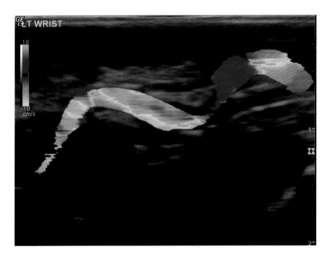

图13.35 腕部走行纤曲的桡动脉可能不适合行经皮介入

术后并发症包括假性动脉瘤形成（图13.36）和血肿（图13.37）。血肿的位置和程度可能由小的局限性分布（图13.37）逐渐进展为肌层内出血，这在极少数情况下可能导致筋膜间室综合征。

尽管桡动脉现已成为冠状动脉血管造影和经皮介入

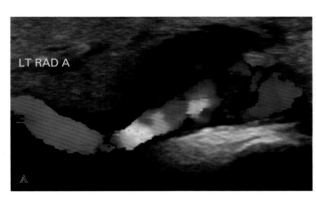

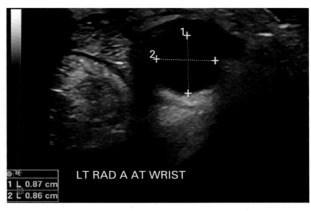

图 13.36　经皮冠状动脉介入治疗（PCI）中桡动脉穿刺部位形成的宽颈假性动脉瘤。A. 纵切面彩色多普勒图像显示大量血栓分布的假性动脉瘤的宽颈。左侧（头端）动脉的角度可能解释了在穿刺过程中需施加比正常更大的力。B. 横切面显示管腔和血栓（左侧及上方）

LT RAD A：左桡动脉；AT WRIST：手腕处

治疗的首选途径，但通过进入腋动脉的延长管路或直接经皮进入腋动脉也可作为经皮循环支持装置的通道。部分此类装置安放 1 周或更长时间可能导致动脉壁创伤和纤维内膜增生（图 13.30）。

临床实用要点

- 对于心导管检查使用的桡动脉通路，Allen 试验对于预测术后桡动脉闭塞的价值不明确。
- 临床上 Allen 试验敏感度和特异度均不如多普勒成像。
- 超声可用于桡动脉通路并发症治疗的检测和方案设计。

十、桡动脉切取术

多普勒超声也可用于切取桡动脉行冠状动脉旁路移植术前对桡动脉进行评估。虽然截取后造成严重的手部缺血并不常见，但应对桡动脉和尺动脉进行术前评估。

桡动脉应符合管腔内径 2mm 以上，没有内中膜钙化（图 13.38），解剖结构正常。还应通过容积描记术和（或）多普勒超声进行的改良 Allen 试验，获得尺动脉结构及血流灌注正常的结果。

临床实用要点

用于冠状动脉旁路移植术的桡动脉理想条件应具有以下几条。

- 管腔直径 2 mm 以上。
- 管壁内中膜无钙化。
- 尺动脉正常。
- 完整的掌动脉弓及改良 Allen 试验阴性。

十一、总结

本章回顾了上肢常见的动脉病变。对上肢动脉系统全面的评估通常需要结合生理学检查和超声成像。

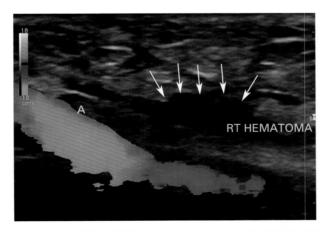

图 13.37　该纵切面图像显示在桡动脉（A）穿刺后形成的小血肿（HEMATOMA）（箭头）

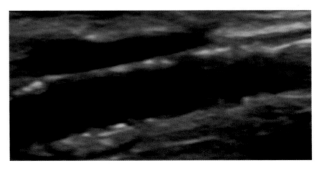

图 13.38　纵切面灰阶图像显示桡动脉内中膜钙化，此桡动脉可能不适合截取。这些钙化灶太小且分布稀疏，未产生声影

第 14 章

血液透析通路建立前后的超声评价

一、引言

彩色多普勒超声对于评价透析患者面临的许多问题具有重要应用价值，作为一种无创检查方法，它能详细显示血管细节，可避免静脉造影检查的副作用，如静脉炎或造影剂反应。最新透析结果质量控制（dialysis outcome quality initiative，DOQI）指南提倡应用动静脉瘘（arteriovenous fistula，AVF）进行透析，而不是移植血管，因为前者寿命较长且感染率较低。在建立血液透析通路之前，详细评估目标动脉和静脉解剖情况，有助于了解适宜自体 AVF 通路建立的动静脉的特征，尤其是对于以往有建立通路和（或）中心静脉通路失败病史的患者。

在透析造瘘前，应用超声进行血管标记，可能会改变外科处理方式，扩大 AVF 临床应用，减少移植血管的使用。此外，有助于选择最佳功能的血管，减少外科探查的失败率。应用超声标记血管，增加了应用内瘘进行透析的患者比例，减少术后早期失败患者数量。

尽管术前进行血管标记，但仍有高达 60% 患者的 AVF 不能成熟达到血液透析要求。对于此类患者，超声不仅可以判定引起 AVF 不成熟的潜在原因，还可以帮助临床判断是采用血管内手术（狭窄血管成形术）还是开放手术（瘘口修补或再造）的方法治疗。超声还可用于检查透析患者移植血管，判断有无狭窄或盗血现象，诊断移植血管周围包块（血肿或假性动脉瘤）。当上肢 AVF 和移植位点耗尽后，可选择在大腿放置移植血管，这种方法比使用血液透析导管更有效。

本章详细阐述透析通路解剖及其建立顺序，还介绍了目前对于晚期肾病患者透析通路建立前后血管超声检查方案。

二、透析通路的基本概念

血液透析是晚期肾病患者的生命线，它可以去除体内过多体液，降低血液中各种代谢废物的浓度。建立中心循环通路后，血液经过一种半透膜，即透析膜的滤过而得到净化。AVF、移植血管和中心静脉导管均可达到与循环系统直接连接的目的。自体 AVF 是在上臂或前臂的动、静脉间直接进行外科吻合。如果无法建立 AVF，可将聚四氟乙烯（PTFE）或其他材料的人工血管置于前臂、上臂或大腿上部表浅组织内，通过手术方式使动脉、静脉吻合。

血液透析时，在成熟 AVF 或移植血管内放置 2 根 15G 穿刺针，患者血液由相对远心端的针（对着动脉方向）引出至透析机，第二针放置于近心端（更接近静脉流出道）的动静脉内瘘或人工血管，使血液返回患者的血液循环。表 14.1 和图 14.1 分别为最常用的 AVF 和移植血管动/静脉吻合结构和解剖示意图。外科医师更愿意选择非优势上肢建立血液透析通路，因为患者可以用优势上肢进行日常生活，使非优势上肢在通路建立手术后得以恢复。但是，在考虑进行移植血管前，多数 AVF 都放在优势上肢。如果患者血管条件允许，应首先在前臂建立 AVF，这样就可以保留上臂作为未来潜在的透析通路。同样，如果患者无法建立 AVF，也应先在前臂进行移植血管手术，而不是上臂。如果无法在上肢建立移植血管，则可选择在大腿进行移植血管手术，建立透析通路。表 14.2 列举了建立通路的选择顺序。一般来讲，AVF 或血液透析移植血管较埋置导管透析有更高的透析血流量和较低的感染率。

表 14.1	动静脉瘘及移植血管动静脉吻合	
动静脉瘘类型	**动脉**	**静脉**
前臂头静脉	桡动脉	头静脉
前臂静脉移位	桡动脉	尺静脉背侧或掌侧移位
上臂头静脉	肱动脉	头静脉
贵要静脉移位	肱动脉	贵要静脉
移植血管类型	**动脉**	**静脉**
前臂环路	肱动脉	肘前静脉
上臂直管	肱动脉	贵要静脉
上臂环路	腋动脉	腋静脉
大腿移植血管	股总/股浅动脉	大隐/股静脉

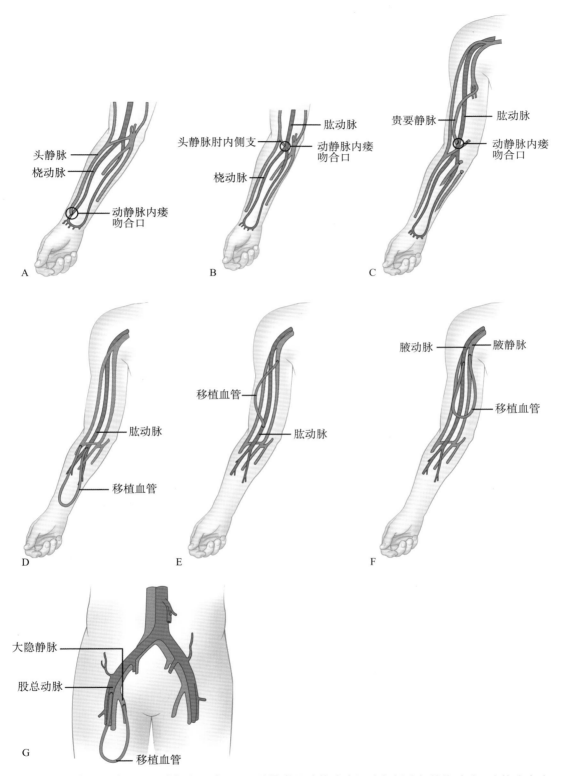

图14.1　最常见血液透析通路解剖示意图。3种最常见动静脉瘘通路包括腕部的桡动脉-头静脉内瘘（A）、肘窝肱动脉-头静脉内瘘（B）、肱动脉-贵要静脉移位（C）。4种最常见移植血管包括前臂移植血管襻（D）、上臂直型移植血管（E）、腋部移植血管襻（F）、大腿移植血管（G）

表14.2	通路建立替代顺序
通路顺序	通路类型
1	非优势侧前臂头静脉内瘘
2	优势侧前臂头静脉内瘘
3	非优势或优势侧上臂头静脉内瘘
4	非优势或优势侧上臂贵要静脉移位内瘘
5	前壁移植血管襻
6	上臂直型移植血管
7	上臂移植血管襻（腋动脉至腋静脉）
8	大腿移植血管

引自Allon M，Robbin ML.Increasing arteriovenous fistulas in hemodialysis patients：problems and solutions，*Kidney Int*.2002；62：1109-1124.

三、描述术语

以往常用近心端和远心端来描述血管的解剖位置，分别代表了距离心脏的远近。我们认为这些术语在描述透析通路解剖时可能会引起混淆。所以，有时我们更愿意用头侧和足侧来表示向头部或向肢体末端的方位。在本章某些部分我们将用这些术语进行描述，而在其他篇幅仍沿用传统术语。

四、血液透析通路建立前血管标记

（一）基本原则

前面已阐述了建立血液透析通路前血管标记的超声检查流程。使用高分辨率的线阵探头检查血管（通常频率为9MHz或更高）。横切面二维图像识别血管（动、静脉），测量血管直径和管壁厚度。探头加压法判断静脉的可压缩性，可压缩则提示管腔通畅，如果不能被压缩则提示管腔内急性或慢性血栓形成。测量头静脉前壁距皮肤表面的距离，并在长轴切面上对拟行通路血管进行彩色和频谱多普勒检查。

通常，依据检查规范对整个手臂进行评估。首先检查前臂动、静脉，判定该患者是否适合行前臂AVF，这是首选透析通路。动脉应着重观察内膜是否增厚、有无钙化和狭窄。要注意动脉是否有明显的环状钙化，因为严重钙化会导致通路手术失败。管径大小的评估对AVF和移植血管也很重要，手术适宜的最小动脉和静脉内径标准见表14.3。重要的是，进行上肢血管标记时患者要保持端坐，如此上肢静脉会受到心脏的影响。结合止血带的使用，这一体位可优化静脉内径测量。检查时室温不应太低，必要时可用保温毯或热敷诱导血管扩张。

表14.3	行AVF和AVG血管最小内径标准
血管	最小内径（mm）
静脉（AVF）	2.5
静脉（AVG）	4.0
动脉（AVG或AVF）	2.0

AVF：动静脉内瘘；AVG：移植血管（引自Silva MB，Hobson RW，Pappas PJ，et al.A strategy for increasing use of autogenous hemodialysis access procedures：impact of preoperative noninvasive evaluation.J Vasc Surg.1998；62：307-308.）

（二）前臂血管评估

首先评价非优势前臂，将患者手臂舒适地放置在垫有毛巾的检查台（图14.2）或抽血车扶手上，腕部桡动脉内径至少要达到2mm（图14.3）。如果距腕部数厘米内桡动脉内径均不满意（图14.4），则测量腕部尺动脉内径。如果此前臂下1/3桡动脉和尺动脉内径均不足2mm，则检查对侧的优势上肢。如果优势前臂也未达到上述条件，则该患者不适合进行前臂AVF。

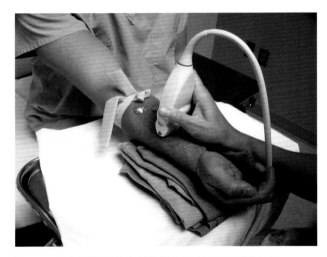

图14.2　拟血液透析患者进行超声检查时手臂位置

如果腕部尺动脉或桡动脉管径符合要求，下一步则进行头静脉检查。像静脉穿刺前一样在前臂中段力量适度地扎一止血带，使前臂远端静脉充血约3min，然后测量所有直径>2mm的腕部静脉。内径小于2mm的静脉可能不能扩张到足够大。但如果止血带压力加强和（或）前臂加温，内径2mm以上的静脉也许可以扩张到2.5mm以上。尤其要注意检查头静脉，因为它是首选的静脉回流通道。连续扫查头静脉直至止血带位置，头静脉内径至少要达2.5mm（图14.5）。

如果上述检查前臂段头静脉符合条件，则在肘部扎一条止血带并沿着头静脉走行方向探查至肘部。如果头静脉不连续或存在狭窄，则不适宜造瘘，应再寻找其他

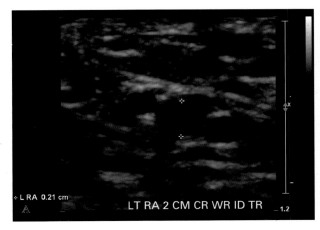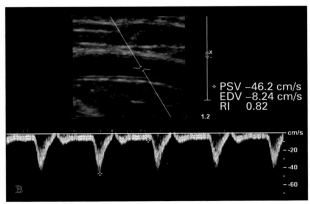

图14.3 腕部正常桡动脉（RA）。A.横切面二维超声图像显示桡动脉足够粗，内径为0.21cm（游标）。请注意，相邻较细的伴行桡静脉。B.长轴切面频谱多普勒波形显示正常动脉三相血流，无湍流和混叠

LT：左；CR：头侧；WR：手腕；ID：内径；TR：横向；PSV：收缩期峰值流速；EDV：舒张末期流速；RI：阻力指数

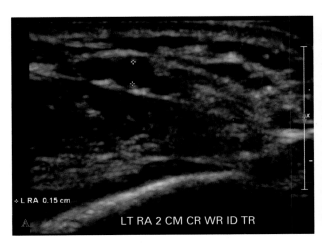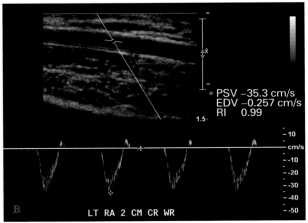

图14.4 腕部细小桡动脉（RA）。A.横切面二维超声图像显示桡动脉细小，内径0.15cm（游标），低于可用动脉内径为2.0cm的阈值。B.长轴切面频谱多普勒波形显示正常动脉三相血流，无湍流，无混叠

LT：左；CR：头侧；WR：手腕；ID：内径；TR：横向；PSV：收缩期峰值流速；EDV：舒张末期流速；RI：阻力指数

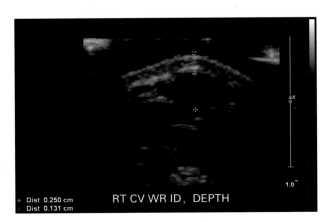

图14.5 腕部正常头静脉（CV）。头静脉管径正常，为0.250cm（游标），深度正常为0.131cm（从皮肤到前壁）

ID：内径；RT：右；WR：手腕

适合造瘘的前臂静脉。仔细检查血管分叉处，因为在分叉处附近可能会出现短的静脉内径＜2.5mm的节段。前臂检查完毕后，将止血带移至腋部，并沿着向心方向追

踪检查所观察静脉，确认其汇入深静脉系统。检查头静脉汇入锁骨下静脉部位时，必须去除止血带。有时由于浅层肌肉影响，头静脉汇入锁骨下静脉部位可能会有狭窄表现，这时让患者手臂紧靠身体（而不是外展），可以减轻头静脉狭窄的表现。

如果头静脉不合适，则检查前臂贵要静脉，如果贵要静脉也不合适，则要先在前臂掌侧，后在前臂背侧寻找合适静脉。

（三）上臂血管评估

如果前臂血管没有造瘘的可能，则应评估上臂，寻找适合造瘘的血管解剖。在腋部扎一根止血带，在肱动脉分为尺、桡动脉的分叉处上方（通常距肘窝2cm处的头侧）测量肱动脉内径。理想的肱动脉内径应≥2mm（图14.6）。

然后测量肘窝处头静脉内径，肱动脉-头静脉造瘘要求头静脉内径至少在2.5mm以上，并在肘窝向前臂延伸至少约2cm，因为在肘窝附近进行吻合口造瘘时，需要数厘米长的头静脉。另外，也可选择距肱动脉较近的

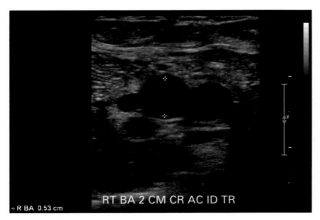

图 14.6 肘窝正常肱动脉（BA）。横切面二维超声图像显示正常肱动脉管径为 0.53cm（游标）。注意伴行的肱静脉
RT：右；CR：头侧；AC：肘窝；ID：内径；TR：横向

头静脉肘正中分支，因此根据外科医师要求来决定是否需要评估该静脉。

如果头静脉不适合（图 14.7），则应评估贵要静脉（图 14.8）。进行贵要静脉移位时，要求贵要静脉在肘窝向前臂延伸至少 4cm，才可以作为血管襻连接于肱动脉。外科医生还可以使用一条粗大的肘前静脉与肱动脉进行吻合，如汇入到贵要静脉的肘正中静脉。如果贵要静脉向前臂延伸的长度不足 4cm，但内径足够大（≥4mm），则适于行移植血管手术。

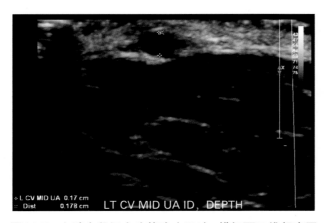

图 14.7 上臂中段细小头静脉（CV）。横切面二维超声图显示头静脉细小，内径为 0.178cm（游标），未达到 2.5mm 的最小内径标准
ID：内径；LT：左；UA：上臂；MID：中段

如果找到了合适的静脉，必须确认其与深静脉系统的连续性。为此，应朝向头侧方向追踪检查此静脉，以确认其连续性和其汇入深静脉系统全程内径足够大。此深静脉汇入锁骨下静脉处的内径也需要测量。也可以测量最宽的伴行肱静脉，作为潜在的肱静脉移位 AVF。如果没有合适的位置做 AVF，则进行前臂移植血管襻或上臂直型移植血管手术，测量腋动、静脉内径，以备可能采取上臂移植血管襻的方法。

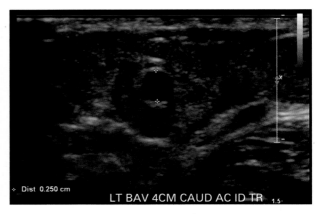

图 14.8 上臂正常贵要静脉（BAV）。横切面二维超声图像显示正常贵要静脉内径为 0.250cm（游标）。此时不考虑静脉深度问题，因为手术时将游离此静脉，使其穿过上臂皮下浅表组织（表皮化）至肱动脉并与之吻合
AC：肘窝；CAUD：足侧；ID：内径；LT：左；TR：横向

（四）锁骨下静脉、颈内静脉及中心静脉评估

检查锁骨下静脉和颈内静脉（IJ）有无狭窄、闭塞或血栓形成，在仰卧位静脉充盈时最容易检查。在锁骨下静脉中段和颈内静脉下段采集多普勒频谱，评价其随呼吸时相、心脏搏动传导的影响（图 14.9）。

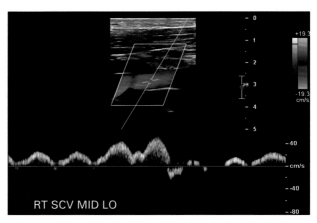

图 14.9 正常锁骨下静脉（SCV）。长轴双功能多普勒图像显示静脉内血流充盈，频谱呈正常时相性血流，注意在心房收缩时出现短暂反向血流
LO：纵向；RT：右；MID：中段

如果这些正常血流特点消失，血流呈单相血流，则提示存在中心静脉狭窄或阻塞。这时应检查对侧锁骨下静脉和颈内静脉。如果为单侧血流异常，则可能是头臂静脉狭窄或阻塞。如果为双侧，则可能存在上腔静脉狭窄或阻塞。图 14.10 显示患者右侧锁骨下静脉单侧血流频谱异常，符合头臂静脉狭窄或阻塞表现。这时使用小脚型探头，在锁骨近端上方或胸骨上窝向中心成角扫查，有时可以直接显示头臂静脉和上腔静脉。如果超声可探查到头臂静脉和上腔静脉，则应进行二维和彩色超声检查，并采集多普勒频谱波形。

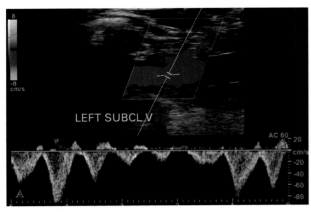

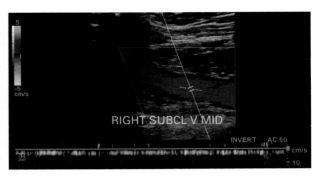

图14.10 右侧锁骨下静脉异常频谱。A.左锁骨下静脉（LEFT SUBCL V）长轴切面频谱多普勒显示血流呈正常时相性血流；B.右锁骨下静脉（RIGHT SUBCL V）中段频谱多普勒显示血流呈异常单相血流，提示其近心端（头侧）静脉阻塞

（五）大腿血管评估

使用超声二维图像测量股总动静内径，并判断是否有急性或慢性血栓（图14.11）。评估股总动脉粥样硬化病变的程度，注意应及时报告严重的动脉粥样硬化疾病（图14.12），因为近心端的主动脉、髂总动脉或髂外动脉很可能存在更显著的动脉粥样硬化，这可能会影响到移植血管和下肢的血流。应用彩色和频谱多普勒评估下肢明显的阻塞或狭窄（图14.13）。单相静脉血流信号提示可能存在流出道的狭窄或闭塞，而动脉出现"小慢波"则提示可能存在流入道的狭窄或闭塞。术前大腿静脉定位时不需要使用止血带。

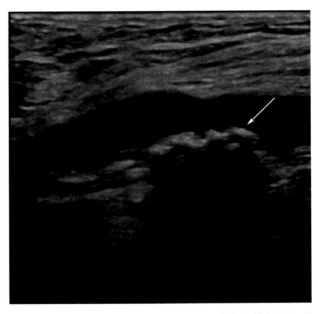

图14.12 股总动脉钙化斑。左侧股总动脉长轴切面二维图像显示管腔内斑块伴有声影（箭头）

如果大隐静脉长度和内径足够，可以将移植血管放置在大隐静脉中，从而保存近端静脉以备将来进行修复使用。大隐静脉汇入股总静脉处的内径应≥4mm，一般长度至少需要4cm，根据手术需要考虑静脉吻合口与大隐静脉的位置。可以标记股浅动脉和股静脉的数个位置，以便根据手术需求放置更远端的移植血管。

（六）术前血管标记要点

1.即使前臂头静脉很细或因血栓而阻塞，仍有可能进行前臂头静脉造瘘术。前臂头静脉通过足够粗大的肘正中静脉或其他分支静脉引流到肱静脉或贵要静脉。

2.由于局限性狭窄可能发生在静脉分叉部位，因此应对这些分叉部位仔细探查。因为这些部位狭窄可能会显著限制透析通路的血流量。

3.即使头静脉内径符合AVF要求，但是如果其位置过深，则透析针穿刺困难。因此，在超声标记过程中应

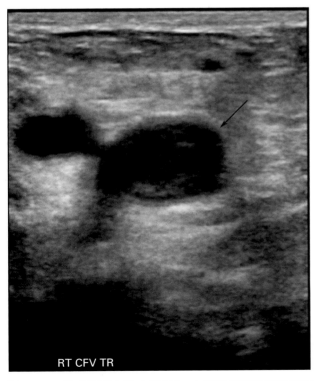

图14.11 股总静脉血栓（CFV）。右侧股总静脉短轴切面二维图像显示管腔内血栓回声，管腔扩张（箭头）

RT：右；TR：横

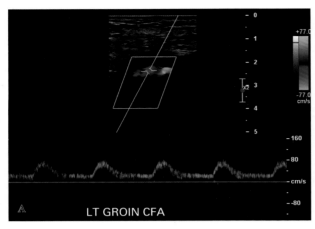
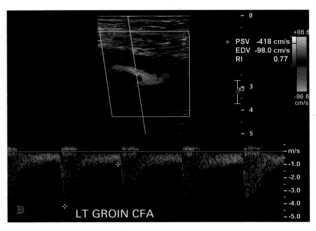

图14.13 股总动脉狭窄（CFA）。A.血管长轴切面频谱多普勒图像显示狭窄远端动脉波形异常，收缩期加速时间延长（小慢波）。B.双功多普勒图像显示狭窄处湍流，峰值流速为4.18m/s（标尺）

LT：左；GROIN：腹股沟

测量头静脉至皮肤表面的距离。如果其深度＞5～6mm，则透析时很可能触及困难，难以保证15G针穿刺成功。如果静脉位置过深，但其他方面适合行AVF时，外科医师可以在术前告知患者有可能需要进行把静脉向皮下软组织"前置"的二次手术，进行这些术前交流，可以让患者决定是否接受多次手术来建立一个成熟的AVF。

4.通常桡动脉起源于肘部附近的肱动脉。桡动脉高起源是上肢常见的解剖变异（图14.14）。如在上臂见到2条动脉，各自有2条静脉伴行时，应考虑这种变异。这2条动脉应追踪探查到前臂，因其随后走行为正常桡动脉和尺动脉。虽然高位桡动脉患者可行AVF，但由于这种变异易发生动脉盗血，血液透析造瘘外科医师一般

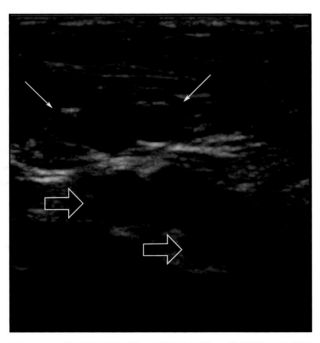

图14.14 桡动脉高起源。肘窝处短轴二维图像显示桡动脉伴行2条桡静脉（箭头），尺动脉旁伴行2条尺静脉（空心箭头）

不愿意为这类患者进行前臂移植血管或上臂直型移植血管手术。有一种解剖变异比较罕见，但易与高位肱动脉分叉混淆。此动脉向后下走行至肘部，向足侧方向追踪此动脉，可以鉴别这两种变异。

5.分析肱、桡动脉多普勒频谱，对判断有无头侧或足侧动脉阻塞是很重要的。头侧阻塞时，频谱呈单相、低钝波形，即"小慢波"（低阻力血流）。足侧阻塞时，频谱仍保持正常三相波形态，但由于流出量减少，血流速度会下降（高阻力血流）。Malovrh发现，握拳后放松，动脉血流频谱由三相波变为单相波的患者，行前臂造瘘的成功率较高，但在他的研究中没有提出桡动脉内径阈值。根据我们的经验，握拳放松后，动脉收缩期峰值流速（PSV）或阻力指数变化均不能预测AVF是否能够成熟。如果桡动脉内径≥2mm，我们不建议使用PSV或阻力指数作为评价标准。

临床实用要点

- 目前的指南鼓励使用AVF而不是移植血管，相比之下AVF的使用时间更长，感染发生率低。
- 血管超声检查可以改变手术方案，增加术前选择最佳功能血管的可能性，增加造瘘的比例，减少术后早期失败的数量。
- 应在患者端坐时进行上肢血管超声标记，同时扎止血带以优化静脉内径测量。
- 非优势前臂是进行AVF的首选部位。如果腕部桡动脉或尺动脉符合内径标准，则评估头静脉走向锁骨下静脉的内径和通畅程度。
- 需评估锁骨下静脉和颈内静脉被是否存在狭窄、闭塞或血栓病变。

五、AVF成熟度评价

（一）一般原则

建立AVF后血流通常变化迅速。在最近的一项大型

多中心研究中，造瘘成功没有血栓形成或进行干预的AVF患者，在6周血流量测量中，55%前臂AVF和83%上臂AVF在1天内达到50%。在美国，临床上AVF成熟通常定义为：瘘口可适用于每个月6～8次，300～350ml/min流量的透析治疗。其他国家，尤其是在欧洲，医师常愿意采用较低流量AVF、更长透析时间。如果引流静脉粗大易触及，可以2根15G针提供通道，临床则认为AVF成熟。有经验的透析护士判断一个AVF是否已成熟（能进行血液透析）的准确率可达80%。有经验的肾内科医师或透析护士根据临床检查足以判断已经明显成熟的AVF。但如果不能确定AVF是否成熟，超声检查有助于充分评估AVF。超声检查结果也有助于患者选择进行血管内或开放手术治疗。超声可以提供有关AVF解剖信息，包括是否存在狭窄、静脉最小内径及静脉距皮肤表面最大深度。

（二）超声评价AVF成熟度

前面已经论述了超声评价AVF成熟度的方法及不足之处。与透析通路建立前的血管探查相比，超声评价AVF成熟度更侧重于局部检查。常规AVF检查不使用止血带，使用9MHz以上的高分辨率线阵探头，观察AVF供血动脉和引流静脉。在横切面二维图像确认血管，测定其管径、管壁厚度和可压缩性。在长轴切面获取供血动脉、引流静脉和任何可见的狭窄处的彩色多普勒图像和频谱多普勒波形。

将患者手臂舒适地放在垫有毛巾的检查台或抽血车扶手上。在检查供血动脉、动静脉吻合口和引流静脉时避免施加压力，并多涂一些耦合剂。检查前臂和上臂AVF时，常规测量前臂和上臂的近、中、远段引流静脉内径。全程扫查引流静脉，并测量其最小内径，即使最小内径不处于常规测量位置。同时，根据AVF的类型，在前臂或上臂测量AVF引流静脉前壁至皮肤表面的距离。如果静脉深度大于0.5cm，则会导致15号透析针穿刺困难（图14.15）。

检查AVF的供血动脉、吻合口和引流静脉，测

量吻合口及其上2cm处供血动脉的收缩期峰值流速（PSV）。计算PSV比值，即吻合口处与其上2cm处供血动脉PSV比值（图14.16）。当PSV比值≥3.0时，一般会考虑是否存在动静脉吻合口处狭窄。目测证实有动静脉吻合口狭窄也很有用，因为吻合口处引流静脉成锐角时，也可引起引流静脉PSV显著升高。

如果看到引流静脉狭窄，应测量狭窄处及狭窄处足侧2cm处的收缩期峰值流速，并计算狭窄处与狭窄部足侧2cm处PSV的比值。如果PSV比值≥2，则提示直径狭窄率≥50%。吻合口或引流静脉狭窄时，均可通过血管成形术或外科手术来矫正。AVF狭窄最常发生于吻合口周围，即距吻合口2cm以内的供血动脉和引流静脉。

使用超声仪器上的Volume Flow测量功能（时间平均流速乘以时间），测量AVF引流静脉中段血流量，单位为毫升/分钟（ml/min）。测量动静脉瘘血流量时，应非常细心，因为其中有很多陷阱。应该在距瘘口至少10cm，管径笔直的引流静脉处测量血流量。应用高频率探头，清晰观察血管腔，聚焦区置于管腔中央。使用足够的耦合剂、调整声束偏转，并尝试多角度倾斜探头检查，使多普勒取样线与静脉后壁之间角度≤60°。调整多普勒取样容积（门）大小，使其大小等于血管宽度，但不能超过血管壁。调整频谱多普勒的速度测量标尺和基线，使多普勒频谱约占窗高的75%，并避免产生混叠。至少应用3个心动周期来计算时间平均流速。垂直于血管后壁测量血管直径。然后超声仪自动将时间平均速度乘以血管横截面积，以计算出血流量。

内瘘血流量≥500ml/min时维持透析的可能性是血流量＜500ml/min时的近2倍。同时测量静脉管径和血流量，可提高判断内瘘是否能够满足透析的准确性。如静脉直径≥4mm，且血流量≥500ml/min，则95%患者AVF成熟。相反，如果2个条件都未满足，则瘘口成熟率仅为33%。

最近的一项大型前瞻性多中心试验发现，在患者没有其他影响因素的情况下，超声测量AVF引流静脉血流、直径和距皮肤表面深度，预测独立和整体AVF成熟的可能性，其曲线下面积分别为0.79和0.76。应使用最近发表文章的参数，通过超声测量血流、直径和深度来评估个体患者AVF成熟的可能性。

（三）AVF评价附加要点

1. 查找引流静脉起始段10cm内有无粗大的静脉分支（图14.17）。这种分支静脉可能会从引流静脉的主干分流大量血流，而造成AVF功能下降，这种分流也是AVF不成熟的常见原因。这些分支可以进行手术结扎，提高AVF成熟的可能性。

2. 在符合成熟标准的AVF中可以出现AVF狭窄。

3. 偶有AVF患者因手臂肿胀前来检查。这种情况下，应检查锁骨下静脉和颈内静脉随呼吸时相和心脏搏动传导引起的变化情况，以此来判定是否存在中心静脉阻塞（图14.18）。有时，尽管中心静脉存在狭窄或闭塞

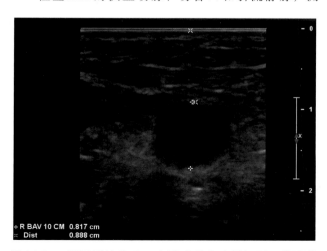

图14.15　深层引流静脉。 上臂成熟内瘘横切面二维图像显示引流静脉内径正常，为0.817cm（游标），但静脉深度为0.888cm，可能会导致临床触诊和透析针穿刺困难

BAV：贵要静脉

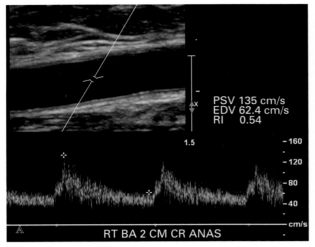

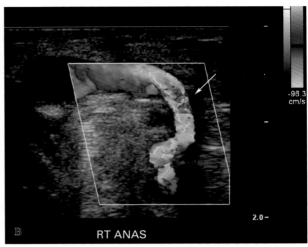

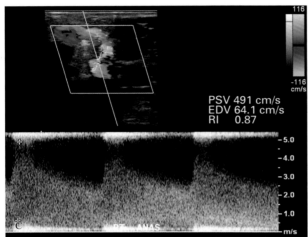

图 14.16　动静脉瘘（AVF）近吻合口处狭窄。A.长轴频谱多普勒图像显示，AVF上游2cm处供血动脉频谱波形正常，PSV135cm/s。B.彩色多普勒显示吻合口略下方出现混叠（箭头）。C.混叠处频谱多普勒显示PSV升高，为491cm/s，PSV比值＞3，提示AVF狭窄

ANAS：吻合口；BA：肱动脉；CR：头侧；EDV：舒张末期流速；RI：阻力指数；RT：右侧

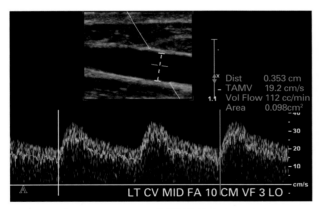

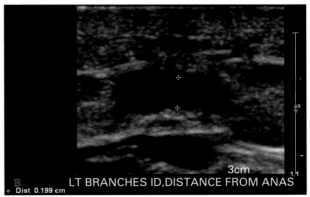

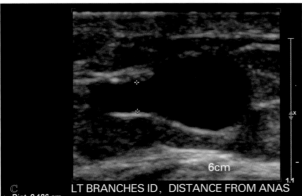

图 14.17　粗大引流静脉分支。A.动静脉瘘（AVF）引流静脉长轴切面频谱多普勒图像显示，血流缓慢，流速为112cc/min。B.横切面二维图像显示距吻合口3cm处有一0.199cm的粗大静脉分支（游标）。C.距吻合口6cm处见另一0.186cm的引流静脉分支（游标），也会分流引流静脉血流，可能阻碍瘘管的成熟

ANAS：吻合口；CV：头静脉；FA：股动脉；ID：内径；LO：长斜；LT：左；TAMV：时间平均流速；VF：静脉瘘；MID：中段；BRANCHES：分支；DISTANCE FROM：距离

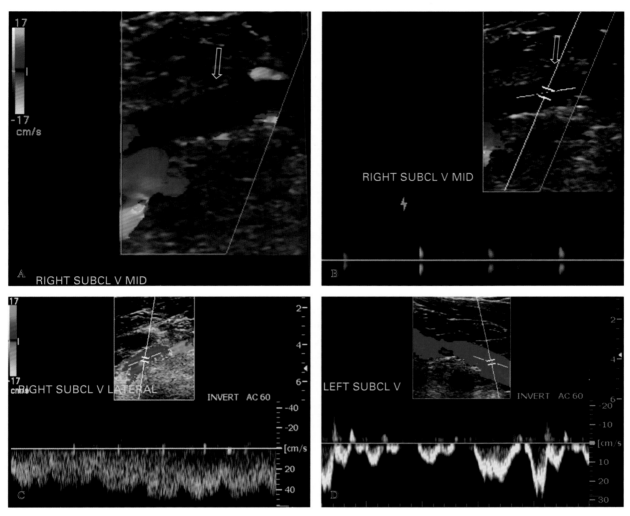

图14.18 中心静脉血栓。A.右侧锁骨下静脉中段（SUBCL V）长轴彩色多普勒显示血管内低回声团块，内未见明确血流信号（箭头所指处）。B.频谱多普勒显示右侧锁骨下静脉中段无静脉血流信号，提示血栓形成（箭头所指处）。C.右侧锁骨下静脉远心端（足侧）频谱波形显示血流速度减低，提示近心端（头侧）梗阻。D.（对侧）左侧锁骨下静脉频谱波形显示为正常时相性（双向）血流

  MID：中段；LATERAL：侧部

致上肢肿胀，动静脉瘘仍然可以保持高血流量。如果没有找到上肢肿胀的病因，则应行磁共振成像（MRI）或静脉造影评估中心静脉。同时也要检查肱、腋和锁骨下静脉，评估有无深静脉血栓。

  4. AVF患者偶尔也会出现动脉盗血症状，表现为手部疼痛和麻木感，尤其是在透析时明显。这时应用彩色和频谱多普勒检查桡动脉远端的血流方向。如桡动脉内血流反向，则可诊断动脉盗血。但应注意，无症状的动脉盗血经常出现，但通常无临床意义。

临床实用要点

- 超声检查有助于充分评估AVF，并能明确AVF的多种解剖特征，包括是否存在狭窄、最小静脉内径和静脉距皮肤表面的最大深度。
- 当供血动脉内的PSV比值≥3.0时（即吻合口处与其上2cm处供血动脉PSV比值），则定义为吻合口狭窄。

- 当静脉内的PSV比值≥2.0时（即狭窄处与狭窄足侧2cm处静脉PSV比值），则定义为静脉狭窄。
- 使用超声仪器上的Volume Flow测量功能（时间平均流速乘以血管横截面积），计算AVF中段血流量（距吻合口10cm），单位为ml/min。
- 引流静脉直径≥4mm，且血流量≥500ml/min，95%患者的AVF成熟。相反，如果2个条件中都未满足，则瘘口成熟率仅为33%。

六、移植血管评价

（一）基本原则

  与AVF相比，移植血管狭窄、感染和假性动脉瘤发生率高，所以这种方法一般不用于长久透析。移植血管狭窄的原因是内膜增生，而内膜增生最常发生于静脉吻合口，尽管机制还未完全清楚。

  检查移植血管狭窄的方法很多，如体格检查、各种

实验室检查、透析过程中静态或动态压力测量、彩色多普勒超声及超声造影。尽管公认定期随访能够提高移植血管通畅率，但哪种方法是最佳随访手段尚未达成一致。

对于有临床症状的移植血管，应进行血管造影以明确诊断，出现任何狭窄则行血管成形术或支架置入术进行治疗。如果移植血管附近有包块，或者可疑有移植血管狭窄，可进行超声检查。彩色多普勒成像技术有助于评估局限性包块，鉴别血肿和假性动脉瘤（图14.19）。移植血管退行性变也可以引起管径增大，形成可触及的皮下包块。此外，如果临床发现有显著动脉盗血而引起手部动脉供血不足时，也是超声检查的适应证。

（二）超声评价移植血管

上文已阐述超声评价移植血管狭窄及其周围病变的操作流程，也讨论了诊断中容易出现的问题。检查移植血管时不需要使用止血带。应用9.0MHz以上高分辨率超声探头，扫查移植血管的供血动脉、动脉端吻合口、移植血管本身、静脉端吻合口及引流静脉。二维超声横切面检查来确定移植血管解剖结构，并测量移植血管或吻合血管内径。在长轴切面用彩色和频谱多普勒检查吻合口和移植血管内是否存在狭窄。

将患者手臂舒适地置于垫有毛巾的检查台上，在长轴和短轴切面，探头轻度加压，分别检查供血动脉、动脉端吻合口、移植血管、静脉端吻合口及引流静脉。目前最常使用的移植血管材料是聚四氟乙烯（PTFE），移植血管壁超声表现为平行"双线征"。在进行超声检查时，首先应该熟悉移植解剖关系，然后再检查是否存在狭窄。例如，观察移植血管襻内血流方向，可帮助识别和标记移植血管动脉支（靠近动脉侧吻合口的移植血管襻）和静脉支（靠近静脉侧吻合口的移植血管襻）。

在动脉侧吻合口头侧2cm处（位于供血动脉内）、静脉侧吻合口足侧2cm处（位于移植血管内）、动脉侧吻合口处、静脉侧吻合口处、移植血管中部测量收缩期峰值流速（PSV）。计算吻合口处和任何可显示狭窄处的PSV比值（方法见AVF中相关内容）。静脉侧吻合狭窄或引流静脉狭窄时，PSV比值≥2.0相当于直径狭窄率≥50%。如果PSV比值≥3.0，则直径狭窄率≥75%。PSV比值≥3.0结合肉眼观察判断核实，我们可做出吻合口狭窄的诊断，因为此处血管急性成角一般会造成PSV升高。图14.20为一例移植血管患者，静脉侧吻合口处显著狭窄，经血管造影证实并进行了治疗。当PSV比值接近2.0时，狭窄存在的可能性很大。

（三）移植血管超声评价补充要点

1.常规检查颈内静脉和锁骨下静脉，看频谱是否随呼吸时相和心脏搏动传导而发生变化。然而，上臂移植血管患者，即使无中心静脉梗阻，锁骨下静脉也可以表现为单相血流，这主要因移植血管高血流量、低阻力血流模式所致。

2.当引流静脉的流出血流量超过供血动脉的血流量时，会出现吻合口以远动脉盗血，移植血管从远侧肢体"盗取"血流，从而造成动脉供血不足症状，尤其是在透析过程中容易发生。超声检查时，可于动脉侧吻合口足侧（一般在腕水平）采集桡动脉多普勒频谱。如果频谱血流反向，则可以诊断完全性动脉盗血。如果频谱为双向血流，则为部分性动脉盗血。按压移植血管，如果反向血流方向恢复正常，则证实盗血现象存在。无症状性盗血相对常见，且无临床意义。如果患者有严重症状，一般需要进行血管结扎或运用其他方式进行治疗。

临床实用要点

- 由于移植血管具有较高的狭窄、感染和假性动脉瘤发生率，因此移植血管通常被认为是一种不理想的永久性血液透析通路方法。
- 对于透析血管的评估，需要测量动脉侧吻合口头侧2cm处（供血动脉内），静脉侧吻合口足侧2cm（移

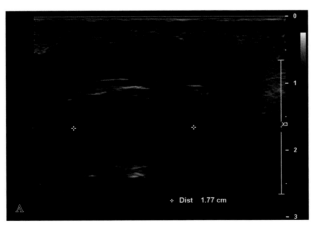
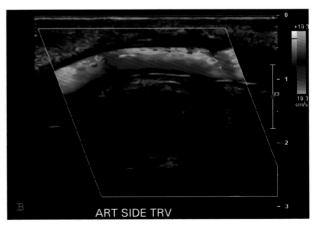

ART SIDE TRV

Dist 1.77 cm

图14.19 移植血管周围血肿。 A.左上臂二维长轴图像显示移植血管深部不均质团块（游标）。B.彩色多普勒显示该包块没有血流信号

ART：动脉；SIDE：侧；TRV：横向

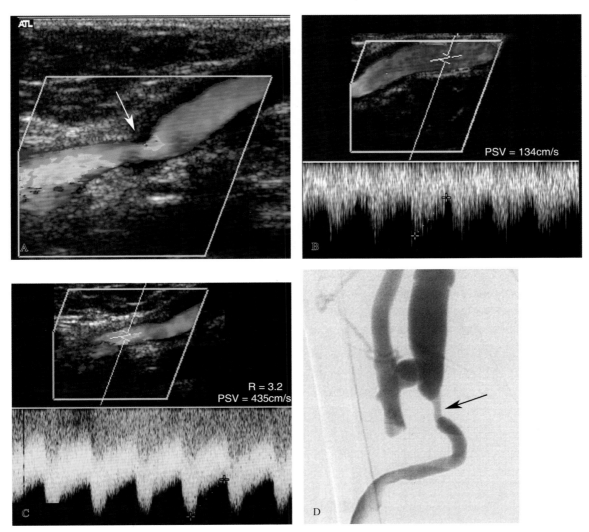

图14.20 上臂直型移植血管静脉侧吻合口狭窄。A.彩色多普勒显示静脉侧吻合口狭窄处（箭头所指处）彩色血流混叠。B.静脉侧吻合口上游2cm处频谱多普勒显示正常收缩期峰值流速（PSV）为134cm/s。C.频谱多普勒显示静脉侧吻合口血流混叠处PSV为435cm/s，计算PSV比值为3.2，提示狭窄。D.血管造影证实静脉侧吻合口局限性狭窄，直径狭窄率＞50%（箭头所指处）。采用球囊血管成形术成功治疗该狭窄（图像未显示）

植血管内），动脉和静脉吻合口处、移植血管中段的PSV。

- 计算吻合口处和任何狭窄处的PSV比值（方法见AVF中相关内容）。静脉侧吻合口或引流静脉狭窄时，PSV比值≥2.0相当于直径狭窄率≥50%。如果PSV比值≥3.0，则直径狭窄率≥75%。

致谢

我们非常感谢美国亚拉巴马大学伯明翰分校（UAB）和UAB血液透析通路项目的超声技师和工作人员的宝贵时间和奉献精神，还要感谢玛莎·雷为稿件筹备提供的帮助。

第 15 章

下肢动脉超声评价

一、引言

下肢动脉无创检查的目的是在临床病史和体格检查基础上提供客观信息，从而决定下一步检查和治疗方案。其中，判断是否进行干预治疗和进一步影像学检查是最重要的内容。动脉造影检查是下肢动脉病变最准确的检查方法，但此方法有创且费用昂贵，不宜作为筛查和长期随访手段。另外，动脉造影仅提供解剖学信息而无生理学信息，而且阅片时存在主观差异。磁共振血管成像（MRA）和计算机断层扫描血管造影（CTA）也可以为下肢动脉疾病提供精确的解剖评估，同时没有导管造影的相关风险。有证据表明，这些微创动脉成像方法的应用减少了诊断性动脉导管造影的使用。

第12章曾讨论过下肢动脉疾病非影像或间接的无创检查方法，包括踝肱指数测量、肢体节段测压及脉搏容积记录。虽然这些方法提供了有价值的生理学信息，但相对来说几乎不提供任何解剖学信息。彩色多普勒超声扩展了间接检查方法的能力范围，能反映动脉病变部位的解剖及生理改变。多普勒超声最初主要应用于解决颅外颈动脉临床问题。由于颈动脉粥样硬化自身特点及其分叉位置相对表浅，这些早期应用很成功。随着技术的进步，检查腹部和下肢的深部血管和血流信息成为可能。当前的临床经验表明，基于彩色多普勒超声和CTA在下肢动脉疾病相关治疗中的效果相似。本章主要阐述彩色多普勒超声检查下肢动脉病变现状，超声在术中及术后随访中更专业的应用将在第16章介绍。

二、仪器设备

进行下肢动脉超声检查的标准多普勒超声系统，包含高分辨率灰阶超声成像、脉冲多普勒频谱波形分析和彩色多普勒血流成像。下肢动脉多普勒超声检查常需要多种探头，评估主动脉和髂动脉最好使用低频探头（2MHz或3MHz），而在大多数患者中，腹股沟以下血管需要使用高频探头（5MHz或7.5MHz）。一般情况下，在保证有足够穿透深度的前提下，选用高频探头。彩色多普勒超声可帮助识别血管和动脉病变所致的血流异常（图15.1，图15.2）。显示血管内异常血流的能力又提高了放置多普勒取样容积的准确性。所以，就像颈动脉检查一样，彩色血流显像的应用可以缩短下肢动脉检查

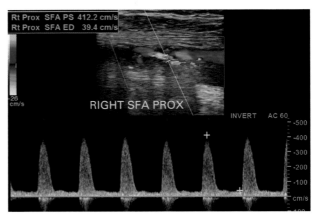

图15.1　股浅动脉重度狭窄的多普勒图像。彩色血流图像显示局部高速射流，带有彩色混叠。从狭窄处获得频谱波形，显示峰值速度超过400 cm/s

RIGHT SFA PROX：右股浅动脉近端

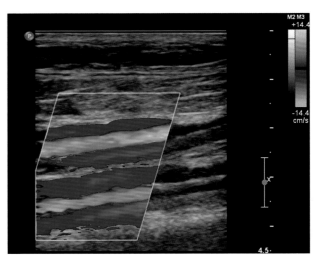

图15.2　胫后动静脉和腓动静脉彩色血流成像。胫后血管位置更表浅（位于图像的顶部）。单支动脉和成对静脉可由其流向来鉴别（彩色）

时间，并提高主髂动脉和股腘动脉疾病诊断的整体准确性。能量多普勒是另一种血流显像方法，特别是对低流速血流更敏感。与彩色多普勒相比，能量多普勒对血流方向和超声束角度的依赖性低，它能显示出"血管造影样"血管图像。

彩色多普勒超声仪有多种用于灰阶和多普勒成像的参数预设或组合，检查者可以根据需要进行选择。对初

学者而言，这些预设条件很有帮助。但预设的检查参数不一定适用于所有患者。检查者应该非常熟悉相关超声参数（即彩色增益、彩色速度标尺、脉冲重复频率或多普勒频谱波形标尺、壁滤波），从而可以根据具体情况优化下肢动脉扫查参数。

三、多普勒超声技术

与在其他部位检查一样，彩色多普勒超声检查下肢动脉时依靠灰阶图像识别感兴趣动脉并协助频谱波形分析多普勒取样容积的放置。彩色血流和能量多普勒成像可以提供重要的血流信息，以指导多普勒频谱检查。此外，这些成像模式在识别解剖变异、通过显示斑块和钙化来发现动脉疾病方面也有价值。然而，应当强调的是彩色血流多普勒和能量多普勒成像不能替代频谱波形分析，后者是诊断动脉病变严重程度的主要方法。

动脉超声检查时，超声探头需沿着动脉血管以短间隔连续扫查，以便以重叠的方式评估血流模式。这种检查方式很重要，因为动脉病变引起的血流紊乱只沿血管传播很短的距离。试验研究证明，动脉狭窄所造成的高速射流及湍流在传播相当于几倍动脉管径的距离时便减弱，因此未能识别局部血流异常可能导致低估疾病严重程度。由于彩色血流成像下局部血流紊乱通常很明显（图15.1），因此当使用彩色血流多普勒检查时，可以以更长间隔采集脉冲多普勒频谱。但是，仍建议采用密集间隔多普勒频谱分析来评价血流特征，特别是对于存在弥漫性动脉疾病的患者。综合运用灰阶、彩色血流及能量多普勒成像可以识别动脉闭塞近端的位置和远端侧支血流重建位置，从而测量动脉闭塞长度。由于阻塞段以远的动脉血流速度降低，应适当调节仪器参数，从而显示低速血流。

超声检查腹主动脉、髂动脉时，患者应禁食约12h以减少肠气干扰。一般患者前晚禁食，次晨检查最为方便。患者先取仰卧位，髋部外旋，也可采用左侧卧位进行腹部血管检查。提高室温或加盖毯子以防止室温低造成血管收缩。

完整的下肢动脉检查应从腹主动脉上段开始。探头置于剑突下方正中线观察腹主动脉，最好在纵切面采集脉冲多普勒频谱（主动脉长轴），灰阶条件下横切面有助于观察解剖关系，识别分支血管，测量动脉直径，以及评估主动脉的横切面特征（图15.3）。如果申请单有特别提示，可以在这个时候检查肠系膜血管和肾血管，尽管在评估下肢动脉时不需要常规检查这些血管。扫查腹主动脉直至远端分叉处，将探头放置在脐水平并倾斜探头，可以显示腹主动脉分叉（图15.4）。然后，分别检查两侧髂动脉直至腹股沟水平，将探头放置在髂嵴水平评估中远段髂总动脉和近端髂外动脉（图15.5）。检查过程中可能需要用力加压探头以避开肠管的干扰。髂内动脉的起始处是区分髂总动脉和髂外动脉的标志。

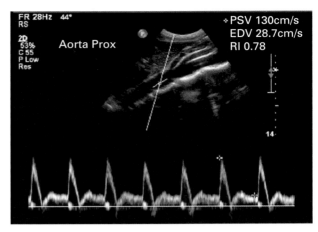

图15.3　腹主动脉近端的纵向灰阶超声图像。腹腔动脉和肠系膜上动脉的起始处显示清晰。此腹腔动脉起始处腹主动脉频谱波形为正常主动脉血流模式

Aorta Prox：腹主动脉近端；EDV：舒张末期速度；PSV：收缩期峰值速度；RI：阻力指数

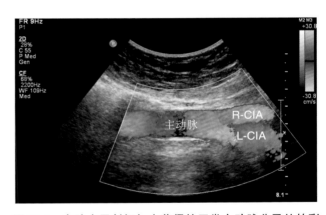

图15.4　在脐水平斜切扫查获得的正常主动脉分叉处的彩色血流图像。色彩变化是由于血流与凸阵探头发射的声束角度不同造成的

L-CIA：左侧髂总动脉；R-CIA：右侧髂总动脉

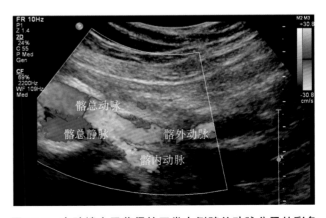

图15.5　在髂嵴水平获得的正常右侧髂总动脉分叉处彩色血流图像。髂总动脉段血流颜色的变化，与血流相对于探头声束方向不同有关。图中可以看到位于髂总动脉深处的部分髂总静脉

自股总动脉向远心端依次检查双下肢动脉。检查完股总动脉和股深动脉的近端后，需沿大腿下行扫查股浅动脉。当扫查到大腿远端时，可让患者采用俯卧位以检查腘动脉，但有些人仍习惯取仰卧位、下肢外旋并膝关节屈曲以检查腘动脉。当扫查到腘动脉长轴时，膝关节下方的第一个分叉通常是胫前动脉和胫腓干。胫后动脉及腓动脉源于胫腓干，全面检查胫后动脉及腓动脉可能会有困难，但可采用彩色和能量多普勒观察。识别邻近伴行的成对静脉，有助于辨认这些血管（图15.2）。检查这些血管，可以自腘动脉远端开始向远心端扫查，也可以在踝部找到动脉向近心端依次检查。股浅动脉远段和腘动脉有数条大分支发出，为膝动脉和腓肠动脉，彩色和能量多普勒一般可轻易显示这些血管（详见第11章）。

应在以下标准位置采集脉冲多普勒：①腹主动脉近、中、远段；②髂总动脉、近端髂内动脉、髂外动脉；③股总动脉、近端股深动脉；④股浅动脉近、中、远段；⑤腘动脉；⑥胫/腓动脉的起始部及踝部。在任何区域，彩色多普勒观察到血流增速或血流紊乱，均应采集脉冲多普勒频谱。

也可进行有针对性的多普勒超声检查。此类检查通常是针对间接检查中识别出的异常节段。当间接试验确定了单发病变后，对异常节段进行重点检查更有效。与动脉多普勒扫查的其他应用一样，多普勒角度调整是精确测量速度的必要条件。尽管通常使用60°，但＜60°可以为临床获取有用信息。

临床实用要点

- 对于下肢多普勒超声检查，应该以较小间隔采集脉冲多普勒频谱，因为动脉病变引起的血流紊乱沿血管传播的距离相对较短（约1个或2个血管直径）。
- 由于闭塞段远端的流速可能较低，调整仪器多普勒成像参数以检测低速血流非常重要。
- 患者前晚开始禁食，减少肠道气体干扰后，检查腹主动脉和髂动脉。
- 为了评估腹主动脉和下肢动脉，脉冲多普勒测量应包括以下标准位置：①腹主动脉近、中、远段；②髂总动脉、髂内动脉近端、髂外动脉；③股总动脉、股深动脉近端；④股浅动脉近、中、远段；⑤腘动脉；⑥胫/腓动脉的起始部及踝部。
- 在任何区域，彩色多普勒成像显示速度增加或血流紊乱，采集脉冲多普勒频谱。

四、疾病分类

（一）正常动脉血流特点

Jager及其同事检查了55例20～80岁健康人（男30例，女25例）下肢动脉，总结了动脉直径及峰值血流速度正常值（表15.1），尽管女性动脉直径小于男性，但两者收缩期峰值流速无显著差别。自髂动脉至腘动脉，收

缩期峰值流速（PSV）逐步下降。在正常人中，胫前动脉、胫后动脉和腓动脉的血流速度没有明显差异。

表15.1	动脉收缩期峰值流速及平均直径的正常值*	
动脉	峰值流速±SD	直径±SD
髂外动脉	119±22	0.79±0.13
股总动脉	114±25	0.82±0.14
股浅动脉（近端）	91±14	0.60±0.12
股浅动脉（远端）	94±14	0.54±0.11
腘动脉	69±14	0.52±0.11

*通过多普勒超声测量55例健康对象；SD：标准差（选自Jager KA，Strandness DE Jr，Duplex scaning for the evaluation of lower limb arterial disease.In：Bernstein EF，ed.Noninvasive diagnostic techniques in vascular disease st.louis：Mosby；1985：619-631.）

正常下肢动脉血流为典型外周动脉的三相波（图15.6），彩色血流成像也可观察到这种血流特征。开始的高速正向血流是心脏收缩所致，随后在舒张早期有一短暂反向血流，最后是舒张晚期低速前向血流。反向血流成分是因下肢动脉循环阻力相对较高所致。外周阻力下降时，反向血流则不明显。运动、反应性充血或温度升高时，正常肢体的反向血流可消失。

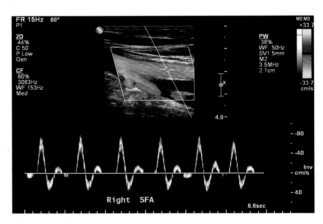

图15.6   正常股浅动脉（SFA）近端频谱波形为三相波，带宽较窄，收缩期峰下可见频窗，收缩期峰值流速约80cm/s。图像显示了股总动脉的分叉和脉冲多普勒取样容积的位置

正常下肢动脉血流属于层流，中央血流特征相对均一，红细胞速度几乎相等，多普勒频谱频带较窄，收缩峰下有频窗（图15.6，图15.7）。动脉病变时，这种血流正常层流状态被打乱，并导致局部发生特征性改变，如收缩期峰值流速增快，频带增宽。收缩期峰值下的频窗被填充（图15.7C、D）。严重闭塞性病变远端也无反向波。

（二）异常动脉血流模式

根据正常与异常多普勒频谱特征，华盛顿大学最

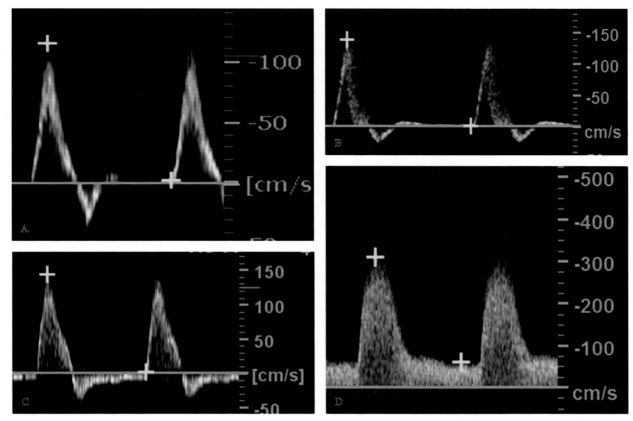

图 15.7 下肢动脉多普勒频谱波形。这些图对应表15.2描述的每种狭窄类型的典型波形。A.正常波形。波形呈三相型，收缩期可见频窗，收缩期速度峰值在正常范围。B.内径减少1%～19%，波形保持三相型，收缩期下降支频带轻度增宽，相对正常近段流速增快＜30%。C.内径减少20%～49%，波形频带增宽，但保留反向波成分。与邻近节段相比，收缩期峰值速度增快了30%～100%。D.内径减少50%～99%，波形显示在整个心动周期中舒张期反向血流消失，频带明显增宽。收缩期峰值速度是近端速度的2倍以上。狭窄下游的波形将显示狭窄后的湍流

先建立了下肢动脉节段病变程度分级标准。这些标准的现用版本详见表15.2及图15.7。微小病变（管径减少1%～19%）时频带轻微增宽，但收缩期峰值流速无显著变化（与相邻近心端正常动脉段相比收缩期峰值流速升高＜30%），其频带增宽见于收缩晚期与舒张早期。中度狭窄（管径减少20%～49%）时频带增宽更明显，与相邻近心端正常动脉段相比收缩期峰值流速升高接近100%。高度狭窄（管径减少50%～99%）时血流紊乱最严重，收缩期峰值流速显著升高（与相邻近心端正常动脉段相比收缩期峰值流速升高＞100%），频带显著增宽，且反向血流成分消失（图15.8）。一段动脉闭塞是指在能清晰显示血管的前提下，管腔内无法检出多普勒信号。重度狭窄或闭塞远心端的动脉一般为单相低速血流且峰值后移，形成"小慢波"（图15.9）。狭窄病变近心端动脉内的血流频谱，因不同患者的侧支循环状态不同而差异较大。严重动脉狭窄或闭塞的近心端频谱波形，通常显示收缩峰值流速很低，舒张期很少或没有血流，尽管在流入道正常情况下收缩期快速上升支可能还存在（图15.10）。

表15.2	华盛顿大学建立的下肢动脉狭窄的多普勒诊断标准
分级	**频谱特征**
正常	三相波型，无频带增宽
内径减少1%～19%	三相波型伴有轻微频带增宽，与相邻近心端动脉段相比，收缩期峰值流速升高＜30%，近心端及远心端动脉频谱正常
内径减少20%～49%	保持三相波型，反向血流成分可能减少，频带增宽明显，有频窗充填，收缩期峰值流速升高30%～100%，近心端及远心端动脉频谱正常
内径减少50%～99%	单相无反向成分频谱，全心动脉周期均为正向血流，明显频带增宽，收缩期峰值流速＞100%。远心端动脉为单相频谱，且收缩期流速减低
闭塞	所显示动脉段无血流信号。紧邻闭塞的近心端动脉可闻及"撞击音"。远心端动脉为单相频谱且收缩期流速减低

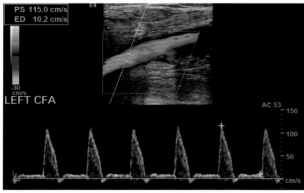

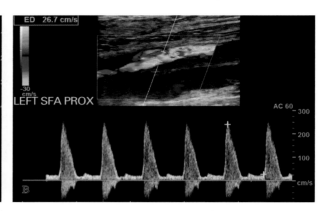

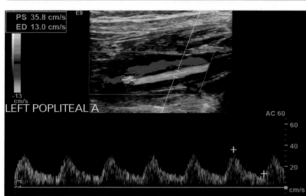

图 15.8　49岁糖尿病患者，左腿疼痛，下肢动脉多普勒超声检查。A. 左侧股总动脉（LEFT CFA）彩色血流图像和脉冲多普勒波形显示三相血流模式，收缩期峰值流速（115cm/s）在正常范围。B. 左侧股浅动脉近端（LEFT SFA PROX）彩色血流图像显示，在局部变窄处出现彩色混叠，收缩期峰值流速约为240cm/s，频带明显增宽，舒张期反向血流消失。在收缩期，频谱基线以下的血流与湍流有关。流速比为240/115＝2.1。C. 在狭窄远心端的左侧腘动脉（LEFT POPLITEALA）波形，收缩期峰值流速较低（35.8cm/s），为收缩上升支延迟、单相、低阻力血流模式

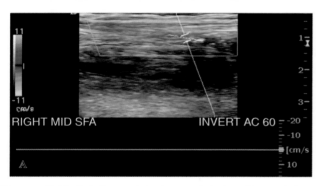

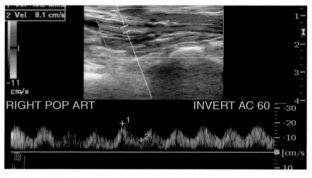

图 15.9　股浅动脉（SFA）闭塞，远端血流异常。A. 彩色和脉冲多普勒图像显示股浅动脉内没有流速。B. 腘动脉（POP ART）内血流重建，为低速、低阻、暗淡的单相波（小慢波），符合近心端血管阻塞的血流波形
　　RIGHT：右；MID：中段；INVERT AC：翻转角度

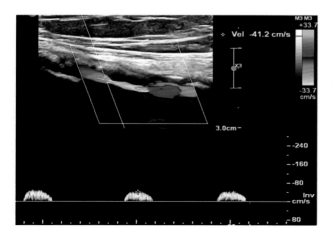

图 15.10　股浅动脉严重狭窄近心端的彩色血流图像和脉冲多普勒频谱波形。收缩期峰值流速低（约为41cm/s），舒张期无血流

　　华盛顿大学标准和其他报道的动脉狭窄严重程度分级标准，主要基于PSV比值或Vr，Vr即狭窄处最大流速与狭窄近心端正常（非狭窄）节段内峰值流速的比值。使用Vr来划分狭窄程度具有高度的可重复性，而频带增宽标准则没有重复性。具有明显血流动力学意义的下肢动脉显著狭窄与Vr在1.4～3.0具有相关性。Vr≥2.0是许多血管实验室诊断外周动脉直径狭窄率≥50%的判断标准。

　　多普勒频谱与彩色血流成像有一个很重要的区别，多普勒频谱显示的为某一位置脉冲多普勒所有频率及振幅成分，而彩色血流成像是在灰阶超声图像上附加上每一处的多普勒频移或速度平均值。所以，对于某一部位来讲，相比于彩色血流成像而言，多普勒频谱提供的血流信息更多。彩色血流成像的优势在于可以显示整个图像范围内的血流信息，但就某一部位而言，其提供的实

际数据量减少。彩色多普勒可显示异常血流，如局部区域的混叠或彩色伪像，使超声医师能够将取样容积放置在血流紊乱区并获得频谱信息。多普勒频谱包含一系列频率和振幅信息，通过分析可以得到血流方向和许多参数，如平均流速和峰值流速。相反，彩色信号是基于血流方向和平均频移而建立起来的。所以，根据多普勒频谱测量的最大峰频移值较彩色血流成像所显示的要高。

临床实用要点

- 正常下肢动脉频谱波形显示为三相血流模式，PSV从髂动脉到小腿动脉依次降低。
- 动脉病变破坏正常的层流模式，并导致PSV增加、频窗填充和频带增宽。
- 重度动脉狭窄（＞50%）可导致反向血流信号消失，这也见于剧烈运动、反应性充血或肢体温度升高。
- 在重度狭窄或闭塞远心端的频谱，通常为单相波、PSV降低，表现为"小慢波"。

（三）验证研究

从表15.2可以看出，对于直径狭窄率在50%以下的狭窄分为了几个等级，但区分这几个等级通常依赖主观判断，临床意义并不大。临床上最实用的分级是把狭窄程度区分为管径减少＜50%病变、管径减少50%～99%及阻塞。Leng及其同事发现，使用频谱和彩色血流参数不能将直径狭窄率在50%～99%的狭窄进一步可靠分级，即使是首先使用动脉造影确定病变狭窄程度，然后才使用彩色多普勒超声进行评估，也发现不能可靠分级。Jager及其同事应用彩色多普勒超声检查了30例患者54条下肢的338个动脉节段，通过多普勒频谱分析诊断动脉狭窄程度，并与动脉造影比较。结果发现，所有动脉节段中，超声区分正常与病变动脉的敏感度为96%，特异度为81%。区分直径狭窄率小于与大于50%病变的敏感度为77%，特异度为98%。这项研究是在彩色多普勒技术未应用于临床前，仅使用灰阶超声和脉冲多普勒检查技术进行的。该研究结果与两位放射科医师各自独立阅读相同节段动脉造影片区分正常与病变（敏

感度98%，特异度68%），直径狭窄率小于与大于50%（敏感度87%，特异度94%）的结果一致。

Kohler及其同事报道了第二个验证性研究，他们用多普勒超声和动脉造影检查了32例患者393个动脉节段。这项研究也是在彩色多普勒成像应用前进行的。对于那些造成明显压力梯度（测压）或直径减少＞50%的狭窄，超声诊断的敏感度为82%，特异度92%，阳性预测值80%，阴性预测值93%。结果表明超声检查髂动脉狭窄的效果特别好（敏感度89%，特异度90%）。位于极重度狭窄或闭塞远心端的病变，由于血流速度低难以检出。Allard及其同事也注意到超声这方面的局限性，他们发现当下肢存在50%～99%动脉狭窄时，超声诊断上述狭窄相邻部位病变的敏感度和特异度均有所降低。

Moheta及其同事研究了超声诊断150例患者的286条下肢动脉狭窄的准确性，这些患者均接受了术前血管造影检查。自髂总动脉至腘动脉水平，99%动脉节段彩色多普勒超声显示满意，95%胫前动脉和胫后动脉，以及83%腓动脉超声显示满意。针对胫骨以上水平的动脉，研究了彩色多普勒超声识别＞50%狭窄的能力及其区分狭窄与阻塞的能力。针对胫动脉和腓动脉，研究了彩色多普勒超声预报它们从腘动脉水平至踝关节水平全程通畅的能力。对于腘动脉以上的动脉，彩色多普勒超声检出＞50%狭窄的总敏感度为腘动脉67%，髂动脉89%，相应的特异度分别为97%和99%。超声成功区分了98%上述动脉节段的狭窄与闭塞。对于小腿动脉（胫后动脉、胫前动脉及腓动脉），预测全程通畅的总敏感度为93%～97%。此研究与其他报道不同的是，下肢动脉存在多发性狭窄时并未明显影响超声诊断的准确性（图15.11）。

Macharzina及其同事回顾性动脉造影验证了139例患者，通过比较单节段狭窄（SNS）和多节段狭窄（MNS），分析超声多普勒诊断股腘动脉狭窄的标准。他们发现狭窄处PSV与近心端PSV的血流比值为2.6、3.3和3.9分别可作为判断动脉狭窄率＞50%、＞70%和＞80%的最佳阈值，MNS对多普勒超声量化诊断股腘动脉疾病有显著不利影响。

最近，Gao及其同事重新探讨了多普勒超声测量狭

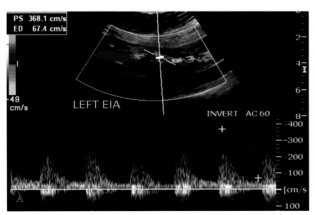

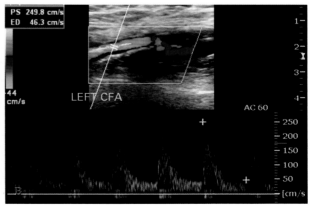

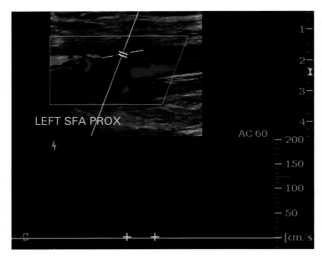

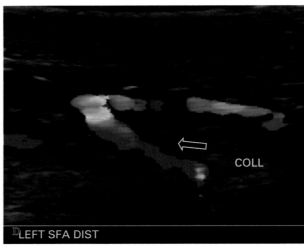

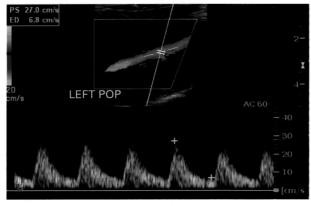

图 15.11 多节段动脉闭塞性疾病。A.从左侧髂外动脉（LEFT EIA）采集的彩色血流图像和脉冲多普勒频谱，显示收缩期峰值流速为368.1cm/s，符合严重狭窄。B.在远心端左侧股总动脉（LEFT CFA）采集的频谱，显示动脉通畅，收缩期峰值流速为249.8cm/s。C.在左侧股浅动脉近段（SFA PROX）发现闭塞。彩色血流或脉冲多普勒评估显示无血流。D.彩色血流图显示左股浅动脉远段（LEFT SFA DIST）由侧支血管（COLL；黄色箭头）重建供血。E.左侧腘动脉（LEFT POP）的脉冲多普勒频谱，显示为低速（27cm/s）低阻力单相血流，呈"小慢波"

窄处PSV（PSVst）和Vr在判断股浅动脉严重狭窄准确性方面的价值，回顾性分析了185例动脉造影患者的278条肢体超声多普勒检查结果，分析狭窄处PSV与其近心端PSV的Vr（PSVst/PSVpro）、狭窄处PSV与腘动脉PSV的Vr（PSVst/PSVpop），结果显示对于50%～69%的狭窄，PSVst＞210cm/s略好于PSVst/PSVpop＞2.5，对于＞70%狭窄，PSVst/PSVpop＞4.0优于PSVst＞275cm/s，因此得出结论，相对于PSVst/PSVpro，PSVst/PSVpop可能是股浅动脉狭窄分级的较好指标。

五、临床应用

无创性血管检查的临床作用可分为三大类：筛查、明确诊断和随访。筛查的目的是在人群中检出发病率相对较低的疾病，所以筛查方法应该经济且不给患者带来明显危害。为降低病变漏诊概率，筛查方法还应具备较高的敏感度和较低的假阴性率。假阳性影响不大，因为筛查出来的患者在临床治疗前还会进一步检查。选择合适的人群，增加病变检出概率，可以提高筛查效率。

确诊方法可以为治疗方案提供准确的解剖和生理学信息。自1927年首次应用动脉造影以来，它一直是动脉病变解剖学诊断的"金标准"。但动脉造影费用高昂且有创，使它不适合作为筛查和随访手段。随着彩色多普

勒超声诊断准确性不断提高，同时医保机构也要求降低医疗风险及费用，这促使很多血管外科医师主要根据无创性检查结果来判断是否为患者进行手术治疗。这种趋势在颈动脉疾病方面特别明显。术前仅根据颈动脉彩色多普勒超声检查结果来判断是否进行颈动脉内膜切除术已经成为一种标准医疗方式。在下肢动脉旁路移植术治疗中，也有这种趋势。

随访的目的是检查既往诊断和治疗病变的进展或复发情况。尽管它与筛查有相似之处，但它要求在一定时期内多次（系列）检查。"随访"和"监测"（surveillance）这两个词通常可以混用。例如，对于腹股沟下静脉移植血管、外周血管成形术或支架置入术患者，术后进行系列彩色多普勒超声检查，多用"监测"一词。这些问题将在第16章中阐述。

（一）筛查

需要强调的是，不是所有需要进行无创性下肢动脉检查的患者都要接受全面的彩色多普勒超声检查。在大多数临床情况下，病史、体格检查和间接的生理检查就足以判定是否存在动脉阻塞性病变及其程度。仅依靠这些信息就可以制订早期治疗方案。如果此时还没有手术适应证，一般也不必进行更复杂的检查。但是，如果临床需要更详细的解剖学信息来决定下一步方案，则优先考虑彩色多普勒超声检查。经验表明，与节段性测压相

比，彩色多普勒超声检查虽然需要额外的设备和专业人员，但在下肢动脉病变的定位和狭窄程度分级上该技术具有优势。

一般来说，对于计划手术治疗的患者，无论是外科重建手术还是经导管腔内治疗，下肢动脉彩色多普勒超声检查最有帮助。其目的是确定病变位置和范围，以便决定是否需要进行其他影像学检查并选择最适当的治疗方案。例如，多普勒扫查对髂动脉支架置入术前评估及术后随访等具有价值（图15.12）。患者是进行血管腔内治疗还是手术重建血管治疗，主要依据病变具体特点而定。例如，髂动脉或股浅动脉局限性狭窄或小段闭塞适合采用经皮腔内血管成形术或支架置入治疗，而较长段不规则狭窄或大范围闭塞，则最好进行血管旁路移植术治疗。在做这些决定时，病变的位置、程度和长度范围等解剖学特点尤为重要。另外，也必须评价近心端动脉和病变远心端血管的血流再现（灌注）状况。除动脉造影、MRA和CTA之外，彩色多普勒超声检查是一种有效的检查方法，可以提供上述解剖信息。

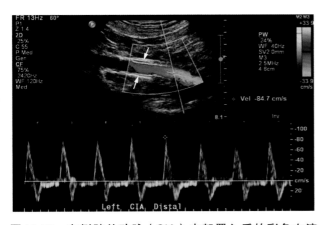

图15.12 左侧髂总动脉（CIA）支架置入后的彩色血流图和频谱图像。在彩色多普勒区域的左侧可以看到高回声的支架。髂总动脉远段频谱提示血流正常，峰值流速为84.7cm/s

Edwards及其同事应用彩色多普勒超声检查了110例患者下肢动脉（治疗过程中再进行动脉造影）。根据超声检查结果，50例患者宜进行经皮腔内血管成形术，其中47例（94%）进行了治疗，其余3例，彩色多普勒超声正确预见了病变存在，但由于各种技术原因血管成形术未能完成。对那些彩色多普勒超声提示不宜治疗的患者均未进行血管成形术。血管造影术及成形术前评价病变，医师可以了解病变节段（位置及范围）、指导穿刺（位置），从而指导介入治疗。所以，术前进行了彩色多普勒超声检查就可不必再行其他诊断性检查（如动脉造影）。对老年和行动不便的患者，彩色多普勒超声检查很有价值。对于这些患者，目的是评估有无适于介入治疗的病变。如果没有这类病变，并且也有开放手术的禁忌证，就没必要进一步进行血管造影检查。

（二）确诊与治疗方案制订

与动脉造影相比，彩色多普勒超声具有高准确性，因此是否可以用彩色多普勒超声替代动脉造影对下肢动脉病变进行术前检查，Kohler及其同事进行了研究，具体方法为：如果仅提供彩色多普勒超声或动脉造影结果，结合临床情况，血管外科医师是否会选择不同的治疗方案。结果发现，就某一位医师而言，检查手段对医师判断治疗方案无明显影响。而在各位外科医师之间进行比较时存在较大差异，即便血管造影与彩色多普勒超声结果一致时也是如此。这一研究结果提示，对于大多数患者来说，外科医师的处理意见不同是由于临床判断不同，而不是由于这两种检查结果不同。

进行下肢血管重建手术时，最重要的是了解动脉病变位置和程度、股动脉近心端血供是否充足、病变远心端血管选定（供移植用）。Ligush及其同事研究了36例严重肢体缺血患者，根据彩色多普勒超声或动脉造影制订手术计划，并与实际实施的手术方案进行比较，共进行了40处腹股沟水平以下血管旁路移植术。超声对有血流动力学意义狭窄的定义或诊断标准为：狭窄处流速为其紧邻近心端正常流速的2倍以上（PSV比值≥2.0）。超声检查所需时间平均为30min（20～55min）。以实际手术为标准，根据彩色多普勒超声判断的准确性为83%，动脉造影为90%，两者没有显著性差异。Wain及其同事也进行了相似研究，检查了41例将进行腹股沟下血管移植术的患者。超声诊断有血流动力学意义狭窄的流速标准相同。单侧的下肢动脉，从主动脉到胫腓干检查用时20～40min，如果需要评估胫动脉和腓动脉，额外需要20～30min。90%需要行股-腘动脉或腘动脉以下动脉旁路移植（搭桥）术的病例，彩色多普勒超声判断正确。在旁路移植吻合口位置判断方面，对于股腘动脉旁路移植（搭桥）术而言，超声准确性为90%（18/20），而对于腘动脉以下位置，超声准确性仅为23.8%（5/21）。因此，对于股-腘动脉旁路移植（搭桥）术远端吻合口位置判断，超声检查结果可靠，而对于胫、腓动脉处的吻合口位置判断，超声不可靠。

Grassbaugh及其同事研究了是否可用彩色多普勒超声替代动脉造影来选择动脉旁路移植术时胫动脉和腓动脉处吻合口（远端吻合口）位置。他们应用彩色多普勒超声和动脉造影检查了38例患者的40条下肢，在双盲条件下根据超声或动脉造影结果分别选择靶血管，并与手术实际选择对照。超声选择的靶血管88%正确，动脉造影93%正确，两者之间无显著差异（$P=0.59$）。与未被选中血管相比，选择的胫动脉或腓动脉收缩期峰值流速（35cm/s vs 25m/s，$P=0.04$）和舒张末期流速（15cm/s vs 9cm/s，$P=0.005$）均较高。作者还提到，腓动脉显示有时较困难，但是在选择胫动脉还是腓动脉作为旁路移植目标血管时，超声与造影结论一般均相符。

总结以上经验可知，对拟进行腹股沟下动脉旁路移植的患者仅使用彩色多普勒超声进行术前检查就足够了，但有必要结合术前超声与术中移植前动脉造影来明确靶动脉和吻合口位置，尤其是远端吻合口选在胫动脉或腓动脉时。有学者发现，当需要选择胫动脉或腓动脉作为移植靶动脉时，如果多条小腿动脉均通畅，彩色多普勒超声价值有限。术中移植前动脉造影是一种简单快捷选择最佳靶血管的方法，还可以避免术前进行动脉造影相关费用及风险。

如果超声发现患者有主髂动脉阻塞性病变，但又没有合适的远端靶血管，或因体胖、血管壁钙化、开放性伤口或患者及技术等原因导致彩色多普勒超声检查受限时，术前仍需进行其他影像学检查，从而避免将患者送进了手术室，而又发现患者不适合血管旁路移植（搭桥）术。超声测量（mapping）、标记（marking）浅表静脉以确保有可用静脉血管，也很有价值。

临床实用要点

- 除了医保机构要求降低医疗费用及风险，多普勒超声检查的准确性促使医师在特定患者中根据无创检查结果决定是否需要进行动脉介入治疗。
- 在下肢动脉病变定位和分级中，多普勒超声检查优于节段性压力测量。
- 在确定下肢血运重建手术类型时，需要了解的重要解剖特征是病变部位、严重程度和长度。此外，还必须评估病变近心端动脉状况和病变远心端血管质量。

（三）下肢创伤评价

下肢动脉损伤可以造成动脉性供血不足及出血，必须快速诊断并进行处理。在这种状况下，常规病史采集、体格检查及诊断试验通常无实用价值。下肢动脉损伤患者可表现为两种情况：第一种，有些患者血管损伤很明显，有肢体远端缺血和大量出血。这类患者一般应立即进行开创手术，或进行血管内介入治疗，从而控制出血和进行动脉修复。第二种，也是更常见的情况，患者有肢体钝性或锐器伤，但无明显血管损伤症状或体征。这种情况下，可根据创伤机制和伤口位置判断有无隐匿性血管损伤。

常规血管外科探查在伤口附近进行，但其诊断（发现损伤血管）效果不佳。另一方面，因体格检查诊断的敏感度不够高，也不能将其作为治疗的依据。多年来，动脉造影是诊断急性动脉创伤的标准方法。但是，1991年研究报道了100条肢体损伤患者，动脉造影术平均耗时2.4h。对于那些有严重血管创伤或多系统创伤患者，需要复苏和立刻治疗，这种延误是临床不能接受的。动脉造影更适于筛查病情稳定又怀疑有隐匿性动脉损伤的患者，但这种检查费用较高，同时风险较大。另外，经验表明动脉造影可诊断的很多创伤性病变，如内膜撕

脱、假性动脉瘤和动静脉瘘，一般均可随着时间自行愈合。对四肢血管创伤急诊评估，在许多中心CTA已经取代了动脉导管造影。

人们已采用间接检查手段（动脉测压及彩色多普勒超声）来评价肢体创伤患者，以避免不必要的动脉造影，判断是否需要外科手术探查。Lynch和Johansen对93例创伤患者的100条受伤肢体进行了多普勒血压测量和动脉造影检查。动脉压指数（伤肢远端收缩压/健肢肱动脉收缩压）＞0.90为正常。与动脉造影相比，动脉压指数检查动脉损伤的敏感度为87%，特异度为97%，整体准确率为95%。如果将结果中2例动脉造影假阳性排除，则敏感度为95%，特异度为98%，准确率为97%。有学者对动脉压指数＜0.90作为诊断隐匿性动脉损伤的准确性进行了研究，共96例患者100条肢体，以动脉压指数＜0.90作为指标筛选患者进行动脉造影检查，在17条动脉压指数下降的肢体，16条动脉造影有异常且7条接受了动脉修补术，83条肢体动脉压指数正常者，随访发现有6处轻微病变，未见严重损伤。

尽管动脉压指数是一种简单快捷并具有临床价值的筛查方法，但它也存在严重局限性，如那些大面积创伤患者及伤肢无法放置充气袖带的患者无法测量。另外，此方法无法鉴别动脉腔内病变、外压性病变及血管痉挛；肢端血压测量也无法检查那些非轴位动脉的非血流限制性创伤，如股深动脉。

彩色多普勒超声已应用于诊断颈胸区域及四肢动脉创伤。Panetta及其同事实验研究报告，应用彩色多普勒超声和动脉造影检查犬的动脉损伤（闭塞、撕裂伤、内膜撕脱、血肿和动静脉瘘）。尽管彩色多普勒超声与动脉造影诊断动脉损伤的总体准确性相似，然而在识别动脉撕裂伤方面，彩色多普勒超声比动脉造影更为敏感（90% vs 80%），也更为准确。这种高敏感度使彩色多普勒超声成为一种有用的动脉损伤筛查方法。

Meissner及其同事用彩色多普勒超声筛查了89例可疑动脉创伤患者，对60例患者靠近伤口的血管结构进行检查，仅4例（7%）为阳性。另有报道，对19例有血管创伤临床征象的患者进行彩色多普勒超声检查，有13例（68%）阳性（图15.13），临床随访或动脉造影证实无严重动脉损伤漏诊。Bynoe及其同事的前瞻性试验结果相似，他们对198例患者的319处可疑血管损伤进行了检查，彩色多普勒超声检出动脉损伤的敏感度为95%，特异度为99%，而总体准确率为98%。

尽管多数超声检查下肢血管损伤经验来自少数创伤中心，但其临床有效价值显而易见。对于初次彩色多普勒超声检查阴性又怀疑有动脉损伤的患者，随访十分重要，因为随访检查中病变可能变得更明显。

（四）下肢动脉瘤

超声测量的下肢动脉直径，从股总动脉到腘动脉逐渐减小。健康男性的股总动脉、股浅动脉和腘动脉直径

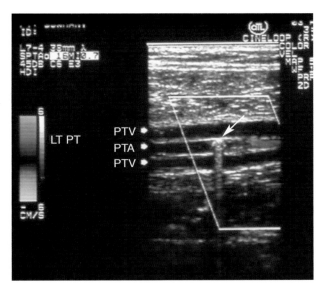

图15.13　下肢枪伤患者彩色多普勒图像显示胫后动脉（PTA）内有一弹片（箭头），弹片造成彩色血流中断，后方伴有混响伪像（reverberation artifact），2条胫后静脉（PTV）显示清晰（选自Zierler RE，Zierler BK：Duplex sonography of lower extremity arteries，Semin Ultrasound CT MR，1997；18：39-56.）

平均值分别为9.3mm、7.3mm和6.9mm。女性动脉直径比男性小0.9～1.1mm。当动脉直径大于正常近心端动脉段直径的1.5～2倍时，则认为扩张段动脉为动脉瘤。在下肢动脉，腘动脉瘤（PAA）最常见，其次是股总动脉瘤、股浅动脉瘤和分支血管动脉瘤。动脉粥样硬化是动脉瘤的最常见原因，其次是感染（真菌性动脉瘤）、创伤和结缔组织疾病。动脉瘤形成原因可能是多因素的。下肢动脉瘤好发于男性，常与腹主动脉瘤（AAA；详见第24章）伴发。外周动脉瘤的并发症包括动脉血栓

形成、外周动脉栓塞、压迫邻近结构和动脉瘤破裂。动脉扩张是用来描述动脉弥漫性扩张的一个术语，伴有或不伴有局灶性动脉瘤形成。动脉扩张患者可能有相似的血栓形成和栓塞风险，可能有相似的家族发病率。

尽管PAA不如AAA常见，但是PAA约占所有下肢动脉瘤的70%。PAA与AAA的发生比值在1：8～1：23。30%～50% PAA患者同时患有AAA，而10%～14% AAA患者同时患有PAA。50%～70% PAA患者为双侧病变，为真性动脉瘤，累及血管壁全层。1/3 PAA患者在确诊时无症状。患者症状和体征通常与动脉瘤血栓形成或远端栓塞或邻近结构受压有关。

超声是最常用的PAA诊断方法，能准确地确定动脉瘤大小、位置和开放状态，以及腔内血栓和管腔狭窄程度（图15.14），也能鉴别PAA与其他腘窝肿块，包括腘窝囊肿、血肿和肿瘤。腘动脉超声检查通常采用患者仰卧位、膝盖弯曲、腿外旋或在检查台上方抬高。如果屈曲受限，可以俯卧位扫描，膝盖稍微弯曲以缓解张力。从内收肌管的股浅动脉远端到腘动脉远端的胫、腓动脉起点处，对整个腘动脉进行灰阶和彩色多普勒超声检查。局灶性动脉瘤通常发生在腘动脉近段和中段。应从相互垂直的两个切面测量动脉瘤最大前后径和横径。测量类似于AAA检查，从外层到外层进行最大径测量。彩色血流多普勒检查以评估血管通畅性和残余管腔，脉冲多普勒记录速度（图15.15）。检查邻近血管和分支，评价扩张累计范围、邻近血管的通畅状态和邻近结构受压情况。

一项最近的研究报道，利用超声测量无症状小PAA大小，进行组内和组间一致性研究，确定了超声诊断和监测PAA的可靠性和重复性。作者从动脉前壁外层至后壁内层测量最大径，发现误差＜0.135mm。

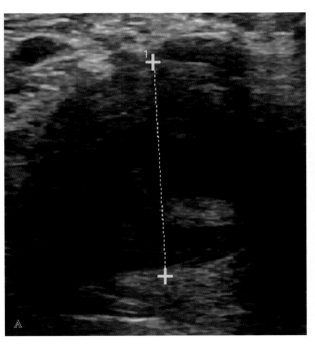

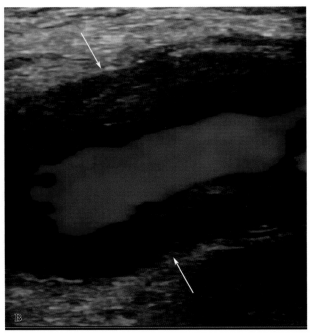

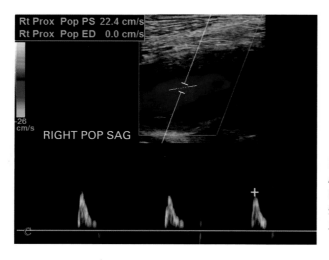

图15.14　男性，80岁，患腹主动脉瘤，怀疑腘动脉瘤。A.腘动脉横切图像显示动脉瘤最大前后径为2.5cm，内伴附壁血栓。B.纵切面彩色血流多普勒显示管腔未闭、附壁血栓（箭头）。C.脉冲多普勒频谱显示扩张管腔内低速血流（22.4cm/s）
RIGHT POP SAG：右腘动脉矢状面

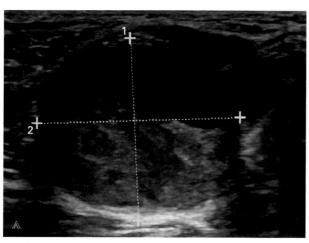

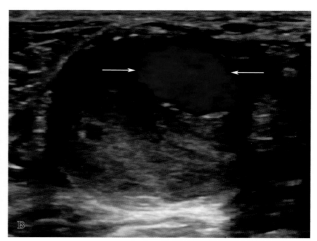

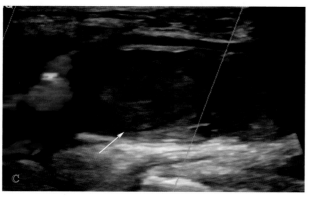

图15.15　一例74岁患者静脉超声检查时发现双侧腘动脉瘤。A.横切面显示右侧腘动脉瘤大小为2.6cm×2.8cm，有偏心残余管腔。B.横切面彩色多普勒超声显示右侧腘动脉残余管腔通畅（箭头）。C.纵切彩色多普勒图像显示左侧腘动脉瘤内血栓形成（箭头）

（五）罕见腘动脉病变

腘动脉非常见病包括外膜囊肿（adventitial cystic disease）和腘动脉压迫。腘动脉外膜囊肿是一种罕见疾病，以腘动脉外膜层的囊性改变为特征。虽然任何动脉都可能发生动脉外膜囊肿，但约85%病例累及腘动脉。这将会导致进行性跛行和腿部疼痛，因为黏液样囊肿可导致管壁增厚和动脉狭窄。超声表现为腘动脉壁上多发圆形无回声或低回声小病灶。囊性肿块可导致血管偏心狭窄或闭塞。囊肿内可见低回声，为黏液样碎片超声表现（图15.16）。彩色血流成像和脉冲多普勒频谱可确定动脉狭窄或闭塞。

腘动脉压迫综合征（PAES）是另一种罕见病变，超声可以识别此类病变。尽管患病率尚不清楚，但在健康年轻男性中常可见到。PAES是由于邻近肌肉先天性异常或肌腱插入导致腘动脉压迫所致。偶尔，在高等级运动员中，PAES可能与肌肉肥大有关。动脉压迫会导致跛行和下肢缺血症状。PAES并发症包括动脉血栓形成、动脉瘤形成、狭窄和远端动脉栓塞。结构异常与腓肠肌内侧头移位有关，可引起腘动脉位置异常，从而导致其受到腓肠肌压迫，或少数情况下被腘肌或腘肌纤维

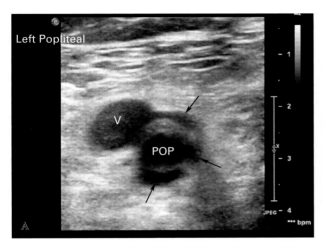
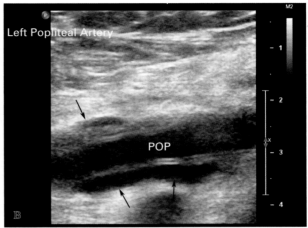

图15.16 54岁女性左膝关节后方疼痛。A.横切图像显示左侧腘动脉（POP）周围的低回声至无回声区（箭头），为动脉外膜囊肿。在此水平腘动脉存在轻度狭窄。邻近腘静脉（V）未受累。B.同一腘动脉纵切图像，沿动脉壁可见囊性改变（箭头）

     Left：左；Popliteal：腘；Artery：动脉

带压迫。PAES共分为以下5型。
- Ⅰ型：腘动脉环绕腓肠肌内侧头异常走行。
- Ⅱ型：腓肠肌内侧头从异常侧位插入，腘动脉穿过肌内侧和下方。
- Ⅲ型：腓肠肌内侧头的外侧缘延伸出一个肌索或肌头，压迫腘动脉。
- Ⅳ型：腘动脉位于腘窝深处，被腘肌或纤维带压迫。
- Ⅴ型：包括上述任何一种类型，腘动脉受压同时伴有腘静脉受压。

在体格检查中，患者中立位时跖屈或背屈时腘动脉正常脉搏可能会消失。诊断检查包括多普勒超声成像或磁共振成像。多普勒超声检查可显示处于松弛状态的正常腘动脉，屈曲运动时腘动脉变窄（局部流速增加）（图15.17）。也有提倡血管内超声作为确诊PAES的辅助影像学方法。

PAES并发症包括重复性创伤和纤维化引起的腘动脉狭窄，这可能导致动脉血栓形成。这种情况的确切治疗方法是手术松解相关肌肉或肌腱。血栓形成是溶栓的指征。

May-Thurner综合征（MTS）是左侧髂总静脉受到前方右侧髂总动脉和后方腰椎的外源性压迫。这种压迫可能没有症状，约25%人群可能存在这种压迫，尤其是在年轻女性中，症状可发展为下肢肿胀和深静脉血栓形成（DVF）。通常使用CT或MR血管造影（图15.18）进行诊断。血管内超声也可用于确诊和指导治疗。多普勒超声检查有助于识别静脉阻塞，也可显示静脉狭窄部位和严重程度（图15.19）。MTS治疗通常包括溶栓，然后置入支架以恢复血管通畅，解除静脉阻塞。

（六）髂外动脉内膜纤维化

运动导致的髂外动脉内膜纤维化（EIAE）是一种

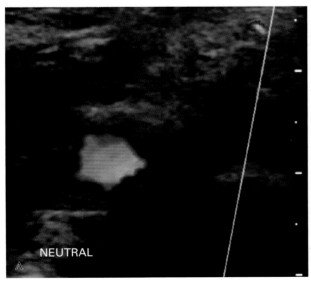
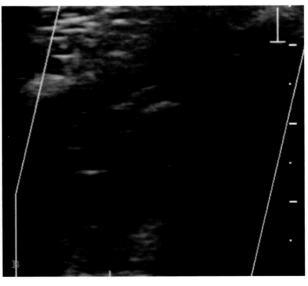

图15.17 腘动脉压迫综合征（PAES）。A.在中立（放松）（NEUTRAL）位置下，彩色血流多普勒显像显示腘动脉通畅。B.踝关节跖屈时腘动脉受压、不可见

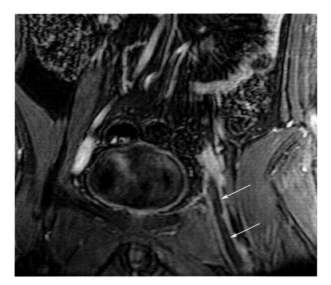

图15.18   32岁女性患者，患May-Thurner综合征（MTS）并急性左腿肿胀。静脉多普勒超声检查后进行磁共振（MR）静脉造影。这张为静脉期MRI。血栓位于左侧髂外静脉（箭头）。右侧髂总动脉跨越造成静脉受压

罕见疾病，常发生在耐力运动员身上，1984年首次报道了2名自行车运动员患有这种疾病。随后报道了自行车、跑步、速滑、越野滑雪运动员和健美运动员也会患有此病。EIAE主要见于男性，但女性也有发病。下肢症状通常为单侧，由长时间和接近最大量运动引起。最常见的症状是大腿跛行，臀部或小腿也可受累，肢体麻木或肿胀也有报道。主要病理特征是髂外动脉管壁纤维增厚，导致管腔直径变窄，部分涉及动脉扭曲延长和血管痉挛。这些运动员在休息时没有症状，但在剧烈运动时会出现症状，这是由于经髂外动脉血流加快，相对轻度狭窄引起血流受限。

EIAE运动员休息状态时，足部脉搏、踝肱指数常正常。因此，该病需要通过某种刺激性运动试验进行诊断，最好是类似于那种反复引起这种症状的活动。最实际的方法是平板踏车加强试验，增加平板车速度和倾斜度，以适应运动员的健康水平并持续到症状出现。在休息和运动后出现症状，立刻记录踝肱指数，如果运动后踝部血压显著下降，则对其进行监测，直到恢复至基线水平，从而了解髂外动脉病变的血流动力学改变。此外，在休息和运动后对髂外动脉进行多普勒超声检查，可以记录血流速度和局部动脉直径变化，有助于对狭窄位置进行定位（图15.20）。

研究发现在患者停止训练后，EIAE将趋于稳定。但是，对于症状严重的运动员和坚持继续参加运动的运动员需要进行治疗。尽管对EIAE的治疗没有达成共识，但一般认为血管内支架不是合适的治疗手段。当出现血管异常固定、动脉扭结或动脉伸长时，需要松解纤维带和缩短动脉。纤维化造成狭窄时，需要进行动脉内膜切除术（或更具体地说是内膜纤维切除术）、间置移植术（interposition grafting）或长补片血管成形术。

临床实用要点

• 健康男性的股总动脉、股浅动脉和腘动脉直径平均值分别为9.3mm、7.3mm和6.9mm。健康女性这些动脉直径比男性小0.9～1.1mm。
• 当动脉直径大于近心端正常动脉段直径的1.5～2倍时，考虑为动脉瘤。
• PAA是最常见的外周动脉瘤，与AAA有关。
• 超声能准确地确定PAA大小、位置和通畅程度，并能鉴别PAA与腘窝囊肿、血肿和肿瘤等腘窝肿块。

六、总结

利用灰阶成像、彩色多普勒和多普勒频谱分析等超声技术对下肢动脉进行评价，是动脉疾病间接生理学评价有价值的辅助手段。这种检查方法可以确定动脉病变的解剖位置和严重程度，是临床初步决定是进一步进行其他影像学检查还是选择最合适的治疗进行干预的基础。

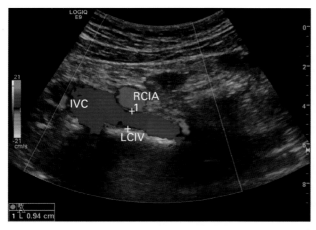

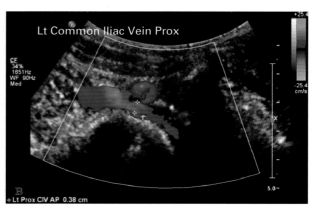

图15.19   A.右侧髂总动脉（RCIA）跨越左侧髂总静脉（LCIV）近段的横向灰阶和彩色血流图像，在该静脉汇入下腔静脉（IVC）前，髂总静脉完全开放，直径为0.94cm。B.另一例患者的相似切面，左侧髂总静脉近端狭窄（Lt Prox CIV），CIV直径为0.38cm

Lt Common Iliac Vein Prox：左侧髂总静脉近端

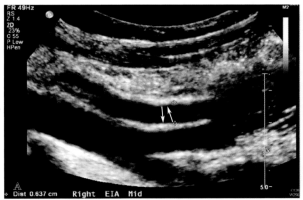

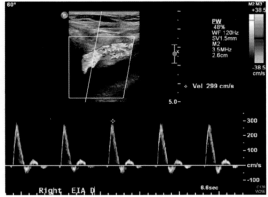

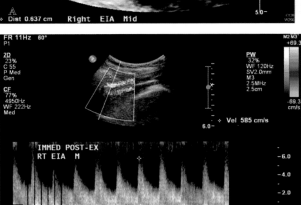

图 15.20 一例 42 岁女性患者髂外动脉（EIA）内膜纤维化，跑步引起右侧小腿疼痛，症状逐渐加重。静息状态下踝肱指数正常，右侧为 1.23，左侧为 1.21；右侧胫后动脉压为 152mmHg，左侧胫后动脉压为 150mmHg。A.休息时右侧 EIA 灰阶图像和多普勒频谱。动脉直径为 0.64cm，血管壁轻度增厚（箭头所示）。收缩期峰值流速增快达 299cm/s，但血流模式为正常三相波。B.平板车加强运动导致右小腿严重疼痛（8km/h，10%坡度，运动 10min）后，立即采集右侧 EIA 频谱。收缩期峰值流速为 585cm/s，运动后右侧胫后动脉压降至 110mmHg，左侧胫后动脉压升至 170mmHg

第 16 章

颈动脉和外周血管疾病介入治疗术中与术后超声评估

一、引言

颈动脉和外周动脉介入治疗术中监测和术后无创成像随访，可以提高手术效果及改善患者预后。单纯多普勒超声成像，或结合肢体收缩压测量，能够鉴别在开放性外科手术或血管腔内介入治疗过程中出现的技术问题和闭塞性病变。在介入手术过程中可以进行彩色和脉冲多普勒成像检查，以提高颈动脉和肢体动脉手术的技术精确度。修复部位的异常（狭窄、扭曲、夹层、血栓、低流量）会影响正常血管的功能，导致手术的失败。常规多普勒超声检查已经发现，经腹股沟进行的经皮腔内血管成形术及旁路移植术的术后残余狭窄很常见，分别为5%～25%、10%～15%。当多普勒超声发现的动脉病变得到处理后，动脉修补术的1年和3年失败率很低，为2%～7%。

对于门诊患者，多普勒超声检查是血管实验室的基础监测方案。它包括一系列检查：首先需要确定修复的动脉是否恢复了正常血流；然后检查是否存在由内膜增生引起的狭窄，这是动脉修复失败的常见原因；以及判断动脉粥样硬化性疾病的进展情况。研究表明，与临床评价外周动脉闭塞性疾病是否复发（依赖于症状或体征）的随访方案相比，基于多普勒速度标准的再次介入治疗能够提高血管的远期通畅率。

二、术中超声监测

通过视诊、触诊及便携式连续多普勒仪来评估动脉介入治疗是安全、可行的，但是对中-重度动脉狭窄、动脉腔内损伤性疾病（夹层、内膜撕裂和血栓）诊断的敏感度不高。虽然数字减影血管造影（DSA）是评估动脉治疗的"金标准"，但该技术需要穿刺动脉，有创，有辐射，存在造影剂诱导的肾毒性风险。即使综合应用多种影像学检查，也容易出现假阴性。多普勒超声检查已成为首选的术中诊断技术，因为它可以提供实时、高

表16.1 外周动脉外科和腔内重建术常用的术中诊断方法和正常标准			
治疗方法	动脉造影*	动脉血压测量†	多普勒超声‡
"切开式"外科治疗			
颈动脉内膜切除术	用，内径＜20%	不用	用，PSV＜150cm/s
肾动脉旁路移植术	不用	不用	用，PSV＜180cm/s
肠系膜动脉分流术	不用	不用	用，PSV＜180cm/s
腹股沟下动脉旁路移植术	用，内径＜30%	不用	用，PSV＜180cm/s
腔内血管成形术（PTA）			
颈动脉支架置入术	用，内径＜20%	不用	用，PSV＜150cm/s
肾动脉PTA	用，内径＜30%	用，压力梯度＜10mmHg	不用
肠系膜动脉PTA	用，内径＜30%	用，压力梯度＜10mmHg	不用
髂动脉PTA	用，内径＜30%	用，压力梯度＜10mmHg	用，PSV＜180cm/s
腹股沟下PTA	用，内径＜30%	不用	用，PSV＜180cm/s
静脉桥血管囊扩张PTA	用，内径＜30%	不用	用，PSV＜180cm/s

*可接受的残余狭窄的标准，表现为直径减少
†心脏收缩期导管测量血管成形术两端压力梯度
‡联合使用灰阶超声和收缩期流速比＞0.2诊断病变狭窄时，用来核实残余狭窄的收缩期峰值速度阈值

分辨率的血管成像，并能够通过多普勒波形分析，赋予图像以生理信息。从本质上讲，所有的四肢开放性或血管内操作，使用适当的探头（探头直接放在治疗处或经皮穿刺处），都可以应用系列评价标准进行评价（表16.1）。颅外颈动脉、锁骨下动脉、肾动脉或肠系膜上动脉的血管内介入治疗可以单独使用DSA评估（评估时，导管后撤，监测跨治疗部位的压力梯度＜10mmHg），或在部分（选择）病例中使用血管内超声进行评价。对于开放性动脉治疗手术，如颈动脉内膜切除术（CEA）、肾/内脏动脉旁路移植术或内膜切除术、四肢动脉旁路移植术，应考虑在术中应用超声，多普勒速度标准评估具有较高的诊断准确性（敏感度及阴性预测值率＞90%）。术中超声评估可在5～10min完成，比动脉造影更方便。

因手术种类不同，影像所见异常也不同，但残存病变、斑块夹层或缝合不当引起的狭窄，是多普勒超声检查或DSA最常发现的异常。当彩色血流成像和多普勒波形显示严重狭窄时，狭窄可能降低血流量和远端动脉内压力。严重情况下，狭窄近端（上游）血流淤滞，会促进血小板聚集和血栓形成。术中异常修复，如果没有被发现，手术失败的风险将增加，而手术失败则预示着二次手术，进而导致并发症发病率和医疗费用的增加。

建议有一名血管超声技师参与手术室或血管造影室的术中超声监测工作。超声技师调节仪器设置以优化图像分辨率及彩色多普勒，保证高质量成像。术中超声检查时，使用术中专用的小线阵探头，10～15MHz，图像分辨力较高，探头直接放在手术视野中进行检查。采用经皮超声术中监测时，为了显示较深部位的血管，如桥血管或四肢血管成形术或经皮腔内斑块旋切术，需使用5 MHz或频率更高的线阵探头。探头套上无菌保护套（内含无菌耦合剂），在检查区涂上无菌耦合剂或无菌生理盐水进行检查。

一种错误的观点认为，术中多普勒超声检查操作与解读较为困难，而临床评估和动脉造影提供了同等的诊断准确性。因此，不愿意常规进行术中多普勒超声评估。使用超声进行腹股沟以下静脉旁路移植手术术中监测，术中发现需要紧急再处理的情况是动脉造影的2倍，而术后早期（30天）血栓形成/再修补的发生率减少50%。静脉旁路移植术中，多普勒超声检测确定需要再修补狭窄的速度标准阈值各不相同，但收缩期峰值流速（PSV）＞150～180cm/s和图像中狭窄处的流速比（Vr）＞2.0（图16.1），可以预测下肢旁路移植术及血管成形术失败。一项前瞻性双盲试验研究指出，Vr≥3对闭塞或未来旁路移植手术需要再修补，具有较高的预测价值，其敏感度为71%，其预测价值低于Vr≥2。用多普勒超声进行术中监测时，提高了手术的修复率，腹股沟至腘动脉以下旁路移植术者为17%，上肢静脉桥血管为27%，大隐静脉作为桥血管的修复率为15%，经皮腔内斑块旋切术修复率为20%，球囊扩张的修复率为15%，血管支架成

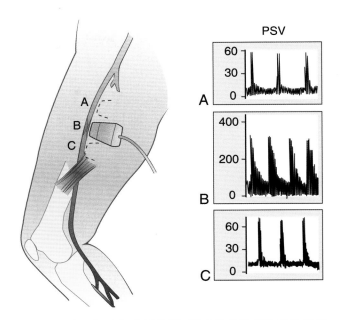

图16.1 应用经皮超声评价股－腘旁路移植术狭窄处近端（A）、狭窄处（B）和狭窄远端（C）的血流速度频谱
PSV：收缩期峰值流速（cm/s，y轴）

形术为5%。

临床实用要点

- 将探头置于含有耦合剂的无菌保护套中，进行术中超声检查，然后：
  - 在无菌区使用无菌耦合剂。
  - 在手术伤口使用无菌生理盐水。
- 可以将高频（10～15MHz）小靴形探头放置于伤口上。
- 高频探头（≥5MHz）可经皮使用，也可以置于移植血管上方。
- Vr≥2，且PSV＞150～180cm/s，是残余狭窄非常敏感的指标。

三、颈动脉介入术后监测

基于无症状颈动脉粥样硬化研究（ACAS）和北美症状性颈动脉内膜切除术试验（NASCET）等前瞻性临床随机试验研究，在预防脑卒中方面，颈动脉内膜切除术比药物治疗更有效。颈动脉血运重建内膜切除术与支架治疗比较（CREST）试验显示颈动脉支架置入术的效果与CEA相当。CEA和颈动脉支架置入术（CAS）的有效性在很大程度上取决于围术期的（并发症）发病率低（＜5%），经过修补后，复发或闭塞率低、经久耐用。

研究表明，CEA术后颈动脉再狭窄的发生率相对较低，尤其是在早期影像学研究未发现明显异常的情况下。然而，在非手术侧应用超声监测颈内动脉（ICA）狭窄的进展可能是合理的。当CEA术中或早期多普勒显像显示无明显血流异常时，再狭窄的发生率非常低。然

而，收缩期峰值血流速度超过150cm/s或腔内病变超过2mm时，应考虑再次手术修复。

CEA术后灰阶超声成像常表现出特征性改变。内膜切除术后，正常的内-中膜层结构消失，手术部位呈现阶梯状或板状（图16.2）。动脉前壁缝合线可表现为强回声，通常始于颈总动脉远端（图16.2），但并不是所有患者都能看到这一表现。在术后几周到几个月，随着血管壁重构的发生，纤维内膜增生和新生内膜形成引起管壁增厚（图16.3）。对于临床来说，新生内膜通常并不重要，除非它导致严重的管腔缩小和PSV增加（图16.4）。在动脉切开部位使用补片缝合后，很容易见到新生内膜（图16.3，图16.4）。在许多病例中，放置补片可以预防再狭窄。

在颈动脉支架置入术后，超声可以观察到支架（图16.5），但这取决于支架类型和颈动脉壁钙化的范围。支架的末端可能存在轻度狭窄，但这种结构上的改变不会导致血流速度显著升高。通常情况下，血流呈层流状态，只在CEA和CAS的部位出现少量涡流。尽管在动脉造影中看不到任何病变，在置入支架的部位PSV增加的情况相对普遍。基于体外研究结果显示，随着时间的推移，CAS术后的患者收缩期峰值流速会逐渐增加，这与支架部位的血管壁失去正常的顺应性有关。在颈外动脉的起始段也可能发生PSV升高，这可能是正常表现，也可能是颈外动脉闭塞的先兆。这可能是部分斑块在支架置入过程中重构造成的（图16.6）。

CEA术后的异常所见包括血流紊乱（通常由残留的内膜片和斑块引起）、狭窄和闭塞。残留的内膜和斑块主要见于内膜切除术后早期，但如果应用术中超声可以及时发现，不会到随访时才发现残留的内膜片或斑块。典型的残留内膜片出现在内膜切除的远端，因朝向血流束方向导致内膜掀起，继发血流紊乱，最终可能导致血管再狭窄或血栓形成。

纤维性内膜增生（图16.3，图16.4）的并发症出现

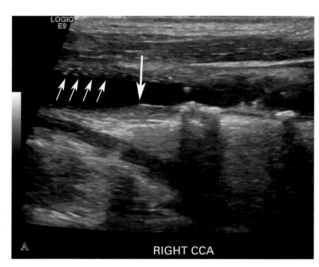

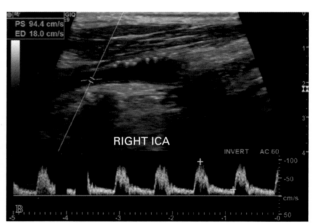

图16.2　A.颈动脉内膜切除术（CEA）部位的灰阶图像，与颈总动脉近端（最右侧）相比，从颈总动脉远端（大箭头）开始，内-中膜层结构消失。动脉前壁可见到缝合线呈点状强回声（小箭头）。B.多普勒波形和收缩期峰值流速正常
　　RIGHT CCA：右侧颈总动脉；RIGHT ICA：右侧颈内动脉

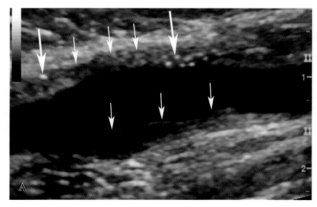

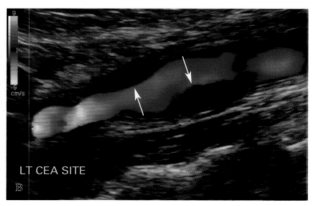

图16.3　A.颈动脉内膜切除术（CEA）部位使用补片缝合后的灰阶图像。动脉内膜切除部位的管腔扩张是这类手术的典型表现。沿远场血管壁新生内膜（小箭头）清晰可见。近场血管壁可见部分缝合线（大箭头）。B.彩色多普勒成像显示近场和远场血管壁的新生内膜的范围（箭头）
　　LT CEA SITE：左侧颈动脉内膜切除术部位

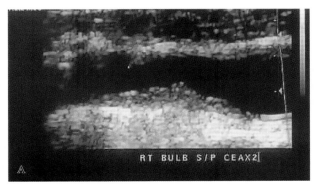
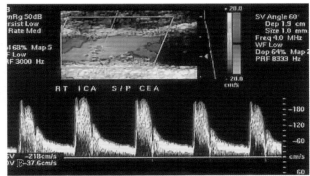

图16.4　由于内膜增生导致颈内动脉再狭窄的灰阶超声图像（A）和脉冲多普勒频谱（B），收缩期峰值流速为218cm/s，提示直径狭窄率50%～69%

　　　CEA：颈动脉内膜切除术

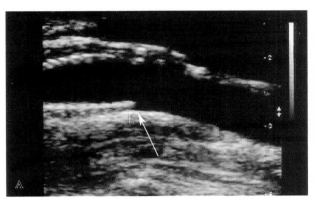
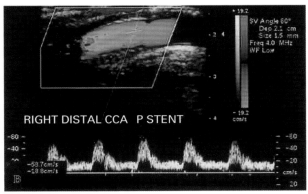

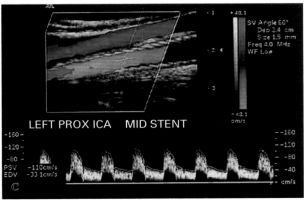

图16.5　A.灰阶成像显示支架近端位于颈总动脉球部（箭头）。支架紧密贴附于动脉壁。B、C.多普勒频谱显示腔内无紊乱血流（层流），在支架的近段、中段收缩期血流速度正常

　　　RIGHT：右侧；DISTAL：远段；CCA：颈总动脉；P STENT：支架近端；LEFT：左侧；PROX：近段；ICA：颈内动脉；MID：中段；STENT：支架

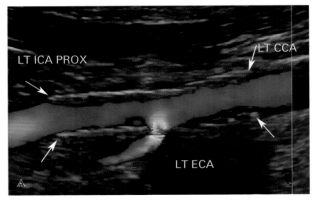
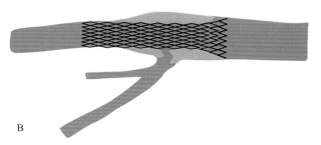

图16.6　A.彩色多普勒成像显示颈外动脉起始段彩色血流信号混叠。箭头所示为支架的起始端与末端。B.支架覆盖ECA，支架延伸至动脉起始端改变了斑块的形态

　　LT CCA：左侧颈总动脉；LT ECA：左外颈动脉；LT ICA PROX：左颈内动脉近端

稍晚，于CEA或CAS术后数月出现（通常在2年以内）。这种反应可导致CEA或CAS手术部位局限性或弥漫性狭窄，以及支架内和边缘处狭窄。最终，会造成血流速度增高和狭窄后血流紊乱。由于内膜增生（颈动脉干预治疗后，内膜切除处平滑肌和纤维组织过度增生）引起的颈内动脉再狭窄通常被认为是自限性的，与动脉粥样硬化相比，其导致脑卒中和闭塞的风险较低。有时，超声随访过程中发现，部分术后早期狭窄（10%）会自行消失。通常，在干预后的2年内，纤维内膜病变趋于平滑。在此之后发生的病变很可能是新的动脉粥样硬化斑块，具有丰富的胶原蛋白、泡沫细胞和钙沉积。

介入术后影像检查的重点是检测术后再狭窄，并决定是否需要再次介入或修复治疗。受支架形态学因素的影响，支架置入后PSV的升高可能误认为是异常（图16.7）。PSV的轻度升高很常见，不需要提示≥50%或更高程度的管径狭窄。重度ICA再狭窄的多普勒速度阈值因研究者不同存在差异（表16.2）。表内显示研究的病变血管数量较少，且不同研究者的阈值不同。然而，PSV达300cm/s已作为直径≥70%再狭窄的指标。其他可能的指标有：Vr≥4，舒张末期速度（EDV）>

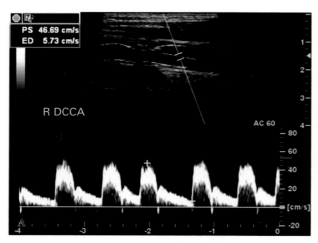
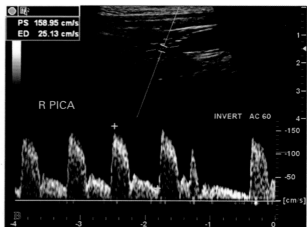

图16.7　A.从颈总动脉延伸至颈内动脉的支架近端的收缩期峰值流速较低，为46.69cm/s。B.支架中段逐渐变细，收缩期峰值流速增加到158.95 cm/s

　　ED：舒张末期；R DCCA：右侧颈总动脉远段；R PICA：右侧颈内动脉近段

表16.2	评估支架内狭窄的多普勒血流速度范围					
研究	注释	<20%的狭窄	≥50%的狭窄	≥70%的狭窄	≥80%的狭窄
Lal et al.	共90例，病变均位于分叉处；6例为≥20%的狭窄	PSV<150 cm/s；ICA/CCA≤2.16			
Zhou et al.	共18例；16例为≥70%*的狭窄			PSV：300cm/s	
Stanziale et al.	共118例；20例为≥50%的狭窄；13例为≥70%的狭窄		PSV：225 cm/s；ICA/CCA：2.5	PSV：350cm/s；ICA/CCA：4.75	
Setacci et al.	73例为≥50%的狭窄；22例为≥70%的狭窄		PSV：175 cm/s	PSV：300 cm/s；ICA/CCA：3.8；EDV：140 cm/s	
Chi et al.	共13位患者，12例为≥50%的狭窄		PSV：240 cm/s；ICA/CCA：2.75	PSV：450 cm/s；ICA/CCA：4.3	
Lal et al.	共310例，病变均位于分叉处；25例为50%～79%的狭窄；19例为≥80%的狭窄		PSV：220 cm/s；ICA/CCA：2.7		PSV：340 cm/s；ICA/CCA：4.16
Aburahma et al.	共144例；19例为≥50%的狭窄		PSV：224 cm/s；EDV：88 cm/s；ICA/CCA：3.43		PSV：325 cm/s；EDV：119 cm/s；ICA/CCA：4.5

　　*由于样本量小，不同阈值的敏感度和特异度非常相似。CCA：颈总动脉；EDV：舒张末期流速；ICA：颈内动脉；PSV：收缩期峰值流速

125～140 cm/s。无论是内膜增生还是新的动脉粥样硬化斑块形成所导致的重度狭窄（图16.8），均可能增加ICA血栓形成和晚期脑卒中的风险。针对颈动脉再狭窄的问题，建议CEA或CAS术后彩色多普勒超声定期随访（图16.9）。观察再狭窄的发生与病变的进展情况。对于狭窄＜50%的患者，每年复查1次，狭窄率≥50%者，每6个月检查1次。然而，对于大多数患者，超声随访的主要目的是观察对侧颈动脉≥50%狭窄病变的进展情况，而不是检测CEA和CSA治疗部位的再狭窄。

CEA或CAS术后1～3个月超声检查（不是术中检查）结果正常有助于排除残余狭窄。多数患者CEA/CAS术后没有发现再狭窄，如果对侧ICA狭窄＜50%，每1～2年进行1次彩色多普勒超声随访即可（图16.9）。最近的一项Meta分析证实，CEA术后超声扫查表明，在2年内发生严重狭窄的可能性非常低。这一发现得到了一项CEA术后单中心研究的证实。对于同侧残余狭窄或再狭窄合并对侧ICA闭塞患者，应该每6个月进行1次超声复查。CEA术后彩色多普勒超声监测发现狭窄的概率（5%～7%，即严重狭窄需要治疗者的概率）要比CAS（10%）低，然而，CEA术后对侧病变的进展是正常的5

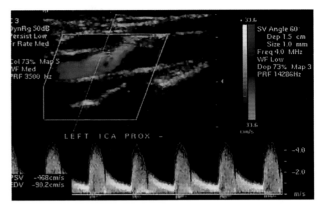

图16.8　超声检查显示颈内动脉（ICA）近段内膜增生导致重度再狭窄（＞70%）。收缩期峰值流速（PSV）468cm/s，舒张末期流速（EDV）90.2cm/s

倍。如果术后进行彩色多普勒超声监测并对严重再狭窄进行治疗，那么同侧致残性脑卒中发生率较低（每年＜1%）。ICA狭窄＞50%的患者，出现大脑半球症状或无症状性狭窄进展为重度狭窄时（狭窄率＞70%～80%，PSV＞300cm/s，EDV＞125～140cm/s，ICA/CCA＞4），应对这类患者进行干预。一旦经多普勒超声诊断，重度ICA狭窄应考虑再次介入治疗，特别是对狭窄进展迅速，

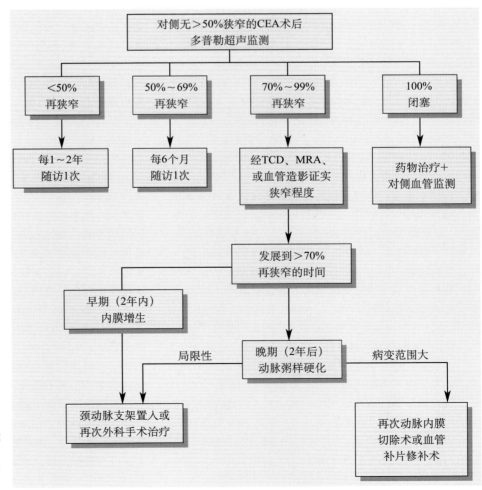

图16.9　颈动脉内膜切除术（CEA）后超声监测方案示例
MRA：磁共振血管成像；
TCD：经颅多普勒

病变范围超过 1cm 或发生在 CAS 后的患者。

四、外周动脉术后监测

外周动脉病变手术后复发或手术失败的主要原因通常分为三大类：①技术性失败，发生于术后 30 天内；②手术后 1 个月至 2 年发生的纤维性内膜增生；③后期发生的动脉粥样硬化性病变的进展。内膜增生与颈动脉介入术后所见相同。它包括平滑肌细胞增殖和胶原基质形成，导致吻合口、静脉瓣、血管成形或动脉内膜切除部位发生阻塞性病变。随着病变进展，血流量和远端灌注压降低。彩色多普勒超声可用来监测内膜增生和动脉粥样硬化的发生和发展过程。对于进展性狭窄的患者，可选择再次介入治疗。因病变比较局限（仅累及一小段血管），常采用血管腔内治疗。对于腹股沟以下静脉旁路移植术、外周血管成形术和支架置入术后的随访，与单纯临床评估相比，多普勒超声随访病例的血管通畅率更高。许多患者术后经超声随访检测出典型无症状重度狭窄（>70% ～ 80%），需要二次手术修复。腹股沟以下静脉旁路移植术最能体现术后超声随访的有效性（超声随访病例血管的通畅率为 78%，而临床评估病例的血管通畅率为 53%）。而下肢人工血管旁路移植术、透析通路、颈动脉主干治疗术后超声随访效能要低一些。采用超声随访评估发现腹股沟以下人工血管移植术后需要修复狭窄的准确性很高（81%），比单纯依据踝-肱指数（ABI）评估的准确性（24%）高。超声预测股-胫动脉人造血管移植失败或需再修复的准确性，要比股-腘动脉移植血管高得多。

术后首次超声随访时间，因治疗类型不同而不同，也与是否应用术中超声监测相关。如果术中超声检查正常，腹股沟以下的旁路移植术应在术后 6 个月内进行超声随访。如果术中动脉造影和超声评估发现有残余狭窄者，特别是中度狭窄者，应尽早开始随访，每隔 6 个月随访 1 次，以监测狭窄的发展进程。1 年以后，由内膜纤维性增生引起的失败率将降低，复查间隔时间可延长

至 9 ～ 12 个月，以检查动脉粥样硬化病变的进展或有无假性动脉瘤的形成。

五、腹股沟以下旁路移植的评估

（一）术中评估

术中检查可依据实时彩色多普勒成像确定管腔狭窄、血流紊乱及湍流的部位。有两种方案：使用血管扩张剂（如罂粟碱），或不使用血管扩张剂。

（二）扩张性评估（血管扩张）

需要对整个桥血管进行检查，尽可能从吻合口远端开始向近端扫查（图 16.10）。在多普勒超声检查之前，使用盐酸罂粟碱（30 ～ 60mg，用 27 号针注入静脉桥血管内）扩张桥血管远端的血管床，增加移植血管血流量。然后，应用超声评估桥血管，该技术名为罂粟碱增强多普勒检查（papaverine-augmented duplex scanning），可以提高对残余狭窄严重程度的检测和分级诊断的敏感度。使用血管扩张药也可以确认桥血管远段流出道是否存在低阻血流（图 16.11），低阻性血流动力学特征与下肢桥血管移植术的成功性有关。采集多普勒血流速度时，多普勒取样与血管壁之间的角度应≤60°，取样容积放置在桥血管中央。

根据多普勒超声评价结果，修复后的血管可分为正常（没有狭窄，移植血管内为低阻血流，PSV > 40cm/s），残余狭窄（中度、重度）及低血流状态（表 16.3）。狭窄 > 50% 的多普勒诊断标准包括彩色多普勒成像显示解剖结构异常、彩色多普勒成像存在湍流、PSV > 180cm/s。狭窄处的 PSV 比值应大于或等于 2.5：此时血流动力学异常水平，具有临床意义，值得纠正，或至少通过 DSA 进行额外评估。在内径较小（<3mm）的静脉桥血管，收缩期流速达 125 ～ 180cm/s，但 Vr < 2，不应认为是异常。桥血管远段呈高阻力波形（仅收缩期呈正向血流）则为异常，如果同时存在血流速度低（PSV ≤ 40cm/s）则表明"桥血管低血流量"，预示着术后早期失败。对于这些病例，应仔细评价桥血管远端动脉是否存在闭塞。根据动脉造影和罂粟碱增强试验后超声复查结果，可进行增加桥血管血流量的手术治疗，如在远端建立动静脉瘘或建立另一条桥血管通路。

应对腹股沟区下方移植旁路进行全面检查，以发现解剖和血流异常，尤其是去瓣大隐静脉原位移植术。若

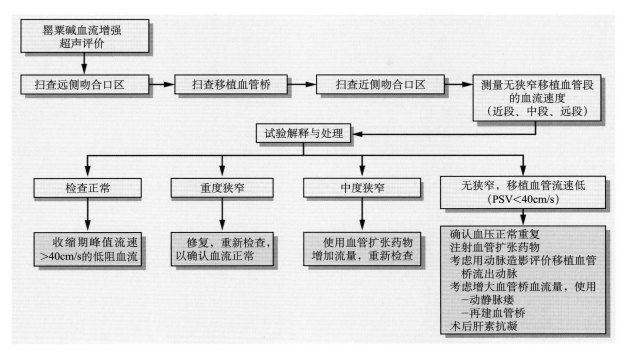

图16.10　腹股沟以下静脉桥血管旁路移植术，术中彩色多普勒超声监护方案。超声评价结果可归为四类：正常、重度狭窄、中度狭窄、无狭窄但移植血管内血流速度低（PSV＜40 cm/s）

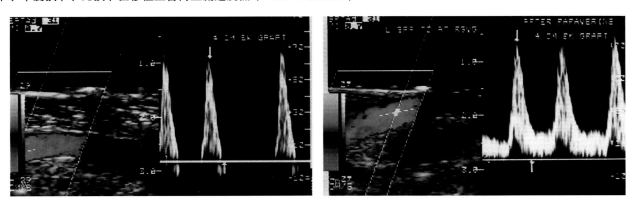

图16.11　一位患者腹股沟以下大隐静脉旁路移植术，膝下移植血管内多普勒频谱。A.罂粟碱注射前为高阻型频谱，仅收缩期有前向血流；B.罂粟碱（30mg）注射后血流速度与频谱，呈低阻血流，整个心动周期均可见前向血流，提示桥血管内血流量增加。注意，药物注射前后收缩期峰值流速并没多大变化

表16.3　腹股沟以下静脉旁路移植术中彩色多普勒超声评估说明和处理推荐

彩色多普勒超声狭窄分级	移植血管流速（cm/s）	外周血管阻力	说明和围术期（24h）处理
正常	＞40	低	未发现狭窄、移植血管PSV正常。滴注右旋糖酐-40（25ml/h，500 ml），口服阿司匹林（325mg/d）
重度狭窄PSV＞180cm/s，Vr＞2.5	＜40	低	修复纠正病变。重新扫查移植血管，如果无残存狭窄，但移植血管内PSV低（＜40cm/s），应用低分子肝素（1mg/kg SC，每天2次）、右旋糖酐-40（25ml/h）并口服阿司匹林（325mg/d）
中度狭窄PSV＜125～200cm/s，Vr：1.5～2.5	＞40	低	10min后重新扫查，确认无进展，应用低分子肝素（1mg/kg SC，每天2次）、右旋糖酐-40（25ml/h）并口服阿司匹林（325mg/d）
流速低，无狭窄	＜40	高	考虑选择一种处理方法来增加移植血管的血流量（远端动静脉瘘，把血管桥搭到另一根动脉上），如果不可能，按照低血流移植血管治疗，正规肝素抗凝血治疗，右旋糖酐-40和阿司匹林（325mg/d）

PSV：收缩期峰值流速；Vr：流速比；SC：皮下注射

静脉瓣膜处的频谱流速度提示狭窄（PSV＞180cm/s，Vr＞2.5），则应再次进行去瓣以解除狭窄（图16.12）。多普勒检查还可以定位那些需要结扎的扩张静脉属支。旁路移植术后移植血管内血栓形成发生率为3%，超声可见"重度"狭窄的特征性表现（收缩期峰值流速＞300cm/s），同时实时灰阶成像可以观察到管腔内的移动血栓。最好的治疗方法是更换病变段移植静脉，对移植血管远段及流出道端的动脉灌注溶栓剂后，再行超声检查修复的血管，观察有无残存异常血流，同时注意移植桥血管血流速度（graft blood flow velocity，GFV）是否足够高。

　　如果血流速度频谱提示移植血管或吻合口中度狭窄（PSV：125～200cm/s，Vr：1.5～2.5），应使用灰阶超声（图16.13）仔细观察管腔有无病变（血栓、狭窄、瓣膜），药物诱导血管扩张后重新扫查，以验证残余狭窄处的PSV仍然＜180cm/s。如果流出道血管内（胫动脉）血流速度增高（PSV＞180cm/s），但与其远心端的吻合口的峰值流速之比＜2.5，则可能是痉挛或充血引起，不需要再处理。如果术中检查发现移植血管血流速度（GFV）较低或有中度狭窄，但是未进行修复处理，建议出院前进行超声检查以确定桥血管内血流动力学正常，还是存在持续的残存狭窄或低血流状态。

　　对626例腹股沟区以下静脉旁路移植术的研究表明，术中多普勒检查结果可以预测手术预后（表16.4）。若术中超声诊断为正常，则术后30天内桥血管失败的概率为1%，30～90天为1.5%。如果发现中度狭窄而未修复，那么术后30天内桥血管内形成血栓的概率为8%，术后90天内桥血管需再修复的概率为30%。在所有的旁路移植术的研究中，仅有2%的病例出现桥血管血流低（PSV＜40cm/s），而桥血管本身并未发现明显异常，13例中有5例（38%）在术后90天内发生闭塞。这些资料提示，术中超声发现残余狭窄或桥血管血流速度减低，预示着有血栓形成或再狭窄的风险。对各种大隐静脉桥移植术进行中多普勒超声评估，则术后90天的通畅率基本相似：原位自体静脉旁路移植术（94%）、非转流性血管旁路移植术（94%）、转流性隐静脉旁路移植术（89%），但是利用上肢静脉作为桥血管进行旁路移植术者，通畅率较低（82.5%，P＜0.01）。术中超声监测、出院前超声监测及必要时的再修复，使移植血管总通畅率在术后30天为99.4%，90天达98.8%。15%术中进行了再修复的患者，术后90天的失败/再修复率较低（2.5%），这表明旁路移植术应该常规应用术中

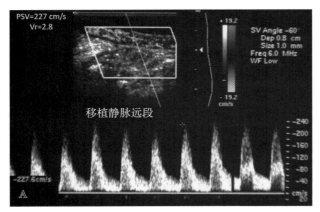
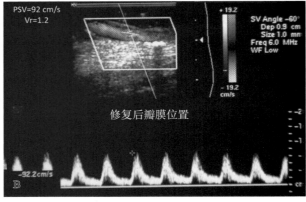

图16.12　术中多普勒超声提示静脉移植桥血管远段血流速度频谱异常（A），收缩期峰值流速（PSV）为227cm/s，管腔狭窄。去除静脉瓣膜后，速度频谱恢复正常（PSV：92cm/s）

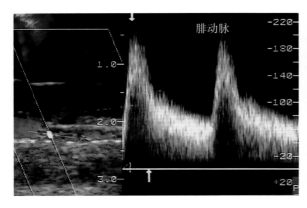
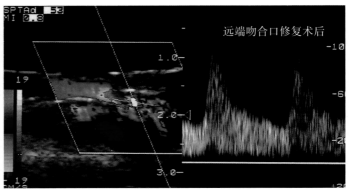

图16.13　术中双功能扫描显示静脉移植物吻合腘动脉处速度谱异常（左图），收缩期峰值流速（PSV）为220 cm/s，管腔变窄。治疗后（右图），在吻合处记录法向速度谱（PSV＝100 cm/s）

超声评估，以提高腹股沟以下静脉旁路移植术的早期预后。

表16.4	腹股沟以下静脉旁路移植术中彩色多普勒超声评价结果
旁路移植	**再处理百分率（%）**
输出道动脉	
膝上腘动脉	13
膝下腘动脉	16
胫前动脉	20
胫后动脉	12
腓动脉	15
足背动脉	17
旁路移植技术	
原位隐静脉移植	16
倒置隐静脉移植	10
非倒置静脉移植	13
移位静脉移植	
臂静脉移植	27
移植血管修复位置	**占所有修复病变的百分比（%）**
输入道动脉	8
近侧吻合口	7
移植静脉	59
远侧吻合口	26

（三）非扩张评估

　　腹股沟以下旁路移植的术中超声评估，也可以在不使用血管扩张剂的情况下进行。图像采集从近端吻合口开始，顺行向下至远端吻合口。尽管血流速度取决于远端引流动脉的状态，但其血流速度阈值往往低于扩张性动脉评估。但是，这不应该影响PSV比值（Vr），50%狭窄的界定值为2，70% ~ 80%狭窄的界定值为2.5。此

外，桥血管失败/再修复的一个非常明确的标志是桥血管舒张末期流速≤8cm/s。这项数据是测量远端吻合处，是在评估和纠正任何导管缺陷或速度提升区域后，对旁路移植进行有限评估的一部分。虽然术中没有明确的残余狭窄诊断标准，但这类的评估进一步假设桥血管中不存在局灶性病变，如果存在，应予以纠正。随着桥血管远端舒张末期流速（EDV）的增加，通畅率增加，EDV为＜5 cm/s、5 ~ 15 cm/s、＞15 cm/s时，通畅率分别为32%、64%、84%。

六、人造血管

　　从理论上讲，采用人造血管进行旁路移植术时，人工血管的材料为聚四氟乙烯（PTFE），由于血管壁内有气体存在，术后早期阶段超声检查受限。一般情况下仅对吻合口进行超声评价。PTFE是肢体旁路移植血管的首选材料（图16.14）。

> **临床实用要点**
> - 术中桥血管评估可在桥血管内注射罂粟碱或无任何处理的情况下进行。
> - 在血管扩张进行评估时，显著残余狭窄的多普勒速度标准包括：
>   - PSV≥180cm/s。
>   - Vr≥2.5。
>   - 桥血管的血流量低，PSV≤40 cm/s。
> - 中度血流速度升高（PSV125 ~ 180 cm/s）多见于：
>   - 移植血管内径细（直径＜3mm）。
>   - 该部位中度狭窄。
>   - 非血管扩张评估时，桥血管狭窄标准不明确，可能是比125cm/s更低的阈值，但PSV比值（Vr）的阈值可能保持不变。
>   - 50%狭窄，Vr≥2。
>   - ＞70%狭窄，Vr≥2.5。
> - 桥血管远端吻合附近舒张末期流速减低（≤5cm/s及≤8cm/s）可以预测早期旁路移植术的失败。

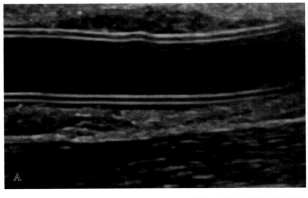
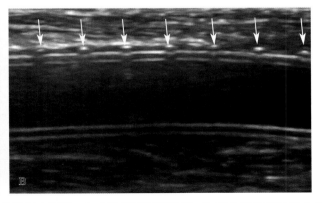

图16.14　由聚四氟乙烯（PTFE）制成的人造合成桥血管的典型超声所见。A.非增强聚四氟乙烯。B.环状聚四氟乙烯（金属增强，箭头）

七、经皮腔内血管成形术/支架置入术中多普勒监测

多普勒超声可用于血管腔内治疗的术中引导和术后监测。

多普勒超声已是外周血管腔内治疗（下肢，透析通路）唯一的术中成像技术。在血管成形术前需要对目标病变进行超声扫查，确认拟治疗部位，评价拟治疗部位狭窄的严重程度（PSV、Vr，图16.15）。多普勒超声可用于引导动脉穿刺，监视导丝穿过病灶，显示球囊扩张或支架释放。彩色多普勒超声监测动脉成形术的目的，是验证血流动力学是否恢复正常，待血流动力学恢复正常才结束治疗。经皮腔内血管成形术（PTA）治疗前，PSV＞300cm/s，EDV＞40cm/s，提示严重狭窄，存在较大压力梯度。PTA治疗成功后，治疗部位（血管成形术处）PSV＜180cm/s，同时速度比（Vr）＜2。如果速度异常升高，就需要再次进行介入治疗，直至流速恢复正常为止。治疗方法有经皮腔内斑块旋切、使用较大的球囊扩张、支架置入或延长球囊扩张时间。当病变部位已经扩张到最大限度时（如静脉桥血管狭窄进行PTA），多普勒检查仍提示存在狭窄，可根据残余狭窄严重程度，进行手术治疗或术后多普勒严密监测（图16.16）。如果超声随访发现血管成形部位的高流速持续存在，则有早期失败的可能，残余狭窄可能会进展至治疗前水平或闭塞（图16.17）。根据彩色多普勒超声监测PTA治疗股动脉、腘动脉、胫动脉狭窄及腹股沟以下静脉桥血管狭窄的经验，约20%的病例需要对残余狭窄再干预（球囊血管成形术15%，血管支架置入术5%，静脉桥血管狭窄20%）。再次介入治疗后，病变部位PSV降低（图16.17），95%以上患者早期术后超声检查血流速度提示残余狭窄＜50%（Vr＜2）。

在经皮球囊血管成形术成功治疗的股-腘动脉闭塞性病变的病例中（造影检查提示残余狭窄率＜30%），多普勒超声仍会发现20%病例存在＞50%的残余狭窄（PSV＞180cm/s，Vr＞2）。根据生存分析表，残余狭窄＞50%的患者，术后1年临床成功率仅15%，而残余狭窄＜50%的患者，成功率为84%。

临床实用要点

- 彩色多普勒超声可用于评价介入治疗，如经皮血管成形术。
- 成功的介入治疗通常应达到以下预期目标：
  - 病变处PSV＜180 cm/s。
  - Vr（病变部位/正常节段）＜2。

八、术后随访

（一）腹股沟以下桥血管的监测

多普勒超声可以用来证实移植血管的通畅性、发现狭窄病变、移植血管内血栓形成的风险评估。如果狭窄没有解除，应监测狭窄病变的进展过程。随访的方

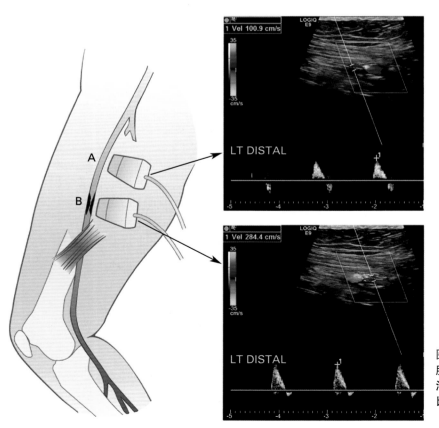

图16.15　应用经皮超声评价左侧股浅动脉血流速度频谱。A.狭窄近心端。B.股浅动脉狭窄处。收缩期峰值流速（PSV）比值为2.8（B点/A点的PSV之比）

LT：左；DISTAL：远段

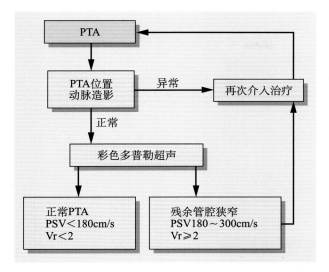

图16.16 **以动脉造影和彩色多普勒超声检查结果为基础的血管成形术中超声监护方案**

PSV：收缩期峰值流速；PTA：经皮腔内血管成形术；Vr：收缩期峰值流速比

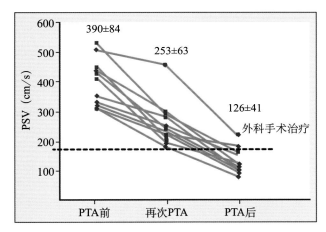

图16.17 **11例移植静脉狭窄经皮球囊经皮腔内血管成形术（PTA）后，尽管血管造影显示狭窄直径小于30%，但在再次介入前、再介入时和球囊经皮腔内血管成形术（PTA）后，收缩期峰值流速（PSV）发生了变化。除二次手术外，再干预导致PSV均小于180cm/s。在球囊血管成形术后对1例PSV为235cm/s的移植物病变进行了外科修复**

案：首先询问患者是否存在复发性肢体缺血症状，检查脉搏搏动（股动脉、足背动脉）和测量ABI指数（如果移植血管吻合口在压力袖带置放位置上方）。然后，采用彩色多普勒血流成像观察移植血管全程，包括移植血管的输入段与和输出段动脉；并选择性测量移植血管的PSV。测量3～4处移植血管无狭窄段的PSV，取平均值，PSV测值与血流量具有较好的相关性。如果流速减低（<40～45cm/s），提示移植血管发生血栓的危险性增加（图16.18）。如果移植血管采用内径较大的静脉（>6mm），或移植血管远端与足背动脉或胫动脉吻合，移植血管的流速（GFV）可能会低于40cm/s。如果彩色多普勒检查发现湍流，测量PSV和Vr，同时测量病变长

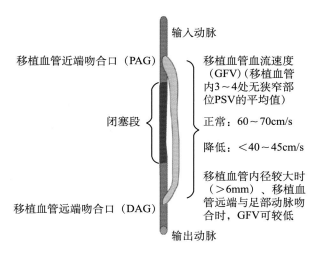

图16.18 **移植血管平均收缩期峰值流速计算方法**

度和移植血管内径（图16.19）。通过角度校正多普勒血流速度测量，评估为高度狭窄病变（PSV>300cm/s；Vr狭窄/预狭窄≥3.5），则鉴定出所有有血栓形成风险的移植血管，只有孤立病变适用于此高速标准。有多中心研究发现，如果不进行干预，存在狭窄的移植血管血栓发生率约为25%。

移植血管血栓形成的风险与ABI值的变化，以及前面讨论过的高速和低速标准的组合有关（表16.5）。对于高度危险组（Ⅰ类），狭窄两端形成压力阶差，造成移植血管内流速降低，如果血流低于"血栓形成的阈值速度"，将导致移植血管内血栓形成。建议立即对Ⅰ类病变进行修复。Ⅱ类病变（狭窄>70%，GFV>40cm/s）可在1～2周择期修复。Ⅲ类病变（PSV：180～300cm/s；Vr<3.5），如果肢体处于静息状态时并不造成压力阶差和流速降低，建议1～2个月定期超声随访（图16.20）。在手术后3个月内检查出的移植血管狭窄患者中，病变自然消退者<1/3，40%患者维持稳定，40%～50%可能进展为更严重的狭窄。尽管一次超声评估不能判断病变是否会进展，超声随访检查4～6个月，就可以判断病变进展情况，是否会影响移植血管。"威胁性"移植血管狭窄增加了移植血管内血栓形成的风险，其重要特征表现包括：①多次随访提示狭窄程度进展；②移植血管内血流量减少，表现为GFV下降；③静脉移植血管壁血栓形成，多见于静脉瓣膜附近。其他研究者报道移植血管血栓形成的危险因素包括：①Vr（狭窄段PSV/相邻正常血管节段的PSV）≥3.5；②GFV≤50cm/s；③远端吻合于胫动脉（腘动脉以下的血管）。对Ⅲ类病变进行定期超声随访，可以将那些非进展性狭窄与需再修复的进展性狭窄区分开来。大多数旁路移植血管（约80%）超声检查无狭窄（即Ⅳ类）。一般建议间隔6个月随访1次，除非GFV<40cm/s，意味着移植血管"低血流"。需多次检查这些旁路移植血管的输入动脉和输出动脉有无阻塞性病变。如果仍未发现任何病变，除

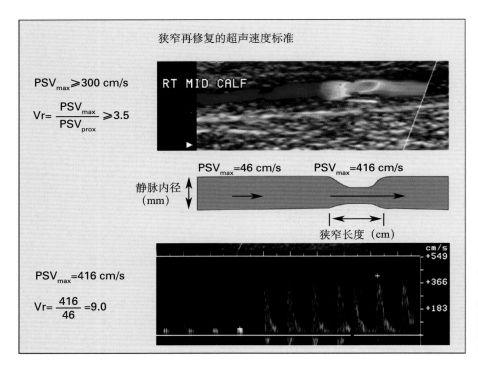

狭窄再修复的超声速度标准

$PSV_{max} \geqslant 300$ cm/s

$Vr = \dfrac{PSV_{max}}{PSV_{prox}} \geqslant 3.5$

RT MID CALF

$PSV_{max} = 46$ cm/s　　$PSV_{max} = 416$ cm/s

静脉内径（mm）

狭窄长度（cm）

$PSV_{max} = 416$ cm/s

$Vr = \dfrac{416}{46} = 9.0$

图16.19　彩色多普勒发现静脉移植血管狭窄后，流速指标测量方法。如果静脉移植血管狭窄处收缩期峰值流速（PSV）＞300cm/s（本例416cm/s）并且流速比值（Vr）＞3.5（本例为9.0），提示病变应修复

了阿司匹林，还应给予口服抗凝血药（华法林），使凝血酶时间维持在国际标准化比值（INR）1.6～2.0。直接口服抗凝血药的作用至今仍未明确。在股动脉远段（PTFE）旁路移植术后，如果超声测量移植血管内峰值速度＜60cm/s时，出院前也应给予口服抗凝血药物治疗。这种临床治疗措施是基于"血栓形成的速度阈值"理论。自体静脉移植血管的"血栓形成速度阈值"较人工血管低。

沟以下静脉移植血管在1年内发生Ⅰ类或Ⅱ类狭窄。有多种危险因素可能影响移植血管狭窄发生率，包括静脉桥血管内径小（＜3mm）、移植血管修复史、桥血管为上肢静脉、早期多普勒超声检查异常。移植血管早期多普勒超声就发现异常者［如中度狭窄（PSV≥180cm/s，Vr≥2）］，其临床结局要比多普勒超声正常的移植血管差——这些移植血管需要反复修复（51% vs 24%），早期就修复者（7个月 vs 11个月），首次治疗后3年通畅率很低（68% vs 87%）。多因素统计分析证实，移植血管修复与术后第一次多普勒检查异常之间存在显著性相关（P＜0.001，OR＞3.2）。术后第一次多普勒检查异常的移植血管，术后3年通畅率低于无狭窄的移植血管（28% vs 61%；P＜0.001）。尽管会对多普勒超声检查出的狭窄进行术后随访和再次介入治疗，但这种高危移植血管的3年持续通畅率仍比术后第一次多普勒超声检查正常的移植血管要低（65% vs 84%，P＜0.001）。

2/3经多普勒超声诊断的移植血管异常为局灶性狭窄（长度＜2cm），可以通过球囊扩张血管成形术（包括旋切式球囊和低温血管成形术）治疗。广泛性移植血管狭窄或手术早期出现（＜3个月）病变者，最好选择外科手术治疗。外科治疗和血管腔内介入治疗后2年内无狭窄的概率均为63%，根据生存分析表，通过随访、修复，1年和3年移植血管总通畅率分别为91%、80%。对残余狭窄进行血管内介入术或外科手术治疗的术后随访监测方案，与初次移植手术相同，即在术后1个月、4个月各随访1次，以后每6个月随访1次，检查移植血管有无Ⅰ类病变。

考虑到移植血管术后随访费用问题，如果随访能挽救7%～8%的桥血管，则具有较好的经济-效益率。许

表16.5	基于随访资料的移植血管血栓形成危险分级		
类级*	高流速标准	低流速标准	ABI
Ⅰ（最高度危险）类	PSV＞300cm/s和Vr＞3.5	GFV＜45 cm/s	和＞0.15
Ⅱ（高度危险）类	PSV＞300cm/s或Vr＞3.5	GFV＜45 cm/s	或＞0.15
Ⅲ（中度危险）类	180cm/s＜PSV＜300 cm/s或Vr＜3.5	GFV＞45 cm/s	和＜0.15
Ⅳ（低度危险）类	PSV＜180cm/s和Vr＜2.0	GFV＞45 cm/s	和＜0.15

＊Ⅰ类：提示需要修复，修复前患者应住院并抗凝血治疗。Ⅱ类：择期修复的病变（2周内）。Ⅲ类：每隔4～6周进行彩超随访观察，如果病变加重，则进行修复。Ⅳ类：移植血管血栓形成的可能性低，每6个月随访1次，此组患者很少失败（＜3%/年）ABI：多普勒测量的踝臂指数。GFV：移植血管内血流速度（全程或远段）。PSV：多普勒测量的湍流处的收缩期峰值流速。Vr：移植血管的最狭窄处与其近心端无病变处的收期峰值流速比

彩色多普勒超声术后随访过程中，约有20%腹股

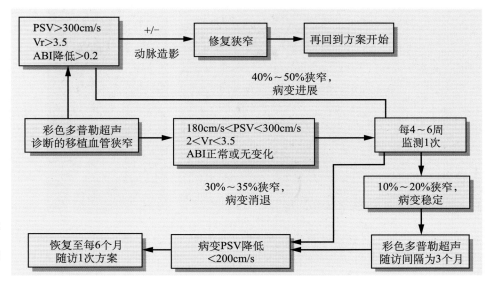

图16.20 彩色多普勒超声术后监测移植血管狭窄方案
ABI：踝肱指数；PSV：收缩期峰值流速；Vr：流速比

多血管研究小组认为彩色多普勒超声应成为腹股沟以下静脉移植血管术后随访的组成部分。应该强调的是，术后随访效益，主要依赖移植血管狭窄再修复方法的耐久性和狭窄的再发生率。大量系列研究报道，移植血管狭窄再修复的病死率＜0.5%，早期失败率＜1%，晚期失败率＜15%。然而，腹股沟以下大隐静脉旁路手术后常规随访的总体成本效益尚未得到证实。

总之，目前建议对下肢血管移植术，常规进行多普勒超声术后监测。由于绝大多数移植血管异常没有症状，应建立适当的标准筛选患者进行球囊血管成形术或外科手术修复。移植血管病变的可修复性因静脉桥血管类型不同而各异，如在出院前或早期（＜4周）超声检查时发现了移植血管狭窄，修复可能性相应较高。随着时间推移，移植静脉血管狭窄发生率会降低，但考虑到动脉粥样硬化病变本身进展和静脉桥血管瘤形成问题，建议终身监测（3年以后，1次/年）。

临床实用要点

- 沿移植血管长轴正常内径位置3～4处测量收缩期峰值流速并取平均值GFV，低GFV（＜40～45cm/s）可见于以下情况：
  - 移植血管具有闭塞的高风险。
  - 移植血管内径较宽（≥6mm）。
  - 移植血管远端与小口径动脉吻合，如足背脉。
- 多普勒超声提示病变狭窄程度超过70%，需要干预的情况包括：
  - PSV＞300cm/s。
  - Vr（狭窄处PSV/狭窄前段PSV）＞3.5。
- 移植物威胁性狭窄具有显著增加移植物血栓形成可能的特征：
  - 随访过程中持续升高的PSV和Vr。
  - 移植血管内血流量的下降，表现为非狭窄段GFV

的减低。
- 移植血管内附壁血栓形成，尤其好发于静脉瓣旁。
- 其他移植血管血栓形成的危险因素包括：
  - Vr（狭窄处PSV/相邻近心端正常血管段PSV）≥3.5。
  - GFV≤50cm/s。
  - 移植血管远端吻合于胫动脉（与吻合于近端动脉比）。
- 可能影响移植血管狭窄的因素：
  - 移植静脉内径过细（＜3mm）。
  - 移植血管修复史。
  - 移植血管为上肢静脉。
  - 血管移植术后首次超声检查的结果异常（PSV≥180cm/s；Vr≥2）。

（二）外周血管成形术/支架置入术的随访

使用线阵探头（4～10MHz）检查髂外动脉，位置较深时使用凸阵探头（3～5MHz）检查。从肾动脉水平以下腹主动脉（髂动脉分叉水平上方）开始彩色多普勒检查，连续扫查髂动脉（治疗及未治疗段）、股总动脉、股深及股浅动脉近段。以多普勒角度≤60°测量血流速度。根据髂动脉成形术/支架置入收缩期峰值流速及其近心端的髂动脉收缩期峰值流速，计算狭窄部位峰值流速比（Vr）。但是，由于髂总动脉长度较短，计算非常困难（图16.21）。如超声测量髂动脉病变处PSV＞300 cm/s 并 Vr＞3.0，从血流动力学角度考虑髂动脉成形术失败，建议动脉造影，可能需要再次血管腔内介入治疗。研究报道证实，彩色多普勒超声监测的髂动脉血管成形术（PTA）患者，2年内PTA部位再狭窄发生率为20%。一项前瞻性研究应用彩色多普勒超声随访监测的患者，有10%髂动脉PTA术后再次接受介入治疗，这些患者再次治疗后2年血管通畅率为95%。治疗后髂动

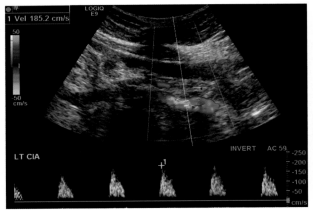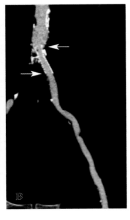

图16.21　A.左侧髂总动脉（LT CIA）近端支架置入术后多普勒频谱。收缩期峰值流速（PSV）稍升高至185.2 cm/s，提示存在早期病变。B.CT血管造影显示支架（箭头所示）内无明显狭窄。近端的钙化斑块在支架外对其造成了轻度的压迫

脉血栓发生率为4%。髂动脉再次行支架置入术的标准报道较少，但本质上与初次血管成形术相似（如PSV阈值为300cm/s，但PSV的Vr阈值由3.0改为2.0）。

连续性临床评估，每6个月进行一次肢体血压测量及多普勒频谱分析，能可靠识别髂动脉治疗的失败。病变进展至闭塞并不常见，而且复发病变大多数可以再次进行腔内成形术治疗。如果肢体血压和局部多普勒波形正常或无变化，可以增加超声随访间隔。随访监测的临床价值不仅在于发现治疗部位是否有失败危险，也可预测再次介入治疗能否成功及其总体再通率。髂动脉治疗失败会威胁远心端下肢移植血管的通畅性，下肢截肢危险增大。多节段动脉粥样硬化患者，血管成形术后失败的发生率高，这些患者应列为疾病复发和进展的高危人群，术后应采用常规彩色多普勒超声监测。对于跛行患者，术后随访监测的价值还不太清楚，因为这组患者PTA术后血管通畅率比多节段动脉狭窄患者好。而且对于单支血管病变的跛行患者而言，介入治疗失败导致肢体缺血的可能性也比多节段血管病变的患者小一些。

外周血管腔内成形术或支架置入术3个月后失败的原因，可能是治疗段动脉内膜增生造成的再狭窄，或者是治疗部位或其他部位动脉粥样硬化的进展。如果两种病变同时存在，则可能造成肢体再发性缺血。如果能检查出血流动力学失败的血管成形术或支架置入段位置，可以再次行血管内介入治疗，从而可延迟进行旁路移植手术，从长远来看是值得的。由于血管成形术和支架置入术费用比较昂贵，值得努力提高其技术成功率或耐用性。再次血管成形术治疗与初次治疗的疗效相似。

血管内治疗后首次评估的时机，主要取决于有无血管成形术或支架置入术的适应证。动脉成形术后有跛行但可触及脉搏的患者，在术后2周内进行下肢彩色多普勒检查和ABI指数测定就足够了。对于典型的肢体缺血患者，依据经验建议出院前进行多普勒检查，并与血管成形术前比较，确认血管成形术所在位置的没有>50%残余狭窄（PSV<180cm/s或Vr≤2），并确认ABI指数较术前增加>0.2。下肢血管成形术部位的狭窄及支架再狭窄的超声标准尚不明确（表16.6）。一项研究将PSV>300cm/s和Vr>3.0作为股-腘动脉成形术和（或）支架置入术后再狭窄的标准，这些狭窄是泛大西洋协作组织（Transatlantic Inter-Society Consensus，TASC）中的B类和C类病变。

表16.6	股浅动脉支架狭窄程度分级标准	
狭窄分级	PSV（cm/s）	Vr
<50%	<190	<1.5
50%～79%	190～275	1.5～3.5
≥80%	>275	>3.5
闭塞	检测不到血流	
PSV：收缩期峰值流速；Vr：流速比		

对血管成形术后正常的患者（狭窄<50%），建议3个月后再复查，之后每6个月复查1次。如果血管成形术后超声检查发现50%～70%残余狭窄（PSV：180～300cm/s），但ABI较术前增加（>0.2），1个月后复查，以评价功能性通畅程度（多普勒流速指标）是提高了还是降低了。如果血管成形术部位病变进展，PSV>300cm/s并且Vr>3.0，且病变位置和特征合适，应考虑再次血管内治疗。

髂动脉腔内血管成形术或支架置入术后，随访监测内容应包括间接评价（临床状况、ABI指数，糖尿病患者足趾血压测量和股动脉波形分析）和直接评价（主髂动脉彩色多普勒超声检查）（图16.22）。如果髂动脉治疗段以远的股总动脉多普勒速度波形正常，就没有必要对髂动脉血管成形术部位进行彩色多普勒超声检查，因为可能不存在明显的血流动力学狭窄。股总动脉以上段（髂动脉）存在严重病变时，其波形通常会变为单相、低阻力频谱。如果股动脉搏动性异常，或呈低速低搏动性单相波，则应进行主髂动脉彩色多普勒超声检查。

由于动脉内膜纤维增生，股腘动脉支架也容易发生再狭窄。判断狭窄的一般原则也同样适用于判断支架再狭窄（如局部PSV流速比>2提示有超过50%的狭窄）（图16.23）。目前，基于从支架移植（即PTFE覆盖

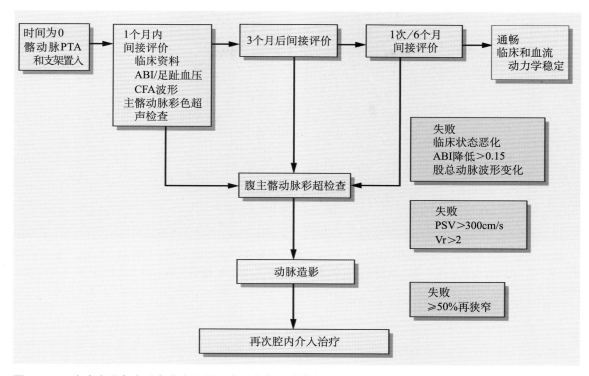

图16.22　髂动脉腔内成形术或支架置入术后彩色多普勒超声监测方案
CFA：股总动脉狭窄；ABI：踝肱指数；PSV：收缩期峰值流速；PTA：经皮腔内血管成形术

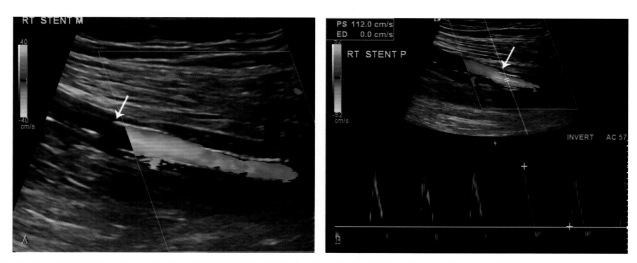

图16.23　股浅动脉支架。A.彩色多普勒图像显示展开的支架，箭头所示为支架起始处。B.多普勒流速显示收缩期峰值流速（PSV）为 112 cm/s。图中箭头所示为支架近心端

的支架）获得的数据，可能需要介入干预的血流阈值包括PSV ≥ 300cm/s，或 Vr ≥ 3.0，或支架内PSV < 50cm/s（图16.24）。然而，参考其他影像学检查进行联合诊断很重要。在大多数关于支架的研究中，再狭窄的公认标准是 Vr ≥ 2.4。

临床实用要点
- 已发表的髂动脉支架再次介入治疗的标准尚未达成共识，包括：
  - PSV ≥ 300cm/s。

- Vr > 3.0。
- 支架或血管成形术治疗效果不佳早期诊断指标包括：
  - PSV ≥ 180cm/s。
  - Vr ≥ 2.0。
- 已发表的外周血管成形术或支架置入术后再次干预的标准尚未统一，包括：
  - PSV > 300cm/s。
  - Vr > 3.0。
- 在众多关于外周动脉支架的研究中，再狭窄（> 50%）的公认诊断阈值是Vr ≥ 2.4。

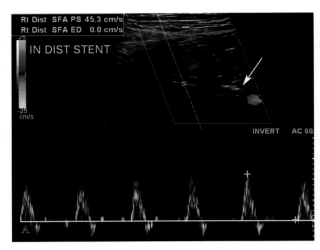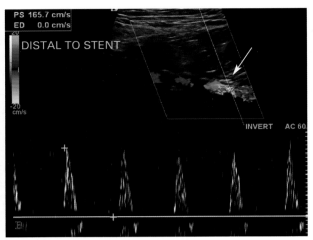

图 16.24　股浅动脉（SFA）支架的早期再狭窄。A.SFA 支架内收缩期峰值流速（PSV）为 45.3 cm/s。箭头所指处为支架远心端边缘。B. 支架远心端边缘（箭头所指处）PSV 升高至 165.7 cm/s，流速比值（Vr）为 3.7。表明此处再狭窄很可能需要再次介入治疗

IN DIST STENT：支架内；DISTAL TO STENT：支架远心端

九、总结

彩色多普勒超声应用于动脉治疗评估，可以提高治疗成功率。在术中应用，彩色血流成像和脉冲多普勒可以发现管腔残余狭窄、腔内血栓形成及其他增加术后失败的危险因素。如果发现问题，可立即采用外科手术或腔内修复方法，也可采用其他影像检查方法（如血管造影）进一步验证后再治疗。不同手术类型再修复治疗的标准各异，但是如果超声检查提示动脉狭窄＞70%，一般都考虑再修复治疗。绝大多数患者术后超声检查正常，这些患者的成功率高，超声随访频率较异常者低。

如果病变造成血流减少，那么手术失败的可能性增加，重度狭窄的一般表现为：PSV 明显增快（＞300cm/s）、湍流、远段呈现小慢波（低速低搏动性血流）。所有患者外周动脉病变治疗后，都应该纳入随访计划，其中应包括彩色多普勒超声检查。术后超声随访可以发现早期病变，可通过开放性手术或介入治疗进行纠正。

虽然，彩色血流成像和多普勒频谱分析有助于颈动脉和下肢动脉的术后评价，但是术后即刻超声检查无任何异常者，此种方式随访的总体成本效益还有待进一步评估。

第 17 章

超声在动脉急症评估和处理中的应用

一、引言

血管急症需要迅速诊断，因为及时治疗对血管急症非常重要，延误治疗几分钟或几小时就可能意味着不同结果，如生与死、肢体保存与截肢。超声在血管急症诊断和治疗中发挥着重要作用。

因为通常采用非手术方法处理血管急症，准确诊断是决断治疗方案的依据。目前可使用多种检查方法诊断血管急症，除彩色多普勒超声外，还有CT血管成像（CTA）、磁共振血管成像（MRA）、数字减影血管造影（DSA）和血管腔内超声等检查方法。使用超声诊断血管急症有以下优点：仪器普及率高、方便、快捷、图像的时间和空间分辨力高。骨骼、肺、软组织或肠腔中气体，以及组织水肿为声波屏障，限制了超声在颅底、胸腔、盆腔深部及严重大面积组织损伤处的应用。对病变血管周围侧支循环通路的显示，血管造影要优于超声。选择超声作为诊断手段要考虑这些因素，并考虑急诊处理所需信息。

二、腹主动脉瘤破裂

动脉瘤为动脉局部扩张，其直径较正常管径增大50%以上。腹主动脉瘤（AAA）常发生在肾动脉开口水平以下的腹主动脉。一般情况下，腹主动脉瘤的最大前后径＞3cm。随着人口老龄化，腹主动脉瘤发病率也不断增加。约有150万美国人患腹主动脉瘤，并每年新增确诊患者20万人。大多数腹主动脉瘤没有任何症状，常规体检或对其他疾病进行放射学检查时才发现。直径＞5cm的腹主动脉瘤需行择期手术修复，术后的生存率接近95%。症状性动脉瘤可导致腹部、侧腹或背部疼痛。主动脉瘤的并发症包括远端栓塞、血栓形成或动脉瘤破裂等。如果不治疗，腹主动脉瘤破裂常导致死亡，手术修复有30%～65%的生存率。能否抢救成功高度依赖于快速诊断和及时手术。

常选择超声作为诊断腹主动脉瘤的首选检查方法，也常用于筛查和监测腹主动脉瘤大小。连续监测发现腹主动脉瘤快速膨大，则预测动脉瘤可能即将破裂。当腹主动脉瘤破裂时，只有50%患者出现典型腹部或背部疼痛、高血压和腹部搏动性包块三联征。因此在患者病史不详时，临床诊断腹主动脉瘤非常困难，尤其是无明确腹主动脉瘤病史患者。如果能准确诊断腹主动脉瘤患者腹膜后有

血肿，则患者应迅速进行血管内治疗或手术治疗。

尽管也可用计算机断层扫描（CT）平扫检查腹主动脉瘤，但对那些不稳定患者，超声检查更快捷。超声诊断腹部动脉瘤的准确率为98%。对于腹部疼痛和血流动力学不稳定患者，联合超声对腹主动脉瘤的确认，能为95%的患者做出正确的干预决定。活动性出血通常不会特别明显，很难被彩色多普勒超声发现，但出现了血肿是腹主动脉瘤发生破裂的重要征象（图17.1）。超声可以观察到早期腹主动脉瘤壁内出血，在动脉瘤壁内可见月牙形回声。破裂后，血液首先聚集在大动脉旁，随后经肾旁间隙流向侧腹部，出血可能沿髂动脉流到骨盆腹膜外间隙（图17.2）。出血向前蔓延可突破后腹膜，造成腹腔出血。其他征象包括腹主动脉瘤变形、瘤腔内不均匀血栓、动脉瘤壁或血栓回声中断。

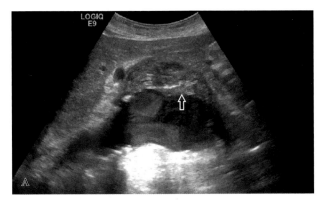

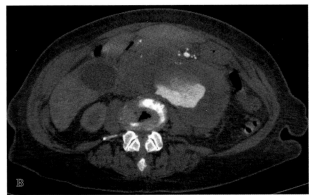

图17.1　主动脉瘤破裂。A.腹主动脉矢状面超声显示内膜（箭头）局灶性中断伴壁内和主动脉周围血肿。B.相应的横切面CT显示主动脉前壁完整性丧失，造影剂扩散至主动脉周围的大血肿内

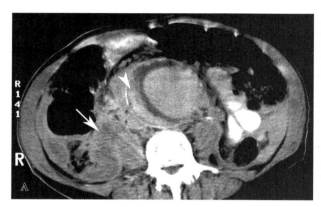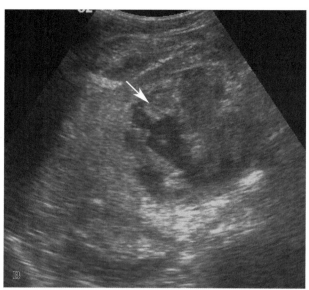

图17.2　腹膜后血肿。A.CT 显示一巨大腹主动脉瘤，可见壁内出血（短箭头所指处）及腹膜后出血（长箭头所指处）；B.超声显示在左腹部有一巨大腹膜后血肿，浸入腰大肌（箭头所指处），使组织结构移位

　　遇有腹部疼痛患者，超声医师会担心加压探头而引起动脉瘤破裂，而不愿通过用力加压探头观察主动脉，这时可从左侧腹部做冠状切面检查。该方法应用相对较少，却可以避免刺激位于探头和脊柱之间的动脉瘤。此外，该方法避开了主动脉上方覆盖的肠道气体，提高了动脉的显示率。

　　然而，传统超声对于腹主动脉瘤破裂患者的检查存在一定缺陷，因为有时腹膜后血肿并不明显，而且破裂本身也不能直接被观察到。如果条件允许，可以考虑进行超声造影检查，因为它比增强CT所需的检查时间要短。与动脉瘤破裂相关超声造影特征包括主动脉管腔的延迟显像、造影剂经管腔内血栓外溢或造影剂外溢至动脉瘤周围，以及在动脉瘤周围出现独立的造影剂。

　　临床症状提示患者动脉瘤破裂时，还应考虑到另一种可能——主动脉夹层。尽管超声不是诊断主动脉夹层的首选方法，也不能显示胸腔内主动脉夹层，但腹部超声可以清晰显示动脉夹层特征性的漂浮内膜和血流模式改变，指导进一步检查和治疗（图17.3）。一项研究表明，灰阶超声与多普勒超声联合诊断的敏感度为68%，而超声造影的应用使得腹主动脉夹层的诊断敏感度提高到97%。动脉瘤和动脉夹层的详细鉴别要点参见第24章。

临床实用要点

- 腹主动脉瘤常发生于肾动脉开口下方的腹主动脉，其最大直径＞3cm。
- 腹主动脉瘤的并发症包括远端动脉栓塞、血栓形成及动脉瘤破裂。
- 动脉瘤破裂的征象包括壁内出血、腹主动脉旁血肿、腹腔出血、腹主动脉瘤变形、腔内血栓不均匀、瘤壁或血栓回声中断。

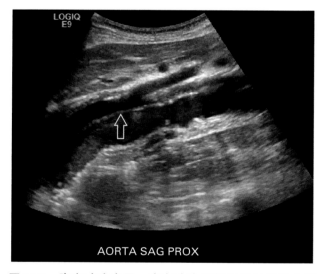

图17.3　腹主动脉夹层。腹主动脉矢状面显示漂浮内膜（箭头所指处）。后方假腔内缓慢的血流回声强于前方真腔中的血流回声。肠系膜上动脉起源于真腔（位于漂浮内膜前）

AORTA SAG PROX：主动脉近段矢状面

- 腹主动脉瘤破裂需与主动脉夹层相鉴别。腹部超声能够观察到主动脉夹层特征性的漂浮内膜和血流模式改变，从而指导进一步检查和治疗。

三、颈动脉狭窄/血栓形成

　　症状性颈动脉狭窄指患者有短暂性脑缺血发作（TIA）或脑卒中（脑血管意外，CVA）症状。无颅内出血迹象的神经系统不稳定患者，存在逐渐加重的TIA、进展期脑卒中、急性颈动脉血栓形成引起的波动性或固定性神经功能缺损、游离血栓为等情况时，需进行急诊颈动脉内膜切除术。使用超声快速评估颈动脉分叉，可

及时干预以预防脑卒中和死亡。

急诊超声检查和量化诊断颈动脉狭窄（如进行性神经功能损害）的方法，与常规非急诊超声检查相同（第7章已阐述）。鉴别急性颈动脉血栓形成和慢性动脉闭塞很重要。一般情况下，慢性颈动脉闭塞禁忌进行再血管化治疗。急性血栓形成时，及时治疗可以避免和减少神经系统后遗症。

动脉内膜切除术、支架置入术和急性进展性颈动脉狭窄可并发急性血栓形成。血栓常呈不均质回声（图17.4）。血管内径一般正常或稍扩张，与慢性闭塞不同，慢性闭塞可导致管腔变窄或闭塞。血管壁顺应性正常时，可以看到血管壁搏动。在颈动脉窦部，血栓与通畅管腔交界处可以观察到泥浆样漩涡状血流。血栓近心端血管内为高阻血流，血流频谱呈锤样或前后往返状。

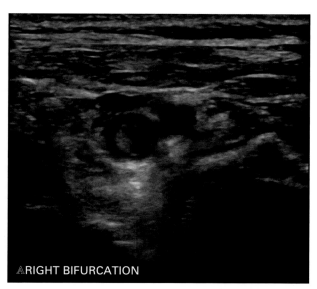

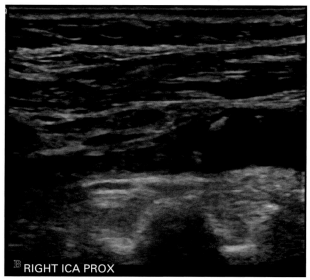

图17.4　颈动脉血栓形成。 动脉内膜切除术后不久，横切（A）和纵切（B）扫查显示颈内动脉（ICA）内有低回声血栓
PROX：近段；RIGHT：右侧；BIFURCATION：颈动脉分叉；ICA：颈内动脉

急性血栓形成时，由于没有足够的时间形成侧支循环，颈外动脉频谱形态颈内动脉化的情况少见。

如果血栓没完全填充动脉，血栓游离缘会在血流中前后摆动。这种血栓自由漂动现象为实时检查过程中的特征性表现（图17.5）。栓塞的危险性与血栓基底部和血管壁黏附范围有关，可应用彩色多普勒血流成像或B-flow成像检查。

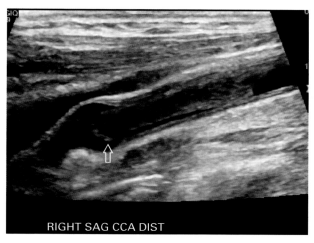

RIGHT SAG CCA DIST

图17.5　游离血栓。 颈总动脉远端（CCA）超声的纵切显示不完全闭塞性血栓，在实时检查中可看到非黏附的血栓尾（箭头）在血流中来回飘动
DIST：远段；SAG：矢状面；RIGHT：右侧

急性颈动脉血栓患者进行动脉内膜切除术或再血管化治疗时，术中超声是一种很有用的辅助检查技术。在手术显露区域，直接扫描血管可很清晰地显示血管壁，有可能观察到细小撕裂内膜、溃疡性斑块和残留血栓，指导外科及时再处理，有利于提高术后血管通畅率。

临床实用要点
- 急性颈动脉血栓形成可能是动脉内膜切除或支架置入术的并发症，也可能是颈动脉狭窄的急性进展。
- 与慢性闭塞相反，急性血栓形成时颈动脉管腔内径正常或稍有扩张，并可能充满低回声或不均质血栓。
- 血栓近心端血管内为高阻血流，血流频谱呈"锤样"或前后往返状。

四、颈动脉夹层

颈动脉夹层有两种类型。一种为原发性夹层，主要位于颈内动脉颈段，是由于颈动脉壁内出血造成，并且向远段延伸，直至坚硬的颞骨颈动脉沟。另一种颈动脉夹层通常由主动脉弓的A型夹层延伸至颈总动脉造成。

我们将要讨论的是原发性颈内动脉夹层，血管中层是最常见的出血位置，累及血管内膜下或外膜下。前者可能导致血栓形成，后者可能会引发血管瘤。颈内动脉夹层可为自发性或外伤性。自发性动脉夹层可能与Ⅳ型

Ehlers-Danlos综合征、马方综合征、纤维肌发育不良、囊性动脉中层坏死有关。大多数自发性动脉夹层为特发性，主要发生在40岁以下既往体健者。大多数外伤性颈动脉夹层发生于机动车事故，由于颈部过度牵伸，颈动脉被挤压到C_1或C_2。钝挫伤、穿通伤或动脉造影导管所致的损伤也可导致外伤性动脉夹层。

在美国，每年症状性颈动脉夹层发病率为2.6/10万。实际发病率可能更高一些，因为有些患者无症状或仅有一过性轻微症状，因此未能诊断。颈动脉夹层病情严重程度不同，可以是一过性神经性供血不足，也可以呈持续性神经系统供血不足或死亡。颅内段颈内动脉夹层发病率虽然很低，但病死率可达75%。男女颈动脉夹层发生比例约为1.5∶1。颅外段颈内动脉夹层患者平均年龄为40岁，颅内段颈内动脉夹层常发生于20～30岁患者。约20%年轻脑卒中患者是颈动脉或椎动脉夹层所致，老年人则为2.5%。

颈动脉夹层患者常出现颈部疼痛、头痛、耳鸣或局灶性神经系统供血不足症状，也可能出现霍纳综合征、一过性单眼失明、颈部肿胀、脑神经瘫痪。症状可能在动脉夹层发生后数小时或数天出现。

对怀疑有颈动脉夹层的患者，应在急诊科快速进行彩色多普勒超声检查，并做出诊断。颈动脉夹层典型超声表现为颈动脉分叉处通畅，颈内动脉由近心端向远心端逐渐变细，导致颈内动脉远段狭窄或闭塞。多普勒频谱显示颈内动脉血流阻力增高，流速降低（图17.6）。分离的管腔内可看到漂浮的内膜或膜状物，或可看到血栓化的假腔（图17.7）。彩色多普勒超声诊断引起颈动脉局部缺血的颈内动脉夹层的敏感度为95%～96%，诊断不引起缺血性事件的夹层的敏感度为71%。彩色可能会使漂浮的内膜显示不清，因此必须注意使用灰阶成像

检查血管。彩色多普勒超声诊断颅外椎动脉夹层的敏感度为75%～86%。超声随访可以用于检测血管再通，并决定抗凝血治疗的持续时间。

动脉夹层的假腔可能血栓化，也可能呈通畅状态。如果有急性血栓形成，内膜可能向真腔凸起（图17.6A）。假腔内血流特征常与真腔内血流特征不同，除非远心端有第二个内膜破口使真腔与假腔再沟通。常见假腔血流特征为收缩期峰值流速低、舒张期血流反向（双向血流；图17.7B）。

如果动脉夹层接近颅底部位，超声可能探查不到。这种情况下，夹层近心端颈内动脉血流动力学异常（收缩期峰值流速减低、血流阻力增高），如果临床表现支持，这些异常所见可成为诊断颈动脉夹层的间接证据。磁共振成像中，颈内动脉壁的某区域T_1加权信号增强，通常提示急性血栓形成。磁共振或CT血管成像可以确定有无管腔狭窄及其累及范围。

临床实用要点

- 颈动脉夹层可能是原发性的，累及颈内动脉；也可以是继发性的，源于A型主动脉夹层向远端扩展形成。
- 大多数自发性动脉夹层为特发性，但也可与Ⅳ型Ehlers-Danlos综合征、马方综合征、纤维肌发育不良、囊性中层坏死有关。
- 外伤性颈动脉夹层常与交通事故有关。
- 颈动脉夹层的典型表现包括颈动脉分叉处通畅，颈内动脉由近心端向远心端逐渐变细，远段狭窄或闭塞。分离的管腔内可看到漂浮的内膜或膜状物，或可看到血栓化的假腔。
- 高阻、低速的颈动脉血流提示远端梗阻，如远端颈内动脉血栓形成或夹层。

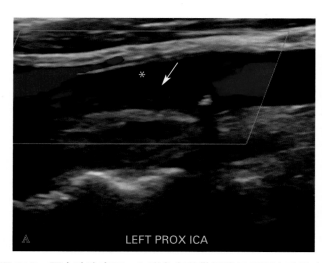

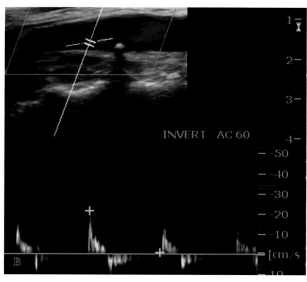

图17.6　颈内动脉夹层。A.彩色多普勒图像显示颈内动脉（ICA）的内膜片（箭头）被血栓形成的假腔（＊）推向中心。B.脉冲多普勒频谱显示开放管腔内高阻信号，提示远端梗阻
　　PROX：近段；LEFT：左侧；INVERT：翻转；AC：角度

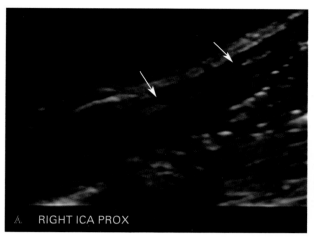
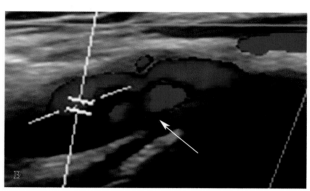

图 17.7　颈内动脉夹层。A. 颈内动脉（ICA）管腔内可见内膜片回声（箭头所指处）。B. 彩色多普勒图像显示假腔内反向血流（箭头所指处）

　　RIGHT ICA PROX：右侧颈内动脉近段

五、急性下肢缺血

　　急性下肢缺血可以由来自心脏或近心端动脉的栓子引起，也可能由病变部位血栓形成造成。约80%外周动脉栓塞为心源性，常继发于心肌梗死、心内膜炎或心律失常。栓子也可来源于心外动脉，这种动脉到动脉的栓子多数来源于腹主动脉，70%的栓子来源于主动脉和髂动脉粥样硬化斑块和小动脉瘤，其他动脉源性栓子主要来源于下肢动脉远段（如腘动脉）。彩色多普勒超声已广泛应用于择期血运重建手术患者，评估其腹股沟以下动脉闭塞性疾病，因此有些医师放弃了动脉造影。同

样，人们主张在急诊时应用超声检查，这无疑将使超声成为急性动脉血栓的诊断方法。

　　下肢动脉瘤可能是栓子的来源，超声完全能诊断下肢动脉瘤。正常股总动脉最大直径为10mm、股浅动脉为8mm、腘动脉为5～6mm。梭状动脉扩张常伴随有血管纡曲走行，并可能为多节段病变。30%～35%腘动脉瘤患者伴发有腹主动脉瘤（AAA）。与表面平滑、回声均质的无血栓的动脉斑块相比，表面不规则、回声不均质斑块和血栓的危险性比较大（图17.8）。急性下肢缺血可能是腘动脉瘤的首发症状，血管造影可能会漏诊，但是彩超很容易发现动脉瘤。

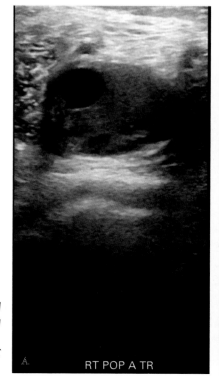
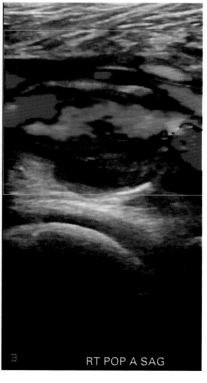

图 17.8　腘动脉瘤。横切（A）和纵切（B）图像显示一个含有附壁血栓的2cm动脉瘤

　　RT POP A SAG：右侧腘动脉矢状位；RT
POP A TR：右侧腘动脉横切面

生理学检查方法（节段性血压测量和容积描记）对证实是否存在血流限制性病变非常有价值，并且可以判断受累血管段（图17.9）。使用超声直接检查可疑区域，可确定血栓的位置（图17.10）。例如，通过测量节段性血压发现，膝关节上下血压存在梯度差，超声检查应该从此水平以上部位即股浅动脉中上段开始，向下检查一直到闭塞处的远段。彩色多普勒成像可以显示长段血管血流、血流紊乱及闭塞处侧支循环。沿血管走行间断取多普勒频谱，可以显示动脉血流频谱特征性变化。在闭塞的近心端血流阻力增加，可能由三相波形变为双相波形，舒张晚期血流反向。闭塞远心端的动脉频谱波形为典型单相、低阻，并且收缩期峰值流速减低。对弥漫性疾病患者进行频谱分析时应小心谨慎，因为闭塞动脉近心端或远心端有多段或长段狭窄时，可对局部血流动力学产生难以评估的复杂影响。

急性动脉栓塞后，血栓可逆行性延伸，造成近心端的侧支血管闭塞。那些细小、纤曲的侧支血管，超声很

难显示其全程。但使用彩色多普勒追踪检查血栓化动脉干，可以发现动脉管腔"再通畅"部位。追踪血栓化动脉时，其腔内彩色信号消失，此时以其伴行静脉（小腿为双支静脉）来定位动脉。对于慢性缺血患者，由于小腿血管细、有弥漫性动脉硬化和侧支循环形成，彩色多普勒超声检查小腿动脉受限。然而，胫前和胫后动脉远段位置表浅，彩色多普勒超声很容易探查到。

腹股沟下方的旁路移植血管失败可表现为急性下肢缺血。移植血管失败原因多与移植血管或其附近血管狭窄有关，狭窄影响血液流动，最终导致血栓形成。常见移植血管失败的原因与移植术后时间有关。移植术后早期（1个月内），移植静脉选择、吻合口缝合等技术问题是常见原因；移植术后1个月至2年，移植血管静脉瓣、吻合口纤维内膜增生是狭窄常见原因；移植术后晚期（2年以后），移植血管失败的主要原因是相邻自体血管动脉粥样硬化浸润性发展及血管内膜纤维增生。对移植血管进行定期超声随访，在移植血管血栓形成前

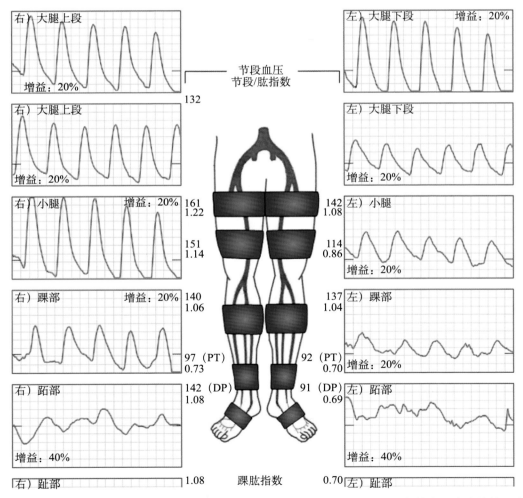

图17.9　以左腿疼痛为表现患者的下肢压力和脉搏容积记录（PVR）。一位65岁的患有急性左腿疼痛的糖尿病患者左大腿下段可见压力降低和PVR减小，与动脉闭塞性疾病一致

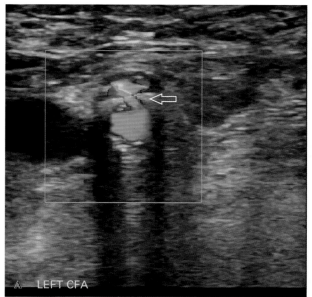

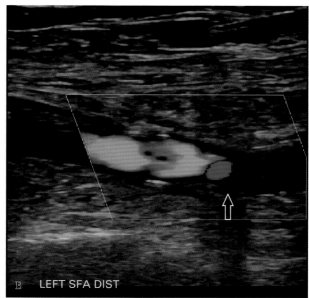

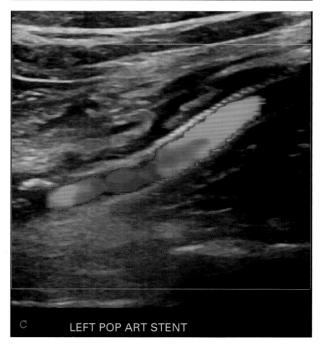

图17.10　动脉粥样硬化栓塞。A.左侧股总动脉（LEFT CFA）的横切面图像显示局灶性斑块溃疡（箭头所指处）。B.导致股浅动脉远端血栓闭塞的栓子（箭头所指处）。C.放置支架（STENT）后恢复通畅的腘动脉

POP ART：腘动脉

检查出无症状的血管异常，有助于提高移植血管通畅率。一项对101例腹股沟下方静脉桥血管的随访研究表明，超声随访正常者均未出现移植血管闭塞，而超声检查异常者，54%移植血管最终失败。在移植血管失败前，对血管无症状异常病变进行干预，可提高移植血管通畅率。

　　患者出现急性缺血症状时，彩色多普勒超声检查常发现移植血管血栓形成，腔内无血流（图17.11）。收缩期移植血管内血流平均峰值流速＜45cm/s，同时，与以前检查相比，踝肱指数降低超过0.15时，表明移植血管极有可能失败（图17.12）。超声还可诊断其他移植血管并发症，如动静脉分流（通过未结扎的静脉分支）、吻合口假性动脉瘤和移植血管周围脓肿。

临床实用要点

- 急性下肢缺血可以由来自心脏或近心端动脉的栓子引起，也可能由病变部位血栓形成所致。
- 正常股总动脉最大直径为10mm，股浅动脉为8mm，腘动脉为5～6mm。
- 30%～35%腘动脉瘤患者伴发腹主动脉瘤。
- 闭塞近心端动脉的频谱表现为血流阻力增加和舒张晚期血流反向。闭塞远心端的频谱呈典型单相、低阻波形，并且收缩期峰值流速减低。

六、股动脉假性动脉瘤

　　在美国每天有数以千计的患者进行冠状动脉或外周动脉导管手术。最常用的导管穿刺入路是股动脉。0.2%的诊

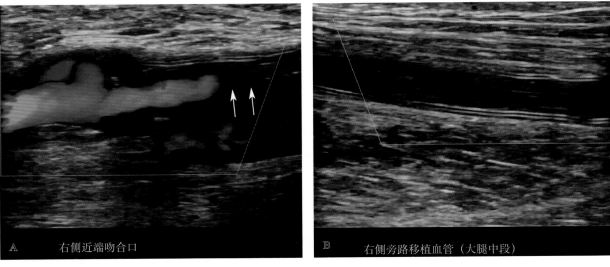

图 17.11   旁路移植血管失败。A.无回声的血栓（箭头）阻塞近端吻合口附近的移植血管。B.移植血管中部无彩色血流

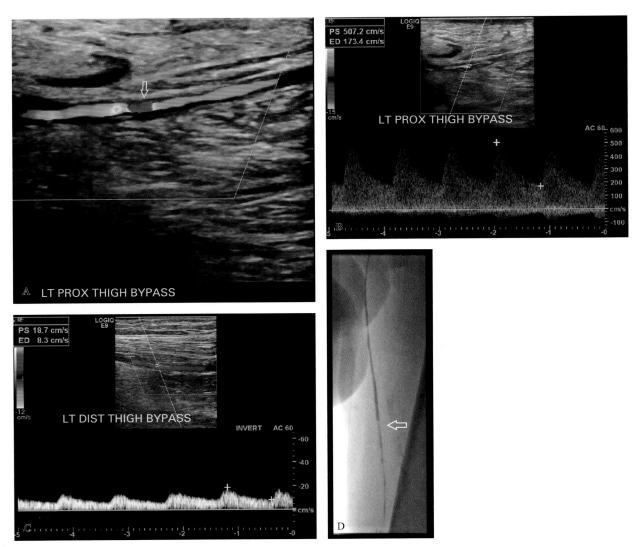

图 17.12   移植血管即将失败。大腿自体静脉移植近段的彩色（A）和频谱多普勒图像（B）显示局灶性彩色紊乱（箭头所指处）和明显的速度升高（507.2cm/s）。狭窄处下游（C）的低流速（18.7cm/s）预示着移植血管即将失败。DSA检查（D）证实了移植血管腔的近端狭窄（箭头所指处）、弥漫性不规则狭窄，并成功进行了血管成形术
LT DIST THIGH BYPASS：左侧大腿近段移植血管

断性和8%的介入性干预操作过程可造成股动脉假性动脉瘤。假性动脉瘤是三层动脉壁破裂时，血栓和血液混合聚集在一起而形成。假性动脉瘤为经皮动脉导管介入术并发症，发生在导管穿刺部位。真性动脉瘤的瘤壁包含动脉壁三层结构，而假性动脉瘤的瘤壁完全没有三层动脉壁结构。

　　现代彩色多普勒超声的临床应用使股动脉假性动脉瘤很容易诊断。假性动脉瘤常起源于穿刺部位动脉的浅方，最常见于股总动脉，偶尔也见于腹股沟韧带上方的髂外动脉、股总动脉分叉以下的股浅或股深动脉。假性动脉瘤腔通过其圆柱状"颈部"与其深处动脉相连，此颈部长短和粗细不一，颈部沿着穿刺针道走行。彩色多普勒有助于发现假性动脉瘤及其颈部，在颈部假性动脉瘤采集多普勒频谱，双向血流频谱具有诊断价值（图17.13）。由于动脉内压力较高，在收缩期血流迅速进入假性动脉瘤腔，压力梯度的改变又导致舒张期血流逆向回流到动脉。

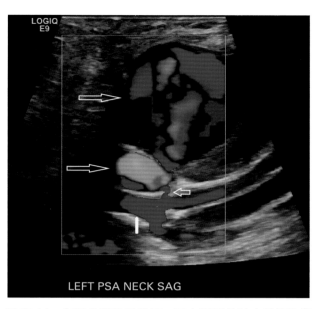

图17.14　**多腔的假性动脉瘤。两个不同的腔（长箭头所指处）通过一个颈部（短箭头所指处）与股总动脉（短箭头所指处）相连**
LEFT PSA NECK SAG：左侧假性动脉瘤颈部的矢状位

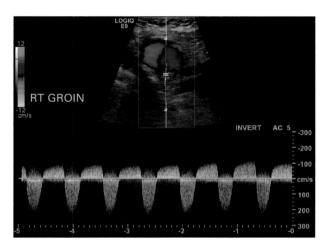

图17.13　**股动脉假性动脉瘤。假性动脉瘤颈部的频谱显示出特征性的往复血流**

　　假性动脉瘤内径通常为1～3cm，大者直径也可超过5cm。彩色多普勒显像也有助于定性复杂的假性动脉瘤（图17.14）。有时，彩色多普勒血流成像发现针道内有血流信号，但没有腔与之相连。假性动脉瘤腔内彩色多普勒血流常表现为涡流，就像"阴-阳"图一样（图17.15）。假性动脉瘤腔内可能有部分血栓形成。

　　由于假性动脉瘤具有膨胀和破裂危险，通常一经诊断就采取治疗措施。1992年首次报道采用超声引导压迫法治疗假性动脉瘤，此技术安全有效，可使约75%股动脉假性动脉瘤血栓化。然而，在抗凝血治疗患者中成功率降低。有时需要长时间压迫（1h或超过1h），这使操作者很疲劳，患者也很痛苦。

　　目前，多采用超声引导下注射凝血酶法治疗股动脉假性动脉瘤，可以急诊或择期治疗。一篇综述总结了19项涉及400多例股动脉假性动脉瘤患者凝血酶注射疗法的情况，总的初次成功率为99%。在大部分病例中，凝血酶注射几秒后动脉瘤内就开始有血栓形成。少数病例

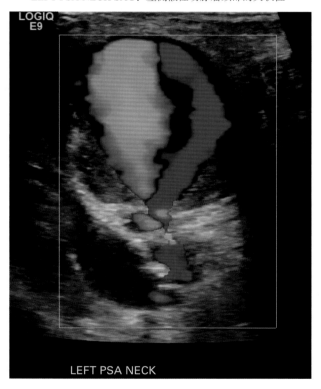

图17.15　**股动脉假性动脉瘤。管腔内呈现出独特的"阴-阳"图**
LEFT PSA NECK：左侧颈部假性动脉瘤

需要15min以上才能完成。这种方法的并发症发生率相当低，尽管存在假性动脉瘤扩张和凝血酶误入动脉或静脉随后引起血栓等潜在风险，但目前还没有假性动脉瘤患者凝血酶注射治疗后出现严重肢体缺血的病例报道。

　　超声引导下注射凝血酶法治疗股动脉假性动脉瘤，

使用以下步骤进行操作。根据受累动脉的深度，决定采用线阵探头或凸阵探头检查并引导凝血酶的注入。假性动脉瘤的彩色多普勒特征，可以帮助识别假性动脉瘤。采集假性动脉瘤颈部脉冲多普勒图像，可以发现特征性的血流模式。将22G脊髓穿刺针安装在穿刺支架上，在超声引导下将穿刺针穿入假性动脉瘤内。在穿刺进针时，关掉彩色多普勒显像，以便清晰观察针尖。注射凝血酶时，使用彩色多普勒显像观察血栓形成情况。当针尖进入假性动脉瘤腔后，使用1ml注射器，每例患者注入0.2～1ml 1000IU/ml凝血酶溶液。大部分病例仅需少于500IU凝血酶就可使假性动脉瘤完全血栓化（图17.16）。穿刺针应避开假性动脉瘤颈部，以免将凝血药物注入股动脉。注射完毕后，使用彩色多普勒成像评价血栓形成情况，检查股动脉和股静脉是否通畅。在

治疗前和治疗后都应该检查远端脉搏。动脉瘤血栓化治疗后，患者需卧床几个小时。出院前复查超声，检查假性动脉瘤内有无血流再现。

有时在瘤腔血栓化后，瘤颈部还有血流信号存在。虽然这种情况常会自行修复，但是它可能预示着较高的复发率。对瘤颈部的再次注射存在技术挑战和潜在风险，但超声引导下压迫可能成功消除任何残存的血流。

最近Esterson和Pellerito对262例患者的研究显示凝血酶治疗的复发率为10.9%，不完全血栓形成率为3.5%，并发症率为3.0%。假性动脉瘤复发的显著预测因素是假性动脉瘤瘤腔≥2cm和血小板减少。其他潜在的失败原因是假性动脉瘤的瘤颈短而宽、多瘤腔和合并动静脉瘘（图17.17）。并发症包括血管内血栓形成和感染。由于动脉血栓形成和远端栓塞的风险要高得多，必

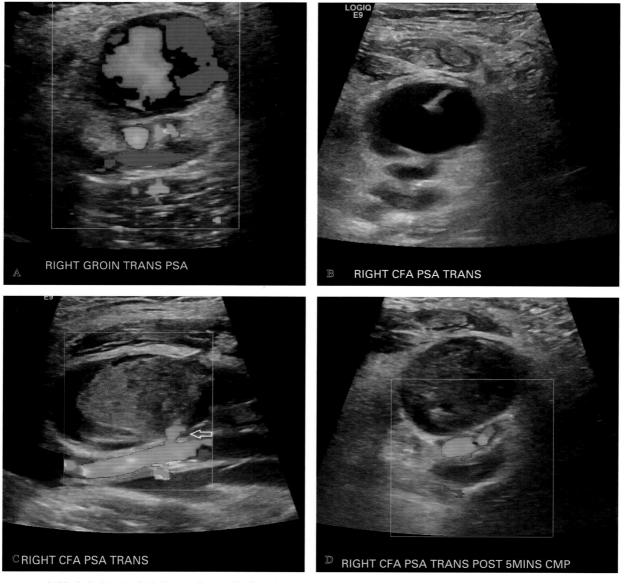

图17.16 假性动脉瘤凝血酶注射。A.单腔假性动脉瘤。B.在超声引导下将22G针头置入假性动脉瘤腔内。C.注射凝血酶后立即发现瘤腔血栓形成，颈部仍存在血流（箭头所指处）。D.短暂压迫后得到的图像证实颈部闭合
CFA：股总动脉；CMP：压迫；PSA：假性动脉瘤；TRANS：横切面；RIGHT：右侧

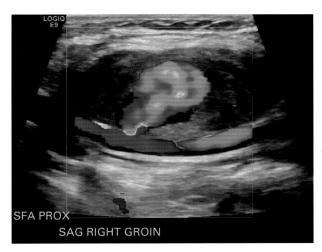

图 17.17　股总动脉撕裂伤。部分血栓形成的假性动脉瘤，在注射凝血酶24h后，腔内再次出现血流。注意在瘤腔及其下方的动脉之间没有真正的瘤颈部。在随后的外科修复中发现为跨壁裂伤

　　SAG：矢状面；SFA PROX：股浅动脉近段；GROIN：腹股沟

须避免将凝血酶注射到没有明显颈部的假性动脉瘤中。可以重复注射凝血酶，但这些病例倾向于使用人凝血酶，因为反复暴露于牛凝血酶会增加IgE介导的过敏反应的风险。

临床实用要点

- 假性动脉瘤是3层动脉壁破裂时血栓和血液混合聚集在一起而形成的。
- 假性动脉瘤常起源于穿刺部位动脉的浅方，通过其颈部与其深处动脉相连，在假性动脉瘤颈部采集的双向血流信号频谱具有诊断价值。
- 超声引导下注射凝血酶是目前治疗股动脉假性动脉瘤的首选方法。

七、创伤性动静脉瘘

　　穿透性创伤可致周围血管系统动静脉瘘发生。在日常超声工作中，股血管的医源性损伤最常见。在一项大型的前瞻性研究中，0.6%接受心导管插入术的患者继发了股动静脉瘘。这些动静脉瘘可单独发生或合并假性动脉瘤。小动静脉瘘常无症状，但高血流量可能会导致远端缺血或高排血量心力衰竭。有1/3最终会自发闭合，但对有症状的动静脉瘘可能需要行外科手术或覆膜支架置入术。

　　彩色多普勒超声可以显示动静脉之间的交通或瘘口（图17.18）。有时并不能观察到瘘管，特别是当累及动、静脉彼此并列相邻。病变血管周围通常可以看到彩色杂音伪像，瘘口处可触及震颤，代表着通过瘘口处湍流引起软组织运动。血流速度显著增加，检查时需要提高彩色多普勒脉冲重复频率（PRF）以减少彩色混叠现象。增加彩色多普勒壁滤波以减少彩色杂音伪像。脉冲

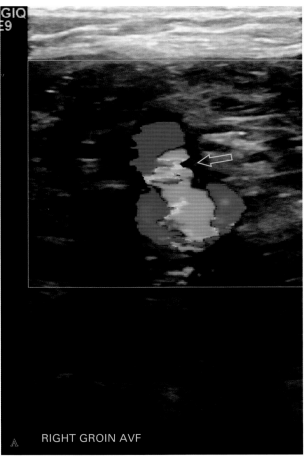

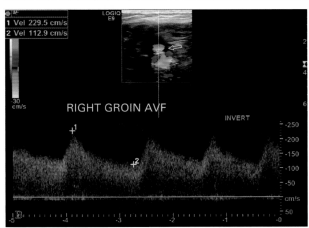

图 17.18　医源性动静脉瘘（AVF）。A.在瘘管处邻接的股总动脉和静脉的彩色多普勒血流信号紊乱（箭头所指处）。B.瘘管内可见高速（229.5cm/s）搏动血流

　　RIGHT GROIN AVF：右侧腹股沟区动静脉瘘

多普勒取样显示瘘管内有高速、低阻血流。供血动脉的脉冲多普勒取样显示正常的三相动脉波形被流速较高，阻力较低的波形被代替，显示为整个舒张期的正向血流。引流静脉中常见动脉化的血流频谱。低流量的动静脉瘘可能不会引起供血股动脉内血流动力学变化。动脉波形异常的动静脉瘘通常有症状，自发愈合的可能性较小。

临床实用要点

- 外周动脉的动静脉瘘多为医源性，在股动脉穿刺后有时可看到动静脉瘘。
- 彩色多普勒能显示动脉和静脉之间的交通。
- 彩色杂音伪像通常出现在受累血管附近，与通过瘘管的高速血流引起血管周围组织的震颤有关。
- 脉冲多普勒频谱表现为动脉的高速、低阻血流和引流静脉中的动脉化血流信号。

八、动脉穿透伤

穿透伤是最常见的非医源性血管损伤原因。血管穿透伤部位取决于机械创伤机制。非致命性枪弹伤最常伤及腹部血管，其次是下肢血管。散弹射击伤多累及下肢血管，而躯干霰弹射击伤多为致命性。穿刺伤多发生在颈部、上肢及躯干。

有些肢体受伤者体检即可诊断血管损伤，不需要进行影像学检查即可进行外科处理。有些情况下，怀疑患者有血管损伤，但由于受伤部位或创伤性质原因，无明显血流动力学异常。对于这种患者，大多需要进行血管造影或CT血管成像检查。有些医疗中心使用彩色多普勒超声，检查有无动脉壁内膜损伤、血栓、外伤性假性动脉瘤、动静脉瘘等（图17.19）。在动物实验研究中，对比研究超声和动脉造影检查犬损伤动脉，结果超声检查动脉撕裂伤比动脉造影更准确。

如果伤肢踝肱指数＜0.90，应进行彩色多普勒超声检查。Bynoe及其同事对198例患者进行彩色多普勒超声检查，诊断动脉创伤的敏感度达95%，特异度达99%，总准确率为98%。Wani等接下来的研究表明，与CTA相比，仅使用彩色多普勒成像显示的敏感度为94%，特异度为82%。然而，大多数医师把动脉压力指数异常当作可能存在不稳定动脉疾病的指标，如动脉夹层、撕裂和假性动脉瘤。但是，在Lynch和Johansen的一项研究中，以动脉压力指数（阈值为0.9）诊断动脉破裂的敏感度仅80%。

有些患者来医院就诊时，已经使用止血带处理过伤口，使用超声评价止血带近心端有无隐蔽性血管损伤时，患者血流动力学稳定，所以患者进入创伤处理室后

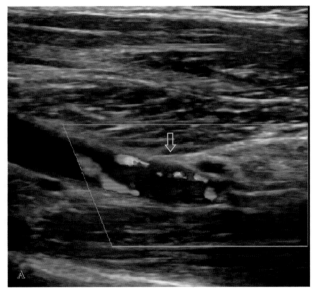

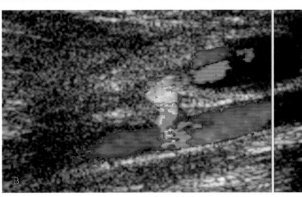

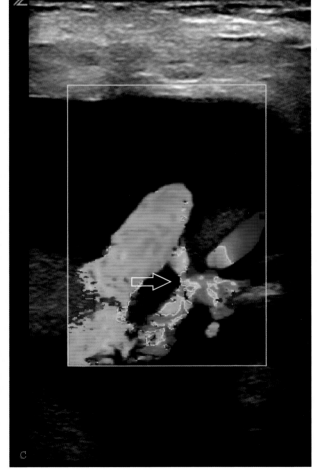

图17.19 外周动脉外伤。A.上肢钝挫伤后尺动脉管腔内血栓形成（箭头所指处）。B.肱动脉穿透伤后血液外渗。C.股动脉撕裂后形成创伤性动静脉瘘（箭头所指处）

不必立刻进行超声检查，但也需要快速安排超声检查，以便掌握病情和治疗，尤其是多发伤患者。由于很难根据外伤入口和出口位置判断血管损伤位置，应该扩大检查范围，扩展至创伤上下方关节。霰弹枪损伤比较分散，检查者应仔细检查整个受伤区域。检查应包括动脉和静脉，检查有无外伤性动静脉瘘和孤立性损伤。

外伤时有几种因素使超声检查复杂化。对于不配合或具有攻击性的患者可能需要使用镇静药控制其肢体活动。由于止血带、矫形固定器、软组织内金属异物或气体影响，超声检查可能受到限制。软组织血肿使血管位置变深，超声检查时需调大深度。可移动探头避开上述障碍，找到一个合适声窗。超声检查开放性伤口需要使用消毒探头套和消毒耦合剂，以降低感染风险。

使用彩色多普勒血流成像检查局部动脉和静脉，可以快速评价创伤区域。如果发现血流紊乱或消失、管腔外血流时，应该详细检查。使用灰阶图像评估有无内膜不规则处、漂浮内膜及血栓。B-flow 无彩色外溢，对于血管壁异常者有特别价值。受伤部位血管狭窄程度的判断，依据于多普勒频谱波形分析。

有穿透伤时，超声可诊断的动脉损伤包括动脉狭窄或闭塞（壁内血肿或穿壁性撕裂）、动脉内膜夹层、假性动脉瘤、动静脉瘘。静脉损伤包括血栓形成、外压（血肿或软组织水肿）和瘘口。上述血管异常诊断标准与非外伤性血管疾病的超声诊断标准相同。

钝挫伤或穿通伤所致的血管破裂会造成软组织血肿。如果血肿限制在肌肉内，则是孤立性的；如果血肿沿着筋膜蔓延，则呈弥漫性。大血肿可能导致外源性压迫和邻近血管狭窄。灰阶超声表现取决于血肿形成时间。新鲜血肿通常表现为实性不均匀回声，而随着时间的推移和内部的液化，血肿可能类似于一个复杂的囊肿。

超声连续观察测量血肿大小，对于评估进行性或复发性出血可能有价值。尽管彩色多普勒超声检查可以观察到活动性出血（图 17.20），但实际工作中超声很少看到活动性出血。有些医疗单位已经开始研究超声造影在识别肢体或实质脏器出血位置的潜在价值。

临床实用要点
- 外周动脉创伤性损伤的类型和分布取决于损伤机制，类型包括动脉壁内膜损伤、动脉狭窄或血栓形成、创伤性假性动脉瘤和动静脉瘘。
- 静脉损伤包括血栓形成、外部压迫（源于血肿或软组织肿胀）和动静脉瘘。
- 受影响肢体的踝肱压力指数＜0.90，是提示需要彩色多普勒超声检查的阈值。
- 灰阶成像可以用来寻找内膜不规则处、漂浮内膜及腔内血栓。
- 超声连续观察、测量血管损伤引起的血肿，可能有助于评估进行性或复发性出血。

九、总结

随着断层成像技术的迅速发展，动脉疾病的诊断方法也在不断进步。随着经导管血管造影相关治疗方法临床应用不断拓展，这种传统动脉诊断和介入治疗方法体现了更大的价值。在这种背景下，超声在动脉急症中的应用价值还不确定。超声的优势体现在在急诊救环境中快速排查临床异常的原因，使危重患者得到及时治疗。这种优势使便携式超声在手术室、急诊科、ICU 病房及院外环境（如在战场）使用增多。如果可以证明在上述场景中，有经验超声技师使用尖端超声设备诊断的准确率很高，那么在处理这类挑战性问题时，超声将起重要作用。

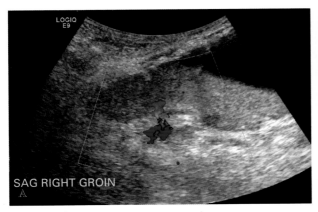
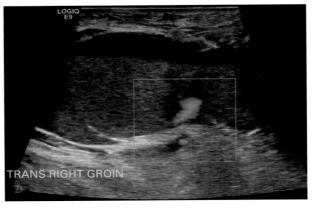

图 17.20　活动性动脉出血。动脉造影后右侧（RIGHT）腹股沟（GROIN）血肿扩大。矢状面（SAG）（A）和横切面（TRANS）（B）彩色图像显示股总动脉的活动性出血

四肢静脉

第 18 章

肢体静脉解剖与超声检查技术

一、引言

静脉结构和功能不同于其相对应的动脉。虽然它们都输送血液，但静脉有多种不同的功能。其职责包括将血液运回心脏，帮助调节体温和心排血量，以及为血液提供储存场所。在某些特定的条件下，血液的储存会诱发形成血凝块，以及静脉血栓和肺栓塞的可能。

检查动脉系统时，超声医师把精力集中在动脉狭窄或闭塞，检查静脉系统时则不同，需要不同的方案。其主要目的是确定或排除急性深静脉血栓形成（DVT）。彩色多普勒超声成像是发现并评估血栓的理想工具，使临床医师可以采取措施降低血栓栓塞和肺栓塞的危险。

为了进行静脉双功超声检查，检查者必须理解静脉解剖并充分掌握静脉成像检查的步骤。我们将在本章复习静脉解剖和检查步骤。

二、下肢解剖

双功超声影像检查的静脉共分三类。
（1）深静脉。
（2）浅静脉。
（3）穿静脉。

临床实用要点

- 静脉功能包括将血液运回心脏，调节体温和心排血量，以及为血液提供储存场所。
- 静脉超声检查的主要目的是确定或排除急性DVT的存在。
- 了解静脉解剖是静脉检查的关键。

（一）深静脉

下肢深静脉因与同名动脉伴行而得名，其被肌肉组织环绕。其工作是作为主要管道将血液运输回心脏。深静脉内的血凝块通常大于浅静脉系统的血凝块，因此更加可能引起临床上严重的肺栓塞。同时，由于深静脉被肌肉组织围绕，肌肉收缩时血凝块脱落的概率比浅静脉血凝块高。基于这些原因，下肢静脉双功超声检查的重点在深静脉系统。

（二）浅静脉

浅静脉接近皮肤，因在肌肉组织的浅表层而得名。

主要浅静脉无动脉伴行，走行于肌肉组织与筋膜之间的组织。其工作不是主要将血液运输回心脏，而是使血液接近皮肤表面而调节体温。静脉在外界环境寒冷时收缩，以保存体内热量。机体需要降温时，它们扩张而将更多的温暖血液转流至皮肤而散热。

虽然浅静脉内的血凝块造成肺栓塞的威胁较小，但血凝块能够并且出现过从浅静脉脱落而进入肺动脉的情况。浅静脉系统的血凝块通常小于深静脉的血凝块，同时不被肌肉组织环绕而不易脱落，因此引起临床上严重肺栓塞的可能性相对较小。由于浅静脉血栓可以增大（通常较小的浅静脉可因存在血栓而扩张）并引起明显不适，下肢浅静脉检查仍然是下肢全面检查的重要组成部分。此外，下肢浅静脉血凝块具有扩展到深静脉系统的潜在危险。

（三）穿静脉

穿静脉连接深静脉与浅静脉。其工作是保证血液从浅静脉系统流到深静脉系统。当穿静脉功能正常时，能避免皮肤层血液淤积。当其功能不佳时，血液会滞留在皮肤层，并可引起慢性淤血变化和溃疡。虽然对于存在DVT的下肢的全面检查并不需要包括穿静脉的详细检查，但在评估慢性肿胀或静脉淤滞时，应对穿静脉更加重视。

三、静脉双功超声成像检查技术与步骤

静脉成像检查的质量在不同单位之间和每个超声技师之间都存在差别。这与缺少标准化的培训和标准化的检查步骤有关。需注意，正确的技术和遵循标准化的程序将可能提高静脉双功超声检查的准确性和可靠性。

以下三项因素会在很大程度上影响静脉双功超声成像检查的质量。
（1）仪器设备的选择。
（2）合适的患者体位和检查技术。
（3）完整的标准化成像步骤。

（一）仪器设备选择

超声影像设备的质量差异很大。试图使用不合适的设备进行静脉双功超声成像检查令人沮丧并存在潜在的危险。静脉成像的设备要有很好的灰阶超声图像质量，能够显示从皮肤层到至少6cm深度的图像。可能需要使用不同的超声探头：高频线阵小探头（10～18MHz）用于如隐静脉的浅静脉、胫静脉远端和大部分上肢静脉；

中频线阵探头（5～9MHz）用于大部分下肢深静脉和上肢位置较深的静脉；低频探头（2～5MHz）用于髂静脉和下腔静脉，以及肥胖患者的下肢静脉。

（二）下肢检查的患者体位

下肢检查时，应该将检查床床尾稍向下倾斜，从而使血液将下肢静脉充盈扩张，以便使其能够更清晰地显示。检查床应置于反Trendelenburg位，头端抬高约20°。另一种使小腿静脉扩张的技术是在小腿检查时让患者坐起。这种方法非常有效，但比较笨拙并使静脉不易被挤压。

将检查床倾斜后，必须使患者体位合适。患者和检查者都应该尽可能舒适。检查大腿和小腿时，应该让患者膝关节稍屈，髋部外旋（图18.1和图18.2）。这一体

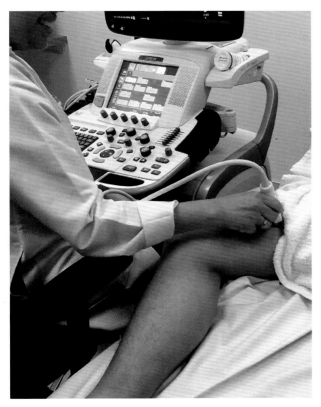

图18.1　下肢静脉检查的患者体位：仰卧，反Trendelenburg位

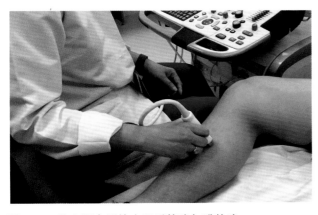

图18.2　从小腿内侧检查胫后静脉与腓静脉

位可以对大腿、小腿内侧及胭窝进行检查。采用不合适的体位进行下肢检查会造成显示不佳和诊断错误。

（三）上肢检查的患者体位

上肢静脉检查时应将检查床放平，患者取平卧位。检查床放平在颈静脉与锁骨下静脉检查时尤为重要，这是因为检查床头端升高会使这些静脉塌陷。以上静脉检查完以后，可将检查床头端升高进行上肢静脉检查。检查颈部静脉和锁骨下静脉时，上肢放在身体两侧。检查腋静脉时，改变上肢位置使其外展，以暴露腋窝。检查上臂与前臂内侧时，将上肢位置略为降低并使上肢外旋。

（四）合适的技术与诊断标准

在20世纪80年代以前，静脉造影是能用来评估肢体静脉的唯一方法。20世纪80年代早期就开始尝试使用超声检查静脉。在试图找到发现血栓的超声标准的过程中，研究人员发现，不但能在超声上看到血栓，而且正常静脉可以被超声探头的轻度压力压缩，静脉的可压缩性可以用于确认该静脉内不存在血栓。确认静脉加压作为DVT的主要超声诊断标准是其得到广泛认可的主要因素。使用加压法可以通过快速横切扫查评估大范围的静脉解剖结构。

（五）正常，无血栓静脉成像

静脉超声检查的大部分成像是在横切扫查平面进行的。可见静脉与其伴行动脉（如果是深静脉）相互紧贴。动脉管壁较厚但管径在两者中较小（如果检查时，肢体位于心脏水平以下）。采用超声探头对血管轻度加压。管壁较厚的动脉能够抵抗压力（由于动脉内压力更高）。静脉则应该容易地被压缩。对被检血管是动脉或静脉有疑问时，检查者应该在进行下一步检查之前采用多普勒来完全、准确地区分两种解剖结构。

如果静脉内没有血栓，静脉将被完全压缩，其内壁相互接触。当探头轻压时，静脉被完全压缩，可以肯定该处没有血栓（图18.3）。这是静脉超声成像检查的关键。当静脉上的压力解除后，静脉重新展开。然后，检查者沿着血管移动探头直至检查完整条静脉。重要的是，上述加压操作应尽量靠近。如果两次加压之间距离较远，存在血栓的静脉段可能被漏检。一般来说，加压之间的距离越近，遗漏血栓的机会越少。彩色多普勒可以用来帮助在横切面上观察静脉。彩色信号可能掩盖血栓，因此必须注意要用灰阶成像评估压缩性。远端肢体挤压也有助于显示静脉并证实其通畅性（稍后讨论）。

采用横切扫查评估整条静脉后，检查者可以旋转探头，在纵切成像上用彩色和脉冲多普勒对该静脉段重新扫查（图18.4）。纵切成像可以提供额外的静脉系统血流信息。可是，纵切成像是附加于横切加压成像所获信息，不能替代横切加压。

（六）横切加压成像上添加彩色和脉冲多普勒信息

目前认证要求的检查步骤包括在多个特定水平应用横切加压成像，以及纵切成像获得彩色与脉冲多普勒信息。正常下肢静脉的多普勒信号具有期相性（提示探头

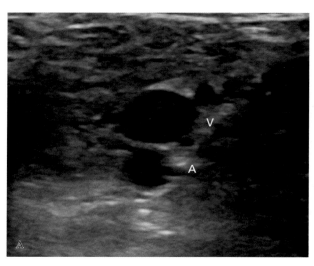 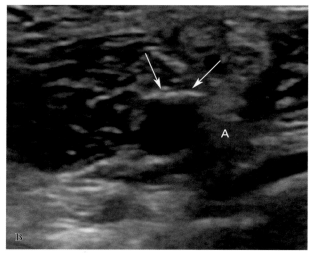

图18.3　横切成像显示静脉适当加压。A.本例可见腘动脉（A）与静脉（V）。B.由于探头在血管上轻度加压，静脉塌陷，图中只见到动脉（A）。注意，静脉完全塌陷（箭头所指处）。这是诊断性静脉成像的关键手法。如本例所示，当静脉被压缩，表明该处静脉不存在血栓

水平以上的主要静脉内无阻塞现象）。患者吸气时静脉血流应该完全停止，而当患者呼气时血流自然恢复。挤

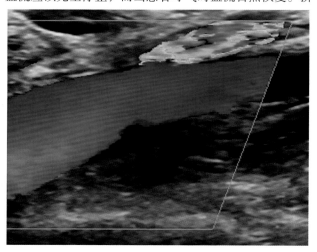

图18.4　相邻动脉与静脉纵切成像。本例中蓝色血管是股静脉

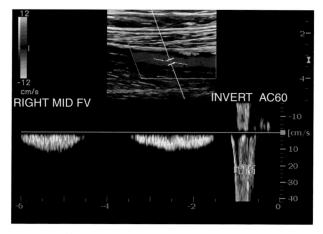

图18.5　股静脉（FV）纵切成像。注意多普勒频谱波形显示正常期相性血流。再注意检查者挤压小腿时多普勒信号突然增高
　　RIGHT：右；MID：中段；INVERT：翻转；AC：角度

压探头水平远端的肢体应该导致血流在挤压过程中增加（图18.5），这就提示从挤压水平到探头水平之间的主要静脉无阻塞。但检查者必须清楚，通过脉冲或彩色多普勒获得的信息有其局限性，非完全闭塞性血栓可能因采用这些方法而漏诊，因此需要进行横切加压检查。

（七）确定存在血栓

当静脉腔内存在回声物，同时静脉无法完全压缩时，静脉内存在血栓（图18.6）。务必注意，上述两种情况必须同时存在才能确诊静脉血栓（图18.7）。有些实验室仅仅依赖静脉的不可压缩性或静脉腔内的回声来诊断DVT。如果不是由于存在血栓，而是由于许多其他因素导致静脉难以压缩时，不将上述两种情况联系起来

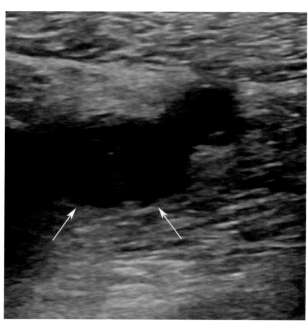

图18.6　股静脉血栓的横切成像。注意静脉内的低回声物（箭头所指处）

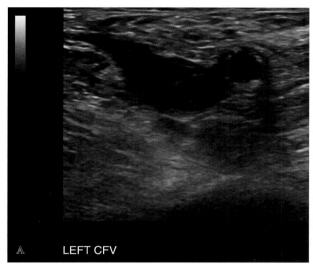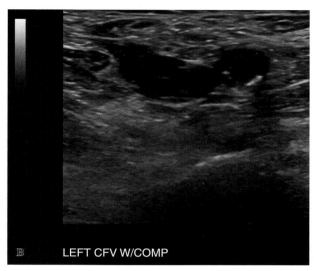

图18.7　A.股总静脉（CFV）横切成像，腔内可见弱回声物。B.探头在静脉上加压，血栓使静脉无法压缩。这是发现静脉内存在血栓的关键

会导致假阳性结果。例如，被检静脉的近端受盆腔肿物或淋巴结肿大压迫所引起的血流淤滞和血流回声增强可能与腔内血栓相似。静脉腔可以完全压缩则能排除血栓（图18.8）。其他陷阱包括患者不能忍受探头加压所引起的疼痛而使探头加压力度不够（图18.9）；患者体位不佳，加压受到相邻骨骼的限制等。遇到静脉不能压缩且无法直接观察到血栓（显像不佳，或很小或很深的静脉显像）时，必须采用进一步的方法以确定不可压缩是否由于存在血栓或其他因素。其他方法可以是增加探头压力，直至与静脉相邻的动脉开始受压变形。如果与静脉相邻的动脉受压变形而静脉没有变化，很可能在静脉内

存在血栓，尽管血栓是相对低回声或无法直接看到。远端挤压时，无法压缩的静脉段内出现血流增加可以说明此处通畅，但这种方法不能排除非完全闭塞性血凝块。如果不能确定是否存在DVT，可能需要采用磁共振静脉造影或计算机断层扫描对比检查进行进一步评估。

临床实用要点

- 下肢静脉双功超声检查的主要焦点是深静脉系统，因为血凝块栓塞到肺的概率高于浅静脉的凝血块。
- 浅静脉系统中的血凝块不太可能导致严重的肺栓塞，因为它们通常比深静脉中发现的血凝块小，而且它

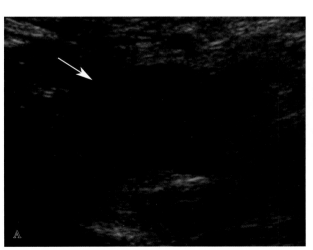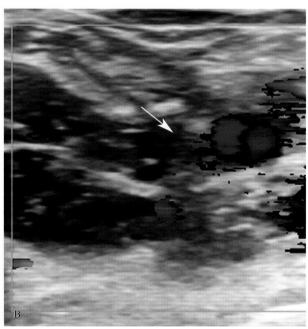

图18.8　A.静脉内回声物横切成像（箭头所指处），形似血栓。B.同一静脉探头加压时横切成像。注意静脉被完全压缩，提示原来所观察到的只是淤滞的血液，而不是血栓

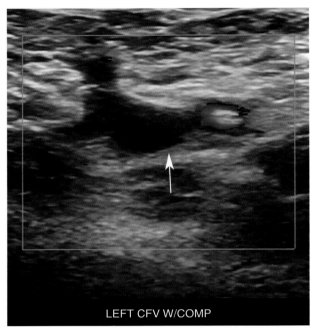

LEFT CFV W/COMP

图18.9　静脉加压（箭头所指处）。此例不能确定静脉内是否有回声物，然而该静脉没有被完全压缩。这可能提示存在低回声血栓。本例出现静脉无法压缩是由于患者不能忍受加压带来的疼痛，从而使所加压力不足以致静脉完全塌陷。这是静脉双功超声假阳性的常见原因。因此，当不能直接观察到回声物且静脉不能完全压缩时，检查者必须在做出诊断时留有余地，或在不同的体位下加压，或在彩色多普勒显影的情况下进行远端挤压增加血流的操作，或对血管施加更大的压力直至动脉受压变形。上述技术可以增加发现静脉内血栓的机会

们相对不易脱落，因为它们周围没有肌肉包绕。

- 影响静脉双功成像质量的三个因素：仪器设备选择、合适的患者体位和检查技术、完整的标准化成像步骤。
- 正常静脉可以被完全压缩，静脉内壁相互接触。
- 腔内血栓的显示和静脉不被完全压缩是DVT双功成像的主要诊断标准。
- 目前认证要求的检查步骤包括横切加压和应用彩色脉冲多普勒进行纵切扫查。
- 当在静脉腔内发现回声物，而且静脉不能完全压缩时，表明静脉内存在血栓。
- 静脉不完全压缩可能是由于盆腔肿块或淋巴结肿大、患者不能忍受探头加压所引起的疼痛、患者体位不佳、加压受到相邻骨骼的限制，以及其他因素。

四、静脉解剖与检查步骤

（一）从腹股沟横纹开始

下肢静脉检查通常从腹股沟横纹开始（图18.10）。位于腹股沟横纹以上的静脉主干称为髂外静脉。当其经过腹股沟横纹后成为股总静脉（图18.11、图18.12）。

（二）股总静脉与大隐静脉

股总静脉在腹股沟韧带下方发出浅支（图18.13）。这条静脉是大隐静脉（图18.14），英文曾经称为"greater saphenous vein"，现在称为"large saphenous vein"或"great saphenous vein"。大隐静脉（图18.15）接近皮肤，在大腿内侧下行（图18.16），最终延续到小腿前内侧直至足部（图18.17）。

大隐静脉与深静脉在腹股沟韧带以下汇合后，股总静脉与同名动脉伴行直至分叉成为股静脉（股浅静脉）与股深静脉（图18.18）。

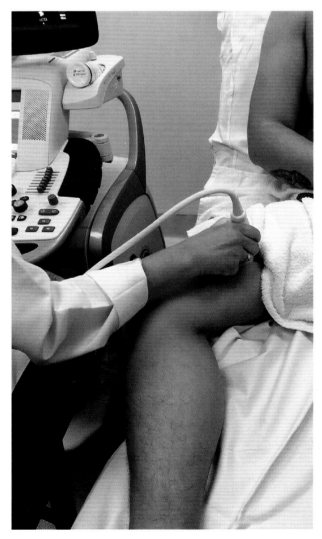

图18.10　股静脉短轴检查。探头位置在大腿中部

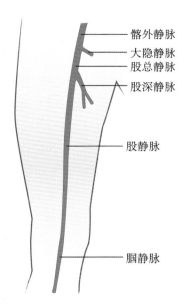

图18.11 股静脉系统

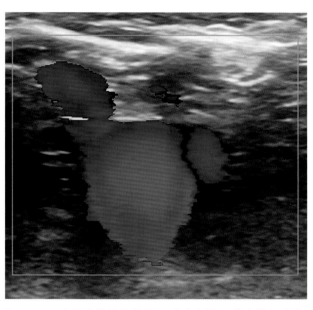

图18.12 腹股沟横纹处的股总动脉和股总静脉横切成像。股总动脉为红色圆形，位于右侧，股总静脉在中间，彩色多普勒显像呈蓝色。注意，大隐静脉血流汇入股总静脉呈蓝色

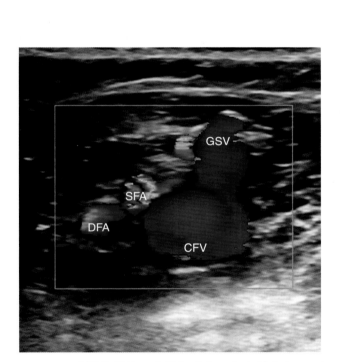

图18.13 腹股沟横纹下方横切成像。大隐静脉（GSV）汇入股总静脉（CFV）呈蓝色。股动脉（SFA）与股深动脉（DFA）位于左侧，呈红色

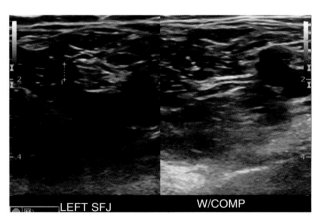

图18.14 图示大隐静脉（测量处）在腹股沟横纹水平以下汇入股总静脉。注意，大隐静脉与股总静脉均可被完全压闭（W/COMP）

LEFT SFJ：左侧稳股交界处

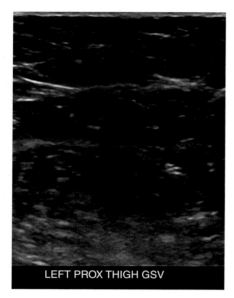

图18.15　横切成像显示大隐静脉（GSV）走行于大腿中部筋膜内

LEFT PROX THIGH GSV：左大腿近段

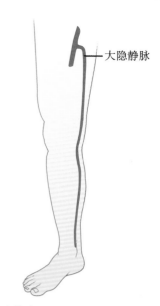

图18.17　大隐静脉

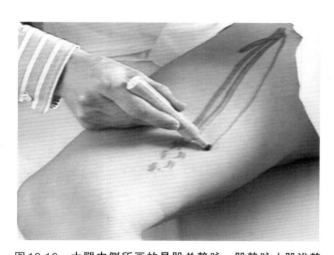

图18.16　大腿内侧所画的是股总静脉、股静脉（股浅静脉）、股深静脉与大隐静脉部位。标记笔所指是大隐静脉的走行部位

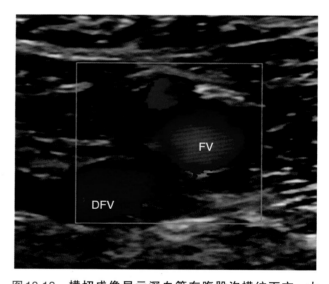

图18.18　横切成像显示深血管在腹股沟横纹下方、大腿内侧上部分叉。股浅动脉（红色）位于显像的中上方，股静脉（FV）在其下方。其下相邻的圆圈为股深静脉（DFV）

　　（三）股静脉（股浅静脉）与股深静脉

　　股静脉与股深静脉的名称还是会引起混淆。以往称为股浅静脉的静脉目前已经更名为股静脉。这样做是因为许多人听到股"浅"静脉的名称会与作为浅静脉的大隐静脉相混淆。股深静脉的英文原称为"profound femoris vein"，现在称为"deep femoral vein"。文中我们将使用新的名称：股浅静脉将称为股静脉，而股深静脉不用"profound femoris vein"，而是用"deep femoral vein"。记住，股静脉是贯穿大腿的主要深静脉。

　　股静脉与股动脉在大腿相伴下行（图18.19、图18.20），股深静脉走行于大腿更深部位。约25%的患者股静脉是成对或成双的（图18.21）。股静脉作为主要的静脉回流通道在大腿下行，直至在收肌管近端转向深部并成为腘静脉。

　　（四）腘静脉

　　静脉主干（股静脉）穿过收肌管后成为腘静脉（图18.22）。腘静脉是血流离开小腿的主要引流管道（图18.23）。在腘窝，腘静脉与腘动脉伴行（图18.24）。

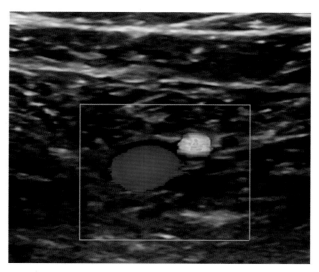

图18.19 大腿中段股浅动脉（红色）与股静脉（蓝色）的横切成像

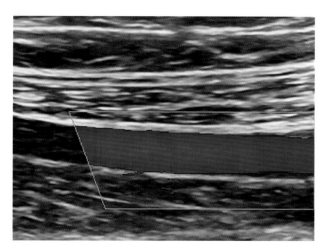

图18.20 大腿中段股静脉纵切成像

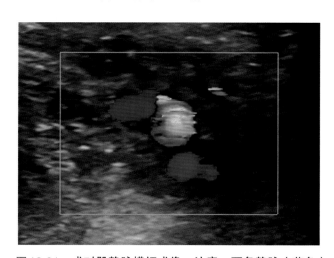

图18.21 成对股静脉横切成像。注意，两条静脉（蓝色）位于伴行的股浅动脉（红色）两侧。典型的成对股静脉通常来自单一静脉，分叉成如图所示的两条血管，最终再汇合成一支

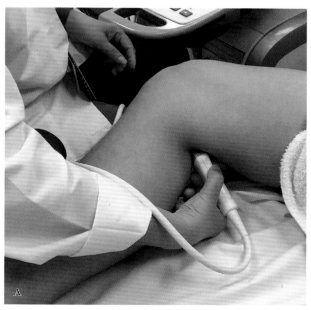

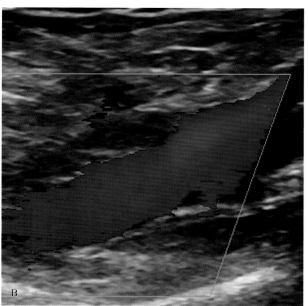

图18.22 A.腘窝腘静脉的短轴扫查。B.腘窝上部腘静脉纵切成像

有时（约25%），腘静脉为双支或看似双支。这是因为胫后静脉与腓静脉的交界部位特别高或双支变异。

（五）胫前静脉

胫前静脉在腘窝离开腘静脉，但在超声上并不容易显示。它以单支（胫前总静脉干）离开腘静脉后很快分叉形成两条胫前静脉（与胫前动脉相伴行）。虽然主干起始部难以显示，胫前静脉的其余部分可以从前外侧（图18.25）在双功超声上显示（图18.26）。与胫后静脉、腓静脉不同，胫前静脉不直接与小腿的比目鱼肌静脉窦相交通。因此，胫前静脉一般不发生血栓，大多数实验室的基本检查步骤中也不包括胫前静脉。但是，当小腿外侧受伤或胫前静脉走行区疼痛时，可以将胫前静脉检查增加到常规的检查步骤中。

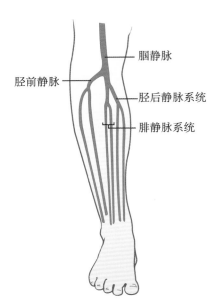

图18.23　腘静脉与小腿静脉

胫前静脉

腘静脉
胫后静脉系统
腓静脉系统

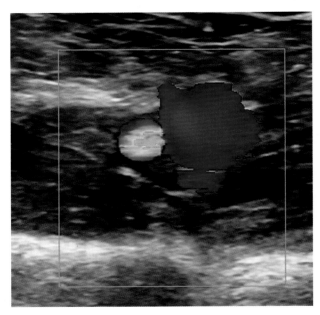

图18.24　位于腘窝上部腘动脉（红色）与腘静脉（蓝色）的横切成像

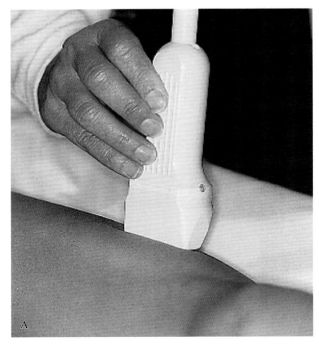

A

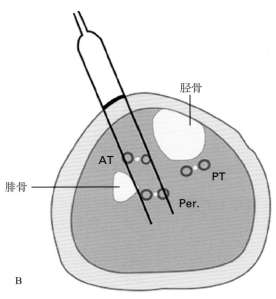

胫骨

AT

腓骨

PT

Per.

B

图18.25　胫前静脉（AT）检查。A.探头从前外侧显示胫前静脉。B.胫前静脉扫查平面
Per.：腓静脉；PT：胫后静脉

（六）腓肠肌静脉

当腘静脉经过腘窝下行，它与称为腓肠肌静脉的静脉分支相汇合。每条腓肠肌静脉从腘静脉以单支发出并迅速分叉成两条静脉并与一条小动脉伴行（图18.27）。每条腓肠肌有数条回流静脉分支（图18.28）。腓肠肌静脉走行于腓肠肌内，最终在腓肠肌远端逐渐消失。这是检查者区别腓肠肌静脉与胫静脉的一种方法；腓肠肌静脉不像胫静脉，不能追踪至足部。

（七）小隐静脉

小隐静脉原来的英文为"lesser saphenous vein"，也像股浅静脉和大隐静脉一样经历了名称变更。现在小隐静脉的英文为"small saphenous vein"（图18.29），在腘窝与腓肠肌静脉约在同一水平汇入腘静脉。有时小隐静脉与腓肠肌静脉汇合成一条静脉干后汇入腘静脉。小隐静脉下行于小腿后侧（图18.30），通过外踝后方之后，最终在足背与大隐静脉汇合。有时小隐静脉不与腘

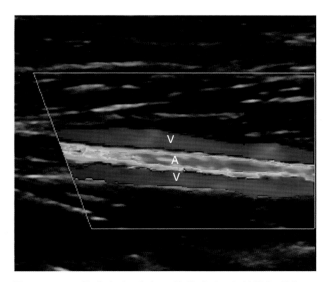

图 18.26　胫前动脉（A）与胫前静脉（V）的纵切成像

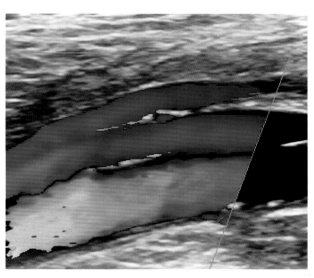

图 18.27　腓肠肌静脉显像。腓肠肌静脉汇入胭静脉。胭动脉（红色）可见于胭静脉（蓝色）下方

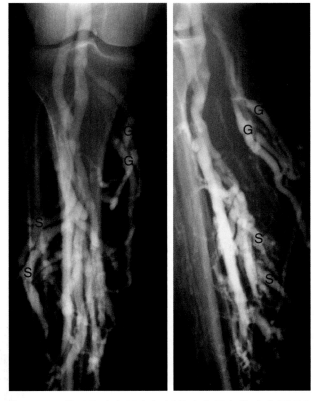

图 18.28　前后位（左图）与侧位（右图）静脉造影图像上的腓肠肌静脉（G）和比目鱼肌静脉（S）

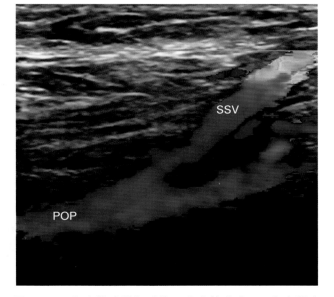

图 18.29　小隐静脉纵切成像：小隐静脉（SSV）在胭窝中段汇入胭静脉（POP）

静脉相连，而是继续上行至大腿，最终汇入深静脉（股静脉）或始终在浅层并汇入大隐静脉。后一种变异称为 Giacomini 静脉或小隐静脉的大腿延伸。

（八）胫腓干

胭静脉在胫前静脉与腓肠肌静脉汇入水平以下更名为胫腓干。有学者仍将该深静脉短段称为胭静脉。两者均被接受。我们在本文将此段称为胫腓干。

（九）胫静脉总干与腓静脉总干

在胭窝较低部位，胫腓干分叉成为胫静脉总干和腓静脉总干（图 18.31）。胫腓干分叉有时被误认为是双支胭静脉。胫静脉总干和腓静脉总干会再分叉，一支静脉干分为成对的胫后静脉，另一支静脉干分为成对的腓静脉。

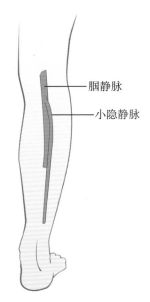

图18.30   小隐静脉

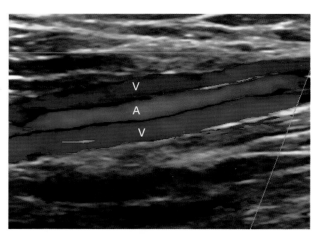

图18.32   胫后动脉（A）和两条胫后静脉（V）的纵切成像。小腿的所有主干深静脉与此相似（两条静脉与一条动脉伴行）。有时候，尤其是在小腿远侧段，可能会出现三条静脉与一条动脉伴行

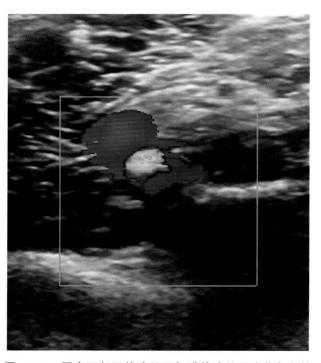

图18.31   腘窝下部胫静脉总干与腓静脉总干（蓝色）的横切成像。注意该处静脉很容易被误认为双支腘静脉。腘动脉位于中央（红色）

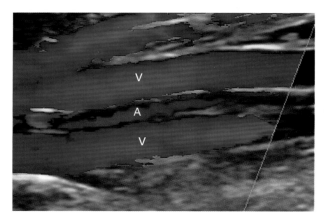

图18.33   小腿腓静脉（V）纵切成像。腓静脉位于胫后静脉深部，因此有时难以使其充满彩色血流信号。它们通常比胫后静脉大，因此一旦检查者熟悉在何处寻找它们，它们相当容易被发现

A：动脉

（十二）比目鱼肌静脉窦

在小腿深部比目鱼肌内，比目鱼肌静脉窦构成广泛的静脉网（图18.36）。这些静脉是主要的贮血池，可以排空至胫后静脉或腓静脉。这些静脉似乎并不显著，但事实上它们是下肢最重要静脉中的一些静脉，这是因为当小腿肌肉不运动时，这些静脉内血液停滞而容易形成血栓（图18.37）。大多数延伸至更大的深静脉（如腘静脉）的血栓起源于这些比目鱼肌静脉窦。对于完整的静脉影像学检查来说，这一区域的检查是基本的。

（十三）髂静脉显像

大多数单位并不常规检查腹股沟韧带以上静脉。取而代之的是采集股总静脉多普勒频谱。如果探测到正常期相性血流，可以推测髂静脉通畅。当然，这并不能发

（十）胫后静脉

成对的胫后静脉在胫后动脉两侧走行于胫骨附近（图18.32），最终在内踝与跟腱之间通过踝关节。

（十一）腓静脉

成对的腓静脉在腓动脉两侧走行于腓骨附近的深部（图18.33）。从小腿内侧扫查，可见成对的胫后静脉与成对的腓静脉并列通过小腿全程（图18.34、图18.35）。

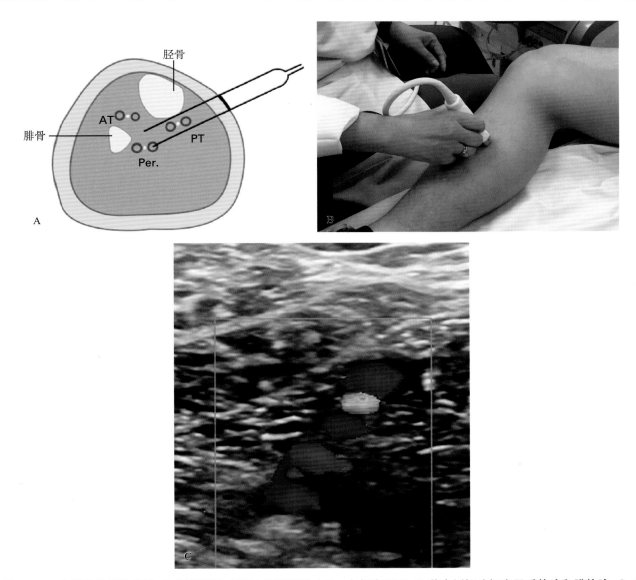

图 18.34　小腿静脉探头位置。A.胫后静脉（PT）和腓静脉（Per.）扫查平面。B.前内侧探头探查胫后静脉和腓静脉。C.小腿中上部内侧横切成像。胫后静脉位于腓静脉前方。两者（绿色）均为成对静脉，并与同名动脉（红色）伴行。两组血管在小腿全程相互平行，因此一旦在该处辨认出它们，就可以很容易地追踪它们的全程

　　　　AT：胫前静脉

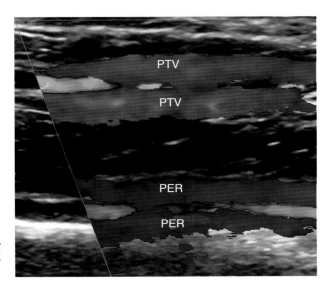

图 18.35　小腿中部胫后静脉（PTV）和腓静脉（PER）的纵切成像。当时正在挤压远侧小腿以改善两组血管的彩色血流显示

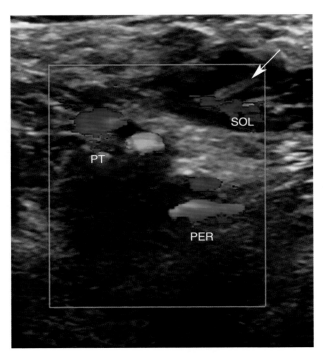

图 18.36　小腿中部内侧横切成像显示比目鱼肌静脉窦（SOL，箭头所指处）。注意该切面上它与胫后静脉（PT）和腓静脉（PER）非常靠近。比目鱼肌静脉窦位于小腿深部的比目鱼肌内，并与胫后静脉或腓静脉相连接

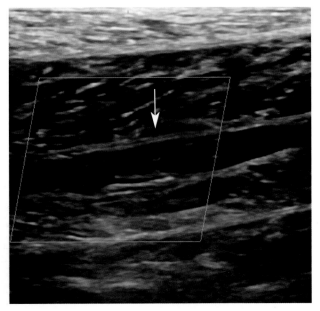

图 18.37　比目鱼肌静脉窦内的急性非闭塞性血栓（箭头所指处）的纵切成像。该血栓呈低回声，血栓内可见条索样回声（凝血酶网）

现部分闭塞性血栓，因此有时将静脉双功超声检查延伸到盆腔是合适的。由于部位较深及肠气干扰，髂静脉显像较为困难。此外，髂静脉加压通常也是不可能的，因

此必须更改用于下肢的诊断标准，根据灰阶成像与彩色多普勒血流来发现血栓。这就降低了这一区域成像检查的可靠性。

　　将股总静脉向上追踪到腹股沟韧带时，该静脉走向深处并成为髂外静脉。继续往上追踪，髂外静脉在骶髂关节水平成为髂总静脉。这一转变出现在髂内静脉汇入髂外静脉处。髂内静脉可能难以辨认，但在髂总静脉分叉处的横切面上可能看到。最终，髂总静脉与来自另一条腿的髂总静脉汇合成为下腔静脉（图18.38）。

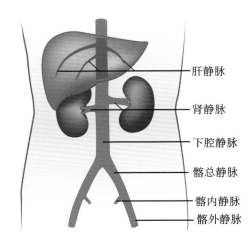

图 18.38　下腔静脉和髂静脉

临床实用要点
- 为避免与浅静脉混淆，以前称为股浅静脉的静脉已更名为股静脉。
- 约25%患者的股静脉是成对或成双的。
- 小隐静脉（以前称为 lesser saphenous，现称为 small saphenous）汇入腘静脉。
- 大多数延伸到更大的深静脉（如腘静脉）的血栓起源于比目鱼肌静脉窦。

五、上肢解剖

　　对于静脉血栓，上肢静脉血栓与下肢静脉血栓有两个值得注意的不同点。

　　1.大部分上肢静脉血栓是由静脉壁损伤所致（通常是注射穿刺），不同于下肢静脉的血流淤滞。其原因是上肢没有肌静脉窦。由于没有静脉窦，除非患者近期有过注射穿刺或静脉导管留置，上肢的血栓并不常见。这一规律的例外情况包括由胸廓出口闭塞引起的慢性锁骨下静脉损伤、潜在的凝血病、血流受阻、肿块压迫及其他因素导致的血凝块。

　　2.上肢静脉解剖存在更多的变异。最主要的变异涉及肘正中静脉及该静脉与贵要静脉和头静脉的连接。

六、上肢静脉检查步骤

（一）颈静脉

完整的上肢静脉检查总是应该包括颈部的颈内静脉和颈外静脉。颈内静脉走行于颈外侧，与颈动脉伴行（图18.39）。颈外静脉位于颈内静脉的浅后方，并汇入锁骨下静脉（图18.40）。

（二）头臂静脉

由于阻挡超声传播的胸骨和充满空气的肺组织，追踪头臂静脉（无名静脉）通常是困难的。选用低频小探头有助于该区域的显示。多普勒信号可能有助于判断显像不佳区域的通畅性（图18.41）。

（三）锁骨下静脉

锁骨下静脉离开其与颈静脉和头臂静脉汇合处后向手臂走行。在它穿过锁骨下方后不久，一条浅静脉（头静脉）汇入锁骨下静脉。锁骨下静脉是一条大的深静脉，与锁骨下动脉伴行（图18.42、图18.43）。由于锁骨下静脉位于锁骨之下，难以使用加压法来判断该静脉的通畅性。为了判断静脉能否塌陷，检查者必须要求患者紧闭双唇快速吸气，观察静脉是否塌陷。

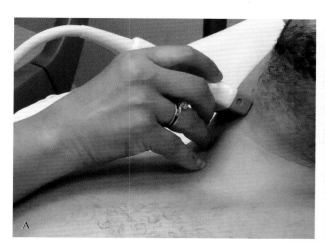

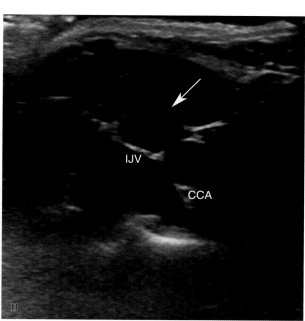

图18.39 A.评估颈内静脉的探头位置。B.横切成像显示颈内静脉（IJV，箭头所指处）与颈总动脉（CCA）伴行

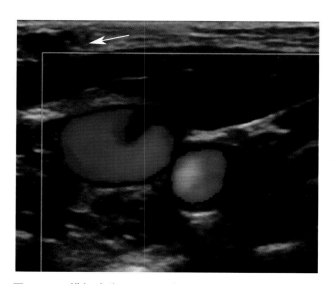

图18.40 横切成像显示颈外静脉位于左上方（箭头所指处）。找到颈外静脉的方法是在发现颈内静脉（蓝色）后，略向后方移动探头。颈外静脉非常容易被压缩，必须注意探头压力应很小或者无压力。通常需要使用大量耦合剂形成导声垫，从而保证不施压力，以免无意中压迫该静脉

（四）头静脉

头静脉是汇入锁骨下静脉的一条浅静脉，该静脉走行于浅层（无伴行动脉；图18.44），穿过肩部下行于肱二头肌的前外侧缘。在肘前窝水平，肘正中静脉连接头静脉与走行于上肢内侧的贵要静脉（图18.45、图18.46）。头静脉与肘正中静脉相交通后继续下行至前臂。通常头静脉在前臂有两条属支，一条于前臂的掌侧下行至腕部，另外一条则在下行至腕部的过程中绕行至前臂背侧。

（五）肘正中静脉

如前所述，肘正中静脉是连接头静脉和贵要静脉的浅静脉。连接部通常出现在肘正中静脉跨过肱动、静脉的肘前窝（图18.46）。但是，连接部位在不同个体之间存在差异。

（六）腋静脉

在头静脉汇入锁骨下静脉的水平以下，锁骨下静脉成为腋静脉（图18.47）。腋静脉走行通过腋窝（图18.48、图18.49）。在人体的大部分，深静脉与同名动脉紧贴伴行；但是腋窝是一个例外，一小段动静脉之间存在一定的距离。

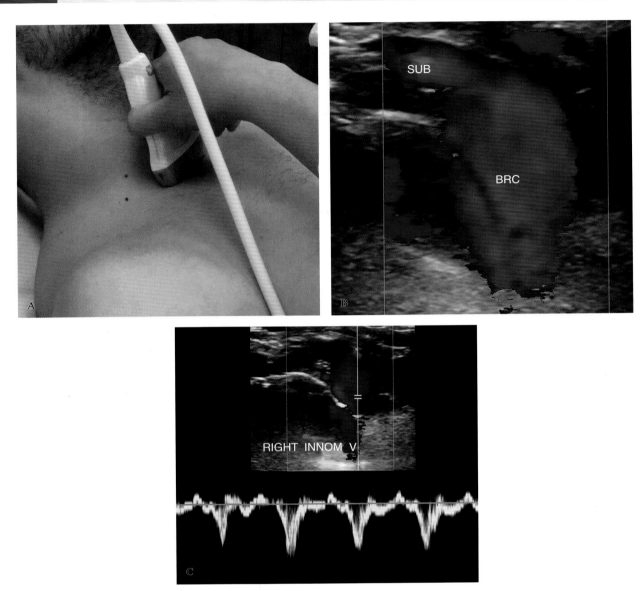

图18.41　A.评估深部锁骨下静脉和头臂静脉（无名静脉）的探头位置。B.锁骨下静脉（SUB）汇入头臂静脉（BRC）。C.头臂静脉（INNOM V）脉冲多普勒波形显示心房收缩引起的明显搏动

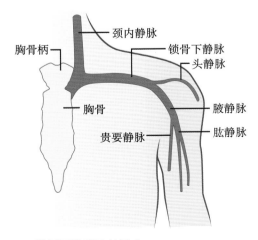

图18.42　锁骨下静脉及其属支

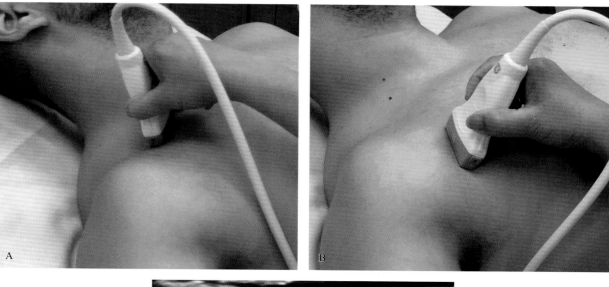

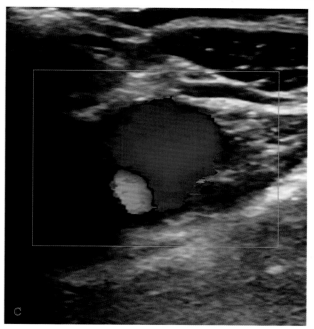

图18.43　评估锁骨下静脉时探头的位置。A.探头置于锁骨上方，用于检查锁骨下静脉的内侧部分。B.探头置于锁骨下方，用于检查锁骨下静脉的外侧部分。C.锁骨下动脉（红色）和静脉（蓝色）的横切成像。该图取自锁骨下方，紧邻头静脉汇入锁骨下静脉之前

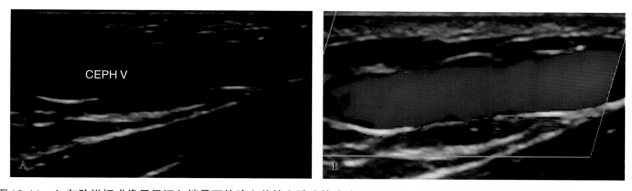

图18.44　A.灰阶纵切成像显示汇入锁骨下静脉之前的上臂头静脉（CEPH V）。B.头静脉彩色多普勒纵切成像

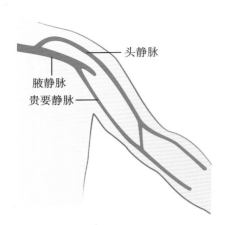

图18.45 上肢浅静脉

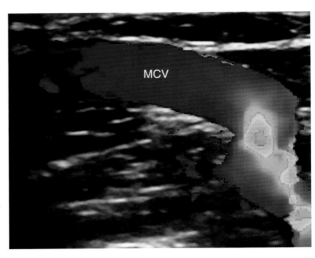

图18.46 肘正中静脉（MCV）穿过肘前窝并连接头静脉和贵要静脉。向上肢内侧追踪肘正中静脉可显示贵要静脉。向另一方向（向上肢外侧）追踪则可显示头静脉。这一解剖标志是许多检查者进行上肢检查的起始部位

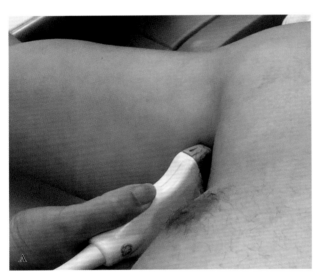

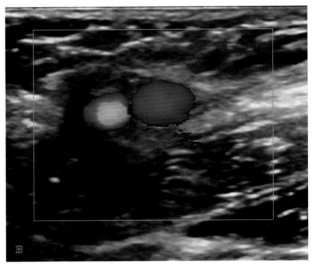

图18.47 A.检查腋静脉的探头位置。B.腋窝水平横切成像，腋动脉（红色）位于左侧，而腋静脉位于右侧

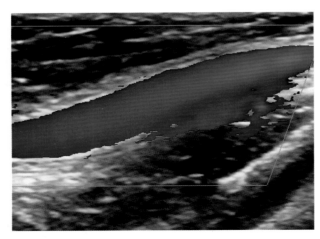

图18.48 腋静脉纵切成像

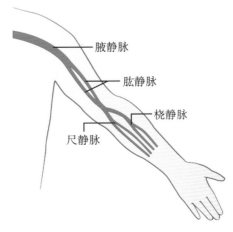

图18.49 上肢深静脉

通常大约在上臂中部，一条来自浅表组织的静脉汇入腋静脉。该浅静脉称为贵要静脉（图18.50）。贵要静脉通常较粗，走行于肱二头肌内侧缘，无动脉伴行（图18.51），与肱静脉平行。

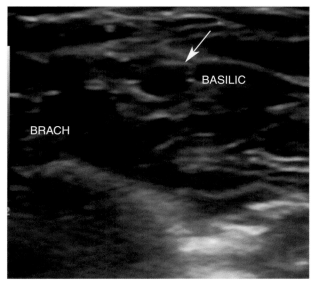

图18.50　上臂中部内侧横切成像。图像左侧为肱血管（BRACH），贵要静脉（BASILIC，箭头所指处）位于中部，该静脉无动脉伴行

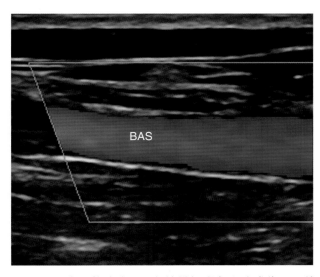

图18.51　贵要静脉（BAS）的纵切彩色血流成像，无伴行动脉

贵要静脉汇入腋静脉的水平差异非常大。有时在上臂上部，但是通常位于上臂中、下1/3部。

（七）肱静脉

肱静脉为较小的成对静脉，于肱动脉两侧继续在上肢下行（图18.52）。与浅静脉相比较，这些深静脉管径变得非常细。肱静脉与同名动脉伴行至肘窝以下。在此水平，肱静脉分为一对桡静脉和一对尺静脉，两者均与同名动脉伴行。

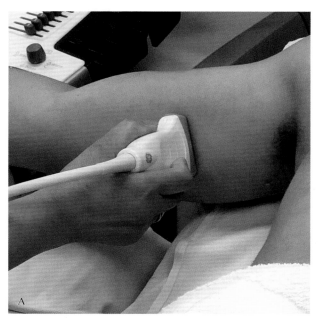

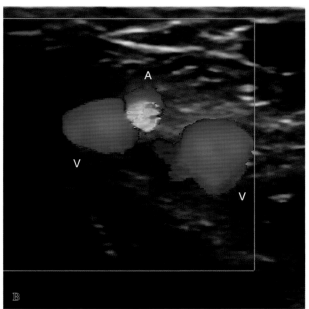

图18.52　A.检查肱静脉的探头位置。B.肱动脉（A）和肱静脉（V）的横切成像

（八）桡静脉

桡静脉在前臂掌面沿桡侧向拇指走行（图18.53）。它们是两条非常小的静脉，一直与动脉伴行至手部近拇指处。

（九）尺静脉

尺静脉从肱静脉水平开始在前臂掌面沿尺侧走行，在腕关节尺侧进入手部（图18.54）。

（十）贵要静脉

检查贵要静脉时，检查者回到上臂中部，找到腋静脉远侧端。贵要静脉走行于前臂内侧，无动脉伴行，并在一定节段与肱静脉平行。贵要静脉在近肘前窝处与肘正中静脉汇合，肘正中静脉像高速公路立交桥一样跨过

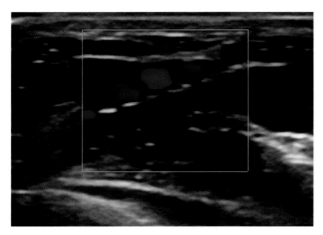

图 18.53　前臂桡动脉和两条伴行静脉的横切成像

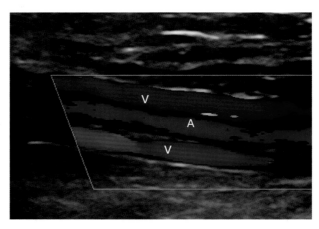

图 18.54　前臂尺动脉（A）和两条伴行静脉（V）的纵切成像

肱动脉和肱静脉，最终与头静脉相连接（见图 18.46）。由于肘正中静脉位置浅表，容易找到，并且向内侧连接贵要静脉，向外侧连接头静脉，许多检查者都将其作为开始进行上肢静脉检查的解剖标志。检查完这些静脉之后，检查者回到肘正中静脉，显示其跨过的肱血管并开始评估深静脉系统。检查者也可以在前臂继续向下追踪贵要静脉至腕部。贵要静脉通常在前臂远端水平有两条属支：一条多在前臂掌侧，另一条最终转至背侧。

临床实用要点

就静脉血栓而言，上肢静脉血栓与下肢静脉血栓相比有两大不同点，大部分上肢静脉血栓是由静脉壁损伤所致（通常是注射穿刺），不同于下肢静脉的血流淤滞；上肢静脉解剖存在更多的变异，大多数的变异涉及肘正中静脉及该静脉与贵要静脉和头静脉的连接。

七、血栓的特征

一旦发现血栓，下一步应尝试得到一些关于血栓急性或慢性程度及发生栓塞可能性的信息。一般来说，越新形成的血栓，越可能引起栓塞。就像可能估计到的，这是一项非常困难的任务，也并不完全具有科学性。当然，还是有一些被检血栓形成时间及稳定性的线索。

以下特征通常与急性血栓有关。

（1）弱回声（低回声）的血栓。

（2）附壁不良或"漂浮"的血栓。

（3）海绵状质地的血栓。

（4）可压缩或可变形的血栓。

（5）静脉扩张或扩大。

以下特征通常与慢性血栓有关。

（1）强回声（高回声）的血栓。

（2）附壁良好的血栓。

（3）质地坚硬的血栓。

（4）静脉收缩。

（5）大侧支形成。

（6）静脉壁增厚。

（一）急性血栓

血栓刚形成时，通常是低回声的（几乎难以看到）。当新的血栓处于急性期，它可能通过静脉加压受限及出现模糊的血栓边缘而被发现（图 18.55）。有经验的检查者会发现静脉内弱回声并注意到加压困难（图 18.56）。这一阶段的血栓质地非常松软，探头加压时静脉可以变形（但静脉还是不会完全塌陷）。这一阶段的

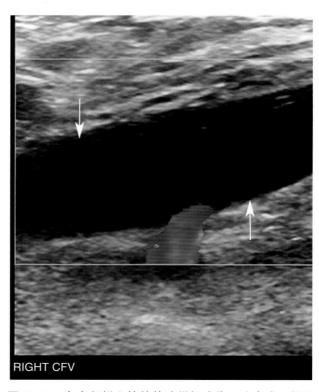

图 18.55　存在新鲜血栓的静脉纵切成像。注意唯一提示存在血栓的是存在浅白线状物（箭头所指处），这是来自新近捕获血液成分而形成血栓的凝血酶网的反射

CFV：股总静脉

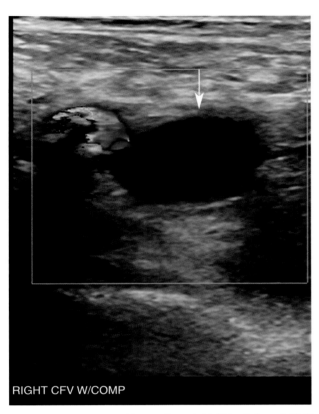

图18.56　新鲜血栓（箭头所指处）的横切成像。血栓的边缘呈弱回声，而其中心则无回声。注意该静脉轻微受压
CFV W/COMP：股总静脉受压

血栓可能只与静脉壁小面积附着，血栓余下部分看上去像蛇一样在血流中前后摆动（自由漂浮的深静脉血栓，图18.57）。附着不牢固的血栓更容易脱落和栓塞似乎合乎逻辑，但是这一看似显而易见的结论并未得到广泛

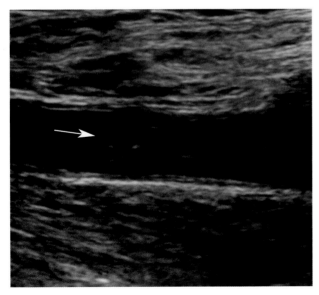

图18.57　股静脉纵切成像显示腔内血栓的长"尾"（箭头所指处）。注意，没有显示血栓的附着点。图中显示的是自由漂浮的血栓，该血栓在此图以下的平面附着于静脉

接受。

当新的血栓完全阻塞静脉时，它可能随着具有顺应性的静脉扩张而继续扩大（静脉用于储存血液，具有扩张数倍的能力）。当阻塞性血栓使静脉扩张时，可以在静脉双功超声检查的横切图像上清楚地看到（图18.58）。

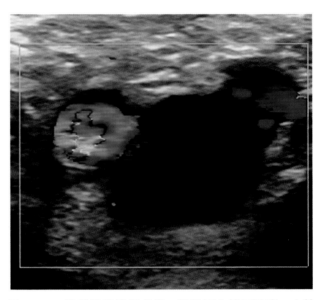

图18.58　股总静脉横切成像，静脉因血栓而扩张。血栓非常新鲜，以致血栓周围淤滞血流的回声高于血栓本身的回声。注意大隐静脉和股总动脉内血流

（二）慢性血栓

随着时间的推移，血栓可能会自然地完全消融。然而，临床上显著的血栓会随着时间推移，凝血酶网将血栓中的液态成分挤出而变得更加坚固。因此，陈旧性血栓将是坚固的（不会像新的血栓那样在探头加压时变形）。陈旧性血栓的回声也更强（图18.59）。如果没有新的血栓形成，血栓存在的时间越长，与静脉壁附着越牢固（图18.60），从而发生肺栓塞的风险也越小。

血栓引起静脉完全阻塞时通常导致静脉扩张，但是随着血栓老化，血栓沿着静脉壁收缩。随着时间推移，静脉逐渐愈合变小。因此，存在多年的血栓会收缩变小，以至难以发现。随着血栓老化，其回声变得更强并可能与周围组织混为一体。这些慢性稳定的血栓不再具有栓塞的危险。

如果血栓没有完全阻塞静脉，血栓附着于部分静脉壁，而血流通过残留的管腔（图18.61）。随着不断老化，血栓会继续收缩而使其在静脉腔内的充填越来越少（再通）。最终在超声上可见沿着静脉壁或静脉腔内的强回声瘢痕（图18.62）。其边界可能变得不规则（图18.63）。通常，残留的血栓（从纵切成像）像在静脉腔内的细线或条索（图18.64）。

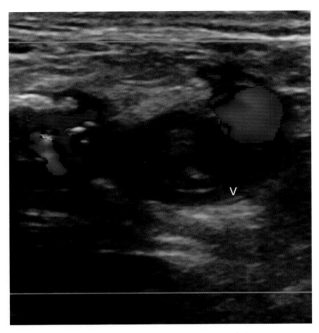

图18.59　慢性闭塞性深静脉血栓的横切成像。注意，与前面介绍的急性病例相比较，慢性血栓回声较高而管腔扩张程度较小

　　V：静脉

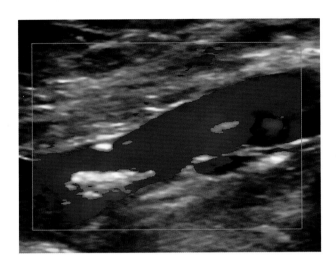

图18.61　纵切成像显示部分闭塞的慢性强回声血栓，血栓周围可见血流

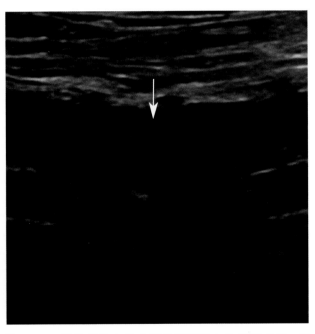

图18.60　慢性附壁血栓（箭头所指处）的纵切成像。注意，由于血栓再通与重塑，血栓边缘平滑，回声较强

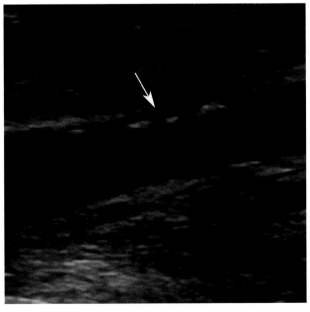

图18.62　静脉壁陈旧性强回声瘢痕或钙化（箭头所指处）的纵切成像

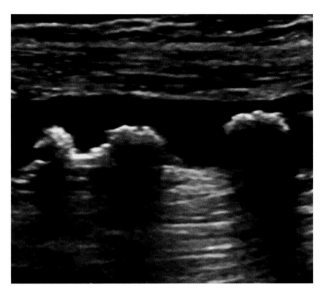

图18.63 边缘不规则的慢性强回声深静脉血栓的纵切成像

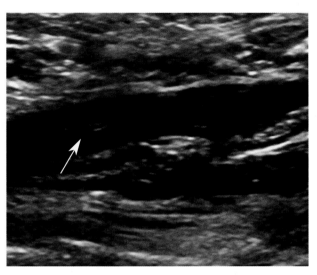

图18.64 线状残留血栓的纵切成像。**注意静脉壁增厚及中央慢性深静脉血栓或瘢痕组织（箭头所指处）**

随着血栓老化，另一个可以观察到的现象是出现大的侧支。主要回流通道完全闭塞时，较小的静脉必须扩张，以将血液转流而形成侧支。观察到较大的侧支是提示慢性问题的可靠指标。

慢性静脉疾病的发现通常在报告中描述为慢性静脉改变或瘢痕。这些观察到的现象将给临床医师提供有价值的信息，这些信息，尤其是与临床信息相结合，使得患者得到合适的治疗。

临床实用要点

- 一旦在静脉检查时发现血栓，下一步应尝试确定血栓是急性还是慢性，以及发生栓塞的可能性。一般来说，越是新鲜形成的血栓，引起栓塞的可能性越大。
- 通常与急性血栓相关的特征包括弱回声（低回声）的血栓、附壁不良或漂浮的血栓、海绵状质地的血栓、可压缩或可变形的血栓、静脉扩张或扩大。
- 通常与慢性血栓相关的特征包括强回声（高回声）的血栓、附壁良好的血栓、质地坚硬的血栓、静脉收缩（如果完全阻塞）、大侧支形成及静脉壁增厚。

（三）瓣膜与反流

除了探查血栓，全面的静脉检查还包括探查深、浅静脉反流。静脉反流或瓣膜功能不全使得静脉血流逆转，引起远端静脉高压。这可导致慢性静脉功能不全和静脉压力增加，可能造成软组织水肿、皮肤增厚、色素沉着，最终导致皮肤溃疡。一些不同的检查步骤可以用于评估静脉反流。请参见第21章，该章包括扫查技术和诊断标准在内的静脉功能不全的详细讨论。常规静脉双功超声检查时，探查股静脉与大隐静脉是否存在反流是

合适的。如果反流可能是患者下肢肿胀的主要因素，超声技师可以进行更详细的检查。如果打算进行手术治疗，如静脉切除，则需要更加详细的检查。

探查反流基本上有以下4种方法。

（1）直接观察静脉瓣膜关闭。

（2）多普勒波形分析。

（3）彩色血流评估。

（4）灰阶成像评估。

探查反流最不可靠的方法是直接观察静脉瓣膜及其功能（图18.65）。瓣膜可能在直接观察时看上去功能良好，但当检查者加用彩色多普勒后，仍可发现反流。

彩色多普勒评估可显示重度和中度反流（图18.66），但可遗漏轻度或微弱反流。多普勒波形分

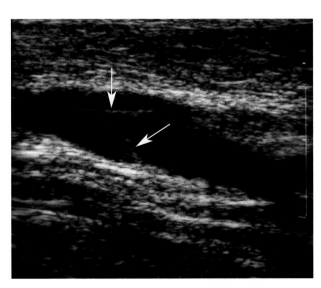

图18.65 静脉瓣膜（箭头所指处）的纵切成像。探查静脉反流应采用彩色多普勒与脉冲多普勒

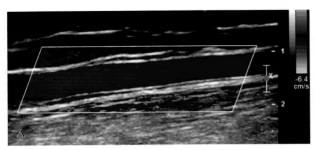
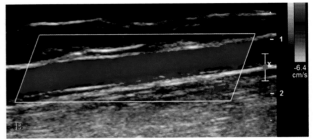

图 18.66 检查者采用彩色多普勒观察到静脉内血流背离超声探头（回到心脏），呈蓝色（A）。当采用瓦氏动作时，血流方向相反呈红色，提示存在静脉反流（B）。如果瓣膜功能正常，做瓦氏动作时不会观察到血流

析可准确判断重度、中度，甚至轻度反流，但可遗漏微弱的反流（图 18.67）。

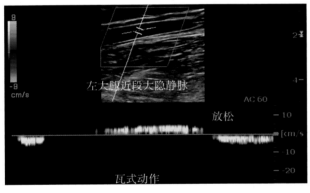

图 18.67 采用多普勒频谱分析显示反流。请注意，静息状态下信号在基线以下，瓦氏动作时转至基线以上。如果瓣膜功能正常，在瓦氏动作时不会见到血流

临床实用要点
- 静脉反流或瓣膜功能不全可引起慢性静脉功能不全和静脉压增加，可能导致软组织水肿、皮肤增厚、色素沉着，最终导致皮肤溃疡。
- 标准的静脉双功超声检查可以增加评估静脉反流的步骤。
- 采用灰阶、彩色多普勒和脉冲多普勒评估瓣膜功能不全的程度。

八、总结

了解静脉解剖和生理对于评估周围静脉是必要的。应该综合运用灰阶、彩色和脉冲多普勒检查深静脉、浅静脉和穿静脉。为了准确地显示深静脉血栓，需要合适的仪器、规范的检查步骤及合适的患者体位。急性或慢性血栓的特征有助于临床医师为深静脉血栓患者制订适当的治疗方案。

第 19 章

下肢静脉血栓的超声诊断

一、引言

静脉血栓栓塞（VTE）是一个重大的健康问题，好发于住院患者、老年人和有潜在高凝状态的患者，如癌症患者。深静脉血栓形成（DVT）是指体内深静脉内凝固的血液或凝血块，这是VTE的一方面。另一方面，上下肢DVT的直接并发症是肺栓塞（PE），如果没有及时发现和治疗，肺栓塞可以有较高的发病率和死亡率。

本章将阐述下肢静脉系统的解剖，以及下肢深静脉血栓的患病率、病因、危险因素、临床表现、并发症和影像诊断。

二、患病率、病因和危险因素

在DVT患者中，约90%的病例累及下肢，约10%的病例发生在上肢。经年龄和性别校正后的年发病率约为48/100 000，男性各年龄组的发病率相对稳定，55岁以下的女性发病率减少，60岁以上的女性发病率增加。据估计，美国每年约发生90万例VTE。血栓常发生在小腿深静脉，并向上进入大腿深静脉。大腿深静脉中的凝血块可以栓塞到肺。约79%的PE患者有下肢DVT的证据，相反，高达50%的DVT患者可能发生PE。

深静脉血栓的病理生理学改变最早由Virchow提出，他观察到，大多数情况下DVT的形成似乎是由内皮细胞损伤、血液淤积和血液高凝状态（Virchow三因素）的组合所引起的。表19.1总结了深静脉血栓形成的危险因素。最常见的获得性危险因素包括近期的手术或创伤、长时间的制动、妊娠、口服避孕药和潜在的炎症状态。遗传性或先天性危险因素包括抗凝血酶缺乏症（蛋白C和蛋白S）、凝血因子V突变和抗磷脂抗体综合征。此外，人口因素也有一定影响，女性深静脉血栓的发病率高于男性，非裔美国人高于白种人，而发病率在亚裔及美洲土著人中较低。深静脉血栓的发病率随年龄增长而增高。

临床实用要点

- DVT和PE分别是VTE的起因和结果。
- 危险因素
  - 可逆危险因素：如制动、手术或妊娠。
  - 不可逆危险因素：凝血异常，如凝血因子V突变。

表19.1	深静脉血栓的危险因素	
遗传因素	**获得性因素**
抗纤维蛋白酶缺乏（蛋白C和蛋白S）	年龄
凝血因子V突变	恶性肿瘤（晚期）
纤溶酶原缺乏	手术（骨科、神经科）
非O型血	外伤
凝血因子水平升高（Ⅱ、Ⅶ、Ⅷ、Ⅸ、Ⅹ、Ⅺ）	制动
纤溶酶原激活物抑制剂-1升高	妊娠期与产褥期
高同型半胱氨酸血症	肥胖
抗磷脂抗体综合征	服用口服避孕药
	激素替代治疗
	高黏滞综合征
	化疗
	肝素引起的血小板减少症
	脊髓增生异常
	真性红细胞增多症

（一）适应证

下肢静脉超声的主要适应证是评估有症状或高危无症状患者可能存在的VTE疾病或静脉阻塞。由于其可获得性强、费用低，静脉超声还可用于DVT患者的随访、在抗凝治疗结束前评估残余血栓的情况。其他适应证包括评估静脉功能不全、反流和静脉曲张，评估用于透析或其他静脉通路的静脉，以及静脉描记（vein mapping）。下肢静脉超声还可用于静脉消融和其他治疗后的评估。

（二）临床表现

DVT通常起源于血流较慢的小腿静脉瓣膜处，并可向近心端延伸到大腿静脉。肌肉的收缩和循环的纤溶酶原激活剂不断地抵消DVT的形成。血栓可能从大腿脱落行进至肺部，导致肺栓塞。

DVT通常发生在单侧下肢。孤立性小腿DVT一般无症状，很少引起临床上严重的肺栓塞。小腿和腘静脉DVT最具特异性的表现为单侧小腿水肿。疼痛、压痛（常为局灶性）、发红和局部体温升高可用于诊断DVT患者，但不具特异性。其症状往往是行走时加重、休息后改善。如果不治疗，肿胀可能会向上延伸到大腿。可能出现足背屈时小腿疼痛（Homan征阳性），但这并不是可靠征象。偶尔可以触及条索状物，通常为平均体重指数（BMI）增加引起的浅表血栓性静脉炎。

髂股区局限性DVT与围生期、盆腔肿块或盆腔手术、口服避孕药和抗磷脂抗体综合征有关。临床上，这些患者表现为臀部和（或）腹股沟区疼痛。静脉阻塞引起水肿，可以伴有疼痛、肢体灰暗和明显的浅表侧支静脉形成（大腿青肿）。它可以见于大腿，也可能发展到整条下肢。

不幸的是，高达50%影像学证实的DVT患者没有特殊的症状，而近50%有疼痛和肿胀"典型症状"的患者没有DVT。临床症状和体征对DVT的诊断既不敏感也不特异，因此了解其危险因素，寻找有症状患者其他可能的诊断是非常重要的。

Wells等发表了依据临床资料将疑似DVT患者分为高、中、低风险概率组的评分标准（表19.2）。超声证实的DVT患病率在高风险概率组为85%，在中等风险概率组为33%，在低风险概率组为5%。其他用于临床评估PE风险的评分系统（日内瓦评分修订版）和DVT或PE复发风险的评估系统（维也纳预测模型）的详情可参阅本章提供的参考文献。

表19.2　预测深静脉血栓概率的 Wells 评分表
以下每项加1分
活动期恶性肿瘤（6个月内或姑息治疗）
瘫痪、轻瘫、下肢石膏固定
近期卧床＞3天
过去4周大手术或创伤
沿下肢静脉走行的局限性触痛
整条下肢肿胀
与对侧无症状下肢比较，小腿肿胀＞3cm
有症状下肢凹陷性水肿
有症状下肢侧支浅表静脉
以下每项减2分
其他诊断的可能性不小于DVT
分数相加得出DVT可能性
评分≥3分，可能性较大
评分1～2分，可能性中等
评分0分，可能性较低

血清学检查中的D-二聚体检测也有助于DVT的诊断，特别是对低风险概率组患者的DVT或PE的诊断。D-二聚体是交联纤维蛋白血凝块的分解产物。D-二聚体检测作为DVT或PE的标记物具有高灵敏度（高达97%）。但是，因为在创伤、近期手术、出血、癌症和败血症等许多其他情况下，D-二聚体也会升高，所以它的特异度相当低。因此，D-二聚体检测阳性对诊断DVT的预测价值很低，特别是对老年人、术后患者、住院患者及恶性肿瘤患者。然而，检测阴性对于排除DVT具有很高的预测价值（＞97%）。值得注意的是，D-二聚体检测的阴性预测价值（NPV）取决于患者的DVT风险

概率预测。Wells等的研究表明，在低风险概率组的患者中，NPV接近100%，但在DVT高风险概率组的患者中，NPV下降到85%。其他降低检测灵敏度的因素包括局限性小腿血栓患者的小血凝块，以及患者检测时已经在DVT后期，因为D-二聚体升高通常只维持7天左右。

手术是DVT形成的重要危险因素。很大一部分与手术相关的DVT发生在术中，约50%的术后DVT在72h内自行消失。大部分术后深静脉血栓局限于小腿静脉，比较小（＜1cm），非闭塞性，并且无症状。当制动或初始血栓较大等危险因素持续存在时，术后DVT进展的风险最大。手术类型会影响发生DVT和VTE的风险，骨科手术的风险约是普外手术的2倍。术后2周内出现有症状的VTE的风险最高，并持续2～3个月。

> **临床实用要点**
> - 根据临床评估诊断下肢DVT的准确率只有50%。
> - 风险评分，如Wells评分，可用于评估患者是否需要静脉超声检查。
> - D-二聚体检测对急性DVT非常敏感，但对小腿静脉DVT可能不太敏感。
> - D-二聚体检测阴性可以在很大程度上排除DVT。

三、下肢静脉解剖

相关的下肢深静脉解剖包括髂外静脉（EIV）、股总静脉（CFV）、股深静脉和大腿的股静脉。在膝后的腘窝，腘静脉是主要的深静脉。在约20%的人中，所有或部分大腿深静脉系统可为双支。小腿有三对肌间深静脉：胫后静脉（PTV）、胫前静脉（ATV）和腓静脉（PEV）（图19.1）。许多肌内静脉也有助于下肢静脉回

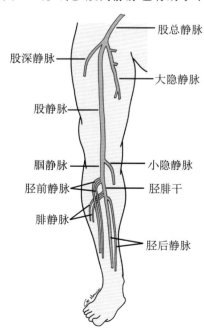

图19.1　下肢深静脉解剖示意图
由Ms.Geri Mancini提供

流。隐股交界（SFJ）处的大隐静脉（GSV）近心段也包括在检查范围内。

就术语而言，股浅静脉被称为股静脉，以免把股静脉混淆为另一条浅静脉，从而导致可能的错误治疗。术语"近端"和"远端"应分别指大腿或小腿靠近心脏和足的部分。例如，股静脉近端指的是靠近髋部的静脉部分，而股静脉远端指的是靠近膝盖的部分。也可以使用术语"头端"和"尾端"。

成对的胫后静脉和腓静脉与同名的动脉相伴走行于小腿深部的后筋膜间隙。胫后静脉在内踝之后与跟腱之前起源于足底静脉。它们在小腿内侧的深部筋膜间隙上行。腓静脉起源于踝关节外侧，向上走行于小腿中央深部、位于胫后静脉外侧与腓骨内侧。胫后静脉和腓静脉在小腿上部汇合成胫腓干。成对的胫前静脉起源于与足背动脉毗邻的足背静脉。它们在前筋膜间隙与胫前动脉相伴上行。胫前静脉沿骨间膜走行于胫骨的前外侧。它们与胫腓干汇合形成腘静脉。然而，解剖变异，包括双支小腿静脉，相对常见。小腿深部的肌内静脉（intramuscular veins）通常为分支，汇入成对的肌间静脉（intermuscular veins）。腓肠肌和比目鱼肌静脉是小腿最大的肌内静脉，可与同名动脉伴行或不伴行。比目鱼肌和腓肠肌静脉被认为是深静脉，但并不常规检查。这些静脉的检查还未被列入国际认证委员会（IAC）、美国超声医学会（AIUM）或美国放射学会（ACR）的认证要求。然而，小腿DVT往往起源于这些肌内静脉分支，这些分支可因存在血栓而明显扩张。因此，应该扫查这些肌内静脉的血栓并记录在报告中。

腘静脉在腘窝后方，于腘动脉浅表方上行，进入大腿下段收肌管后成为股静脉。比目鱼肌和腓肠肌静脉可汇入腘静脉或小隐静脉。在大多数患者中，作为浅静脉的小隐静脉也汇入腘窝或小腿上部的腘静脉。小隐静脉位于皮下组织中，没有伴行动脉。

股静脉沿收肌管向头侧走行在相邻的股浅动脉后外侧。在腹股沟区，股静脉位于股动脉内侧。股深静脉与股深动脉平行，引流大腿后外侧肌群。在腹股沟韧带下方几厘米处的大腿上部，股深静脉与股静脉汇合成股总静脉。股总静脉向上穿过腹股沟韧带，移行为髂外静脉。在盆腔，髂外静脉与髂内静脉汇合成髂总静脉（CIV），然后回流到下腔静脉（IVC）。

大隐静脉（GSV）是位于小腿和大腿内侧皮下组织的浅静脉。大隐静脉在大腿内侧上部，近腹股沟隐股交界汇入股总静脉（图19.2）。腹壁浅静脉和旋髂浅静脉也可见于此处，分别向头侧和外侧走行。腹壁浅静脉通常在隐股交界1～2cm范围内，从外侧汇入大隐静脉。

> **临床实用要点**
> - 按照惯例，股静脉近端是指更靠近腹股沟的静脉段，而股静脉远端是指更接近膝关节的静脉段。
> - 两条小腿的深静脉与同名动脉伴行，而通常只有一条股静脉和腘静脉与同名动脉伴行。约20%的患者可出现双支股静脉。
> - ACR、AIUM或IAC的指南没有要求必须对比目鱼肌静脉和腓肠肌静脉进行超声检查。

四、检查技术

对于怀疑有下肢深静脉血栓的患者，加压超声、双功超声和彩色多普勒成像是首选的诊断方法。超声检查的优点为无创，不需要静脉注射造影剂或无电离辐射，24h都可随时检查，与其他成像方式相比，费用相对较低。对于危重患者，可以进行便携床旁检查，并且可以随时进行系列随访检查。正确进行的下肢深静脉超声检查已被证明是一种非常准确的检测方法，其灵敏度和特异度分别为95%和98%。

推荐的下肢超声检查技术和步骤存在差异。在笔者所在单位，患者采用仰卧位。腿外旋，膝关节微屈。必要时，可将检查床的头部倾斜抬高20%～30%，取反Trendelenburg体位，以促进静脉充盈。超声检查采用高分辨率线阵探头（频率3～9MHz）。对于体型较大的患者，可以采用1～5MHz的凸阵探头，以获得更好的穿透性。采用横切扫查，检查从腹股沟区开始用灰阶成像显示髂外静脉。通过探头加压静脉，确定静脉的完全可压缩性。应施加足够的压力使静脉壁完全塌陷。加压法系统地评估每1～2cm血管。采用这一方法，检查髂外静脉、股总静脉、股深静脉近端、大隐静脉近端、股静脉、腘静脉和胫腓干静脉。检查腓静脉时，膝关节弯曲20°～30°，下肢外旋（蛙式位）。也可以采用卧位或俯卧屈膝位。收肌管的股静脉加压可能有困难，特别是体

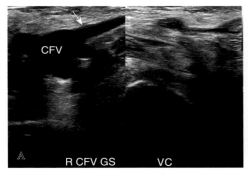

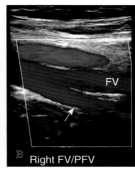

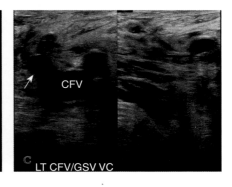

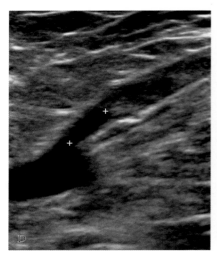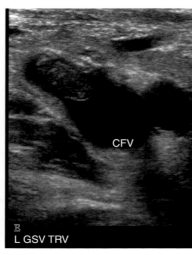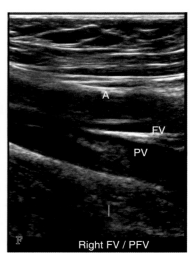

图19.2　大隐静脉（GSV）起始部与股深静脉（PFV）。作为下肢静脉超声检查的常规步骤，应该采用彩色多普勒与灰阶超声纵切扫查和横切加压检查大隐静脉起始部与股深静脉的起始部。A.斜切灰阶双屏显像显示隐股交界（SFJ）的大隐静脉（GSV，箭头）与股总静脉（CFV）。右侧加压超声成像（VC）显示股总静脉（CFV）与大隐静脉（GSV）被完全压闭，而股总动脉部分受压。B.股深静脉起始部（箭头）彩色多普勒血流成像显示其与股静脉（FV）的关系。C.隐股交界横切灰阶双屏显像显示大隐静脉（GSV，箭头）和股总静脉（CFV）被完全压闭（右图，VC）。D.大隐静脉内血栓。注意大隐静脉内回声性血栓。如果在大隐静脉内见到血栓，应测量血栓上缘与隐股交界的距离（测量光标），这是因为临床医师可能对血栓延伸到距离隐股交界0.5～1.0cm的患者采用抗凝治疗。E.另一例左侧大隐静脉血栓，横切灰阶显像显示血栓延伸到了股总静脉。可认为是深静脉血栓形成，该患者会接受抗凝治疗。F.注意股深静脉（PV）腔内回声提示存在血栓。偶然可见股深静脉内孤立性血栓。更常见的股深静脉血栓与深静脉系统其他部位的血栓同时出现

　　A：股浅动脉；FV：部分受压的股静脉；R：右；GS：不翻转；Right FV/PFV：右股静脉/股总静脉；L：左；TRV：纵切面

型大或肥胖的患者。在这些情况下，"双手"加压法尤其有用。一手持探头置于大腿内侧的股静脉之上，另一手置于收肌管后方，向上压向探头直至静脉塌陷。

　　探头在横切面上加压血管是很重要的，因为在纵切面上加压，如果探头滑离血管，可能会导致假阴性结果（图19.3）。加压应在灰阶成像下进行，因为彩色多普勒血流成像可能掩盖部分闭塞性血栓并导致假阴性结果。加压过程的动态图像可以记录存档。如果出现急性

血栓，应审慎使用加压手法，减少肺栓塞的风险。为了避免将低回声的缓流血液误认为急性血栓，可进行加压评估血管的可压缩性。

　　虽然下肢深静脉血栓的超声检查可以单独使用灰阶成像完成，彩色多普勒血流成像在血管纵切面检查，对于显示通畅的节段、发现部分闭塞性血栓及单独使用灰阶成像可能无法识别血管的较大体型患者是有用的。采用彩色多普勒血流成像寻找血管时，挤压远端肢体有助

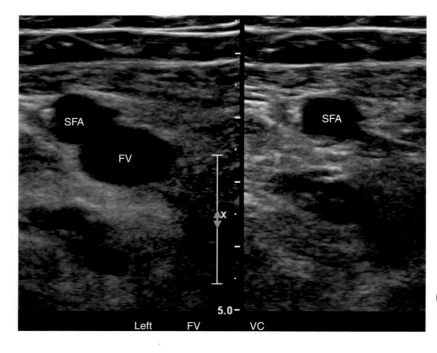

图19.3　正常静脉加压。灰阶双屏显像显示股浅动脉（SFA）后方的正常股静脉（FV）加压过程，右侧图像为加压时，静脉管腔被完全压闭

　　VC：静脉加压

于显示这些血管。大多数实验室采集所有血管的纵切和横切彩色多普勒成像。

检查时应采集双侧髂外静脉或股总静脉频谱多普勒波形，即使是单侧检查也是如此。应该观察到正常随呼吸发生的频谱变化（期相性）。期相性消失提示近心端血流受阻，可能是由于近端静脉（如髂总静脉或下腔静脉）血栓、静脉狭窄或肿块对盆腔、腹部静脉的压迫。所有的频谱都应在血管的长轴（纵切）成像上获得。

双下肢检查时，也可挤压有症状一侧或双侧远端肢体获得股静脉和腘静脉频谱多普勒波形。此法可以显示静脉通畅性，并有助于改善体型大或血流非常缓慢患者的血流显示。对于灰阶图像上不易显示的静脉段，远端肢体挤压时无血流增强可以确认存在闭塞性血栓。如果发现血管内存在浮动或部分闭塞性血栓，不应该使用远端挤压，因为可能发生血栓脱落和栓塞（图19.4）。然而，一项研究质疑了远端挤压的有效性，注意到它并不增加检查的敏感度或特异度，因此建议可以从下肢DVT检查步骤中除去。一般来说，远端挤压操作并不显著增加检查时间，可能改善静脉阻塞的确认。

下肢深静脉血栓检查时，是否将小腿静脉检查作为常规评估仍然是一个有争论的问题，并且没有达成明确的共识。ACR/AIUM指南未要求在常规评估中检查小腿静脉。但是，它们的指南认为应该对小腿有症状区域进行扫查评估，特别是没有在常规检查中找到患者症状的病因时。最近IAC改变了它们的标准，现在需要评估小腿静脉，但是检查步骤和扫查要求还没有具体规定。

然而，临床需求可能会使小腿静脉检查成为必需。2008年，美国胸科医师学会（ACCP）推荐，对任何部位DVT都应进行治疗，包括小腿静脉血栓。2012年，ACCP修改了风险分层策略的检测建议，推荐包括对近端或整条下肢进行超声检查和D-二聚体检测。他们还修改了治疗建议，指出对于没有严重症状或血栓延伸危险因素的急性下肢远端孤立性DVT患者，在最初抗凝治疗期间进行2周系列深静脉超声检查。如果出现严重的症状或血栓延伸危险因素，建议在系列超声检查期间给予抗凝治疗。Seinturier等的研究表明，DVT的位置和单侧或双侧的因素可影响VTE患者的生存率、复发率和患癌率，病变越近端，预后越差、复发率越高。然而，有相当一部分远端DVT患者，预后也差、复发率也高，特别是双侧DVT。

一般来说，小腿静脉检查包括胫后静脉和腓静脉，

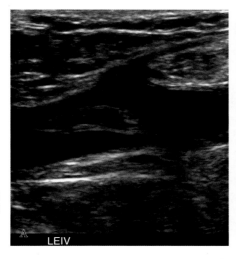

图19.4 漂浮性血栓。灰阶纵切面显像显示两例不同患者（A和B）的腔内漂浮性血栓

LEIV：左髂外静脉；LT CFV：左股总静脉

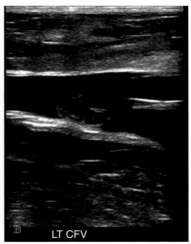

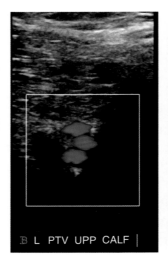
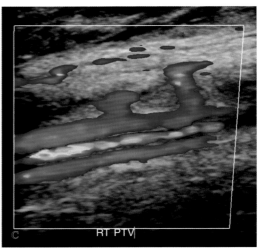

图19.5　正常小腿静脉经小腿内侧扫查成像。A.灰阶横切双屏显像显示与同名动脉伴行的成对胫后静脉（PTVs，前）和成对腓静脉（PEVs，后）。注意，加压时（Comp）这4条正常静脉完全被压扁（右图）。B、C.胫后动脉两侧的成对胫后静脉彩色多普勒成像，B为横切面，C为纵切面

　　A：动脉；V：静脉；L PTV UPP CALF：左小腿上段胫后静脉；RT PTV：右侧胫后静脉

它们是成对的，并与同名动脉伴行（图19.5）。由于胫前静脉很难显示，通常不检查。可从胫腓干开始向远端追踪胫后静脉和腓静脉。如果难以在近端找到这些血管，可在踝关节水平的内踝后方找到并追踪胫后静脉，可在踝关节上方的小腿后外侧找到腓静脉。胫前静脉可以在膝前下方靠近腘血管处找到或从足背部向上追踪。

　　采用彩色和能量多普勒、远端挤压法，可识别和找到口径小或血流缓慢的小腿静脉。其他改善静脉显示的方法包括将下肢悬垂于床边、把检查床放置到反Trendelenburg位，以及膝下绑缚止血带。一些作者估测超声发现小腿DVT的灵敏度只有60%左右。DVT检测灵敏度取决于检查者经验、超声仪器质量和检查步骤。因此，如果超声检查是阴性的，而临床仍然怀疑小腿DVT，一般建议在5～7天进行超声检查随访。

临床实用要点
- DVT的基本超声检查基于沿静脉全程每隔1～2cm横切加压扫查。

- 检查股静脉时，可采用仰卧位，下肢外旋（蛙式位）。
- 采用仰卧位，屈膝，很容易检查腘静脉。
- 加压超声检查时，首选灰阶成像。
- 当静脉显示困难时，采用彩色和能量多普勒有助于显示血流。
- 挤压远端肢体法有助于确认静脉通畅性，最典型的是腘静脉检查。此法在深静脉显示欠佳时有用。
- 部分孤立性小腿静脉DVT患者可在2周后复查超声，而不是抗凝治疗。

五、超声表现

　　在灰阶超声成像上，正常静脉管壁显示菲薄。用加压法对被检静脉加压时，前后管壁完全附着（见图19.3）。静脉管腔内通常为无回声，当血流缓慢时，实时显像可能看到管腔内有漩涡状低回声。正常的静脉瓣膜呈摆动的纤细叶状结构，随血液流过而开启、闭合。不应将其误认为附壁血栓或既往血栓的残迹。在彩色多普勒血流成像上，腔内彩色完全充填，无彩色充盈缺损征

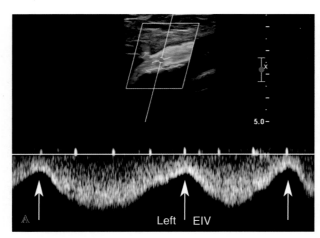
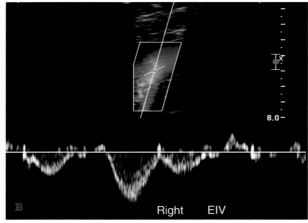

图19.6　呼吸引起的正常频谱变化。A.左侧髂外静脉（EIV）下段的多普勒波形显示吸气时血流速度降低（箭头所指处），原因是吸气时腹压增加。呼气时静脉血流速度增加。B.右侧髂外静脉下段的多普勒波形显示轻度静脉搏动信号，提示心动周期内右心压力的变化

象。可见多普勒波形的波幅随呼吸变化（图19.6）。呼气时血流增加，吸气时血流减少。瓦氏动作可引起血管扩张、血流减少乃至短暂停止。三尖瓣反流或其他原因导致右心压力增加的患者，在髂外静脉和股总静脉波形上可观察到传导性心脏搏动（图19.7）。

通过手动挤压小腿增加回心血流，可以使静脉血流增加。这一动作可使腘静脉或股静脉多普勒波形出现高速血流尖峰，提示从小腿到取样部位之间静脉通畅

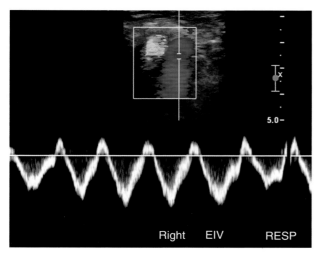

图19.7 三尖瓣反流。右侧髂外静脉（EIV）多普勒波形表明三尖瓣反流。频谱多普勒波形上的锯齿波提示右侧静脉压力显著增高，可见于三尖瓣反流、肺动脉高压或严重右心衰竭患者

RESP：呼吸

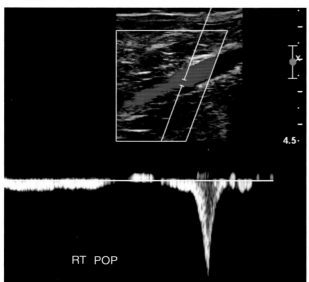

图19.8 正常远端挤压时血流增加。右侧腘静脉多普勒波形显示挤压小腿后血流增加。挤压小腿会引起短暂高速回心血流，间接表明小腿静脉通畅。当部分股静脉被绷带或外科器具遮挡而无法显示时，该技术可以用于大腿股静脉检查。然而，观察静脉血流增加对腘静脉的价值有限，因为腘静脉以下有3对静脉。挤压小腿后不出现血流增加只发生在所有6条静脉都形成血栓时，而仅有1条或2条膝下静脉畅通时，挤压后仍然可以观察到血流增加

（图19.8）。在使用绷带或骨科器具患者股静脉超声显像受限时，挤压小腿增加静脉血流尤其有用。该技术对腘静脉价值有限，因为腘静脉水平以下有3对静脉，只有3对静脉都形成血栓才会出现挤压小腿时腘静脉血流无明显增加。

下肢DVT主要诊断标准是受累静脉段的管腔无法被完全压闭（图19.9）。彩色多普勒或能量多普勒成像，以及多普勒波形未见血流证实闭塞性血栓。至于部分闭塞性血栓，灰阶成像中可见到血栓周围管腔部分塌陷。彩色多普勒血流成像可见部分阻塞性血栓周围有血流通过。

急性血栓通常会使血管扩张，其回声性一般从无回声到低回声。彩色多普勒血流成像能够使血栓探测尤其是急性血栓更加容易，因为血栓的存在使血流信号消失（图19.10）。在闭塞性血栓的静脉里，彩色多普勒信号完全消失（图19.11），而部分闭塞性血栓，在部分通畅的血管

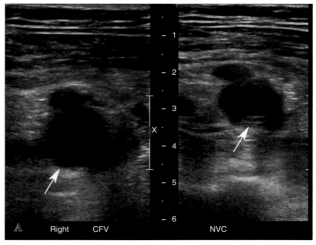

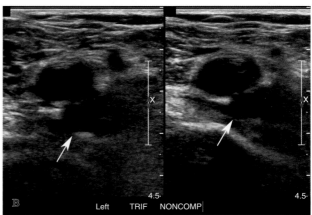

图19.9 深静脉血栓形成（DVT）的超声表现：加压时管腔无法被压闭。A.灰阶超声双屏显像：右图（NVC）显示加压时右股总静脉管腔未被压闭（CFV，箭头所指处），股总静脉位于股总动脉的后方。B.另一例左胫腓干急性DVT患者，注意右图可见加压时胫腓干未被压闭（箭头所指处），胫腓静脉干较腘动脉浅表

NONCOMP：无法压闭；TRIF：三分叉

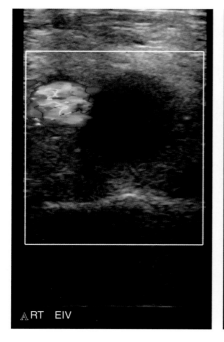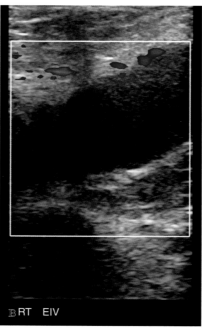

图 19.10 深静脉血栓形成（DVT）的超声表现：彩色血流信号消失。右侧髂外静脉（EIV）的彩色多普勒成像：横切面（A）和纵切面（B）显示低回声管腔。A.彩色多普勒信号见于相邻的髂外动脉，管腔增大、回声低的静脉内无彩色血流。这些表现提示急性闭塞性DVT

RT EIV：右侧髂外静脉

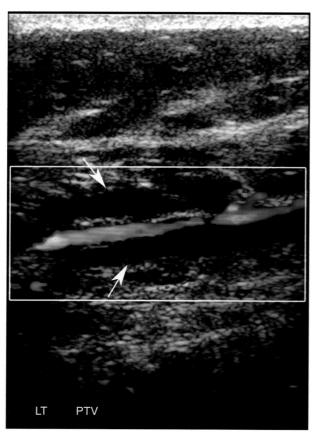

图 19.11 深静脉血栓形成（DVT）的超声表现：无自发性血流。左侧胫后静脉（LT PTV）纵切面彩色多普勒成像，扩张静脉内未见自发性血流（箭头）。在此增益设置条件下，管腔内无回声。这些表现提示为急性DVT，但还不能做出诊断，因为缓慢的血流也可能不在彩色多普勒上显示出来。可以尝试采用远端挤压增加血流，改善管腔内彩色信号的充盈。但是，远端挤压引起的彩色溢出可能覆盖部分闭塞性血栓。因此，必须采用加压超声检查评估血管的通畅性。此图中的胫后动脉（红色）通畅

内可见彩色血流，从而衬托出部分闭塞性血栓（图19.12）。

髂静脉或下腔静脉闭塞性血栓可使EIV和CFV静脉波形变得扁平，正常呼吸期相性消失（图19.13）。如果闭塞性血栓累及IVC，在双侧出现静脉波形变平，如果仅累及单侧髂静脉，仅在单侧出现静脉波形变平。类似的表现可见于大量腹水或腹盆腔肿块从外压迫下腔静脉

或髂静脉时。

静脉血栓形态和回声会随着时间而发生变化。一般来说，随着血栓逐渐变为慢性，其回声增强、体积缩小。因此，慢性或残余DVT变得更加偏心和局限，血栓分散在静脉多处，从而导致静脉扩张性降低（图19.14）。随着时间的推移，20%～40%的DVT完

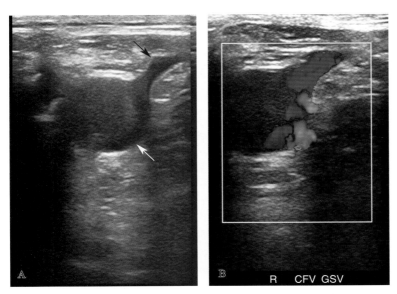

图19.12　深静脉血栓形成（DVT）的超声表现：部分阻塞性血栓中彩色充盈缺失。A.近隐股静脉交界（SFJ）的股总静脉（CFV）灰阶横切超声显像显示大隐静脉（GSV，黑色箭头），CFV腔内可见回声，管腔周边为无回声（白色箭头），提示血管部分通畅；B.横切彩色多普勒成像显示管腔外周存在彩色血流，证实血管部分通畅

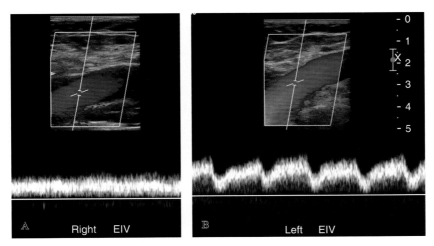

图19.13　深静脉血栓形成的间接超声表现：不对称性呼吸变化。右侧髂外静脉（EIV）频谱多普勒波形（A）较左侧髂外静脉频谱多普勒波形（B）平坦。右侧波形期相性消失，是由右侧髂外静脉上段和髂总静脉被盆腔内巨大有蒂子宫肌瘤压迫所致

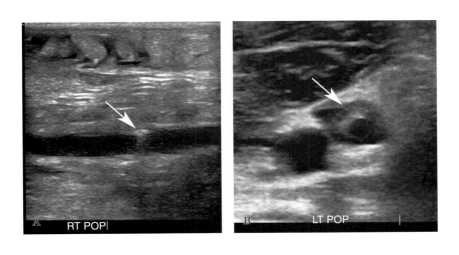

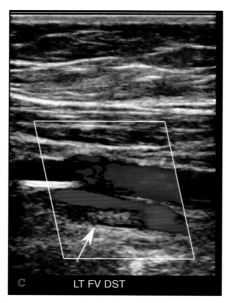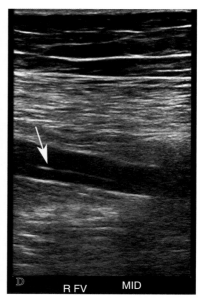

图19.14　慢性深静脉血栓形成（DVT）。A.纵切面灰阶超声显像显示右侧腘静脉（RT POP）管壁斑块样回声区域（箭头所指处），很可能是由既往DVT后的静脉壁瘢痕引起。B.另一患者的左侧腘静脉（LT POP）横切灰阶超声显像显示附着于血管壁的收缩性回声血栓。C.第三位患者的纵切彩色多普勒成像显示左侧股静脉远段长段附壁回声血栓，符合部分闭塞性慢性DVT。图中股浅动脉呈红色。D.右侧股静脉中段（R FV MID）纵切面灰阶超声显像显示管腔内线状回声（箭头），可能是急性DVT分解后纤维残留或瘢痕的表现

　　LT FV DST：左侧腘静脉

全消失，血管可能恢复其正常形状和压缩性。相反，60%～80%的DVT患者出现慢性后遗症，如瓣膜僵硬、粘连、钙化和管腔部分再通。一些静脉可能会塌陷和纤维化。曲张的侧支血管通常是慢性血栓形成的征象，尽管在急性DVT的两周内，可以相对较快地出现侧支循环。瓣膜损伤引起的静脉反流或功能不全可能是DVT的长期后遗症，即使在血栓完全消失的静脉也会发生。

　　超声评估复发性血栓或慢性基础上的急性血栓，在诊断上可能具有挑战性。已被报道的复发或新发血栓的诊断标准如下：与之前超声检查结果相比，管腔内新的部位发现血栓，或加压检查时显示血管直径显著增加（＞2mm）。既往有DVT病史患者的急性DVT复发风险较高，因此强烈建议患者在治疗结束后进行基线超声检查，详细记录残留慢性DVT的分布。当患者出现复发症状时，确定血栓是否出现在之前的正常静脉处是确定血栓为急性或慢性的最准确的方法。

临床实用要点

- 加压时静脉管腔无法压闭是DVT的主要诊断标准。
- 挤压小腿增加静脉回流可用于确认小腿与取样部位之间静脉段的通畅性。
- 单侧CFV或EIV多普勒波形平坦能提示近端以下情况。
  - 闭塞性血栓
  - 静脉狭窄
  - 外源性压迫
- 双侧CFV和EIV多普勒波形平坦，能提示以下情况。

- 下腔静脉受到肿瘤压迫或有闭塞性血栓
- 双侧盆腔静脉受压
- 慢性后遗症可见于40%～80%的DVT患者，包括以下几种。
  - 静脉壁增厚
  - 粘连
  - 静脉瓣叶僵硬
  - 静脉纤维化

六、常见陷阱

　　尽管双功超声对发现和诊断DVT非常准确和灵敏，但也有其局限性。超声医师和技术人员应该意识到潜在陷阱，以避免假阳性或假阴性。在某些特定解剖区域，尤其是内收肌管，血管显示和加压可能受限。患者体型、绷带覆盖、静脉内留置导管或骨科器具也可能限制对全部血管段的显示和准确加压。采用反Trendelenburg体位或将患者下肢悬垂于床边的方法，可使静脉扩张而改善其显示。对于体型肥胖者，应使用凸阵探头，虽然分辨率略有降低，但可以改善穿透力和深静脉的显示。体型肥胖或者下肢水肿患者，如果单独使用灰阶超声无法观察到血管，可采用多普勒血流成像显示血管并确定其通畅性。灰阶超声静脉显像较差时，彩色多普勒成像显示了静脉管腔但未采用加压超声，可以排除完全闭塞性血栓，但不能排除部分闭塞性血栓。

　　在使用彩色多普勒成像探测部分闭塞性血栓时，一定要注意不要将彩色增益设置过高，以至于图像色彩过于饱和并造成彩色外溢而掩盖血栓，影响检测结果（图19.15）。

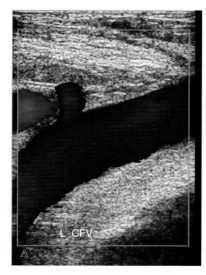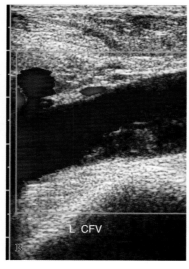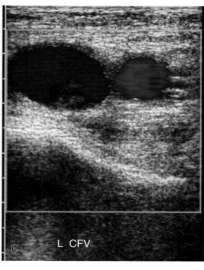

图19.15 陷阱：彩色外溢。A.最初的左侧股总静脉（L CFV）纵切面彩色多普勒成像显示管腔内彩色完全充盈［即无深静脉血栓形成（DVT）的证据］。然而，其后的股总静脉纵切面（B）和横切面（C）彩色多普勒成像显示彩色血流充填缺损，符合DVT。第一幅超声图中彩色多普勒信号外溢，覆盖了部分闭塞性血栓，造成假阴性彩色多普勒检查。彩色外溢在挤压远端肢体时更为明显，彩色多普勒流速范围设置较低或使用低频探头时更易出现。增加血流速度范围或检查时嘱患者深吸气，这样可以减少彩色外溢伪像

大的侧支循环可能会被误认为是通畅的深静脉，而充满血栓的原静脉可能未被观察到。确认有疑问的深静脉与相应动脉伴行有助于避免这一陷阱，因为侧支走行通常不规则，并且不与动脉平行。还应注意，股静脉可能有双支，应注意对成对静脉段进行加压检查，以避免出现假阴性结果（图19.16、图19.17）。当静脉管径小于毗邻动脉管径的一半时，应考虑到是否为双支静脉。发现股静脉和腘静脉出现双支时应予以报告，以使后续检查不会漏诊双支静脉中的血栓。

另一个潜在陷阱是当管腔内血流缓慢时，腔内呈类似血栓的低回声。应在实时成像上观察血液的旋涡样流动，并用灰阶超声确认加压时血管被完全压闭。血流缓慢时，彩色血流成像可能无法显示血管完全充盈（图19.18）。需要注意，应在血流缓慢的血管进行节段性加压扫查，因为彩色多普勒显示血流速度很低的静脉管腔时敏感性不足。

临床实用要点

- 灰阶超声无法显示所有的静脉段，可能需要附加以下条件。
  - 附加使用彩色多普勒血流成像。
  - 使用低频（腹部）探头。
- 彩色多普勒成像可用于确认静脉段内存在完全闭塞性血栓，但可能因为彩色外溢而遗漏部分性闭塞性血栓。
- 与解剖相关的潜在陷阱包括以下几种。
  - 双支腘静脉或股静脉段。
  - 既往DVT后产生的侧支静脉。
  - 收肌管内股静脉显示欠佳。
- 静脉段内血流缓慢可使管腔内出现近似血栓的回声。

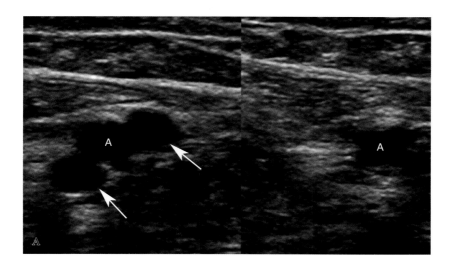

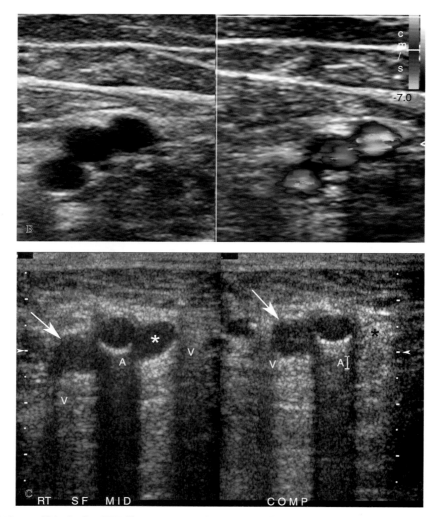

图 19.16　双支股静脉。A. 横切灰阶双屏显像显示位于股动脉（A）两侧的两支股静脉（箭头）。注意每支股静脉小于相邻的股浅动脉。如果是单支股静脉，通常会大于股浅动脉。加压时两支股静脉均被压扁（右图）。B. 双屏横切超声显像（右屏叠加彩色多普勒）显示两支股静脉呈蓝色，相邻股浅动脉呈红色。C. 另一位双支股静脉患者的横切灰阶双屏显像显示加压（COMP）时一支股静脉未被压扁（箭头），符合深静脉血栓形成（DVT），而另一支股静脉被完全压扁（星号）。观察到双支股静脉中的一支被压扁而没有意识到另一支存在血栓，是假阴性超声检查的一个原因。这一诊断的线索是所看到的通畅静脉小于伴行动脉。如果静脉直径小于相邻动脉，应仔细寻找另一条有血栓形成的股静脉

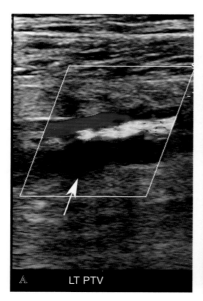

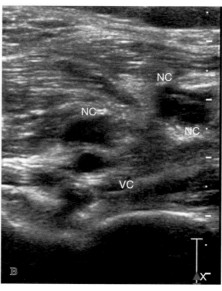

图 19.17　一条胫后静脉血栓（PTV）。A. 纵切面彩色多普勒成像显示两条胫后静脉中，较靠后的一条静脉腔内有回声，无自发性血流（箭头）。较前方的另一条胫后静脉通畅（蓝色）。胫后动脉位于两条静脉之间。B. 横切灰阶显像显示一条胫后静脉和两条腓静脉加压时不能被完全压闭（NC）

VC：静脉加压

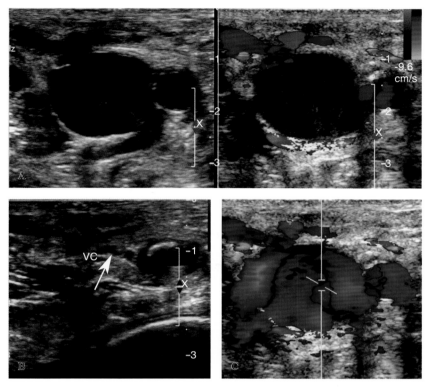

图19.18 酷似深静脉血栓形成（DVT）的缓慢血流。A.双屏股总静脉成像：灰阶（左）和彩色多普勒（右）显示静脉内回声和无彩色血流信号，提示DVT。但是，实时扫查注意到静脉内部回声呈旋涡样运动，提示血流缓慢，而不是DVT。B.在灰阶横切加压图像上，血管前后壁完全贴合（VC：静脉加压，箭头所指处），证实这些回声仅代表血流缓慢时红细胞聚集的旋涡（红细胞叠积形成）。C.远端挤压后彩色多普勒成像显示血管腔内充满彩色血流信号。然而，这并不是排除DVT的可靠超声表现，因为彩色外溢可能覆盖部分性闭塞性血栓

- 低血流状态下，彩色多普勒排除血栓的灵敏度不足。
- 应在上述静脉段采用加压超声检查，以排除DVT。

七、May-Thurner综合征

May-Thurner综合征（MTS）又称髂静脉压迫综合征，可导致左髂股静脉DVT。它是由右侧髂总动脉（CIA）解剖变异所致，该动脉向第五腰椎压迫左侧CIV。1957年，May和Thurner发现，在对430具尸体进行的尸检中，22%存在这种解剖变异。该综合征被认为是由局部静脉内膜增生、毗邻动脉搏动引起的"刺激"、机械压迫所导致的静脉回流受阻和静脉血栓形成引起的。

该综合征好发于20多岁至40多岁的女性。临床上患者出现左下肢疼痛和水肿。MTS与口服避孕药、长时间制动和妊娠有关。慢性后遗症类似于血栓形成后综合征，包括皮肤颜色改变或色素沉着、与反流有关的静脉曲张、慢性腿痛和静脉淤积性溃疡。

MTS的诊断可能具有挑战性（图19.19）。超声显示盆腔上部的髂总血管可能存在困难，尤其是肥胖患者。MTS超声表现包括灰阶成像显示髂静脉被其上方的动脉压迫、静脉狭窄处流速增高，以及受压远端静脉内单相波形，无呼吸期相性。血管腔内超声已经被成功地用于诊断此症。腔内超声表现包括静脉壁增厚、与动脉相交部位的静脉管腔闭塞、血栓形成及血管粘连。传统静脉

造影并测压被认为是诊断MTS的金标准。静脉造影可显示右髂总动脉越过左髂总静脉处的压迫/狭窄区域。压力测量显示髂静脉狭窄前后的压力梯度＞2mmHg为异常。计算机断层扫描（CT）和磁共振（MR）静脉造影也可用于显示左髂总静脉受压。然而，一项研究表明，髂静脉受压见于多达2/3的无症状患者，说明其中一部分可能是正常解剖变异。对髂静脉受压程度的评估也受到患者含水状态的限制。MR和CT静脉造影都能准确地发现髂股静脉血栓。

通常采用血管腔内介入治疗MTS。可采用组织型纤溶酶原激活物（t-PA）或尿激酶导管溶栓及机械血栓清除术清除血栓，然后采用血管扩张成形术和支架置入术纠正静脉阻塞并维持血管通畅。

临床实用要点

- MTS与右侧髂总动脉（CIA）压迫左侧髂总静脉（CIV）有关。
- 此类静脉受压导致左髂静脉血栓形成风险较高，尤其是年轻女性。
- 左侧CIV血栓形成倾向，可因以下因素而增加。
  - 口服避孕药
  - 制动
  - 妊娠

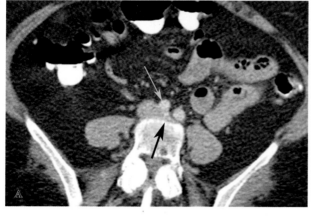
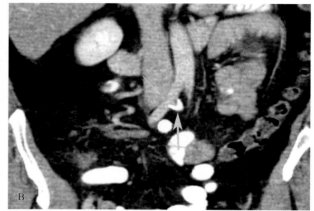
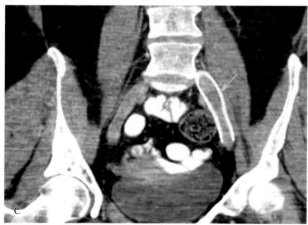
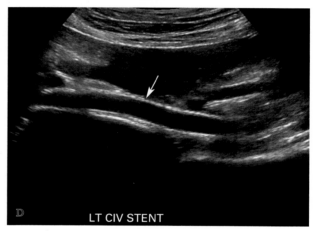
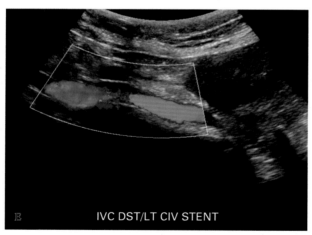

图 19.19　May-Thurner 综合征（MTS）。又称为髂静脉压迫综合征，MTS 是由右髂总动脉（CIA）解剖变异引起的，该动脉向第五腰椎压迫左髂总静脉（CIV）。轴位（A）和冠状位（B）增强 CT 显示右髂总动脉（A 和 B 中的细箭头）压迫左髂总静脉（A 和 B 中的粗箭头）。B. 冠状位显像可见左髂总静脉近端的部分支架。MTS 的治疗通常采用血管腔内介入。可采用组织型纤溶酶原激活物或尿激酶导管溶栓和机械取栓术清除闭塞静脉。然后采用血管扩张成形术和支架置入术纠正静脉阻塞并维持髂静脉通畅。冠状位增强 CT（C）和矢状位灰阶超声（D）分别显示左 CIV 支架（C 和 D 中的箭头）。E. 彩色多普勒血流成像显示支架通畅

DST：远端；IVC：下腔静脉；LT：左侧；STENT：支架

八、其他可能的诊断与附带发现

如前所述，临床症状和体征并不能准确诊断下肢 DVT。如果仅用临床症状诊断 DVT，42% 的患者将接受不必要的抗凝治疗。在接受超声检查的下肢疼痛、水肿和红斑患者中，约有 7/10 患者的症状不是由 DVT 引起的。

对于下肢水肿和疼痛，其他可能的诊断包括感染性、肿瘤性、外伤性、炎症性和血管性病变。由于超声排除 DVT 为患者症状的病因具有很高的阴性预测价值（NPV），检查时应尝试寻找其他可能的诊断。

淋巴病变，如淋巴管炎可导致下肢水肿。超声表现为淋巴结肿大、静脉浅层的淋巴管扩张，扩张的淋巴管表现为无血流的无回声管状结构。虽然大部分腹股沟淋巴结肿大继发于感染或炎症，肿瘤性淋巴结可以通过其形状为圆形、淋巴门消失、分叶状和异常血管增生进行鉴别。

肿块样病变可导致疼痛和水肿。腹股沟嵌顿疝、软组织肉瘤、软组织转移、创伤性肌撕裂、肌炎、血肿，以及动脉闭塞、假性动脉瘤或动静脉瘘（AVF）等血管病变，均可用超声识别，而这些病变可能引起类似 DVT 的临床症状（图 19.20 ～图 19.22）。

腘窝囊肿（Bakers's cysts，也称贝克囊肿）是膝关节周围最常见的囊性病变，在 3% ～ 19% 的患者中偶然

发现。腘窝囊肿由腓肠肌-半膜肌滑囊积液引起，滑囊通常通过单向阀机制与关节间隙相通，从而将液体滞留在囊中。囊肿最常位于后方，关节线以下，腓肠肌内侧头和半膜肌肌腱之间（图19.23）。腘窝囊肿非常常见，并与退行性关节疾病（如骨关节炎）有关。腘窝囊肿在慢性骨关节炎性膝关节疼痛患者中的发病率为27%～35%。而在非骨关节炎性膝关节病变患者中，发病率仅为2%。腘窝囊肿也可能与炎性关节炎，如类风湿关节炎、Charcot关节炎（译者注：神经性关节病）、色素沉着绒毛结节性滑膜炎，以及创伤性运动损伤有关。腘窝囊肿一般无症状，症状的出现可继发于囊肿的

增大或破裂（图19.24）。腘窝囊肿引起的疼痛、红斑和水肿通常与DVT症状相似。

儿童的腘窝囊肿与成人不同，通常主要形成于腓肠肌-半膜肌滑囊，而不与关节间隙相通。如因炎症或创伤所致，则与成人相似。高峰发病年龄为4～7岁，大多数儿童的腘窝囊肿未经治疗可完全消退。

在超声检查中，囊肿可以是无回声的，也可因沉渣、出血或感染而表现为低回声。明确诊断需要确定囊颈延续至半膜肌腱和腓肠肌内侧头之间的膝关节。

目前公认的腘窝囊肿并发症包括肌间或肌内分离、破裂、压迫腘血管及胫后神经、骨-筋膜室综合征。在灰阶超声成像上，囊肿破裂呈细长条或泪滴状。腘窝囊肿通常分离至腓肠肌浅表方向的皮下组织。

腘动脉瘤（PAA）是最常见的外周动脉瘤，可压迫腘静脉而导致DVT。如果腘动脉的直径大于7mm，应考虑到动脉瘤样扩张。请注意，腹主动脉瘤（AAA）与PAA之间存在相关性，30%～50%的PAA患者患有AAA。在PAA病例中，50%～70%为双侧性。因此，所有PAA患者都应检查腹主动脉和对侧腘动脉。PAA相关并发症包括血栓形成和远端动脉栓塞，以及并不常见的腘动脉瘤破裂。

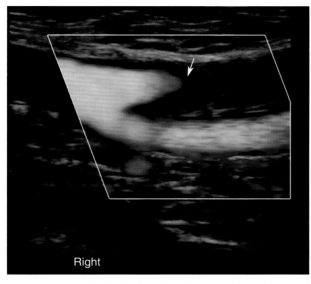

图19.20 动脉闭塞。纵切能量多普勒成像显示近股总动脉分叉处的股浅动脉完全闭塞（箭头所指处），该患者突发右下肢疼痛。股深动脉通畅

临床实用要点
- 急性DVT的诊断不能仅凭临床症状和体征。
- 腿部肿胀也可能由淋巴管阻塞引起。
- 淋巴结肿大可能与患者症状有关，其原因包括以下几种。
  - 炎症
  - 恶性肿瘤
- 腘窝囊肿较常见并可引起症状，尤其是囊肿破裂进

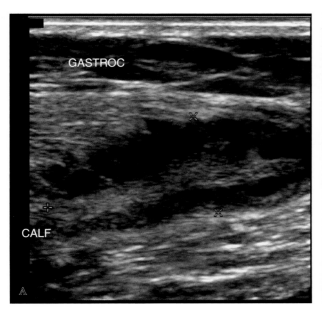
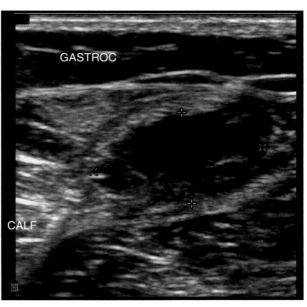

图19.21 肌肉撕裂。纵切（A）和横切（B）灰阶成像显示在腓肠肌（GASTROC）内存在低回声区（测量光标），符合撕裂伤或血肿

CALF：小腿

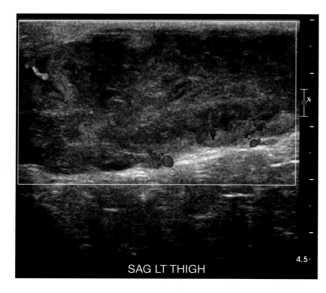

SAG LT THIGH

图19.22　软组织转移癌。此例Ⅳ期肺癌患者临床上出现左侧（LT）大腿疼痛，申请超声检查以排除深静脉血栓形成。矢状面（SAG）彩色多普勒成像显示患者疼痛区域皮下软组织肿块，内有血管增生。活检证实为肺癌转移

THIGH：大腿

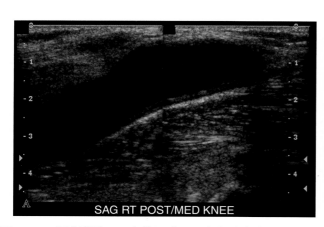

SAG RT POST/MED KNEE

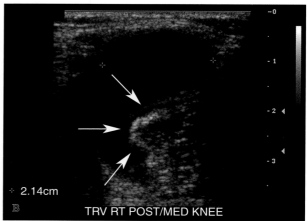

2.14cm

TRV RT POST/MED KNEE

图19.23　腘窝囊肿。A.矢状面（SAG）灰阶成像显示位于腘窝内侧（MED）腓肠肌浅层的无回声囊性肿块；B.确定囊肿位于腓肠肌内侧头（箭头）和半膜肌肌腱之间（图中未显示），可以确立腘窝囊肿的诊断

RT：右侧；TRV：横切面；SAG：矢状面

引自Hamper UM，DeJong MR，Scoutt LM：Ultrasound evaluation of the lower extremity veins，Radiol Clin North Am.2007；45：525-547

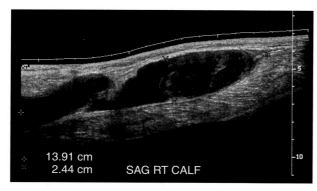

13.91 cm
2.44 cm
SAG RT CALF

图19.24　腘窝囊肿破裂。超声全景成像显示位于腓肠肌前方的巨大混合回声囊性肿块（测量光标）向下延伸至小腿皮下组织

RT：右侧；SAG：矢状面；CALF：小腿

引自Hamper UM，DeJong MR，Scoutt LM. Ultrasound evaluation of the lower extremity veins，Radiol Clin North Am.2007；45：525-547.

入软组织。

• 静脉超声检查时若发现PAA应予以报告。

九、总结

　　DVT是常见的临床问题。加压超声联合彩色多普勒成像已成为诊断DVT的金标准。超声检查对诊断大腿部DVT具有高度的敏感度和特异度，并具有以下优势：①是一项性价比高的便携技术；②在大多数医疗机构很容易检查；③无辐射或含碘造影剂。便于高危患者的筛查（在重症监护室的情况下）、系列检查和治疗后的随访。

　　在DVT检查结果为阴性的情况下，超声可对引起患者症状的其他病因做出诊断，从而显著影响患者的治疗，这些病因包括腘窝囊肿、肌肉撕裂/血肿、肌腱炎或肌腱撕裂、淋巴管炎（包括淋巴结病变的软组织肿块、动脉病变）。

第 20 章

超声在肢体静脉疾病处理中的应用及危险因素

一、引言

超声可以有效地用于诊断急慢性肢体静脉血栓。超声最常用于检查有无急性深静脉血栓形成。对于判断慢性静脉疾病范围及其血流动力学变化，超声也是一种可靠的方法。为了确定患者管理和治疗方法，需要进行静脉超声检查。下面将对这几个方面进行介绍。

二、急性深静脉血栓形成的病因及危险因素

静脉血栓栓塞性疾病（VTE）包括深静脉血栓（DVT）和肺栓塞（PE），它们代表了同一疾病过程的不同方面。临床应用超声评价肢体静脉，最常见的目的是评价VTE。全面讲述VTE超出了本书范围，在此简要回顾一下VTE发生、发展的危险因素及条件。美国每年VTE的发病人数约250万例。DVT患者如未经治疗，约25%的患者发生非致命性PE。如果不治疗，PE的病死率接近30%。多种临床情况可增加静脉血栓形成的风险。1865年，Virchow首先描述了静脉血栓形成的危险因素：静脉淤滞、内皮损伤及高凝状态，即"Virchow三联征"。

静脉淤滞可发生在任何长时间不活动的状态下。在静脉血液回流到心脏的过程中，管腔受压而受阻时，可造成静脉淤滞，在盆腔肿瘤病例可有这种情况。

内皮损伤包括静脉穿刺造成的直接损伤。外伤的剪切力作用于静脉壁和内皮层时，也可能发生内皮损伤。这使富含胶原蛋白的组织暴露在血液中。

血栓形成的途径有内源性酶激活反应和组织因子通路（图20.1）。先形成凝血酶原复合物，再形成凝血酶。而血栓调控蛋白C系统抑制凝血，纤溶系统又进一步抑制纤维蛋白沉着。人体自身稳定系统维持着凝固与纤溶系统的平衡。血栓形成的倾向由不可逆性（遗传因素、年龄）或可逆性（获得性）危险因素决定（表20.1）。

在过去30年，关于引起血栓形成的先天性危险因素的研究越来越多。这种类型的静脉血栓被认为是不可逆的，正因为如此，患者患VTE的危险性随年龄增长而逐年增加。

最先报道的先天性血栓形成危险因素是抗凝血酶Ⅲ缺乏，其为常染色体显性遗传，患病率为1∶5000。一般认为自发性血栓形成与此先天性因素有关。这种缺陷

表20.1	静脉血栓栓塞性疾病的危险因素	
遗传性危险因素	获得性危险因素	环境因素
凝血因子Ⅷ、Ⅸ或Ⅺ升高	年龄	包括坐飞机在内的制动
凝血因子Ⅴ（莱顿因子）	既往静脉血栓或肺栓塞	3个月内大手术
原发性高同型半胱氨酸血症	口服避孕药和激素替代疗法	口服避孕药和激素替代疗法
蛋白S缺乏症	恶性肿瘤	中心静脉置管
抗凝血酶Ⅲ缺乏症	肥胖（BMI≥30kg/m²）	妊娠和产后
蛋白C缺乏症	吸烟	创伤
非ABO血型	高血压	化学药物治疗
异常纤维蛋白原血症	继发性高同型半胱氨酸血症	
	获得性抗磷脂综合征	
	充血性心力衰竭	
	骨髓增生性疾病	
	肾病综合征	
	炎性肠病	
	镰状细胞贫血	
	急性白血病显著性白细胞增多	
	传染性疾病（如败血症、艾滋病）	

降低了创伤、妊娠和外科手术等紧急情况下诱发DVT的阈值。

蛋白C和蛋白S是维生素K依赖性辅助因子，能促进活化Ⅴ因子降解，两因子缺乏可促进血栓形成。研究报道有先天性蛋白C缺乏症和蛋白S缺乏症。这些蛋白在肝中合成，因此肝功能异常和饮食改变也可引起后天性缺乏。蛋白C和蛋白S缺乏，静脉血栓形成的危险增高7倍。莱顿因子对激活的C蛋白有抑制作用。该疾病由莱顿因子基因突变引起，通过活化蛋白C抑制活化莱顿因子降解。12%～33%的自发性VTE患者中存在此突变，是最常见的先天性高凝因素原因。

Ⅱ因子（凝血酶原）*G20210A*在2%～3%的个体中出现的突变主要见于欧洲血统，与没有这种突变的个

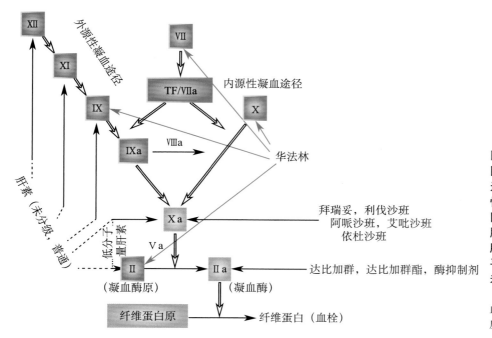

图 20.1　凝血机制简述图。该图列出了主要的凝血因子。左边是内源性路径。右边是外源性通路，血管直接损失和组织因子（TF）诱发反应。新的口服抗凝剂列在右边。低分子量肝素（LMWH）在 Ⅹa 因子水平发挥主要作用。磺达肝癸钠未列出，也作用于因子 Ⅹa 水平

（译者注：原版的"内源性凝血途径"和"外源性凝血途径"标反了。）

体相比，它使 VTE 发病的危险性增加了 2.8 倍。

原发性高同型半胱氨酸血症增加了 VTE 的风险，同时也增加了早期动脉粥样硬化的发生。莱顿实验表明，凝血因子Ⅷ、Ⅸ和Ⅺ血清水平增高，则静脉血栓形成的危险性增大。第Ⅸ因子或第Ⅺ因子增高 90%，则发生 VTE 的危险性相应增加 2.5 倍和 2.2 倍。纤维蛋白形成障碍和低纤维蛋白溶解作用则破坏纤维蛋白的产生、交叉连接和分解，与出血倾向和 VTE 有一定关系。

后天性促血栓因素较先天性多。表 20.1 列出了易发生 VTE 的危险因素。常见的有几种情况。与非妊娠状态相比，妊娠和产后期间增加了 VTE 风险。PE 是分娩后产妇死亡的主要原因，每 10 万个产妇中就有一个患致死性 PE。口服避孕药和激素替代疗法可增加绝经前和绝经后妇女发生 VTE 的风险。Lidegaard 和同事报道，口服避孕药的女性 VTE 的发病率为（1～3）/10 000。激素替代治疗的妇女患 VTE 的风险增加了 2 倍，其发生率取决于避孕药的类型，而且在治疗开始时风险更大。抗磷脂抗体综合征是由狼疮抗凝血抗体或抗心磷脂抗体而引起的一种后天性疾病，该综合征发病率为 1%～5%。狼疮抗凝血抗体阳性患者的 VTE 发病率为 6%～8%。抗心磷脂抗体滴度＞95%，VTE 发病危险性增加 5.3 倍。

其他常被忽视的 VTE 危险因素包括年龄和体重指数（BMI）升高。VTE 在儿童中不常见，但在青春期后随年龄增长而逐渐增加。肥胖（定义为 BMI＞30kg/m²）者的 DVT 风险增加 2～3 倍。创伤和并发恶性肿瘤仍然是诱发深静脉血栓形成的两个主要原因。

Wells 评分及 D-二聚体水平

Wells 评分是进行患者分类的重要参考标准（表 20.2）。本项评分规则是对患者情况进行临床预判的非常实用的指南，如判定患者疑似 DVT，则有必要进行诊断性影像检查，通常为静脉超声检查。Wells 评分采用记分法评估发生 DVT 的可能性：≤0 分为低风险，1 分或 2 分为中等风险，≥3 分为高风险。

D-二聚体实验检测体内溶栓过程中血栓的主要成分

表20.2　深静脉血栓形成 Wells 评分	
临床特征	分值
活动期恶性肿瘤（6 个月内接受过癌症治疗或正在接受姑息性疗法的癌症患者）	+1
下肢瘫痪、轻瘫或石膏固定	+1
近期卧床≥3 天或 12 周内接受全身或局部麻醉的大手术	+1
沿深静脉走行区域局部压痛感	+1
全下肢肿胀	+1
患侧小腿较健侧肿胀 3cm 以上（在胫骨粗隆下方 10cm 处测量）	+1
患侧下肢有指压性水肿	+1
浅静脉侧支循环开放（非曲张静脉）	+1
既往深静脉血栓	+1
其他诊断的可能性不小于 DVT	−2

　　汇总所有的得分。该评分有两种评估方式。①2 级标准评估 DVT 法。如果总分＜2 分，发生 DVT 的可能性较低，约为 5.5%（95% 置信区间：3.8%～7.6%）。如果总分≥2 分，发生 DVT 的可能性较高，约为 27.9%（95% 置信区间：23.9%～31.8%）。②3 级标准评估 DVT 法。如果总分≤0，发生 DVT 的可能性较低，约为 5%（95% 置信区间：4%～8%）。如果总分为 1～2 分，发生 DVT 的可能性约为 17%（95% 置信区间：13%～23%）。如果总分＞2 分，发生 DVT 的可能性较高，约为 53%（95% 置信区间：44%～61%）。

　　DVT：深静脉血栓。

（连接纤维蛋白）的分解产物。尽管检测血栓的敏感度很高，但是特异度不高。外伤、恶性肿瘤、近期手术、妊娠、肝脏疾病、肾脏疾病均可导致假阳性。此外，检测的敏感度取决于检测方法。最敏感的方式为ELISA（酶联免疫吸附试验），该试验耗时长，敏感度约95%，高于500μg/L为异常。其他快速检测D-二聚体的方法在敏感度和诊断阈值方面的差异性较大。

D-二聚体试验和Wells评分联合评估有利于决定患者是否需要加压超声检查。如患者Wells评分较低且D-二聚体试验检测阴性，则不需要行静脉影像学检查。上述情况适用于高达40%的门诊患者。

三、静脉血栓的抗凝和溶栓治疗

（一）概述

DVT患者的治疗可能会影响肢体静脉超声检查方案的选择。使用比普通肝素出血风险低的抗凝剂可以将晚上的静脉超声检查推迟至次日早上。应用新型口服药物不会增加出血风险，可有效治疗小腿深静脉血栓，可能有助于小腿静脉影像检查。为了帮助将患者分诊到门诊治疗或是住院治疗，需要对在门诊接受低风险抗凝的患者实施更加详细的血栓负荷定量评估。

（二）肝素

几十年来，肝素（普通）静脉给药抗凝是标准的DVT初始治疗方法（图20.1）。肝素具有抗Ⅹa因子作用。肝素有增强抗凝血酶Ⅲ的作用，可防止血栓形成，促使内源性纤维蛋白溶解。同时对血栓性静脉炎的炎症反应也有作用。使用低分子量（分馏）肝素化合物［依诺肝素（Lovenox）或达尔特帕林（Fragmin）］可降低出血风险，同时保留了普通肝素的大部分益处。低分子量肝素每天皮下注射一次或两次，不需要检测部分凝血活酶时间。在等待确诊检测的过程中，可根据经验治疗疑似DVT患者（图20.2）。

DVT形成、临床上怀疑或高度怀疑DVT形成时，如果没有抗凝禁忌证，应迅速应用肝素治疗（图20.2）。如果不能即刻行静脉超声检查验证，则推荐使用低分子量肝素治疗。

（三）维生素K拮抗药

静脉注射肝素抗凝治疗时，开始口服华法林5天以上。华法林剂量根据国际标准化比值（INR）调整，INR反映维生素K依赖性辅助因子的抑制情况（图20.1）。虽然INR水平因临床情况而变化，但早期增高（华法林治疗后1～3天，INR值2～3）常由因子Ⅶ受抑制所致，因为因子Ⅶ半衰期短。然而，有效抗凝取决于第Ⅱ因子（凝血酶）耗损，一般需要华法林治疗至少5天。因此，推荐肝素治疗至少5天，直到达到INR水平稳定并足够高。应该避免不用肝素抗凝而直接口服华法林，如果仅服抗凝药物，则达到抗凝状态需要一些时间，不能预防PE的危险性；而且，缺乏肝素抗凝的华法林治疗反而会

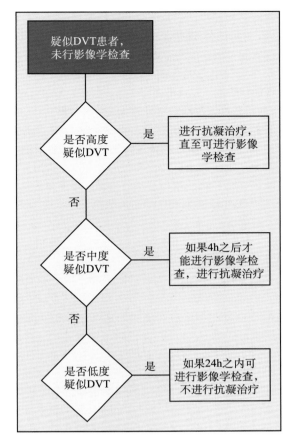

图20.2 该算法根据美国胸科医师学会（ACCP）指南（第9版和第10版）修改。是否能获得影像学检测影响着可疑深静脉血栓抗凝治疗的决定（概率计算方式参考表20.2）

加剧高凝和DVT复发。

抗凝时间因具体临床情况而不同。对初发非复杂性DVT，一般建议抗凝3个月。PE、先天性或后天性高凝状态、VTE、复发病例通常需要更长时间的抗凝治疗，一般为6个月。对某些VTE复发患者，建议终身抗凝治疗。

（四）新治疗药物

使用非抑制维生素K依赖性凝血因子的口服药物治疗DVT的情况日益增多。它们为直接口服抗凝剂（DOAC）。目前这些药物分为两类：直接Ⅹa因子抑制剂和直接Ⅱa因子抑制剂。两者都是治疗深静脉血栓可接受的维生素K抑制剂替代品。总的来讲，这些药物的出血风险低于华法林。Ⅱa因子抑制剂（直接血凝酶）与华法林一样，需在治疗初期5天使用肝素。Ⅹa抑制剂（利伐沙班和阿哌沙班）可在诊断当天使用，无须5天肝素治疗。仅Hokusai试验中在肝素治疗后使用过依度沙班。

（五）溶栓治疗

DVT患者常规不进行溶栓治疗，但有些情况可考虑应用。可采用溶栓治疗广泛髂股静脉血栓和症状严重的患者，这种患者发生栓塞后综合征的风险高。如果能

进行快速溶栓治疗，栓塞后综合征的发病率降低且严重性减轻。然而，大量患者有溶栓禁忌证并且有大出血危险，这限制了溶栓应用于更多的外周血管DVT。

对于上肢用力相关的静脉血栓形成患者，溶栓治疗是一项治疗措施，尤其是在需要纠正潜在异常的情况下。

（六）急性深静脉血栓处理指南

根据已出版的指南指导，可对疑似DVT患者进行超声检查。例如，美国胸科医师学会在回顾性分析文献的基础上制定了指南。2012年发布了第9版指南，2016年出版第10版指南，更新了部分内容。接下来的几节将讨论用于DVT诊断和治疗的超声成像策略。如有可能，将参考这些指南。

临床实用要点

- 公认的DVT危险因素包括淤血、内皮损伤和高凝状态（Virchow三联征）。
- 高凝状态可能与可逆性危险因素有关，如妊娠或遗传因素。
- Wells评分可以通过风险因素评估疑似DVT的可能性大小。
- D-二聚体试验判定DVT的敏感度很高，但是特异度不高。
- D-二聚体试验和Wells评分联合评估患者是否需要超声检查。
- 有了出血风险低于肝素或华法林的抗凝血剂，可能影响超声检查方案。
  - 把小腿静脉纳入超声检查方案。
  - 夜间，患者无法行超声检查时，允许进行抗凝治疗。
  - 促进DVT患者门诊管理。
- 虽然溶栓可以快速溶解血栓，降低慢性静脉疾病的发生率，但由于存在出血风险，用于髂股静脉血栓形成患者更具可取性。
- 使用如美国胸科医师学会制定的指南，可能会影响超声检查患者的选择，并可能要修改检查方案。

四、特殊肢体静脉急性深静脉血栓

（一）单纯性小腿静脉/远端深静脉血栓

虽然小腿静脉血栓是常用的术语，但另一种对静脉位置进行分类的方法是针对单纯性远端深静脉血栓。膝下腘静脉属于近端静脉。在这种情况下，血栓从肌间静脉（腓肠肌）或中轴静脉（胫骨和腓骨）延展至腘静脉是抗凝的指征。尽管急性静脉血栓可以起源于静脉系统的任何部位，但绝大多数下肢深静脉血栓起源于小腿深静脉。小腿深静脉血栓最常起源于比目鱼肌静脉窦，也是患者肺栓塞死亡常见的血栓残留处。高达30%的未经处理小腿静脉血栓可进展到腘静脉和股静脉，而抗凝治疗可大大降低这种风险。一旦血栓进入腘静脉或股静脉，需要进行抗凝治疗降低发生肺栓塞的可能性。然

而，单纯性远端孤立性DVT的临床意义仍不确切。

由于很多研究报道的患者人群不同，诊断技术不同，很难确定某一人群小腿深静脉血栓的发病率。例如，Atri和同事尝试将患者划分为无症状术后高危患者组和有症状非卧床患者组，20%无症状术后高危患者患有单纯性小腿深静脉血栓，而在有症状非卧床患者发病率为30%。此报道及相似的一些研究表明，单纯性小腿深静脉血栓并不少见，尽管很难精确统计其发病率。

小腿深静脉血栓形成后，可向腘静脉及更多近端静脉延展。有两个重要的问题需要解决：①远端DVT延展的可能性有多大？②有预测血栓延展的指标吗？已有的文献报道中，小腿深静脉血栓发生扩展的概率差异很大。在术后患者，报道的深静脉血栓延展概率为6%～34%。虽然不能确定哪些血栓可能延展，哪些不会延展，但有些指标可以预示血栓延展风险提升：①血栓长度≥5cm。②形成血栓的静脉内径≥7mm。③多支静脉血栓形成。

有学者认为，很少有临床意义的PE来源于单纯性小腿深静脉血栓，如果没有血栓进展证据，不必进行抗凝治疗。其他学者曾报道单纯性小腿深静脉血栓患者发生PE的概率为6.9%。在死于急性肺栓塞的患者，常可见远端静脉血栓，尤其是比目鱼肌静脉血栓。但这些研究并不是前瞻性的。对小腿静脉血栓重要性进行Meta分析，得到的是不确定的结果。

研究报道表明，对远端静脉DVT进行治疗有价值。然而最新的对照试验显示，在治疗过程中需对出血风险增加及把DVT和PE降至最低进行权衡。

虽然对单纯性小腿深静脉血栓的患病率没有达成共识，但鉴于它的进展倾向、PE潜在危险性及血栓后综合征的可能性，目前临床实践指南倾向治疗小腿深静脉血栓。

最近的美国胸科医师学会指南对治疗可疑远端DVT提供了一个复杂的策略。如果D-二聚体水平没有升高，下肢超声检查时，不推荐首先检查小腿静脉（图20.3）。基于临床研究，可以为特定人群进行再次膝上部分的超声检查。支持这一策略的理由是考虑到风险效益分析，考虑到治疗费用、治疗过程中的出血风险、多数患者小腿静脉血栓延展的可能性低。第一次膝上静脉超声检查阴性，第7天重复膝上静脉超声检查的假阴性率为0.6%～0.9%。该指南指出，假阴性率（本质上是下肢静脉超声检查阴性后3个月的VTE复发率）非常低，估计为0.1%～1.25%。如果下肢静脉超声检查诊断小腿静脉DVT，则有两种处理方式（图20.4）：①治疗3个月。②治疗5～7天后重复超声检查，观察血栓是否进展。除了D-二聚体阳性外，下述影像学表现提示单纯性小腿深静脉血栓进展可能性高，可考虑抗凝治疗：①血栓长度≥5cm。②血栓静脉内径≥7mm。③多支血管形成血栓。现在推荐小腿深静脉血栓的抗凝治疗时间为3个月，尽管既往指南推荐为6周。

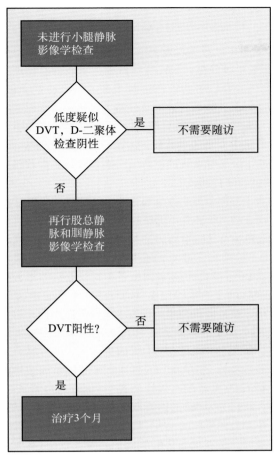

图 20.3　该流程图依据美国胸科医师学会指南（第 9 版和第 10 版）修改。对小腿深静脉血栓，考虑到风险－效益分析，建议不检查小腿静脉。但是，由于血栓有进展风险，7 天后重复超声检查可以检出所有单纯性远端 DVT 进展的病例

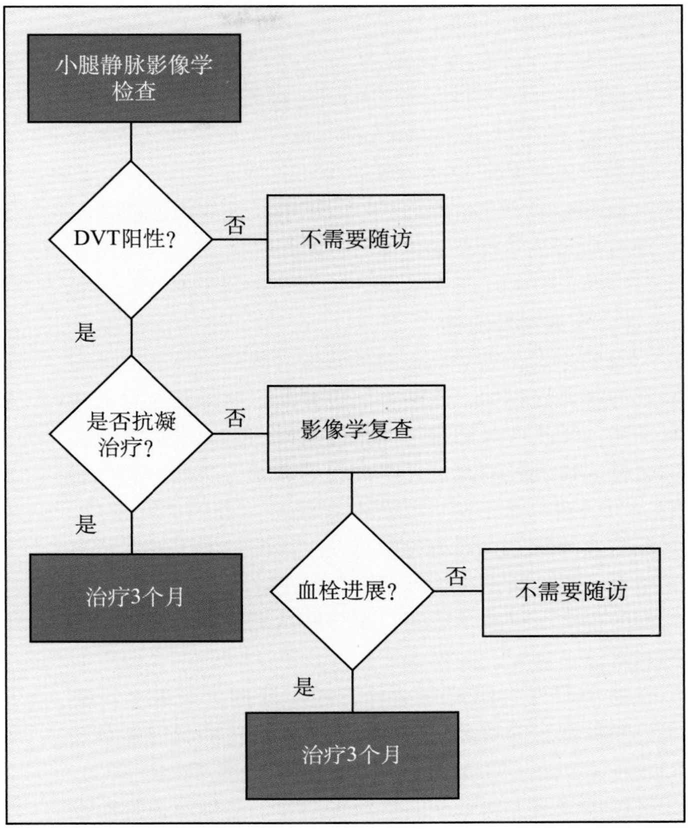

图 20.4　该流程图由美国胸科医师学会指南（第 9 版和第 10 版）修订而成，阐述发现了孤立性远端深静脉血栓问题。即使是小腿血栓，通过连续观测发现有进展，也应该进行治疗

临床实用要点

- 小腿静脉 DVT 在本质上是远端 DVT。考虑到一部分腘静脉位于膝关节下方，DVT 累及腘静脉，这种情况是近端 DVT。
- 小腿静脉血栓进展至腘静脉血栓是完全抗凝指征。
- 小腿静脉血栓进展至近端静脉的可能性为 6% ～ 34%。小腿静脉 DVT 进展的预测指标包括以下 3 个。
  - 血栓长度 ≥ 5cm。
  - 形成血栓静脉的内径 ≥ 7mm。
  - 多支静脉血栓形成。
- 有学者提出，在 DVT 风险较低的患者中，不进行小腿静脉影像学检测。
- 如果有局部疼痛，需对患者所示疼痛区域小腿静脉进行直接影像学检查。
- 指南建议如果未进行小腿静脉成像检查，7 天以后进行股总静脉和腘静脉超声复查，可以明确血栓没有扩散。
- 如果发现小腿静脉血栓，监测 5 ～ 7 天看是否有血栓进展，期间不抗凝，也是一种策略。

（二）股腘静脉血栓形成

与单纯性小腿血栓相比，膝上或近端深静脉血栓是比较严重的临床问题，因为发生 PE 的危险性更大，必须进行抗凝治疗。有抗凝治疗禁忌证的患者，则安放腔静脉滤器治疗。随着血栓向近端进展，DVT 的临床表现可能发生明显改变。当累及股浅静脉下段或腘静脉的上段时，常有小腿疼痛，查体时发现小腿肿胀、发热。当血栓扩展到股总静脉或髂静脉时，会有腿部疼痛，患者主诉腿部发紧。肿胀向上可达腹股沟区，静脉走行区可有压痛，特别是腹股沟区。

当患者怀疑有股腘静脉血栓时，多普勒超声被视为确诊方法（见第 19 章）。超声很容易显示闭塞和不完全闭塞的血栓。有学者认为近心端的闭塞性血栓意味着有栓塞的危险性，尽管没有大规模的研究来证实这种担忧。

多普勒超声不能准确鉴别急性和亚急性血栓。然而 DVT 发生数月或数年后出现的慢性血管壁改变是很容易与急性 DVT 鉴别的。考虑到 DVT 复发的可能性，治疗后复查超声可能有助于建立一个基线。据估计，在第一

次近端DVT后的头3年内，这一比率可达到5%。

- 股腘静脉DVT需要积极治疗。
- 股腘静脉DVT发生肺栓塞的风险很高。
- 部分阻塞型DVT（血栓尾部）有引发肺栓塞的风险，但是尚无研究证实这一观点。
- 股腘静脉DVT治疗后复发率相当高，这可能是建立治疗后基线（复查超声）的一个指征。

（三）髂静脉血栓

总的来说，髂静脉血栓的临床表现和治疗适应证与股腘静脉血栓相似，诊断方法也相同。髂静脉血栓有两种类型：①从股静脉延伸而来的血栓。②原发于髂静脉的血栓。这两种情况均可出现在妊娠期（产前）及产后期。产后期可见小腿、大腿和延续至盆腔的血栓形成。妊娠期髂静脉原发性血栓常见。上述两种情况的诊断方式略有不同。第一种情况诊断很容易，但血栓涉及全部范围的确定，可能不容易。第二种情况下，超声很难直接观察位于盆腔的血栓。

对于原发性髂静脉血栓，唯一证据（迹象）可能来自股总静脉多普勒波形改变。近端血栓的脉冲多普勒间接征象包括：①股总静脉血流信号呼吸期相性消失。②挤压小腿或大腿远端时血流无增速。必须考虑到血栓可能伴随May-Thurner综合征的情况，可能由右髂总动脉压迫左髂总静脉造成，也可能由存在静脉内网状结构引起。有助于解释妊娠期左侧DVT常见的现象。必须认识到，当血栓部分阻塞管腔时，股总静脉的多普勒波形可呈正常。对发生于髂总静脉或髂外静脉的部分闭塞性血栓，或单纯性髂内静脉血栓，多普勒超声可能会漏诊。因此，如果有必要，可以用磁共振静脉成像或CT静脉成像对深静脉系统行进一步评估。

髂股静脉血栓被认为是长期静脉功能不全和血栓复发的危险因素。溶栓治疗可获益。

- 髂股静脉DVT分两类。
  - 小腿静脉血栓扩展至腘静脉、股静脉，最终扩展至髂静脉。
  - 从髂静脉向下延伸。
- 妊娠期好发左侧原发性髂静脉血栓，可能与子宫压迫左侧髂静脉、静脉网阻塞性病变、May-Thurner综合征或多种因素有关。
- 髂股静脉血栓被认为是长期静脉功能不全和血栓复发的危险因素。
- 髂股静脉血栓患者有严重并发症时，可在权衡风险-效益后实施溶栓治疗。

五、可疑肺动脉栓塞的下肢静脉超声检查

由于超声已成为深静脉血栓的诊断方法，大多数PE起源于下肢静脉，因此一些医师把下肢静脉超声检查作为评价有无PE的首选诊断步骤。超声检查无创，仪器移动方便，如果已经配备仪器，可迅速得出检查结果。如果超声明确了肢体静脉血栓诊断，可以在适当的临床环境下安全地进行PE诊断，并开始治疗。然而，超声诊断下肢静脉血栓的患者中，D-二聚体阳性并确诊了PE的患者仅有39%。

两大主要限制性：①下肢静脉超声阳性率低；②静脉超声检查结果阴性并不能排除PE。

Beecham及其同事回顾了225例可疑PE患者通气灌注（V/Q）检查和下肢静脉超声检查结果，在通气灌注检查认为PE可能性大的56例患者中，仅36%的患者显示有深静脉血栓。有22例患者通气灌注不能确定或PE可能性小，而且多普勒超声检查未见深静脉血栓，但血管造影证实其中25%的患者有PE。Killewich和同事同样证实，肺血管造影证实为PE的患者中，60%超声未发现深静脉血栓。Eze和其同事证实了利用单侧肢体症状划分疑有PE患者的有效性。在336例临床可疑的PE患者中，超声显示7%的患者有近端深静脉血栓，而在25例有单侧肢体肿胀的患者中，超声发现40%的患者有深静脉血栓，但在无肢体肿胀的患者中，仅5%有深静脉血栓。此研究进一步证实，在大多数通气灌注检查PE可能性较大的患者中，超声并未发现血栓。其他的研究也证明了PE患者静脉超声检查总阳性率低，并发现多数确诊PE患者无深静脉血栓，尽管患者有明显肢体肿胀时，阳性率会有所增高。

在诊断肺栓塞方面，肺动脉CT血管造影（CTPA）基本上取代了通气灌注检查和肺动脉造影。PE和DVT同时存在，多为肺动脉大分支栓塞。叶、段和多个亚段PE的超声检查（加压手法）阳性率分别约为57%、15%和7%。这就是不论CTPA是否提示亚段缺损，可使用（加压）超声检查决定患者是否进行抗凝治疗的部分理由（图20.5）。

综上所述，对于临床高度怀疑肺栓塞的患者，下肢静脉彩色多普勒超声检查有价值。但CTPA为诊断肺栓塞的首选检查。如果患者不能耐受CTPA，则使用通气灌注检查代替。临床怀疑PE但静脉超声检查阴性的患者，需要行CPTA（或通气灌注）检查，因为50%以上PE患者超声检查未见DVT。

- PE患者可以检出DVT的概率低于50%。
- 下肢静脉超声检查发现DVT，可以不再进行CTPA检查。
- 超声发现DVT的可能性随CTPA检查的肺栓塞大小

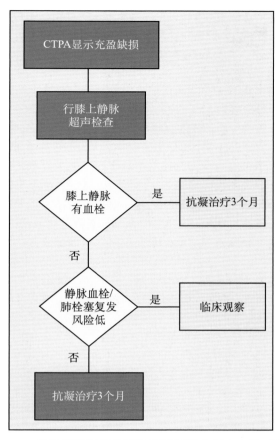

图20.5 该流程图根据美国胸科医师学会指南（第9版和第10版）修改。它指出CT肺血管造影发现小亚段灌注缺损时的临床处理原则。患者无深静脉血栓时，随访3个月，这些病灶发病的可能性较低

而降低。

- CTPA发现亚段灌注缺损后，我们面临的是临床处理，如果下肢静脉超声检查为阴性，则不需要抗凝治疗。

六、下肢浅静脉血栓性静脉炎

传统上认为浅静脉血栓是一种相对良性的疾病。现在认为浅静脉血栓是深静脉血栓和高凝状态的一种重要的迹象。

浅静脉血栓形成通常是临床诊断。体检如发现静脉走行区域皮下条索，有触痛，周围可见红斑，临床便可做出浅静脉血栓诊断。浅静脉血栓患者治疗方法主要是对症治疗，包括活动、热疗、按压和非甾体抗炎药等。超声检查四肢浅静脉血栓也有助于诊断无临床症状的伴发深静脉血栓。根据Decousus等的研究，24.9%的浅静脉血栓患者中可同时出现DVT或PE。其中，大多数患者DVT位于远端深静脉（54%），3.7%的患者出现PE。

新的治疗指南是基于下肢浅静脉血栓Arixtra与安慰剂对比研究（CALISTO）的结果，指南推荐评估血栓的长度，如果血栓长度超过5cm，建议预防性使用低分子量肝素或磺达肝癸钠45天。

超声检查浅静脉性血栓特别是大隐静脉血栓有重要

意义，原因有二。①尽管临床检查对确诊有用，但不能确定血栓范围。血栓累及范围常较体征显示范围大，特别是可能进入了股总静脉。超声可以显示血栓近端位置并监测血栓进展情况。尽管资料有限，排除距离隐股交界3cm以内的大隐静脉血栓患者后，仅小部分（7%）未治疗的单纯性大隐静脉血栓可发展为深静脉血栓。如果近端大隐静脉血栓扩展到隐股交界处3cm以内，大多数临床医师将进行系统抗凝治疗。当小隐静脉血栓延伸到腘静脉时，指南也推荐类似的处理。②偶尔，看似浅静脉炎的病变实际是软组织感染或血肿。超声很容易可将其与浅静脉血栓相鉴别，但临床上却很难鉴别。

临床实用要点

- 浅静脉血栓性静脉炎不代表是良性病变，因为它与PE和DVT有关。
- 在许多情况下，近端大隐静脉血栓扩展到隐股交界处3cm以内是抗凝指征。
- 距股总静脉分叉3cm以外的单纯性大隐静脉血栓，如果不治疗，7%的患者会发展为深静脉血栓。
- 若浅静脉血栓长度超过5cm，建议抗凝治疗45天。

七、上肢静脉血栓形成

上肢深静脉血栓形成（UEDVT）可分为四类：上腔静脉（SVC）综合征、特发性、导管相关性和胸廓出口/用力血栓形成。在过去的20年中，由于中心静脉置管应用增多，腋-锁骨下静脉血栓逐渐增多。在无中心静脉置管患者中，中心性（SVC综合征）血栓和腋-锁骨下静脉血栓多发于肿瘤患者（特别是纵隔淋巴瘤）、外伤、手术及放疗患者。然而，自发性血栓形成也称为Paget-Schrotter综合征，为非卧床人群中最常见的腋-锁骨下静脉血栓。这可能与胸廓上口解剖异常有关（如颈肋）。男性多于女性，优势上肢发病率高。上肢深静脉血栓临床症状明显。上肢明显肿胀和浅静脉突出，临床可确诊无疑。超声的主要作用是验证诊断。有时临床表现可以非常轻，患者主诉不明确的不适和轻微肿胀，此时超声是深静脉状况的有效检查方法。在颈部和肩部，上肢静脉近端有丰富的交通静脉网，然而，在超声检查中，颈部和肩部的骨骼会妨碍锁骨下静脉中段成像。通过血流的期相性，锁骨下静脉近端和无名静脉的血流特征可间接反映中心静脉的通畅性。

腋-锁骨下静脉血栓的起初治疗方法参照下肢深静脉血栓形成的标准治疗指南。目前尚不明确浅静脉（贵要静脉/头静脉）或肱静脉血栓形成是否需要相同的抗凝方案。如果没有明确的深静脉血栓形成潜在病因，应进行血栓性检查，包括抗凝血酶Ⅲ因子、抗凝血酶Ⅴ因子、抗磷脂抗体、蛋白C和蛋白S水平。立即采取肝素抗凝治疗以防止PE，因为研究报道36%患者可发生PE。对于导管留置相关的血栓，可以在不移除导管的情况下进行抗凝治疗、不再需要导管、发生导管相关感染或导管功能障碍时可拔除导管。但对于患有压迫综合征的年轻健康患者，如果单独采取抗凝治疗，由腋-锁骨下静脉血栓后不完全再通造成的血栓后功能障碍发生率较高，此高发生率常常让人难以接受。在严重病例可能发生静脉性跛行，即手臂爆裂感，引起严重功能障碍。对于有明显症状的低危患者，推荐采用局部溶栓治疗。

腋-锁骨下静脉血栓最常见的外源性原因是锁骨和第1肋骨之间静脉段受压，其他外源性原因包括斜角肌肥大、锁骨下肌肉肥大、肋锁韧带和锁骨头增生；先天性或获得性内源性静脉病变也可引起静脉狭窄而导致血栓形成。外源性原因的治疗通常采用胸廓上口处减压，一般包括第1肋切除和前斜角肌切除。通常联合应用溶栓治疗、手术减压和血管内介入来治疗这些患者。具体治疗方法组合随地区实践模式的不同而不同。胸廓上口减压后，可以治疗内源性静脉病变，要么同时进行开放的手术重建，要么术后1～2天进行血管腔内治疗。溶栓后实施减压的时机依外科医师的喜好而不同。一些医师愿意在溶栓后1～3个月再做，而在此期间采取抗凝治疗以减少局部静脉血栓，并让暴露的内皮细胞恢复。另一些医师则主张溶栓后1～2天就采取减压措施，以减少血栓再形成的可能性。尽管如此，与单纯抗凝治疗相比，Machlederi的报告认为，利用这种综合治疗方法，上肢残疾从60%减少到12%。随后的研究报告显示了相似结果。

临床实用要点

- 上肢深静脉血栓病因可能如下。
  - 中央静脉阻塞（SVC综合征）
  - 导管相关
  - 特发性
  - 胸廓出口综合征和过度用力诱发（Paget-Schroetter综合征）
- 上肢深静脉血栓治疗方案与下肢深静脉血栓相同。
- 通常在腋-锁骨下静脉受累时进行治疗。
- 抗凝期间不拔出留置导管，除非有禁忌证必须拔除导管。
- 对于胸廓出口综合征，通常会进行溶栓和额外的干预。

八、深静脉血栓的后遗症

慢性静脉疾病的病理生理学

近心端慢性静脉闭塞和（或）深静脉血栓再通后继发性静脉瓣功能不全决定着深静脉血栓的预后。多数深静脉血栓患者数月后血栓静脉再通，回心血流尚充足。尽管静脉再通，至少60%的病例静脉壁和瓣膜存在永久性损伤。静脉瓣功能不全导致静脉反流，去氧血液在下肢中停留时间延长，尤其是在站立位时。有些病例血栓形成静脉并未再通，导致慢性静脉阻塞。近心端闭塞或

反流，或两者均有，可导致静脉高压。静脉高压临床表现为慢性腿部肿胀、踝部色素沉着，最后在踝部上方的"足靴区"发生踝部溃疡（图20.6），这些称为血栓后综合征。

这其中潜在的病理生理非常复杂。静脉反流增加使深静脉系统的平均静脉压升高（图20.7），导致富含蛋白质的组织液外渗，临床上表现为间质水肿。"静脉高压"其实是一个不恰当的称呼，因为小腿静脉压力只取决于患者的身高，相当于静水压。由于静脉反流而缺乏有效的循环性减压，使软组织暴露在不断升高的平均静脉压下（图20.7）。由于静脉反流使小腿肌肉泵功能失效，静脉压力继续升高，导致静脉节段性扩张，致使穿静脉瓣膜功能不全，进而促进静脉曲张的形成（图20.8）。红细胞外渗并沉积在穿静脉周围皮下组织。黑色素沉着是静脉炎后综合征中典型的皮肤棕色色素沉着的原因，而在后期脂性硬皮病和溃疡时，血红蛋白会伴随软组织的含铁血黄素沉着而分解。溃疡可以自发形成，也可以是轻微创伤的结果。尽管溃疡发生的病理生理机制并不明确，但似乎与组织炎症反应、纤维蛋白和最后的脂性硬皮病有关。不管什么原因，溃疡肯定与持续性静脉高压有关。

血栓后肢体超声检查对诊断和治疗都非常有用。首先，通过超声直接观察深静脉瓣功能不全或慢性深静脉阻塞，可间接诊断深静脉高压。同时评价穿静脉和浅静脉。此信息有助于治疗方案的确定。例如，如果深静脉系统存在广泛的静脉瓣功能不全，需要进行静脉瓣修补或移植。但如果深静脉系统功能良好，阻断穿静脉或完全剥脱浅静脉可能已足够（见第21章）。

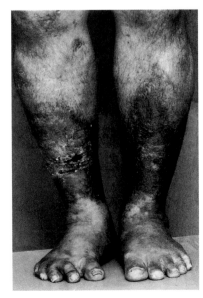

图20.6　足靴区位于小腿下部和踝部。站立位时，此区域浅静脉压力最高，导致水肿、色素沉着，最后形成溃疡。水肿数年后，由于皮肤广泛纤维化，很难找到瓣膜功能不全的穿静脉（包括临床和超声检查）

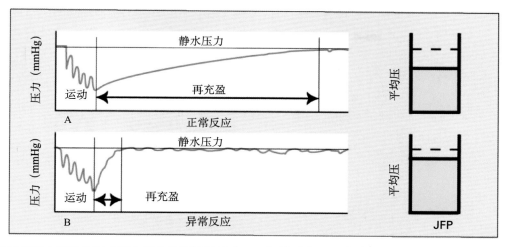

图20.7　该图显示了小腿肌肉泵功能在运动激活后的反应。A.正常反应。运动后，小腿肌肉泵排出小腿静脉内的部分血液，实际上是将静脉压降低至低于静水压的水平。在静脉瓣膜功能良好的情况下，血液由动脉缓慢地流到静脉中，使静脉压在相当长的时间内保持较低水平。B.静脉功能不全的反应。运动也能降低静脉压。但由于快速充盈和瓣膜功能不全，静脉压比"正常反应"更快地恢复到静水压水平。总体而言，平均静脉压高于"正常反应"

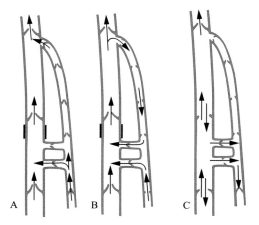

图20.8　深静脉和穿静脉瓣膜功能不全时，筋膜下的静脉高压传递到浅静脉。A.正常；B.大隐静脉瓣功能不全；C.深静脉和穿静脉功能不全

临床实用要点
- 静脉瓣膜功能不全继发于静脉血栓后瘢痕形成。
- 静脉瓣膜功能不全会导致以下情况。
  - 静脉反流
  - 继发性的慢性静脉压升高
- 慢性静脉疾病可进展为以下疾病。
  - 慢性皮肤色素沉着
  - 皮肤和皮下组织中含铁血黄素沉积导致的脂性硬皮病
  - 溃疡

九、原发性静脉曲张

原发性静脉曲张是指浅静脉异常扩张和纤曲，而不伴有深静脉疾病。继发性静脉曲张是指浅静脉曲张与深静脉阻塞或静脉瓣功能不全有关，或剥离术后复发。对于多数患者，病史和查体可鉴别原发性和继发性静脉曲张。

原发性静脉曲张的患者很少有深静脉血栓的病史，血栓后综合征的临床表现不常见，如足靴区的棕色皮肤变色和静脉阻塞性溃疡。但少数患者，病史和体格检查很难确定深静脉系统是否受累，在此情况下超声检查非常有帮助。排除了深静脉系统疾病，可确诊为原发性浅静脉曲张，那么采用切除曲张静脉法或浅表静脉腔内消融可以完全治愈。

在静脉曲张剥脱术前，应该仔细检查大隐静脉。如果大隐静脉瓣功能良好（没有静脉反流），则仅限于治疗明显曲张的静脉。相反，如发现大隐静脉瓣有反流，需剥脱大隐静脉以减少复发，即使有时大隐静脉曲张不明显。要特别注意隐股静脉接合处，多数原发性静脉曲张患者隐股静脉接合处的静脉瓣功能不全。但临床上，可能仅有小腿或大腿远端的静脉曲张明显（图20.9）。如果隐股静脉瓣功能不全，要么在隐股静脉接合处结扎大隐静脉并剥脱，要么进行血管腔内消融，治疗要延伸至隐股静脉接合处以下几厘米。

在深静脉功能正常的情况下，穿静脉功能不全也可导致或伴随浅静脉曲张。偶尔，即使深静脉系统正常，穿静脉功能不全也可导致原发性浅静脉曲张。治疗的关键是结扎功能不全的穿静脉和剥脱曲张浅表静脉。超声很容易确定功能不全穿静脉的位置。

原发性静脉曲张术后复发可由治疗不彻底所致，也可能由新出现的静脉曲张所致。如果治疗仅针对继发性曲张的静脉，则肯定会导致复发。最常见的原发性静脉曲张术后复发原因是隐股静脉接合处高位结扎大隐静脉时，功能不全的隐股静脉瓣依然存留（图20.9），通过功能不全的隐股静脉瓣，股总静脉血液可反流入皮下静脉分支（图20.10），造成腹股沟区出现静脉簇，体格检查或超声均可发现。当确诊这些静脉瓣膜功能不全和反流时，可手术治疗。

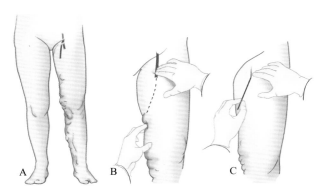

图20.9　小腿静脉曲张可能仅局限于小腿浅静脉，也可能与大隐静脉全程功能不全有关（A）。体格检查（B 和 C）和超声可判断浅静脉曲张范围

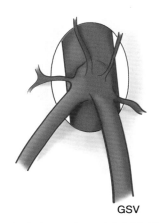

GSV

图20.10　大隐静脉（GSV）通过卵圆窝进入股静脉。在隐静脉球部有几支大的浅静脉分支进入大隐静脉。必须同时结扎这些静脉和大隐静脉，以防静脉曲张复发

其他原发性静脉曲张术后复发原因如下：功能不全的穿静脉结扎不彻底、双支隐静脉、未能鉴别是大隐静脉还是小隐静脉曲张。一般通过仔细体格检查和超声检查可以明确复发原因。检查深静脉系统非常重要，因为深静脉瓣膜功能不全导致继发性静脉曲张也是常见复发原因。

临床实用要点
- 静脉曲张的可能原因如下。
  - 原发性浅静脉瓣膜功能不全
  - 穿静脉功能不全
- 静脉曲张复发的可能原因如下。
  - 切除/消融手术失败
  - 平行静脉开放
  - 之前正常的静脉节段出现新反流

十、术前静脉标记

在冠状动脉旁路移植和下肢静脉移植手术前，通

常会评估拟取的移植血管，包括在相应位置是否存在血管、血管的位置及其是否合适等。在静脉消融术和建立透析瘘管之前，同样需要评估浅静脉的深度。这对于有血栓性静脉炎病史、有浅表静脉截取史或有透析通路的患者尤其必要。超声可进行准确评估。例如，肥胖患者皮下组织厚，肉眼很难看到静脉走行情况。而超声可显示静脉的位置，观察静脉是否开放，避免手术取静脉时由于定位不准，需掀开很大皮瓣才能找到静脉。

如果患者有血栓史，超声可显示静脉慢性阻塞或静脉瘢痕情况，如果有这些情况，不能作为旁路移植物。那些曾进行静脉切除手术或静脉已取出（旁路移植术）的患者，若大隐静脉缺失，可进行超声检查，寻找其他血管作为桥血管。根据我们的经验，大隐静脉、小隐静脉、头静脉和贵要静脉都可能符合桥血管条件，超声很容易评价这些血管、标记其走行。

静脉腔内消融术前评估不仅包括反流静脉的状态、深度和直径，还应包括反流的位置与范围。同时还需检查深静脉的情况。

在建立透析瘘管之前，需要仔细评估手臂浅表静脉的大小和深度，因为透析时必须容易找到静脉。还应检查报告静脉的主要分支，因为这可能导致透析通路建立失败。最后，因为患者可能有置管透析史，还应评估流出道腋静脉、锁骨下静脉和头臂静脉情况。

临床实用要点
- 浅静脉标记用于以下情况。
  - 冠状动脉旁路移植术前
  - 下肢旁路移植术前
  - 静脉腔内消融术前
  - 创建透析通道前
- 可能需要进一步评估深静脉情况。
- 需要评估浅静脉深度（从皮肤）的情况。
  - 静脉腔内消融术前
  - 建立透析瘘管前

十一、总结

超声是评估肢体深静脉血栓形成的首选方法。虽然超声可以对所有人群进行排除性检查，但与临床决策相结合时获益更高。诊断是否存在深静脉血栓形成非常重要，因为深静脉血栓形成与肺栓塞有直接联系，而且及时诊断可以进行早期抗凝，从而有助于预防慢性静脉疾病。超声用于急性深、浅静脉血栓形成的诊断，也用于慢性静脉疾病的诊断。超声是评估原发性静脉曲张、评价浅静脉作为旁路移植血管及透析造瘘血管的金标准。

第 21 章

静脉功能不全的超声诊断

一、引言

慢性静脉功能不全（chronic venous insufficiency，CVI）一词常指下肢浅静脉、深静脉、穿支静脉和（或）非隐静脉的静脉瓣膜功能不全。尽管此病被认为累及40%～50%的人群并已得到广泛的研究，但人们对这种静脉的功能障碍仍然知之甚少。静脉瓣膜功能不全使血液可以逆行流动（反流），与流向心脏的正常血流方向相反。CVI可由一条或多条静脉病理性扩张、以前血栓的静脉段再通或先天性静脉瓣缺失引起。CVI患者中约80%为单纯反流，17%为静脉反流合并残余静脉阻塞，而单纯静脉阻塞不常见。具有临床意义的下肢静脉瓣膜功能不全的结果是动态静脉压升高，如果不治疗，通常会导致溃疡。静脉功能不全的临床体征具有典型性，但并不能说都是由静脉瓣膜功能不全引起的。临床表现通常难以鉴别静脉阻塞和瓣膜关闭不全，也不能明确静脉瓣膜功能异常的位置和程度。

近年来，双功超声已成为评估静脉疾病的首选方法。其优势在于它的无创伤性，可同时提供解剖和生理信息，可重复性强，可以便携操作，而且费用相对低。B型（灰阶）超声成像在确定静脉阻塞的存在及程度方面具有优势，而彩色多普勒成像有助于区分顺行和逆行血流。多普勒频谱波形分析则用于确定静脉血流的方向、呼吸期相性变化的存在与否、血流量，以及对肢体加压或瓦氏动作的反应。

二、下肢静脉解剖

第18章中已介绍了静脉系统的解剖。由于下肢静脉解剖的变异较大，超声评估可能非常简单或相当复杂。在整个检查过程中应注重血管、骨骼和肌肉的相互关系，隐静脉筋膜边界，静脉直径，双支静脉，静脉未发育、发育不全或发育不良及萎缩。静脉功能不全的检查主要集中在浅静脉及其主要属支和穿静脉。为保证超声评估的准确性和完整性，有必要简要复习这些静脉在正常和病变肢体中的解剖。

（一）大隐静脉与隐股交界

大隐静脉（GSV）起始于足背、内踝前方，沿胫骨缘向头侧上行至膝关节水平。跨过膝关节继续上行，最常见的是在腹股沟折痕水平与股总静脉汇合，形成隐股交界（SFJ）。由于GSV通常位于浅筋膜和肌筋膜之间的隐静脉间隙，很容易在超声成像上识别。从横切面观察，GSV与其周围筋膜形成被称为"埃及眼"的征象（图21.1）。起源于该筋膜间隙内GSV的浅表静脉分支称为静脉属支。

早期研究提示约8%患者的大腿、10%患者的小腿中可出现双支GSV。更加近期的基于双功超声的研究提示真正的双支GSV并不常见，仅出现在1.6%～2%的人群。一种常见的解剖变异经常被误认为是双支GSV。在显著数量的患者中，GSV位于大腿近端10～15cm的筋膜间隙内。GSV的一条主要的属支，GSV的前副静脉

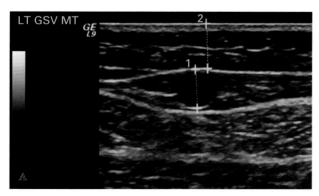 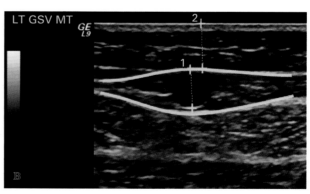

图21.1　A.大隐静脉（GSV）的横切B型超声成像及其直径（1）和与体表间距（2）的测量。B.浅筋膜（上轮廓线）和肌筋膜（下轮廓线）包绕该静脉形成"隐静脉眼"（"埃及眼"或"荷鲁斯眼"）

离开筋膜并沿着与GSV相同的路径在筋膜的浅方走行。非常常见的是GSV的前副静脉在膝盖以下进入隐静脉筋膜间隙。

Spivack及其同事的一项研究报告了GSV的平均直径为2.3～4.4mm，但通常假设的GSV沿着下肢下行时逐渐变细的模式并不明显。这项研究中另一个有趣的发现是，静脉在小腿远端比踝关节处更细。这项研究和其他相关研究强调了区分真正的GSV与其皮下属支的问题。现已发现的三种解剖超声模式的图示可见于图21.2。"i"型有一条正常直径的GSV，没有与GSV筋膜平行的大属支；"h"型的GSV全程走行于筋膜间隙内，但有一条静脉属支，其直径可能大于GSV；在"s"型的肢体，小腿段GSV缺失或发育不良，取而代之的是一条浅表属支在小腿上行，穿破浅筋膜而成为GSV。

终末瓣膜可见于SFJ远端1～2mm处（图21.3）。末端前瓣膜通常见于终末瓣远端约2cm处。静脉血回流来自腹外侧和内侧的主要属支（旋髂浅静脉、腹壁浅静脉、阴部浅静脉和深静脉），这些属支汇入两个瓣膜之间的

GSV（图21.4）。在很多情况下，这些属支可能是反流的起源，甚至可以出现在GSV末端，瓣膜功能仍然良好。

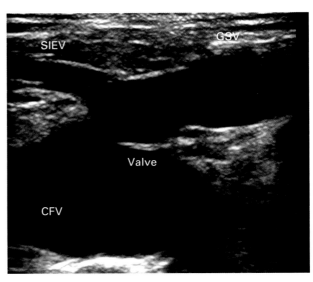

图21.3　隐股交界的纵切B型超声成像：股总静脉（CFV）、大隐静脉（GSV）、腹壁浅静脉（SIVE）和GSV的终末瓣膜（引自Jean White-Melendez and William Schroedter，Quality Vascular Imaging，Venice，FL.）
Valve：瓣膜

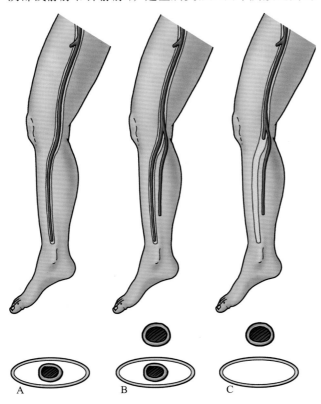

图21.2　最常见的与大隐静脉平行的皮下属支的解剖模式图解。这些属支常被误认为是双支大隐静脉。A."i"型：大隐静脉位于筋膜间隙，而没有任何大属支。B."h"型：隐静脉贯穿于整个筋膜间隙，还有一条直径可能大于隐静脉的皮下属支。C."s"型：一条浅表属支沿小腿上行，并穿过浅筋膜进入隐静脉间隙，在其远端，隐静脉缺失或发育不全［改自Cavezzi A，et al：Duplex ultrasound investigation of the veins in chronic venous disease of the lower limbs—UIP consensus document.Part Ⅱ.Anatomy. Eur J Vase Endovasc Surg.2006；31（3）：288-299.］

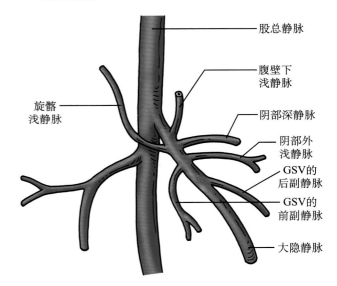

图21.4　腹外侧和内侧的主要属支示意图，这些属支汇入终末瓣膜及终末前瓣膜之间的大隐静脉

（二）大隐静脉的前副静脉

GSV的前副静脉（AAGSV）斜行于与股前GSV平行的独立筋膜间隙内。其路径在股浅动脉、股深动脉和股静脉的前方，GSV的外侧。因此，在大腿上部的横切超声成像上，AAGSV和GSV形成两个隐静脉眼。AAGSV沿着GSV的前外侧走行，与股血管并行（图21.5A和B）。这一现象是识别AAGSV的可靠方法。AAGSV最常在SFJ的1～2cm与GSV汇合。偶尔它可能在大腿远端与GSV汇合，或在生理上或功能上替代

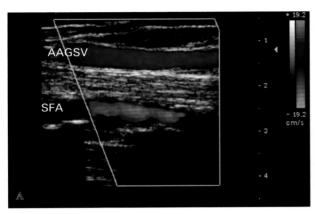
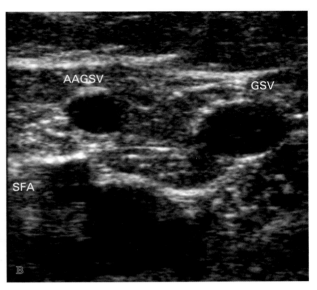

图21.5　A.彩色血流成像显示大隐静脉（GSV）的前副静脉（AAGSV）走行于股浅动脉（SFA）的前方。B.横切B型超声成像显示大腿上部的AAGSV平行于GSV。AAGSV走行于SFA和股静脉的前方，GSV的外侧，其位置与股血管平行（引自Jean White-Melendez and William Schroedter，Quality Vascular Imaging，Venice，FL.）

发育不良或发育不全的GSV大腿段。据估计，在约14%的患者中，AAGSV是导致大腿前部、中部或下部静脉曲张的原因。

（三）大隐静脉的后副静脉

GSV的后副静脉（PAGSV）走行于股后独立筋膜间隙内，与GSV平行并位于其略后方（图21.6）。尽管PAGSV并不像AAGSV那样常见，而且它与GSV的汇合变异较大，但对于大腿中远段静脉曲张的患者，应评估其反流。后弓静脉（以前称为Leonardo's静脉）是PAGSV的一部分，它起源于内踝后方，在小腿内侧上行并在膝关节远端与GSV汇合。值得注意的是，胫后静脉的穿静脉通常汇入该静脉，而不是汇入GSV。

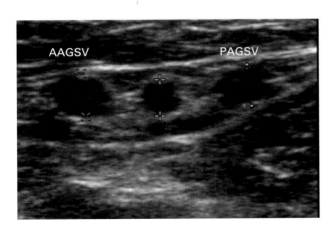

图21.6　大隐静脉（GSV）的后副静脉（PAGSV）的横切B型超声成像：该静脉平行并位于GSV（中间血管）和GSV的前副静脉（AAGSV）的略后方。这些静脉在解剖关系上所形成的排列现象是识别这些血管的可靠方法（引自Jean White-Melendez and William Schroedter，Quality Vascular Imaging，Venice，FL.）

（四）小隐静脉

小隐静脉（SSV）是足部外缘静脉的延续，并沿着小腿后方的中线上行，走行于腓肠肌头之间，通常终止于腘窝内的腘静脉。据Joh和Park报道，仰卧位患者的正常静脉直径为（3.1±1.3）mm。Kurt和同事报道，当患者站立时，右下肢小隐静脉的平均直径为3.89mm，左下肢为4.03mm。

SSV和GSV一样位于其筋膜内，表现为隐静脉眼。与GSV一样，SSV的解剖变异也很常见。在横切面扫查时，可见皮下属支通过浅筋膜进入隐静脉间隙并汇入SSV。这些属支通常是反流的起源。也许最重要的是，外侧弓静脉通过小腿外侧的穿静脉与腓静脉相交。

（五）隐腘交界

SSV一般在腘窝折痕以上终止，但通常在该体表标志的5cm范围内。在大多数病例中，SSV从外侧与腘静脉汇合，但汇合的部位不一。常见的解剖模式有三种（图21.7A～C）。SSV可在腘窝处汇入腘静脉，并通过SSV的大腿延伸段（TE）与其他深静脉相汇合。另一种模式是，SSV可上行成为TE，并通过小静脉通道与腘静脉相连接。也观察到SSV可以根本不与腘静脉连接，而上行成为TE（Giacomini静脉），并与GSV或深静脉相连接。还需注意的是，在10%～30%的下肢中，SSV可在汇入腘静脉之前与腓肠肌静脉（GGV）相连接。虽然GGV通常单独汇入腘静脉，但它们也可以与SSV和腘静脉汇合形成腓肠肌-隐-腘共同交界。

（六）大腿延伸段

TE可见于约95%的肢体，可以认为是SSV向近端延伸至大腿而形成。它沿着大腿后方向深部走行至筋膜，终止于大腿浅静脉、穿静脉或臀静脉，但也可能终

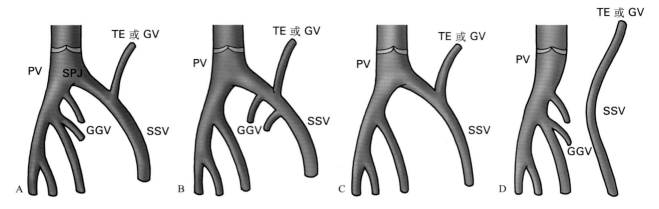

图21.7 最常见的三种小隐静脉（SSV）终末端解剖模式示意图。A.SSV在隐腘交界（SPJ）与腘静脉汇合，并通过大腿延伸段（TE）或Giacomini静脉（GV）在更高水平汇入深静脉。腓肠肌静脉（GGV）汇入腘静脉（PV）（A1型模式）。B.在A2型模式，SSV的解剖与A1型相同。GGV汇入SSV，而不是深静脉。C.在B型模式，SSV通过非常小的吻合静脉与腘静脉相连，而其回流是通过TE或GV。D.在C型模式，SSV向近端延续成为TE或GV，而不存在与深静脉的任何连接［改自Cavezzi A，et al：Duplex ultrasound investigation of the veins in chronic venous disease of the lower limbs——IMP consensus document.Part Ⅱ.Anatomy.Eur J Vase Endovasc Surg.2006；31（3）：288-299.］

止于GSV或深静脉。Giacomini静脉（GV）通常指TE连接SSV与GSV的那部分。它的远端与隐静脉一样，位于隐静脉的筋膜内，上行时可以是一条血管，或者是多条肌内或皮下静脉通道。TE由此可能是来自多条近端静脉的反流源。TE可终止于GSV、股后肌静脉、股静脉或更少见的髂内静脉属支，如臀下静脉或阴部内静脉。

（七）穿静脉

穿静脉连接浅静脉和深静脉系统。除了足部穿静脉，它们的作用是将血液从浅静脉系统引流到深静脉系统。一般来说，它们的外部支持有限，会根据压力和容积的交替变化进行功能性扩张。恒定的穿静脉有40多条，尽管像许多其他静脉一样，它们通常为单支，但也可能是双支，并常常与动脉伴行。穿静脉可汇入深静脉（直接穿静脉）或汇入小腿静脉窦（间接穿静脉）。直接穿静脉在解剖上相对固定；间接穿静脉则通常随机分布于小腿。

小腿穿静脉主要有四组，分别位于后方、外侧、前方和内侧。小腿后穿静脉包括内侧和外侧腓肠肌穿静脉、比目鱼肌穿静脉（连接SSV和比目鱼肌静脉），以及跟腱旁穿静脉（连接SSV和腓静脉）。小腿外穿静脉连接小腿外侧静脉和腓静脉，而小腿前穿静脉连接GSV前支和胫前静脉。小腿内穿静脉包括胫旁和胫后穿静脉。GSV及其属支通过胫旁穿静脉与胫后静脉和小腿肌静脉相连接。胫后穿静脉（以前称为Cockett穿静脉）连接后弓静脉与胫后静脉。

膝穿静脉包括内侧或外侧穿静脉、髌上或髌下穿静脉及腘窝穿静脉。

大腿穿静脉包括前方、内侧、外侧和后方穿静脉。

臀肌穿支静脉分为上、中、下穿静脉。

临床实用要点

- GSV位于其筋膜间隙，静脉与筋膜的边界在超声成像上似"埃及眼"。
- GSV的两条主要属支，即GSV的前副静脉和后副静脉，也各有其独立的筋膜间隙。
- SSV有自己的筋膜间隙。
- SSV可以终止于腘静脉，但经常延续为TE或GV在大腿后方上行。
- GV是指连接SSV和GSV的SSV的TE。
- 穿静脉存在于大腿、膝关节周围和小腿。小腿穿静脉分为内组、外组、前组和后组。

三、静脉功能不全的病理生理学

本书第18章已经讨论了正常静脉生理学。重要的是意识到静脉瓣膜存在于深静脉、浅静脉和穿静脉，而最大的数量在小腿静脉。研究显示SFJ上方的髂外静脉或股总静脉内通常存在一个瓣膜，另一个在交界处，沿着GSV主干至少有6个瓣膜，而在SSV内有7～10个。

人体在直立静息状态下的静息静脉压平均约为90mmHg，是由人体的高度决定的。行走引发小腿肌肉收缩，从而推动或增加静脉血液流向心脏。肌肉收缩时，位于肌肉远端的瓣膜和穿静脉瓣膜关闭，以防止血液反流。这使足部静脉压降低到20～30mmHg。肌肉松弛时，动脉灌注使静脉缓慢充盈，但小腿静脉压仍然维持在较低水平，血液通过穿静脉从浅静脉流向深静脉。当肢体瓣膜功能不全时，血液能在肌肉收缩时从深静脉流向浅静脉。而在肌肉松弛时，功能不全的瓣膜让血液逆流。这就导致静脉在重力和静水压作用下成为不受控制的血柱，使得无论在静息或运动状态下，静脉压都持续升高。根据反流程度的不同，持续的静脉压升高促使富含蛋白质的组织液和血细胞透过毛细血管壁渗漏到细胞间隙。其即时结果是软组织水肿，而长期结果包括皮肤增厚和色素沉着，并最终导致溃疡，尤其是在同时存在瓣膜功能不全和静脉阻塞的患者。约20%的CVI患者出现静脉溃疡，治疗后复发非常常见。

虽然发现和量化静脉反流是超声评估静脉功能不全的主要焦点，但也必须记录静脉曲张的存在和部位。沿着GSV主干的下肢静脉曲张最为常见。大多数曲张静脉较大，直径超过4mm，可触及并纤曲。反流通常出现在静脉壁减弱、静脉瓣膜扩张处，以致其关闭时瓣叶不再对合。美国成人静脉曲张的发病数超过2500万。美国静脉论坛所进行的美国国家静脉筛查项目发现静脉曲张见于30%以上的参与者。

正常静脉瓣膜关闭依赖于正常的跨瓣膜压力梯度，其足以导致血流逆转，迫使瓣叶闭合。van Bemmelen和他的同事注意到，瓣膜关闭出现在反向血流速度超过30cm/s时。当患者站立时，正常GSV内出现的反向血流不超过0.5s。只有瓣膜功能不全且存在显著的跨瓣膜压力梯度时，才会出现反流。在静脉双功超声检查时，逆流速度与施加在静脉上的外部压力有关。必须注意的是，无论是瓦氏动作还是人工挤压都不总是能获得足够的压力，特别是在较远端静脉。这可导致检测静脉功能不全失败。为了达到最大的准确性，在对瓣膜远端的肢体进行加压时，应使用本章后面讨论的标准化袖带充气加压技术。

节段性瓣膜功能不全在深静脉和浅静脉系统都很见。静脉溃疡患者常有3～4个累及深静脉或浅静脉系统的功能不全的静脉段。比例非常高的溃疡患者有浅静脉功能不全，而踝关节水平的深静脉功能不全并不常见。

在van Bemmelen和Bergan报道的一项出色研究中，膝关节水平的GSV功能不全见于61%的肢体，小腿水平为49%，而大腿近端为32%。这一发现强调了远端浅静脉功能不全而更近端的GSV节段仍然功能正常的发生率。当GSV在膝关节水平功能不全时，从SFJ到膝关节整段GSV功能不全见于少于50%的患者。在34%的膝关节水平GSV功能不全而近端浅静脉功能正常的患者，静脉反流可见于其股静脉和腘静脉。在这些病例中，功能不全的GSV段上端可见一条功能不全的穿静脉。

节段性静脉功能不全也常见于SSV。之前引用的研究显示，近侧SSV段瓣膜功能不全见于36%的肢体，而小腿段功能不全见于31%的肢体。如果SSV的远侧段仍然功能正常，来自功能不全的近侧段血流会被分流到浅静脉属支。

下肢静脉功能不全的解剖来源不局限于下肢的GSV、SSV、穿静脉或深静脉，而可能包括非隐静脉的浅静脉和盆腔静脉。对于慢性盆腔疼痛并常伴有扩张而且功能不全GSV的女性，超声检查应扩展到下腔静脉（IVC）、肾静脉、卵巢静脉、子宫旁静脉和髂静脉。对于近端隐静脉功能不全的男性，应评估IVC、肾静脉、睾丸静脉和髂静脉。SFJ静脉功能不全的患者可能出现近侧隐静脉属支或腹股沟淋巴结周围静脉丛的反流。

临床实用要点

- 下肢静脉压持续升高是常见的CVI溃疡原因。
- 在静脉瓣膜完整的情况下，小腿泵的作用可以降低静脉压，但静脉瓣膜功能不全可以让静脉压更快地恢复到基线（静水压）水平。
- 开放的静脉瓣膜促使静脉血流向心脏，而瓣膜关闭则需要跨瓣膜压力差反转及反向血流。
- 静脉反流不必沿着GSV从SFJ连续到足部。
  - 相当多的情况下，反流见于膝关节水平，但不在大腿近端。
  - 一个很可能的反流源是功能不全的大腿穿静脉。
- SSV反流出现在腘窝附近，而不经常出现在小腿中部。反流的血液被分流到近端的属支。

临床表现

CVI的临床特征包括下肢水肿、皮肤静脉扩张（毛细血管扩张和网状静脉扩张）、静脉曲张（图21.8）、肢体疼痛、皮肤增厚、踝部色素沉着和溃疡。浅静脉、深静脉和穿静脉功能不全的患者可能存在上述所有症状和体征，而节段性隐静脉功能不全的患者可能只有较轻的疼痛。

静脉瓣膜关闭不全的最初症状通常是踝部水肿，休息或下肢抬高后缓解。在多水平静脉功能不全的严重病

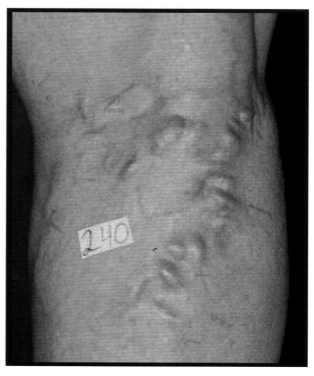

图21.8　肢体照片显示小腿上部纤曲的曲张静脉（引自 Jean White-Melendez and William Schroedter，Quality Vascular Imaging，Venice，FL．）

例，下肢水肿可累及小腿中段，并可能伴有皮肤中度受压时出现凹陷征。

早期隐静脉功能不全时，小腿浅静脉可能会因持续升高的静脉压而扩张。静脉扩张最常累及小腿内侧和踝关节周围的静脉。随着时间的推移，在较严重的病例中，静脉变得相当突出和纡曲。

静脉瓣膜功能不全患者通常会在长久站立或坐位而下肢负重时感到下肢沉重和疼痛。如果不伴有静脉阻塞，行走或下肢抬高而缓解静脉充血后，症状可能减轻。相反，如果深静脉阻塞，患者会描述与运动相关的严重抽痉和烧灼痛。这些症状符合静脉性跛行，只要肢体静脉仍然充血就会持续存在，而且可能是由与运动相关的浅静脉压和深静脉压迅速增高所致。

临床实用要点

- 早期静脉反流可导致小腿远端内侧静脉曲张。
- 临床症状取决于反流和静脉阻塞的程度。
  - 行走/运动时症状改善可能提示反流和静脉功能不全
  - 运动时症状加重可能提示存在静脉阻塞

四、静脉功能不全的双功超声诊断

静脉功能不全检查的目的是确定静脉功能不全的解剖水平和来源，并搞清病理过程是否包括瓣膜功能不全和静脉阻塞两种病变。

过去，检查人员依靠顺行和逆行性静脉造影，以及动态静脉压测定来达到这些目的。静脉造影曾被视为显示静脉解剖结构，证实静脉阻塞、再通和侧支形成，确定反流部位和范围的金标准。动态静脉压测定曾用于显示静脉血流动力学信息，作为对静脉造影得到的解剖信息的补充。静脉压测定是在患者平卧、站立和运动时进行的。该检查的价值在于记录静脉压恢复时间，它已成为使用静脉容积描记评估静脉功能不全严重程度的基础。直到现在，这些检查与连续多普勒评估静脉血流模式和血流方向一样，仍然很流行。

在大多数情况下，现代血管实验室使用双功超声识别静脉阻塞和瓣膜功能不全，量化静脉反流，辅助确定治疗方案，并在非手术治疗功能不全的静脉段和曲张静脉时提供影像引导。

双功超声联合应用B型（灰阶）超声成像和脉冲多普勒流速频谱分析。这项技术通常被辅以彩色多普勒成像，以确定静脉阻塞的存在与范围，以及血流方向。灰阶超声能够容易地评估静脉管腔、静脉壁和瓣膜的形态学特征，以及血栓回声特性和静脉管腔的压缩性。彩色多普勒成像突出显示深静脉、隐静脉、非隐静脉和穿静脉的血流紊乱区域和血流方向，有助于鉴别部分性和完全性静脉阻塞，有助于显示侧支静脉，以及显示血栓形成静脉段的再通。脉冲多普勒流速频谱分析可用于鉴别

动脉血流和静脉血流，显示静脉血流模式，以及记录血流方向和瓣膜功能不全部位的逆行血流时间。对于熟练、经验丰富的检查人员，双功超声成像具有非常好的敏感度和特异度，在静脉阻塞和瓣膜功能不全的诊断评估方面，其已在很大程度上取代了静脉造影。

（一）设备

准确评估静脉解剖、形态和血流动力学需要高分辨率超声仪器和多频率脉冲多普勒探头。低频探头（2～4MHz）通常用于检查腹部、盆腔和大腿的深静脉。对于更浅的静脉，应使用高频（5～12MHz）线阵探头。良好的空间分辨力有助于保证准确识别回声一致的急性血栓及显示静脉瓣膜。此外，多普勒频谱和彩色壁滤波必须分别进行调节，以发现和记录与部分阻塞性血栓、侧支静脉血流及血栓静脉段再通相关的低幅、低速血流。

（二）超声系统设置

应合理设置灰阶超声成像的系统控制，以确保既能识别低回声急性血栓，又能检测到见于慢性静脉阻塞的回声。为了检测到低速血流信号，必须优化彩色和频谱多普勒参数。这是通过使用低脉冲重复频率（速度范围）、低壁滤波设置和较窄且倾斜角度合适的彩色取样框来实现的。

通常，彩阶的设置是朝向声束的血流为红色，而背离声束的血流为蓝色。在检查过程中的任何时间，彩阶的设置可根据声束相对于正常血流的方向反转。

（三）患者体位

如果患者站立在高18～24in（1in＝2.54cm）、三面由支撑栏包围的平台上，检查的准确性会得到提高。超声检查师的坐姿应符合人体工学，以便容易地检查肢体的内侧和后方。对股总静脉和股静脉近端、SFJ和GSV及其属支进行超声评估时，要求患者面对检查者并使用支撑栏，使得被检下肢不负重。当患者背对检查者，被检下肢不负重而膝关节略弯曲时，可以评估SSV的全长、后弓静脉和腘静脉。值得注意的是，目前检测具有临床意义的瓣膜功能不全的诊断标准是在患者直立位的情况下制定的。通常需要在站立位进行检查才能从医疗保险报销检查费用。

如果患者无法站立检查，可以仰卧，如非常明显的反Trendelenburg体位，或者可以在坐位评估大腿中部以下的静脉。无论是站立位还是倾斜位，应使髋关节外旋，膝关节弯曲，以便检查股总静脉、SFJ、GSV、SSV及它们的属支，以及大腿、膝和小腿的穿静脉。检查IVC、盆腔静脉、髂总静脉、髂外静脉、腘静脉和SSV时，可将倾斜位的患者转至侧卧位。腘静脉和SSV检查也可以在患者处于俯卧位，足部垫一毛巾卷或枕头而稍加抬高的情况下进行，这一体位能够避免膝关节过伸，也能避免腘静脉和隐腘交界受到外部压力。

（四）超声检查技术

在对隐静脉、非隐静脉和穿静脉进行静脉功能不全重

点检查之前，应完成对深静脉系统的全面超声评估，包括确定阻塞和反流。深静脉系统的检查详见本书第18章。

静脉功能不全检查应采用纵切B型超声成像，从SFJ近端的股总静脉开始，经过其与GSV的交界，并延伸至交界的远端，以检测急性血栓形成或慢性静脉疾病的征象。应注意识别股总静脉和GSV的瓣膜窦，这些瓣膜窦通常扩大，呈椭圆形。菲薄并出现飘动性的瓣叶可在声束与静脉前壁垂直时观察到（图21.3）。

静脉的通畅性可通过超声探头加压时静脉前后壁完全触碰和多普勒频谱取样评估血流模式来证实。正常静脉血流信号为自发性，且为随呼吸的期相性。挤压扫查部位远端的肌肉，可以模拟行走时的小腿肌肉收缩，增加朝向头部（前向）的血流。有许多方法可以增加血流：瓦氏动作评估SFJ，手动挤压肢体评估大腿近端静脉，足踝主动伸屈运动或手动挤压足部评估小腿静脉，或自动气压袖带充气/放气技术，具体将在本章后文讨论。当远端压迫解除时，或当手动压迫扫查部位近端的腹部或肢体时，或当患者进行瓦氏动作评估SPJ时，应该只有很少（＜0.5s）或没有逆行血流。

静脉功能检查辅以彩色血流成像有助于识别血流方向、确认解剖标志，以及发现形态学和血流动力学异常。

使用B型超声成像时，应该测量股总静脉、股静脉近端和SFJ的直径。根据患者的体型和SFJ的解剖，可以在横切或纵切成像上完成，也可以将两者结合。

检查向GSV的近端继续，确认终端瓣膜、终端前瓣膜及该区域的主要属支。GSV直径变化通常提示功能不全属支的部位。静脉直径增大常见于功能不全属支的入口处，而在其远端通常可见静脉直径缩小。必须仔细正确地判断旋髂浅静脉、腹壁浅静脉、阴部深、浅静脉的血流方向，这些静脉经常会引起盆腔和大腿的静脉曲张。例如，在多产妇女中，反流的一个常见来源是大腿内侧的深、浅外阴静脉曲张。如有临床指征，双功超声检查应扩展至盆腔，重点检查IVC、肾静脉、卵巢静脉和髂静脉。瓦氏动作可能有助于在直径超过6mm的卵巢静脉发现显著性反流。

然后，在横切成像上沿着GSV的走向追踪到膝关节水平，注意识别其曲张、双支、静脉直径、发育不全或发育不良，以及萎缩。需要全程追踪GSV的前副静脉和后副静脉，因为它们通常是大腿前、中、下静脉曲张的原因。最后，需要确定内侧和外侧属支，以及大的穿静脉（图21.9）。穿静脉的直径应在静脉穿过深筋膜处测量（图21.10）。静脉功能不全通常出现在直径超过3.5mm的穿静脉。

静脉的直径应沿其行径连续测量，并特别注意直径大于7mm的静脉段，因为这会增加反流的概率。使用不褪色的皮肤标记笔标记功能不全的穿静脉和曲张静脉的位置，有助于在彩色和频谱多普勒检查时快速找到这些部位，并在治疗时重新评估。

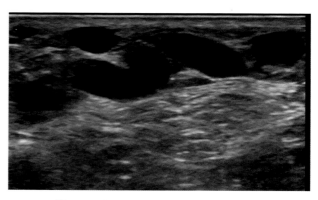

图21.9 横切B型超声成像显示浅表曲张静脉

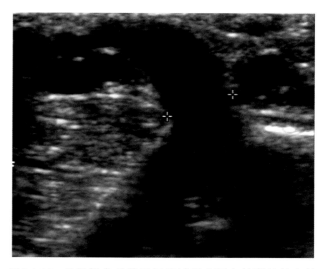

图21.10 B型超声成像显示穿过肌（深）筋膜的较大的穿静脉。静脉直径的测量是在静脉穿出筋膜处。当穿静脉直径超过3.5mm时，大隐静脉通常也是功能不全的（引自Jean White-Melendez and William Schroedter，Quality Vascular Imaging，Venice，FL）

GSV和穿静脉的检查以相同的方式沿着静脉剩余的长度继续追踪至足背。在膝关节水平和整个小腿，应注意GSV髌周和胫旁穿静脉及其属支。

使用彩色和频谱多普勒，以2～3cm为间隔沿着静脉进行重复检查，观察瓦氏动作，深吸气或多普勒取样部位远端肢体加压解除后是否自发出现逆行血流。虽然许多检查者也采用多普勒取样部位近端肢体加压，但这种方法在检测具有临床意义的瓣膜功能不全方面的结果不一。当发现反流时，确定逆行血流时间应通过频谱多普勒波形上的时间测量（图21.11）。正常时，远端肢体压迫解除后，应观察到轻微的反流或无反流。虽然在许多严重静脉功能不全的病例，逆流时间持续数秒，但逆流持续时间超过0.5s即提示具有临床意义的浅静脉功能不全。

挤压穿静脉远端的肢体，在彩色血流成像上观察到异常外向血流（从深到浅）可以确定穿静脉功能不全（图21.12A和B）。当逆流的持续时间等于或大于0.35s时，表示存在显著的静脉功能不全。由于在治疗功能不

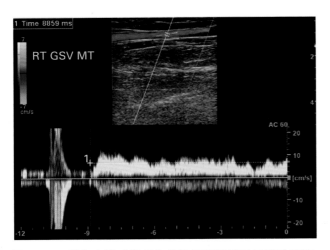

图21.11 彩色血流成像及多普勒频谱波形显示静脉反流。发现反流后，在多普勒频谱波形上测量逆行血流的持续时间。注意光标放置在反流开始和结束处
　　GSV：大隐静脉

全的GSV后，大量穿静脉的血流方向会正常化，因此，重要的是注意到目前判断病理性穿静脉的指南包括直径大于3.5mm，反流时间超过0.5s，以及位于活动性溃疡或已愈合溃疡之下。

　　然后，采用与GSV相同的方式评估SSV及其属支，包括属支和副静脉。SSV解剖终点存在相当大的差异，因此应确定并记录其部位。对于大腿和小腿后部静脉曲张的患者，应怀疑存在SSV的解剖变异。

　　使用B型超声成像从矢状面检查腘静脉，以识别静脉阻塞和（或）解剖异常。彩色和频谱多普勒用于显示肢体压迫时的逆行血流。在多普勒波形上确定反流持续

时间，逆行血流持续超过1s被认为反流具有临床意义。

临床实用要点

- 用于下肢静脉功能不全评估的超声探头应具有较高的频率范围（5 ～ 12MHz）。低频探头（2 ～ 4MHz）用于盆腔检查。
- 静脉功能不全的超声评估有别于静脉血栓检查。
  - 患者直立位。
  - 被检肢体不负重。
  - 辅以远端手动加压/解除动作或使用自动袖带充气/放气。
- 直径＞7 mm静脉段的反流概率增加。

诊断标准

- 深静脉或隐静脉及主要属支的反流时间小于或等于0.5s属正常范围。
- 当挤压或袖带充气/放气后反向血流持续时间大于0.5s时，应考虑到存在反流。
- 病理性穿静脉的识别包括直径大于3.5mm，反流持续时间超过0.5s，以及位于活动性或愈合的溃疡之下。

五、静脉功能不全的定量检测

　　如前所述，只有存在显著的跨瓣膜压力梯度时，才能检测到瓣膜反流。使用瓦氏动作或手动肢体挤压不可能每次都获得这样的梯度。为了克服这一困难，西雅图华盛顿大学和伦敦圣玛丽医院血管实验室的研究人员开发了使用快速袖带充气-放气技术的系统，以标准化施加在肢体不同节段的外部压力。标准化的袖带加压模拟

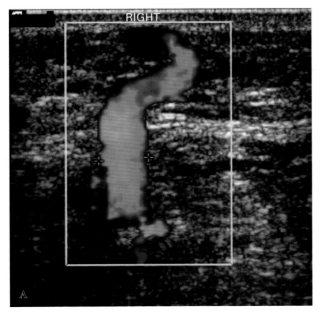

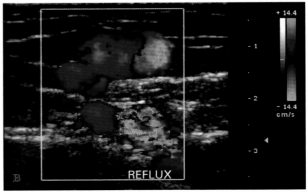

图21.12 彩色血流成像显示功能正常的穿静脉，正常血流方向从浅静脉到深静脉（A）和功能不全的穿静脉，血流外向（从深到浅）（B）。挤压穿静脉远端肢体，外向血流持续时间超过0.5s即可确定静脉功能不全（引自Jean White-Melendez and William Schroedter, Quality Vascular Imaging, Venice, FL.）

正常情况下行走过程中肌肉收缩施加于肢体静脉的压力，并足以保证触发正常静脉瓣膜的生理功能。当与双功超声成像联合使用时，快速袖带充气-放气技术有助于定量评估深静脉、浅静脉和穿静脉特定节段的瓣膜关闭时间。

（一）设备

静脉功能不全的定量检测需要高分辨率的灰阶成像和频率范围为5～10MHz的脉冲多普勒探头。彩色多普勒成像有助于发现逆行血流，但对成功地使用超声技术来说并不是必需的。

需要袖带快速充气泵和气源，以确保24cm大腿袖带、12cm小腿袖带和7cm足部袖带的快速充气（图21.13）。

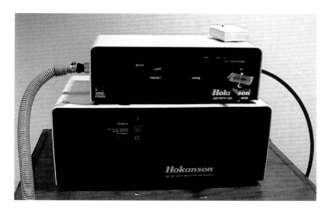

图21.13　能给袖带快速充气和放气的装置

（二）患者体位

要求患者站立在高18～24in、三面由支撑栏包围的平台上，这样患者的下肢与超声检查系统操作控制板的水平位置大致相同，并且便于检查肢体的内侧和后方。超声评估股总静脉、股静脉近端和SFJ时，要求患者面对检查者并使用支撑栏，以使被检下肢不负重。而在检查SSV全长、GSV中段及其前后副静脉，以及腘静脉、胫后静脉和腓静脉时，患者应背对检查者，被检肢体处于非负重体位，膝关节微屈。

正如Ballard及其同事所注意到的，在袖带充气时，小部分静脉功能受损的患者可能由于静脉回流减少而感到头晕，因此建议在整个检查过程中密切观察患者。

（三）检查技术与诊断标准

先将大袖带（24cm）（图21.14）环绕在患者的大腿上。检查股总静脉、股静脉近端和SFJ时，袖带与配备自动充气装置的气源相连接，并间歇充气至80mmHg。

第一步：纵切B型超声成像扫查股总静脉。彩色多普勒成像可能有助于确定血流方向和发现解剖异常。将多普勒取样容积放置在CFV中央，在正常呼吸状态下采集多普勒频谱。然后，向大腿袖带充气3s后快速放气，并在此过程中连续记录多普勒频谱波形。注意观察袖带放气时的血流方向，如果存在逆流，则记录逆流持续时间（图21.15）。反流持续超过1.0s被认为具有临床意义。

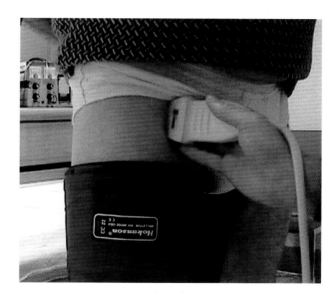

图21.14　股总静脉、股静脉近端和大隐静脉近端多普勒频谱采集的正确体位、大腿袖带和探头位置

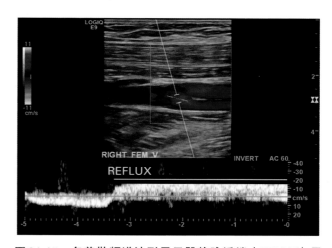

图21.15　多普勒频谱波形显示股静脉近端（FEM V）显著反流。彩色多普勒成像取自静脉出现反流时（血流背离探头）。多普勒波形显示了小腿加压时（图像的左侧；朝向探头）的血流和加压释放后（向背离探头）的血流
　　RIGHT：右；REFLUX：反流

在股静脉的最近端重复该过程。

第二步：识别SFJ，并用与评估股总静脉和股静脉近端相同的充气和放气方法评估SFJ。连续记录袖带充气和放气过程中的多普勒频谱（图21.16）。识别GSV近端的属支，并记录每条静脉在正常呼吸和袖带放气时的血流方向。反流持续时间超过0.5s具有临床意义。

第三步：患者背对检查者，将12cm宽袖带环绕在小腿上（图21.17）。纵切B型超声成像显示腘静脉。记录正常呼吸状态下的多普勒频谱波形。小腿上部袖带充气至100mmHg，保持3s后快速放气。充气和放气过程中连续记录多普勒频谱波形。如果观察到静脉反流，测量逆行血流的持续时间。

第四步：评估腘静脉之后，使用相同方法检查股静

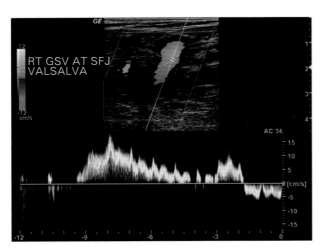

图21.16　瓦氏动作期间，隐股交界（SFJ）处记录的彩色血流成像。多普勒频谱波形发现静脉反流持续时间超过3s
GSV：大隐静脉；AT：在；VALSALVA：乏氏动脉

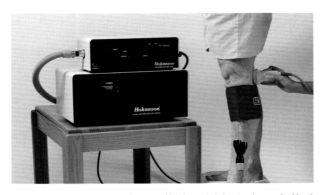

图21.17　记录腘静脉、股静脉远侧段和大腿穿静脉多普勒频谱波形的正确体位、袖带和探头位置（引自 D.E.Hokanson，Inc，Bellevue，WA.）

脉中、远段和大腿内侧的主要穿静脉。

第五步：纵切B型超声成像显示SSV汇合处。记录正常呼吸状态下，袖带充气/快速放气时的多普勒频谱波形。观察并记录是否存在反流和反流持续时间。

第六步：在膝关节内侧纵切显示GSV中段。记录正常呼吸状态下，袖带充气时和袖带快速放气时的多普勒频谱波形。记录是否存在反流和反流持续时间。检查是否存在GSV前副静脉和后副静脉，如果存在的话，以相同的方法进行评估。

第七步：将血压袖带移至踝关节水平。如果怀疑深静脉功能不全，使用B型超声和（或）彩色多普勒成像纵切显示胫后静脉。记录正常呼吸状态下，血压袖带充气至100mmHg，并持续到袖带快速放气时的多普勒频谱波形。记录是否存在反流和反流持续时间。重复相同的过程和方式评估腓静脉。

第八步：袖带还是在踝关节水平，充气至100mmHg检查后弓静脉和SSV的中段。和前面步骤一样，观察并记录是否存在反流和反流持续时间。

第九步：将7cm宽的血压袖带环绕在足部。横切面

可显示与后弓静脉相交的较大穿静脉穿过隐静脉间隙的深筋膜。记录正常呼吸状态下的多普勒频谱波形。将血压袖带充气至120mmHg并保持3s后快速放气。在充气和放气过程中连续记录多普勒波形。使用同样的方法评估GSV的远侧段有无瓣膜功能不全。与其他静脉节段一样，观察并记录所有检查的静脉是否存在反流和反流持续时间。

（四）优点

袖带充气-放气技术，结合双功超声成像，能够对深、浅静脉系统的特定静脉段的瓣膜关闭时间进行定量评估。因为袖带压力标准化确保了足够的跨瓣膜压力梯度，从而克服了与瓦氏动作和（或）手动肢体加压相关的差异性。不同于瓦氏动作，袖带技术不依赖于被检查节段近端的瓣膜功能不全。

（五）局限性

能够进行袖带快速放气的自动袖带充气仪和气源是专用于静脉功能不全检查的装置，并不是所有血管实验室都配备。虽然一些血管实验室发现超声检查师进行检查时，另一位协助进行袖带的充气和放气操作是有帮助的，但许多实验室发现，使用脚踏控制袖带充气-放气过程更具成本效益和时间效益。

临床实用要点

- 检查时患者站立，被检下肢处于非负重状态。
- 大腿使用24cm的自动充气袖带，充气时间为3s，充气压力为80mmHg，瞬时放气。观察并记录是否存在反流和反流持续时间。
- 股静脉反流时间如果大于1.0s，被认为具有临床意义，而GSV大于0.5s即有临床意义。
- 小腿和踝关节上部使用12cm袖带时，充气时间为3s，充气压力为100mmHg，随后快速袖带放气，并记录多普勒波形。
- 评估腘静脉、SSV和GSV的前、后副静脉的血流模式。
- 足部使用7cm袖带，充气至120mmHg，持续3s，然后迅速放气，以进行小腿静脉评估。

六、超声在慢性静脉功能不全治疗中的作用

多年来，对重度CVI的治疗包括以下方法：穿弹力袜促进瓣膜功能的保守疗法、功能不全静脉段的化学硬化治疗、曲张静脉刨吸术、隐静脉切除术或静脉剥脱术。近年来，可选治疗方法包括了使用静脉腔内消融治疗慢性静脉瓣功能不全。采用这种非手术治疗方法，功能不全静脉段的消融是通过射频（RF）能量作用于静脉壁或静脉腔内激光能量治疗功能不全的静脉。与治疗浅表静脉瓣功能不全的手术疗法相比，腔内静脉疗法有几项明显的优势。治疗过程采用局部麻醉，并且是微创。与手术方式相比较，术后瘢痕或感染的风险降低。治疗所需的时间和术后患者经历的不适感都明显少于隐静脉的手术剥脱或切除。大部分静脉腔内治疗的患者在术后

数天内恢复正常活动。现有的报道显示 RF 和激光治疗的临床和美容效果良好。

双功超声在静脉腔内治疗前、治疗中及治疗后评估 CVI 患者均有价值。联合 B 型、彩色和频谱多普勒超声可以用于确定功能不全瓣膜的部位，测定静脉的直径和深度，发现纡曲的静脉段和解剖变异，引导导管置入和肿胀麻醉（局部麻醉剂稀释于生理盐水），以及确认浅静脉和穿静脉的消融成功。

（一）设备

准备进行腔内静脉治疗的 CVI 患者进行超声评估所需的超声系统与前面介绍的一样。系统应配置具有脉冲多普勒功能的线阵探头（频率范围 5 ～ 10MHz），以便评估显示 GSV、SSV 及其属支，以及穿静脉。该频率范围通常也可用于检查股总静脉、股静脉近端和腘静脉。频率为 5 ～ 12MHz 的"曲棍球棒"式线阵探头可能更适合于检查较小的浅表静脉和穿静脉。此外，应备有低频脉冲多普勒凸阵探头，以便检查下肢深部静脉和盆腔静脉。

（二）患者体位

患者肢体的初始检查在于发现和评估毛细血管扩张和（或）网状静脉，并在检查中确认功能不全的静脉段。要求患者站立在之前描述过的平台上，使肢体静脉得到最大程度的充盈和扩张，并优化静脉瓣功能。使用静脉光（冷光源透照）有助于识别网状静脉。在诊断性检查过程中，许多超声检查师会用皮肤标记笔标出瓣膜功能不全的部位（图 21.18）。在腔内静脉消融之前，可

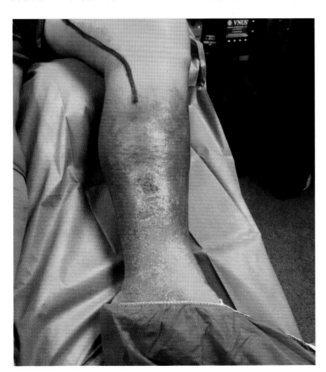

图 21.18　肢体照片显示小腿内侧色素沉着和溃疡。腔内静脉消融前已用标记笔在皮肤上做了标记（引自 Jean White-Melendez and William Schroedter，Quality Vascular Imaging，Venice，FL.）

以使用双功超声的成像和脉冲多普勒探头或连续波多普勒方便地识别这些部位。

（三）技术：腔内静脉治疗前

为了排除深静脉血栓形成和瓣膜功能不全，在考虑浅静脉功能不全的腔内血管治疗之前，应该对深静脉系统进行完整、彻底的检查。治疗前对浅静脉和穿静脉进行重新评估。从腹股沟水平开始，显示股总静脉、股静脉近端、SFJ 和 GSV。从 SFJ 到足部采用纵切和横切扫查 GSV。还应注意显示大腿部的 GSV 前、后副静脉。注意双支隐静脉、主要属支和穿静脉的位置，并标记在皮肤上或记录在解剖示意图上，以供消融治疗时参考。使用之前介绍的加压方法（瓦氏、手动、袖带充气 - 放气）评估静脉通畅性和具有临床意义反流的存在和部位。

确定股总静脉、股静脉近端和 SFJ 的直径，以保证适合射频闭合和（或）腔内静脉激光消融治疗。此外，确定 GSV 在大腿中部和远端的直径，以及 GSV 在膝上、膝关节水平和膝下方的深度，因为这是典型的消融导管入路部位。

显示起源于 GSV 近侧段的旋髂浅静脉、腹壁浅下静脉和外阴深、浅静脉。可将腹壁下浅静脉与 GSV 的汇合处标记在皮肤上。该汇合处通常位于 GSV 末端瓣膜 2cm 以内，可以在 GSV 近端需要消融时作为消融导管定位的解剖标志。消融导管的尖端放置在汇合处下方的 2 ～ 3cm 处。

纵切和横切扫查腘静脉、隐腘交界和 SSV。测量上述静脉的直径并确定 SSV 终点的位置。因为 SSV 可能终止于腘静脉、股静脉、腓肠静脉、TE 或 GSV，准确定位 SSV 的终点水平非常重要。

消融治疗前评估也应该包括确定功能不全的穿静脉，以及它们沿隐静脉走行的出、入部位。Labropoulos 和 Leon 的研究显示，挤压穿静脉远端肢体可以提高探测到穿静脉反流的灵敏度。挤压远端肢体时经穿静脉从深静脉到浅表静脉的血流超过 0.35s 提示存在具有临床意义的穿静脉反流。

主治医师和超声检查师应核查术前评估的结果，并制订治疗操作方案，包括最佳入路部位的选择、属支、纡曲静脉段和功能不全的穿静脉的部位、血管深度及与神经的距离。

（四）技术：在腔内静脉治疗时

治疗开始时，在超声引导下，用适当大小的穿刺针穿刺膝上 GSV 的非纡曲段，经穿刺针插入导丝。置入导管鞘，在超声引导下将导管鞘推进至腹壁下浅静脉与 GSV 汇合处下方 2 ～ 3cm 处。然后将激光纤维或 6 ～ 8F 射频导管送到可以进行消融的部位。鞘内激光纤维或射频导管很容易通过超声显示，其表现为隐静脉腔内的线样高回声结构（图 21.19）。采用超声成像引导和监测肿胀麻醉剂注入到隐静脉间隙（图 21.20）。静脉周围的麻醉剂用于减轻与操作

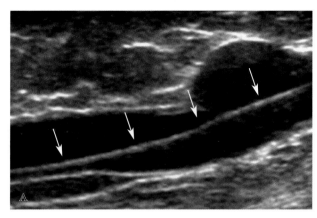
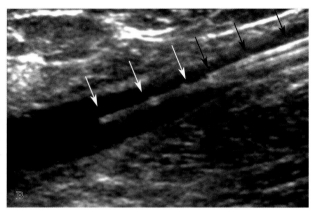

图21.19　A.B型超声成像显示大隐静脉腔内用于静脉消融的线状高回声激光纤维（白色箭头）。B.B型超声成像显示激光纤维（白色箭头）从导管鞘（黑色箭头）露出（引自Robert Scissons，Jobst Vascular Institute，Toledo，OH.）

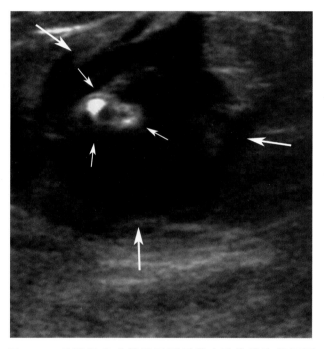

图21.20　B型超声成像显示受压的大隐静脉和其周围的肿胀麻醉剂（经生理盐水稀释的局部麻醉剂）（大箭头），静脉内有消融导管（小箭头）。静脉腔内可见强回声的激光导管头（引自Robert Scissons，Jobst Vascular Institute，Toledo，OH.）

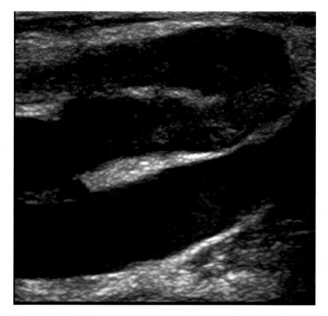

图21.21　B型超声成像显示腔内静脉治疗后穿静脉内的血栓（引自Jean White-Melendez and William Schroedter，Quality Vascular Imaging，Venice，FL.）

有关的疼痛，以及减少腔内血管操作时热能传导至相邻的神经、动脉和皮肤。肿胀麻醉剂的另一个优点是静脉周围的液体及其诱发的静脉痉挛使静脉壁塌陷于导管，从而增强RF或激光能量传递到静脉壁。

　　静脉消融始于射频或激光能量作用于静脉壁的内皮细胞表面。能量使静脉血升温和汽化，导致静脉壁的炭化和热破损。超声成像可以先显示出静脉的痉挛和收缩，随后出现血栓形成（图21.21）。血液凝结最常见于应用RF或激光能量后的10～20s。

　　（五）技术：腔内静脉治疗后

　　治疗后应随即扫查SFJ和经消融的隐静脉全程，并

使用加压绷带。几天后，应用彩色多普勒成像和双功超声随访，确认股总静脉和股静脉近端通畅。血流可见于隐股静脉交界处，而GSV终末静脉瓣的近端不应出现血栓，血栓也不应延伸至深静脉。消融成功后，整个经过消融的静脉腔内可见不均质回声。治疗后早期通常注意到静脉壁炎症反应，多普勒检查消融过的静脉段时，可能显示与腔内新生血管形成相关的动脉化频谱波形（图21.22）。

　　随着时间的推移，消融的静脉将变得紧缩和不可压缩，管壁增厚，并呈高回声、条索状。任何消融过的静脉段内不应存在血流。

临床实用要点

• 腔内静脉消融是在超声引导下进行的。

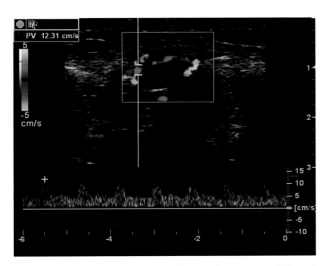

图21.22　彩色血流成像和多普勒频谱波形显示，功能不全的静脉段消融治疗后，探测到静脉壁低阻动脉血流（引自Robert Scissons，Jobst Vascular Institute，Toledo，OH.）

- 消融导管不应超过GSV和腹壁浅静脉汇合处以下的2～3cm。
- 肿胀麻醉是在超声引导下，将利多卡因和生理盐水混合液注射到准备进行消融的静脉周围。
  - 与周围软组织形成隔热。
  - 液体的直接压力和诱发的静脉壁痉挛使消融导管周围的静脉塌陷。

七、总结

　　超声用于静脉功能不全诊断是为了解决临床实际问题。患者是否存在静脉功能不全通常可以通过详细的病史和重点突出的体检来判断。另外，仅靠体格检查很难确定残余静脉闭塞性疾病和（或）一个或多个静脉功能不全的确切来源。双功超声不但能够显示静脉壁的声学特征，发现闭塞的证据，确定与静脉瓣膜功能不全相关的异常血流动力学，而且能进一步定位静脉反流并量化其程度。由此，它已成为诊断静脉功能不全和定位功能不全的静脉段、确认有临床意义的瓣膜功能不全及引导静脉消融治疗的首选方法。

　　对患者的准确评估依赖于超声检查师和阅片医师的知识、经验和专业特长。由通过验证的血管机构的具有资质认证的超声检查师和阅片医师进行操作和报告，从而可使患者得到高质量的医疗服务。

致谢

　　非常感谢美国佛罗里达州威尼斯Quality血管成像中心的Jean White-Meleudez（RVT，RPhS）和William Schroeder（BS，RVT，RPhS），感谢他们出色的图像和专业输入。感谢Hershey血管实验室的工作人员提供的技术指导和图像。感谢Michael Neumyer提供的精彩绘图。

第 22 章

四肢静脉超声检查中遇到的非血管性疾病

一、引言

在静脉超声检查中，可能会遇到引起肢体疼痛或肿胀的非静脉性疾病。准确诊断这些疾病的关键是识别其超声特征。许多为常见的四肢非血管性疾病，如水肿、血肿、淋巴结或腘窝（Baker）囊肿。还有其他一些不常见的非血管性疾病，但同样重要，包括脓肿、关节积液、淋巴结肿大、良性或恶性肿瘤、转移性肿瘤。

与患者沟通，了解其疼痛、肿胀的严重程度、时间和位置很重要。除了根据检查方案完成静脉超声检查，还务必检查患者所关注的部位。这不仅可以提高重要阳性病变的检出，还有助于了解患者的就诊原因。

二、软组织水肿

肢体肿胀的常见原因是下肢水肿，与肢体静脉压力升高、淋巴阻塞（淋巴水肿）有关。静脉系统静水压力增高的原因包括心力衰竭（HF；静脉淤血）、液体超负荷、深静脉血栓形成（DVT）、静脉受压及其他原因引起的静脉阻塞。这些情况导致腿部肿胀和软组织水肿。

心力衰竭时静脉血流模式会发生变化。通常，在下肢静脉可以看到期相性、非搏动性波形。右心衰竭患者的静脉波形搏动性增加，由位于基线上下两侧的双向波组成（图 22.1）。正如第 1 章所述，心力衰竭或三尖瓣关闭不全的患者静脉压升高，使得心脏周期搏动性变化对压力和血流量的影响更加明显地传递到上下肢静脉，导致外周静脉波形的搏动性增加。由于静脉血流呈双向波形，静脉系统的搏动性可能与动脉相似。比较动脉与静脉血流波形的关键是区分搏动性静脉和动脉血流信号。仔细观察会发现，首先，静脉波周期性小，没有动脉系统典型的三相波形；其次，可根据血流方向、是否与浅表静脉相通来判断这些血流为异常的静脉血流；然后，瓦氏试验时还可以看到静脉血流发生变化。

静脉淤血引起的静脉搏动性波形常被误认为动静脉瘘（AVF）。尽管静脉淤血和 AVF 的波形都有搏动性增加，但两者有很大差别。应从动脉血管和静脉血管两方面识别频谱波形，AVF 的动脉和静脉端均表现为低阻（舒张期高速血流）波形，动静脉瘘口处波形则表现为单向血流（朝向静脉或低压侧），没有反向血流。这不同于静脉淤血的典型两相波形（基线上下两侧）。

当水肿液积聚在皮下脂肪层时，灰阶成像将显示为大理石样、网格样改变。当浅表软组织水肿时，可能看到少量液体积聚（图 22.2）。软组织显著肿胀，可引起声波衰减，影响深部软组织和血管结构的显示。解决声波衰减的方法是更换使用低频探头。将 5 ～ 7 MHz 线阵

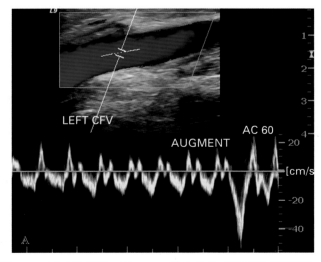
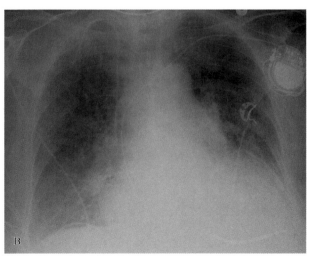

图 22.1　搏动性静脉血流。A. 一位右心衰竭引起腿部肿胀的患者，多普勒显示股静脉（CFV）搏动性增加。B. X 线胸片显示伴有充血性心力衰竭的典型心脏肥大和肺血管充血

　　AUGMENT：挤压远端肢体；AC：角度

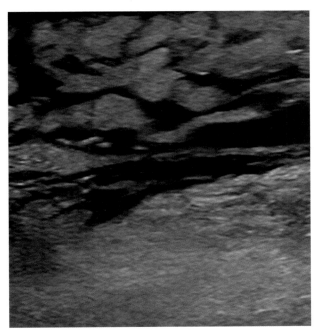

图22.2　肾衰竭和体液滞留的患者，软组织显著水肿，皮下脂肪层出现大理石样花纹

探头换为2～5 MHz的凸阵探头，声波可以穿透更深层的组织，显示感兴趣区域。

双腿肿胀是静脉淤血患者的典型临床表现，也是静脉超声检查常见的申请指征。研究表明，在双腿肿胀而没有明显危险因素的患者，DVT可能性低（≤5%）。Naidich和他同事的研究表明，在有双腿症状和危险因素的患者中，23%可能患有DVT，在这一组病例中，78%的患者有DVT的危险因素。单独根据临床表现，不能可靠地诊断或排除DVT。

静脉受压和静脉阻塞也是下肢肿胀和水肿的原因。存在无法解释的水肿并伴有异常静脉波形时，应进一步检查其近心端静脉（或中心静脉），排除有无血栓形成或压迫。

静脉压力升高、静脉充血会导致静脉搏动性增加，而静脉阻塞、受压常导致静脉搏动性降低（图22.3）。这些中心静脉血栓形成包括下腔静脉和髂静脉DVT。静脉受压可能由淋巴结肿大、转移性肿瘤、动脉瘤、腹水、盆腔肿物、子宫妊娠和膀胱过度充盈造成。

三、淋巴水肿

与DVT相似，淋巴水肿也可造成腿部肿胀。因恶性肿瘤、外伤或手术引起的淋巴管阻塞将导致肢体肿胀和疼痛。患者通常会出现单侧或双侧腿部肿胀。淋巴水肿的超声表现与静脉淤血导致的水肿难以鉴别。伴有或不伴有肿大淋巴结也许可以提示下肢肿胀的病因。

临床实用要点

- 除了静脉血栓，还有许多其他非血管性病因与下肢疼痛和肿胀有关。
- 其他下肢疼痛和肿胀的常见病因包括水肿、血肿、淋巴结和腘窝囊肿。
- 超声检查不仅可以识别下肢症状的常见原因，还可以识别其他严重的、未曾怀疑的病因，包括脓肿、肿瘤和转移性疾病。
- 水肿是下肢肿胀的常见原因，与静脉压力升高或淋巴水肿有关。

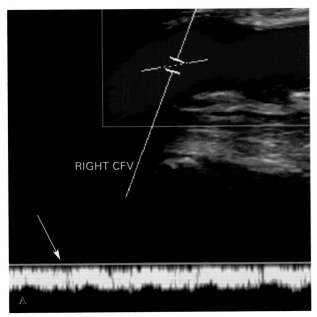

RIGHT CFV

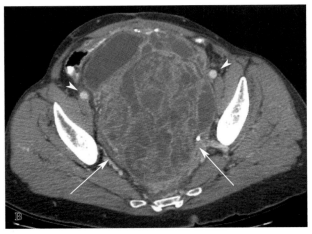

图22.3　老年女性，因下肢肿胀，行下肢静脉检查，以评估有无深静脉血栓形成。A.右股总静脉（CFV）通畅，但呼吸期相性明显降低（箭头所示），提示中心静脉阻塞或血栓形成。B.多普勒超声检查后，CT扫描显示一个巨大的复杂囊性盆腔肿块（长箭头所示）。短箭头所指为髂外动脉。髂外静脉被肿瘤压迫，超声检查时未发现

- 右心衰竭时，静脉波形通常更具搏动性，频谱呈典型双向波，在基线上下波动。
- 研究表明，在没有明显危险因素的双下肢肿胀患者，患DVT的可能性很低（＜5%）。相反，23%有双下肢症状和危险因素的患者患DVT。
- 仅凭临床表现不能可靠地诊断或排除DVT。

四、血肿

另一个常见腿部肿胀和疼痛的原因是软组织血肿。这些患者可能有局限性或弥漫性肢体肿胀。这些患者通常有创伤、剧烈运动、外科手术或介入治疗历史。可能还有使用抗凝药物的病史，佐证血栓诊断。

可触及的局部肿块可显示为囊性、混合性或实性回声，特别是位于浅表组织的血肿。早期血肿边界不规则，由液性和实性成分组成，具体则取决于血肿中凝血块的量（图22.4）。随着时间推移，血肿回缩，肿块形态更规则，逐渐成卵圆形。当血肿位于肌筋膜或肌层时，显示为类似软组织的低回声或等回声。与相邻结构回声没有显著差异，因此血肿的识别可能非常困难。腿部肿胀可能是软组织血肿的唯一线索。磁共振成像（MRI）的软组织分辨力强，可以显示血肿范围。

彩色多普勒和脉冲多普勒检查，血肿内没有血流信号。这有助于血肿与其他软组织肿块的区分，如淋巴结或肿瘤。虽然血肿可能压迫或推挤相邻血管结构，但是存在通畅的静脉血流将排除DVT。较大的血肿会产生明显的压迫，可能造成相邻静脉很难被识别。由于血管受压而造成的远心端血流缓慢，可能很难被检查到。

五、肌肉损伤

肌肉损伤引起的下肢疼痛是下肢深静脉血栓超声检查的常见原因。肌肉的损伤可由撞击（挫伤）、贯通伤引起，也可由剧烈运动或突然肌肉收缩造成肌肉拉伤引起。肌肉撕裂首先表现为不同程度的出血，随后发生炎性反应。Kim和他的同事报道，损伤肌肉初期呈高回声，回声可以均匀也可以不均匀。损伤后7d左右，损伤肌肉呈中等或低回声，内部回声不均匀。这些图像特征持续至少3周（图22.5）。因无法长期随访，更长期的表现不得而知。肌肉拉伤的范围较局限，为梭形。挫伤的范围较大。

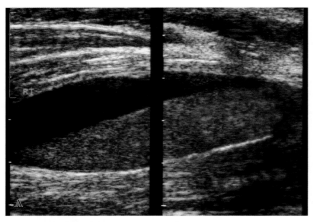

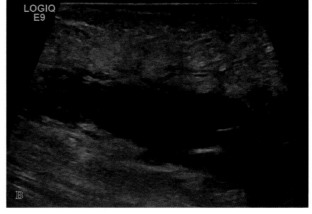

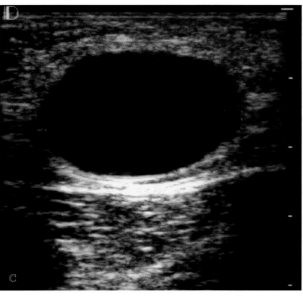

图22.4 软组织血肿的不同超声图像表现。A.华法林（香豆素）治疗控制不佳患者的上臂急性（数小时）血肿。由于非凝固血液存在，形成液-液平面。B.小腿的亚急性血肿。血肿为低回声、边界不规则。C.位于大隐静脉分叉处2个月的无症状血肿。由于凝血块溶解，血肿变为边界清楚的无回声区，类似一个单纯的囊肿

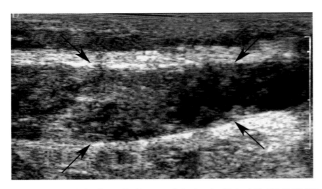

图22.5　肌肉损伤。在小腿肌肉组织出现疼痛和压痛的部位，超声可见一个梭形不均匀回声区（箭头所示）。1天前，患者推汽车后出现小腿疼痛症状

六、淋巴结

在腹股沟、颈部和腋窝常可见淋巴结，主动脉、下腔静脉、髂血管周围也常见到淋巴结。一般来说，淋巴结的超声表现具有特征性，外周部分为低回声皮质，其内包绕着富含脂肪组织和滋养血管的高回声淋巴门（图22.6）。

淋巴结直径一般小于1cm，炎症或恶性肿瘤浸润时，淋巴结变大。可表现为相互孤立的杏仁样结节或不规则实性大肿块。当相应淋巴或静脉阻塞时，可能导致淋巴结肿大。如果是炎性淋巴结肿大，在检查过程中常会有触痛，常提示腿部疼痛的原因。

滋养动脉进入淋巴门或淋巴结中央区。彩色多普勒可以显示淋巴门或淋巴结中央部分的动脉血流信号。可以看到动脉分支从淋巴结中心向边缘延伸。脉冲多普勒频谱则显示为收缩期和舒张期连续前向的低阻动脉血流信号（图22.6C）。

下肢静脉超声检查过程中发现肿大淋巴结，应评估淋巴结的特征，可能会发现感染性疾病或恶性肿瘤。炎性与恶性淋巴结鉴别困难。良性淋巴结通常为卵圆形，短径不超过长径的1/2。与炎性淋巴结相比，恶性淋巴结通常为圆形，较少为卵圆形，可能失去正常结构，回声更均匀。因为肿瘤浸润，中央淋巴门的正常回声消失。当彩色多普勒显示淋巴结内血管分支不规则、血管从淋巴结周边侵犯或血流杂乱时，则提示恶性浸润。

分析淋巴结声像图需注意几个陷阱。恶性肿瘤相关淋巴结与反应性淋巴结很难鉴别。淋巴瘤、转移性淋

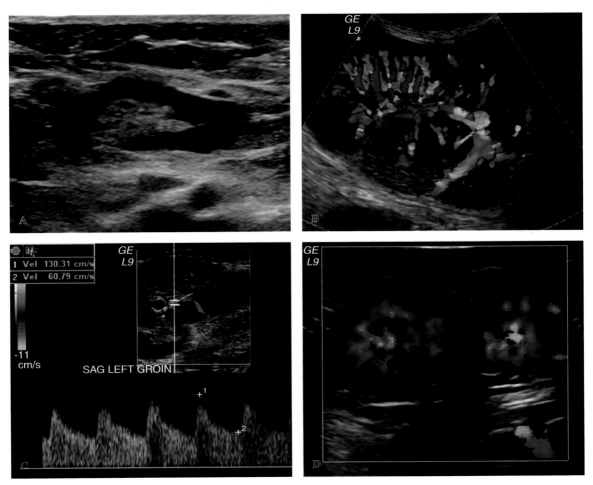

图22.6　淋巴结。A.正常淋巴结呈卵圆形，淋巴门处脂肪组织呈高回声。B.通过淋巴门的动脉和静脉分支。C.淋巴门处的脉冲多普勒频谱可见低阻动脉血流。D.能量多普勒图像显示圆形淋巴结内紊乱血管，为淋巴瘤侵犯所致

巴结、肉芽肿性淋巴结（如结核或结节病）之间的鉴别也很困难。淋巴结可能表现为低回声、无回声或类似囊肿。只有具备精湛的超声检查技术和图像特征判别能力，才能精准解读淋巴结声像图。

七、腘窝（Baker）囊肿

腘窝囊肿为膝关节后内侧的液体积聚，典型者位于股骨内侧髁的腓肠肌内侧头和半膜肌肌腱之间。腘窝囊肿形成是由于液体聚集在与膝关节腔相通的腓肠肌内侧头与半膜肌肌腱之间的滑囊内，通常与炎症或刺激有关。腘窝囊肿形成与许多因素有关，包括关节炎（如退行性关节病变和类风湿关节炎）、外伤、感染、透析及血友病。

随着这些囊肿变大，可能穿入组织层并扩展到小腿肌肉组织。较大囊肿也可自发破裂，导致下肢疼痛、压痛和肿胀，这些临床表现与DVT症状相似。

超声检查腘窝囊肿时，常需与深静脉血栓形成相鉴别。典型腘窝囊肿位于膝关节后内侧，毗邻腓肠肌内侧头。单纯腘窝囊肿声像图的典型表现为内部无回声、边界清楚、后方回声增强（图22.7 A）。囊肿破裂通常伴有囊肿边界不规则、内部回声不均匀或碎屑样回声，囊液可向下面的小腿肌束间扩散（图22.7 B）。注意其与血肿、脓肿、肿瘤、软组织水肿的鉴别。与肿瘤不同，多普勒检查复杂或破裂腘窝囊肿、脓肿和血肿时，其内均无血流信号。还需要与该部位的腘动脉瘤进行鉴别，腘动脉瘤可能通畅也可能闭塞，腘动脉瘤与腘动脉或股动脉相连续，根据这一特点，腘动脉瘤容易被诊断。

腘静脉瘤相对罕见，它与血栓栓塞性疾病有关，可能是肺栓塞的来源。病因包括先天性、创伤、炎症和局部退行性改变。男女发病比例相等，常见于50～60岁的人群。约75%的腘静脉瘤呈囊状，25%呈梭形。其他四肢静脉的瘤样扩张也同样少见。超声表现为腘静脉局

灶性扩张，一般为正常静脉内径的2倍，管腔内可能有完全或部分血栓形成。彩色多普勒可能显示静脉瘤内血流缓慢。腘静脉瘤与假性静脉瘤很难鉴别。假性静脉瘤常与静脉置管、外伤或介入性操作有关（图22.8）。

八、关节积液

与腘窝囊肿相似，关节积液常由炎症、感染或创伤引起，关节囊扩张、积液。超声可以评估液体是单纯性还是复杂性（图22.9）。关节积液是另一个引起腿部疼痛和肿胀的原因，下肢深静脉血栓超声一般即可做出诊断。超声也可引导关节积液抽液取样或引流，从而达到诊断或治疗的目的。

九、感染

超声很难识别软组织感染。出现触痛和皮肤红斑是提示潜在感染病变的线索。超声检查时可以看到皮肤增厚、水肿和皮下组织肿胀。蜂窝织炎是皮肤和皮下组织的广泛感染，常由细菌感染引起。常为创伤、手术或虫蚊叮咬引起皮肤破损所致。蜂窝织炎通常是一个临床诊断，还需要进一步确定，以排除DVT。

脓肿是软组织内脓液的局部化积聚。脓肿外周有一个边界清楚的壁，内为单纯性或混合性液体（图22.10 A）。通常可以见到脓肿后方回声增强。也常可见到脓液内气泡所致的高回声及伴随的后方声影（图22.10 B）。脓肿壁的血供可能较丰富。脓肿诊断依据：超声表现为典型肿块、检查中出现触痛及败血症病史。

十、软组织肿瘤

软组织肿瘤不太可能引起腿部肿胀和压痛。若在软组织中发现实性肿块，必须注意与浅表或深层静脉血栓相鉴别。软组织中的较大肿块可能是良性的也可能是恶性的。良性软组织肿瘤包括脂肪瘤、纤维瘤、平滑肌

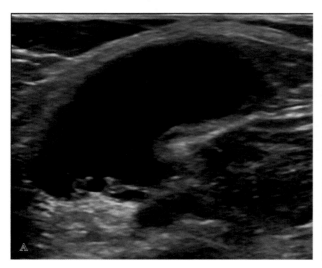
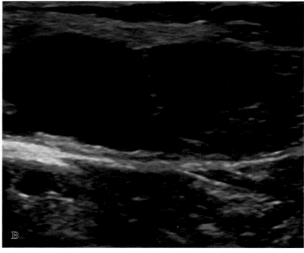

图22.7 腘窝囊肿。A.纵切面超声图像可见一单纯腘窝囊肿。B.复杂腘窝囊肿内存在较厚的分隔，囊肿内可能包含出血或纤维素样物质

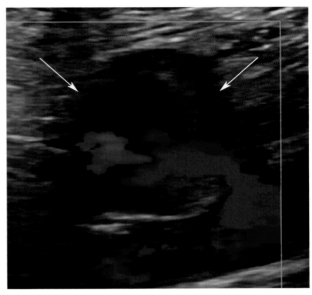

图22.8 假性静脉瘤。患者下肢肿胀，超声可见腘静脉局部外凸（箭头），彩色多普勒显示腘静脉假性静脉瘤内有血流充盈，边缘有血栓形成

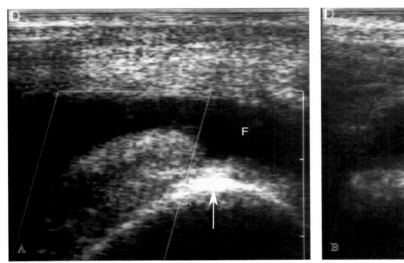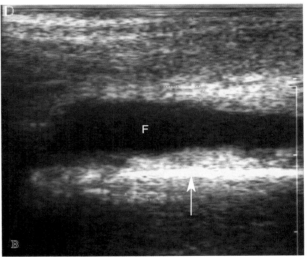

图22.9 膝关节积液。沿着膝盖骨内侧（A）和外侧（B）超声检测，可见关节积液（F），在正常膝关节不会出现这种情况。膝盖骨（箭头所示）与积液非常接近

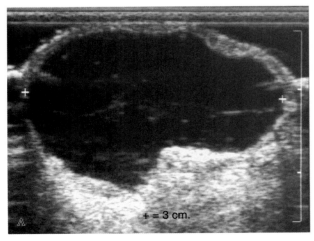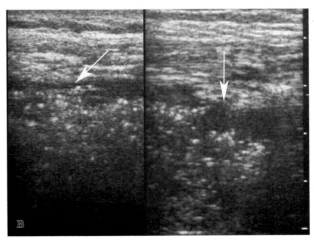

图22.10 软组织脓肿的各种超声表现。A.动脉搭桥后切口脓肿。脓肿壁厚且不规则，内部为低回声。当脓肿内为水样液体时，声波通过脓肿传播的衰减小，后方回声增强。B.糖尿病患者上臂中部弥漫性边界不清脓肿的图像。该脓肿与图A所示不同，脓肿边界显示不清。提示存在感染的表现仅有不均匀回声（箭头所示），其内有无数由微小气泡产生的微小明亮反射。由于脓肿内容物造成声波衰减，脓肿后方回声不增强。需要进一步进行磁共振成像（MRI）检查，以显示无包膜脓肿的整个范围

瘤、硬纤维瘤、神经纤维瘤和血管瘤。脂肪瘤是最常见的良性病变，超声表现常为等回声或高回声，内部多无血流信号。血管瘤表现为均匀性回声或混合性回声，血管结构各异。静脉石是静脉中的小圆形钙化物，常见于血管瘤。静脉石被认为与钙沉积有关，超声可见后方声影。这类表现比较常见，尤其在骨盆，没有实际临床意义。大多数实性良性肿瘤的超声表现不具特征性，需要CT或MRI检查确定。

恶性肿瘤可能是原发性的也可能是转移性的。原发肿瘤包括肉瘤、淋巴瘤。这些肿瘤可能很大，回声不均匀，需要CT或MRI横切面成像来确定病变的起源和肿瘤侵犯的范围。四肢转移性肿瘤不常见，可能来源于淋巴瘤、白血病或其他原发肿瘤。恶性肿瘤可能表现为实性或混合性回声，这取决于肿瘤坏死程度（图22.11）。恶性淋巴结常见于腹股沟、颈部和四肢处，是淋巴瘤和

白血病一类癌症的表现。彩色和脉冲多普勒显示肿瘤内实性部分动脉血流为高速、低阻型血流。检查过程中遇到偶发性肿块，一定要询问临床病史，患者提供的重要病史有助于诊断（图22.12）。

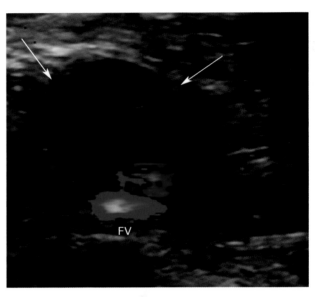

图22.12 软组织肿块。患者28岁，下肢肿胀。彩色多普勒超声显示腹股沟、大腿和小腿软组织内有肿块。图中的低回声肿块（箭头所示）位于股动脉和股静脉（FV）附近。结合患者的神经纤维瘤病史，提示肿块为神经纤维瘤

肢体检查过程中可能会因以下原因而影响诊断。手术、感染或创伤造成的软组织积气会导致回声明显衰减，难以探查血管和深层结构。软组织中的空气使近场回声增强，后方伴声影（图22.13）。静脉内空气是不良异常发现，可能与感染或导管留置有关。检查过程中可见明亮气体回声移动。应询问现病史并检查静脉输液管，确定气泡的来源。不要忘记询问近期是否行超声造影检查，这也可能是气泡的来源（图22.14）。

临床实用要点

- 血肿超声表现为囊性、复杂性或实性病灶，通常见于浅表组织。
- 随着时间延续，血肿回缩，肿块形态更规则，逐渐呈卵圆形。当血肿位于肌筋膜或肌层时，显示为低回声或等回声。
- 淋巴结通常是小于1cm的杏仁状结节。应评估其异常特征，这些特征可能为感染性疾病或恶性肿瘤的表现。
- 腘窝囊肿为膝关节后内侧的局灶性积液，可能破裂而进入组织层并向下扩展到小腿肌肉组织。
- 关节积液是另一个引起下肢疼痛和肿胀的原因，下肢深静脉血栓（DVT）在超声检查过程中一般即可做出诊断。

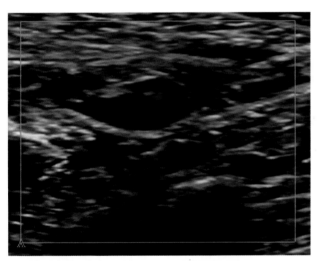

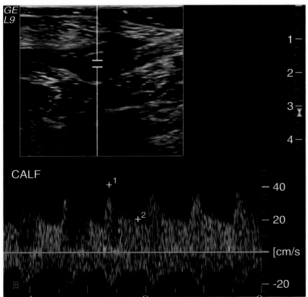

图22.11 软组织肿瘤。A.小腿软组织内实性低回声肿块。彩色多普勒显示病变内的血管。该肿块为肺癌转移灶。B.脉冲多普勒显示为低阻动脉血流频谱，符合恶性肿瘤的血供特征

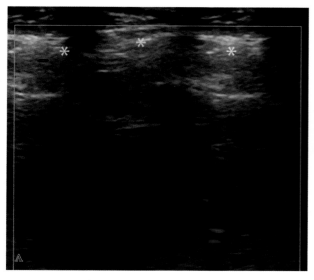

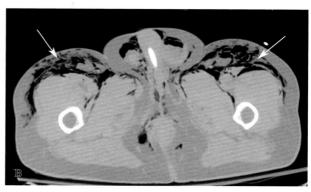

图22.13　皮下积气。患者64岁，表现为低氧血症和下肢肿胀。A.图像显示软组织回声模糊、增强（图中＊所示）。注意后方的明显声影。由于声波衰减，难以显示下方血管。B.骨盆CT断层扫描显示，两侧腹股沟区域软组织（箭头所示）弥漫性皮下积气

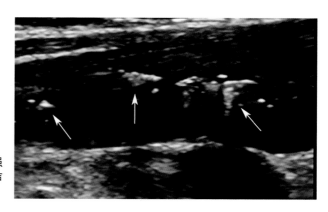

图22.14　颈静脉内的气泡。患者上肢肿胀。图像显示大量强回声点实时通过静脉腔（箭头所示）。该患者近期进行了超声心动图造影检查

- 脓肿为软组织内脓液的局部化积聚。脓肿外周有一个边界清楚的壁，内为单纯性或混合性液体。
- 在软组织中发现实性肿块，必须注意与浅表或深层静脉血栓相鉴别。肿块可能为良性或恶性，有时需

要进一步CT或MRI检查。
- 手术、感染或创伤造成的软组织积气会导致明显回声衰减，难以探查血管和深层结构。

腹部与盆腔血管

第23章

腹部血管解剖和正常多普勒特征

一、引言

本章我们将复习腹部动脉和静脉的正常解剖和超声表现，分析腹部血管的正常多普勒波形。当然，识别正常血管解剖结构是探查腹部血管问题的基础。腹部血管的多普勒检查需要理解正常和异常的血流模式。识别腹部血流的改变能够使我们准确诊断动脉和静脉异常，包括狭窄、闭塞和血栓形成。正如本书若干章节所述，识别血流模式变化有助于深入了解可能存在的检查部位之外的血管病变。

二、腹主动脉

多普勒超声检查探测到的腹部动脉分支均由腹主动脉供血。腹主动脉在其所有分支留下其血管"印记"。因此，主动脉血流变化，无论是与狭窄有关的（高速血流），还是与动脉瘤样扩张有关的（低速血流），都会传递到它的分支。这就是为什么我们检查肠系膜动脉和肾动脉均是从评估腹主动脉开始，包括斑块、狭窄、动脉瘤、夹层或闭塞。将腹主动脉检查包括在所有腹部动脉检查之中是很好的做法，无论是探查动脉瘤，还是评估显著的动脉粥样硬化性疾病。腹主动脉存在显著的动脉粥样硬化斑块必然会增加对潜在的分支病变的怀疑，尤其是血管起始处的病变。我们获得腹主动脉的速度测量值和波形，并将其与分支动脉的波形进行比较，评估速度和波形的变化。

接近腹腔动脉和肾动脉开口处的腹主动脉近端多普勒频谱通常为低阻血流形式，反映肝、脾和肾所需的舒张期持续正向血流。记住，像大脑一样，高代谢的腹部实质脏器（肝、脾、肾）需要持续性收缩期和舒张期正向血流（低阻血流）。这些器官的供血动脉与颈内动脉的血流波形相似。

腹主动脉远端近髂血管分叉处的血流波形通常表现为高阻型，反映下肢动脉的外周阻力。这些血流形态的实例可见于第24章的图24.1。外周动脉的血流波形在静息状态下为三相波，伴有舒张期的反向血流。这是由血流分流至小动脉和毛细血管床所造成的。腹主动脉的平均血流速度范围为 $60 \sim 100 \text{cm/s}$。腹主动脉的主要分支的速度范围与其相似。

三、腹腔动脉

腹腔动脉又称腹腔干，是腹主动脉近侧的第一主要内脏分支（图23.1）。腹腔干从腹主动脉前面，左右横膈脚之间发出。它在距起始 $1 \sim 3 \text{cm}$ 处分为肝总动脉和脾动脉，超声一般容易观察到。腹腔动脉还发出胃左动脉，超声一般难以显示。腹腔动脉的分叉模式比较固定，出现在约93%的个体。最常见的变异是，一条或多条腹腔动脉的分支分别从腹主动脉或肠系膜上动脉（SMA）发出。在小于1%的个体，腹腔动脉与SMA共干，从腹主动脉发出，走行1cm或2cm后分成腹腔动脉和SMA。

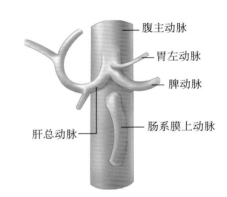

图23.1　腹腔动脉及其分支

腹腔动脉超声检查通常从腹主动脉近端开始横向扫查。横向路径可以显示肝和脾的分支，通常呈"T"样或"海鸥"样（图23.2 A）。纵向路径更适合于评估腹腔动脉的起始部。我们也用长轴切面进行腹腔动脉的多普勒检查。在此切面，检查者可以追踪血管的行程，将多普勒角度校正至小于或等于60°（图23.2 B）。在此切面也可评估SMA，该动脉位于腹腔动脉下方（图23.2 C）。

腹腔动脉多普勒波形特征是低阻的动脉波形（图23.2B）。如前所述，舒张期持续正向血流保证了肝和脾的充足血供。肝和脾动脉的多普勒波形同样为低阻型。腹腔动脉血流速度正常范围为 $98 \sim 105 \text{cm/s}$（表23.1）。然而，AbuRahma 等对 153 例患者进行回顾分析，发现腹腔动脉血流的平均速度是148cm/s，标准差是28.42cm/s。

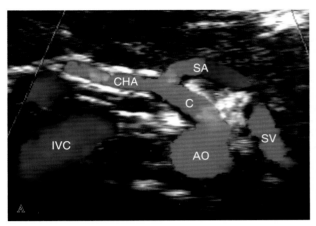

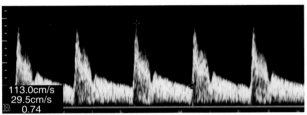

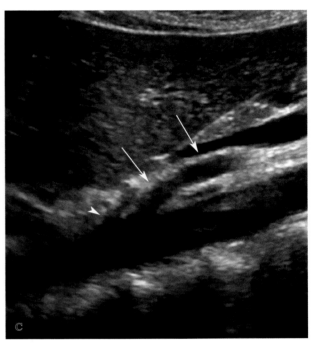

图23.2　腹腔动脉超声。A.横切面检查显示腹腔动脉（C），分为肝总动脉（CHA）和脾动脉（SA）。AO：腹主动脉；IVC：下腔静脉；SV：脾静脉的一段。B.正常腹腔动脉呈低阻多普勒信号。收缩期峰值流速113cm/s，舒张末期流速29.5cm/s。C.纵切面灰阶图像显示腹腔动脉（短箭头）和肠系膜上动脉（长箭头）的走向，可放置取样容积进行多普勒评估

表23.1	肠系膜动脉正常收缩期血流峰值	
动脉		流速正常范围（cm/s）
腹腔动脉		98～105
肠系膜上动脉		97～142
肠系膜下动脉		70～200

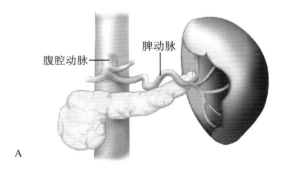

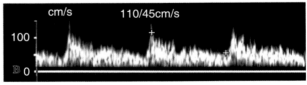

图23.3　脾动脉解剖（A）和正常脾动脉低搏动性多普勒频谱（B）；收缩期峰值流速110cm/s，舒张末期流速45cm/s

值得注意的是，肠系膜循环中存在广泛的动脉吻合和丰富的侧支循环网。该循环网能够在肠系膜分支血管出现狭窄或闭塞时向内脏器官提供持续的循环血流，避免供血器官缺血。腹腔动脉闭塞时，侧支循环通过胰十二指肠动脉弓建立，该侧支循环网由胰腺和十二指肠周围的小血管组成。这些血管扩张并向胃十二指肠动脉供血。腹腔动脉近端闭塞时，胃十二指肠动脉内的反向血流向肝总动脉供血。从而维持肝和脾的血液供应。

四、脾动脉

脾动脉（腹腔动脉"T"形分叉的左支，图23.2）纤曲走行于胰体和胰尾后上方（图23.3A），至脾门处分成数条分支。脾动脉沿途发出数条胰支、胃短动脉支和胃网膜左动脉，超声通常不能显示这些血管。腹中线横向扫查可以显示脾动脉的近段，见图23.2A。脾动脉的远段最好从左外侧经脾门观察。典型的脾动脉从主动脉到脾脏走行纤曲（图23.3A）。波形通常显示频谱增宽（图23.3B）。

五、肝动脉

肝总动脉（图23.4）是腹腔动脉"T"形分叉的右支，沿胰头上缘右行很短距离后发出胃十二指肠动脉，超声通常可以在胰头的前上缘显示该动脉，肝总动脉发出胃十二指肠动脉后成为肝固有动脉，伴随门静脉至肝门。在此处，肝固有动脉分为肝左动脉和肝右动脉，进入肝组织。肝动脉、门静脉和肝外胆管的解剖关系见图23.4B。

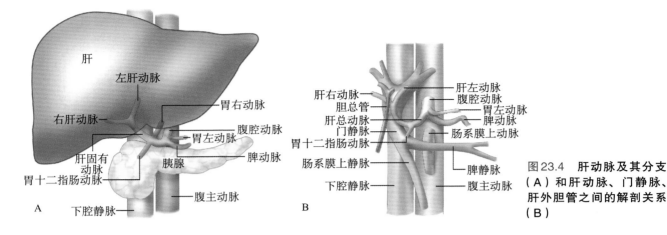

图23.4　肝动脉及其分支（A）和肝动脉、门静脉、肝外胆管之间的解剖关系（B）

上述典型的肝动脉构型可见于72%的人群。其他的情形也可出现，值得一提的如下：①肝总动脉（4%）或肝右动脉（11%）起源于SMA；②肝左动脉与胃左动脉起源于同一动脉干（10%）。

前腹路径超声扫查通常可以清晰地显示肝动脉。从腹腔动脉发出的肝总动脉起始部最易显示（图23.2A）。肝门附近的短轴或长轴超声显像可见位于门静脉前方的肝固有动脉，见图23.5。左右肝动脉分支可从肝门追踪到肝内。如前所述，肝动脉系统的血流特征是低阻型，连续正向血流贯穿整个舒张期。重要的是要注意肝动脉和门静脉都是入肝血流，向肝脏供血。这可能是伴行动脉和静脉显示血流方向相同的唯一部位。

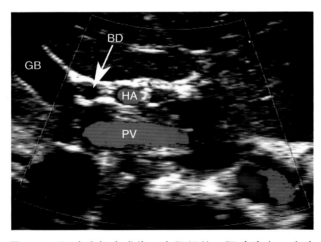

图23.5　肝动脉超声成像。在肝门处，肝动脉（HA）有血流信号，容易与胆管（BD）区别。门静脉（PV）内也有血流信号

　　GB：胆囊

六、肠系膜上动脉和肠系膜下动脉

SMA在稍低于腹腔动脉起始处从腹主动脉前壁发出（图23.6）。SMA通常由短段前行血管和长段下行血管组成，长段终止于回盲瓣附近。SMA的分支向空肠、回肠、盲肠、升结肠、近侧2/3的横结肠、部分十二指

肠及胰头供血。如前所述，SMA亦可出现变异，发出肝右动脉（11%）或肝总动脉（4%）。SMA与腹腔动脉经胰十二指肠动脉弓相交通。

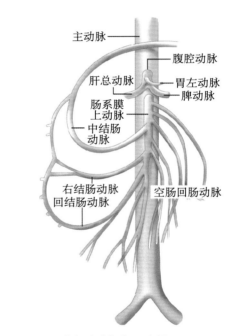

图23.6　肠系膜上动脉解剖示意图

纵切面或横切面超声扫查均能容易地显示SMA（图23.7A）。在横切面超声显像上，SMA可作为重要的解剖标志，用于识别上腹部解剖结构。SMA位于肠系膜上静脉的左侧。胰脏和脾静脉位于SMA前方。与其相反，左肾静脉（详情后述）位于SMA后方，SMA与腹主动脉之间。这些解剖关系使SMA成为腹部扫查时极好的定位标志。

肠系膜下动脉（IMA）发自腹主动脉，位于肾动脉以下，髂动脉分叉以上。它起自腹主动脉的前外侧壁，向左下方走行（图23.7B）。IMA向远端结肠（横结肠的远端1/3、降结肠和乙状结肠）和直肠近端供血。SMA和IMA之间有众多的侧支通路，包括Riolan弓和Drummond动脉（边缘动脉）（见第26章，图26.6）。

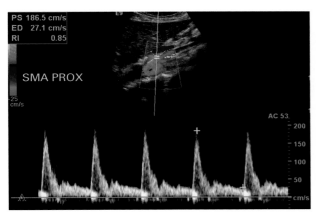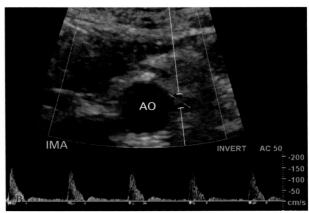

图23.7　肠系膜上动脉和肠系膜下动脉的超声检查。A.长轴显示正常肠系膜上动脉多普勒波形为高阻型。SMA：肠系膜上动脉。B.禁食时正常肠系膜下动脉高阻波形
AO：腹主动脉；IMA：肠系膜下动脉；PROX：近段

在检查肠系膜血管时，大多数患者可见到IMA。最佳路径是横断扫查，沿肾动脉以下腹主动脉向下滑动。IMA发自腹主动脉的左前外侧壁。肠系膜下静脉血流来自远端结肠和直肠，通常汇入脾静脉，也可能汇入肠系膜上静脉，尽管后者相对少。它通常出现在IMA的左侧和左侧腰肌的前方。

通常沿着动脉的长轴进行SMA和IMA彩色多普勒超声检查。对于SMA，单从纵切面就可观察到长段动脉。对于IMA，因为IMA先向左走行，然后再向下走向远端结肠，斜切面效果最好（图23.7B）。从这些显像可以确定血流方向，以便在进行脉冲多普勒检查时进行最佳角度校正。通常在血管的起始部和近侧段获取多普勒频谱。

近SMA和IMA起始部的多普勒波形可见轻微频谱增宽。随着动脉从主动脉走向远端，血流模式变得更为均一。禁食时，SMA和IMA为高阻型血流（图23.7A、B），表现为尖锐的收缩峰和稀少的舒张期血流。由于动脉分支引起的外周阻力，这些波形通常显示出舒张早期血流略有逆转。可是，在进食30～90min后，SMA和IMA波形趋于成为低阻型，表现为收缩峰变宽和连续性舒张期血流。这种血流模式的变化与消化时肠系膜血管床的血管扩张有关。值得注意的是，大多数肠系膜动脉多普勒检查是在禁食状态下进行的。出现肠系膜动脉低阻血流模式有两种情况：一是患者有近端的输入道病变；二是在检查前已经"偷偷"进餐或吃零食。SMA和IMA的正常收缩期峰值流速范围分别为97～142cm/s和70～200cm/s。

七、肾动脉

肾动脉起自腹主动脉，从SMA起始部稍下方发出（图23.8）。右肾动脉起始处通常略高于左肾动脉，但这一关系并不恒定。右肾动脉起于腹主动脉前外侧，在下腔静脉后方向下进入右肾门。左肾动脉起于腹主动脉外侧，向后外侧走行至左肾门。

几乎1/3的肾脏有2条或2条以上发自主动脉的动脉

供血。在某些病例，肾动脉主干分为2支。在另一些情况，多条副肾动脉在肾动脉主干上方或下方从主动脉发出，从肾门或肾极进入肾脏。约10%的患者可见多条肾动脉。肾动脉分支或副肾动脉可起自同侧肾动脉、同侧髂动脉、主动脉，或偶尔来自腹膜后其他动脉。

肾动脉的分支示意图见图23.9。典型的肾动脉分为前、后两干，分别位于肾盂前、后方。前干分出4支动脉段，而后干则延续为单一动脉段。这些动脉段在肾窦处进一步分支，形成叶间动脉，进入肾实质。叶间动脉终止于弓形动脉，弯绕于皮髓质交界，形成皮质或小叶间分支。

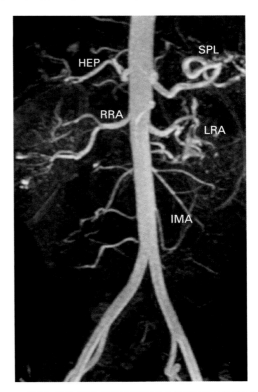

图23.8　冠状磁共振血管造影显示右肾动脉（RRA）起始略高于左肾动脉（LRA）
HEP：肝动脉；IMA：肠系膜下动脉；SPL：脾动脉

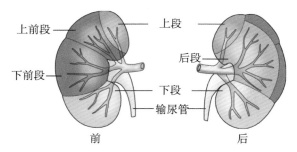

图23.9 肾动脉远端分支

多普勒检查时，根据体型和肠气情况，通常可以在卧位通过前腹中线横切、斜切或冠状切面扫查，显示肾动脉的起始部（图23.10A～C）。肝脏和右肾可用作显示右肾动脉的声窗。右卧位下，可以将探头从后外侧扫查，以肾脏为声窗显示左肾动脉。因为对于几乎所有的患者，均可以通过这些声窗在一个声像图上观察到肾动脉全程，笔者的超声技师们喜欢使用这种扫查进路

（图23.10）。在某些患者，俯卧位可能是显示肾动脉的最佳体位。在许多情况下，联合使用这些方法可以实现对肾动脉的全面观察。

与腹主动脉相似，正常肾动脉的收缩期流速峰值为60～100cm/s。肾动脉多普勒波形为收缩期快速上升的低阻型，见图23.10D。由于肾血管床低阻，舒张期出现持续正向血流。这一血流形式出现在肾动脉的所有部位，包括肾内动脉分支。

临床实用要点

- 在腹腔动脉和肾动脉起点附近的近端腹主动脉，采集的多普勒波形通常具有低阻力血流模式，反映了肝、脾和肾舒张期持续血供需求。
- 在髂动脉分叉附近的远端腹主动脉采集的多普勒波形通常具有较高的阻力，反映了下肢动脉的外周阻力。
- 腹主动脉平均速度为60～100cm/s。腹腔、肝和脾

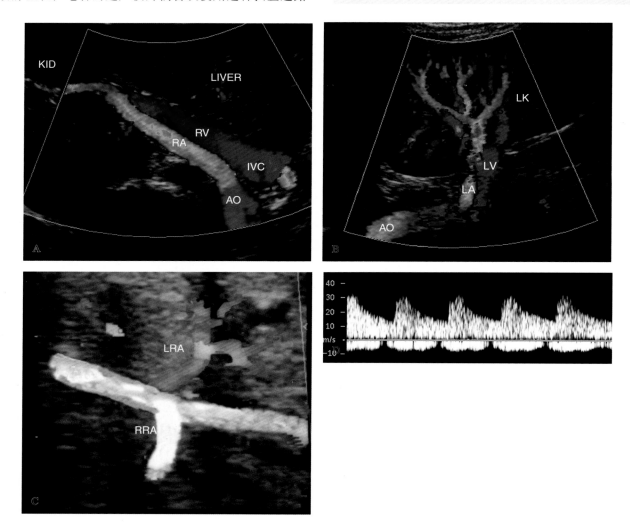

图23.10 肾动脉和肾静脉的超声表现。A.斜切面所见右肾动脉（RA）和右肾静脉（RV）。注意动脉位于下腔静脉（IVC）和右肾静脉（RV）后方。B.冠状切面所见左肾动脉LA全程和左肾静脉（LV）。C.早产婴儿冠状切面所见左肾动脉（LRA）和右肾动脉（RRA）（"香蕉剥开"状）（图片左侧为头端）。D.脉冲多普勒显示位于基线之上的低搏动性肾动脉波形和基线之下的正常波动性肾静脉波形
AO：腹主动脉；KID：右肾；LK：左肾

动脉的多普勒波形特征为低阻力型。

- 肠系膜循环包括广泛的动脉吻合和丰富的侧支网络，在肠系膜分支狭窄或闭塞时内脏器官循环能够得以维持，避免终末器官缺血。
- 患者禁食后，SMA和IMA呈高阻力流动模式。餐后，由于消化相关血管扩张，SMA和IMA波形呈现低阻力模式。
- 肾动脉正常收缩期峰值速度为60～100cm/s，与腹主动脉相似。肾动脉多普勒波形为低阻力血流模式，并具有快速收缩期上升支。
- 近1/3肾脏由两条或两条以上起源于主动脉的动脉供血。

八、门静脉系统

门静脉系统将来自肠道和脾脏的血液运至肝脏。门静脉始于脾静脉和肠系膜上静脉的汇合处，两静脉汇聚于胰颈后方（图23.11）。门静脉斜向右上至肝门，分为左、右两支，进入相应的肝叶。

脾静脉紧贴于胰腺后方，走行平直（不同于纡曲的脾动脉）。胰体、胰尾部可见于脾静脉之前；因此，胰腺和脾静脉可以成为相互寻找的良好标志。

肠系膜上静脉从门静脉汇合处下行，它与SMA平行，位于其右侧。超声观察肠系膜上静脉时，纵切面最佳。

冠状静脉和肠系膜下静脉是门静脉系统的另外两条属支，见图23.11。38%的肠系膜下静脉完全汇入脾静脉，32%汇入脾静脉和肠系膜上静脉交界处，25%汇入肠系膜上静脉。冠状静脉行于胃后方朝向胃食管交界处。超声可以观察到，冠状静脉通常在近脾静脉-门静脉交界处，从门静脉上方汇入该静脉。门静脉高压时，冠状静脉可以扩张并将门静脉血分流至体循环，详见第27章。

多普勒评估通常沿着门静脉长轴进行，见图23.12。

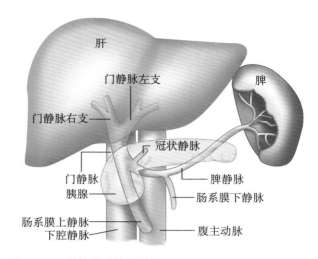

图23.11 门静脉系统解剖图

正常门静脉及其属支血流流向肝脏（向肝性）。门静脉的多普勒波形具有轻微期相性，这与呼吸相关的压力变化和心肌收缩有关。期相性多普勒音频信号呈"暴风"声，与肝动脉和其他动脉分支的搏动性音频信号明显不同。入肝血流为单向血流，外观上与下肢静脉血流相似。当右心衰竭和血容量超负荷时，右心房搏动可通过肝脏传播至门静脉，导致门静脉出现搏动性多普勒波形。这些多普勒波形可能是双向的"动脉化"波形。门静脉的正常流速范围是16～40cm/s。

仰卧位，平静呼吸状态下，正常门静脉直径可达13mm。深吸气时，门静脉及其属支的直径可扩张至16mm。这也可以出现在脾静脉和肠系膜上静脉，从平静呼吸至深吸气，直径扩张达50%～100%。门静脉管径增大也可出现在消化（活动）和瓦氏动作时。门静脉

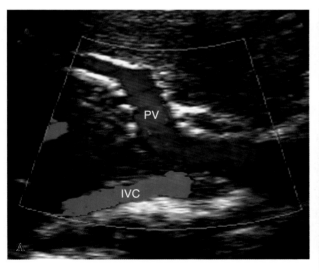

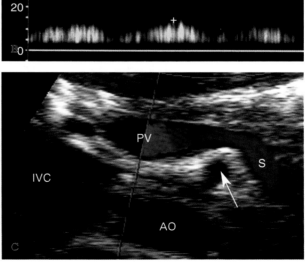

图23.12 门静脉及其属支超声成像。A.门静脉（PV）的长轴图像。B.正常门静脉多普勒频谱。峰值流速为14cm/s。C.脾静脉（S）汇入门静脉（PV）处观察脾静脉。箭头所指为肠系膜上动脉

AO：腹主动脉；IVC：下腔静脉

直径减小出现在直立位、禁食及运动时。门静脉高压时，门静脉可能扩张，门静脉、脾静脉和肠系膜上静脉可能失去期相性变化。

九、肝静脉

通常有3条肝静脉在横膈处汇入下腔静脉（IVC）（图23.13）。肝右静脉在肝右叶前后段之间的冠状间隙内走行。肝中静脉位于左、右肝叶之间，可在肝脏矢状面或接近矢状面显像上显示。肝左静脉在肝左叶的内、外段之间走行。在96%的人群，肝左和肝中静脉汇合成一支后进入下腔静脉。尾状叶的静脉由1～3支组成，直接汇入下腔静脉，超声上很难看到。肝静脉和其他解剖结构是肝分叶的重要解剖标志，见表23.2及图23.14。

肝左静脉时常为双干，还可以出现其他一些解剖变异。副肝静脉汇入下腔静脉的位置不在横膈处（图23.13）。副肝静脉虽然经常出现，但超声很少能够探及。偶尔可见三条肝静脉中的一条缺如，通常是肝右静脉（6%），肝中或肝左静脉则更为少见。

剑突下横切面是显示肝静脉的最佳途径，此处三条肝静脉主干汇入下腔静脉，见图23.15A。但在此切面上，由于肝右静脉与超声声束互相垂直，彩色多普勒经

常无法显示该静脉的血流（图23.15B）。肝右静脉的另一扫查途径为肋间纵切扫查。

肝静脉的脉冲多普勒波形与门静脉的不同。肝静脉

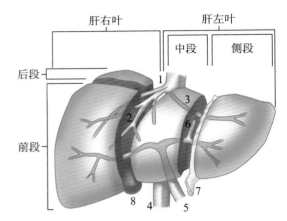

图23.14　肝分叶分段的解剖标志

1.肝右静脉；2.肝中静脉；3.肝左静脉；4.下腔静脉；5.门静脉；6.门静脉左支的升支；7.镰状韧带；8.胆囊

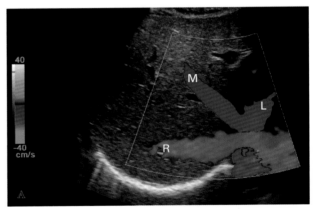

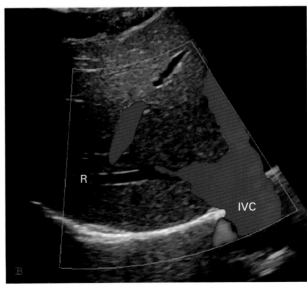

图23.15　肝静脉超声。A.横切面观察汇入下腔静脉的三条主要肝静脉分支。B.横切面显示肝右静脉（R）汇入下腔静脉（IVC）。因为肝右静脉可能与声轴垂直，所以并不是总能探测到静脉血流

L：肝左静脉；M：肝中静脉；R：肝右静脉

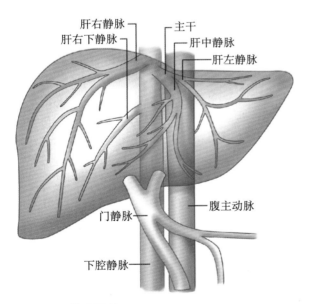

图23.13　肝静脉解剖

表23.2	肝分叶的解剖标志
结构	位置
肝右静脉	前段和后段之间，肝右叶
肝中静脉	左、右肝叶之间
胆囊窝	左、右肝叶之间
门静脉左支的升支	肝左叶，中段与外段之间
镰状韧带	肝左叶，中段与外段之间

的脉冲多普勒波形表现为"W"形的搏动性血流模式。这一模式显示血流主要离开肝脏汇入心脏（离肝）。其搏动性与心脏收缩变化有关：心室收缩时血液流向心脏，心房收缩时血液返回肝脏（图23.16）。虽然正常的肝静脉波形通常有四个组成部分，但它被描述为三相波形。肝静脉波形的组成如下。

S波：心室收缩期右心房最大充盈。

V波：血液流入右心房减缓，心房过度充盈。

D波：心室舒张期，右心房和心室充盈。

A波：心房收缩时，血液逆行流入下腔静脉和肝静脉（图23.16）。

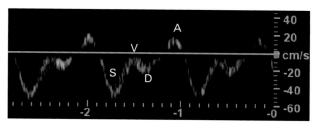

图23.16　正常肝静脉多普勒信号。注意搏动性信号与正常的门静脉多普勒信号差别很大
　　S波：心室收缩期右心房最大充盈；V波：血液回流入右心房减缓，心房过度充盈；D波：心室舒张期，右心房和心室充盈；A波：心房收缩时，血液逆行流入下腔静脉和肝静脉

表23.3所列为门静脉和肝静脉的走行、汇合水平、管径变化、边界和波形的不同之处。

表23.3	门静脉与肝静脉的鉴别	
	门静脉	肝静脉
走行	横向走行	纵向走行
汇合	肝门处汇合	于近膈肌处汇入IVC
管径	近肝门处增宽	近IVC及膈肌处增宽
边界	被强回声纤维组织鞘环绕	无强回声鞘环
波形	单相、单向	搏动、双向

注：IVC，下腔静脉。

十、下腔静脉

正常下腔静脉位于脊柱前方、腹主动脉右侧。下腔静脉始于左、右髂静脉汇合处，止于右心房（图23.17）。以肝脏为声窗，超声可以容易地显示上腹部的下腔静脉，见第27章。下腔静脉的下段也可能显示，具体取决于患者体型和肠气干扰程度。下腔静脉的内径随呼吸和心动周期的变化明显，但很少超过2.5cm。深吸气限制静脉回流至胸腔，下腔静脉显著扩张。呼气时的影响则相反。下腔静脉直径也与患者体型、体位、血容量状况和右心房压力有关。血容量超负荷和心力衰

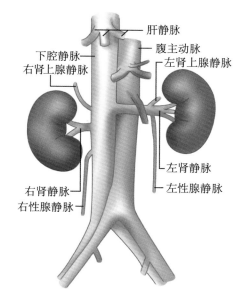

图23.17　下腔静脉及其属支

竭时，下腔静脉和肝静脉可出现扩张。

受右心房搏动、心房收缩期反流的影响，近心脏的下腔静脉多普勒波形具有搏动性。其形态与肝静脉的"W"形特征相似（见前述的肝静脉血流，图23.16）。在近髂静脉分叉处的血流搏动性减低，表现为与肢体静脉相似的血流形式。

大多数下腔静脉的解剖变异发生在肾静脉水平或该静脉以下水平。其中最常见的是双干（0.2%～3.0%）和错位（0.2%～0.5%）。在这两种变异中，左侧下腔静脉通常与左肾静脉汇合后，横跨腹主动脉汇入正常的右侧下腔静脉（图23.18）。下腔静脉肝内段缺如可导致下腔静脉中断并形成奇静脉或半奇静脉。血流通过奇静脉和半奇静脉转流至心脏（0.6%），而肝静脉直接汇入右心房。

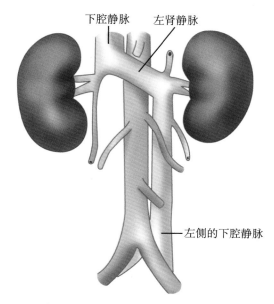

图23.18　变异，左侧为下腔静脉

十一、肾静脉

肾静脉由其属支在肾门处汇合而成。如图23.17所示，左肾静脉通常还接收来自上方的左肾上腺静脉和下方的左性腺（睾丸或卵巢）静脉。然后左肾静脉穿过腹主动脉之前和SMA之后的间隙，汇入下腔静脉的左侧。右肾静脉比左肾静脉短，直接从右肾门延续至下腔静脉，通常不接收属支。

左肾静脉可分为两支，从腹主动脉前、后方环绕腹主动脉（1.5%～8.7%）。左肾静脉也可为单支，走行于腹主动脉后方（1.8%～2.4%）。副肾静脉通常出现在右侧，直接汇入下腔静脉。

超声显示肾静脉可以通过腹前方横切面和后外侧冠状切面（图23.10 A和B）。超声技师应该记住左肾静脉在腹主动脉和SMA之间穿行。这有助于区分左肾静脉和邻近的脾静脉，该静脉位于SMA前方。与下腔静脉一样，肾静脉的多普勒信号具有期相性（图23.19）。心脏搏动可能传导到接近下腔静脉的肾静脉。

临床实用要点

- 正常门静脉血流为单向入肝，并有期相性，流速范围10～20cm/s。
- 当右心衰竭和血容量超负荷时，右心房搏动可通过肝脏传导到门静脉，使其多普勒波形具有搏动性。
- 门静脉高压时，门静脉扩张，而门静脉、脾静脉、肠系膜上静脉期相性可能消失。
- 肝静脉和下腔静脉为三相或"W"形的搏动性血流，

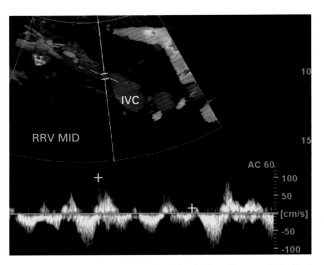

图23.19　肾静脉。彩色和脉冲多普勒图像显示右肾静脉（RRV）搏动性波形。右肾静脉汇入下腔静脉（IVC）

这与心脏收缩力的变化有关。血流主要从肝脏流向心脏。

- 下腔静脉的直径随呼吸和心动周期明显变化，但直径很少超过2.5cm。下腔静脉的直径也与患者体型、体位、血容量状况和右心房压力有关。当血容量超负荷或心力衰竭时，下腔静脉和肝静脉增宽。
- 与下腔静脉相似，肾静脉多普勒信号具有期相性。心脏搏动可能传导到接近下腔静脉的肾静脉。
- 左肾静脉可见于腹主动脉前方、环绕腹主动脉（即在腹主动脉前、后方各有一条静脉）和腹主动脉后方。

第 24 章

腹主动脉超声评价

一、引言

腹主动脉是胸主动脉的延续，是把血液输送到腹部器官和下肢的主要动脉通道。根据发病率的高低，能够影响腹主动脉的病变包括动脉粥样硬化（绝大部分是无明显血流动力学意义的斑块）、腹主动脉瘤、各种血管炎、遗传性主动脉壁退行性疾病及近端胸主动脉夹层延伸。

二、解剖

腹主动脉从膈肌水平延伸至髂总动脉分叉处（大致在肚脐水平）。腹主动脉是弹性动脉，弹性纤维提供机械强度。动脉管腔内血流和动脉外膜小血管为动脉壁供氧。由于这种双重供应及氧气扩散的限制，中膜层中间的 1/3 是一个相对较差的灌注区域。主动脉壁的这一部分容易发生中膜囊性退行性变（坏死）。腹主动脉壁发生中膜囊性退行性变（坏死）的概率要比胸主动脉低。FBN1 基因遗传缺陷也使中膜容易发生夹层，如 Marfan 综合征、Ehlers-Danlos 综合征。中膜囊性退行性变易诱发胸主动脉夹层和动脉壁内血肿形成。

腹主动脉主要分支包括腹腔干、肠系膜上动脉、肾动脉、肠系膜下动脉、性腺动脉及腰动脉。腹腔干起源于主动脉前方，最常起源于第 12 胸椎椎体水平近中线处和第一对腰动脉附近。肠系膜上动脉大约起源于第一对和第二对腰动脉水平稍左侧。肾动脉起源于肠系膜上动脉稍下方，位于腹主动脉两侧。肠系膜下动脉起源于腹主动脉分叉水平的正上方，略偏向中线左侧。两条性腺动脉起源于肠系膜上动脉和下动脉之间的主动脉。成对的腰动脉位于主动脉后方两侧。一般有 4 对腰动脉，较低的一对可能起源于髂动脉。

三、正常直径

腹主动脉在穿行腹部的过程中逐渐变细。女性腹主动脉平均直径小于男性。正常值随着年龄而变化，从童年到成年逐步增加（表 24.1）。在成年人，腹主动脉在膈肌水平平均直径约为 27mm，逐渐变细，到髂动脉分叉处为 21mm 左右。而女性比男性腹主动脉直径小 3 ～ 5mm。

表24.1	腹主动脉瘤的并发症	
并发症	机制	评论
破裂	随着瘤体增大，发生功能故障和管壁破坏	女性晚 10 年
疼痛（背部或下腹痛）	可能是由于炎症	多为 ≤50 岁的患者
肾盂积水	输尿管受压	大动脉瘤
远端栓塞	附壁血栓	不常见
急性血栓形成	动脉粥样硬化和狭窄	罕见

四、正常多普勒流速剖面

在平均年龄为 12 岁的人群中，腹主动脉平均收缩期峰值速度为 110cm/s。随年龄增长，平均速度下降，范围为 70 ～ 100cm/s。腹主动脉血流模式随着距离膈肌的远近而发生变化。在膈肌附近，舒张期波形显示为低阻力血流模式（图 24.1A）。这种舒张成分是低阻血管床的表现，这些血管床分布于稍下方：如肝、脾（来自腹腔干）及肾，这些器官具有低阻血流模式，在本质上是单相波（详见第 23 章）。在肾动脉下方，主动脉多普勒频谱显示为典型的"外周"动脉波形（图 24.1B）。这种舒张早期逆转的三相现象是由下肢动脉的高阻抗引起的。流向肾脏、脾脏和肝脏的低阻力血液成分不再有助于降低远端腹主动脉的高流出阻力/阻抗，肠系膜下动脉对波形的影响很小，即使有的话，它也很细，并且在禁食状态下为高阻力模式。

近端腹主动脉血流模式在一定程度上受肾动脉和腹腔干的影响。现在还没有系统的研究分析当这些器官发生病理变化时，成人腹主动脉多普勒频谱的相应变化情况。例如，没有专门的研究来观察慢性肾衰竭时的动脉多普勒主波形。

临床实用要点

- 腹主动脉是弹性动脉，因为中膜灌注差或胶原/弹性蛋白成分有遗传缺陷，容易发生动脉壁夹层。
- 正常腹主动脉从膈肌到髂动脉呈均匀锥形，男性腹

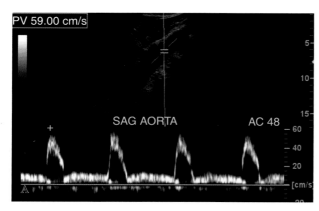
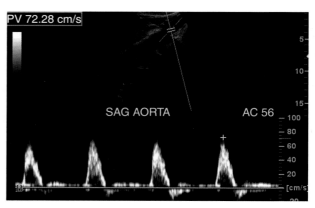

图24.1　A.腹主动脉近端波形，舒张期表现为低阻。B.主动脉远端多普勒波形为典型的"外周"三相波
　　SAG：矢状面

主动脉直径应小于27mm，女性应小于23mm。

• 腹主动脉多普勒波形形态取决于取样位置：肾动脉上方为低阻力，肾动脉下方为高阻力。收缩期峰值速度应≤100cm/s。

五、病理状态

动脉粥样硬化及动脉闭塞性疾病

腹主动脉粥样硬化发生相对较早，在50岁男性中比较多见（图24.2），女性约晚10年。大多数有关动脉疾病分布的尸检研究表明，腹主动脉和胸主动脉是最先受累的血管之一。动脉粥样硬化疾病单独累及腹主动脉并不常见。历史上的报道是这样的：有症状的局限性主动脉病变见于相对年轻的患者（平均年龄55岁），女性更多见，且吸烟是一种重要的危险因素。最新的研究表明，疾病与性别的关系可能并非如此。在临床上，严重病变的发展往往是缓慢的，一般位于肾动脉下方，同时伴有侧支循环形成。然而，急性主动脉闭塞可以突然发生并影响下肢血供。渐进性主动脉闭塞性狭窄，伴随下肢症状逐渐加重。症状可以比较轻，患者可通过减少行走距离来适应。最终逐渐发展至静息疼痛、阳萎，这些症状称为Leriche综合征。

腹主动脉完全闭塞很少见，往往发生在腹主动脉下段，血栓向上（头侧）蔓延。尽管闭塞和相关血栓形成可以延伸到肾动脉水平，但是肾动脉通常很少闭塞。肠系膜上动脉很少受影响，其常与髂内动脉之间建立侧支通路，作为下肢循环的血液来源。左右腹壁下动脉也是主要的侧支循环通路。

根据股总动脉水平多普勒图像，可以判断有无腹主动脉闭塞或严重狭窄（图24.3）。当然，这种间接方法不能充分评价主动脉受累类型和程度、两侧髂总动脉中是否仅单支受累。任何一种严重的近端动脉闭塞，其多普勒频谱一般呈单相波（小慢波），峰值速度≤45cm/s。急性闭塞时，在侧支血管形成之前舒张期血流速度可能会降低，随着侧支循环的形成，波形的舒张成分将增多。舒张期血流的相对多少反映了外周循环的侧支建立情况。

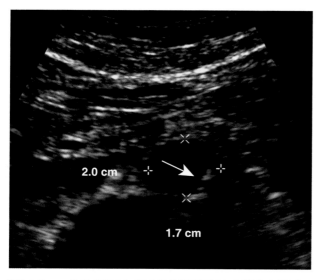

图24.2　一位55岁成人主动脉侧后壁斑块（箭头）形成

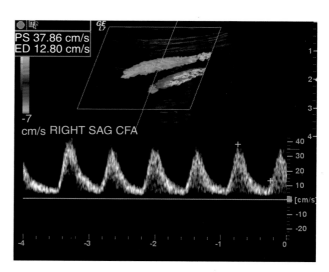

图24.3　近端的主髂动脉闭塞时的股总动脉多普勒波形。注意：波形呈"小慢波"，频谱上升缓慢及收缩期峰值流速低（波幅小）
　　CFA：股总动脉；SAG：矢状面

多普勒超声可以明确主动脉闭塞的诊断，表现为病变段主动脉血流的消失。但还没有系列的研究来评估这种方法的准确性。主动脉狭窄严重程度的多普勒分级标准尚没建立，因为局限性主动脉狭窄和闭塞较少见，还没有广泛的研究。诊断主动脉狭窄严重程度的标准是借鉴下肢动脉狭窄的分级标准，也采用了收缩期峰值速度比（图24.4A和B）。正如在下肢动脉的章节（见第15章）所讨论的，在最高流速处采集多普勒血流频谱，然后用此处收缩期峰值速度除以"正常"的主动脉峰值血流速度，从而得到收缩期峰值速度比。这个"正常"值要在主动脉狭窄处相邻近心端测量。在弥漫性疾病或声窗较差的情况下，可以利用远心端收缩期峰值速度来计算此比值。这只适用于狭窄远端没有湍流和紊乱血流的情况。如在下肢一样，速度比≥2提示直径≥50%狭窄。

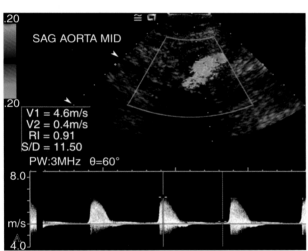

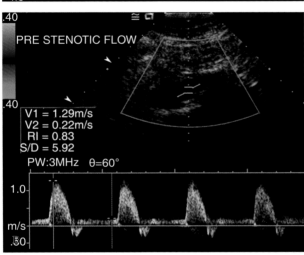

图24.4　A.主动脉中段狭窄的多普勒血流频谱。收缩期峰值速度明显升高，达460cm/s。B.在流速升高稍上方位置采集的多普勒频谱。狭窄处峰值速度460cm/s除以129cm/s，比值为3.6，直径狭窄范围50%～75%

SAG：纵状面；SAG AORTA MID：主动脉中段；PRE STENOTIC FLOW：狭窄前血流

六、腹主动脉瘤

（一）动脉瘤的类型

腹主动脉瘤比胸主动脉瘤更常见（图24.5）。肾下腹主动脉瘤比肾上腹主动脉瘤更常见（图24.5）。通常将动脉瘤分为两种类型：梭形和囊状（图24.6）。动脉瘤最常见的类型是梭形。梭形动脉瘤与高血压和吸烟等危险因素有关，而囊状动脉瘤与炎症和感染有关。

尽管梭形动脉瘤（图24.6）表现出不同的外观和不同程度的偏心性（图24.7A和B），但所有三层动脉壁都是完整的。另一方面，囊状动脉瘤显示主动脉壁不连续（图24.6、图24.8和图24.9）。梭形动脉瘤通常形成对称同心的隆起，但也可以呈偏心性（图24.10）。

从本质上讲，囊状动脉瘤呈偏心性，因为并不是所有动脉壁的三层结构都完好无损。它们比梭形动脉瘤少见，约占所有主动脉瘤的1%。大多数囊状动脉瘤发生在胸主动脉，很少发生在腹主动脉。动脉瘤形成的原因可能有多种：外伤、感染、血管炎、诱发主动脉壁自发夹层形成的相关因素。虽然外伤性假性动脉瘤通常会穿

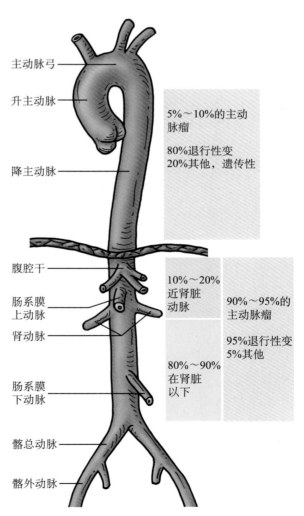

图24.5　动脉瘤位置的示意图，大多数动脉瘤位于肾以下

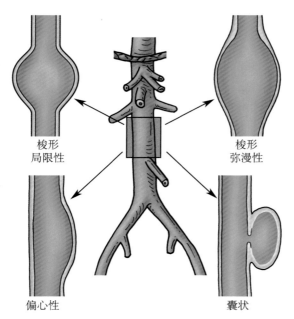

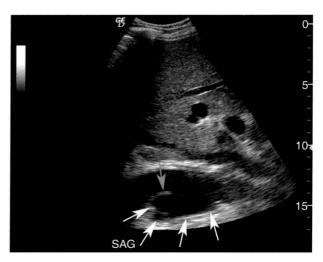

图 24.8   膈肌水平的囊状动脉瘤（白色箭头）。主动脉壁完整性已被破坏，可见漂浮的撕裂片（绿色箭头）

SAG：矢状面

图 24.6   主动脉瘤类型的示意图：梭形、偏心性和囊状。偏心性动脉瘤是梭形动脉瘤的一种形式，因为动脉壁的三层结构都完好无损

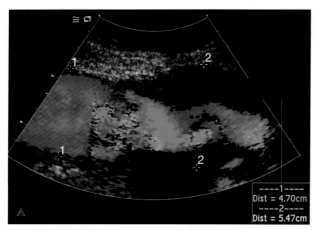

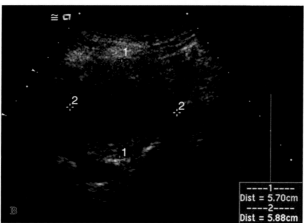

图 24.7   A.这个长梭形动脉瘤近端（位置 1）没有血栓（图像左侧），远端（位置 2）有附壁血栓（图像右侧）；B.动脉瘤远端的横切面图像显示对称性附壁血栓

透主动脉壁的三层，但由于其外观特征，通常称为囊状动脉瘤。到目前为止，创伤性囊状动脉瘤最常见的发病部位是胸主动脉。一些器械操作，如主动脉壁套管，可能导致囊状动脉瘤形成。

还有一种类型的囊状动脉瘤与各种感染有关，常被称为真菌性动脉瘤。真菌性动脉瘤来源于主动脉壁的急性感染，常为链球菌、葡萄球菌、非伤寒沙门菌等细菌感染，但任何微生物都可能成为潜在的致病菌。有趣的是，"真菌性"提示一种真菌可能是感染的原因，然而这种情况不常见。念珠菌是真菌性动脉瘤最常见的真菌。囊状动脉瘤和真菌性动脉瘤外观相似，只能通过可疑组织细菌培养和患者临床表现来鉴别。

第三种类型的囊状动脉瘤与血管炎有关。炎症过程影响了外膜的滋养血管，然后蔓延导致中膜纤维化和退行性变，致使主动脉壁中膜破裂，引起囊状动脉瘤。这是白塞综合征的典型表现。

第四种类型的囊状动脉瘤发生于穿透性溃疡破入主动脉中膜时，导致血液向主动脉壁内渗漏，它产生的偏心压力促使动脉瘤形成。与假性动脉瘤相比，囊状动脉瘤的外膜（通常包括部分中膜）保持完整。假性动脉瘤的三层壁结构均断裂。

超声鉴别囊状动脉瘤（图 24.8 和图 24.9）和偏心性梭形动脉瘤（图 24.10A 和 B）可能很困难。只要三层腹主动脉壁的结构完好，偏心性动脉瘤便被分类为梭形动脉瘤。偏心性动脉瘤的边缘与主动脉壁相延续，相反，在囊状动脉瘤起始部会见到主动脉壁的缺损（图 24.9）。囊性动脉瘤发病很快，往往不会有血栓沉积（图 24.9），而偏心性梭形动脉瘤发展较慢，因此可能会有内部血栓（图 24.10）。

临床实用要点

• 超声检查过程中发现的腹部动脉瘤大多数是梭形的。

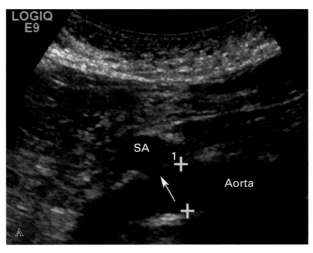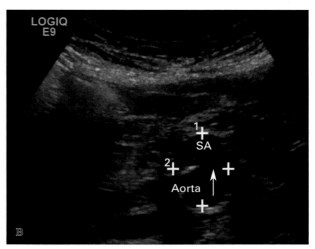

图24.9　A.腹主动脉（Aorta）纵切面所见囊状动脉瘤（SA）。注意：主动脉本身没有扩大，前壁出现破损（箭头）。B.横切面证实主动脉壁破损，并且没有血栓

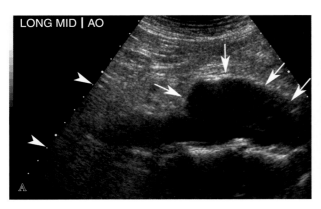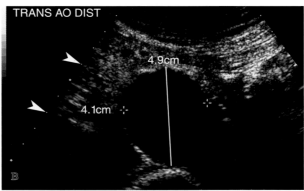

图24.10　A.含血栓的偏心性动脉瘤，动脉瘤偏心性的外观（箭头）与囊状动脉瘤相似，但其主动脉壁的三层结构都是完整的。B.A图动脉瘤的横切面，偏心部分显示为血栓填充

- 如果发现或怀疑有囊状动脉瘤，应尽快将患者转诊给外科医师。
- 囊状动脉瘤和偏心性梭形动脉瘤很难区分。偏心性梭形动脉瘤的边缘与主动脉壁相延续，而囊状动脉瘤起始部会见到主动脉壁缺损。

（二）动脉瘤的形成

对腹主动脉进行干预的直径阈值，男性为5.5cm，女性为5.0cm。血管内支架置入术应考虑更小的阈值，如5cm，但在指南中还没有确定。进行超声检查的目的是检测小于这个阈值的动脉瘤，以避免腹主动脉破裂和腹膜后出血。尽管患者可能是有症状的（表24.1），但超声的应用已大大提高了小的无症状动脉瘤的检出率。

腹主动脉瘤破裂是一种灾难性事件，存活率很低。直径超过5.5cm（图24.11），破裂的危险性会大大增加，所以一旦动脉瘤直径达5.5cm，几乎都建议进行手术或血管内介入治疗。腹主动脉瘤形成的病理过程尚不完全清楚。很显然，血压升高、吸烟和遗传倾向是动脉瘤形成的主要因素。男性比女性多见，估计比例在

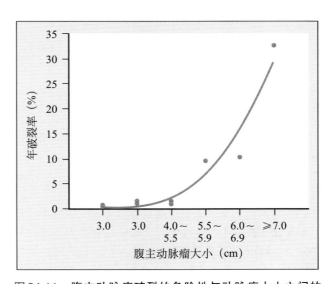

图24.11　腹主动脉瘤破裂的危险性与动脉瘤大小之间的关系图。从图中可以看出，动脉瘤直径在5.5cm附近时，破裂危险性急剧上升。以上数据综合了各种对腹主动脉破裂危险性评估的研究

（4∶1）～（13∶1）。通常的理论认为，动脉瘤形成是在风险因素背景下的动脉粥样硬化过程（图24.12A和B）。血压升高和吸烟是脂肪沉积和动脉粥样硬化发生的危险因素。在主动脉，这些危险因素与早期动脉粥样硬化斑块的形成有关。香烟烟雾持续刺激及长期的血压升高对主动脉壁的成分有破坏作用。例如，香烟烟雾与弹性蛋白酶的活性增加有关。弹性蛋白酶会降解主动脉壁的弹性蛋白，破坏动脉壁的机械完整性。持续的血压升高，特别是脉压的增大，导致反复的机械应力作用于主动脉壁。脉动的主动脉壁应变和弹性蛋白纤维断裂导致主动脉壁机械疲劳和直径增大。

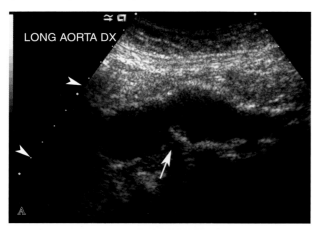

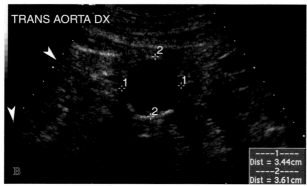

图24.12　A.主动脉纵切面显示在一个小的梭形动脉瘤内存在一较大的钙化斑（箭头）。B.横切面测量证实主动脉扩大，超过3.0cm

LONG AORTA DX：腹主动脉纵切面；TRANS AORTA DX：腹主动脉横切面

此外，研究显示，随着年龄的增长，主动脉壁内胶原蛋白含量增加（Ⅰ型胶原蛋白和Ⅲ型胶原蛋白）。这与中膜和外膜正常胶原结构的整体丧失有关，导致主动脉壁微结构紊乱，这些弹性蛋白和胶原含量变化破坏了主动脉弹性的完整性，削弱了主动脉壁，最终导致动脉瘤形成。

动脉瘤形成也与遗传因素有关。最常见的是男性为主的家族遗传性动脉瘤。另一种遗传类型是由纤维蛋白结构的遗传缺陷（基因位点FBN1）导致主动脉壁异常，如Marfan综合征和Ehlers-Danlos综合征。

临床实用要点

- 吸烟和高血压是动脉瘤形成的主要危险因素。
- 动脉瘤的形成有家族遗传倾向，且和FBN1基因位点相关。

七、超声检查

检查和测量

腹主动脉超声检查失败最常见的原因是肠道气体干扰。午夜后禁食和检查前避免空气吞咽行为，如吸烟或嚼口香糖，可减少气体的干扰。在某些情况下，可做肠道准备，以保证获得更好的图像质量。

腹主动脉检查通常包括从膈肌到髂动脉分叉处的主动脉全程。对于腹主动脉瘤扩展到髂总动脉、髂总动脉瘤及髂动脉狭窄的患者，应当进一步评估髂总动脉分叉。

通常采用凸阵探头，频率为3～5MHz或更高，根据体型需要可以选用扇形探头或线阵探头。在检查时，我们常使用1～2个聚焦点来保持图像的高帧频。基本的图像存储包括腹主动脉近、中、远段的横切面图像及相关直径测量。通常情况下，要同时测量前后径和横径，前后径测量更可靠，因为该测量值来自主动脉壁的超声反射界面，当超声束与动脉壁垂直时，显示最清晰。同样需要采集纵切面图像以确认前后径的测量（图24.13）。纵切面图像还可以探测直径未达到3.0cm的早期主动脉局灶性扩张（图24.14）。

测量是从一侧外壁到另一侧外壁。腹主动脉瘤破裂的趋势与动脉外壁的压力有关，而与动脉腔的压力无关。也应该存储每侧髂总动脉的横切面图像，以及各自的直径测量值。

据报道，腹主动脉重复测量的95%可信区间为4.0mm。这种测量误差包括超声探头重新定位和重复测量时产生的误差。基于这些数据，我们认为＜4mm的测量误差是这种技术测量误差范围内的。此外，虽然最好采用外壁到外壁的测量，但只要没有血栓，内壁到内壁或外壁到内壁的组合也可以提供可重复的测量。在直径达到3.0cm阈值后，基于超声的主动脉直径测量和CT测值之间的差别很小，但小于直径3.0cm时，也可以接受。

八、动脉瘤的定义：大小阈值

不能以一个固定的直径值来界定动脉瘤的"有"或"无"，因为主动脉直径随着年龄增长而增加，并和体型相关，后者是女性主动脉直径较男性小的原因。

通常以直径≥3cm作为诊断主动脉瘤的阈值。然而，尚有多种标准来诊断动脉瘤。例如，不论直径绝对值多大，与相邻段相比，直径增加50%的主动脉段被视为动脉瘤。

然而，纵向扫描时经常看到主动脉局部扩张（图24.14），表现为主动脉壁局部直径增加，形成小隆起（图24.15）。虽然主动脉直径增加近20%或更多，但

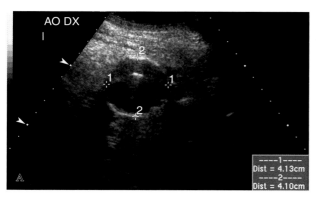

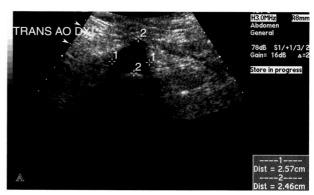

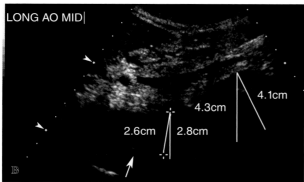

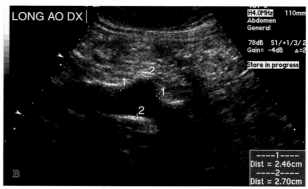

图24.13　A.横切面腹主动脉下端瘤的典型测量方法。前后径的测量（外壁到外壁）最可靠，因为探头垂直于主动脉。B.纵切面图像可以用来确认图A的测量。动脉粥样硬化斑块妨碍了直径的准确测量（箭头）。斑块右侧的测量结果是2.6cm，但测量深度未达到动脉壁。下一个测量方法正确，为2.8cm。之后是一个成角测量，动脉瘤直径被高估，为4.3cm。右侧最后一个测量与主动脉管腔垂直，为4.1cm，确认了图A中的测量结果

图24.15　A.腹主动脉远端的横向扫查显示小扩张区域，直径＜3.0cm。B.纵向扫描图像证实，与管径正常的主动脉相比，此部分区域显著膨出

TRANS AO DX：腹主动脉横切面；LONG AO DX：腹主动脉纵切面

主动脉瘤样病变的早期表现。

　　一个大样本临床资料10年的随访数据显示，2.4%直径在2.6～2.9cm的主动脉瘤在5年后直径达到5.5cm的阈值或患者进行了手术治疗，而5%直径在3.0～3.4cm的动脉瘤在3年内接受手术治疗或直径达到5.5cm。在所有直径为3.5～3.9cm的动脉瘤患者中，1.2%在1年内直径扩大到5.5cm，而10.5%在2年内直径达到5.5cm或需手术治疗（此外，另有1.4%的患者动脉瘤急性破裂）。这些数据已经被另一项更近期的调查证实，其中扩张区直径（2.5～2.9cm）进展到3.0cm或更大直径的病例占67%。在10年的随访中，主动脉破裂的发生率接近10%。

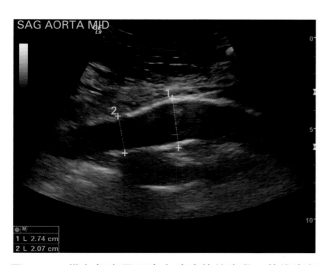

图24.14　纵向扫查显示腹主动脉的扩张段，基线直径2.1cm（测量2），增加到2.7cm（测量1），但未达到3cm的阈值

SAG AORTA MID：腹主动脉纵切面中段

临床实用要点

- 以直径≥3cm作为诊断主动脉瘤的阈值。
- 超声测量主动脉直径的重复性差异在4mm内。
- 超声和CT测量主动脉直径的差别很小。
- 早期主动脉扩张4年内直径从2.5～2.9cm发展到3.0cm的概率为67%。

九、动脉瘤增长速度

　　大多数关于增长速度的文献包括了胸主动脉瘤和腹主动脉瘤。增长速度大致与动脉瘤大小成正比：动脉瘤

直径仍＜3.0cm，故定义为主动脉扩张。近期对动脉瘤形成过程的回顾分析发现，即使直径为2.5～3.0cm的局部隆起，也可以形成动脉瘤，这些小扩张区域可能是

越大，增长速度越快。通常 3 ～ 4cm 的动脉瘤增长速度是每年 1 ～ 2mm。在一些较大的动脉瘤中，增长速度加速至每年 4 ～ 5mm，甚至更快（图 24.16A 和 B）。通常认为，增长速度加快代表了一个转折点，即主动脉壁的机械性开始下降。这也提示主动脉破裂的可能性增加。然而，主动脉直径增长速率存在个体差异。例如，如果所有的动脉瘤增长速度都持续加速，≥5.5cm 动脉瘤的 5 年破裂率将大于 25%。

随着时间的推移，动脉瘤往往有附壁血栓形成。目前尚不清楚这将如何影响动脉瘤的增长速度。一些学者认为，血栓缓和了血压机械应力对腹主动脉壁的冲击。然而，分析附壁血栓成分，发现它不是一个纤维蛋白的被动沉积，反而代谢很活跃。血栓内产生的酶能促进动脉瘤壁的机械受损。至少有一篇报道表明，偏心血栓与 4.0 ～ 4.9cm 动脉瘤的扩张率增加有关。

据一个系列研究的报道，直径为 2.6 ～ 2.9cm 的主动脉，增长速度是每年 0.9mm；直径为 3.0 ～ 3.4cm 时，增长速度为每年 1.6mm；直径为 3.5 ～ 3.9cm 时，增长速度为每年 3.2mm。尚不清楚直径为 2.6 ～ 2.9cm 的主动脉增长速度适用于主动脉扩张还是仅用于大的主动脉。研究发现，直径＜3.0cm 的主动脉的平均扩张速度为每年 0.65mm，但该组中有 9.5% 的病例扩张速度达到了每年 3mm，此外，在 116 例扩张的主动脉中，有 30 例没有出现任何扩张。表 24.2 和表 24.3 总结了推荐的主动脉瘤随访时间间隔。一些学者建议，首次做出动脉瘤诊断后，要在 3 个月后进行随访，以判断动脉瘤是否处在快速扩张期。

传统的心血管危险因素与腹主动脉瘤（直径＞3.0cm）的扩张速度不相关。服用 β 受体阻滞剂来降低血压似乎并不会影响腹主动脉瘤的扩张速度，相反，抗感染药物和他汀类药物会降低扩张速度。

十、髂总动脉瘤

髂总动脉直径一般为 0.8 ～ 1.2cm。直径在 1.3 ～ 1.4cm，则认为是扩张。当髂总动脉直径 ≥1.5cm 时，称

表24.2	主动脉瘤和髂动脉瘤的检查方案	
A		
横切面图像		**目的**
从膈/肝到主动脉分叉处扫查主动脉		确定主动脉的总体大小、外观及其走向
测量主动脉近、中、远三个水平外壁与外壁之间的前后径、横径，并在管径最大处测量上述径线		评估和量化主动脉壁直径的变化
如果存在髂动脉瘤，由外壁至外壁测量其大小		确认髂动脉瘤的存在
评估附壁血栓、夹层和动脉粥样硬化改变		主动脉的整体评价
B		
纵切面图像		**目的**
从近、中、远三个水平及怀疑动脉壁膨出（动脉瘤）处测量各径线，由外壁到外壁测量		确定主动脉瘤的位置和纵向范围，记录主动脉扩张
若存在髂动脉瘤，测量其大小，由外壁至外壁		确认髂动脉瘤的存在
用彩色和频谱多普勒超声获得主动脉和髂总动脉的多普勒速度和波形		评估可能存在的狭窄性病变
C		
选择性测量		**目的**
测量肾动脉到动脉瘤的距离		在考虑 EVAR 时，确定动脉瘤与肾动脉的关系
记录肾的长度和正常征象		肾脏情况；是否有肾积水

注：EVAR，血管内动脉瘤修复术。

为髂总动脉瘤（图 24.17）。跟主动脉一样，动脉局部扩张被认为是动脉瘤形成的潜在先兆。尽管髂总动脉瘤经常伴发于主动脉瘤患者，但它也可以单独发生，发病率

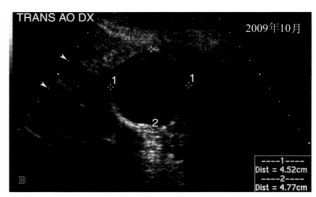

图 24.16　A. 在 2008 年 4 月进行的直径测量（基础值），显示梭形动脉瘤，无血栓，测量前后径为 4.25cm。B.2009 年 10 月再次检查时，显示直径为 4.77cm。动脉瘤增长速度在预期增速的上限范围。应在 3 ～ 6 个月加强随访

TRANS AORTA DISTAL：腹主动脉远段横切面；TRANS AO DX：腹主动脉横切面

表24.3	腹主动脉瘤随访时间间隔		
主动脉大小	随访时间间隔[a]	保守方案[b]	血管外科学会（2009）[c]
扩张的主动脉（局部膨出>20%）	?	?	如果小于2.6cm，则无须进一步监测
2.5～2.9cm	3~5年	未提及	2.6～2.9cm　5年
3～4cm	每年	2年	3.0～3.4cm　3年
4～4.5cm	每6个月	1年	3.5～4.5cm　1年
4.5～5.0cm	每3～6个月	6个月	4.5～5.5cm　6个月
5.0～5.5cm	每3个月	3个月	

　　a 随访时间间隔是根据常规临床实践来确定的，而不是基于费用-效益的评估。根据成本-效益分析，建议随访间隔时间更长。
　　b 欧洲血管外科学会。
　　c 美国血管外科学会。
　　首次确诊动脉瘤，无论大小，应在6个月内复查，以防止漏掉进入快速增长期的动脉瘤。如果在每年一次的随访中发现患者动脉瘤的扩张速度达到每年4mm或更大，那么此后的随访时间就要变成每3个月一次。然后根据下一次的检查结果决定之后的随访时间间隔是3个月还是6个月。

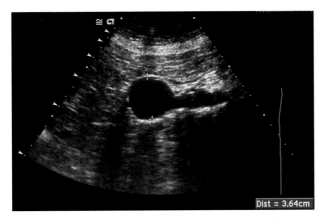

图24.17　髂总动脉分叉部的横切图，右侧髂总动脉（直径3.64cm）比左髂总动脉（直径1.5cm）明显增宽

较低，约占腹主动脉瘤的2%。有报道称，髂总动脉直径与主动脉瘤直径相关。

　　推荐以3.5cm作为是否需要干预的阈值。髂总动脉瘤生长速度比腹主动脉瘤略低，也随动脉瘤的尺寸而增加。扩张速度接近于每年1.0mm或更慢，直到动脉瘤达到3.0cm后，髂总动脉瘤的扩张速度是腹主动脉瘤的2倍或更多。

十一、动脉瘤并发症

　　主动脉瘤最常见的并发症是动脉瘤破裂，继发急性腹膜后或腹腔出血。这种情况发生的概率随动脉瘤增大而增加。普遍认为，一旦动脉瘤直径达到5.0cm或以上，破裂的风险开始增加。5.5cm以上时，破裂风险更大，可以达到每年10%，对于更大的动脉瘤（图24.11），风险甚至更高。

　　另一种并发症是由存在附壁血栓而导致的外周血管栓塞。目前还没有任何研究报道动脉瘤内血栓量与这种风险的关系，但动脉瘤中出现大量附壁血栓会增加这种风险似乎是合乎逻辑的。

　　一种罕见的并发症是限制性主动脉壁内破裂。血栓内出现不同的回声区能够提示该并发症的出现。这并不常见，可根据系列影像来确定。这种腔内破裂可引起动脉瘤迅速扩张，CT显示更清楚。尽管不常见，但血栓回声内局部低回声区提示急性破裂入血栓内（图24.18），尤其是存在腹部症状急性发作的情况下。

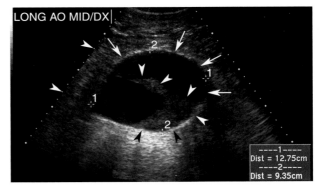

图24.18　动脉瘤内含有不同回声区，血栓的外层无回声（长箭头）可能是由于新的出血进入到原来血栓层（等回声，短箭头）
LONG AO MID/DX：腹主动脉中段横切面

临床实用要点

- 典型的主动脉瘤增长速度为每年1.0～2.0mm或更低。
- 一般来说，主动脉瘤越大，增长速度越快。然而，患者之间存在显著的差异性。
- 每年4mm或更高的增长速度是动脉瘤破裂的危险因素。
- 以直径≥1.5cm作为诊断髂总动脉瘤的阈值。
- 髂动脉瘤的增长速度小于主动脉瘤。
- 髂总动脉瘤需干预的阈值为3.5cm。
- 很少一部分2.5～2.9cm的局部扩张会迅速增大到需干预阈值5.5cm。

十二、腹主动脉其他病变

（一）血管炎

主动脉炎是指炎症过程累及主动脉壁。典型的由主动脉外膜向中膜发展，而且也累及主动脉周围腹膜后组织。常见腹主动脉炎有Takayasu动脉炎、巨细胞动脉炎、多软骨炎、各种细菌性微生物感染。CT检查所见包含管壁增厚。超声检查也包括管壁增厚，但这可能很难在主动脉中显示出来（图24.19A），而累及颈总动脉则较易显示（图24.19B）。

在个案报道中，有与颞动脉炎相关的非特异性动脉炎的描述，表现为腹部局部疼痛，超声发现主动脉壁局部异常增厚并伴有主动脉周围无回声环（图24.20），这与颞动脉炎的超声表现非常相似。然而，这个诊断通常由CT或磁共振做出，而不是超声。

血管炎是随后发生动脉瘤的一个危险因素，一般是囊性动脉瘤，如白塞综合征中所述的典型表现。

（二）夹层

腹主动脉夹层通常由胸主动脉夹层内膜片延伸引起。局限性腹主动脉夹层也有报道，但非常罕见，常与主动脉壁穿透性溃疡有关。

主动脉夹层的典型超声表现是撕裂的动脉壁内膜片将管腔分隔成两个腔（图24.21）。假腔往往要大于真腔。然而，个体间可能存在差别。彩色多普勒超声和灰阶血流（B-flow）成像诊断的准确性很高。当撕裂的内膜片与超声束平行或部分平行时，就很难观察到它的存在（图24.22A）。然而，在这种情况下，彩色多普勒成像可以看到血流紊乱（图24.22B和C）。虽然异常的血流模式可能不是夹层所特有，但主动脉部分管腔没有血流提示假腔血栓形成。

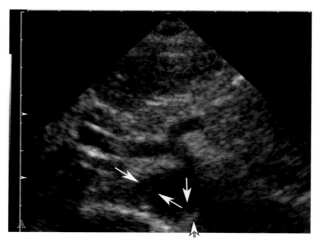

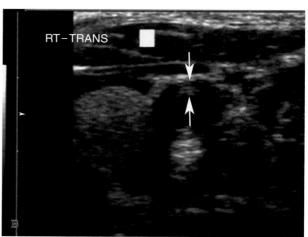

图24.19　A.主动脉近端腹腔干水平的横切面超声图像，显示动脉壁弥漫性增厚（箭头）。B.同一患者，颈总动脉壁的弥漫性增厚更容易显示（箭头）

RT-TRANS：右侧横切面

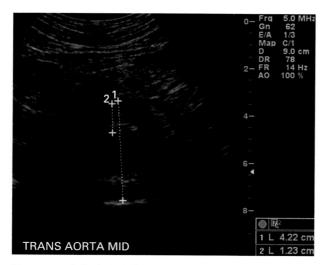

图24.20　腹主动脉的横切面图像显示主动脉周围的透声区与主动脉周围水肿相一致，类似于颞动脉炎患者颞动脉周围的"晕"征

TRANS AORTA MID：腹主动脉中段横切面

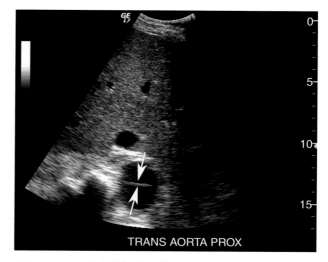

图24.21　主动脉横切图，箭头所示的线状病变提示夹层形成

TRANS AORTA PROX：腹主动脉近段横切面

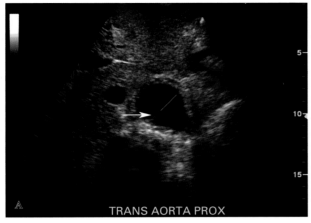

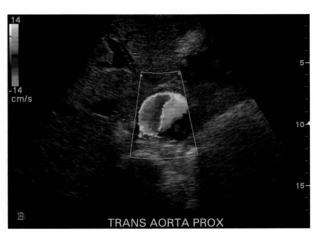

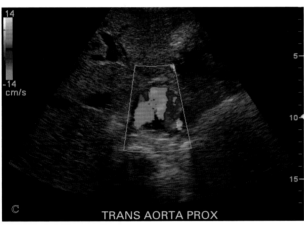

图 24.22　A.在主动脉横切面上，由于声束成角，线性撕裂内膜片（箭头）显示不清；其延续部分被画成一条细线。B.彩色多普勒成像显示内膜片上半部为正向优势血流；C.舒张期假腔内出现反向血流。这个例子不是典型病例，因为真腔（上腔）较假腔大

TRANS AORTA PROX：腹主动脉近段横切面

临床实用要点

- 在年轻患者，血管炎可表现为血管壁增厚。
- 局部的主动脉炎可导致主动脉壁周围水肿和低回声区。
- 腹主动脉夹层通常是胸主动脉夹层的延伸。

十三、术后评估

术后评估

主动脉瘤外科修复使用的是合成移植材料。血管内动脉瘤修复（EVAR）已成为主要的治疗方法，将在第25章中详述。

重要的是，超声检查者要熟悉主-主动脉、主-髂动脉和主-股动脉旁路移植术后的表现，因为这些手术仍在进行，尽管数量比过去要少得多。

目前有三种类型的移植物广泛应用于主动脉瘤修复中（图24.23）：①用于主动脉段局限性动脉瘤的管状移植物（图24.23A）；②主-髂动脉的端端吻合移植物（图24.23B）；③主动脉与两侧髂动脉或主动脉与两侧股动脉的端侧吻合移植物（图24.23C）。将主动脉瘤纵向打开，将管状移植物缝合在动脉瘤上方和下方的主动脉上，原来的主动脉包绕在移植物外（图24.23D）。这样做是为了将移植物与肠道隔开，以减少移植物感染的机会。这个包裹手术操作会产生一个潜在腔隙，在术后早

期通常含有积液，几个月后，移植管和周围主动脉壁的超声表现与正常主动脉难以区分。

管状移植物通常以端端吻合的方式放置，但有时移植物被缝合到非动脉瘤主动脉侧面，从而形成端侧吻

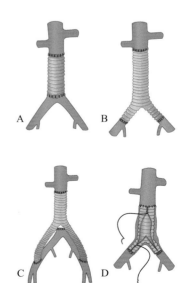

图24.23　主动脉移植物类型。A.管状移植物，近端和远端均为端端吻合。B.主-髂动脉移植物，远端为端端吻合。C.主-髂外动脉移植物，远端为端侧吻合。D.自体主动脉包绕在移植物外并缝合

合。主-髂人工血管和主-股人工血管有两个组成部分：主体部，连接到主动脉；两腿肢连接到髂总、髂外或股总动脉。主-髂总动脉人工血管的远端吻合方法为端端或端侧吻合。大部分主-髂外动脉人工血管和主-股动脉人工血管远端都采用端侧吻合。当有髂动脉瘤或动脉粥样硬化，使髂动脉不能与移植物腿肢连接时，可以用股动脉代替。端侧吻合可使髂外动脉或股总动脉血流逆行到髂内动脉。

1.移植物技术与正常表现

术后超声检查这些移植物的目的是检测移植物的通畅性，移植物或吻合口周围有无积液，以及是否有狭窄或吻合口假性动脉瘤形成。移植物吻合处是最有可能形成狭窄的部位，因此应仔细检查。

超声检查移植物一般相对容易。超声技师使用彩色多普勒成像从近端开始，沿移植物扫查到远端。应当检查近端和远端吻合口的情况，以及支架主体和两腿肢的直径，也应该检查远端吻合口以下引流血管的多普勒波形和血流速度。

用于主动脉旁路移植术的移植材料主要是涤纶或加强型聚四氟乙烯（PTFE）。涤纶移植材料一般有纹理，或呈电车轨道状，有回声（图24.24），因此这种类型的移植物通常很容易确定。陈旧移植物（如8年以上）可伴有纤维组织或动脉粥样硬化斑块，失去典型的超声表现，使这些移植物难以辨别。在缝合线处移植物轻微皱折，导致吻合口处动脉壁明显增厚。

术后早期可以在移植物周围出现少量积液，可能会持续1周以上。如果采用自体主动脉包裹移植物，那么术后积液量可能会比较多（图24.25），且积液可能会持续几个月。术后积液量会随着时间推移而减少，并最终消失。移植物周围积液量增加表明移植物感染。PTFE移植物可能更难鉴别，通常为管状。在主-髂动脉和主-股动脉之间，常使用加强型PTFE。

2.并发症

主动脉移植物手术并发症可在术后早期和晚期发生。早期（数周至数月）并发症包括与手术相关的血肿、血清肿及感染。血肿是血液的积聚，血清肿是组织液和血清的积聚。这些积液通常于术后数天出现在移植血管附近。有时积液可能较多，出现在移植血管附近或稍微远离移植血管的腹膜后。这些积液的超声图像并无特异性，可以表现为无回声或低回声，均质或不均质。虽然不能将血肿、血清肿与脓肿鉴别开来，但血肿和血清肿通常会在术后几周内消退，并且也没有白细胞增多或其他感染的临床表现。如果积液体积增大，应考虑脓肿形成的可能。脓肿可用两种方法诊断：①由超

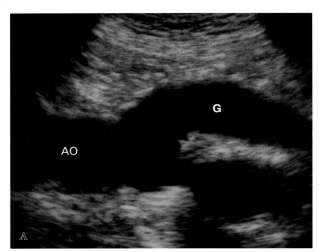

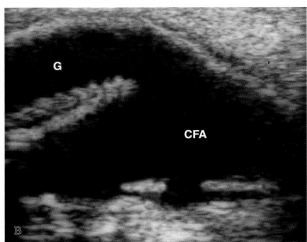

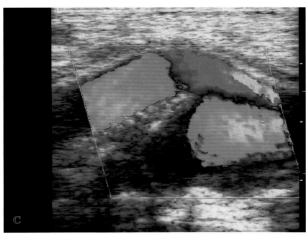

图24.24　无并发症的主-双股动脉移植物超声图像。A.近端轻度扩张的主动脉（AO）与直径较小的移植物（G）之间的端侧吻合。B.移植物左腿肢（G）与股总动脉（CFA）端侧吻合口。请注意，移植物的纹路清晰可见。C.图B切面的彩色血流图像

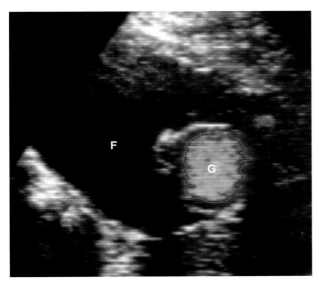

图24.25 术后在瘤囊和移植物主体部（G）之间出现较大量积液（F）

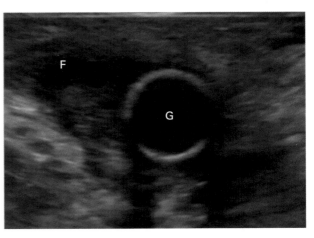

图24.26 腹股沟切口周围积液（F）证实为脓肿，遗憾的是，脓肿延伸到移植物（G），这意味着移植物感染

声引导下穿刺抽液，通过细菌培养或革兰氏染色法证实细菌存在；②结合超声和临床结果，移植物周围积液、白细胞增多和发热。首先要确定脓肿是聚集在移植物附近，还是远离移植物。远处的脓肿（如在手术切口处）可经皮引流，不会引起明显的临床后果。移植物周围的脓肿则需要去除移植物（图24.26），并重新建立旁路。进展比较缓慢的移植物感染，可能只是移植物周围的炎症反应，超声是探测不到的。慢性感染常需要结合实验室检查、临床症状和CT检查结果才能做出诊断。

对于大多数患者，主动脉旁路移植物很耐用，可以正常工作10年或更长时间。晚期，旁路移植血管可能失败，原因有多种。随着时间推移，动脉搏动的反复压力作用导致旁路移植物疲劳，进而削弱其功能。材料疲劳可能导致旁路移植物的延伸和扩张，少数或会出

现破裂和假性动脉瘤形成（图24.27）。这些失败的原因并不常见。绝大多数远期并发症发生在吻合口，吻合口会随时间推移而出现伸展和（或）断裂。伸展导致吻合口处真性动脉瘤形成，同时累及旁路移植物和自体血管（图24.28）。更常见的是旁路移植物动脉缝合口断裂导致假性动脉瘤形成。虽然这些并发症可能发生在任何吻合口，但以主-股动脉远端吻合口常见。绝大部分移植血管并发症发生在吻合口，因此在超声检查过程中，对移植物近端和远端吻合口的全面扫查十分重要。

主动脉移植物也会产生狭窄和闭塞。这些问题通常出现较晚，而且几乎总是发生在远端吻合处或流出道血管。狭窄通常不发生在移植物内，而是在流出道血管或远端吻合口远方。然而，有时狭窄也发生在移植物的肢部。不管狭窄位于什么位置，严重狭窄可能造成移植物肢部血液停滞和血栓形成，最后导致闭塞。超声检查时，狭窄表现为局部流速增高和血流紊乱，彩超容易检测到。用多普勒测量速度来判断狭窄的严重程度，已在

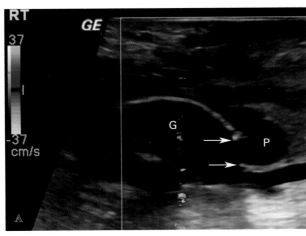

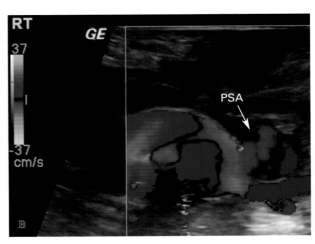

图24.27 移植物假性动脉瘤。A.主动脉-双侧股动脉旁路移植（G）吻合口处（箭头）可见假性动脉瘤（P）。B.收缩期假性动脉瘤（PSA）充盈彩色血流信号

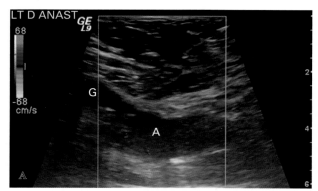

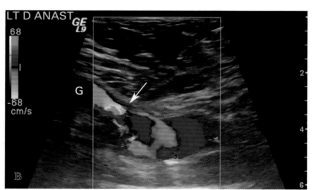

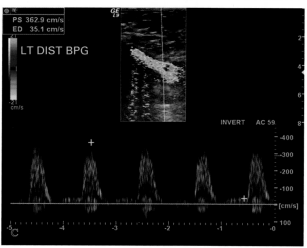

图24.28   移植物动脉瘤和狭窄。A.主-股动脉移植物（G）的左侧股动脉吻合口处出现动脉瘤（A）。B.彩色多普勒混叠正好出现在动脉瘤的近侧。C.狭窄吻合口处的多普勒频谱显示收缩峰值速度为363cm/s

LT DIST BPG：左侧吻合口处频谱；LT D ANAST：左侧吻合口远段

第15~16章中讨论。可通过移植物管腔内没有血流或出现实性回声诊断为闭塞。

临床实用要点
- 腹主动脉瘤的外科修复可采用管状移植物，与髂动脉或股动脉端侧吻合。
- 超声可能看不到移植物周围的积液。
- 术后早期并发症多发生在吻合口。

十四、总结

在腹主动脉瘤检查和随访方面，超声成像是很好的检测方法。它也可用于检查引起显著血流动力学改变的狭窄性疾病，虽然这种病变相对少见。而对于其他疾病，如主动脉夹层和主动脉炎，超声的价值有限。超声成像也可用于主动脉移植术后监测。

第 25 章

主动脉瘤腔内修复术后超声评价

一、引言

主动脉瘤腔内修复术（EVAR）使用腔内支架把主动脉瘤与血循环隔绝开，腔内支架也称为血管内移植物、覆膜支架移植物或经腔放置的血管内移植物。EVAR优于开放性腹主动脉瘤修补术。EVAR术后患者需要终身接受常规随访及影像学监测。

EVAR术后迫切需要密切评估和客观随访。彩色多普勒超声已被用于主动脉瘤腔内修复术后评估，具有无创、经济、快捷、安全、无毒、易重复及易被患者接受等优点。在血管腔内人工支架放置术前规划及术后疗效评价中发挥重要作用，能够发现各种血管病变及其并发症。彩色多普勒超声检查具有血管造影及CT的诸多理想特性。超声检查者可对血管内支架的血流进行定量及定性分析。通过联合应用彩色多普勒成像和多普勒波形分析，能够很容易地区分正常血流模式和各种病理相关的异常血流模式。彩色多普勒检查比较经济、易于重复且无危险性，在血管腔内介入治疗术后监测随访中发挥了重要作用（见第16章）。

腹主动脉瘤腔内修复术后彩色多普勒检查的主要目的如下。

- 评估主支架和支架腿的血流模式，并找出可能存在的扭曲、狭窄或闭塞。
- 测量动脉瘤残腔的最大直径。
- 确定动脉瘤囊内是否有血流（内漏）。
- 如果存在内漏，确定类型。

二、EVAR概述

基本原理

如第24章所述，如果风险不能消除，对增大的腹主动脉瘤（abdominal aortic aneurysm，AAA）进行干预是为了减少致命性动脉瘤破裂的风险。

腔内支架是金属支架与贴附的人工移植材料的结合体。支架体使支架移植物具有轴向支撑力，移植材料覆盖在支架体上并使其不渗漏。实质上，一个完全锚定的支架移植物只允许血液从支架腔内流过。支架体还通过将支架固定在腹主动脉和髂动脉的正常部位来稳定支架移植物的位置，使用支架金属部分施加的轴向力向外推压把支架固定于选定的主动脉及分支动脉节段，而不是使用缝合来固定支架及其支架腿。支架可以由镍钛合金、不锈钢或钴铬合金制成。用作腔内支架人工移植物材料部分的代表性的织物包括Gore-Tex（聚四氟乙烯）或涤纶。

一旦腔内支架固定在动脉瘤的上方及下方，血液就只从支架内流过。腔内支架有效地消除了血压和血液对动脉瘤囊的影响（图25.1）。血管内支架有很多类型，其形态结构各异（图25.2）。

血管内支架置入术比开放性手术治疗更受欢迎，因

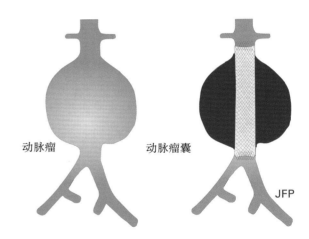

图25.1　腔内支架置入原理。A.这是一个大的肾下型腹主动脉瘤。动脉瘤内充满流动的血液。B.因为腹主动脉瘤的近端和远端都有良好的锚定位置，所以在动脉瘤内放置了一个直管型支架。支架置入后，动脉瘤称为动脉瘤囊，其内的血液会形成血栓

JFP：Joseph F.Polak 的缩写

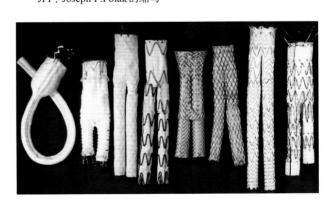

图25.2　一些已在使用的不同设计的腔内支架样品。在这些模型中经常加入新的设计，其中一些因为长期存在的故障率而被市场淘汰

为它降低了与传统开放修复手术相关的较高的并发症发病率和死亡率。1991年报道了第一批血管内支架置入术用于高危患者腹主动脉瘤的修复。此后，腔内支架的设计显著进步，促进了腔内支架在主动脉瘤及主髂动脉瘤治疗中的应用。

尽管许多支架已经获得美国食品药品监督管理局（FDA）的批准，可以用于主-髂动脉瘤的治疗，并且可以在美国广泛应用，但是随着目前可应用于肾上置入的各种开窗支架的出现，该获准清单的内容在不断增加。

因为大多数腹主动脉瘤是肾下型，所以常规的支架移植物放置在肾下位置。近端的锚定点位于肾下的腹主动脉内，紧邻最低肾动脉的下方，下端锚定点位于双侧髂总动脉内（图25.3）。在行主动脉瘤腔内修复术时，再辅以其他手术治疗进行补充并不少见，如移植物延长、股动脉-股动脉人造血管移植转流术、弹簧圈动脉栓塞术或其他血管栓塞术（图25.4）。该装置有一个裸露的金属部件，需要进行肾上固定时，支架近心端裸露的金属部件跨越肾动脉的开口。人们认为这种设计能把支架更好地固定在周围动脉壁上，从而减少支架近端移动的可能性并使近端密封更好。支架裸露部件允许肾脏的灌注。新的血管内支架可以治疗各种复杂的动脉病变，但它们的监测变得更加复杂。如果有必要，可行覆盖肾动脉、腹腔干及肠系膜上动脉的开窗腔内支架置入。

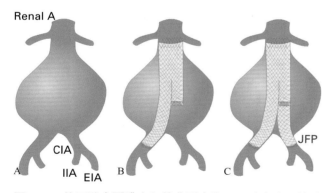

图25.3 使用腔内覆膜支架的典型步骤。A.确定合适的动脉瘤大小及合适的动脉通路。B.插入腔内支架的第一部分，由近端部分（体部）、一个髂肢和一个端口组成，该端口接受另一个髂肢插入。C.第二个髂肢插入端口，应该紧密封闭，以隔绝动脉瘤囊，不受血压的影响

CIA：髂总动脉；EIA：髂外动脉；ⅡA：髂内动脉；Renal A：肾动脉

尽管腹主动脉瘤腔内修复术有许多优点（表25.1），但这项技术也有一些潜在的特殊术后并发症，最常见的并发症就是内漏及早期的移植物移位。尽管内漏仍然常见，但由于新的设计和更丰富的技术经验，腔内支架移位、变形和闭塞并不常见了。

支架类型

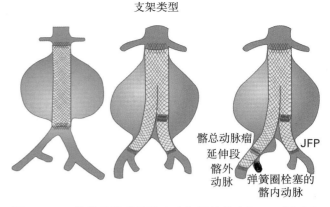

图25.4 A.结构最简单的腔内支架是管状支架。双侧髂总动脉（CIA）直径正常，动脉瘤上下有足够长度的正常管径的腹主动脉来固定腔内支架。B.动脉瘤下方没有足够长度的正常管径腹主动脉，不能用管状支架，并需要将腔内支架的远端腿肢插入CIA。C.右侧髂总动脉存在动脉瘤，分叉支架延伸到动脉瘤之外的右侧髂外动脉（EIA）。右侧髂内动脉（ⅡA）需要弹簧圈栓塞，以防止盆腔侧支动脉血液反流导致Ⅱ型内漏

表25.1	腹主动脉瘤腔内修复术的优点

从远处位置进行操作，避免了开腹手术

切口小（在股动脉、肱动脉或罕见情况下，颈动脉切开作为入口）

不需要长时间钳夹主动脉，减少脊髓缺血的可能性

缩短重症监护室入住时间或无须入住重症监护室

缩短了住院时间（腔内支架修复术需住院1～2天，而开腹外科手术需住院6～8天）

患者恢复至可正常活动所需的时间缩短

为了减少动脉瘤囊内的压力，进而防止动脉瘤破裂，进行了腔内支架置入。内漏是非希望的动脉瘤囊内压力源，定义为腔内支架外、动脉瘤囊内的血流。内漏造成动脉瘤囊内压力增大，因为压力会导致动脉瘤扩大，使得动脉瘤囊破裂的可能性更大，而当动脉瘤囊破裂时，血流的存在使得动脉瘤囊可能发生活动性出血。因此，内漏的存在使腔内血管修复术的效果大大降低，并意味着动脉瘤未能得到有效治疗。由于患者选择和腔内修复技术的重大进步，EVAR术后并发症发生率明显降低（表25.2）。术后随访的最佳方法是增强CT延迟成像。然而，由于该方法需要静脉路径而相对具有侵袭性，价格昂贵，对患者有辐射，增加了造影剂肾毒性的可能风险。彩色多普勒超声和超声造影正越来越多地成功应用于腔内支架置入术后患者的随访，能够很容易地识别可能需要进一步干预的患者。

表25.2	腹主动脉瘤腔内修复术并发症

动脉瘤继续增大

栓塞

内漏[a]

纤维撕裂

移植物感染

移植物移位[a]

支架腿肢血栓形成[a]

支架腿肢离断

支架和（或）附着点破裂

a 迄今为止对于所有血管内移植物都很常见。

如果动脉瘤囊内有血流显示，那么判断血流源自何处就很重要（表25.3），因为血流信号（内漏）的来源及相关特征有助于确定后续治疗方案。

表25.3	内漏的分类	
内漏的类型	描述	后果
1a型，1b型	内漏源于覆膜支架近端（1a）或远端（1b）附着点	需要干预
2	内漏源于腹主动脉的分支血管。这些分支血管可能的来源包括腰动脉（位于腹主动脉的后方）、肠系膜下动脉（位于腹主动脉的前侧方）、副肾动脉或下腹（髂内）动脉，或腹主动脉的其他分支，如右侧性腺动脉。这些分支血管在横切面图像上最易于显示	意义不明确。需要监测动脉瘤囊的大小
3	内漏源于腔内支架各部件之间的连接处或腔内支架的纤维织物撕裂处	需要干预
4	由于腔内支架覆膜织物的孔隙，血液通过腔内支架流入或渗入腹主动脉瘤囊	通常是一种短暂的现象，一旦动脉瘤囊内出现血凝块，这种现象就会自限并且自行消失
5	来源不明或内张力	需要密切监测。如果动脉瘤持续增大，需要加强腔内支架内部结构，或进行开放性手术

每次检查都要记录动脉瘤横切面的最大外径。当阻断动脉瘤囊内的血流后，随时间推移，动脉瘤体大小应保持不变或逐渐变小。动脉瘤体增大提示有血流进入动脉瘤囊内（内漏），造成其内血压升高，因此会有继发破裂的危险。然而，也有报道指出，有些术后瘤体增大者并无CT、血管造影或彩色多普勒所证实的内漏（内张力）。内张力定义为动脉瘤囊内持续升高的压力，没有已知的来源，可以通过在动脉瘤囊内进行直接压力测量来证明。

确定腔内支架体部、腿肢，以及流入和流出动脉没有扭曲或者阻塞，从而确保远端动脉内有血液循环维持也很重要。这可以通过明确的检查规范来完成。当彩色多普勒检查发现异常改变时，可进行血管造影和CT检查来进一步确定异常征象。以下部分主要阐述腹主动脉瘤和主髂动脉瘤腔内修复术后，超声评估腔内支架的检查方法。

临床实用要点

- 血管腔内修复术是目前治疗腹主动脉瘤的首选方法。
- 腔内支架置入动脉瘤内后。
  - 被隔绝的部分称为动脉瘤囊。
  - 动脉瘤囊不受循环和血流的影响，更为重要的是不受压力的影响。
- 需要正确放置腔内支架，以封闭动脉瘤囊免受循环的影响。
- 有多种类型的腔内支架，每一种都适用于特殊的动脉瘤、腹主动脉和髂动脉解剖结构。
- 内漏发生在附着点、腔内支架内或者腹主动脉分支血管。
- 腔内支架置入成功后，动脉瘤囊的直径应该稳定或减小。

三、超声检查

腔内支架超声评估时间可以短至30min或长达2h，具体时间取决于介入操作的复杂性和患者的体型。应留有足够的时间进行房间和患者准备，以及进行超声检查，并向出报告的医师提供一份初步的报告。

（一）患者准备

患者体重指数较大或腹内肠道气体较多时，腹部超声检查质量会降低，所以做好检查前准备十分必要。检查前患者须禁食一晚，或者至少禁食8h。这将减少肠道气体量，并有利于支架及附着部位的显示。一般来说，无须其他准备。

（二）技师准备

在超声检查前，超声检查师/技师需要简要了解患者有无跛行（行走时髋部、臀部或下肢疼痛）和阳痿等症状的病史。虽然不是常规的体格检查，但是检查应包括主动脉和股动脉的触诊。测量双侧踝肱指数和（或）脉搏容积描记，并与术前比较，以确认下肢的基本血液循环是否已经重建。

为了对血管内移植物进行全面和最佳的检查，检查者应该熟悉各种血管内移植物的设计。最理想的情况是，检查者应了解腔内支架的构造及其近端和远端附着部位。这些信息用于判断血管内移植物是否移位（如果发生的话），确定内漏的可能部位，特别是Ⅰ型内漏的近端和远端附着点（图25.5）或Ⅲ型内漏的部位（支架连接处或移植物缺陷）（图25.6）。另外，建议检查者查阅手术记录或与术者讨论，以明确是否有以下几种情况：①使用了弹簧圈或其他血管堵塞装置对分支血管进行堵塞；②进行了远端或近端动脉重建术；③进行了其他部位血管腔内支架治疗，对既往置入支架再闭塞或自体血管闭塞进行支架治疗（图25.4）。超声检查必须包括对髂动脉支架组件的评估，也要注意相关动脉的阻塞和重建术。

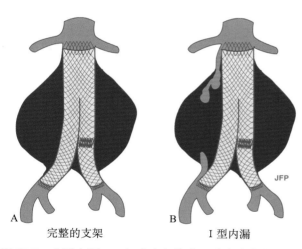

图25.5　Ⅰ型内漏。A.标准支架构造，动脉瘤囊内没有血流进入。B.Ⅰ型内漏可以发生在支架近端附着部位（Ⅰa型）或支架远端附着部位（Ⅰb型）

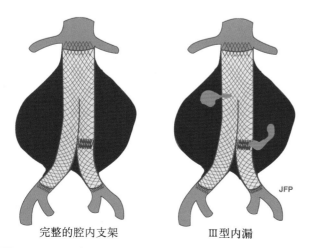

图25.6　Ⅲ型内漏与支架的机械性损伤有关。这可能是由覆膜织物的损伤或支架部件节段与节段之间连接的缺陷造成的

（三）超声设备

使用先进的高灵敏度彩色多普勒超声仪。采用低频（2～5MHz）扇形或凸阵探头检查这些深层结构。完成整个检查可能要使用各种不同的探头，探头使用频率可能更高。所用超声仪必须有足够的穿透力，以显示腹部及盆腔深层结构满意的图像，并具有足够的彩色血流灵敏度，从而能够检测由内漏引起的低速血流信号。

彩色多普勒血流显像的检查是必不可少的，它可以快速识别、评估血管内支架和动脉瘤囊内的血流。必须调节速度标尺（或脉冲重复频率，PRF），以能够检测到腹部和盆腔深部的低速血流信号，使用较小的彩色取样框可以提高帧频。需要调节彩色多普勒增益，尽量减少因增益过大导致的假阳性信号，并避免因为动脉瘤囊内存在彩色多普勒信号而造成内漏的假阳性诊断。彩色增益较低可能不足以检测到小内漏的低振幅信号，从而出现假阴性结果。因此，可以先调大增益，提高彩色血流灵敏度，然后逐步降低增益，直到彩框内的彩色噪声和斑点减少，以此来调节彩色血流图像。

所有的图像都用适当的数字循环电影进行数字化存储，如果没有合适的数字化存档系统时，使用图像和录像联合保存。这有利于出报告的超声医师查阅，以及下次检查时供超声检查师/技师查阅。

（四）常规考虑

患者取仰卧位，先从腹正中线扫查；左侧卧位有助于显示动脉瘤全貌；偶尔也需要右侧卧位检查。这是一项技术上具有挑战性的检查，需要多个角度检查，在某一切面上可能不能发现异常。任何检查方法，若不能显示动脉瘤全貌，那么其诊断价值是有限的，若出报告的医师认为有必要，则需要再次检查。

（五）技术规范

超声检查时，用横切面观察动脉瘤内的支架（图25.7），然后对腔内支架进行追踪，直至其近端附着处，在此处显示腔内支架与动脉的附着点，该位置正好

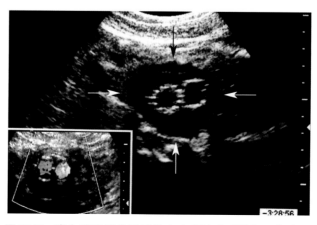

图25.7　腹主动脉瘤分叉型腔内支架治疗后横切面超声图像。箭头所指为动脉瘤囊的外界（图的左下角为叠加上彩色血流的图像）

位于肾动脉平面或紧邻其下方，可以在横切面观察到。在检查腹主动脉瘤腔内修复术患者时，肾动脉是重要的解剖标志。

　　显示腔内支架上端后，纵向旋转探头与腹主动脉长轴平行。也可以从剑突下腹正中线或稍偏左侧处对腹主动脉进行纵切面扫查。显示腹腔动脉或肠系膜上动脉后（图25.8），继续向远端扫查直至显示血管内移植物的支架或固定组件，该支架或固定组件可能骑跨双侧肾动脉开口处，也可能在位置较低肾动脉开口处的稍下方（图25.9）。

　　腔内支架的近端应紧紧贴附于动脉壁。测量此处的主动脉内径（动脉瘤近端颈部），并与以前每次随访测量结果比较，以此判断动脉瘤颈部是否扩张，如果动脉瘤颈部扩张，就会导致腔内支架移位和（或）Ⅰ型内漏。

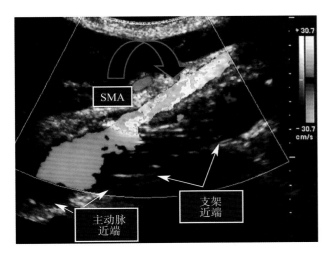

图25.8　肠系膜上动脉（SMA）（弯曲的箭头）起始处平面的主动脉长轴图像。支架近端（箭头）位于SMA起始处的远侧。肾动脉被支架近端骑跨，未在本图中显示。由于刚刚置入，支架内没有探测到血流信号

（图25.9）。在腔内支架近端附着位置稍远处，偶尔可见支架呈急性转折。当动脉瘤导致主动脉扭曲走行时会发生这种情况。

　　检查支架近心端附着处后，探头继续向上移动，显示肾动脉平面上方的主动脉，检查是否存在异常改变。在血管内支架放置及内支架张开的过程中（如导管、导丝、鞘管的使用过程中），可能会导致动脉夹层和动脉内膜撕裂。测量腔内支架近心端主动脉内血流速度，然后沿腔内支架长轴对整个腔内支架进行彩色多普勒检查，观察彩色血流信号的位置及其任何的充盈异常。记录动脉瘤移植血管内的血流频谱波形及血流速度测值，尤其要注意观察移植血管扭曲部位，可能有狭窄并导致远端动脉血供减少。如图25.3所示，腔内支架的髂肢看起来好像旋转了180°。这常发生在支架插入时，以便把髂肢连接到支架主体。

　　对于主-髂或主-股动脉内支架，检查髂、股段内支架是否存在异常改变（对于部分患者，同时检查股-股动脉分流人工血管）。采集腔内支架远端及支架远端流出道动脉内的多普勒频谱并测量血流速度。同测量其他各处血流速度一样，测量此处血流速度应遵循以下规范：多普勒声束与血管之间的角度应≤60°，调整取样角度线，使其与血管壁平行。腔内支架远端通常有支撑架并附着于周围动脉壁上，对于没有支撑架的支架，可以进行腔内缝合。

　　如前面所述，主要是针对腔内支架本身的超声检查。接下来，要观察支架周围的动脉瘤腔，特别注意观察腔内支架外有无血流存在（内漏），测量动脉瘤囊的大小（原动脉瘤的外壁到外壁），判断支架外的动脉瘤腔内有无血凝块形成。使用灰阶图像寻找动脉瘤囊内的低回声区，因为这常常意味着有新鲜血栓或局部血池（图25.10）。

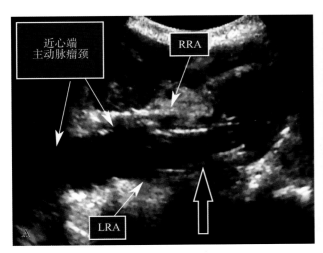

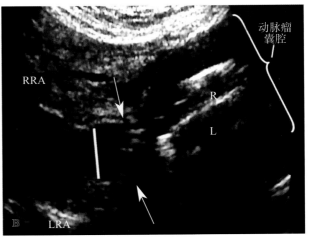

图25.9　A.腹主动脉瘤颈部的长轴图像。支架无织物覆盖的部分骑跨过肾动脉。大空心箭头所指为支架的近段。B.血管内支架近端固定处的长轴图像。图左侧为动脉瘤颈部，使用测量键测量近端颈部的直径（白色实心线）。箭头所指为支架。图右侧为腔内支架的左侧肢部（L）、右侧肢部（R）
　　LRA：左肾动脉；RRA：右肾动脉

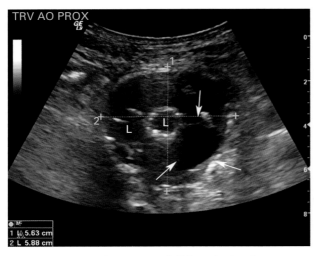
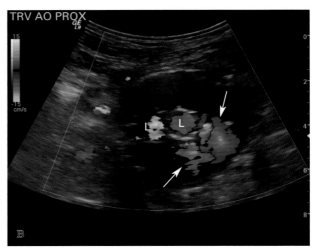

图25.10　大的Ⅰ型内漏。A.这张横切面灰阶图像显示了一个巨大的动脉瘤囊，腔内支架的两个肢体（L）和大片无回声区（箭头）。B.彩色多普勒图像显示囊内相应无回声区的彩色多普勒信号
　　TRV：横切面；AO：腹主动脉；PROX：近段

　　最后，填写超声检查表，详细说明腔内支架的结构、其相邻血管、血流流速、血流频谱及所有异常部位的检查结果，以备日后随访参考。最好由同一个检查者对患者进行随访。但是，在进行系列检查过程中，记录详细的工作表可以避免不同检查者之间或同一检查者每次检查时的差异。

临床实用要点
- 最好使用2～5MHz的凸阵或扇形探头进行腔内支架的超声检查。
- 测量应该包括以下内容。
  - 动脉瘤囊外径的测量。
  - 支架内任何异常多普勒血流信号的评估。
  - 附着部位的评估。
  - 腔内支架外动脉瘤囊内异常多普勒信号的测量。
- 使用检查表有助于系列随访检查。
- 应提供支架类型、附着部位和其他治疗措施（如支架置入和栓塞）的信息。

四、内漏的检查

　　增强CT延迟成像被认为是腹主动脉瘤腔内修复术后检查内漏的金标准。如果运用娴熟的话，彩色多普勒超声则是一种准确、经济、无创的评估和随访腔内支架的检查。由于其明显的优点，彩色多普勒现在被许多人认为是筛查内漏和随访动脉瘤大小的首选检查方法。

　　CT是一种静态成像检查方法，为获得最好的检查结果，其对造影剂注射和图像采集时机有精确的要求。一次检查通常进行一次以上CT扫描，一个典型的检查包括注射造影剂前、静脉早期和多种延迟扫描。有几项研究显示，彩色多普勒超声在检测细小、血流速度低、Ⅱ型侧支血管内漏（图25.11）及判断内漏源头等方面优于CT。这些研究认为，彩色多普勒能更容易地显示

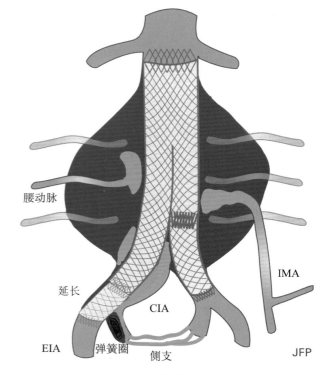

图25.11　此图总结了常见的Ⅱ型内漏。来源可以是腰动脉和肠系膜下动脉（IMA）。当支架末端位于髂外动脉（EIA）内时，侧支血管可以导致封闭或栓塞的髂内动脉（ⅡA）重新开放，这也可能导致内漏。右侧性腺动脉没有显示
　　CIA：髂总动脉

侧支血管内漏，是因为超声为实时成像（即没有造影剂的稀释问题，也不需要进行延迟成像）。但要特别注意降低速度量程（PRF）和增加彩色多普勒增益，以便检测出与Ⅱ型内漏相关的极低速血流。

　　CT和彩色多普勒超声都是通过显示动脉瘤内活动性血流来诊断内漏。CT依靠显示造影剂在动脉瘤囊的

积聚，而彩色多普勒依赖寻找动脉瘤内的血流信号来诊断（图25.12）。侧支血管内漏，血液通过开放的侧支血管反向流入动脉瘤腔内，缓慢充盈动脉瘤腔，这对CT检查来说是个难题，因为造影剂注射后较短的延迟时间可能难以发现这些内漏。但这对彩色多普勒成像来说却不是问题，因为它可以直接观察内漏。

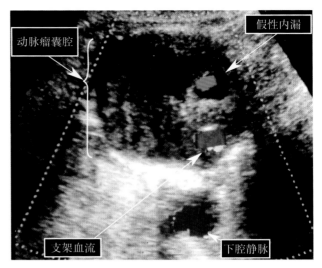

图25.13　假性内漏彩色多普勒横切面声像图。在动脉瘤囊内可见彩色"血流"区，是由于其内未凝固的血液随邻近腔内支架的搏动而运动。动脉瘤囊的其余部分充满血栓。未发现内漏的起源。在异常彩色"血流"显示区域，多普勒信号缺少重复性。患者行CT扫描检查无内漏形成

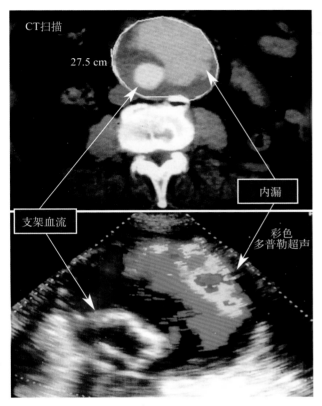

图25.12　动脉瘤内漏的CT和彩超图像。上图为CT增强扫描，显示起自近端附着处的一个大的Ⅰa型内漏，在血管支架内和动脉瘤囊腔内均可见造影剂。下图为同一患者的多普勒超声图像。于动脉瘤腔的左下方可见置入其内的血管内支架，在血管支架内和动脉瘤囊内均有彩色血流信号显示（请注意，超声多普勒声像图与CT表现很相似）

腔内支架置入后，瘤腔内血液就会形成凝血块。一般情况下，灰阶超声图像很容易显示这些凝血块，因为它们是低回声的。因此，当动脉瘤囊内存在无回声区时，检查者应该怀疑此处有内漏（图25.10）。必须对这些无回声区进行详细全面的多普勒检查，因为它们可能就是与动脉循环相通的血池，实质上就是内漏。在术后早期，邻近支架壁的搏动会引起动脉瘤内未凝固血液的活动，可以形成彩色伪像而酷似真正的内漏。我们把这种现象称为假内漏（图25.13）。因此，一定要避免仅凭动脉瘤囊内有彩色"血流"显示就诊断内漏。

真正的内漏通常有一致的彩色多普勒表现，多次检查容易有重复性。在整个超声检查过程中，超声检查师/技师一定要特别仔细地调节脉冲重复频率及彩色血

流增益，以减少假阳性诊断。选择性获得的多普勒波形是有用的，因为内漏产生的多普勒频谱是不断重复的周期性波形，与外周动脉的期相性波形相似，或者与假性动脉瘤"往-返"的波形相似（图25.14）。

在识别很有可能形成血栓的内漏时，多普勒波形分析也可能发挥作用。Carter等的一项研究表明，如果引起内漏的血管内血流呈单相低振幅或双相（往返）多普勒波形，那么该血管有自发闭塞的可能，然而若为正常外周动脉的双相血流频谱波形，则预示内漏将持续存在。但该研究病例太少，因为"往-返"波形的存在并不一定能预测动脉瘤囊内的血栓形成，这些初步结果可能不适用。

如前所述，超声检查判断是否存在内漏时，不仅要从长轴和短轴切面检查腔内支架附着处及支架主体，还要检查整个动脉瘤囊腔。同时也要根据术前、术中及术后影像结果，判断可能发生内漏的部位并进行彩色多普勒检查。因此超声技师迫切需要了解术前所有影像检查结果、内漏潜在发生部位及外科手术操作细节，包括所有术前、术中及术后其他治疗可能所致的问题。

需要记录动脉瘤囊瘤中明显异常的多普勒血流信号的位置，以确定是否存在真正的内漏。重要的是要检查整个动脉囊瘤，确定未闭的侧支血管，并记录这些侧支血管的血流方向，以试图确定内漏的来源。此外，必须使用多种扫查方法，因为内漏可以随体位改变而变化。例如，根据腔内支架的不同，有些内漏在患者站立时出现，而在仰卧位时消失。

持续性内漏可以来源于腔内支架近端或远端附着处（Ⅰ型；图25.10和图25.15），支架材料或其连接部件之间（Ⅲ型；图25.16），或来源于未闭的主动脉分支

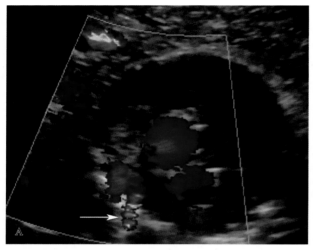

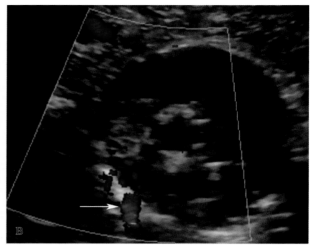

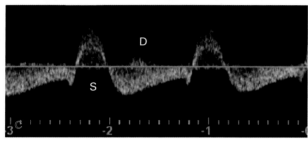

图25.14　来源于腰动脉的Ⅱ型内漏。A.收缩期（S），彩色多普勒信号显示血流先从腰动脉进入动脉瘤囊内（箭头）。B.舒张期（D）血流反向（箭头）。C.多普勒波形分析证实了这个情况

（侧支血管内漏或Ⅱ型内漏）（图25.14和图25.17）。Ⅳ型内漏为通过移植材料（暂时的孔隙）的短暂的自限性内漏。这种内漏超声检查发现不了。可以引起Ⅱ型内漏（图25.11）的潜在动脉来源包括腰动脉、肠系膜下动脉（IMA）、髂内动脉（下腹动脉）、右性腺动脉，以及与动脉瘤连通的副肾动脉。在超声图像上，肠系膜下动脉一般位于动脉瘤的左前侧方（图25.17）。腰动脉位于动脉瘤后方（图25.14），右性腺动脉位于肾动脉的下方。副肾动脉可以位于动脉瘤周围的任何地方。如果存在多个内漏，"往-返"的波形将改变为前向的波形，血流将

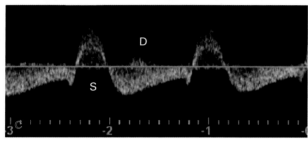

图25.15　Ⅰa型内漏。支架近端主动脉附着处的长轴声像图。血流通过位于支架近端附着处的一通道进入动脉瘤囊（Ⅰ型内漏），形成一个新鲜血液池（血池）（请注意动脉囊瘤内彩色血流信号附近的无回声区）

从大的动脉（血流压力较高）流到小的动脉（图25.18和图25.19）。

即使瘤腔内未观察到血流，但是在与动脉瘤相连的肠系膜下动脉或腰动脉内有多普勒血流信号显示，即可提示内漏，因为支架置入术后这些血管就应该闭塞。如果这些动脉是开放的，则必须评估其血流方向，以判断它们是动脉瘤的流出管道还是流入管道。唯一需要注意的是，可能存在腰总动脉干（图25.19），约12%的个体存在这种解剖变异。在这种情况下，血流可以从一个腰支动脉流向主动脉，然后通过另一个腰支动脉流出，而不进入动脉囊瘤。然而，这种情况仍然可能导致瘤囊内压力增加。

如果没有发现内漏，而动脉瘤囊持续增长，必须特别认真检查，从多角度、多个体位检查动脉瘤囊，包括平卧位、直立位、右侧卧位和左侧卧位。内漏随体位改变而变化，可能仅在某一个切面能观察到。

临床实用要点

- 超声有助于评估内漏及其影响。
  - 显示动脉瘤囊大小（直径）的增长。
  - 检测动脉瘤囊内的多普勒信号。
  - 对异常多普勒信号来源的定位。
- Ⅰ型内漏的多普勒波形可能难以解释。
- Ⅱ型和Ⅲ型内漏的多普勒波形容易表现为"往-返"模式。
- 动脉瘤囊内连续向前（或向后）的血流模式可能表

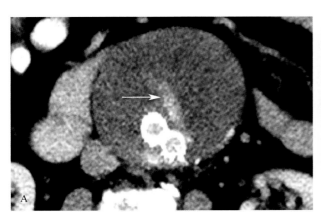

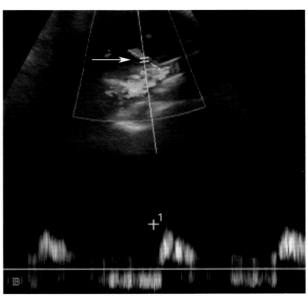

图25.16　Ⅲ型内漏。A.增强CT显示动脉瘤瘤囊内靠近支架主体与左肢连接处有强化（见图25.6）。B.相应的彩色血流图像和多普勒波形显示支架两个部件连接处密封不良引起的"往-返"血流（箭头）

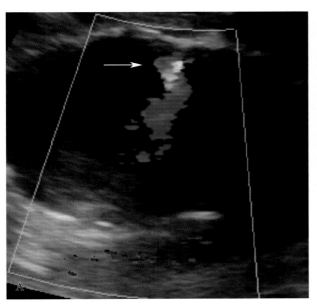

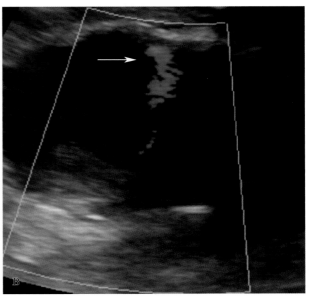

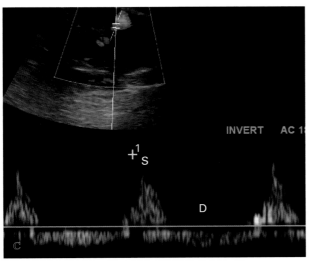

图25.17　来源于肠系膜下动脉的Ⅱ型内漏。A.在收缩期（S），彩色多普勒信号显示血流从肠系膜下动脉进入动脉瘤囊内（箭头）。B.在舒张期（D），血流反向。C.多普勒波形分析证实了这一点

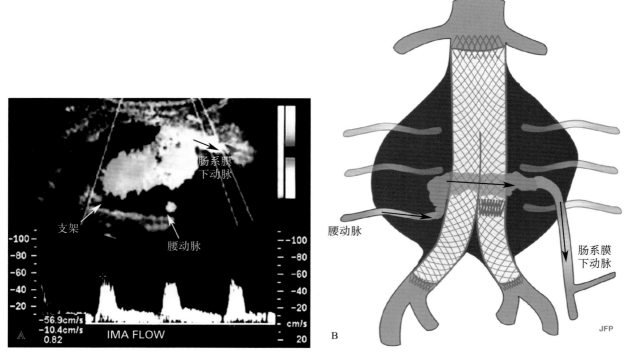

图25.18 组合式Ⅱ型内漏。A.超声图像右上方可见肠系膜下动脉（IMA）为流出道，而后方可见的腰动脉为流入道。取样容积置于肠系膜下动脉管腔内，可见为前向多普勒血流频移，证实IMA是流出道。B.附加的示意图显示了血液通过动脉瘤囊时的可能路径（黑色箭头）

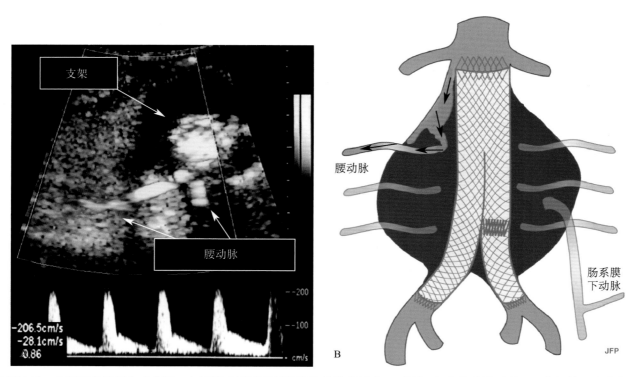

图25.19 Ⅰ型和Ⅱ型组合式内漏。A.图像中看不到近端附着处的内漏（Ⅰa型）。如多普勒波形所示，未闭的腰动脉作为流出道（Ⅱ型）。由于主动脉血流直接流入，腰动脉血流的流出速度为207cm/s。B.此图总结了血流从Ⅰ型内漏到Ⅱ型内漏的路径（黑色箭头）

明存在具有流入道和流出道的独立内漏。

- 动脉瘤囊内没有血流信号并不能排除动脉瘤囊内压力的增加。
- Ⅰ型和Ⅲ型内漏的处理很明确：它们需要治疗。
- Ⅱ型内漏的处理有争议：至少持续的密切监测是有必要的。

五、动脉瘤大小

腔内支架置入后，动脉瘤内的血流被阻断，瘤体会缩小或固定不变。相反，如果有内漏，常有腹主动脉瘤瘤体增大。因此，至少要在每次检查中测量瘤体大小，这很关键。横切面扫查动脉瘤寻找其最大横径处，测量动脉瘤前后径及横径（外径），存储记录上述测量值的图像（图25.20）。然后扫查动脉瘤长轴，再次测其最大前后径并存图。建议查阅以前的影像检查结果，确认上述测量位置与以前检查测量的位置相同，不建议将不同时期CT检查和超声测量结果进行比较。对于任何患者，超声随访发现动脉瘤显著增大（≥5mm），就应该怀疑有内漏，即使超声并未发现内漏，也应该进一步进行CT或动脉造影检查，以明确诊断。

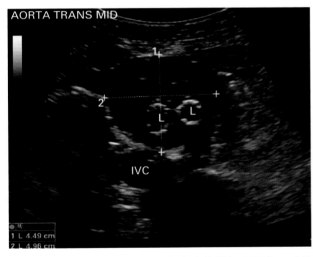

图25.20　置入了腔内支架的动脉瘤囊横切面图像，瘤体缩小［前后径（4.5cm）×左右径（5cm）］。两个支架腿清晰可见（L）。应该在动脉瘤最大径处和（或）主动脉瘤近端和中段处测量主动脉瘤大小，将测量光标从外侧壁到外侧壁放置

IVC：下腔静脉

临床实用要点

- EVAR术后的预期结果是动脉瘤减小或大小（直径）稳定。
- 应与之前的检查进行比较。直径的测量应该一致，因为5mm的变化被视为显著变化。

六、腔内支架变形及自体动脉并发症

术后晚期动脉瘤腔内支架可以扭结变形，尽管围术期或术后早期并无这种情况。发生扭结的原因可能是动脉瘤的直径或长度持续性增加导致主动脉扭曲。这种形态学改变会引起动脉瘤及其内置支架发生严重的结构形态改变。最终引起腔内支架腿、支架主体分离或扭结。可能造成以下后果：腔内支架扭结，引起下肢缺血；腔内支架腿与支架主体分离引起血流减少或内漏。当动脉瘤内血流被阻断，瘤体直径或长度缩小时，其对内置的腔内支架的压力增加，尤其是在肢体连接部位，以及近端和（或）远端附着处，可再次引发迟发性内漏。尽管没有多少数据可参考，但为了减少扭曲，收缩期峰值流速高于300cm/s是一个合理的干预阈值。

由外源性压迫造成的腔内支架变形、扭曲或扭结可引起腔内支架远端支架腿的狭窄或血栓形成，进而可能造成下肢缺血。然而应考虑到这样一个情况，腔内支架的两个支架腿通常可以旋转180°，以便在较短的支架腿上连接放置一个延长段。超声可以识别其中大多数问题，但对于支架结构复杂并有明显扭曲变形的复杂病例，CT评估仍旧是金标准。

外源性血管内移植物压迫有时是由血管内移植物周围动脉壁的粥样硬化斑块引起的，但通常是由移植血管的弯曲所致。但是，在有主-髂动脉闭塞性疾病时，需要随访观察这些粥样硬化斑块。有些粥样硬化斑块有血流动力学意义，可引起腔内支架髂股肢局部收缩期峰值流速增加。通过多普勒流速检查，确定其内有血流障碍时（见第16章），应进行球囊扩张血管成形术和支架置入。血管严重扭曲或人工血管过长常可导致人工血管扭曲或扭结，并引起血流明显减少。收缩期峰值流速大于300cm/s时需要其他影像学进一步检查。

随访腔内支架时，支架远端自体血管的医源性创伤是另一个需要考虑的问题，如果这些血管有扭曲或病变，置入支架时可能会造成损伤。这类创伤可引起诸多并发症，如夹层、壁内/外的血肿、假性动脉瘤、动静脉瘘及下肢栓塞。与这些并发症相关的超声检查也在本章提及。

临床实用要点

- EVAR术后评估，以下情况应仔细考虑。
  - 腔内支架形态改变。
  - 扭曲处局部收缩期峰值流速增高，特别是高于300cm/s时。
  - 自体动脉的损伤、夹层或内膜撕裂。

七、超声造影

在超声多普勒检查时使用超声造影剂可增加超声对内漏检测的敏感度（见第35章）。超声造影（CEUS）与三维超声成像技术相结合提高了CEUS对内漏诊断的敏感度和特异度。除了组织谐波成像等超声技术的进步外，这一辅助性技术有望增加彩色多普勒超声在内漏检

测中的应用。

• CEUS可以提高超声成像技术检测可能存在的内漏的准确性。

• 已有的数据显示此方法的价值在增大。

八、囊内压测量

有些学者建议把囊压监测作为影像随访之外的另一种随访方法。置入传感器获得的压力测值与通过囊中导管获得的压力测值相关性很好，囊内低压预示动脉瘤变小。囊内压力监测的一个潜在作用是针对Ⅱ型内漏。目前，动脉瘤增大是进行介入治疗的主要指标，而不是囊内压。现在，无线压力传感器还没有被广泛使用。

• EVAR术后，即便没有发现内漏，动脉瘤囊内测压仍可显示压力的持续升高。

• 这种EVAR术后的监测方法是有用的，但行进一步干预的主要指征是动脉瘤大小的增长，而不是囊内的压力。

九、监测的时间间隔

文献报道，EVAR患者术后监测的时间间隔有很大差异。结合多种检查方法，如CT和多普勒超声，确实可以提高准确性。最新的血管外科学会指南推荐FDA赞助的试验中得出的时间间隔。如果12个月后动脉瘤囊没有扩大或者内漏的迹象，彩色多普勒超声可作为一年一次的唯一检查方法（图25.21）。对于Ⅱ型内漏，2年内每间隔6个月进行一次超声检查。如果动脉瘤囊缩小或直径没有变化，则随访间隔时间可延长至12个月。据了解，监测需要持续长期进行。到目前为止，这种监测方案的遵守情况一直很差。

十、总结

本章总结了腹主动脉瘤腔内修复术后相关并发症的特征性表现，表明彩色多普勒超声可作为血管内介入治疗的有效评价方法。在血管内外科领域，影像技术及腔内支架技术正在迅速发展并不断取得进步。尽管动脉造

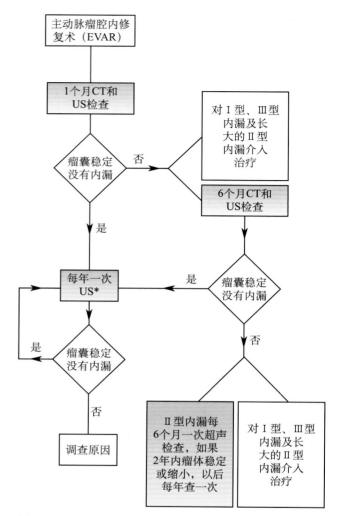

图25.21　改编自最新版血管外科学会腹主动脉瘤患者护理实践指南中的流程图。腹主动脉瘤腔内修复术（EVAR）后监测依赖于超声（US）和增强CT（CT）
*典型的随访策略

影及CT血管成像是评价腔内支架的重要方法，但综合应用各种检查方法较仅使用某一种检查方法更好。彩色血流成像、灰阶成像和多普勒波形是重要的辅助检查，其应用可以减少对较昂贵检查的需求。例如，CT可以减少静脉内造影剂的用量。超声可成为腹主动脉瘤腔内修复术后内漏检查和随访的主要手段。另外，超声检查为无创检查，超声的应用也可以提高患者的依从性和满意度。

第 26 章

肠系膜动脉的超声评价

一、引言

对肠系膜动脉进行彩色和脉冲多普勒检查，可以评估慢性、不典型和原因不明的腹痛患者肠道血流是否受损。这项检查包括对腹主动脉、腹腔动脉、肠系膜上动脉（SMA）和肠系膜下动脉（IMA）进行评价。多普勒超声检查可以准确识别血管的解剖特征和生理特征，包括其通畅性、动脉粥样硬化负荷、狭窄程度及病变动脉的数目，这些因素对患者的临床处理很重要。与肾动脉超声检查相似，这项检查技术非常具有挑战性，依赖于操作者的经验和专业知识。本章回顾了肠系膜动脉的解剖和生理学，超声检查技术及诊断标准，以及如何对肠系膜动脉准确评估的见解。

二、肠缺血解剖、生理和病史

（一）解剖

充分了解肠系膜循环系统的解剖是超声检查的基础。肠系膜动脉包括腹腔动脉、SMA 和 IMA（图 26.1），这三支血管都起源于腹主动脉。胸主动脉穿过膈肌的主

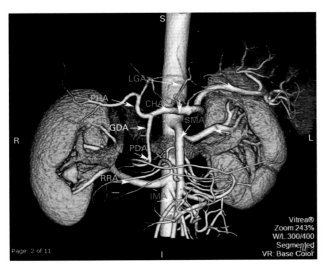

图 26.1 腹主动脉及其主要分支。腹主动脉及其主要分支的容积重建三维 CT 血管成像显示了腹腔动脉、肠系膜上动脉和肠系膜下动脉（绿色）的关系。腹腔动脉的分支用蓝色标注。请注意清晰的胰十二指肠动脉弓（PDA，橙色）
CA：腹腔动脉；CHA：肝总动脉；GDA：十二指肠动脉；LGA：胃左动脉；LRA：左肾动脉（黄色）；PHA：肝固有动脉；RRA：右肾动脉（黄色）；SA：脾动脉；SMA：肠系膜上动脉；IMA：肠系膜下动脉

动脉裂孔延续为腹主动脉，直到主动脉分叉处。男性腹主动脉平均长约 13cm，近端最大前后径约 27mm，向远端逐渐变细，至分叉水平时前后径约 13mm。腹腔动脉是腹主动脉发出的第一条主要分支。它从 T_{12} 和 L_1 椎体水平腹主动脉的腹侧发出，随后向前下方走行，分支为肝总动脉、脾动脉和胃左动脉。腹腔动脉为腹部的实质性脏器（包括肝脏、胰腺和脾脏）、胃和近段小肠供血。SMA 从腹腔动脉的下方约 1cm 处、L_1 椎体水平发出，为十二指肠至结肠脾曲供血。IMA 是肠系膜动脉中最细小的一支，起源于 L_4 椎体水平、腹主动脉分叉上方约 4cm 处的左前壁，为降结肠、乙状结肠和直肠供血。双侧肾动脉均起自 SMA 与 IMA 之间的腹主动脉的外侧壁。约 20% 的人存在肠系膜动脉解剖变异。这些变异可能会导致多普勒检查结果的错误解读。最常见的变异称为替代右肝动脉，即右肝动脉起自 SMA 而非肝总动脉（腹腔动脉的一个分支）。人群中有 17% 的人存在这种变异。通过灰阶和彩色多普勒成像可以看到由 SMA 发出并流入肝脏的右肝动脉（图 26.2），脉冲多普勒检查时可以观察到 SMA 中的低阻力动脉血流模式，这更是腹腔动脉的特征。其他常见的解剖变异包括起源于 SMA（2%～3%）或腹主动脉（1%～2%）的肝总动脉，以及腹腔动脉与 SMA 共干（称之为腹腔干-肠系膜动脉）从腹主动脉发出，这类变异在人群中不到 1%（图 26.3）。

通过肠系膜动脉弓和 Drummond 边缘动脉，不同的肠系膜血管之间存在丰富的侧支循环，以确保这些血管供应的器官能得到持续灌注。另外，在三条肠系膜动脉之间还存在着直接血管通路，提供额外的供血保障。例如，腹腔动脉和 SMA 之间通过胃十二指肠动脉（也称为胰十二指肠动脉弓，如图 26.4 所示）沟通。SMA 和 IMA 通过 Riolan 动脉弓和 Drummond 边缘动脉沟通。Riolan 动脉弓也被称为"蜿蜒的肠系膜动脉"（meandering mesenteric artery），其连接了中结肠动脉（SMA 的一个分支）和左结肠动脉（IMA 的一个分支）（图 26.5）。Drummond 边缘动脉是沿结肠内缘的一个连续的动脉弓，由 SMA（回肠动脉、右结肠动脉和中结肠动脉）和 IMA（左结肠动脉和乙状结肠动脉）的末端分支吻合而成（图 26.6）。此外，在 IMA 和髂内动脉分支之间还存在其他吻合，包括通过直肠上动脉（IMA 的远

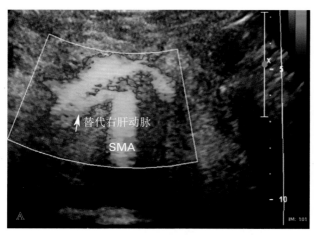

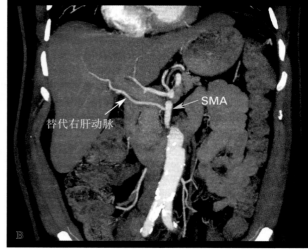

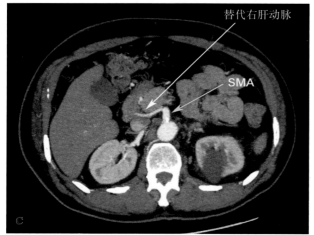

图26.2　一名63岁男性，从肠系膜上动脉发出的替代右肝动脉。横切面的能量多普勒图像（A）显示源自肠系膜上动脉的替代右肝动脉（白色箭头）。冠状面（B）和轴向（C）CT血管成像证实了这一发现

SMA：肠系膜上动脉（黄色箭头）

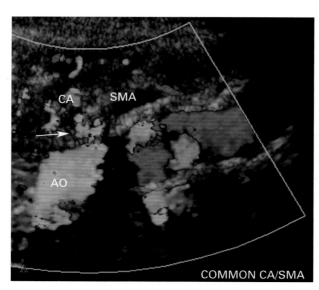

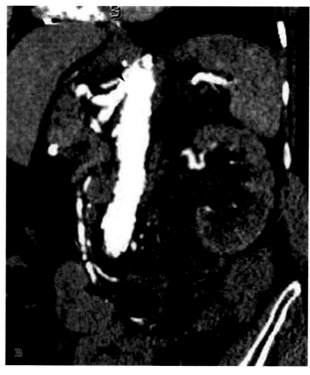

图26.3　共干的腹腔干-肠系膜动脉。A.主动脉矢状面的彩色多普勒图像显示腹腔干和肠系膜上动脉共干发出，即腹腔干-肠系膜动脉（白色箭头）。B.相应的腹部倾斜位CT血管成像证实了该发现（黑色箭头）

AO：主动脉；CA：腹腔动脉；SMA：肠系膜上动脉；COMMON CA/SMA：腹腔动脉和肠系膜动脉共干

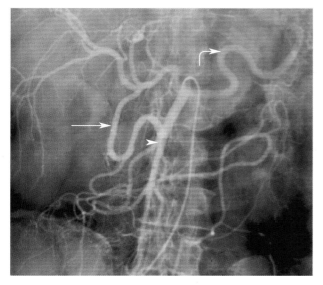

图26.4 肠系膜动脉的侧支通路。选择性肠系膜上动脉动脉造影显示腹腔动脉和肠系膜上动脉（箭头）之间的交通血管——胃十二指肠动脉（直箭头）[请注意脾动脉（弯箭头）]

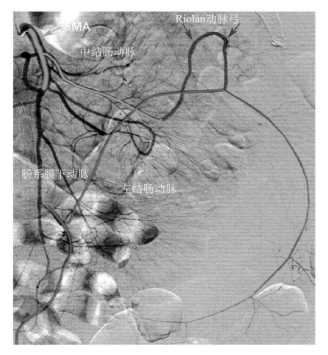

图26.5 肠系膜动脉的侧支通路。选择性肠系膜上动脉（SMA）动脉造影显示连接中结肠动脉（SMA的分支）和左结肠动脉（IMA的分支）的Riolan动脉弓（紫色箭头）

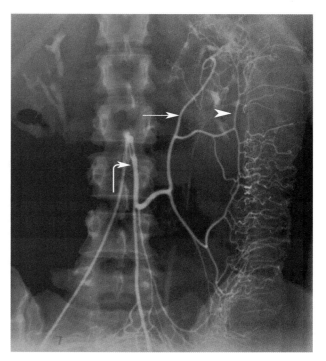

图26.6 肠系膜动脉的侧支通路。选择性肠系膜下动脉（IMA）动脉造影显示IMA（弯箭头），Riolan动脉弓的下部（直箭头）和Drummond边缘动脉（箭头）

临床实用要点

- 肠系膜动脉由腹腔动脉、肠系膜上动脉和肠系膜下动脉组成。
- 肠系膜动脉可能在高达20%的人群中存在解剖变异，这可能导致对多普勒检查结果的误判。最常见的变异是替代右肝动脉，即右肝动脉起源于SMA，而不是肝总动脉。
- 肠系膜动脉之间通过肠系膜动脉弓和Drummond边缘动脉形成丰富的侧支通路，三条肠系膜动脉之间还存在着直接血管通路，从而确保了这些血管所供应的器官能得到持续的血流灌注。因此患者可能存在潜在的肠系膜动脉疾病而并无临床症状。
- 三条肠系膜动脉中至少有两条血管发生严重病变才会出现慢性肠系膜缺血的症状。

（二）生理

腹腔动脉和肠系膜上、下动脉的正常血流模式不同（图26.8）。腹腔动脉向低阻力的肝脏和脾脏血管床供血。脉冲多普勒显示腹腔动脉及其分支的波形为舒张期末流速较高的低阻血流（图26.9）模式。这种低阻的血流模式是由在收缩期和舒张期不断向前的持续血流决定的，以满足肝、脾的高氧需求。腹腔动脉的这种低阻血流模式不受进食的影响，换句话说，进食前后腹腔动脉的收缩期峰值流速或舒张期末流速没有显著变化。

SMA和IMA供给高阻力的小肠和结肠血管床。禁食状态下，脉冲多普勒检查显示为舒张期低流速的高阻

端延续）、直肠中动脉（髂内动脉的一个分支）和直肠下动脉（阴部内动脉的一个分支）的吻合（图26.7）。

鉴于这种侧支循环的广泛存在，尽管有潜在的肠系膜动脉疾病，患者仍旧无症状。在侧支循环网络通畅的情况下，一支肠系膜动脉的狭窄或闭塞通常不会引起症状。通常，在三支肠系膜动脉中至少有两支出现严重病变（≥70%狭窄或闭塞）时才会出现肠系膜缺血症状。在临床诊断慢性肠系膜缺血症时，"两条血管原则"适用于多数患者。

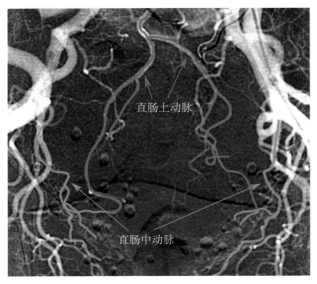

图26.7　肠系膜动脉的侧支通路。主动脉造影显示直肠上动脉（IMA的远端分支）（绿色）和直肠中动脉（髂内动脉分支，橙色）之间的通路

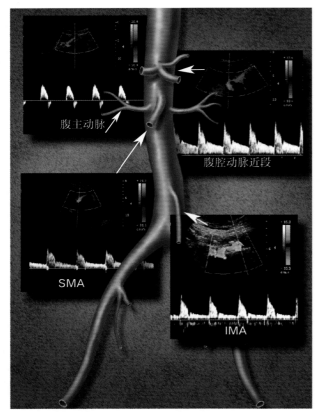

图26.8　腹主动脉及其三大分支的正常多普勒频谱。箭头所指为多普勒取样位置

　　IMA：肠系膜下动脉；SMA：肠系膜上动脉

血流（图26.10A）。这是由于进食前肠道空虚、静止，内脏分支血管收缩。进食后，肠系膜上、下动脉的分支扩张促使血液流入小肠，肠系膜上、下动脉血流增加，以帮助消化（图26.10B）。Moneta及其同事的研究表明，进食后收缩期峰值流速及舒张期末流速均增加，舒张期

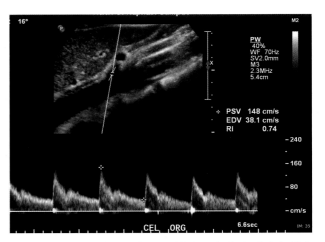

图26.9　腹腔动脉的正常血流模式。在腹腔动脉起始部获取的多普勒频谱显示出低阻力的特点，舒张期末流速较高。收缩期峰值流速（PSV）为148cm/s，舒张期末流速（EDV）为38cm/s

　　CEL ORG：腹腔动脉起始部

末血流速度（EDV）增加至少1倍。他们发现，进食含脂肪、糖类和蛋白质的食物后，血流速度的增加最大，并推断给患者提供混合性食物可作为刺激性试验来评价肠系膜血液循环的反应性。在他们的研究中，如果进食后出现流速增加，则推断内脏血液供应充足。

　　尽管肠系膜动脉多普勒超声检查能够揭示进食前、后的血流生理性变化，但是进食后血流变化似乎有很大差异。Healy及其助手发现，在他们观察的一组患者中，餐后多普勒超声检查并不可靠，也未能提高诊断准确性。由于餐前和餐后检查结果的不一致和不可靠，该技术已不受欢迎，在临床实践中并不常用。

临床实用要点

- 腹腔动脉和肠系膜上、下动脉呈现不一样的血流模式。
- 腹腔动脉为低阻力血流模式，舒张期末流速较高，因为它为低阻力的肝脏、脾脏血管床供血。
- 在禁食状态下，肠系膜上、下动脉为高阻力血流模式，舒张期末流速较低，因为它们为高阻力的小肠和结肠血管床供血。
- 进餐后，由于肠系膜动脉分支的血管舒张，肠系膜上、下动脉的血流量增加，以帮助消化。

（三）自然病史

　　肠系膜缺血是一种罕见的疾病，死亡率高，为30%～90%。与高死亡率相关的因素包括症状隐匿发作、年龄超过60岁及诊断不及时。大多数肠系膜缺血归因于急性事件，如动脉或静脉的栓塞或血栓形成导致内脏供血减少。肠系膜缺血可分为急性和慢性两种，其中慢性肠系膜缺血占所有病例的不到5%。

1.急性肠系膜缺血

　　急性肠系膜缺血是危及生命的疾病，据报道死

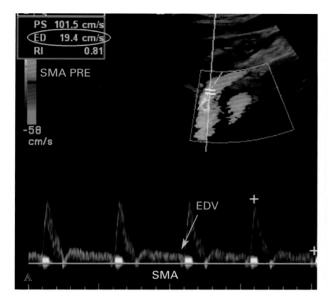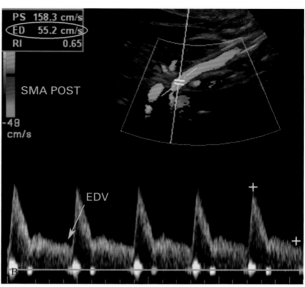

图26.10　A.禁食状态下肠系膜上动脉（SMA）的血流频谱为高阻血流模式，舒张期末流速（EDV）为19cm/s。B.该患者餐后的SMA血流频谱显示其收缩期峰值流速（PS）和EDV（ED）均增加，EDV增加至55cm/s

亡率为59%～93%。据估计，急性肠系膜缺血病例中约有33%由动脉栓塞引起，33%由动脉血栓引起，20%～30%由非阻塞性的缺血（低血压）导致，其余少数病例由静脉血栓引起。

（1）急性动脉闭塞性疾病

急性动脉闭塞性疾病由栓子、血栓、动脉夹层或血管外部受压引起。在这种情况下，多普勒超声检查通常没有多大用处，因为该疾病的进程很快并且需要紧急介入治疗。计算机断层扫描血管造影（CTA）是首选检查方法。双功超声检查可能显示肠系膜动脉的急性血栓形成，表现为轻度扩张的动脉腔内出现异常回声。在阻塞近端可能检测到高阻动脉频谱，而在阻塞以远可呈"小慢波"（图26.11）。治疗方法的选择取决于血栓的大小和位置。对于位于血管近端、动脉分支发出之前的小血栓，可以使用抗凝治疗和罂粟碱持续输注。而位于动脉分支发出后的大血栓通常采用取栓和（或）切除治疗，尤其是在腹膜刺激征阳性的情况下（图26.12）。

（2）非阻塞性肠系膜动脉供血不足

非阻塞性肠系膜动脉供血不足常归因于低血压性休克、失血或败血症导致的肠道供血不足。超声检查可以发现主动脉和主动脉主要分支的收缩期峰值流速（PSV）均降低，而没有明显的狭窄或血栓形成。基础疾病的治疗是治疗这种类型肠缺血的关键。

（3）肠系膜静脉闭塞性疾病

第三类肠缺血与静脉闭塞性疾病有关。遗憾的是，彩色多普勒超声在这种类型的肠缺血检查中使用较少，因为超声发现肠系膜上静脉及其分支中缓慢血流及阻塞性血栓的能力有限。腹水、肠系膜水肿和肠系膜上静脉（SMV）内血流信号消失而仅显示脾静脉回流至门静脉可提示该诊断。灰阶超声常可显示闭塞的静脉增粗，管

腔内可出现异常回声。能量和彩色多普勒成像可用于评估残余血流或显示静脉的侧支（图26.13）。与急性肠系膜缺血的其他原因类似，超声并不是首选成像模式，临床上的可疑病例通常使用增强CT或MRI进行评估，这两种方法在静脉血栓形成的评估中具有更高的价值。

2.慢性肠系膜缺血

第四类肠系膜缺血是慢性肠系膜缺血（CMI），95%的病例是由长期动脉粥样硬化引起两条或两条以上肠系膜主要分支动脉狭窄或闭塞导致的。非粥样硬化性的病变包括血管炎，如多发性大动脉炎、血栓闭塞性血管炎和放射性血管炎。CMI占所有肠系膜缺血病例的不到5%，通常发生在60岁以上的患者中。多数研究表明它更好发于女性。

动脉粥样硬化是一种慢性进展性疾病，可导致肠系膜动脉极重度狭窄或完全闭塞。动脉内膜内皮细胞的损伤、血管壁内脂质的沉积引起细胞缺氧的发生，这是导致斑块形成并不断发展的主要原因。肠系膜动脉开口水平斑块负荷的不断增加会导致明显的动脉狭窄，引起肠道血供减少，并可能导致肠道缺血的发生。单条肠系膜动脉的狭窄常常可以通过腹腔动脉、SMA、IMA之间丰富的侧支循环来进行代偿，上述肠系膜动脉中必须至少有两条出现闭塞或严重狭窄才可能导致CMI症状的出现。CMI在临床并不常见，但一旦发生，就代表着严重的复杂的动脉病变。在疑似CMI患者的评估中，彩色多普勒超声可以发挥重要的作用。

疑似CMI的患者常伴有明显的餐后腹痛。通常，患者表现为餐后腹部疼痛、腹胀、消瘦或腹泻。因为餐后腹痛，患者可能出现"对食物的恐惧"。为了避免不适，患者可能会改变自己的饮食或饮食习惯，吃得更少、更频繁。某些患者可能只注意到体重下降而没有注意到饮

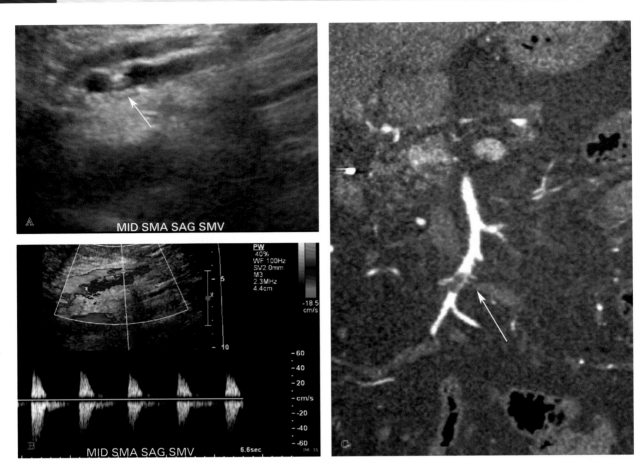

图26.11　急性腹痛患者肠系膜上动脉（SMA）中段（MID）的血栓形成导致动脉接近闭塞。A.SMA的灰阶超声显示其管腔内弱回声血栓（箭头）。B.频谱多普勒图像显示血栓近段的SMA呈高阻频谱。C.CTA的相应冠状面图像显示SMA中段由血栓导致的充盈缺损（箭头所示）
　　　SAG：矢状面；SMV：肠系膜上静脉

食习惯的改变。而另一些患者的临床表现则更隐匿，仅表现为模糊的、与进餐无明显关联的腹痛。当老年患者出现不明原因的腹痛和体重减轻时，都应该考虑是否为CMI。对这些患者进行肠系膜动脉的评估可以提供非常有价值的鉴别诊断依据。过去，常规血管造影是评估疑似CMI患者的主要诊断手段。随着技术的不断进步，多普勒超声、MRI和CTA已被证明都是准确的无创替代手段。多普勒超声检查的优势包括可以直接评价所有三条肠系膜血管及它们的血流动力学改变，检查有无有临床意义的病变（狭窄）。它是一种价廉、无创的方法，无放射性，不需要使用造影剂，操作方便，没有其他血管造影相应的一些风险。通过检查狭窄前和狭窄后血流频谱波形的变化，多普勒超声可以检测狭窄病变的血流动力学意义。这些结果可以作为临床抉择治疗方案的参考。

临床实用要点

- 急性肠系膜缺血是一种危及生命的疾病，约33%是由动脉栓塞引起的，33%是由动脉血栓引起的，20%～30%是由非闭塞性缺血（低血压）引起的，剩下的少数是由静脉血栓引起的。CTA是首选检查

手段。
- CMI是由长期的动脉粥样硬化导致两条或多条主要的肠系膜动脉狭窄或闭塞的结果。
- CMI在所有肠系膜缺血病例中所占比例不到5%，通常发生在60岁以上的患者中。
- CMI患者的典型表现为近期出现进食引起的腹痛，并主诉餐后腹痛、腹胀、体重减轻或腹泻。
- 多普勒超声通过显示血流改变（包括狭窄前和狭窄后的频谱变化）来确定狭窄性病变的血流动力学意义。

三、检查技术

　　超声检查肠系膜动脉时，通常包括检查腹主动脉近端，以及腹腔动脉、SMA、IMA的开口处和近端。超声往往不能清晰显示肠系膜动脉远端。多数动脉粥样硬化病变发生在这些血管的开口处，这些部位是检查的重点。
　　最好在禁食的状态下进行检查，目的是减少其前方肠气导致的散射和声衰减。禁食也避免了将餐后PSV的明显增快误判为血管狭窄。检查前不使用药物。肠系膜动脉多普勒超声检查应该使用灰阶超声分辨力高、彩色和能量多普勒显像性能好及脉冲多普勒性能敏感的超声仪。由于肠

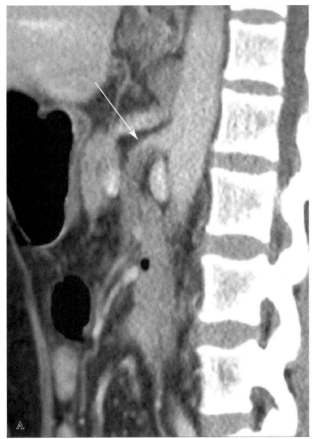

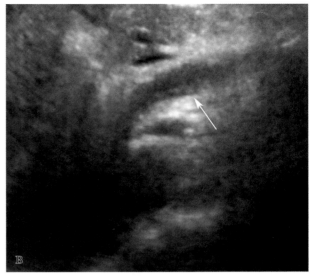

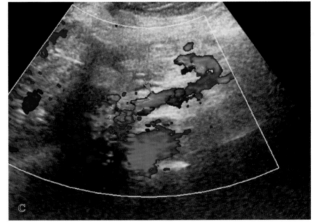

图26.12　急性肠系膜上动脉（SMA）大的血栓和小肠缺血患者取栓术后的变化。A.取栓术前，增强CT的矢状面重建图像显示，SMA内存在与急性血栓相关的巨大充盈缺损（箭头）。B.取栓术后SMA灰阶超声显示，SMA中段管壁不均匀增厚（箭头）。C.彩色多普勒显示动脉内膜切除术后血流通畅（绿色箭头），流速正常（未显示）

系膜血管位于腹部深处，应使用2～5MHz低频凸阵探头，这样可以保证有足够大的视野和满意的分辨率。

　　检查时，患者通常采用仰卧位。可使用超声探头逐渐加压腹腔内结构，使含气肠袢移位，或排开肠道内的气体。如果持续加压后血管受肠道气体干扰仍然显示受限，患者可以换成侧卧位，以更好地显示目标血管。在检查过程中，患者需要屏气或缓慢呼吸，以获得满意的多普勒频谱图像。

　　通常首先检查腹主动脉。仰卧位，将探头放在剑突的正下方。分别采用横切面和矢状面检查评价腹主动脉直径和血流速度。横切面上，腹主动脉位于脊柱前方、中线稍偏左侧、下腔静脉（IVC）旁。腹主动脉的检查包括有无腹主动脉瘤、腹主动脉夹层和潜在的动脉粥样硬化性病变。

　　检查肠系膜动脉时，一些解剖标志可以帮助我们确认肠系膜动脉。在横切面上，腹腔动脉的分支有独特的形状，表现为"T形分叉"（"海鸥征"，图26.14）。SMA

四周被腹腔脂肪环绕，将其与胰腺分开。在肠旋转正常的患者，SMA位于SMV的左侧，脾静脉和胰腺的后方，左肾静脉前方（图26.15A）。在纵切面，SMA正好位于腹腔动脉下方，可沿其长轴向下追踪（图26.15B）。对于血管解剖变异的患者，了解这些解剖结构有助于避免检查中可能出现的错误诊断。横切面上，可见IMA从肾动脉下方、腹主动脉分叉平面上方约4cm处的腹主动脉前外侧壁发出（图26.16）。

　　根据文献报道，有经验的血管技师（vascular technologists）、超声技师（sonographers）或超声学家（sonologist）的检查结果很可靠。实际上在笔者的实验室，有1年以上腹部多普勒检查经验的超声检查师和医师检查腹部血管的准确性最高。学习曲线依赖于检查者的技巧、学习动力和耐心。只有进行足量的腹部多普勒检查实践才能提高检查的熟练程度和速度。有了大量检查经验，检查者就可以在短时间内确定任一患者能否获得满意的检查结果。在大多数情况下，肠气过多、呼吸

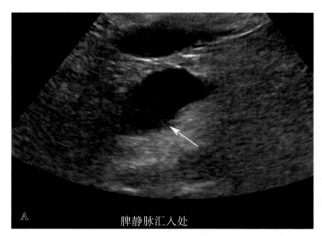

脾静脉汇入处

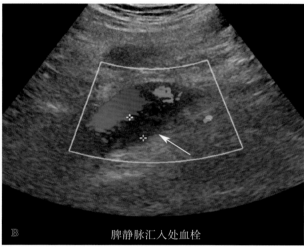

脾静脉汇入处血栓

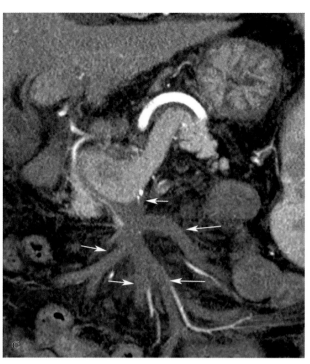

图26.13 A.灰阶超声显示脾静脉（SV）和肠系膜上静脉（SMV）汇合处管腔内的弱回声血栓（箭头），导致管腔部分闭塞。B.彩色多普勒图像显示脾静脉内血流信号部分充填，SMV管腔内无血流信号（箭头）。C.相应冠状位增强CT重建图像显示SMV及其属支的血栓形成（箭头）。肠系膜呈明显淤血改变

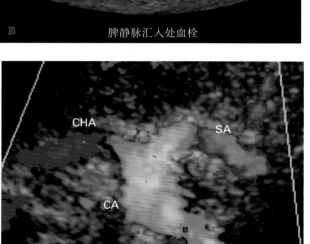

图26.14 腹腔动脉"海鸥征"。横切面上，彩色多普勒图像显示腹腔动脉的特征性表现：T形分叉
CA：腹腔动脉；CHA：肝总动脉；SA：脾动脉

短促、过度肥胖或患有严重动脉粥样硬化疾病的患者都难以获得完整的检查。一般在检查的前10min内即可对患者能否行完整的超声检查进行判定。

有经验的检查者会在检查过程中使用一些技术来提高肠系膜动脉的显示能力，以发现有临床意义的病变。选择最佳的灰阶和彩色多普勒参数有助于血管壁的显示、动脉硬化斑块的检测及残余管腔的评价。常规采用

谐波成像技术来提高分辨率、降低噪声。调整彩色多普勒增益、脉冲重复频率和壁滤波，使正常腹主动脉及其分支内的层流显示为均一的彩色血流模式（图26.17）。因为肠系膜动脉流速个体差异很大，所以需要针对每个患者进行个体化的调节。适当调节彩色多普勒参数有助于评估血管通畅性及清晰显示管腔内的正常血流。恰当地调节仪器能够使检查者迅速发现异常血流，发现彩色混叠和血流紊乱时的彩色杂音伪像（图26.18）。利用这些异常彩色"血流"，可以提高超声诊断狭窄的敏感度并缩短检查时间。

使用较小的取样容积（1.5～3mm）采集脉冲多普勒波形，以确保流速信息来自血管的感兴趣区而不是相邻的组织结构。必须校正多普勒角度，以进行精确的多普勒分析。多数实验室设定多普勒角度≤60°，以准确测量血流速度。如果多普勒角度超过60°，可能因多普勒角度过大而高估感兴趣区的血流速度。Rizzo及其同事对正常志愿者进行研究，结果表明入射声束与血流之间的夹角从0°增至80°时，SMA的收缩期峰值流速显著增加。他们发现，检查SMA时，声束血流夹角为70°和80°时，收缩期峰值流速分别增加了16%和120%。虽然许多人倾向于把多普勒角度固定设置为60°来测量血流速度（类似于颈动脉检查），但检查腹腔动脉时，很难

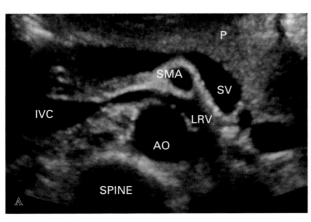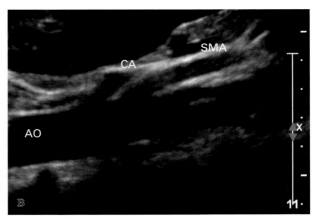

图26.15　肠系膜上动脉（SMA）的解剖毗邻关系。A.横切面灰阶图像显示SMA位于脾静脉后方和主动脉前方。SMA周围有一层高回声的脂肪组织。B.纵切面灰阶图像显示腹主动脉、腹腔动脉和SMA

SV：脾静脉；AO：主动脉；IVC：下腔静脉；LRV：左肾静脉；P：胰腺；SPINE：脊柱；CA：腹腔动脉

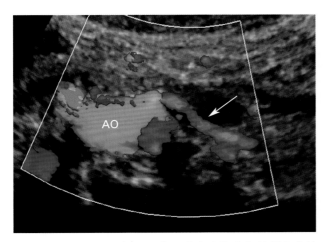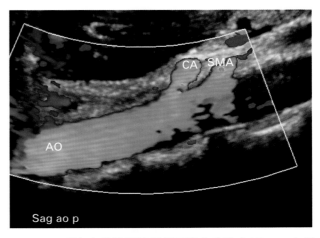

图26.16　横切面正常肠系膜下动脉（箭头）的彩色血流图像，起源于肾动脉下方腹主动脉远端的前外侧壁

AO：主动脉

图26.17　彩色多普勒图像显示正常主动脉（AO、ao）近端（p）和中段、腹腔动脉和肠系膜上动脉管腔内均匀一致的彩色血流信号（层流）

CA：腹腔动脉；SMA：肠系膜上动脉；Sag：矢状断面

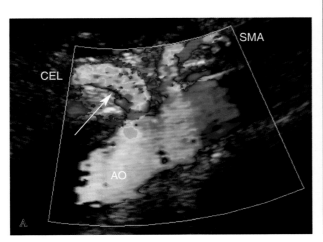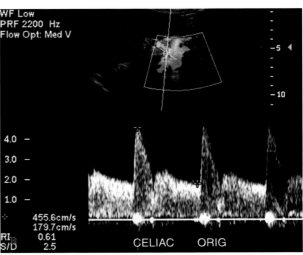

图26.18　A.彩色多普勒成像显示腹腔动脉近端狭窄的血流混叠伪像（箭头）（请注意正常腹主动脉和肠系膜上动脉的彩色血流）。B.腹腔动脉血流混叠处脉冲多普勒显示为高速血流（456cm/s），表明存在重度狭窄

CEL：腹腔动脉；AO：主动脉；SMA：肠系膜上动脉；ORIG：起始处

采用60°夹角，因为腹腔动脉以0°～30°的角度朝向探头。此时需要一个更小的夹角来测量腹腔动脉流速。应该在报告中记录多普勒角度，以便随访时使用相同的角度，从而确保每一次PSV的测量误差是类似的。大多数研究均在腹主动脉和肠系膜血管矢状面采集频谱。腹腔动脉和SMA内的血流方向在矢状面上更容易显示。评价IMA时，沿其血流方向，采用斜切面。

四、检查方案

我们的检查方案如下：首先采用灰阶超声检查腹主动脉，以观察有无斑块、管腔狭窄、夹层和动脉瘤（图26.19和图26.20）。腹主动脉出现明显的粥样硬化斑块时应警惕可能存在肠系膜动脉病变。初步的灰阶超声评估完成后，立即使用彩色多普勒来寻找动脉管腔内

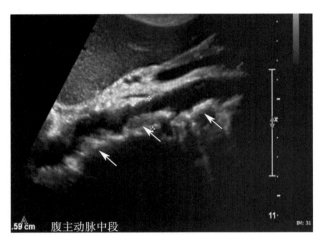
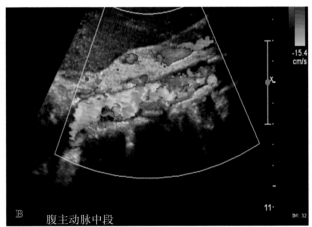

图26.19　腹主动脉（AO-MID）粥样硬化症。矢状面上的灰阶（A）和彩色多普勒图像（B）显示腹主动脉管壁弥漫性不规则的弱回声及钙化的斑块（箭头）。彩色多普勒图像显示了湍流信号

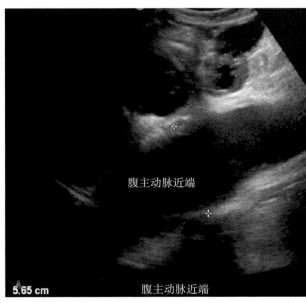
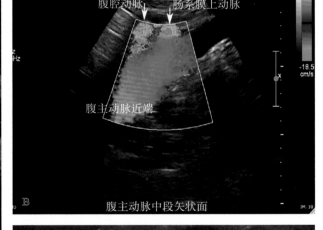
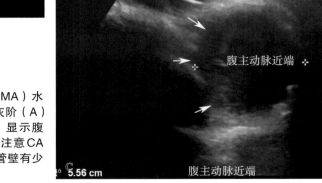

图26.20　腹腔动脉（CA）和肠系膜上动脉（SMA）水平的腹主动脉近端梭形动脉瘤（AOP）。矢状面灰阶（A）和彩色多普勒图像（B）、横切面灰阶图像（C）显示腹主动脉近端的梭形动脉瘤，最大直径为5.6cm。注意CA和SMA起始部的彩色混叠（图B中的小箭头）。管壁有少量附壁血栓（图C中的箭头）

可能存在的病变，这些病变可能表现为异常的血流信号（图26.21）。在肠系膜动脉水平采集腹主动脉多普勒频谱，作为与肠系膜动脉收缩期峰值流速相比较的基线。同时测量腹腔动脉、SMA和IMA的起始处和可显示动脉段的峰值流速。实际检查过程中，将取样容积自腹部大血管缓慢移到每支血管的开口处和可显示段，寻找最高收缩期峰值流速（PSV）、狭窄即后段的湍流和彩色杂音（bruit）伪像。记住，应在血管狭窄处测量最高流速。

临床实用要点

- 肠系膜动脉的超声检查包括了腹主动脉近端、腹腔动脉、SMA和IMA的起始处和近端。
- 空腹状态下成像可减少肠胃气体产生的散射和衰减，还可以避免将餐后正常的反应性PSV升高误认为是狭窄。
- 对腹主动脉及其分支血管进行灰阶超声检查，以评估是否存在动脉粥样硬化斑块、管腔狭窄、夹层和动脉瘤。
- 需要优化彩色多普勒参数（增益、脉冲重复频率和壁滤波），以确保正常血管显示为均匀的彩色血流模式，并在严重狭窄的区域检测到彩色混叠和彩色杂音伪像。
- 大多数频谱采用主动脉和肠系膜血管的矢状面进行采集，角度校正不超过60°。

五、诊断标准

腹腔动脉血流速度正常范围很小：98～105cm/s。据报道，SMA和IMA的血流速度正常范围较宽，分别为97～142cm/s和93～189cm/s。

回顾文献，诊断肠系膜动脉狭窄有许多不同的标准，目前还没有形成最佳多普勒标准的共识。最为广泛接受的诊断标准基于PSV、流速比值及是否出现了"小慢波"。Moneta及其同事通过大量研究得出结论，PSV是确定肠系膜动脉大于70%狭窄的最可靠的诊断标准。在一项回顾性研究中，作者发现腹腔动脉PSV≥200cm/s、SMA收缩期峰值流速≥275cm/s，则预示其直径狭窄率≥70%。此标准诊断SMA狭窄的敏感度、特异度和阳性预测值分别是89%、92%及80%；诊断腹腔动脉狭窄时，敏感度、特异度和阳性预测值分别是75%、89%及85%。他们的研究未对IMA进行评估。在对100例患者进行的前瞻性随访研究中，作者认为超声可以作为临床上有用的腹腔动脉和SMA狭窄的筛查工具。Lim及助手的研究也证实了Moneta建立的肠系膜动脉狭窄标准的价值，其诊断腹腔动脉狭窄的总体敏感度为100%，特异度为87%，诊断SMA狭窄的敏感度和特异度均为100%。

其他研究者如Bowersox、Zwolak和Perko的研究结果则认为，EDV是诊断SMA和腹腔动脉狭窄的一个更好的诊断指标，狭窄程度≥50%被认为具有临床意义。而Moneta和他的同事认为EDV的评估并不比PSV存在

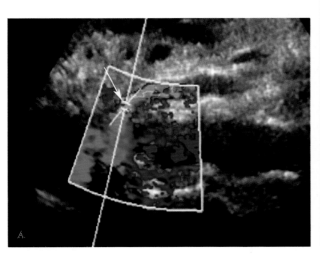
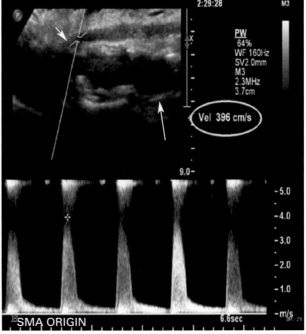

图26.21　肠系膜上动脉（SMA）狭窄的彩色血流和脉冲多普勒异常图像。A.彩色多普勒图像显示SMA起始处狭窄导致的混叠（箭头）。B.频谱多普勒图像显示SMA起始处的收缩期峰值流速明显升高达396cm/s，提示重度狭窄。注意：主动脉的动脉粥样硬化（长箭头）和SMA的起始处变窄（短箭头）

优势。

在一项最新的回顾性研究中，AbuRahma等比较了153例狭窄率≥50%和≥70%患者的PSV、EDV，SMA与腹主动脉的PSV流速比，以及腹腔动脉与主动脉的PSV流速比值，结果发现，PSV在检测50%和70%以上的狭窄方面比EDV和流速比值更好。对于腹腔动脉，PSV≥240cm/s和PSV≥320cm/s分别用于诊断≥50%和≥70%狭窄时的敏感度、特异度和准确度最高，分别为87%、83%、86%和80%、89%、85%。对于SMA，PSV≥295cm/s和PSV≥400cm/s分别用于诊断≥50%和≥70%狭窄时的敏感度、特异度和准确度最高，分别为87%、89%、88%和72%、93%、85%。

必须指出的是，上述研究中均未包括对IMA的评估，而大多数临床医师诊断CMI时遵循"两条血管原则"。完整的多普勒检查应包括全部三条肠系膜动脉的显示和多普勒分析。我们相信，当发现腹腔动脉或SMA存在严重狭窄或闭塞时，对IMA进行检查以除外肠系膜缺血症是必要的。有时，在所有三条肠系膜动脉中都可以看到明显的狭窄（图26.22）。

最新研究表明，超声可以很容易观察到多数患者的IMA，并可采集到满意的多普勒频谱，以测量PSV（图26.23）。Mirk及其同事对116例患者进行了超声检查，IMA的显示率为88.8%。Denys及助手报道，在100名禁食成年人中，IMA的显示率为92%。不过，上述研究中所测得的PSV和阻力指数有所不同，正常IMA的PSV测量值范围为93～189cm/s。Erden及其同事报道，当腹主动脉和其他肠系膜血管出现闭塞性病变时，随侧支循环代偿程度不同，IMA的PSV随之变化。在腹腔动脉、SMA和髂总动脉闭塞的患者，IMA的PSV可升高至190cm/s。AbuRahma和Scott Dean最近进行的一项包括85例患者的研究试图确定诊断IMA狭窄的最佳超声标准，其中23例的狭窄率≥50%。他们发现使用PSV≥250cm/s、EDV≥90cm/s、PSV比值≥4或4.5来诊断狭窄率≥50%是准确的。这项小样本研究显示，PSV并不优于EDV或PSV比值。最近我们回顾性分析205例病例的结果显示，IMA的成功显示率为86%，无狭窄IMA的PSV为70～200cm/s。诊断IMA狭窄最好的标准是PSV＞200cm/s，其敏感度、特异度、阳性预测值、阴性预测值和准确度分别为93%、97%、93%、97%和95%。

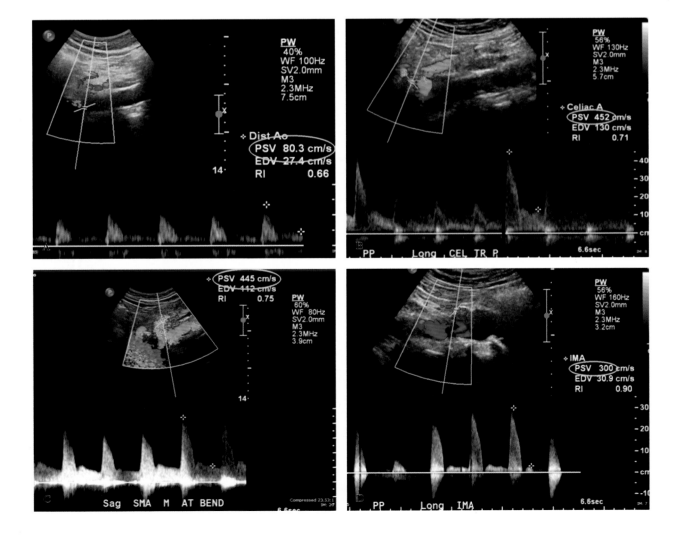

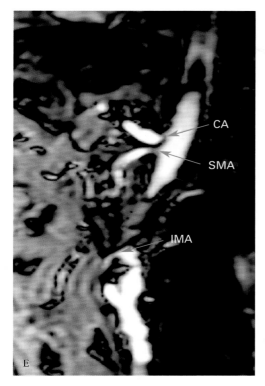

图 26.22　慢性肠系膜缺血（CMI）患者的三条肠系膜动脉病变。主动脉远段（Dist Ao）（A）、腹腔动脉（B）、肠系膜上动脉（C）和肠系膜下动脉（D）起始处的频谱多普勒显示三条肠系膜动脉的收缩期峰值流速（PSV）均明显升高（腹腔动脉、肠系膜上动脉和肠系膜下动脉分别为 452cm/s、445cm/s 和 300cm/s），三条肠系膜动脉与主动脉的流速比值（MAR）均大于 3.0，分别为 5.65、5.56 和 3.75，符合三条肠系膜动脉重度狭窄的表现。矢状位腹部磁共振血管成像（MRA）证实该患者的 CA、SMA 和 IMA 起始处明显狭窄（E）

　　Dist Ao：主动脉远段；CA：腹腔动脉；SMA：肠系膜上动脉；IMA：肠系膜下动脉

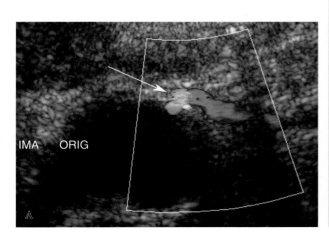

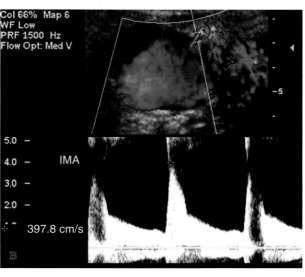

图 26.23　A. 彩色多普勒图像显示 IMA 起始处（ORIG）出现局限性彩色混叠（箭头）；B.IMA 起始处脉冲多普勒频谱显示收缩期峰值流速明显增高（398cm/s），表明此处存在重度狭窄

　　肠系膜-主动脉流速比值（MAR）在评价肠系膜动脉明显狭窄时可能有价值。这类似于将肾动脉与腹主动脉流速比（RAR）用于诊断肾动脉狭窄。肠系膜-主动脉流速比值可以减小不同患者之间的血流动力学差异对狭窄判断的影响。流速比值的计算方法是将肠系膜动脉狭窄部位的 PSV 除以肠系膜动脉水平腹主动脉的 PSV。正常 MAR 常稍高于 1.0。MAR ＞ 3.0 被认为是异常的，与血流动力学显著狭窄相关。当腹主动脉及其分支血管因动脉循环系统的异常而出现异常高速或低速血流时，流速比是有价值的。例如，心排血量降低的患者，

包括心功能不全、败血症和（或）弥漫性动脉粥样硬化的患者，可能在整个动脉循环中都呈低流速血流。此时，可能出现肠系膜动脉存在明显狭窄，但狭窄处 PSV 的升高达不到严重狭窄的诊断阈值，此时如果 MAR ＞ 3 也可提示存在重度狭窄。相反，在没有狭窄的患者中，也可能有血流速度增高，尤其是那些有高心排血量或高代谢状态的年轻人和儿童。虽然这些患者的动脉血流速度增高，但没有局部流速增高，也没有 MAR 升高，因而不能认为存在动脉狭窄引起的血流动力学异常（图 26.24）。在邻近肠系膜动脉发生严重疾病的情况下，

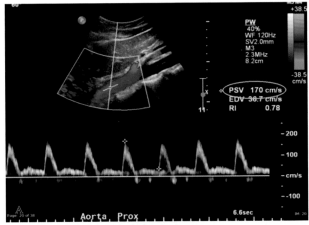

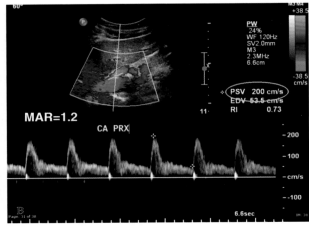

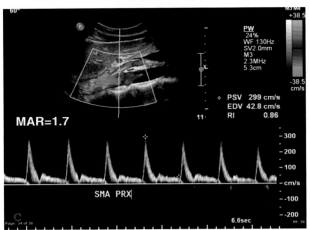

图26.24　肠系膜-主动脉流速比值（MAR）在肠系膜动脉狭窄评估中的应用。患者30岁，孕妇，腹痛。主动脉（A）、腹腔动脉（B）和肠系膜上动脉（C）的多普勒图像显示：主动脉近端（Aorta Prox）、腹腔动脉和肠系膜上动脉起始处的收缩期峰值速度均升高，但MAR未达到3.0，考虑肠系膜动脉无明显狭窄。注意，患者也没有狭窄的继发征象

CA：腹腔动脉；SMA：肠系膜上动脉；PSV：收缩期峰值流速；EDV：舒张期末流速

由于代偿性血流，也可能出现流速升高。最近笔者所在中心进行的1000多例患者腹部多普勒超声的回顾性研究验证了MAR的诊断价值：MAR≥3.5诊断SMA显著狭窄的特异度为87%，阴性预测值为81%。

"小慢波"的出现是诊断严重狭窄的另一条线索。虽然这是一个提示流入道梗阻的特异性指标，但敏感度较低，与评估肾动脉狭窄时类似。当检测到"小慢波"时，应高度怀疑严重狭窄，并仔细进行肠系膜循环的频谱多普勒评估，以确认诊断。

临床实用要点

- 完整的检查要求对所有三条肠系膜动脉的血流进行识别和多普勒频谱分析。
- 肠系膜动脉狭窄有多个不同的诊断标准，可使用PSV、EDV和流速比等参数。
- 腹腔动脉PSV≥200cm/s、SMA≥275cm/s及IMA≥200cm/s可考虑诊断明显狭窄。
- 研究证实PSV是诊断肠系膜动脉狭窄最可靠的参数。
- 对于动脉循环系统中存在异常高流速和低流速的患者，肠系膜动脉-主动脉的流速比值有重要诊断价值。
- 对于诊断CMI，大多数临床医生遵循"两条血管原则"。

六、多普勒超声对肠系膜血管重建后的监测（血管内支架成形术和旁路移植术的评估）

在过去十年里，血管内治疗是大多数经血管造影确诊的具有临床症状的CMI患者的首选治疗方法。尤其是肠系膜动脉支架置入术已经超过了开放性搭桥术，成为治疗CMI最常用的血管重建方法。目前，开放性血管重建术仅限于不适合使用血管内治疗的病例（如支架置入失败或解剖结构不适合者）或手术风险小、预期寿命较长的患者。既往研究报道，肠系膜动脉支架置入术与开放性搭桥术相比，降低了并发症的发病率、缩短了住院时间，但死亡率和临床疗效相似。研究还表明，血管内治疗与再狭窄、症状复发和再干预的增加有关。除了肠系膜动脉支架置入术外，所有血管重建技术都用于治疗各种肠系膜血管病变，包括开放性搭桥术、动脉内膜切除术、再置入术和无血管内支架置入的血管成形术。不同血管重建技术的结果通常都令人满意且差别不大。血管重建术更常用于SMA，因为进入腹腔动脉是相当困难的。并发症的发生率取决于治疗的方法，接受血管内治疗的患者并发症发生率最低（约7%）。最常见的并发症是穿刺部位血肿、肠系膜动脉远端栓塞、分支动脉损伤、动脉夹层、支架移位和支架内血栓形成。

多普勒超声检查用于评估血管重建术后血管的功能性和通畅性（图26.25）。内脏动脉介入治疗后多普勒监测的重点是确定有无再狭窄或闭塞，因为它可以导致肠缺血。

支架内再狭窄（ISR）是支架置入术后的常见并发症，是由纤维内膜（肌内膜）增生引起的。纤维内膜增生相关的狭窄通常出现在支架置入后6个月或更长时间，发生率为25%～40%。目前尚没有统一的超声诊断标准来评估腹腔动脉和SMA的ISR。可能因为支架置入后血管的顺应性降低，导致血管内流速升高。多项研究确定了评估肠系膜动脉ISR的多普勒标准。Armstrong、Baker和AbuRahma等学者的研究证明，成功置入支架后SMA的PSV仍然高于275cm/s（用于诊断自体SMA严重狭窄的PSV阈值）。此外，Baker的研究结果认为，支架置入后SMA的PSV与术后基线PSV相比不会出现显著变化。Baker及其同事还得出结论，如果患者的PSV是支架置入术后基线PSV的2倍，或者接近500cm/s，则考虑为需要再次治疗的ISR。因此，在肠系膜支架置入术后应早期进行一次多普勒超声检查，获得支架内血流的基线流速，以便随访时与之进行比较。狭窄的继发征象的出现，如出现彩色混叠、彩色杂音伪像、"小慢波"及腹部症状复发时，都应考虑到ISR的可能（图26.26）。

Soult等最近的一项研究报道了支架置入后腹腔动脉和肠系膜上动脉的速度范围。他们发现SMA平均PSV为367cm/s时，ISR（支架内再狭窄）<70%，PSV为536cm/s时，ISR≥70%。腹腔动脉平均PSV为302cm/s时，ISR<70%，PSV为434cm/s时，ISR≥70%。PSV≥445cm/s诊断肠系膜上动脉ISR≥70%的敏感度（83%）和特异度（83%）最高，阳性预测值为81%，阴性预测值为86%。PSV≥289cm/s时，诊断腹腔动脉ISR≥70%的敏感度最高（100%），特异度为57%，阳性预测值为79%，阴性预测值为100%。

超声评估在开放性肠系膜动脉搭桥术后患者的监测中起着重要作用。由于血管重建术式多种多样，检查前了解所采取的旁路手术的类型，以及近端和远端吻合口的确切解剖位置非常重要。这些信息可以通过手术医师的手术记录或者从做手术的医生那里获得，可以减少扫查时间并避免超声图像的误判。评估旁路的常用流程包括使用彩色、能量和频谱多普勒超声评估旁路的通畅性。应特别注意吻合口的近端、远端及动脉分叉区域。通常需要在旁路移植物近端的自体腹主动脉、近端吻合口，旁路移植物的近端、中段和远端、远端吻合口，以及自体流出道血管测量PSV（图26.27）。如果检测到相对较高的PSV，应进一步寻找狭窄的继发征象（如管腔变窄、杂音、远端的湍流及可能的"小慢波"）。旁路移植物远端吻合口上方的侧支血管的血流反向也经常可以观察到。与肠系膜血管的支架置入术一样，尚无统一的

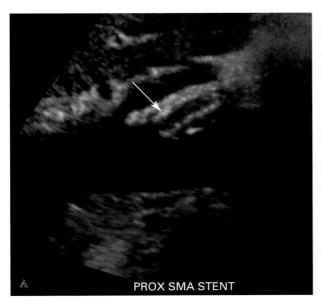

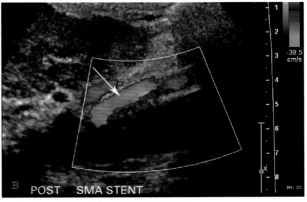

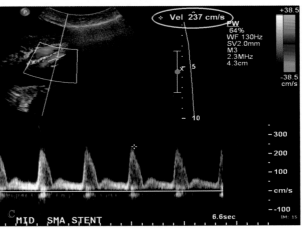

图26.25　肠系膜上动脉（SMA）支架（STENT）的评估。灰阶超声（A）显示SMA近端（PROX）管腔内的支架回声。注意，支架会稍微突入主动脉腔。彩色超声（B）和频谱多普勒超声（C）图像显示SMA支架管腔内为层流（B图内箭头），支架内的收缩期峰值流速（Vel：237cm/s）稍微升高（在预料之中）（C图内圆圈）

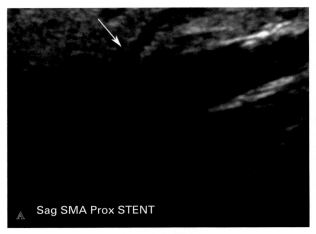

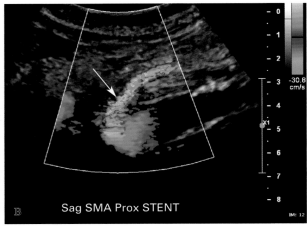

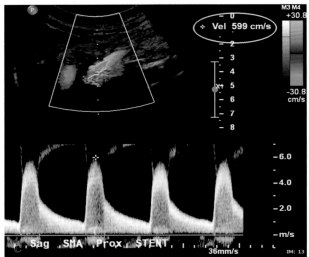

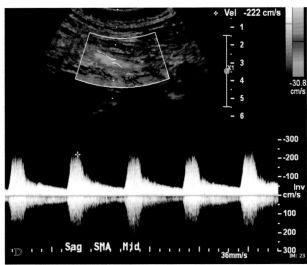

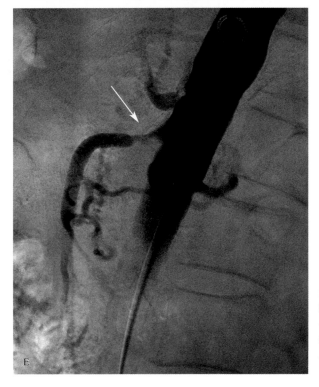

图26.26　肠系膜上动脉（SMA）支架置入术后6个月支架内再狭窄。A.灰阶超声显示SMA近段（Prox）内支架（箭头）。B.彩色多普勒成像显示支架腔内存在混叠（箭头）。C.相关的支架内血流速度（Vel）明显升高，高达599cm/s（圆圈）。D.支架远端的频谱多普勒图像显示狭窄后的变化。E.数字减影血管造影证实支架内再狭窄（箭头）

Sag：矢状面；STENT：支架；Mid：中段

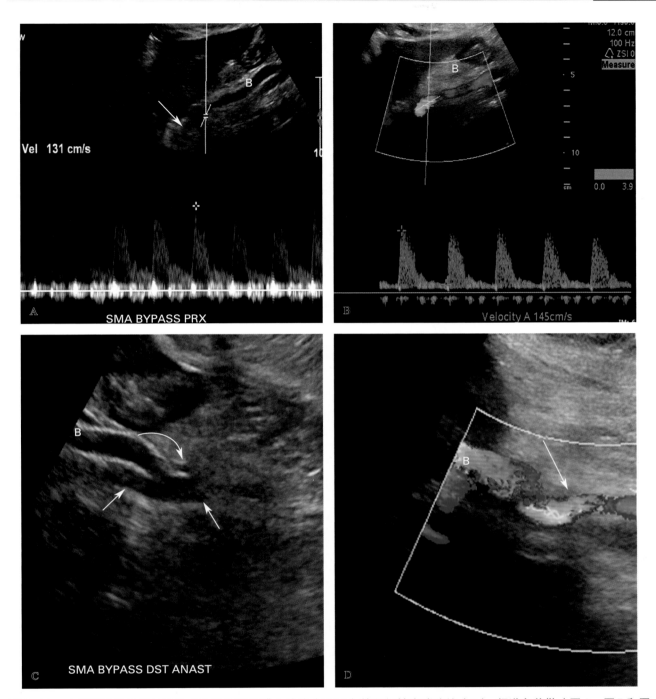

图26.27　由腹腔动脉近端的自体主动脉至肠系膜上动脉（SMA）的顺行性旁路移植（B），频谱多普勒（图A、图B和图D）和灰阶超声（图C）成像显示了该旁路的通畅性。A.旁路移植物的近端吻合口（PRX）（箭头）。B.移植旁路的近端/中段，管腔内频谱形态正常，无狭窄迹象。C.灰阶成像显示旁路移植物的远端（DST，弯箭头）吻合口，以及吻合口（ANAST）近端和远端的自体SMA（箭头）。D.彩色多普勒显示远端吻合口血流通畅，无狭窄。注意通畅的自体远端SMA（箭头）

BYPASS：旁路移植物

诊断标准来确定旁路狭窄的存在及其严重程度。管腔变窄伴随血流模式的异常及PSV升高，表明存在狭窄。如果无法显示旁路或管腔内没有血流信号，则考虑旁路闭塞可能性升高。当旁路移植物难以完整显示并且不能清晰地显示吻合口时，采集旁路移植物中段的血流频谱并测量血流量可以帮助诊断旁路移植血管的狭窄和病情的进展。Armstrong研究发现，80%的超声结果是可靠的，

检查受限的主要原因是肠道气体过多。在连续随访研究中，PSV大于150cm/s与临床症状进展或血管造影明显狭窄有关。研究证实，单凭临床随访预测移植旁路的闭塞是不准确的，其敏感度仅约33%。因此，在肠系膜动脉旁路移植术后，应该常规应用超声进行随访，尽管超声评估狭窄的标准还需不断完善。

临床实用要点

- 双功超声可用于评估血管重建术后肠系膜动脉的通畅性。
- 尽管多个研究提出了肠系膜动脉血管重建术后再狭窄的超声诊断标准，但尚没有建立标准的阈值以确定支架内或旁路移植物的狭窄。
- SMA支架成功置入术后的PSV可能高于用于诊断自体SMA严重狭窄的PSV阈值275cm/s。
- 了解旁路手术的类型，以及吻合口近端和远端的解剖位置非常重要。

七、成功检查的关键

　　成功进行腹部多普勒超声检查的关键因素包括充分的患者准备、高档彩超仪、经验丰富的检查者、使用经证实的诊断标准和参照相关经证实的研究。我们要求患者禁食一夜，在上午进行检查。一般由实验室最有经验的超声技师选用最好的多普勒仪器进行腹部多普勒检

查。低年资技师和实习生在有经验的高年资技师监督下进行检查。

　　与其他部位的多普勒检查相似，重度动脉阻塞性疾病通常会有灰阶、彩色和频谱多普勒异常。灰阶超声检查可显示狭窄或闭塞处的动脉粥样硬化斑块或栓子（图26.28）。部分病例中可以看到动脉狭窄后的管腔扩张。如果没有斑块、管壁增厚和血栓，血管狭窄的可能性较小。

　　在狭窄或闭塞的诊断中，彩色多普勒检查非常有价值。管腔狭窄、彩色血流混叠、彩色杂音伪像及侧支血管形成是动脉狭窄的重要彩色多普勒表现（图26.29）。彩色杂音伪像由低振幅频移产生，当高速射流在狭窄周围组织中引起振动时就会产生。应用彩色和能量多普勒显像有利于诊断狭窄性疾病。彩色血流消失可以诊断动脉闭塞；如果脉冲多普勒频谱消失，可证实动脉闭塞的诊断。肠系膜动脉出现反向血流也可提示肠系膜血管的严重病变。具体来说，当腹腔动脉闭塞时，肝动脉和胃十二指肠动脉可出现反向血流，而当SMA起始部闭塞

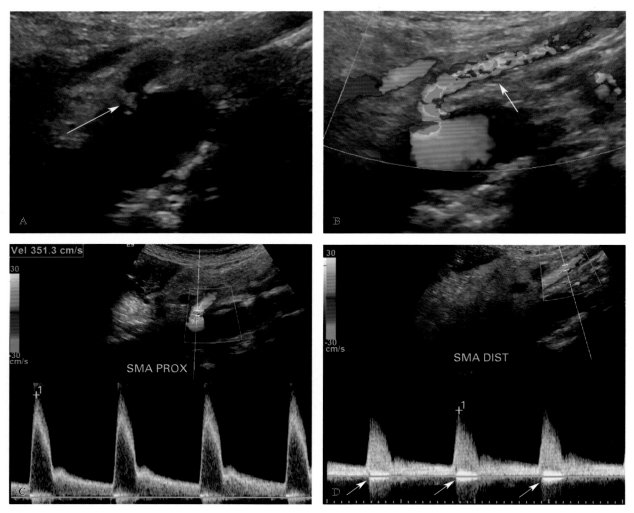

图26.28　肠系膜上动脉（SMA）起始处动脉粥样硬化性斑块（狭窄）。A.灰阶成像显示SMA起始处的钙化斑块（箭头）伴管腔狭窄。B.彩色多普勒成像显示SMA近段管腔内的混叠和湍流（箭头）。C.频谱多普勒图像显示钙化斑块导致管腔狭窄处的收缩期峰值流速升高（Vel：351.3cm/s）。D.SMA狭窄下游探及狭窄后的湍流，多普勒频谱可见杂音（箭头）
　　PROX：近端；DIST：远端

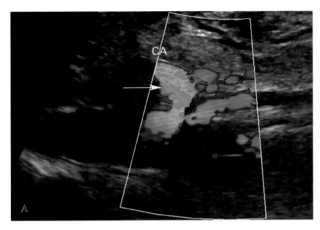

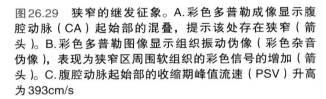

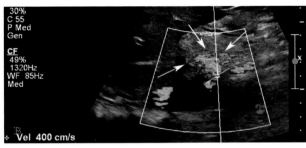

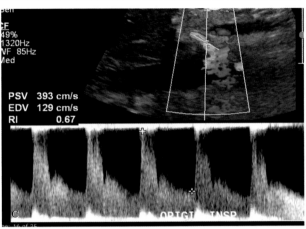

图26.29　狭窄的继发征象。A.彩色多普勒成像显示腹腔动脉（CA）起始部的混叠，提示该处存在狭窄（箭头）。B.彩色多普勒图像显示组织振动伪像（彩色杂音伪像），表现为狭窄区周围软组织的彩色信号的增加（箭头）。C.腹腔动脉起始部的收缩期峰值流速（PSV）升高为393cm/s

时，远端SMA可出现反向血流。脉冲多普勒对狭窄和闭塞的鉴别及定性诊断具有重要意义。脉冲多普勒可证实血流速度升高和狭窄即后段湍流，确定具有血流动力学意义的狭窄存在。除在狭窄处取样，在狭窄即后段取样也很重要。狭窄即后段频谱可以印证导致压力下降的严重病变的存在。在狭窄即后段，收缩期喷射样血流变为涡流，红细胞以不同的速度向不同的方向移动，这称为狭窄后血流湍流，表现为低速、边界不规则的波形，常伴双向血流。在狭窄远端1～2cm可显示这种"杂乱"波形（图26.30）。狭窄后波形也常表现为低搏动性，称为"小慢波"。小慢波血流的特点是圆钝、低流速波形，提示其近心端存在狭窄或闭塞。

总之，高度狭窄性病变会有一些特征性的超声表现，如在灰阶超声中发现斑块，在彩色多普勒检查中发现管腔狭窄、血流混叠和彩色杂音伪像，脉冲多普勒频谱显示狭窄后的PSV和流速比增高，伴狭窄即后段湍流。当灰阶、彩色和脉冲多普勒超声检查结果之间有矛盾时，需要进一步检查。对那些诊断不清或不需要立即干预的复杂病例，我们建议使用其他非介入性检查方法，如CTA和MRA。

临床实用要点

• 成功进行腹部多普勒超声检查的关键因素包括充分的患者准备、高档彩超仪、经验丰富的检查者、使

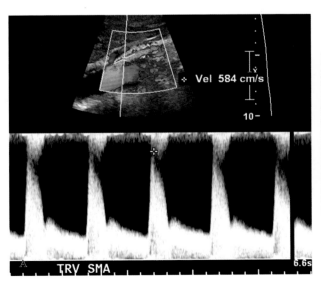

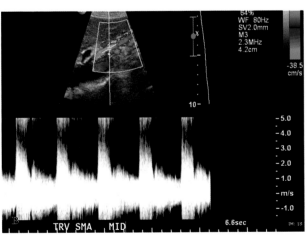

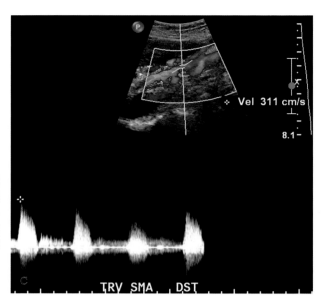

图26.30 狭窄后的湍流和"蓬乱"(shaggy)的血流频谱。A.频谱多普勒显示肠系膜上动脉(SMA)起始部狭窄,收缩期峰值流速(PSV,Vel)明显升高达584cm/s,伴有彩色混叠。B.在狭窄即后段获得的频谱多普勒图像显示"蓬乱"的血流频谱,表现为边缘不规则和双向模式。C.在SMA远端获得的频谱多普勒显示狭窄后的波形,PSV降低

TRV:横切面;DST:远端

用经证实的诊断标准和参照相关经证实的研究。
- 禁食一晚,早上在空腹状态下进行检查可提高检查质量。
- 严重的动脉闭塞性疾病通常可出现灰阶、彩色和脉冲多普勒的相关异常。

八、陷阱

使用超声检查肠系膜动脉时,应该考虑其不足之处。正如前面提到的,研究人员应该认识到血管有变异。这些变异包括肝右动脉未从腹腔动脉起源而是从SMA起源、肝总动脉异常起源于SMA或腹主动脉、腹腔动脉与SMA共干发出。肝动脉血流频谱呈低阻力型,检查中不要误判为SMA狭窄导致的舒张期血流速度升高。通过追踪这些动脉的走行直至它们进入其供血脏器,可以免入误区。

当内脏动脉发生严重狭窄或闭塞,继发侧支的血流代偿时,可在无狭窄的肠系膜动脉中观察到PSV的升高。换言之,一条肠系膜动脉狭窄并产生侧支血流的代偿可能会导致高估另一条肠系膜动脉的狭窄。注意到代偿血管是广泛性的PSV升高,而不是狭窄段的局部PSV升高,或者无继发的狭窄征象(混叠、组织振动、狭窄后频谱增宽),可以避开这一陷阱。

中央弓形韧带综合征(MALS)是腹腔动脉狭窄诊断中的另一个陷阱。中央弓形韧带(MAL)是一种连接主动脉裂孔两侧膈肌纤维脚的弓状纤维韧带。MAL通常位于腹腔动脉上方。有些人的MAL位于腹腔动脉前方,呼气时膈肌上升,可能导致腹腔动脉受压迫。在检查时,检查者可发现腹腔动脉在呼吸周期不同时相中的特征性变化。呼气时,由于韧带压迫血管,腹腔动脉呈钩状,而在吸气时,动脉恢复为不受压的正常走行。呼气时,由于MAL对腹腔动脉的机械性压迫,脉冲多普

勒可以检测到PSV增高。吸气时,腹腔动脉PSV恢复正常。因此当怀疑MAL存在时,需要测量吸气和呼气时腹腔动脉的血流速度(图26.31)。MAL对腹腔动脉的长期慢性压迫可能使腹腔动脉产生固定性狭窄,呼气或吸气时收缩期峰值流速均升高。

由于血管纡曲,肠系膜血管的多普勒超声检查是非常具有挑战性的。尤其是腹腔动脉,很难保证使用恒定的声束角度。多普勒角度增大可使速度测量值假性增高。同时,也要记住肠系膜动脉正常流速范围很宽。

有几种情况可能导致肠系膜动脉血流速度较低,如患者心排血量降低或出现了感染性休克。在血流速度较低的患者中,狭窄处流速可能达不到诊断狭窄的阈值,此时使用流速比值可以提高对肠系膜动脉严重狭窄的检测能力。

肠系膜动脉PSV升高可能与腹主动脉明显狭窄有关,这些高流速信号可能错误地提示肠系膜动脉起始处狭窄。在没有明显肠系膜狭窄的年轻患者中也常见流速升高,对于那些基础血流速度超出正常值范围的患者,流速比值比收缩期峰值流速标准更有意义。此外,应仔细询问患者最近一次进食的情况,以避免将餐后肠道血流量增加造成的PSV升高误判为血管病变。心律失常患者可出现血流速度忽高忽低,这是异位起搏时心排血量过低引起的(图26.32)。

临床实用要点
- MAL是一种连接主动脉裂孔两侧膈肌纤维脚的弓状纤维韧带,可导致呼气时压迫腹腔动脉,这称为"MAL综合征"。
- 当考虑可能为MAL综合征时,应进行吸气和呼气时流速的测量。MAL慢性压迫腹腔动脉可导致腹腔动脉固定性狭窄。
- 其他陷阱:解剖变异,以及非禁食状态、侧支循环、

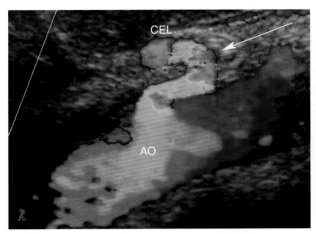

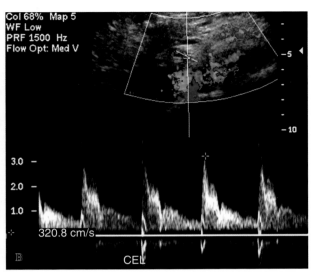

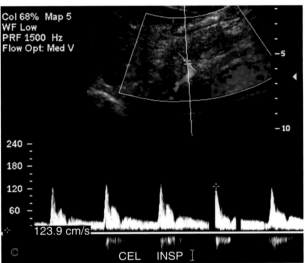

图26.31 中央弓形韧带综合征。A.呼气时彩色多普勒显示腹腔动脉呈"鱼钩"样（箭头）；B.脉冲多普勒显示，由于呼气时中央弓形韧带的压迫，腹腔动脉流速升高达320.8cm/s；C.吸气时，腹腔动脉的收缩期峰值流速降低
CEL：腹腔动脉；INSP：吸气；AO：主动脉

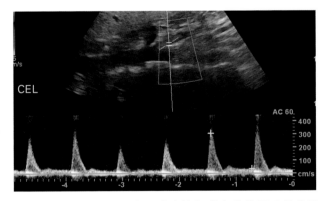

图26.32 心律失常。腹腔动脉的频谱多普勒显示其收缩期峰值流速高低不等，这是患者心律失常所导致的
CEL：腹腔动脉

血管纤曲和不正确的多普勒角度等情况导致的流速升高。

九、其他肠系膜动脉病变

（一）肠系膜动脉夹层

肠系膜动脉夹层通常是腹主动脉夹层延伸至肠系膜动脉管腔所导致的。无主动脉受累的自发性肠系膜动脉夹层罕见。SMA是最常受累的内脏动脉，多达2/3的内脏动脉夹层发生在该血管。自发性夹层中不到1/3者累及腹腔动脉，而累及脾动脉或肝动脉的更少见。动脉夹层更多见于男性，平均年龄60岁。尽管自发性夹层的病因通常无法确定，但最常见的原因是钝性或医源性创伤、动脉粥样硬化、动脉中层囊性退行性变、妊娠、纤维肌发育不良和结缔组织疾病。临床上，夹层可能导致严重的腹部或上腹部疼痛、餐后疼痛和（或）背痛，但也可能无症状，仅于检查中偶然发现。

主动脉夹层延伸至肠系膜动脉可以通过超声进行诊断，因为超声可以显示肠系膜动脉管腔内的内膜片结构（图26.33）。动脉夹层的假腔可以闭塞，也可以血流通畅，假腔闭塞可以通过灰阶和彩色多普勒确定，表现为动脉壁的不对称"增厚"。这有助于将其与肠系膜血管炎进行鉴别，肠系膜血管炎通常会导致动脉壁环状增厚。假腔通畅时，可表现为收缩期正向、舒张期负向的双向血流（图26.33）。真腔直径通常小于假腔直径，管腔明显变窄时，应使用频谱多普勒来显示真腔内升高的PSV（图26.34）。夹层可伴发假性动脉瘤，假性动脉瘤

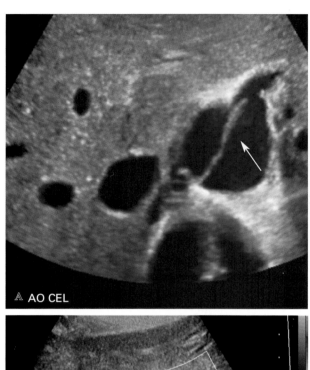

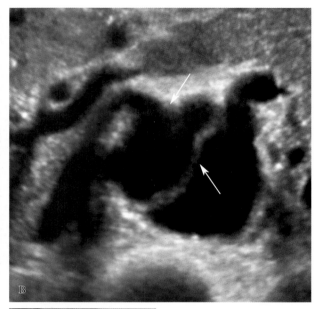

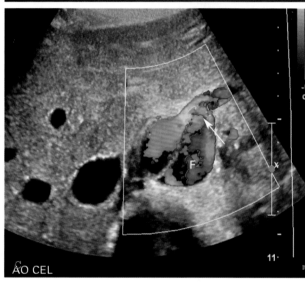

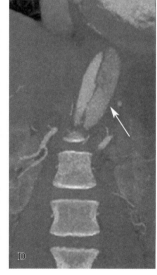

图26.33　腹主动脉夹层，内膜片延伸至肠系膜上动脉（SMA）和腹腔动脉（CA）的起始部。横切面灰阶图像显示从主动脉（AO）延伸至CA（A）和SMA（B）起始部的内膜片（图A和图B中的箭头）。横切面彩色多普勒（C）显示主动脉和CA假腔（F）内的反向血流，CA内可见内膜片结构（图C中的箭头）。（D）主动脉冠状面动脉造影增强计算机断层扫描图像显示夹层的内膜片及其通畅假腔中的血流（图D中的箭头）

CEL：腹腔动脉

的存在可能明显影响患者治疗方式的选择，因此仔细评估夹层累及的整个范围非常重要，可提高假性动脉瘤的检出率。CTA和MRA等辅助影像手段通常用于对夹层的全面评估。目前可用的治疗方法包括保守治疗（抗凝或不抗凝）、血管内支架置入和外科修复。具体方案取决于外科医师的所在医院、治疗经验和偏好、患者的合并症和夹层的复杂程度。如果未发生肠道缺血，CTA、多普勒超声或MRA未发现动脉瘤或真腔无明显狭窄，则考虑保守治疗。保守治疗失败的患者可以使用血管内支架置入作为补救措施。

（二）肠系膜动脉动脉瘤及假性动脉瘤

肠系膜血管的动脉瘤很少见，有潜在的生命危险，其发病率为0.1%～2%，最常累及的内脏血管是脾动脉（58%）和肝动脉（20%）。肠系膜上动脉是第三常见的部位，占所有内脏动脉动脉瘤的4%～8%，1/3的肠系膜动脉动脉瘤为多发性。早期诊断和治疗对于防止动脉瘤破裂而危及生命至关重要。多种病理改变可能导致肠系膜动脉动脉瘤或假性动脉瘤的产生，包括动脉粥样硬化、纤维肌发育不良、结缔组织疾病、感染、血管炎、钝性创伤和动脉夹层。在脓毒血症患者中，内脏动脉的霉菌性动脉瘤相当常见。

SMA假性动脉瘤常与慢性胰腺炎有关，也可能是外部的或医源性创伤所致。在灰阶图像上，动脉瘤和假性动脉瘤均呈囊性或无回声，而多普勒检查可显示血管病变的性质（图26.35）。有些动脉瘤体积很小，在脉冲重复频率较高的情况下可能无法显示血流信号，因此优化图像以检测慢速血流对于准确诊断至关重要。一些动脉瘤瘤体内会形成附壁血栓（图26.36）。彩色增益和脉冲重复频率应调整为更适合检测慢速血流，并应选择调低壁滤波。假性动脉瘤的颈部有时可以通过"来-回"

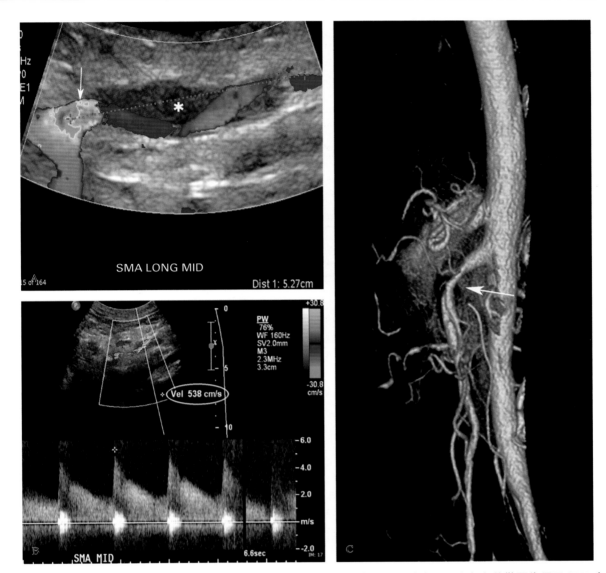

图26.34 自发性肠系膜上动脉（SMA）局部夹层伴假腔内血栓形成，真腔明显狭窄。A.彩色多普勒图像显示SMA中段一长约5cm的夹层，假腔内血栓形成（＊），通畅的真腔中出现混叠（箭头）。B.在夹层引起真腔明显狭窄处，频谱多普勒显示收缩期峰值速度（Vel）显著升高，高达538cm/s。C.三维重建计算机断层图像显示SMA中段（箭头）狭窄，证实了诊断

LONG：纵切面；MID：中段

的血流模式来识别，并应记录瘤颈的长度和宽度。

治疗方式取决于临床表现、病因和动脉瘤的位置。可以在血管内放置覆膜支架，从而将假性动脉瘤瘤体与剩余血管腔隔开。根据动脉瘤瘤体的大小，也可以选择血管内弹簧圈栓塞联合/不联合支架置入术进行治疗。对于血管内治疗途径有限或动脉瘤破裂并伴有严重腹腔内或肠道出血的患者，才进行开放手术。位于动脉近端的动脉瘤具有较高的肠系膜梗死风险，因此首选的治疗方法是外科切除，并使用静脉或生物材料移植物进行血管重建。

（三）肠系膜动脉纤维肌发育不良

纤维肌发育不良（FMD）是一种特发的、节段性的、非炎性、非动脉粥样硬化性的血管疾病，可导致中、小动脉狭窄。有性别倾向，更好发于年轻女性。该病最常

累及肾动脉（79%），其次是颅外段颈动脉（74%）、椎动脉（46%）和肠系膜动脉（26%）。当FMD累及多个血管床时，它可能更类似于系统性血管炎。根据疾病亚型（最常见的是中膜型），受累肠系膜血管可能表现为长段狭窄，或表现为串珠状，即管腔的狭窄和扩张交替出现。FMD病变通常位于动脉中、远段，很少累及血管起始部。超声诊断依据为灰阶或彩色多普勒超声显示动脉呈串珠状改变、PSV升高及继发的狭窄征象（图26.37）。FMD可因继发动脉夹层和动脉瘤破裂而变得复杂。无并发症的FMD所致血管狭窄通常选择经皮腔内血管成形术来进行治疗。支架置入更多用于治疗动脉粥样硬化性病变而不是FMD。在血管闭塞、夹层或大的动脉瘤形成的情况下，可以进行旁路手术和（或）支架置入术。治疗方式的选择取决于血管病变的性质（狭窄、夹层还是动脉瘤）

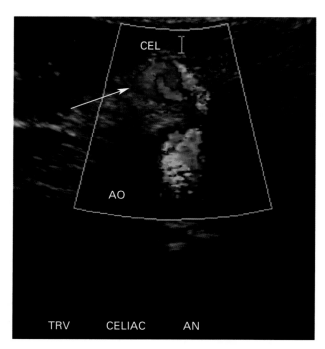

图26.35　腹腔动脉动脉瘤。腹腔动脉管腔扩张（箭头），彩色多普勒显示管腔内紊乱的血流信号

AO：主动脉；CEL：腹腔动脉；TRV：横切面；CELIAC：腹腔动脉；AN：动脉瘤

和位置、症状及其严重程度、与FMD相关的血管事件、动脉瘤的存在及其大小，以及并发症情况。

（四）肠系膜血管炎

血管炎是一组以炎症和血管壁坏死为特征的疾病，可累及任何大小的血管。实际上，几乎所有与系统性血管炎相关的疾病都会累及直小血管（vasa recta）、壁内动脉和小动脉。肠系膜血管炎导致的血管壁坏死会引起局部的缺血和肠道固有肌层的功能紊乱。

临床上，肠系膜血管炎可表现为腹痛、腹胀和假性肠梗阻。血管炎的腹部症状可能与栓塞或血栓引起的肠系膜缺血的症状非常相似，如果没有相关的全身疾病证据，两者难以区分。实验室检查可能显示血清炎症标记物增加。中型动脉受累通常与动脉瘤的形成有关，还可能继发溃疡和狭窄，很少破裂。这些动脉瘤破裂可能导致胃肠道或腹腔内出血。当年轻患者出现肠系膜缺血时，当肠系膜缺血涉及胃、十二指肠或直肠等不寻常部位，或者同时累及小肠和大肠时，应考虑血管炎的可能性。迅速了解这些患者的全身临床表现，可以提示血管炎的可能性，并有助于明确诊断。

最常引起肠系膜血管炎的病变包括系统性红斑狼疮、Takayasu动脉炎（大动脉炎）、结节性多动脉炎、Wegener（韦格纳）肉芽肿和川崎病。肠系膜血管炎的确诊会显著影响预后，因为迅速开始类固醇治疗可以改变病程。在超声上，肠系膜血管炎的相关表现可能包括单发或多发的重度动脉狭窄，伴有或不伴有受累血管的管腔闭塞，尤其在分支和分叉处多见。灰阶图像显示受累血管壁可见对称性的环状增厚。请谨记，在动脉夹层中，若假腔中血栓形成，其血管壁"增厚"是不对称的。狭窄的程度与PSV和流速比的升高相关，多普勒频谱可显示狭窄远端的"小慢波"。少见的表现包括伴随狭窄出现的节段性动脉扩张或动脉瘤形成。在接受腹部局部放射治疗的患者中可以看到放射诱发的肠系膜血管炎。

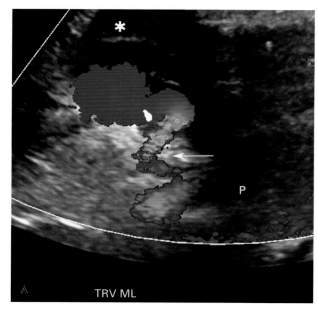

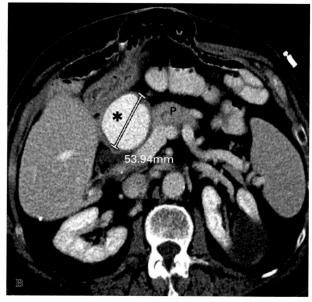

图26.36　胃十二指肠动脉假性动脉瘤。A.右上腹胰头水平彩色多普勒显示胃十二指肠动脉的巨大假性动脉瘤，瘤体内部分血栓形成（＊）和一个长的瘤颈（箭头）。瘤颈处可见"来-回"的血流模式（未显示）。B.轴位计算机断层血管成像显示大小约5.4cm的假性动脉瘤，瘤体内增强（＊）（此图像上未显示血栓）

P：胰腺；TRV：横切面；ML：假性动脉瘤

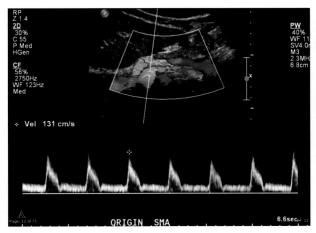
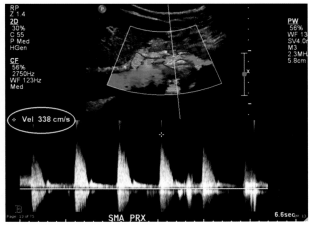

图26.37　患者女性，34岁，累及肠系膜上动脉（SMA）的纤维肌发育不良，既往有FMD病史。频谱多普勒图像显示肠系膜上动脉起始处流速正常（131cm/s）（A），SMA近端至中段的流速升高（338cm/s）（B）

临床实用要点

- 肠系膜血管疾病的少见原因包括夹层、动脉瘤、假性动脉瘤、FMD和血管炎。
- 当怀疑病因不是动脉粥样硬化时，应仔细评估血管。
- 动脉瘤和假性动脉瘤很少是先天性的，常与动脉粥样硬化、FMD、结缔组织疾病、感染、血管炎、钝性创伤和动脉夹层有关。
- 夹层通常会产生不对称的壁"增厚"，而血管炎常表现为环状增厚。FMD表现为节段性狭窄和串珠样改变。

十、总结

多普勒超声在诊断肠系膜动脉狭窄和闭塞中的价值已被证实。检查前患者进行适当准备并使用敏感多普勒设备很有必要。检查者的经验和技巧会增加诊断的准确性，缩短检查时间。最后，使用经证实的诊断标准和参照相关经证实的研究也是准确诊断的关键。

致谢

我们非常感谢Saiedeh "Nauaz" M agliool和Victoria Clifford的漂亮图像，感谢James Cooperlovo精彩绘图，感谢Henry Douglas对图像的处理。

第 27 章

肝血管的超声评价

一、引言

慢性肝病和肝硬化是美国第十二位最常见的死因，评估肝脏及其血管系统是非常常用的腹部多普勒检查指征。在大多数患者，超声能有效显示肝血管，因此，多普勒超声通常用作评估怀疑肝血管疾病患者的首选检查方法。本章将回顾肝脏的正常血流动力学，并研究门静脉高压、门静脉闭塞、肝静脉闭塞、经颈静脉肝内门体静脉分流（transjugular intrahepatic portosystemic shunts，TIPS），以及肝动脉损伤的超声评估。

二、检查技术和正常血流动力学

（一）肝静脉

通常，左肝静脉多普勒信号最好通过探头经剑突下扫查途径获得。右肝静脉的显示则以近腋中线的外侧肋间扫查途径为佳。中肝静脉的最佳显示途径变化较多，可从剑突下到近腋前线的肋间，再到肋下。在所有这些位置中，肝静脉的正向血流（即离开肝脏朝向心脏）通常是背离探头并显示在基线下方，而反向血流（远离心脏并进入肝）位于基线上方。

考虑到这一点，将肝静脉波形与右心房活动联系起来，就很容易理解肝静脉波形的形态了。当右心房收缩时，从肝静脉进入下腔静脉和右心房的正向血流变慢并最终逆转。血流反转产生基线上方的短暂血流。随着右心房舒张，从肝静脉进入心房的血流相对较快。这在波形上表现为曲线快速下降至基线下方。随着心房的充盈，从肝静脉进入到心房的流速开始减慢，而多普勒信号开始接近基线。流出肝静脉的血流继续减速直至三尖瓣开放。此时出现短暂的心房血流被动排空到心室，从而产生肝静脉血流加速进入心房的第二期相再次出现曲线下降至基线以下。然后右心房开始收缩，肝静脉流向心房的血流减慢并最终出现逆转（图27.1）。

重要的是必须认识到深吸气能够减弱正常肝静脉的搏动性，应该尽量避免。为了改善正常波形的显示，最好在正常呼吸结束时采集波形。给予患者明确指导："正常吸气，正常呼气，屏住呼吸"，然后采集波形，这样采集到的波形一般具有良好效果。

可以预见的是，右心衰竭，以及右心房充盈和排空的改变可导致肝静脉波形变化。右心功能不全的患者，

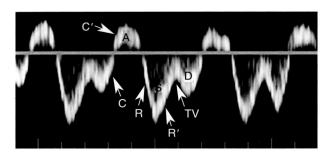

图27.1　正常肝静脉波形。当右心房收缩（C），从肝流出并流向心脏的血流开始变慢并向基线接近。然后血流出现短暂逆转而流向肝（C'）。当右心房开始舒张（R），肝静脉血流从反向转变为正向并逐渐增快，形成肝静脉波形上的快速下降波。当右心房逐渐充盈，流出肝并进入右心房的血流开始变慢，多普勒信号开始向基线接近（R'）。当三尖瓣开放（TV）时，右心房血流被动减压进入右心室，形成第二个流出肝的短时相加速血流。此时，右心房又开始收缩而重复整个循环。这个过程形成了我们所知道的三相波波形，包括心房收缩时的反向搏动（A），以及心室收缩期（S）和心室舒张期（D）的两个正向搏动

肝静脉搏动性增加和逆向搏动更为明显，产生"W"形波形。三尖瓣反流时，收缩期右心室收缩，产生从心室进入右心房，以及从心房进入肝静脉的反向血流。这就形成了肝静脉波形上的倒转收缩期波峰（图27.2A）。

（二）门静脉

正常的门静脉血流表现为持续正向血流，提供了约75%的肝血供。门静脉具有轻度呼吸期相性，当然由于采样时需屏住呼吸，多普勒技术难以将其展现出来。

肝窦将门静脉与心脏分隔开来，所以门静脉与心脏活动相关的搏动性远远低于肝静脉。然而，一定程度的门静脉搏动性是正常的，可以显示在门静脉波形上（图27.3）。搏动性可以采用静脉搏动指数（venous pulsatility index，VPI）来量化。VPI类似于动脉阻力指数，其计算方法是最高流速与最低流速之差除以最高流速。对于非常具有搏动性的波形，最低流速达到基线（即0cm/s）时，所得VPI为1。完全没有搏动性的门静脉波形所得VPI为0。Gallix和同事的研究显示，一组正常人群的门静脉平均VPI为0.48（±0.31）。VPI等于0.48意味着最低流速约是最高流速的1/2。

另一种量化门静脉搏动性的方法是简单的最低与最高流速之比。使用这种方法，平直波形的门静脉搏动性

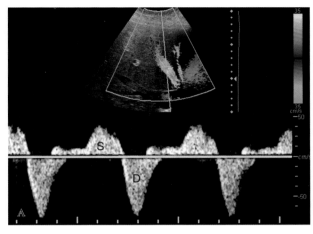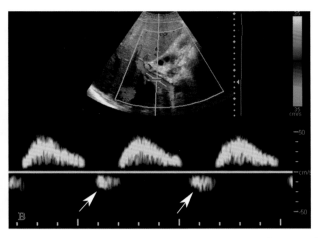

图27.2　右心衰竭伴有三尖瓣反流和肝淤血。A.肝静脉波形显示倒转的收缩期峰值（S），舒张期血流仍然正常，位于基线下方（D）。B.门静脉波形显示异常门静脉搏动性，出现短暂反流（箭头）

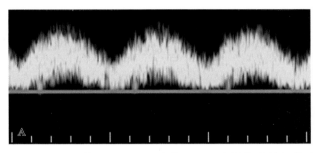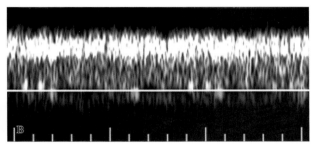

图27.3　正常门静脉波形。A.来自一位消瘦被检者的门静脉波形显示中等程度搏动性。注意：流速没有达到零位并且未出现反转。B.来自另一位被检者的正常门静脉波形显示平直的单相血流

（portal vein pulsatility，PVP）为1，在搏动性非常强的波形，最低流速降至基线而使PVP为0。Wachsberg及其同事的研究显示，64%的正常人PVP＜0.54。这意味着大多数人的最低流速小于最高流速的1/2。门静脉搏动性增高在消瘦者中更为突出。与肝静脉搏动性一样，门静脉血流搏动性可因深吸气而减弱。

　　门静脉偶尔可见螺旋状血流。它发生在2.2%（3/135）的正常人和20%（8/41）的接受肝移植评估的慢性肝病患者中。在肝移植、TIPS和门静脉狭窄的情况下也可见。认识到这一点很重要，因为它可能与门静脉血流反向混淆（图27.4）。通过确定螺旋状血流区域近端和远端的血流方向，可以避免这种陷阱。

　　右心衰竭和三尖瓣反流可以增加门静脉的搏动性。由于正常人也可出现一定程度的搏动性，除非门静脉搏动性增大到最低流速达到0或者反转的程度（即VPI至少是1，见图27.2 B），否则不应该考虑心功能不全。同

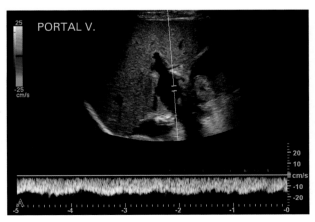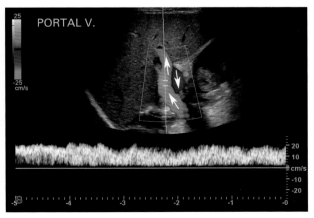

图27.4　门静脉螺旋血流。A.门静脉的灰阶图像和脉冲多普勒波形显示血流低于基线，提示门静脉血流反向和门静脉高压。B.从门静脉不同区域获得的彩色多普勒和脉冲多普勒波形显示血流高于基线。此波形和相应的彩色多普勒图像证实门静脉有局灶性螺旋血流，总体血流方向正常（箭头所示）

样重要的是，需将门静脉波形与其他心脏功能不全的超声表现相联系，其中包括肝静脉与下腔静脉扩张，以及肝静脉波形改变。

对于正常门静脉流速，文献报道的差异相当大。这种差异至少部分取决于报告的是最高流速还是时间平均流速。Patriquin 及其同事发现正常禁食成人的门静脉最高流速范围为 8～18cm/s，餐后增加50%～100%。Haag 及其同事发现正常门静脉最高流速为（26.5±5.5）cm/s。Abu-Yousef 及其同事，以及 Kok 及其同事发现门静脉最高流速范围分别是 16～31cm/s（平均22cm/s）和 11～39cm/s（平均23cm/s）。Zironi 及其同事发现正常门静脉的平均流速是（19.6±2.6）cm/s。Cioni 及其同事发现最高流速为（26.7±3.2）cm/s，而平均流速为（22.9±2.8）cm/s。他们认为门静脉最高流速的正常范围为 20～33cm/s。这些报道的门静脉流速正常范围差异使得临床难以依靠门静脉流速判断门静脉高压。流速非常低是门静脉高压的良好指标，然而，流速在正常范围内并不能排除门静脉高压的诊断。

在正常妊娠期，正常肝和门静脉血流动力学会有改变，包括肝静脉和门静脉最大血流速度的降低和单相多普勒波形发生率的增加。

（三）肝动脉

肝动脉波形是低阻型，整个心动周期具有较宽的收缩峰，从收缩期到舒张期逐渐减速，以及舒张期持续正向血流。这与腹部其他实质性器官（肾脏和脾脏）的波形相似。正常肝动脉阻力指数为 0.5～0.7。

临床实用要点

- 正常肝静脉波形呈三相波，心房收缩时为反向血流，心室收缩和心室舒张时为两个正向脉搏。
- 右心衰竭、右心房充盈和排空改变可导致肝静脉波形改变。
- 正常门静脉提供约75%的肝脏血供。
- 正常门静脉多普勒波形具有持续正向血流，伴有轻度至中度搏动。
- 右心衰竭和三尖瓣反流可引起门静脉波形过度搏动。
- 文献报道的门静脉速度正常值差异很大。
- 血流速度非常低是门静脉高压的良好指标，然而血流速度在正常范围内并不能排除诊断。
- 肝动脉波形具有低阻力，类似于供应其他实质性腹部器官的动脉。

三、门静脉高压

如前所述，慢性肝病和肝硬化是美国第十二位最常见的死因，而酗酒是美国人死于肝硬化的最常见原因。肝硬化是门静脉高压的最常见原因，60%的肝硬化患者存在临床上显著的门静脉高压。

肝硬化的确切病理生理机制仍然未知，但肝炎伴再生是这一过程的中心。患者可能完全无临床症状或经历完全性肝失代偿。死亡主要与门静脉高压的并发症有关，如腹水、胃食管静脉曲张出血、脾大、肝肾综合征、自发性细菌性腹膜炎、肝性脑病和肝细胞癌。

门静脉高压是指门静脉与肝静脉或下腔静脉的压力差增高，达到 10～12mmHg 或更高。最简单的门静脉高压分类是把它分成肝内型、肝外型和高动力型。肝外型门静脉高压可进一步分为肝前性（门静脉血栓形成、受压或狭窄）和肝后性（肝静脉或下腔静脉血栓形成、受压或狭窄）。高动力型是指动静脉畸形或产生高流量状态的情况，如肝动脉门静脉瘘。肝外型和高动力型门静脉高压比肝内型少见得多。

肝内型门静脉高压包括窦前性和窦后性。窦前性病因在西方国家不很常见，其中包括肝纤维化、结节病、血吸虫病和淋巴瘤。窦后性病因常见得多，其中包括肝硬化和静脉闭塞性疾病。因为肝硬化很常见，所以肝硬化的发病过程值得重点关注。

肝硬化导致肝细胞死亡、实质变性与再生。这就导致肝纤维化，从而引起肝窦和引流肝窦的中央静脉血流阻力增加。最初，增加的门静脉压力维持了门静脉流量。但随着入肝血流阻力增加，该阻力最终与门体静脉侧支内血流阻力相等，门静脉血流开始分流到侧支。

最终，肝窦血流阻力开始影响动脉血流，动脉血流从肝窦分流到门静脉系统。这种分流发生在肝窦、胆囊周围血管丛及门静脉滋养血管等。起初，门静脉反流出现在局部的外周肝内门静脉分支。随着越来越多的外周门静脉分支血流反流，门静脉主要分支和主干最终也出现血流反流。

（一）静脉直径

门静脉高压有许多灰阶超声征象。门静脉及其分支扩张提示压力升高（图27.5）。Goyal 及其同事前瞻性地对比了100例健康人和50例门静脉高压患者在最宽处测量的门静脉直径。在保持两组已知影响门静脉血流的生理变量（如禁食状态、仰卧位和深吸气）相似的情况下，他们发现正常门静脉直径的上限为16mm。将其作为阈值，他们在诊断疑似门静脉高压的患者时获得了总体72%的敏感度、91%的准确率和100%的特异度。其他一些学者提出将13mm作为正常门静脉直径的上限值。然而，Stamm 等提出在最大直径点（脾静脉和肠系膜上静脉汇合处至少1cm以远，门静脉主干第一分支附近1cm处），经CT测量的正常平均门静脉直径为15.5mm，明显大于13mm的公认上限。此外，他们发现对比增强的门静脉主干明显大于平扫的门静脉主干（0.56mm）。门静脉直径正常值的不确定性是该参数不能用于诊断门静脉高压的原因之一。尽管门静脉异常增大是门静脉高压的可靠征象，但遗憾的是，门静脉直径正常确实也不能排除门静脉高压的诊断。

如果我们假设门静脉压力升高使门静脉最大程度

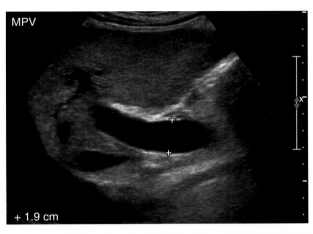

图27.5　门静脉高压患者的门静脉扩张。肝门部斜切成像显示门静脉直径1.9cm（游标）。正常门静脉直径的上限在1.3～1.6cm

MPV：门静脉主干

地扩张，此后当持续吸气而间接限制门静脉流出时，门静脉将只会很少扩张或者无法继续扩张。呼吸期间脾静脉和肠系膜静脉直径缺乏变化是另一项已经被研究的参数。在一项研究中，这种方法诊断门静脉高压的敏感度为80%，特异度为100%。与门静脉直径测量一样，这种方法还没有得到广泛应用，可能是由于存在观察者之间的差异和难以准确测量。

（二）门静脉流速

门静脉流速测量是评估可疑有门静脉高压患者的多普勒技术之一。Zironi及其同事采用平均门静脉流速值＜15cm/s作为诊断标准，得到88%的敏感度和96%的特异度。Haag及其同事采用门静脉最高流速21cm/s作为门静脉高压的诊断标准，与门静脉直径12.5mm联合应用，他们报道的敏感度和特异度达80%。这两项研究的差异表明，正常人和肝硬化患者的预期门静脉流速值差异甚大。虽然门静脉流速倾向随着门静脉压力升高而降低，但相关性弱，没有统计学意义。差异的来源包括观察者之间的差异、仪器之间的差异、存在不同侧支通路（尤其是脐静脉再通），以及由不同患者体位、不同呼吸阶段、不同禁食状况、不同运动状况和不同心排血量引起的差异。

了解到门静脉高压时门静脉横切面积通常增加而门静脉流速通常减少，一些研究人员进行了这些参数比值的研究，设想它会随门静脉高压而显著升高。门静脉横切面积和门静脉流速之比被称为阻塞指数。Moriyasu及其同事提出，肝硬化和门静脉高压患者的阻塞指数比正常人高2.5倍。采用阻塞指数测量，得到的敏感度为67%～95%。遗憾的是，观察者之间的面积和速度测量差异相对较高，当这些参数组合成一个比值时，这种差异会更加严重。因此，尽管这种方法具有理论价值，但在专业机构所得到的乐观结果可能难以在其他中心重复。

（三）肝动脉和肝静脉血流

当门静脉高压是由肝硬化引起时，肝动脉血流可能大幅增加以代偿门静脉血流的减少。最终，肝的血流主要由肝动脉提供，在彩色血流检查上，肝动脉可明显增大和变得纤曲，并在多普勒检查上显示血流大幅增加（图27.6）。扩大的肝内动脉事实上和扩张的胆管相似并可产生"平行管征"（图27.7）。遗憾的是，肝动脉没有能力完全补偿减少的门静脉血流，而持续的肝缺血是进行性肝细胞受损和纤维瘢痕形成的主要原因。

研究表明，肝硬化患者的肝静脉搏动性减弱或完全消失。事实上，Child-Pugh分数增高和生存率下降被证明与肝静脉搏动性完全消失相关。尽管肝静脉搏动性消失的机制尚不清楚，肝静脉受到再生结节压迫而产生狭窄是一个可能的影响因素。最近，Sudhamshu等提出肝功能不全与肝静脉波形无相关性。特别是，他们发现平坦的肝静脉波形没有诊断价值。

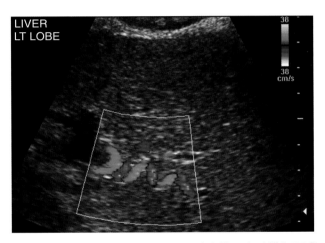

图27.6　肝硬化时纤曲的肝动脉。放大的肝左叶横切面成像显示非常纤曲的肝左动脉的肝内分支

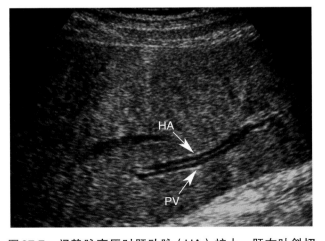

图27.7　门静脉高压时肝动脉（HA）扩大。肝右叶斜切面成像显示"平行管征"。传统上这被认为是肝内胆管扩张的标志。然而，扩大的肝动脉也可产生"平行管征"

PV：门静脉

临床实用要点

- 门静脉高压是指门静脉与下腔静脉或肝静脉之间的压力梯度增加10～12mmHg或更大。
- 门静脉高压分为肝内型、肝外型和高动力型。
- 肝内病因更为常见，包括肝硬化和静脉阻塞性疾病。
- 门静脉直径正常值上限为16mm。
- 在门静脉高压时，门静脉横截面积通常增加，门静脉血流速度通常降低。
- 肝硬化时，彩色血流成像显示肝动脉增大和纤曲，多普勒检查显示血流速度显著增加。

（四）门体侧支

尽管测量血管直径和流速，以及计算不同指标对某些患者是有帮助的，并在一些机构得到广泛应用，但应用最广而且可靠的门静脉高压诊断方法是评估门体静脉系统的侧支循环。门体侧支可以分为属支形成的侧支和开放的侧支。属支形成的侧支是原来已经存在的血管，这些血管在正常情况下将血液回流到门静脉、脾静脉和肠系膜静脉系统。所有属支内的血流应该流向肠系膜静脉、脾静脉和门静脉。

冠状静脉，也被称为胃左静脉，是最常见的门体侧支。在血管造影中，80%～90%的门静脉高压患者可以看到该静脉。因为它的存在意味着静脉曲张出血的风险增加，所以它是临床上最重要的门体侧支。冠状静脉与胃左动脉平行，走行于两层小网膜之间。它沿着胃幽门和胃小弯上行，继续走行至食管裂孔，在此形成一个"U"形环，然后下行回流到门静脉-脾静脉汇合处附近的门静脉系统（图27.8）。

利用肝左叶作为声窗，超声所显示的冠状静脉是一条与门-脾静脉交汇处上缘相交通的血管。该血管直接位于腹腔干分叉处的前方或肝总动脉或脾动脉的后方

（图27.9A、B）。它略微倾斜，向上走行至门-脾静脉汇合处的左侧，再至胃食管连接处。正常冠状静脉血流和所有的门静脉属支一样，应该朝向门静脉（图27.9 C）。

正常冠状静脉内径不应超过5～6mm。约25%门静脉高压患者的冠状静脉扩张。遗憾的是，静脉曲张出血通常在冠状静脉尚未扩张时就已出现。作为门静脉高压的征象，冠状静脉内出现反向血流比冠状静脉扩张出现早得多。Wachsberg及其同事报道，在78%的门静脉高压患者，多普勒可显示冠状静脉存在离肝血流（图27.10）。对冠状静脉全程的评估偶尔会发现胃或食管静脉曲张（图27.11）。冠状静脉在怀疑门静脉高压的患者中非常重要，因为它可能是多达75%的患者中唯一可见的门静脉系统侧支。门静脉高压患者保留冠状静脉向肝血流具有预后意义，因为这些患者发生静脉曲张出血的风险较低。

门静脉属支还包括胃短静脉和肠系膜上、下静脉的分支，从功能上来讲，它们为门静脉侧支循环系统（图27.12），在这些血管中任何血管出现离肝血流，就可做出门静脉高压的诊断。

被称为开放侧支的不是正常门静脉属支，而是在门静脉高压时形成或再通的血管。脐静脉是它们中最容易识别的。残留的脐静脉位于肝圆韧带内。在某些患者，可以在肝内发现，表现为走行于圆韧带脂肪组织内的低回声。它从脐伸展到门静脉左支脐段的最前方（图27.13）。在正常人，残留的脐静脉不超过3mm，而且不存在血流。

显示脐静脉前，最好先显示门静脉左支的脐段。脐静脉从门静脉左支脐段向下走行。脐静脉出肝后沿着腹壁向下至脐周，然后继续向下与腹壁下静脉相交通，最终，它与髂股静脉系统相交通，并以这种方法将血液转流到体循环。在大多数患者，再通的脐静脉表现为位于圆韧带中央直行的大小不一的单一侧支（图27.14和图27.15）。可是，当它向下延伸到肝下方时，开始分成多支脐周侧支。有些患者的侧支异常粗大，脐周可见大量纤曲的侧支（图27.16）。当这些脐周侧支变得很明显时，可以在体检时看到，被称为脐周静脉曲张（"水母头征"）。

Gibson及其同事报道正常残留的脐静脉应该不超过3mm。以此为标准，他们能够在不依赖多普勒超声的情况下诊断门静脉高压，敏感度约50%。使用多普勒并显示脐静脉内离肝血流，敏感度增加到80%。事实上，对于诊断门静脉高压，多普勒评估脐静脉的敏感度相当于内镜评估相同患者的静脉曲张。

很明显，根据以上描述，脐静脉或冠状静脉的评估在诊断门静脉高压时具有很好的敏感度。常规扫查这两条潜在的侧支将会提高敏感度。虽然分析这两条侧支最简单，也最富有成效，但还有其他一些侧支也能被超声检测到，不过在某些情况下检测会更困难。它们包括胃短侧支、脾腹膜后侧支、脾肾侧支、肠系膜上侧支和肠系膜下侧支。从脾门或被膜处脾静脉到左肾静脉自发形

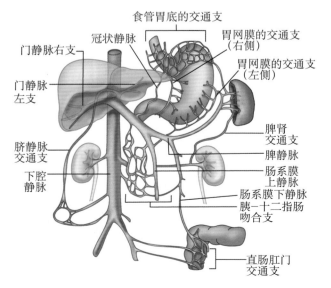

图27.8　门静脉高压患者常见门体侧支的示意图

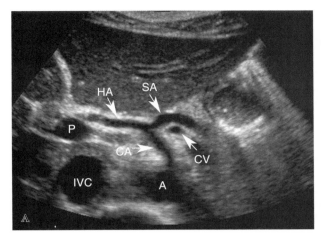
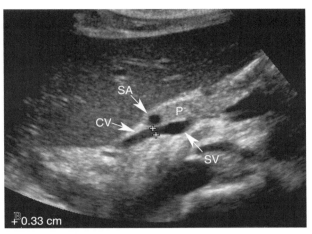

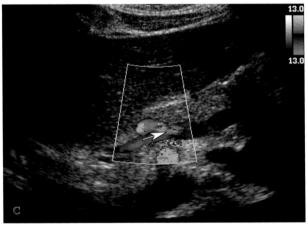

图27.9　正常冠状静脉。A.上腹部腹腔干（CA）水平横切灰阶超声成像显示位于脾动脉（SA）后方的冠状静脉（CV）。图中还可见肝总动脉（HA）、门静脉（P）、下腔静脉（IVC）和主动脉（A）。B.上腹部经胰腺体部（P）的矢状面成像显示，胰腺后方的脾静脉（SV）和从脾静脉上方延伸过来的冠状静脉（CV）。在此病例，测得冠状静脉直径为3.3mm（游标）。图中也可看到脾动脉（SA）。C.与灰阶超声（B图）相似的彩色多普勒矢状面成像。注意正常冠状静脉（箭头）血流朝向脾静脉

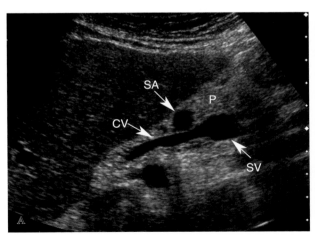
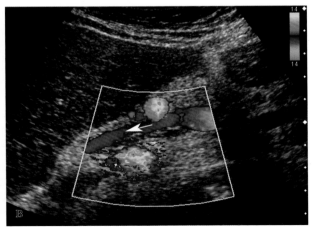

图27.10　门静脉高压时的冠状静脉侧支。A.上腹部矢状面成像显示冠状静脉（CV）从脾静脉（SV）延伸出。图中可见脾动脉（SA）和胰腺（P）。B.与灰阶超声（A图）相似的彩色多普勒成像显示冠状静脉内离开脾静脉的反向血流（箭头）

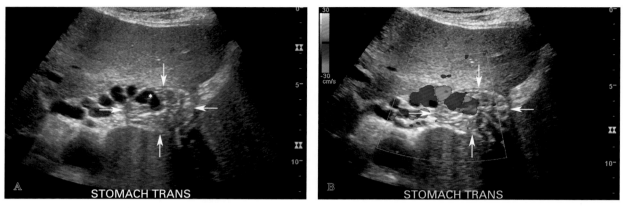

图27.11　门静脉高压症的胃静脉曲张。A.胃斜切图（箭头所示）显示沿着胃小弯的多个无回声结构，其中一些（＊）位于胃壁。B.与A相似的彩色多普勒显示结构中的血流，并证实它们是门静脉系统侧支和胃底静脉曲张

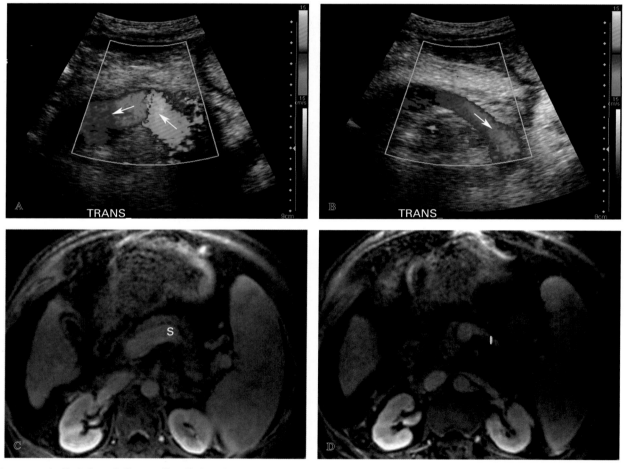

图27.12　门静脉高压症的肠系膜下静脉侧支。A.脾静脉的横切面显示从左到右流向肝脏的正常血流方向（箭头）。B.在A下方的横切面显示肠系膜下静脉的逆向流动（箭头）。C.轴位增强MRI显示脾静脉。D.在C之下的MRI显示肠系膜下静脉（I）。在一些患者中，脾静脉和肠系膜下静脉的紧贴导致静脉识别的错误

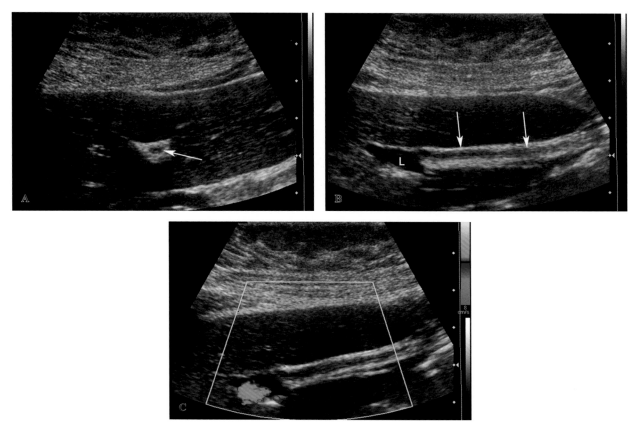

图27.13　残留于圆韧带中的脐静脉。A.肝左叶横切面灰阶超声成像显示残余脐静脉（箭头），在三角形高回声的圆韧带中间。B.同一区域的灰阶超声成像显示残余脐静脉（箭头）连接门静脉左支的脐段（L）。C.纵向彩色多普勒成像显示左侧门静脉有血流，但脐静脉未见血流

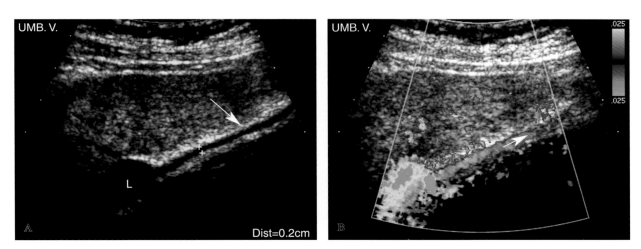

图27.14　门静脉高压患者的小脐静脉侧支。A.肝左叶矢状面灰阶超声成像显示脐静脉（UMB.V.）侧支（箭头）与门静脉左支的脐段（L）相通。此例脐静脉直径为2mm（游标）。B.矢状面彩色多普勒成像显示脐静脉出肝，该静脉内可见离肝血流（箭头）

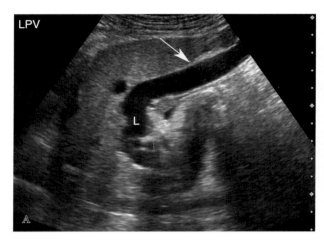
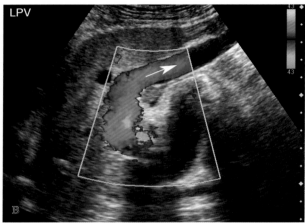

图 27.15　门静脉高压患者的巨大脐静脉侧支。A. 肝矢状面灰阶超声成像显示巨大的脐静脉侧支（箭头）连接到门静脉左支脐段（L）。B. 矢状面彩色多普勒成像显示脐静脉出肝时呈离肝血流（箭头）
　　LPV：门静脉左支

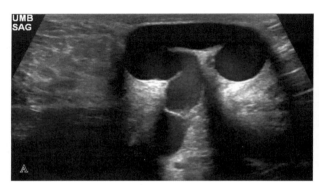
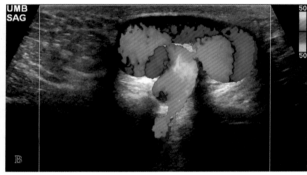

图 27.16　门静脉高压的超声"水母头征"。A. 放大的脐部（UMB）纵切面灰阶超声显示脐周纡曲扩张的血管。B. 纵切面彩色多普勒显示脐周侧支内丰富的血流

成的大门体侧支称为脾肾分流。通常很难从脾静脉到肾静脉连续追踪这些侧支。幸运的是，探测到增大的左肾静脉和脾门周围的多条侧支通常足以做出脾肾侧支的推断（图 27.17）。脾腹膜后侧支与腰静脉、椎周血管或性腺血管相交通。肠系膜上侧支与胰十二指肠静脉及腹膜后/椎周静脉相交通。肠系膜下侧支与腹膜后静脉和痔静脉相交通。肠系膜下静脉常在脾静脉的正下方汇入肠系膜上静脉。在这种情况下，肠系膜下静脉反向血流与脾静脉的反向血流可混淆（图 27.12B ～ D）。

（五）门静脉反流

随着门静脉高压的发展，门静脉内出现反流。反流起初出现在外周门静脉分支，因为门静脉血流方向将与伴行的肝动脉血流相反，分别显示为红色和蓝色的相邻平行血管（图 27.18A），所以很容易用彩色多普勒检测到。脉冲多普勒可以记录到基线两边的静脉和动脉血流而证实门静脉反流（图 27.18B）。最终，随着更多的门静脉分支内出现血流反向，门静脉主干也出现血流反向（图 27.19）。门静脉主干反流通常提示门静脉高压已经严重。这种现象在病变早期不出现，认识到大多数门静脉高压患者保持门静脉主干正向血流是非常重要的。

除了反流以外，缓慢的门静脉血流可能在正向和反向血流之间交替，是门静脉高压的另一征象。血流方向交替也可出现于呼吸周期或出现于肝脏受超声探头的不同压力压迫时。

（六）门静脉高压的其他表现

Park 等发现，在慢性肝病患者中，肝动脉血流速度升高与终末期肝病（MELD）评分增高、脾大和腹水增多之间存在显著的统计学相关性。对于肝动脉流速大于160cm/s 的患者，可以准确预测 MELD 评分较高，优势比（odds ratio，OR）为 42，阳性预测值为 94%。

Lee 等比较了脾动脉阻力指数和肝硬度对有临床意义的门静脉高压的诊断准确性。结果表明，脾动脉阻力指数与肝静脉压梯度密切相关，提示脾动脉阻力指数是诊断具有临床意义的门静脉高压的一种良好的无创性指标。

超声造影是一种新的诊断肝脏疾病的影像学方法。其中一项技术是利用超声造影测量肝静脉的到达时间。Kim 等对 2015 年 7 月之前发表的 12 项研究进行了系统回顾和 Meta 分析，结果显示通过超声造影测量肝静脉到达时间是一种可靠的、无创的检测肝硬化的技术。肝静脉

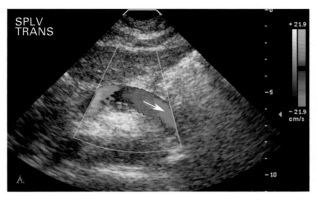
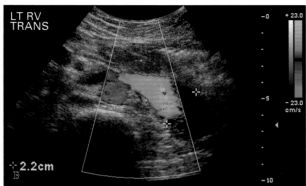
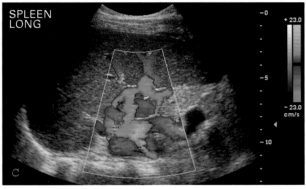

图27.17 门静脉高压患者的脾肾侧支。A.脾静脉（SPLV）横切面显示从患者右边向左边的反向血流（箭头）。B.左（LT）肾静脉（RV）的横切面显示静脉扩张（光标；2.2cm），血流方向正常。C.脾脏的纵切面显示脾门有很多侧支

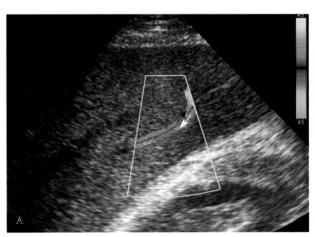
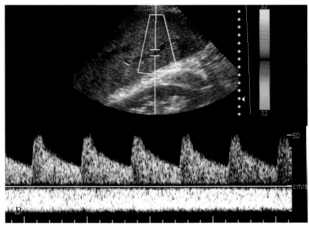

图27.18 门静脉高压患者的肝内门静脉反向血流。A.肝右叶彩色多普勒成像显示两条相邻平行血管。彩色编码为红色的血管是肝动脉，入肝血流朝向肝边缘（黑色箭头）。彩色编码为蓝色的血管是门静脉，离肝血流朝向肝外（白色箭头）。B.同样两条血管的脉冲多普勒波形显示基线上方的肝动脉血流和基线下方的门静脉血流。正常情况下，肝内动脉和静脉的血流应该是同一方向，在基线的同一侧

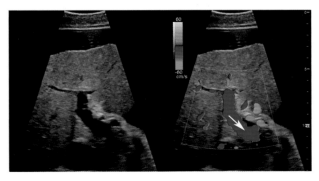

图27.19 门静脉高压患者门静脉主干血流反流。肝门斜切灰阶和彩色多普勒双幅图像。彩色多普勒图像显示门静脉右支和门静脉主干的反向离肝血流（箭头）。邻近的肝动脉有正向的血流

到达时间与肝脏组织学分级呈负相关，即肝静脉到达时间的减少伴随着肝纤维化程度的增加。肝硬化中肝静脉到达时间减少的假设与肝硬化肝内动静脉或门静脉分流的形成有关。

Alempijevic等研究了在多普勒参数如肝动脉直径、肝动脉收缩期和舒张期速度、脾动脉速度及脾动脉阻力指数中加入瞬时肝脏弹性成像的价值。他们发现，与单纯多普勒参数（敏感度75%，特异度60%）相比，将多普勒参数与实验室标记物和瞬时弹性成像相结合（敏感度88.9%，特异度100%）可改善对显著性肝纤维化（≥F2）的预测。

总之，灰阶超声、多普勒、实验室标志物与先进的超声技术（如超声造影和弹性成像）相结合是检查怀疑门静脉高压的有价值的方法。熟悉灰阶超声和多普勒不同形态学、血流动力学改变的诊断意义及其局限性，对于优化患者的超声分析很重要。

> **临床实用要点**
> - 诊断门静脉高压最可靠的方法是评估门静脉系统的侧支。
> - 当门静脉主干或分支血管发现离肝血流时，即可诊断门静脉高压。
> - 脐静脉扩大或再通或冠状静脉反流对门静脉高压的诊断具有较高的敏感度。
> - 门静脉或其分支的血流反流提示严重的门静脉高压。
> - 在灰阶超声、多普勒和实验室标志物中添加新技术（如超声造影和弹性成像），可提高肝硬化和门静脉高压的诊断率。

四、门静脉血栓形成

检查疑有门静脉血栓形成（PVT）可能是肝脏多普勒检查最常见的指征。PVT通常继发于肝硬化和门静脉高压，发生率从早期肝硬化患者的1%上升到肝移植前

评估的晚期肝硬化患者的30%。在所有PVT病例中，约20%由肝硬化引起。这被认为和门静脉高压时的门静脉血流缓慢有关。约20%的PVT由恶性肿瘤（尤其是肝和胰腺肿瘤）直接浸润、外部压迫或高凝状态引起。其他原因包括腹腔内炎症/感染（即憩室炎、阑尾炎、胆囊炎、炎性肠病）、门静脉损伤（脾切除、肠切除、肝移植、TIPS、腹部创伤）、骨髓增生性疾病，以及妊娠期和口服避孕药引起的高凝状态。急性期PVT的临床表现通常与肠淤血和肠缺血有关，包括腹痛、肠扩张、腹泻、胃肠道（GI）出血和乳酸性酸中毒。慢性PVT可能完全无症状或可能出现静脉曲张或脾功能亢进。

PVT的超声表现可能为高回声（图27.20）、等回声（图27.21）、低回声（图27.22）或无回声。当血栓为等回声或稍低回声时，门静脉周围高回声组织的识别可突出门静脉，使血栓的识别更容易（图27.22）。当灰阶超声清楚地看到血栓时，诊断非常简单。然而，低回声或无回声血栓有时很难与门静脉内常看到的低回声伪像相区分。这种情况下，彩色多普勒对于诊断非常重要。对于闭塞性血栓，受累的门静脉内检测不到血流。对于部分闭塞性血栓，受累节段门静脉内的部分区域可见血流。

多普勒超声通常被认为是评估疑似PVT的首选方法。其敏感度为93%，特异度为99%，阳性预测值为97%，阴性预测值为98%。如前所述，彩色多普勒的局限性是通畅的门静脉可能存在非常缓慢的血流，以至彩色多普勒不能探测到。幸好这种情况已经越来越少见。然而，如果PVT的诊断是基于无法探测到血流，而未在灰阶超声成像上证实血栓，应该考虑到血流非常缓慢的可能性。应该注意调节影响多普勒敏感度的技术参数，以便能够在最大程度上探测到缓慢血流。由于进餐后门静脉血流增加，餐后扫查可能有助于探测缓慢的门静脉血流。下腹部加压也可以增加门静脉血流（图27.23），这种方式类似于采用挤压小腿的方式来增加股静脉血流。仅用彩色多普勒很难检测到慢速血流（图27.24）。

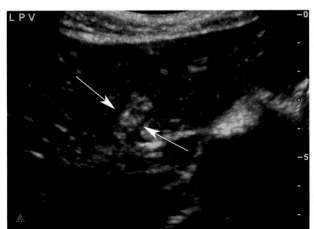
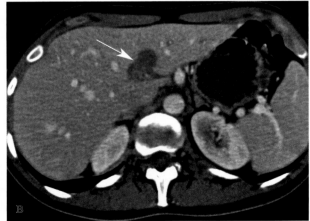

图27.20　高回声门静脉血栓。A.肝左叶横切面成像显示门静脉左支（LPV）的一段管腔内存在高回声血栓（箭头）。B.相应的增强CT显示血栓在门静脉左支的同一节段内（箭头）

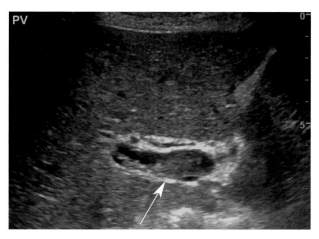

图27.21 等回声门静脉（PV）血栓。肝门部斜切成像显示与邻近肝实质回声相似的血栓，该血栓引起门静脉部分阻塞（箭头）

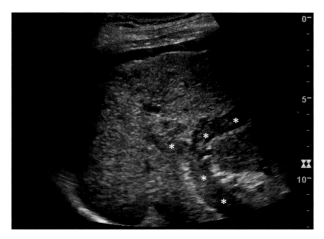

图27.22 低回声门静脉血栓。门静脉斜切面显示门静脉右支及其分支内有实性低回声血栓（*）。门静脉周围组织的回声突出了门静脉，使血栓的识别更加容易

此外，在使用高于正常增益设置的灰阶图像上，可以看到多普勒检测不到的慢速血流。如果采用了这些方法仍然无法探测到血流，则可能存在PVT。然而，血流缓慢仍然是可能的，应该考虑采用有助于做出鉴别的其他检查。超声造影就是一种非常有用的鉴别方法。造影剂增强的MRI也很有帮助。

正如前述，多普勒的阴性预测值是98%。这意味着若多普勒检查结果正常，存在门静脉血栓的可能性非常小。这种情况可能出现在局限性非闭塞性血栓被彩色多普勒"开花"伪像所遮蔽时（图27.25）。在这种情况下，血栓通常容易在灰阶成像上看到。这就是为什么当可能存在PVT时，必须采用灰阶和多普勒进行仔细检查的另一个重要原因。

除了普通血栓，瘤栓也可发生，尤其是作为肝细胞癌的并发症。约在16%的接受肝切除术的肝细胞癌患者中，肉眼可以观察到门静脉浸润。门静脉浸润出现时，会使发病率和病死率都变得更高。

某些灰阶超声表现可能有助于区分普通血栓和瘤栓。瘤栓通常使门静脉扩张，而普通血栓很少这样。瘤栓内可能含有小的囊性空隙，而这在普通血栓是不常见的。肿瘤对门静脉的浸润从周边静脉开始，沿其动脉供血扩展，进入到更加中心的门静脉。相应地，瘤栓内的动脉血流通常是离肝（与门静脉血流相反）。在一些患者中，可以容易地通过彩色多普勒观察到瘤栓内的丰富血管，以及通过脉冲多普勒探测到动脉血流信号（图27.26）。然而，在另一些患者中，多普勒分析中瘤栓可能并无血管（图27.27）。因此，在门静脉栓子中探测到离肝动脉血流有助于瘤栓诊断，但无法检测到栓子内多普勒信号并不意味着栓子就是普通的血栓。

当疑有肝细胞癌及瘤栓的患者需要得到组织学

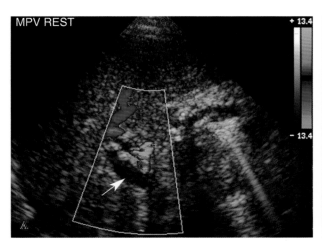

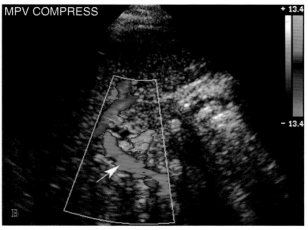

图27.23 缓慢门静脉血流疑似血栓。A.肝门部斜切彩色多普勒成像显示门静脉内没有探测到血流（箭头）。门静脉内低回声可能是血栓或伪像。B.下腹部加压时所得肝门部同一切面成像。肠系膜静脉血流增加，以及门静脉内流量与流速升高使得门静脉血流可以被探测到

MPV：门静脉主干

经许可转载，引自 Robinson KA，Middleton WD，Al-Sukaiti R，Teefey SA，Dahiya N.Doppler sonography of portal hypertension. *Ultrasound Quarterly*.2009；25：3-13.

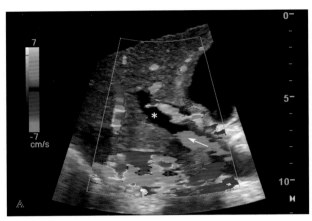
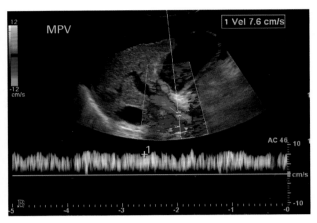

图27.24　缓慢门静脉血流。A.肝脏斜位彩色多普勒显示门静脉主干有向肝血流（箭头），但是在右门静脉没有探及血流（＊）。B.门静脉主干的脉冲多普勒波形显示血流缓慢，速度为7.6cm/s。在高增益设置下的实时灰阶成像显示右门静脉血流缓慢移动

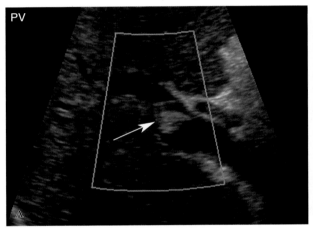
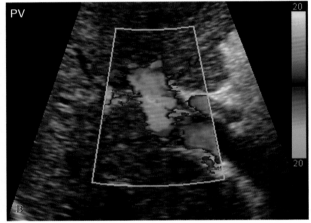

图27.25　彩色多普勒"开花"伪像遮蔽部分阻塞性门静脉（PV）血栓。A.放大的肝门部斜切成像显示门静脉腔内局限性高回声血栓（箭头）。B.相同区域的彩色多普勒成像显示"开花"伪像，遮蔽了大部分门静脉血栓，使其难以被探测到

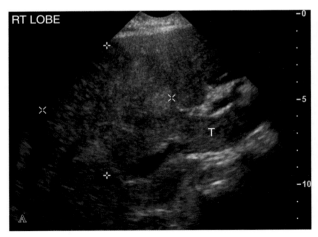
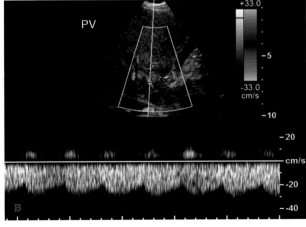

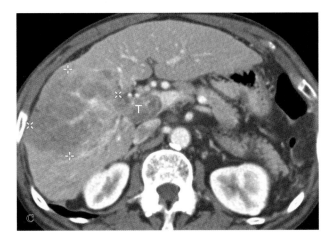

图27.26　肝细胞癌患者的门静脉（PV）瘤栓。A.肝右叶横切灰阶成像显示在肝右叶有一个边缘不清的实性混合回声肿块（游标）。瘤栓（T）从肿块直接延伸到门静脉。B.彩色多普勒斜切成像显示栓子内细小肿瘤血管，脉冲多普勒分析显示离肝动脉信号。C.增强CT扫描显示肝右叶肿瘤（游标）和门静脉瘤栓（T）

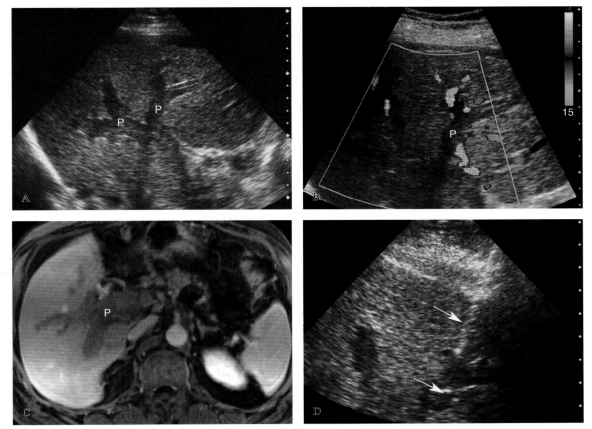

图27.27　肝细胞癌患者的门静脉瘤栓。A.肝右叶斜切成像显示实性低回声栓子使肝内门静脉分支扩张（P）。B.栓塞的门静脉分支的彩色多普勒成像显示门静脉周边动脉内血流，但门静脉栓子内未探测到血流。C.肝横切增强磁共振扫描显示门静脉内未增强的栓子（P）。D.门静脉细针穿刺活检。放大的肝成像显示门静脉栓子内针体及针尖。细胞学分析证实是肝细胞癌

诊断时，可以安全地活检门静脉栓子。活检可以采用22～25号针做细针穿刺抽吸（图27.27D）。已有报道，超声造影在瘤栓诊断上非常敏感。在某些报道中，它优于螺旋CT，甚至超过细针穿刺活检。

PVT的后果之一是在肝十二指肠韧带形成门脉静脉周围侧支，称为海绵样变。这些侧支可以相对较快地形成，据报道，侧支可以在PVT发生后6～20天形成。这些侧支静脉可能取代血栓形成的门静脉。除了肝动脉

血流增加以外，侧支静脉血流可以帮助肝保持相对正常的灌注。虽然并不常见，海绵样变也可能在门静脉血流受到影响而未完全栓塞时就已形成。当这些侧支足够大而含有大量血流时，可以在灰阶和彩色或能量多普勒成像上看到，它们为肝门区的多条纤曲血管（图27.28）。

尽管存在海绵样变时，栓塞的门静脉通常可能很明显，但也可能会难以识别和（或）认出。在这种情况下，一个单一的门静脉周围优势侧支可能被误认为是门

静脉主干（图27.29）。请记住，正常门静脉走行于右肝动脉深部，而门静脉周围侧支走行于右肝动脉前方。因此在大多数情况下可以做出合理解读。扩张纤曲的肝动脉可能是正确解读海绵样变的另一潜在陷阱。动脉扩张通常出现在肝硬化和门静脉高压的情况下，可以通过多普勒波形分析与静脉侧支进行区分。

临床实用要点

- PVT常见于肝硬化和恶性肿瘤（尤其是肝脏肿瘤和胰腺肿瘤）。
- PVT可表现为高回声、等回声、低回声或无回声。
- 通常认为多普勒超声是评估疑似PVT的首选方法，具有较高的敏感度和特异度。

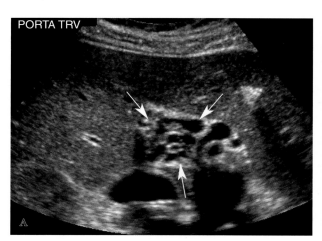
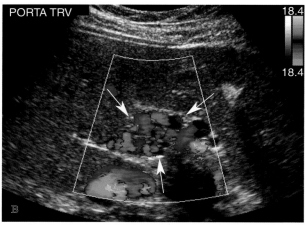

图27.28 门静脉血栓形成患者的海绵样变。A.肝门部（PORTA）横切成像（TRV）显示肝门结构被许多纤曲的血管所取代（箭头）。门静脉显示不清。B.同一区域的彩色多普勒成像证实是门静脉周围侧支内存在血流

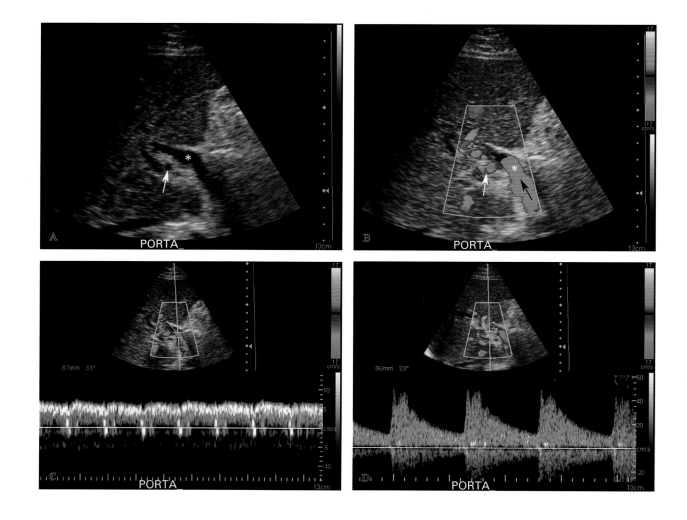

0

0

0

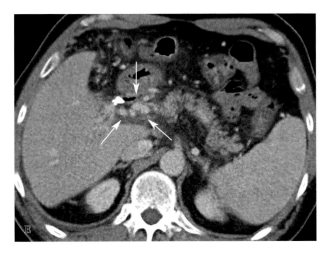

- 缓慢的门静脉血流可能难以检测，应优化多普勒参数以检测缓慢的血流。
- 多普勒阴性预测值为98%，因此在多普勒检查正常的情况下，门静脉血栓形成是非常罕见的。
- 瘤栓常使门静脉管腔扩张，可能包含小的囊性区，通常开始于周围静脉，然后生长进入更中央的门静脉。门静脉栓子中肝动脉血流的检测是诊断肿瘤性栓子的重要指标。

五、门静脉狭窄

除PVT外，门静脉狭窄是肝外门静脉高压的另一原

图27.29　门静脉血栓形成患者的侧支静脉与通畅的门静脉相似。A、B.肝门（PORTA）斜切灰阶和彩色多普勒图像显示一条血管（＊），其血流直接进入肝脏（黑色箭头）。一条较小的血管位于后面（白色箭头）。C.前面血管的脉冲多普勒波形证实为静脉血流。D.后面血管的脉冲多普勒波形证实为动脉血流。E.计算机断层扫描（CT）显示肝门有几条血管（箭头），但没有门静脉

因。狭窄可能是由门静脉的内在疾病、外部压迫或被邻近的肿块包裹所致。从超声上看，在灰阶成像上可能可见狭窄，也可能不能看到。从多普勒上看，狭窄节段的加速血流在彩色多普勒上会产生混叠，在脉冲多普勒上比正常速度高（图27.30）。门静脉狭窄是肝移植术的并发症，将在第31章详细介绍。

六、动脉门静脉瘘

动脉门静脉瘘是门静脉高压的一种罕见病因。动脉门静脉瘘可能是先天性的，也可能是后天形成的。先天性病例很少见，与Osler-Weber-Rendu病、胆道闭锁、

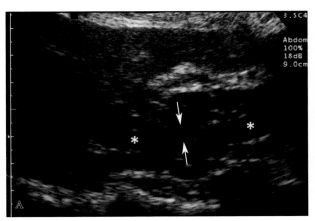

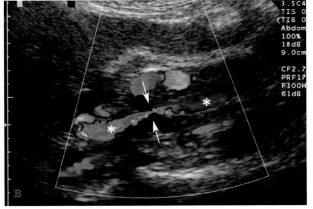

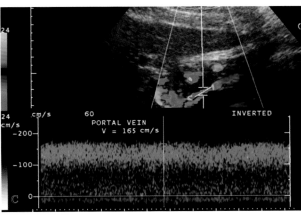

图27.30　肿瘤包裹门静脉。A.门静脉（＊）的纵向灰阶图像显示门静脉局部变窄（箭头所示），这是因为血管周围长有一个实性肿块。B.彩色多普勒图像证实狭窄部位有混叠（箭头）。C.脉冲多普勒显示狭窄处门静脉血流速度明显增加（165cm/s）

动静脉畸形和血管瘤有关。获得性病例更常见，由肝损伤（医源性或外伤性）或肝动脉瘤侵蚀至邻近的门静脉引起。在一项对88例病例的回顾性研究中，最常见的原因是外伤（28%），其次是医源性手术（16%）、先天性血管畸形（15%）、肿瘤（15%）、动脉瘤（14%）和其他原因（12%）。

当出现症状时，症状与门静脉高压、心力衰竭或肠缺血有关。最常见的症状是下消化道或上消化道出血（33%），其次是腹水（26%）、心力衰竭（4.5%）或腹泻（4.5%）。放射介入为42%（$n=33$）的患者提供了有效的治疗，而其余的患者仅通过手术（$n=27$，31%）或放射介入与手术相结合（$n=8$，9%）进行治疗。在大多数情况下，多普勒可以有效地用于治疗后的随访。

在超声上，肝动脉和门静脉分支扩大，并可通过动脉瘤样扩张区进行交通。在交通处可见湍流，引流门静脉段可见动脉化的逆流（图27.31）。根据瘘口的大小，反向血流可能会延伸至更近的门静脉，甚至可能累及门静脉主干。

七、门静脉积气

门静脉积气（PVG）可以由多种原因引起。显然，最重要的是肠缺血。当PVG与肠缺血相关时，预后较差。其他病因包括憩室炎、阑尾炎、肠扩张、肠阻塞、溃疡性疾病、炎性肠病、小肠积气、腹腔脓肿、败血症、肥厚性幽门狭窄、胃肠道癌症、慢性阻塞性肺疾病、使用类固醇激素，以及内镜和钡灌肠后。多数良性病变的预后较好。门静脉积气也可能是自发性的。

PVG在灰阶和多普勒成像上能够容易地被检测到。正如所预料的，可在灰阶超声上看到门静脉及其分支的腔内微小的可移动的明亮反射体（图27.32 A）。PVG可以积聚在外周的肝内分支或肝实质，形成明亮的线形反射或边界不清的回声增强区域。在后一种情况下，PVG可能会与胆道积气或肝实质钙化混淆。门静脉内多普勒波形通常显示直接来源于气泡的典型的周期短而明亮的信号。因为这些气泡与门静脉内的红细胞以相同的方向和相同的速度移动，所以气体产生的明亮信号叠加在正常门静脉多普勒波形上（图27.32B）。因为气体信号远强于来自红细胞的信号，它们可使多普勒接收器超载，并常产生扩展到基线两侧的窄"钉状"干扰信号。

因为气体是非常强烈的反射体，超声和多普勒分析对PVG非常敏感。事实上，灰阶超声和多普勒超声通常可以探测到少量气体，与通常见于X线片的大量气体或CT上看到的中量气体相比较，预后要好得多。同样重要的是，要认识到如果随后的X线片或CT结果是阴性的，也不应怀疑灰阶超声和多普勒超声做出的PVG诊断。PVG的处理取决于病因。在大多数情况下，多普勒

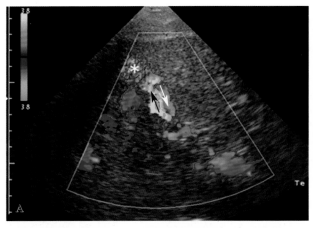

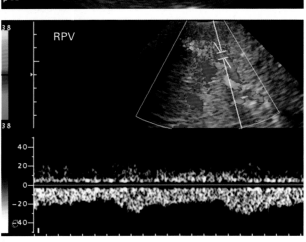

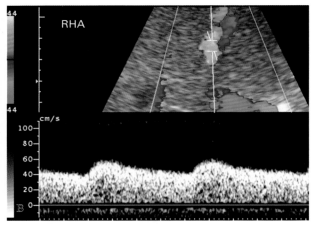

图27.31　动脉门静脉瘘。A.彩色多普勒显示肝右叶一个局部组织震颤区（＊）。肝动脉有一分支血流流向病变方向（黑色箭头），门静脉有一分支血流背离病变方向（白色箭头）。B.脉冲多普勒波形显示来自肝动脉的正向的低阻力血流和高速的舒张血流。C.脉冲多普勒频谱显示门静脉动脉化血流，血流方向与肝动脉血流相反

　　RHA：右肝动脉；RPV：门静脉右支

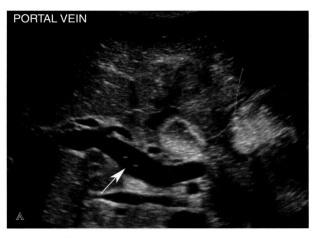 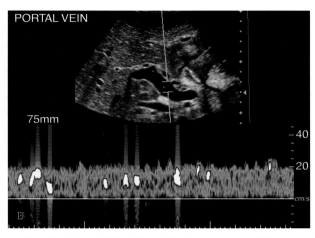

图27.32 门静脉积气。A.肝门部斜切成像显示门静脉腔内两个微小的明亮反射体（箭头所指处）。在实时成像上，可见多个相似的反射体在门静脉系统内流动。B.门静脉脉冲多普勒波形（显示为一个反彩虹彩图）显示多个明亮信号嵌入门静脉信号中。这些代表来自气泡的强反射。"钉状"伪像信号与许多气泡有关

PORTAL VEIN：门静脉

检测到PVG后，应该采用超声仔细地检查腹部的其他部位，以寻找发病原因。仔细的肠缺血临床评估非常关键。增强CT在评估可能存在的肠道相关病变和缺血中具有重要作用。

八、肝静脉闭塞

肝静脉闭塞，也称布-加综合征，可能由血栓、受压、肿瘤细胞浸润、狭窄或腔内隔膜引起。它可以发生在主要的肝静脉、下腔静脉，或者发生在显微组织水平。最常见的原因是血栓形成，大部分患者具有一种或多种血栓形成的危险因素，其中以口服避孕药和骨髓增生最为常见。在亚洲人群，下腔静脉隔膜阻塞症常见。虽然这是一种罕见的疾病，发病率估计为每年1/2 500 000，但还是经常包括在腹痛和急性腹水患者的临床鉴别诊断中。大多数患者可以通过抗凝进行治疗，其他可选治疗方法包括TIPS、手术分流及肝移植。灰阶超声最常见的两项表现是整体性肝大和选择性尾状叶增大。遗憾的是，两者都是非特异性的。肝静脉血栓形成本身的形态特征就像人体其他部位的血栓。可以从强回声到无回声；可以为闭塞性或非闭塞性。在急性期，广泛的肝静脉血栓形成可以表现为肝衰竭、肝大和大量腹水。在这种情况下，采用灰阶超声显示肝静脉可能非常

困难。慢性期时由于纤维化和管径缩小，肝静脉也可能难以显示。幸运的是，在血栓形成的静脉本身不能被探测到时，多普勒通常可以探测各种肝静脉血栓形成引起的血流动力学变化。

多普勒最明显的表现是在灰阶超声上看到肝静脉，而静脉内无血流信号（图27.33）。由于来自阻塞段的肝静脉血流不能通过正常途径回流到下腔静脉，侧支通路得以形成（图27.34），最常见的侧支回流到未阻塞的肝静脉（如副肝静脉或尾状叶静脉）、被膜下静脉或门静脉。尾状叶的评估尤为重要，因为50%的布-加综合征患者可见尾状叶静脉扩大（＞3mm），如果不存在心力衰竭，则其是布-加综合征的特征性表现。

当侧支形成，向侧支供血的肝静脉分支会出现反向血流。这就产生了这样的典型表现：一条肝静脉分支血流离肝朝向下腔静脉，而一条交通静脉血流入肝背离下腔静脉（图27.35）。因为肝静脉血栓将肝静脉与右心房隔离，右心房的压力变化不再传导到肝静脉的通

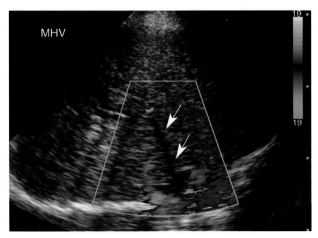

图27.33 肝静脉血栓形成。肝横切彩色多普勒成像显示边界不清的肝中静脉（MHV；箭头），静脉内未探测到血流

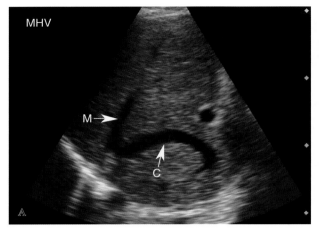

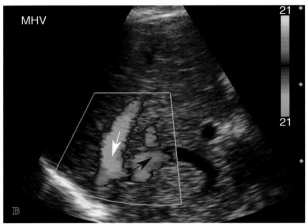

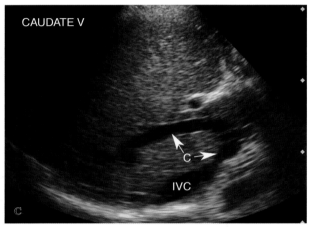

图 27.34　肝静脉血栓形成。A. 肝右叶斜切成像显示肝中静脉（M）与一条朝向尾状叶的侧支血管（C）相交通。B. 与灰阶成像（图 A）相似，彩色多普勒成像显示肝中静脉内为正向血流（MHV；白色箭头），而侧支静脉内为反向血流（黑色箭头）。C. 灰阶成像显示侧支静脉（C）与尾状叶内静脉相交通并最终回流到下腔静脉（IVC）

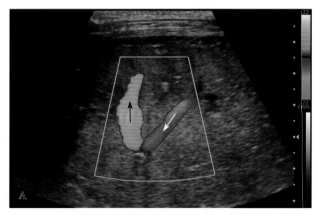

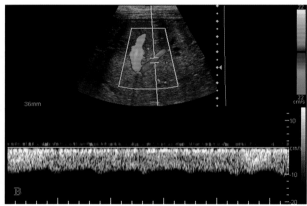

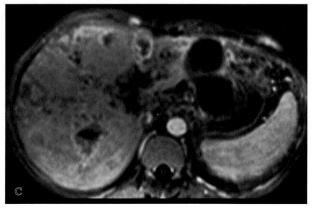

图 27.35　肝静脉阻塞。A. 放大的外周肝静脉彩色多普勒图像显示一个肝静脉分支的正常血流方向（白色箭头），和连接该分支的一支静脉的反向血流（黑色箭头）。B. 肝静脉分支的脉冲多普勒波形显示正常的三相搏动消失。C. 增强 MRI 表现为转移性疾病引起的多发环形强化病变。其中一个病变导致肝静脉阻塞

畅部分。因此，肝静脉波形失去搏动性而变成单相性（图27.35）。其他导致肝静脉搏动性减弱的原因包括肝硬化、弥漫性转移性病变、静脉受压、肝移植排斥、其他弥漫性实质病变和深吸气。最后，静脉狭窄或隔膜可在彩色和脉冲多普勒超声中看到血流异常和流速加快。

早期研究显示，多普勒超声诊断肝静脉血栓形成的敏感度相当高。Millener及其同事主要依靠两个诊断标准：①灰阶成像可见肝静脉，而彩色多普勒未见血流或可见反向血流；②灰阶超声和彩色多普勒超声均未见肝静脉，它们可以达到100%的敏感度。遗憾的是，约15%的晚期肝硬化患者，即使没有肝静脉血栓形成，也会有一条或多条肝静脉不能在灰阶或彩色多普勒上看到。因此，超声的特异度是有限的。一个更近的研究显示，多普勒超声在98%的布-加综合征患者中检测到肝静脉和（或）下腔静脉血流的变化。联合应用肝静脉和（或）下腔静脉血流模式的变化和尾状叶增大使得特异度达100%。如果不存在以上表现，即使存在其他的提示性征象，也可排除布-加综合征。多普勒的敏感度与磁共振血管成像相似。

临床实用要点

- 肝静脉阻塞，也称为布-加综合征，可由血栓形成、压迫、肿瘤浸润、狭窄或隔膜引起。
- 在多普勒研究中，肝静脉血栓形成表现为肝静脉缺乏血流。阻塞段肝静脉多普勒波形搏动性消失，呈单相波。
- 肝静脉搏动减弱的其他原因包括肝硬化、弥漫性转移性疾病、外在压迫、肝移植排斥反应、其他弥漫性实质性疾病和深吸气。

九、经颈静脉肝内门体静脉分流

TIPS已经发展成为一种常见的、被广泛认可的门静脉高压治疗方法。绝大多数分流术用于内镜和药物难以治疗的静脉曲张出血患者及顽固性腹水患者。其他适应证包括布-加综合征、肝肾综合征、肝肺综合征和肝性胸腔积液。依据肝脏疾病的严重程度及接受分流术为急性还是择期性，一年死亡率为50%～90%。如果使用覆膜支架，技术成功率接近100%，一年的一期和二期通畅率约为80%和99%。

TIPS置入后患者的多普勒监测还存在一些争议，这主要是因为缺乏可以遵循的检查步骤、测量参数及使用标准的共识。即便如此，许多中心还是主要依赖多普勒超声随访TIPS患者。正常的TIPS应该容易检测到通过其管腔的血流（图27.36）。由于支架将高压的门静脉系统直接连接到低压的肝静脉系统降压，支架内的流速高于典型的门静脉系统流速（图27.37）。尽管不同的研究报道的TIPS内流速正常值范围有所不同，一个相对较宽的可接受的正常值范围为90～190cm/s，而TIPS置入

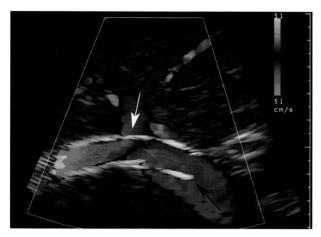

图27.36　正常经颈静脉肝内门体静脉分流（TIPS）。放大的肝门部成像显示支架在门静脉右支和主干交界处进入门静脉。门静脉主干内血流（黑色箭头）和支架内血流（灰色箭头）是向肝的，流入肝。门静脉右支内血流（白色箭头）反向，流向内支架（经许可转载，引自 Middleton WD, Teefey SA, Darcy MD: Doppler evaluation of transjugular intrahepatic portosystemic shunts, Ultrasound Q 19: 56-70, 2003）

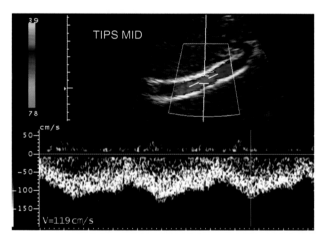

图27.37　正常经颈静脉肝内门体静脉分流（TIPS）。放大的支架彩色多普勒成像显示血流通过整个支架管腔。脉冲多普勒波形显示略微搏动的血流，流速为119cm/s

后，正常的门静脉流速应该≥30cm/s，门静脉左、右支血流逆转，直接进入支架而不是肝脏。

TIPS主要的并发症是支架或肝静脉狭窄和完全性血栓形成。监测这些支架的目的是发现正在形成的狭窄，使其在出现临床症状或血栓形成之前得到治疗。狭窄段流速增高是支架内狭窄的征象。彩色多普勒可见局部血流紊乱、彩色混叠，以及有时出现的局部血管外组织振动（图27.38A）。当彩色多普勒见到异常，可以记录狭窄段脉冲多普勒波形，将其流速与非狭窄段相比较（图27.38 B、C）。狭窄段流速＞190cm/s，而非狭窄段流速＜90cm/s，被认为具有显著性。门静脉主干内低流速（＜30cm/s）是提示TIPS功能障碍的另一线索。当狭窄出现在支架远端的肝静脉内时，回流到支架内的肝

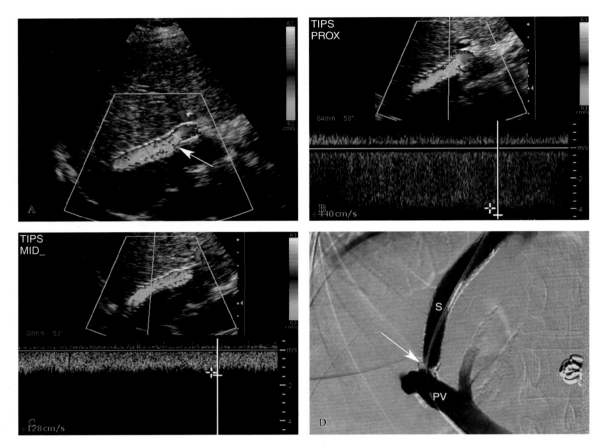

图27.38 经颈静脉肝内门体静脉分流（TIPS）狭窄。A.斜切支架彩色多普勒成像显示在近侧段局限性彩色混叠和血流紊乱区域（箭头）。B.支架近侧段脉冲多普勒波形证实该段流速增高，最高达440cm/s。C.支架中段脉冲多普勒波形显示正常流速128cm/s。D.经颈静脉内支架（S）和门静脉（PV）造影，显示支架与门静脉交界处严重狭窄（箭头）

静脉血流可能出现反转。最后，超声随访发现，门静脉左支和（或）右支血流从正常的流向支架转变为离开支架，提示通过分流管的血流下降。这种血流改变通常是分流管功能障碍的晚期表现。在单个多普勒参数稍微偏离正常的情况下，通常并不提示显著性狭窄。例如，门静脉流速为28cm/s并不是静脉造影的指征，除非还存在其他异常。同样，如果支架内最高流速略微上升或最低流速略微下降只是局限性异常，它们也不是静脉造影的指征。当出现多项参数异常，就可能存在狭窄并应考虑进行治疗。此外，如果进行了系列检查，通常得到各种多普勒参数随时间而变化的趋势，并提供狭窄形成的进一步证据。在某些患者，可以通过彩色或能量多普勒观察到狭窄的血流，而直接显示内膜增生和肝静脉或门静脉狭窄。若支架狭窄未被及时发现，它能发展形成完全性血栓。由于正常支架血流相对容易探测，完全性血栓不难通过多普勒做出诊断（图27.39）。

临床实用要点

- 经颈静脉肝内门体分流术（TIPS）可用于治疗内镜和内科难治性静脉曲张出血、难治性腹水、布-加综合征、肝肾综合征、肝肺综合征或肝性胸腔积液。
- TIPS的正常流速范围为90～190cm/s，TIPS后门静

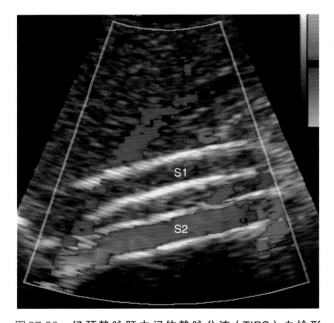

图27.39 经颈静脉肝内门体静脉分流（TIPS）血栓形成。双支平行支架患者肝斜切成像显示了一支TIPS支架内血栓形成（S1），腔内未见血流，毗邻的支架（S2）通畅，腔内可以容易地探测到血流（经许可转载，引自 Middleton WD，Teefey SA，Darcy MD：Doppler evaluation of transjugular intrahepatic portosystemic shunts，Ultrasound Q 19：56-70，2003）

脉的正常流速应≥30cm/s。在大多数TIPS术后患者中，门静脉左、右支的血流逆转，直接进入支架而不是肝脏。

- 狭窄节段流速大于190cm/s和非狭窄节段流速小于90cm/s，提示TIPS可疑狭窄。另一个线索是门静脉主干低流速（＜30cm/s）。
- 在随访过程中，左和（或）右门静脉血流从流向支架的正常血流模式转换为远离支架的血流模式，表明通过分流管的血流减少。

十、先天性肝内门体分流

先天性门体静脉分流（congenital portosystemic venous shunts，PSVS）可分为肝外和肝内两种类型。肝外型分为1a型（脾静脉和肠系膜上静脉分别引流至下腔静脉）和1b型（门静脉引流至下腔静脉，有时引流至下腔静脉的分支，如肾静脉或奇静脉）。在这两种情况下，门静脉血流都没有灌注到肝脏。2型肝外型PSVS有一个正常或发育不良的门静脉为肝脏供血，但也有一个门静脉和IVC之间的交通。先天性肝外PSVS患者常有其他的先天性异常，并有更高的肿瘤发生风险，包括局灶性结节增生和高度恶性转化风险的肝腺瘤。

肝内PSVS可分为4种类型。1型是门静脉右支和下腔静脉之间由单一血管连接；2型是在一个肝段内有单个或多个外周门静脉和肝静脉之间的连接；3型是门静脉和肝静脉分支通过静脉瘤的交通；4型是在两叶肝内门静脉和肝静脉的多个交通。Remer等使用该分类系统发现52%（13/25）为3型，44%（11/25）为2型，4%（1/25）为1型，76%发生在左叶。

在灰阶图像上，肝静脉和门静脉连接处的静脉瘤可能被误认为是囊肿。但仔细的实时检查将显示一个扩大的门静脉进入瘤内，与肝静脉单独沟通（图27.40）。彩色多普勒显示血流从门静脉进入瘘内，并经肝静脉流出瘘。门静脉波形通常显示高于正常速度，并可能显示类似于肝静脉的搏动性。门静脉分支中的血流可能减少甚至逆转。如果流量大，肝静脉波形可能变平。

先天性肝内PSVS通常是在横切面影像上偶然发现的。当血流量高时，PSVS可引起肝性脑病。这些患者可以通过导管栓塞进行治疗，成功率高，并发症率低。

十一、肝动脉狭窄/闭塞

肝动脉狭窄和闭塞将在第31章中介绍。通常，通过检测远端动脉分支的小慢波样改变来诊断有侧支血流的狭窄和闭塞（图27.41）。没有侧支血流的闭塞，检测不到血流。在这种情况下，调整技术参数时优化多普勒

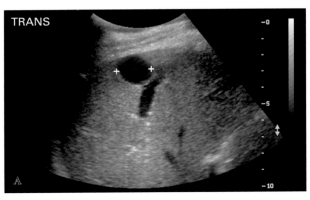

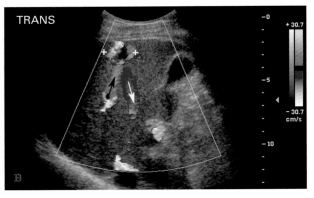

图27.40 先天性肝内门体分流。A.横向灰阶图显示肝脏内一个与囊肿相似的无回声病变（游标）。B.横向彩色多普勒显示病变内的血流。可见门静脉血流（黑色箭头）进入病变，肝静脉血流（白色箭头）离开病变。这些发现证实这是门静脉和肝静脉之间存在的一种交通

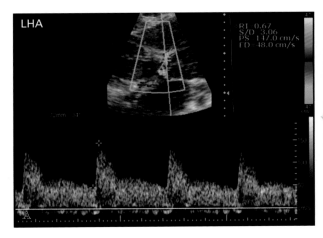

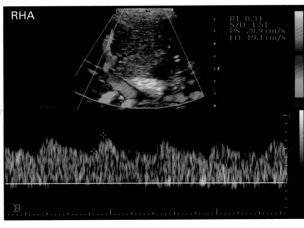

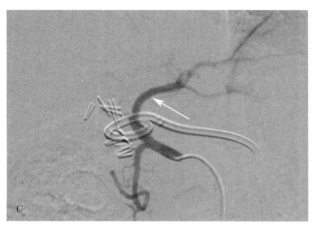
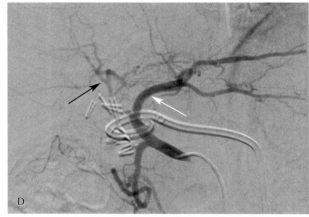

图27.41   胆囊切除术中右肝动脉损伤。A.左肝动脉（LHA）脉冲多普勒波形正常，阻力指数（RI）为0.67，峰值速度（PS）为147.0cm/s。B.右肝动脉（RHA）脉冲多普勒波形呈"小慢波"改变，阻力指数为0.34，峰值速度为28.9cm/s。C.肝总动脉造影早期显示左肝动脉充盈（白色箭头），右肝动脉无充盈。还可以看到多个手术夹和引流管。D.后期的图像显示右肝动脉通过侧支血流延迟充盈（黑色箭头）

灵敏度至关重要。

十二、肝动脉假性动脉瘤

肝动脉假性动脉瘤可由钝性和穿透性损伤或经皮介入治疗引起，包括肝活检、右上腹手术和胰腺炎。假性动脉瘤是肝移植常见的并发症。它们可能侵蚀胆管、胰管、肠或腹膜，出现腹痛、呕血、黑便、贫血、低血容量、黄疸和出血。它们也可能无症状。治疗通常是通过放射介入、手术或两者结合。

在超声检查中，肝动脉假性动脉瘤与身体其他部位的假性动脉瘤相似。它们以无回声病变的形式出现，伴有数量不等的附壁血栓。没有多普勒检查，他们可以与简单的囊肿相似。脉冲多普勒和彩色多普勒可以检测到未闭腔内的血流。通常，典型的周围型假性动脉瘤颈部

的"来-回"血流模式在肝动脉假性动脉瘤中很难检测到。彩色多普勒可以显示典型的血流漩涡模式，但外观可以改变（图27.42）。检测主要取决于假性动脉瘤的大小。CT血管造影比多普勒更容易发现较小的假性动脉瘤。

临床实用要点

- PSVS可分为肝外型和肝内型。
- 通常是通过检测远端动脉分支的"小慢波"样改变来诊断有侧支血流的动脉狭窄和闭塞。
- 肝动脉假性动脉瘤可由钝性和穿透性创伤或经皮介入手术引起，包括肝活检、右腹手术和胰腺炎。
- 肝动脉假性动脉瘤与身体其他部位的假性动脉瘤相似，但在假性动脉瘤颈部可能难以检测到"来-回"波形。

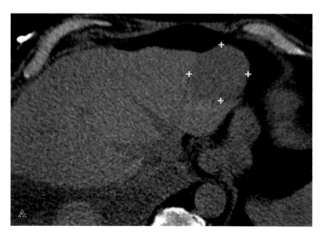
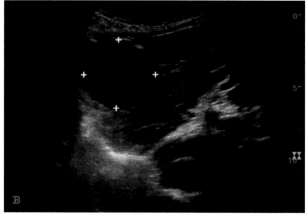

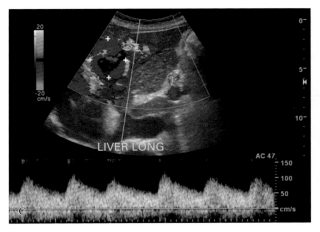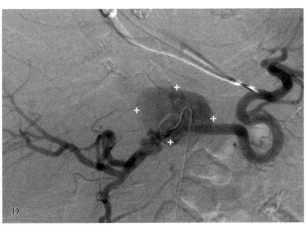

图27.42　肝动脉假性动脉瘤。A.非增强CT显示肝左叶有一个不确定的低密度病变（游标）（平均32HU）。B.灰阶超声图像显示一个无回声的病灶（光标），与囊肿相似，与CT所见的病灶一致。C.多普勒图像显示病变内部血流（游标）和供血血管的动脉血流。D.腹腔干动脉造影显示病灶显影，证实为假性动脉瘤

第 28 章

自体肾血管的多普勒超声评价

一、引言

我们运用多普勒超声去评估一系列肾脏血管疾病。肾血管的位置，以及解剖和生理上的诸多变异使检查具有挑战性，难以掌握。本章将对多普勒超声在肾动静脉评估中的各个方面进行全面的综述。首先阐述自体肾血管解剖结构和超声检查原则，其次讨论肾血管性疾病，特别强调肾动脉狭窄和闭塞，以及介入治疗后的肾血管的评估，并对动脉瘤、动静脉瘘和动静脉畸形、肾静脉血栓形成、肿瘤侵犯肾静脉的诊断要点进行总结。

二、解剖

每个肾接收来自一条或多条肾动脉的血供。双侧肾动脉正好在肠系膜上动脉下方起源于腹主动脉，肠系膜上动脉是超声检查时的解剖标志（图28.1）。右肾动脉起源于腹主动脉前侧方，走行于下腔静脉后方，是下腔静脉后方唯一的主要血管。左侧肾动脉一般发自腹主动脉侧方或侧后方，每个肾动脉前方伴随相应的肾静脉，在进入肾门内侧之前，肾动静脉都位于肾盂的前方（图28.2）。左肾静脉走行于肠系膜上动脉及腹主动脉之间（与脾静脉不同，脾静脉走行于肠系膜上动脉的前方）。肾静脉系统最常见及最有意义的解剖变异之一是环主动脉型左肾静脉，其中一条分支走行于腹主动脉前方，另一支走行于腹主动脉后方；还有一种异常是腹主动脉后型左肾静脉，左肾静脉主干位于腹主动脉后方。腹主动脉后方没有其他血管走行，当腹主动脉后方出现血管结构，应考虑肾静脉异常（图28.3）。

右肾位置相对较左肾位置低，这也解释了右肾动脉向后穿过下腔静脉和右肾静脉的较长下降过程。左肾动脉起源于右肾动脉水平面以下，以相对水平角度发出，向上、直行至左肾，左肾位置较高（图28.4）。在70%的人群中，肾脏仅由一条肾动脉供血，其余30%的人群中，肾脏由多支肾动脉供血。肾动脉循环最常见的3种解剖变异是双肾动脉、副肾动脉和上、下极肾动脉。肾动脉主干的前后（AP）测量直径平均约为4.6mm。当存在多条肾动脉的时候，肾动脉的直径变化较大，但是通常小于仅有一条主肾动脉的情况。双肾动脉的定义是动脉起源于腹主动脉，走向肾门，并供应相似比例的肾实质（图28.5）。副肾动脉走行至肾门，起源于腹主动

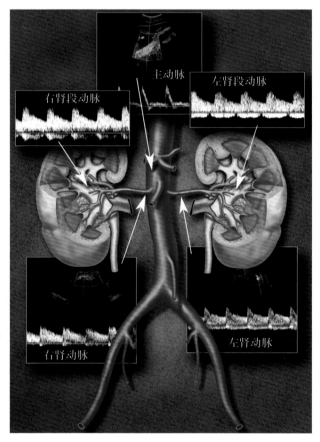

图28.1　肾动脉解剖及正常多普勒频谱

脉但也可能起源于髂动脉，并供应较小的不同肾实质节段。上、下极肾动脉不进入肾门，而是直接走向肾上极或肾下极的皮质，与副肾动脉相似。副肾动脉和上、下极肾动脉可能起源于腹主动脉或髂动脉，超声常难以发现。即使是双肾动脉，超声也可能漏诊。更罕见的是，肾动脉可能起源于肠系膜上动脉、肠系膜下动脉、腹腔动脉、结肠中动脉或骶动脉。

在肾门处，肾动脉主干分为肾门后、肾门顶、肾门上、肾门中、肾门下5条段动脉。肾段动脉穿过肾窦，然后分为叶间动脉，叶间动脉位于肾实质内，接近肾集合系统。叶间动脉分为弓形动脉，弓形动脉走行于肾锥体周围，发出小叶间动脉（图28.6）。小叶间动脉发出入球动脉供应肾小球，流经肾小球的血液流向出球小动脉，然后进入直小血管，成为肾静脉引流系统的血管脉络。

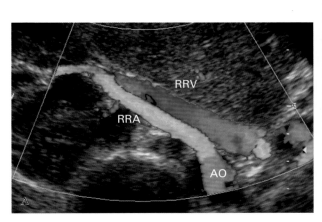
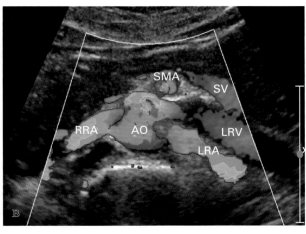

图28.2 肾动静脉的关系。A.彩色多普勒显示右肾动脉（RRA）全程，从腹主动脉（AO）至肾门处，右肾动脉位于右肾静脉（RRV）后方，注意此检查是以肝实质为声窗。B.从前方经腹主动脉横切面声像图。注意左肾静脉（LRV）走行于腹主动脉及肠系膜上动脉（SMA）之间，位于左肾动脉（LRA）前方、脾静脉（SV）后方

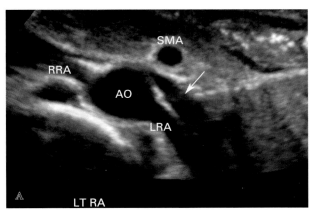
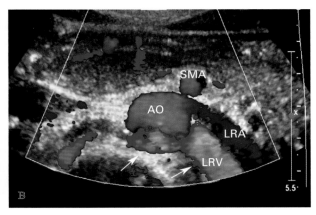

图28.3 环主动脉型左肾静脉。在肾动脉水平经腹主动脉横切面的灰阶（A）和彩色多普勒声像图（B）显示环主动脉型左肾静脉的前支（A图箭头）和后支（B图箭头）。注意静脉的后支走行于腹主动脉后方，是一个特征性的表现

　　LRA：左肾动脉；LRV：左肾静脉；LT：左侧；RRA：右肾动脉；SMA：肠系膜上动脉

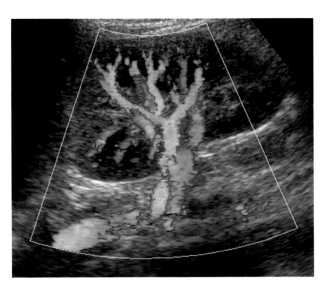
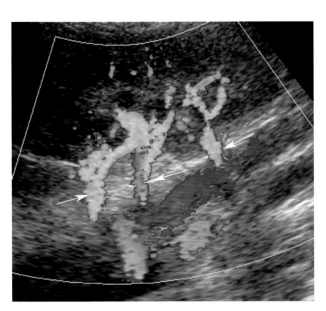

图28.4 左侧肾动静脉主干。右侧卧位，彩色多普勒通过左肾显示左肾动脉，可显示左肾动脉全程

图28.5 通过左肾长轴切面彩色多普勒显示多支肾动脉（箭头所示）

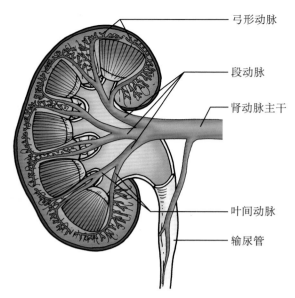

图28.6 肾动脉主干及其分支示意图

静脉引流遵循与动脉分支相似的模式。然而，与动脉系统不同的是肾内的不同肾段之间存在多个静脉交通支。

在成人和儿童中，正常肾动脉的收缩期峰值流速（PSV）为74～127cm/s。儿童的收缩期峰值流速比成人稍高。肾脏是终末器官，在整个收缩期和舒张期需要持续前向的血流，因此肾动脉表现为低阻力频谱波形，收缩期快速上升，舒张期持续向前流动（图28.7）。在一些患者中，可以看到收缩早期顺应性波峰或切迹。

三、检查概述

肾动脉多普勒超声检查是最具挑战性的超声检查，因为肾动脉较细、位置深、变异多，不仅需要熟悉局部解剖、正常血流波形，还有超声图像优化问题。可是，只要有时间和一定的经验，超声技师就能在短时间内顺利完成检查。文献报道，95%的成人患者的主肾动脉可以充分显示。肾血管的多普勒检查关键在于对血管解剖的准确识别。

有多种其他影像学方法可以评价肾血管，各有其优劣势。经导管血管造影被认为是"金标准"，但其具有侵入性、需要使用含碘造影剂及放射线辐射问题。肾动脉不同节段的压力测量只能通过导管血管造影获得。多排螺旋CT血管成像（CTA）和增强磁共振血管成像（MRA）比血管造影侵入性小，已证实这两种方法在肾动脉疾病中的诊断价值。CTA较MRA分辨率高，但需要碘造影剂，不适用于肾小球滤过和残余肾功能减低的患者。CTA检查患者也受到电离辐射。MRA需要静脉注射造影剂（钆剂），肾衰竭患者禁忌，而且价格昂贵、检查时间长，不适于幽闭恐惧症和体内有金属物的患者。通常，CTA和MRA提供了极好的解剖学信息，但它们评估整体肾功能的能力有限。对于那些使用支架进行血供重建术的患者，它们的评价能力也有限。

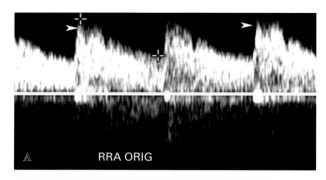

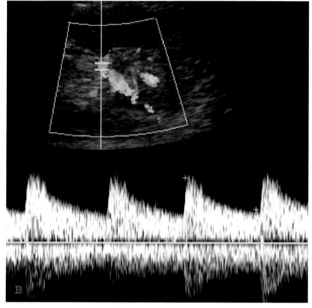

图28.7 A.右肾动脉起始端（RRA ORIG）正常多普勒波形为低阻血流，收缩峰陡峭和收缩早期顺应性波峰（箭头所示）；B.肾门段动脉分支的多普勒频谱，波形和加速度正常

与其他成像方式相比，多普勒超声具有显著的优点，对于评估肾血管系统，其是一种廉价和无创的方法，不需要使用造影剂。多普勒检查优于其他方法，因为它不仅提供解剖信息，而且可以评估生理因素。生理变化决定血流动力学信息对肾血管病变的意义，并可以评估是否需要进行干预。对于CT或MRI诊断模糊或不确定者，多普勒检查常能进行明确。

腹部血管多普勒检查有几个要点。患者充分的准备很重要，可减少肠道气体，减少声散射及衰减。我们建议检查前禁食12h。一般在上午患者进食前进行肾血管多普勒检查，以提高血管结构的显示，且在检查前不使用任何药物。检查应使用现代化超声设备，超声仪具有高分辨率灰阶图像，并具有敏感的色彩、能量及脉冲多普勒功能。检查时常规使用谐波成像，以提高分辨率、减少伪像。检查能否成功也取决于操作者的经验，我们已经成功地培训了大批超声技师，他们可在一定时间内完成肾血管多普勒检查。最好的检查者具备如下特征：学习积极主动、有耐心、渴望成功。学习周期是不同的，需要几个月至1年，取决于检查患者的数量。

四、技术

检查使用2.5～5MHz的凸阵探头，以便有较好的穿透力，检查深部的腹主动脉及其主要分支：腹腔动脉、肠系膜动脉和肾动脉。彩色多普勒成像是肾动脉超声检查的一个组成部分，用于显示肾动脉的通畅性、寻找狭窄所致血流紊乱。然而，单独使用此方法可导致肾动脉狭窄假阳性诊断，因为在粥样硬化斑块处即使没有明显狭窄，也可引起血流紊乱。当脉冲重复频率（PRF）设置较低时，在正常流速处也可能产生彩色混叠伪像。应辅以脉冲多普勒（频谱）检查，通过测量狭窄处血流速度，提供定量信息。

有很多技术要点可提高双肾动脉的识别并减少检查时间。第一步是优化灰阶及彩色多普勒参数，改善肾动脉显示并突出显示导致血流减少的病变。检查层流血管处（腹主动脉或正常肾动脉段），以调节好彩色多普勒

参数，包括彩色增益、脉冲重复频率（彩色速度标尺）及壁滤波。在正常血流区域进行恰当调节，检查者可迅速寻找到狭窄血管，因为狭窄处流速增快，有明显彩色混叠，检查者就可以将多普勒取样容积放置于血流紊乱处，测量最高收缩期峰值流速。

除了优化彩色多普勒参数外，有经验的超声技师会利用一切可利用的声窗来获得肾动脉流速信息。可以从不同角度检查肾动脉，包括仰卧位从前腹壁途径（图28.8 A），卧位经肝、脾或肾检查，俯卧位从背部（腰部）检查（图28.8 B）。前腹壁途径可用于评估肾动脉开口，为肾血管提供最佳定位，以方便准确采集频谱多普勒（图28.8C和D）。此方法的不足是肠管内气体的存在限制了肾动脉的显示。这可以通过探头不断加压来克服，探头的压力可以将含气肠管从感兴趣的血管中移开。当肠道气体及肥胖引起的伪像及声衰减无法从前腹壁途径进行检查时，可以选择其他的声窗进行扫查，尤

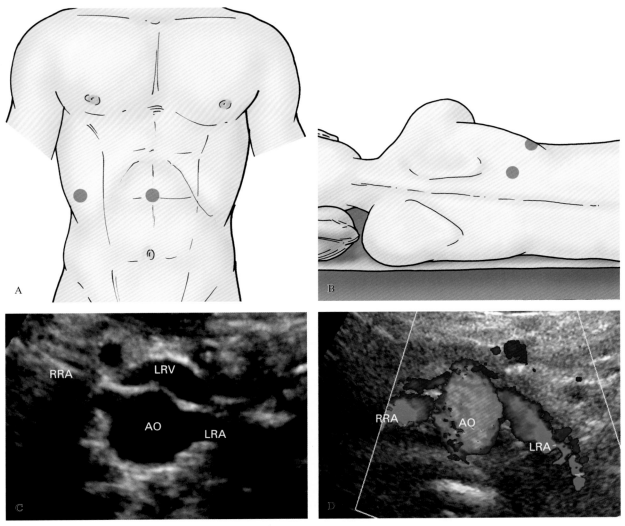

图28.8　可用声窗及双侧肾动脉横切面正常声像图。图像显示肾动脉的扫查位置。A.前声窗和斜声窗；B.卧位及俯卧位声窗；C.横切面灰阶；D.彩色多普勒图像，通过腹部正中区域显示双侧肾动脉主干的起始部和近端。左肾静脉（LRV）位于腹主动脉（AO）前方

LRA：左肾动脉；RRA：右肾动脉

其是较深腹部血管，常在卧位和俯卧位利用肝脏和肾脏作为声窗去观察肾动脉。通过这些声窗可快速获得理想的肾动脉彩色血流图像及多普勒频谱信号。另一种确定肾动脉主干特别是肾动脉开口处的方法被称为"香蕉皮"图像。这一图像是通过将患者转向与被检查动脉相反的卧位，保持探头处于纵切面来获得的。一旦确定了腹主动脉的位置，通过探头从前向后移动就可以显示肾动脉主干的起始部（图28.9）。

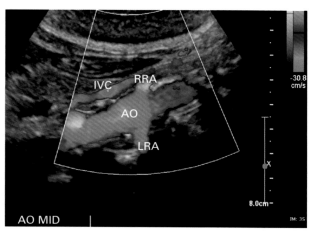

图28.9 采用"香蕉皮"技术显示双肾动脉从腹主动脉发出的彩色血流图像

AO：腹主动脉；IVC：下腔静脉；LRA：左肾动脉；RRA：右肾动脉

进行多普勒检查时使用小取样容积，以保证采集的血流信息是来自感兴趣的血管，尽量减少邻近血管干扰。脉冲多普勒取样角度应 ≤ 60°，因为 > 60° 会使收缩期峰值流速假性增高。所有的多普勒测量都需要角度校正，保持恒定的角度才能保证PSV的重复性，并在随后的测量中保持相似的误差范围。适度调节脉冲重复频率，使波形较大，易于辨认、无混叠出现。

临床实用要点

- 在成人和儿童中，正常肾动脉的PSV均为74 ～ 127cm/s。
- 通过多普勒检查所获的生理变化可以确定血管病变的血流动力学意义，确定CTA和MRA不确定的病变。
- 改善肾动脉显示的关键技术包括以下几项。
  - 规范层流区域的彩色增益、PRF（彩色速度标尺）和壁滤波。
  - 利用所有可用的声窗，包括前腹壁途径、卧位通过肝脏、脾脏和肾脏，以及俯卧位通过患者后背部（腰部）途径。
  - 使用较小的取样容积进行频谱多普勒检查，取样角度不超过60°，获得感兴趣血管的血流信息。

五、检查方案

肾动脉多普勒扫查不仅包括肾脏血管系统的评价，也包括肾脏全面扫查。一般来说，肾脏大小是决定血供重建的重要因素。正常的成年人肾脏长径通常大于8cm，平均10 ～ 12cm。肾脏通常是对称的，双侧肾脏长径的差异不超过2cm。检查肾脏可以采取卧位，左侧卧位用于评估右侧肾脏，右侧卧位用于评估左侧肾脏。除了肾脏长度，还应注意肾实质的回声和厚度。观察是否存在肾萎缩、瘢痕、肾盂积水、钙化或占位。在临床工作中偶然发现隐匿性肾细胞癌并不少见，在每年的常规肾脏多普勒超声检查中都能诊断出几例。

肾脏的检查完成以后，我们开始扫查腹主动脉，自腹腔动脉至髂动脉分叉处观察动脉粥样硬化斑块病变程度。此时应将腹主动脉纵切面灰阶超声与彩色多普勒超声结合应用。灰阶超声扫查不规则斑块及开口处病变（如腹主动脉分支的起始部）非常重要，彩色多普勒检查会因彩色溢出而掩盖病变（彩色溢出伪像是指彩色多普勒血流图像超过血管腔，掩盖了相邻结构，包括动脉粥样硬化斑块和血管壁）。

如果有显著动脉粥样硬化，则肾动脉起始处病变的可能性增大，尤其是老年人和糖尿病患者。相反，若腹主动脉无粥样硬化斑块，则肾动脉粥样硬化狭窄的可能性降低。我们也观察腹腔动脉及肠系膜上动脉起始处是否有异常血流，血流异常表明有狭窄。注意有无腹主动脉瘤，并记录其大小及位置，以及与肾动脉的关系。最后，在肾动脉水平测量腹主动脉收缩期峰值流速，注意正确校正多普勒角度。测量腹主动脉血流速度是为了计算肾动脉与腹主动脉流速比值，后面将再讨论。

在检查腹主动脉后，我们将注意力转移到肾动脉。我们的检查方案包括直接扫查双肾动脉和双侧肾门段动脉。如果可能，我们采用腹壁前途径横切腹主动脉，寻找肾动脉起始端。腹腔动脉或肠系膜上动脉是肾动脉起始部的定位标志，先确定肠系膜上动脉的位置，轻轻将探头沿腹主动脉向下移动，直到显示肾动脉起始端。右侧肾动脉较左侧肾动脉更容易识别，也更容易追踪到肾门处（图28.2A）。腹壁前扫查路径难追踪左侧肾动脉至肾门处，可让患者右侧卧位，通过左后斜位扫查。利用左肾作为声窗观察左肾动脉的远端（图28.4）。同样，可以让患者左侧卧位，利用肝脏作为声窗，采用类似切面观察右肾动脉远端及其分支。对于儿童，有时可以通过肾冠状切面同时观察双侧肾动脉。横切及纵切扫查腹主动脉及肾，以识别肾动脉的解剖变异。如之前提到过，这些变异的动脉可起源于腹主动脉远端或髂动脉，可追踪至肾门或肾上极或肾下极（图28.5）。

应使用彩色多普勒扫查每一条肾动脉，包括肾门处的主要分支（如果可能），自肾动脉起始处至肾门处全程检查。寻找彩色反转或混叠区域，即高速血流信号区域，以及湍流相关的血流紊乱，因为这些改变往往提示有狭窄病变（图28.10）。如果发现异常血流区域，应使用频谱多普勒检查这些区域，并记录相应的PSV。我们的肾脏多普勒检查方案包括在肾动脉的起始端、近段、中段和远段测量收缩期峰值流速。这与美国医学超声学会（American Institute of Ultrasound in Medicine）、美国放射学院（American College of Radiology）、超声放射医师学会（Society of Radiologists in Ultrasound）、儿科放射学会（Society of Pediatric Radiology）联合开发的肾动脉多普勒实践参数是相似的，同样推荐使用多普勒超声检查肾动脉的起始部/近段、中段和远段/肾门段。从每条肾动脉获得至少4个PSV测量值，最大限度检测肾动脉狭窄，改善血流变化显示，从而推断影响血流病变的存在。为了减少误差，当测量PSV时，应将较小的取样容积（1.5～2.0mm）放在动脉管腔的中央，多普勒校正角度应≤60°。最后，在上极、中极、下极的肾段动脉采集多普勒频谱。因此，每一侧至少采集7个频谱。

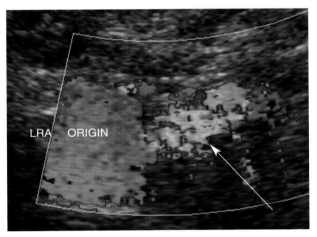

图28.10　局灶性彩色混叠（箭头）提示左肾动脉（LRA）起始端狭窄的高速血流

采集的频谱波形应该干净、轮廓清晰，这对频谱分析很重要。调节频谱使波形放大，使之易于测量。使检查者能更准确地测量肾动脉全程及其分支的收缩期峰值流速，以及肾段动脉的加速时间或加速指数、阻力指数（RI）。调快扫描速度和优化速度标尺有助于改善频谱波形。当使用加速指数测量来评估狭窄时，需要对段动脉多普勒检查进行角度校正。RI可以通过公式计算出来：RI＝（PSV-EDV）/PSV。目前还没有发现RI在评估肾动脉狭窄方面的价值，因为RI可能在许多情况下升高，包括肾实质病变、急性肾小管坏死、肾盂肾炎、肾静脉血栓形成、泌尿道梗阻。

超声扫查肾动脉时，我们很注重实用性，限定在一定时间内完成检查。根据笔者所在医院的经验，可以在20min内完成肾动脉全面扫查，笔者所在医院从未超过60min。对于某一个患者而言，有经验的检查者可以很

快地判断自己能否在一定时间内完成检查。对不能配合或超声难以显示的患者，应立即放弃，建议采用其他检查方法进一步检查。虽然目前美国食品药品监督管理局尚未批准超声造影剂在肾动脉中的应用，但它可能有助于肾动脉显示和"挽救"困难的检查（见第35章）。应该认识到动脉粥样硬化是肾动脉狭窄的最常见病因，这些病变多发生于肾动脉起始处和近心端，对于易患动脉粥样硬化狭窄性疾病的老年患者，检查时应仔细观察这些部位。而对于年轻患者，全面观察整个肾动脉更为重要，因为这些患者更易患肌纤维发育不良（FMD），可累及肾动脉远端和段动脉分支。

如前所述，超声造影可以大大提高肾血管的显示率，降低肾动脉超声扫查难度。在肥胖患者，超声造影对于显示肾动脉特别有帮助。超声造影还可以增加多条肾动脉及肾门处分支的显示，减少超声扫查时间。

临床实用要点
- 肾动脉多普勒检查包括以下内容。
  - 评估肾脏大小、瘢痕、萎缩、结石、肾积水和肿块。
  - 检查腹主动脉是否有斑块、动脉瘤或夹层。
  - 直接检查肾动脉，包括每条动脉的起始端、近段、中段和远段PSV测量，包括双肾动脉。
  - 间接检查段动脉，包括上极、中极、下极的肾段动脉频谱波形的评估。
- 若发现腹主动脉存在斑块，应怀疑有肾动脉近端疾病，尤其是老年人及糖尿病患者。
- 寻找高速血流区域，通过彩色变化或混叠、与湍流相关的血流紊乱，来确定可能的潜在狭窄。
- 动脉粥样硬化性肾动脉疾病是严重肾动脉狭窄最常见的病因，这些病变发生在肾动脉的起始端和近段。
- FMD多见于年轻人，累及中、远段肾动脉或段动脉。
- 超声造影剂可增强血管显示率，改善肾动脉血流显示，目前在美国的肾多普勒研究中尚未获得批准。

六、血管病变

有很多种肾血管疾病可影响肾内血管系统，可能会导致肾实质损害、肾衰竭和（或）高血压。最常见的肾动脉血管病变是肾动脉狭窄（动脉粥样硬化或FMD所致）、肾动脉闭塞和肾动脉瘤。肾静脉血栓形成可见于血液高凝状态、恶性肿瘤（癌栓）或下腔静脉血栓延伸。其他肾血管疾病包括肾动静脉瘘（AVF）、夹层、血管炎和假性动脉瘤。

（一）肾动脉狭窄

肾动脉狭窄的原因多种多样，包括动脉粥样硬化、FMD、血管炎、神经纤维瘤病、先天性束带、外源性压迫和辐射。动脉粥样硬化约占肾动脉缺血性病变的90%。动脉粥样硬化性肾动脉狭窄主要累及肾动脉主干起始部

和（或）近段，邻近腹主动脉。FMD约占肾血管病变的10%以下，表现为一种非炎症性和非动脉粥样硬化的血管疾病，累及肾动脉、颈动脉、椎动脉、髂动脉，肠系膜动脉受累较少见。FMD通常发生在40岁以下的患者，影响肾动脉的中远段。动脉粥样硬化和FMD相关病变都是随时间逐渐进展的。这些进行性狭窄病变最终导致肾灌注不足，进而导致肾损伤、肾萎缩和缺血性肾病。肾动脉狭窄引起的肾血管性疾病是导致老年人肾衰竭和终末期肾病的主要原因，约占总透析患者的15%。研究表明，年龄超过50岁的严重肾疾病患者，5%～22%是由缺血性肾病所致。除了发展为终末期肾病，肾血管病患者也可能发展为高血压，这是由一系列复杂的压力信号触发的，包括肾素-血管紧张素调节系统的激活，氧化应激通路的反应，以及交感肾上腺素能的激活。

引起高血压或缺血性损伤的肾动脉狭窄的阈值水平不确定，在不同的患者中可能有所不同。据估计，10%～30%的美国成人患有高血压，其中3%～5%的患者有肾动脉疾病。近十年来，临床研究的重点是肾缺血在慢性肾功能不全和肾血管性高血压病因学中的作用，并寻找可能的治疗方式，或防止慢性肾功能不全的发展。虽然肾动脉疾病是高血压最常见的可治愈的病因，但血管成形术（通过血管支架或血管成形术恢复肾灌注）治疗动脉粥样硬化性肾血管病已经引起越来越多的争论。CORAL（肾动脉粥样硬化病变的心血管结局）的研究发现，肾动脉支架置入术对肾动脉狭窄、高血压或慢性肾脏疾病患者没有显著益处。尽管有这样的争议，许多机构仍在进行血管重建，要求进行肾脏多普勒检查的数量正在增加。那么，这是否意味着我们应该对每位高血压或肾功能不全患者进行检查，检查其是否有肾动脉病变呢？这样做的费用会很高，不经济。而且肾动脉疾病介入治疗有一定的危险性（如动脉闭塞或破裂），并不一定都能成功。考虑到这些方面，我们认为下列患者应该进行肾动脉狭窄和可能的血管重建的评估：①患有严重高血压的年轻人；②急速进展的高血压或恶性高血压患者；③尽管治疗方案恰当，但高血压仍难以控制的难治性高血压患者；④高血压伴有进行性

肾功能不全的患者；⑤肾功能不全与肾大小有矛盾的患者（可能有肾动脉狭窄）；⑥复发性一过性肺水肿患者；⑦FMD患者。

1. 肾动脉的多普勒评估

如前所述，彩色多普勒可识别异常血流，而这些异常血流可能与狭窄有关。但是频谱多普勒则提供诊断狭窄严重程度的定量数据。关于肾动脉狭窄的多普勒诊断，应注意以下论述。

（1）超声诊断肾动脉狭窄的主要指标是血管狭窄处多普勒测量血流速度增高。随着管腔狭窄程度加重，血流速度增加；因此，频谱多普勒测量能够估计狭窄的严重程度。彩色多普勒检查到狭窄区域时，必须用多普勒取样容积仔细检测，确保获得最大血流速度（图28.11）。

（2）正确的角度矫正是准确测量狭窄处高速血流的基本要求。必须使入射声束与血管之间的夹角≤60°，以确保流速测量的准确性。

（3）严重狭窄伴有狭窄后段血流紊乱（湍流）（图28.12）。尽管湍流是判断狭窄的有用信息，但它是非定量指标，也不是特异性的。在无明显狭窄时，也可能出现血流紊乱，可能在较轻程度狭窄处或血管弯曲处。另外，彩色杂音伪像（color bruit artifact）常表明有明显血流异常。在狭窄后段的锯齿状或"尖桩栅栏"样波形伴频带增宽和双向血流也提示明显的狭窄（图28.13）。

（4）可以全面检查肾段动脉或叶间动脉，看有无波形变钝，波形变钝是严重的肾动脉狭窄下游的表现。最重要的下游表现是早期收缩峰（ESP）消失、收缩加速时间延长或加速指数降低（低速低搏动血流）。

临床实用要点

- 检查严重肾动脉狭窄必须优化彩色血流和脉冲多普勒。
- 彩色血流识别血流紊乱，以便脉冲多普勒检测。
- 通过对狭窄处PSV频谱进行分析，可以判断狭窄的严重程度。
- 严重狭窄伴有狭窄后血流紊乱，典型表现为锯齿状或"尖桩栅栏"的双向波形。

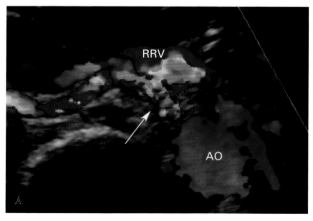

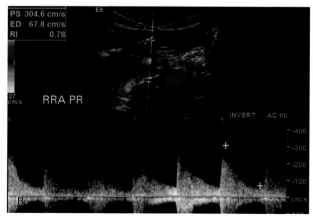

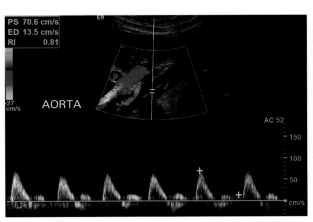

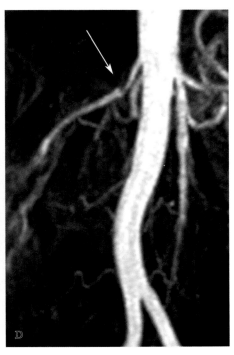

图28.11　肾动脉狭窄。A.彩色多普勒图像显示右肾动脉节段性狭窄，狭窄处有彩色混叠（箭头）。B.狭窄处出现收缩期峰值流速（PSV）升高，测量值约305cm/s。C.频谱多普勒取样容积放置在腹主动脉管腔中央，显示收缩期峰值流速为71cm/s。D.磁共振血管造影证实右肾动脉近段重度狭窄（箭头）

　　AO：腹主动脉；RRA PR：右肾动脉近段；RRV：右肾静脉

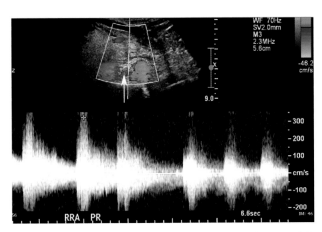

图28.12　"杂乱波形"狭窄后湍流。频谱多普勒波形呈锯齿状或"尖桩栅栏"样，频带增宽。彩色多普勒显示狭窄处有混叠和彩色杂音伪像（箭头）。注意收缩期峰值流速大于300cm/s

　　RRA PR：右肾动脉近段

2.诊断标准

　　如前所述，正常情况下，肾动脉及其分支血流为低阻血流；收缩期波形较宽，舒张期存在持续前向血流。正常成人肾动脉的收缩期峰值流速为74～127cm/s，儿童及青年的血流速度较成年人稍高。有很多血流动力学意义明显肾动脉狭窄的多普勒血流速度诊断标准。从血流动力学的角度来看，当肾动脉内径狭窄50%～60%时，认为肾动脉阻塞在血流动力学（或血流量减少）上有重要意义。

　　最广泛接受的多普勒标准：①狭窄处收缩期峰值流速≥180～200cm/s；②肾动脉/腹主动脉流速比值

（RAR）＞3.3或3.5（表28.1）。肾动脉/腹主动脉流速比值为肾动脉狭窄处收缩期峰值流速与肾动脉水平腹主动脉收缩期峰值流速的比值（图28.14 A和B）。有些学者报道，单独使用收缩期峰值流速比单独使用RAR更为准确。从理论上讲，RAR比值不存在个体血流动力学的差异。年轻患者腹主动脉及其分支血管收缩期峰值流速常较高，甚至超过180cm/s而无狭窄。老年患者，尤其是患有严重心脏病和心排血量降低的患者，收缩期峰值流速可能较低，即使在狭窄处也可能如此。

表28.1　推荐的严重肾动脉狭窄诊断标准
主肾动脉的直接检查
收缩期峰值流速≥200cm/s
肾动脉/腹主动脉流速比值（RAR）≥3.5
狭窄后湍流
段动脉及分支的间接检查
存在低速低搏动血流
加速时间延长＞0.07s
加速指数减低＜300cm/s²

　　肾内动脉的低速低搏动性波形（小慢波）是诊断肾动脉狭窄的另一个有价值的标准（图28.14C）。低速低搏动性是用加速指数或加速时间的数值来定义的。这两项指标都反映了收缩期的加速度，有血流动力学意义的严重狭窄，下游的加速度比正常的慢。加速度小于

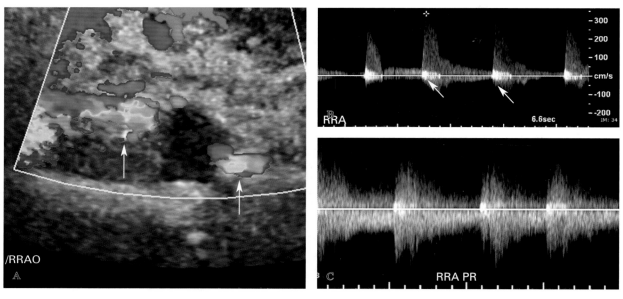

图28.13　肾动脉狭窄征象。A.彩色多普勒图像显示左、右肾动脉起始部（A图箭头所示）存在混叠。B.频谱多普勒显示狭窄处收缩期峰值流速大于300cm/s。注意收缩期基线附近的频谱杂音伪像（B图箭头所示）。C.狭窄下游的波形显示双向的、不规则的血流，与狭窄后的湍流一致

　　PR：近段；RRA：右肾动脉

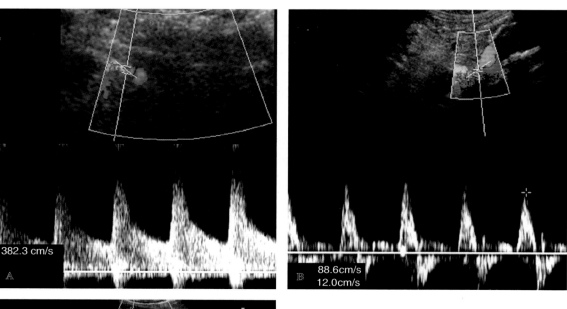

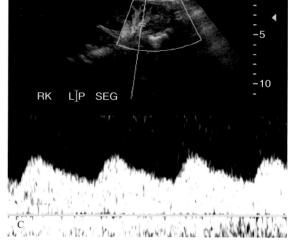

图28.14　肾动脉狭窄。A.右肾动脉彩色混叠处，脉冲多普勒显示收缩期峰值流速增高（PSV；382.3cm/s）。B.肾动脉水平腹主动脉的脉冲多普勒频谱，收缩期峰值流速为88.6cm/s。肾动脉/腹主动脉峰值流速比值为4.3，表明存在显著肾动脉狭窄。C.肾门处取样显示段动脉波形呈特征性的"小慢波"（tardus parvus）。注意早期收缩峰缺失、轮廓变圆

　　LP：下极；RK：右肾；SEG：段动脉

300cm/s²或加速时间超过0.07s为异常，提示≥60%的肾动脉狭窄。一些学者使用0.10s或0.12s的加速时间作为严重狭窄的截断值，特异度较高。

3. 肾内波形评估

理想的肾动脉狭窄检查方法应准确、快速、简便，这也是通过检测肾内段动脉或叶间动脉的低速低搏动性多普勒波形来间接诊断肾动脉狭窄的原因。对于一个有经验的超声检查者，采集肾内动脉多普勒信号相对比较容易，检查时间短，成功率也较高。

长期以来，人们已经注意到肾动脉狭窄可导致肾内动脉血流频谱呈低速低搏动性改变（图28.14C）。如果能通过观察这些肾内血流变化来诊断肾动脉狭窄就非常方便，无须费力寻找和直接评价肾动脉。遗憾的是，这种诊断方法的准确性尚存疑问。几篇文献（基于加速时间、加速指数和波形变化）报道的结果令人鼓舞，这种方法诊断直径狭窄率＞60% ～ 70% 主肾动脉狭窄的敏感度为89% ～ 95%，特异度为83% ～ 97%。但是，另外一些研究采用相同的多普勒参数，与血管造影比较，结果显示两者呈中等相关或完全无相关性。

那么，肾内多普勒评估的作用是什么？首先，直径狭窄率＞70%的重度肾动脉狭窄，根据肾内波形变化来诊断主肾动脉较准确。但是，有些患者即使存在重度狭窄，肾内波形也没有变化，这是因为肾内动脉波形受多种原因的影响，包括动脉弹性（顺应性）、微循环阻力及流入道现象（inflow phenomena），如肾动脉狭窄。患者有广泛动脉硬化和（或）肾实质微循环阻力增高的疾病（如糖尿病肾病）时，肾动脉主干狭窄对肾内动脉频谱的影响就会减弱（图28.15）。更糟的是，主动脉狭窄或闭塞患者，即使无显著肾动脉狭窄，肾内动脉多普勒波形也常表现为低速低搏动性。

准确的波形分析需要在段动脉分支中正确放置取样容积。取样容积大小为3mm或更小，放置于血管腔的中心。取样容积过大或位置不合适时所获得的波形可能出现异常，可能提示近端病变。我们建议从可疑的小慢波血管中进行多次追踪，以确认是否有异常。由于技术不佳，正常的波形可能会出现异常，但异常的波形不可能正常化。

由于采用肾内动脉多普勒波形分析诊断肾动脉狭窄并非在所有患者都准确，我们建议不要仅根据肾门处波形分析来诊断肾动脉狭窄。然而，我们并不忽视肾内动脉波形的变化。我们把肾内动脉加速时间及波形变化与直接的肾动脉扫查相结合。如果肾内动脉波形异常，证实主肾动脉狭窄有血流动力学意义。进而，肾内动脉信号低速低搏动性改变表明主肾动脉、双肾动脉或段动脉

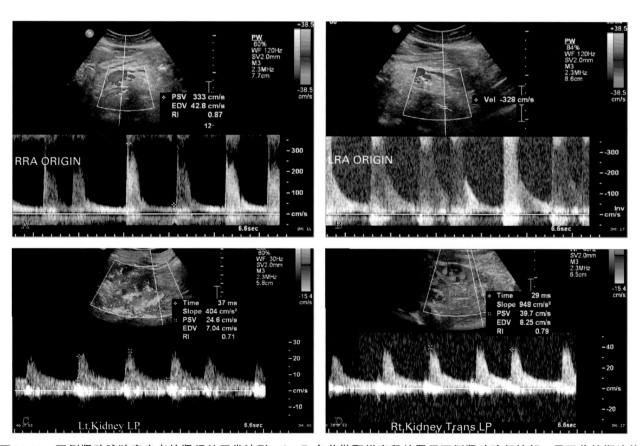

图28.15 双侧肾动脉狭窄患者的肾门处正常波形。A、B. 多普勒取样容积放置于双侧肾动脉起始部，显示收缩期峰值（PSV）升高［右肾动脉（RRA）PSV，333cm/s；左肾动脉（LRA）PSV，328cm/s］，与严重狭窄一致。C、D. 双肾的肾门波形正常，收缩期呈快速上升。采用单独间接动脉取样检查诊断，这就是一个假阴性检查结果

有隐匿性狭窄，当超声直接扫查肾动脉受限时，这个发现尤为重要。

有学者认为，通过观察动脉狭窄的下游效应来诊断肾动脉狭窄仅局限于段动脉或叶间动脉的多普勒波形变化。严重同侧狭窄患者，早期收缩期峰值要么缺失，要么大体呈圆形，见图28.14。我们建议比较双肾的肾内动脉波形，以评估早期收缩期峰的差异。如果注意细微的变化，往往提示潜在的狭窄。

早期收缩峰（ESP）缺失与有血流动力学意义的肾动脉狭窄相关，早期收缩峰是收缩初始时的加速阶段，然后进入一个短加速期，出现第二个峰值。不幸的是，并非在所有患者均可见早期收缩峰。在我们的工作中，一些医师通过直观观察来分析肾内波形，而不是通过测量加速指数或加速时间来分析。

此外，血管扩张成形术、旁路移植术及支架置入术后，用彩色多普勒超声评价肾动脉也有价值。测量肾动脉收缩期峰值流速可用来评估有无术后残留狭窄或再狭窄。对狭窄部位成功进行成形术和支架置入术后，肾门血流波形治疗后也回归正常（图28.16）。

4. 已报道的结果

对于肾动脉收缩期峰值流速增高或RAR比值异常的肾动脉狭窄的超声诊断标准，文献报道的敏感度（0～98%）和特异度（37%～99%）差异很大。这些研究结果差异反映了病例选择的偏差、检查者经验及统计学方法的不同。例如，一些结果较好的研究可能具有偏差，因为大部分或全部患者均为老年人，这些患者大部分患的是肾动脉起始处动脉粥样硬化疾病。肾动脉起始处是超声最容易观察的部位，所以相对于易患肾动脉中远段疾病的年轻人群，在老年人群中，超声诊断的准确率会更高。另外，一些研究只统计了成功的多普勒检查病例，而另外一些研究未考虑检查效果及检查者经验，统计了所有检查病例。

尽管报道结果不一，对具有临床意义的肾动脉狭窄，超声直接检查肾动脉还是十分有效的。经验丰富、

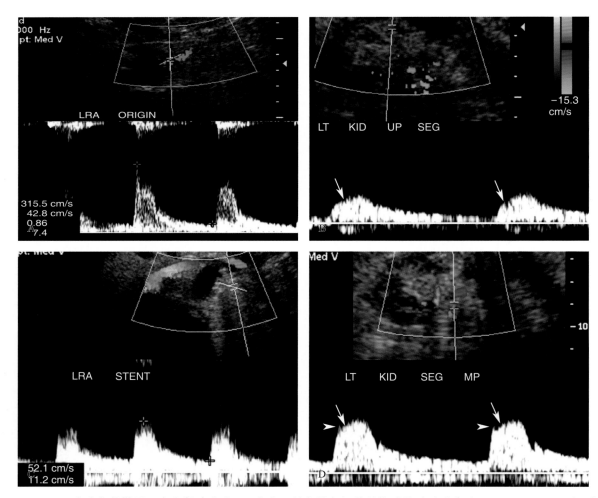

图28.16 A、B. 脉冲多普勒显示在左肾动脉（LRA）主干的起始部，收缩期峰值流速升高（PSV，315.5cm/s），在肾动脉的段动脉分支（B图中箭头所指处）出现小慢波。C. 支架置入后的脉冲多普勒图像显示左肾动脉收缩期峰值流速恢复正常（PSV = 52.1cm/s）。D. 左肾中部（MP）段动脉的脉冲多普勒波形显示，波形恢复到收缩早期峰呈快速上升的正常状态（箭头），收缩早期顺应性峰（the early systolic compliance peaks）恢复（短箭头）

　　KID：肾脏；LT：左侧；SEG：段；UP：上部

技术水平高的检查者诊断肾动脉近段4cm以内、≥60%成人肾动脉狭窄的敏感度和特异度可达到90%左右。Williams等进行了一项Meta分析，包括88项已发表的研究，这些研究分析了PSV、加速指数、加速时间和肾/腹主动脉比值，以诊断肾动脉狭窄。他们发现，与其他参数相比，PSV显示出最大的准确性。他们还指出，与单独使用PSV相比，PSV与其他参数联合使用在准确性方面仅显示出微弱的提高。在AbuRahma等最近进行的一项研究中，对313例血管造影相关性患者进行了PSV和RAR的评估。他们发现，对于直径缩小≥60%的严重肾动脉狭窄，PSV为285cm/s和RAR为3.7具有最高的总体准确率。他们没有分析肾内波形。Staub等发现，在49例肾脏数字减影血管造影和动脉内压力测量的患者中，PSV≥200cm/s和RAR≥2.5成功地识别了严重的肾动脉狭窄。

最近，我们对肾动脉狭窄的多普勒诊断标准进行了比较分析，该分析为包括3000余例肾动脉的回顾性分析，并与传统的血管造影、CTA和MRA的相关性进行了分析。我们评价了收缩期峰值流速、RAR、RI和小慢波检测肾动脉狭窄的情况。收缩期峰值流速≥200cm/s，诊断肾动脉狭窄的准确度最高（87%），比RAR≥3.5（79%）、RI≥0.8（50%）和小慢波（68%）的准确度都高。优化阈值收缩期峰值流速≥220cm/s诊断肾动脉狭窄的敏感度为95%，特异度为85%，准确度为90%。优化阈值RAR≥2.6诊断肾动脉狭窄的敏感度为87%，特异度为85%，准确度为86%。小慢波可以有较高的特异度（96%）和阳性预测值（92%），但敏感度很低（43%）。

我们发现采用类似方式诊断颈动脉狭窄是有利的，即颈内动脉收缩期峰值流速和颈内动脉收缩期峰值流速/颈总动脉收缩期峰值流速（ICA/CCA）相结合。收缩期峰值流速≥200cm/s诊断肾动脉狭窄的敏感度（96%）和阴性预测值（95%）最高，而RAR≥3.5诊断肾动脉狭窄的特异度（93%）和阳性预测值（92%）最高。我们工作中总是寻找到狭窄处最高速度，然后计算RAR，以增加诊断信心。相关诊断参数相互矛盾时，通常进一步进行CTA或MRA检查，以明确诊断。值得注意的是，肾动脉远端和段动脉狭窄的诊断并不像肾动脉起始端狭窄那样易诊断。

5. 双肾动脉问题

对于高血压患者，确认或排除肾血管源性高血压需要评价主肾动脉，无论是单肾动脉还是复肾动脉，以及肾门处的段动脉。位于上/下极的副肾动脉狭窄很少导致高血压及显著的肾功能不全。尽管普遍认为较小的副肾动脉和上下极动脉并不会增加患高血压的风险，双肾动脉、副肾动脉和上下极动脉这三个术语在文献中经常互换使用。因此，理解肾动脉术语是很重要的，不要错误地将动脉表述为双肾动脉、副肾动脉或上下极动脉，因为这些血管的临床意义和管理是不同的。双肾动脉通常大小相似，并供应相似部分的肾实质。副肾动脉和上下极动脉是异常的动脉分支，通常供应肾脏的较小部分。它们代表了在妊娠第6～9周，肾脏从骨盆上升到上腹膜后，动脉分支未退化。这些副肾动脉往往比肾动脉主干更长、更细。供应肾脏上、下极的分支可称为上/下极动脉。

遗憾的是，文献报道超声（包括彩色血流成像）检查这些"额外"肾动脉的能力很差。Helenon等报道，超声可以检查出30%的"额外"肾动脉，但并没有详细说明他们无法检测到的"额外"肾动脉的类型（2支主肾动脉、上极/下极动脉、副肾动脉）。他们也报道有25%主肾动脉（main renal artery）没能检测出，很显然其中包括一些"额外"肾动脉。Melany等报道，使用超声造影可以成功地显示双肾动脉，但没能观察到所有的位于上极或下极的副肾动脉（3/10或30%）。据我们所知，没有关于超声检测双肾动脉可靠性的明确报道。但是，已有一些证据表明，由于不能检测到这些动脉，超声的准确度大大降低。Hansen等的研究表明，超声检出单支60%主肾动脉狭窄（直径）的敏感度为98%，但如果包括所有肾动脉（包括双肾动脉），则敏感度仅为67%。

副肾动脉很少导致高血压或肾显著缺血，因此有学者可能争辩说检测副肾动脉并不重要。Gupta等总结了185例高血压患者病例，副肾动脉并非高血压的直接原因。Bude等研究发现，在高血压患者中，副肾动脉狭窄发病并不常见，发生率为0.08%，他们得出结论，即检查应专注于检测主肾动脉狭窄。然而，双肾动脉的狭窄可以治疗，检测具有临床意义。我们可以设想一下以下情景：超声看到了一条正常的肾动脉，但另一条狭窄的肾动脉漏诊了，此血管恰恰是肾缺血和高血压的真正病因。记住超声这方面的局限性，注意仔细扫查有无双肾动脉（图28.17）。

6. 段动脉问题

相关统计学数据有限，但根据我们及其他研究者的经验，超声诊断段动脉狭窄的效果远远低于主肾动脉。例如，Helenon等报道超声诊断肾门处分支血管狭窄的敏感度仅60%，Kliewer等报道超声漏诊了分支血管狭窄。肾门处分支血管狭窄，可进行血管成形术治疗，所以对于高血压患者，检测肾门处段动脉非常重要。综上所述，我们建议对年轻高血压患者的肾门及段动脉分支应该仔细检查，因为他们可能患有FMD。当肾门处分支血管显示欠佳时，可行血管造影，以明确诊断。

如前所述，阻力指数是在段动脉分支中测量的。尽管阻力指数诊断肾动脉狭窄并不可靠，但它对肾血管重建术后预后的预测有一定价值。Radermacher等发现，肾内动脉阻力指数＞0.8的肾动脉狭窄血管重建术效果较差，研究包括5950例高血压患者，临床表现提示肾动

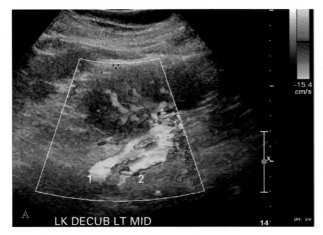

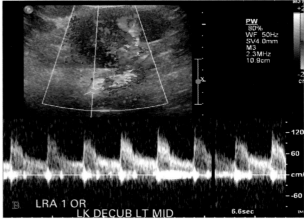

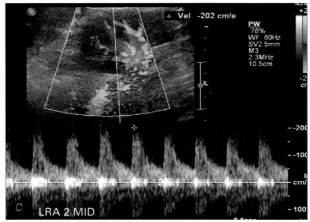

图28.17 双肾动脉之一的肾动脉狭窄。A.彩色多普勒图像显示直径相似的左侧双肾动脉。B.脉冲多普勒超声检查位于上方的肾动脉（LRA 1），显示收缩期峰值流速（PSV）为120cm/s。C.在第二根肾动脉（LRA 2）的中段，PSV升高达202cm/s

DECUB：卧位；LK：左肾

脉狭窄，结果表明，肾动脉狭窄得到了纠正，治疗前阻力指数＞0.8是肾功能恶化和血压得不到改善的强预测因素，尽管与肾动脉狭窄有相关性。阻力指数的增加是由微循环阻力增加所致，因此，阻力指数增加说明肾实质有弥漫性病变，后面还会详细论述。阻力指数在预测血管重建术方面存在很多争议，Chon等发现，对血管重建术前与术后的阻力指数进行比较，无统计学差异，因此得出结论：肾内血流模式不能被单独用来预测肾治疗预后。Carcia-Carcia等发现，阻力指数和加速度指数均不能预测肾动脉血管重建术后肾功能能否恢复。

临床实用要点

- 正常肾动脉PSV与腹主动脉相似，范围为74～127cm/s。
- 最普遍接受的多普勒标准如下所示。
  - 狭窄段PSV为180～200cm/s或以上。
  - 肾动脉与腹主动脉比值（RAR）超过3.3或3.5。
- 肾内动脉低速低搏动性（小慢波）是诊断肾动脉狭窄的另一个有价值的指标。记住，肾动脉主干狭窄的阻力作用可能被钙化的、顺应性差的动脉消除。
- 研究表明，与其他多普勒参数相比，PSV和RAR诊断肾动脉狭窄的准确性更高。
- 检查肾/腹主动脉比值、识别严重狭窄的间接征象，包

括彩色和脉冲多普勒噪声伪影、狭窄后湍流及小慢波，可以避免参数PSV增高可能带来的对狭窄的高估。
- 虽然较小的上/下极肾动脉或副肾动脉狭窄很少引起高血压，也不可能是肾功能不全的重要原因，但双肾动脉的狭窄可能具有临床意义。
- 对于可能患有FMD的年轻高血压患者，应仔细评估肾门和段动脉分支。

（二）介入或血供重建术后的肾脏多普勒超声

可以通过外科手术或血管腔内方式进行肾动脉血运重建。外科手术方法包括主动脉肾动脉旁路移植术和主动脉肾动脉内膜切除术。虽然这些手术技术是有效的治疗方法，但据报道，与手术相关的主要并发症的发生率是血管腔内方法的两倍。因此，无论是否置入支架，经皮腔内血管成形术（PTA）已在很大程度上取代了开放性手术治疗，成为一线治疗方法。鉴于大多数病变是由肾动脉开口处或近端部分动脉粥样硬化斑块所致，在术后血管立即开通率、再狭窄率和术后6个月再干预必要性方面，PTA并支架置入较单纯PTA更有效。另外，在FMD引起的肾动脉狭窄病例中，病变往往位于肾动脉远端，单纯PTA并不放入支架通常是首选治疗方法。

无论选择何种类型治疗，血运重建术的最终目的是改善或稳定高血压，保护肾功能，防止终末期肾衰竭

发展。

尽管关于PTA和支架置入的益处存在争议，但经皮肾动脉支架置入术不仅有着较高的技术成功率，而且围术期死亡率低（0.5%）。然而，一个重要的支架置入术后远期并发症是手术后支架内再狭窄，据报道，支架内再狭窄率为6%～20%。检测到肾动脉支架内再狭窄是维持肾动脉通畅、保护肾功能的重要因素。有几种评价肾动脉支架的方法，包括传统的血管造影、CTA、MRA和多普勒超声检查。

传统的血管造影虽然准确、重复性好，但由于其侵入性和潜在并发症，其在肾动脉支架的评估中受限。另外，它尚有暴露于电离辐射和碘造影剂材料的不足，碘造影剂有过敏反应问题，对于肾功能不全患者应避免使用。这一点很重要，因为许多肾血管性疾病患者有潜在的肾功能不全。

CTA、MRA、多普勒超声等无创成像技术已经被用于检测肾动脉支架内再狭窄。CTA要求患者暴露于电离辐射，由于其含碘造影剂的肾毒性作用，也应避免用于肾功能不全患者。考虑到所使用的支架类型问题，MRA可能不适合于肾动脉支架评价，因为支架金属伪像会影响支架管腔的显示。MRA利用钆造影剂来显示不透明的支架，在严重肾功能受损患者，其可以造成肾源性系统性纤维化，这是一种潜在的致命疾病。

多普勒超声被广泛应用于肾动脉支架置入术后患者的评估和长期随访。用超声来评估介入治疗操作的成功率，测定血管内支架置入术后的基线血流速度，随访支架通畅性，并发现远期并发症。多普勒超声在诊断肾动脉支架内再狭窄中的作用，鲜有文献报道。Bakker等以数字减影血管造影为金标准，用超声评估24例患者33个肾动脉支架是否有支架内再狭窄。他们发现，对于显著性肾动脉狭窄（＞50%），收缩期峰值流速＞226cm/s和RAR＞2.7为标准，则敏感度分别为100%和100%，特异度分别为90%和84%。作者总结，多普勒超声是敏感的检测支架内再狭窄的方法。Napoli等观察了84例患者，他们评估了98位肾动脉支架置入术治疗患者，发现用收缩期峰值流速＞144cm/s、RAR＞2.5诊断肾动脉支架内再狭窄的敏感度分别为90%和95%，特异度分别为93%和95%。因此，作者认为，对肾动脉支架内再狭窄进行超声评价存在有意义的多普勒评价标准，值得注意的是，他并没有评价多普勒超声诊断支架后无狭窄的价值。

笔者单位回顾性分析了98例肾动脉支架多普勒超声检查，用多普勒参数来诊断肾动脉支架置入术后的即刻通畅性，诊断流量减少的支架内再狭窄，我们发现，肾动脉支架无狭窄时，平均收缩期峰值流速为147.8cm/s，中位数140.5cm/s［标准差（SD）为62.9］，平均SAR（支架内流速/主动脉流速）为1.88，中位数为1.68，SD为1.2，95%可信区间（CI）。同时也分析出了收缩期峰值流速和SAR诊断肾动脉支架内再狭窄的标准，收缩期峰值流速≥240cm/s时的敏感度和特异度分别为93%和92%，SAR≥3.2的敏感度和特异度分别为93%和94%。肾段动脉小慢波的敏感度和特异度分别为57%和95%。

肾动脉支架超声检查方案类似自体肾动脉评价。首先，应评价腹主动脉，观察有无动脉粥样硬化斑块、管腔狭窄或动脉瘤，测量腹主动脉收缩期峰值流速，用于计算SAR。沿肾动脉支架，全程评价肾动脉，从其起始处到肾门。灰阶超声图像可以观察到支架，而彩色多普勒可能掩盖支架（图28.18和28.19A）。请注意，大多数支架置入术患者为动脉粥样硬化患者，粥样硬化斑块主要位于肾动脉起始处附近，因此，肾动脉支架通常放置于此。可能有一小段支架突出到主动脉腔内。彩色多普勒超声可观察血流异常情况（混叠）。在显著肾动脉支架内再狭窄处，常见彩色杂音伪像。随后，用脉冲多普勒测量支架起始处、近段、中段和远段的收缩期峰值流速。严重狭窄处可见流速升高和多普勒杂音伪像（图28.19B）。注意观察有无小慢波，其可说明有无明显的支架内再狭窄。

超声评价支架的缺陷和局限性类似超声评价自体肾动脉：肠道气体、肥胖、不能屏气、患者不合作等。此外，人们估计，当对侧肾动脉显著狭窄时，即使肾动脉支架无狭窄，肾动脉全程收缩期峰值流速也会升高，在自体肾动脉也有相似现象。避免因收缩期峰值流速增加而高估支架狭窄程度的方法，包括观察明显狭窄的其他征象，如彩色和脉冲多普勒杂音伪像、狭窄后湍流、小慢波（图28.19）。分析对侧肾动脉多普勒参数也有帮助。此外，如果患者有心律失常，测定收缩期峰值流速大小有波动，可使实际收缩期峰值流速值判定复杂化。肾动脉支架术后的基线多普勒参数对于随访有重要价值，随访中发现收缩期峰值流速显著升高可能意味着再狭窄。

多普勒超声也为主动脉-肾旁路移植术通畅性评估提供了一种实用无创方法（图28.20）。与肾动脉支架评估一样，旁路的多普勒超声评估与自体肾动脉相似，只是旁路移植物直径通常比自体动脉大，而且通常起源于主动脉下段（这使得它们更容易识别和检查）。没有严格的旁路移植物狭窄诊断标准，但是，与吻合前或基线超声检查相比，PSV增高2倍，应该要怀疑是否存在狭窄。出现狭窄继发征象和肾功能不全症状时也应该怀疑旁路移植术失败。旁路移植物闭塞时，彩色和能量多普勒超声显示移植物内无血流，肾实质血供灌注不良或无灌注。

临床实用要点

- 多普勒超声广泛应用于肾动脉支架置入术后评估和长期随访。
- 使用脉冲多普勒超声测量并记录支架内，以及肾动脉主干起始部、近段、中段和远段的PSV。
- 也可评价肾内波形，看有无小慢波存在，小慢波通

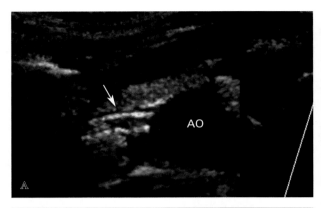

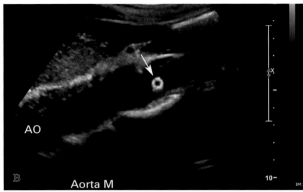

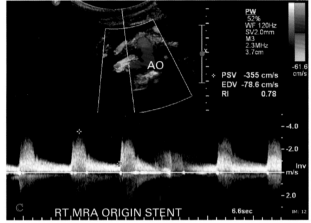

图28.18   肾动脉支架的超声表现。横切面超声图像（A）和矢状面超声图像（B）显示在右肾动脉主干起始处（图A和图B中箭头所指）有一个支架。矢状面显示支架突出到主动脉（AO）腔内。右肾动脉支架的脉冲多普勒超声检查（C）显示收缩期峰值流速（PSV）为355cm/s，与支架内再狭窄一致

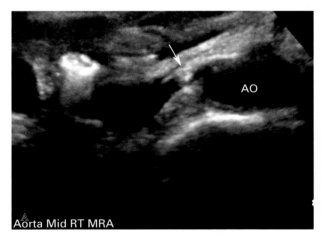

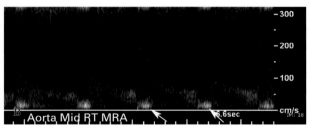

图28.19   肾动脉支架内再狭窄。A.灰阶图像显示右肾动脉主干起始部（RT MRA）（A图中的箭头）的支架。支架内可见明亮的增强回声（A图中的箭头）。B.脉冲多普勒显示支架内收缩期峰值流速明显升高（＞300cm/s），与严重支架内再狭窄一致。注意频谱中每个收缩期开始时的杂音伪像（B图中的箭头）

常与明显支架内再狭窄相关。

• 采用多普勒评估肾动脉支架，对后续随访检查很有价值，因为在随后检查中PSV显著升高可能意味着再狭窄。我们发现，PSV≥240cm/s和SAR≥3.2对检测支架内再狭窄有价值。

（三）肾动脉闭塞

肾动脉闭塞多由动脉粥样硬化斑块引起，斑块进展最终导致动脉管腔闭塞。此外，肾动脉闭塞也可能是急

性过程的结果，如血栓栓塞或血栓性粥样硬化事件。急性肾动脉闭塞临床症状包括持续性腹痛，或与肾绞痛症状相似，为侧腹部痛。患者也可能出现血尿，在肾梗死患者中发生率为45%～74%。

肾动脉闭塞的诊断基于以下所见：①主肾动脉未显示（图28.21A）；②慢性肾动脉闭塞，则肾体积显著缩小（长度＜9cm）（图28.21B）；③检测不到肾内血流，或肾内血流速度很低，为低速低搏动性血流。在血管闭塞处近心端检测到低速收缩期血流并无舒张期血流的肾

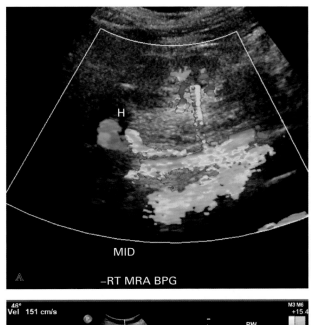

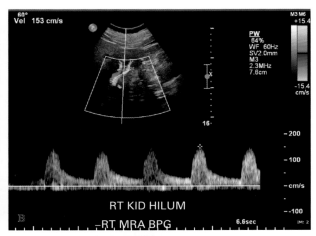

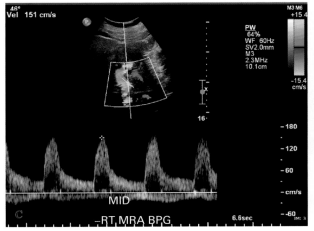

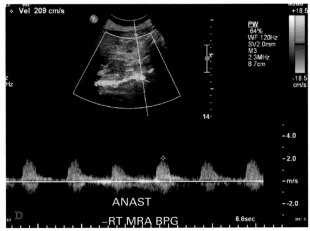

图28.20 主动脉-肾动脉旁路移植术。A.彩色多普勒图像显示肾门处（H）右肾动脉旁路移植物（BPG）。B～D.在肾门（B）、旁路移植物中段（C）和主动脉吻合口处（D）对旁路移植物进行脉冲多普勒超声检查。主动脉吻合口（ANAST）处可见收缩期峰值流速升高（PSV，209cm/s）；但是未见狭窄的继发征象。收缩期峰值流速与以前的检查（未显示）相比没有增加

　　KID：肾脏；MRA：肾动脉主干；RT：右侧

动脉波形，为肾动脉闭塞的多普勒超声特征之一。在肾动脉主干闭塞且无侧支循环的情况下，肾脏内可能无血流（图28.21C）。段动脉闭塞可表现为局灶性肾皮质梗死（图28.22）。一般情况下，应优化彩色和能量多普勒，以显示肾脏整体灌注（图28.23）。在灰阶图像上，梗死区表现为肾皮质回声增强和变薄（图28.24）。

　　超声诊断肾动脉闭塞的准确性取决于肾动脉或肾深度水平的彩色多普勒及频谱多普勒敏感度。也就是说，在诊断肾动脉闭塞前，应对相似深度的其他血管或对侧肾血管进行扫查并能探测到血流。尽管相应的报道较少，但超声诊断肾动脉闭塞的准确性还是很高的。在3篇报道中，41例肾动脉闭塞中有38例诊断正确，总准确率为93%。

　　当主肾动脉显示不佳或有血管闭塞之外的其他原因导致肾体积缩小时，可产生肾动脉闭塞的假阳性诊断。假阴性是由侧支形成（来源于被膜、肾上腺分支，或双肾动脉）所致。肾动脉闭塞，但侧支循环已建立时，肾实质内或肾门处血流信号可能很好。尽管肾动脉闭塞常见到小慢波，但一些患者肾内多普勒波形可能正常。

　　根据肾动脉闭塞病因、是否为慢性，其治疗方法不同。在急性肾动脉血栓形成情况下，溶栓、抗凝或取栓可最大限度地减少肾功能丧失。但是，完全性肾动脉闭塞超过多长时间溶栓就不再有益，尚未确定。

　　（四）肾动脉瘤

　　正常人肾动脉内径波动很大，根据性别及个体差异，开口处平均内径为4.5～5mm。肾动脉直径≥1cm时，考虑为肾动脉瘤。肾动脉瘤是第二常见的内脏动脉瘤，占所有病例的15%～22%。大多数肾动脉瘤内径不超过2cm，通常在检查其他过程中偶然发现。有一些情况可能引起临床症状，如动脉瘤破裂、远端的周围血管

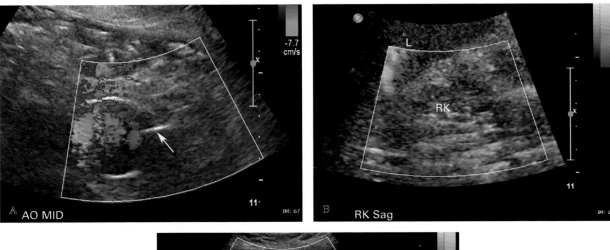

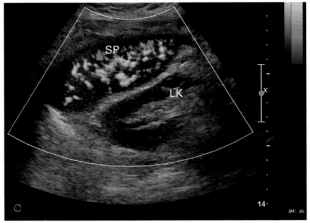

图28.21　一名58岁女性患者腹主动脉瘤修复术后出现双侧肾动脉闭塞、肾脏无灌注情况。A.彩色多普勒图像显示左肾动脉主干起始部（箭头）无血流（右肾动脉未显示）。B和C.能量多普勒图像显示双侧肾脏完全无灌注。注意：图像显示了正常灌注的部分肝脏（L）和脾脏（SP），以及右肾（B图中的RK）的实质回声。患者自主动脉修复术后一直接受血液透析治疗

　　　LK：左肾

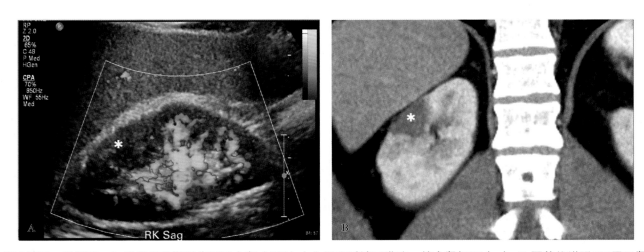

图28.22　肾梗死。A.能量多普勒图像显示右肾（RK）中上极实质缺乏灌注，符合肾梗死（＊）。B.冠状位增强CT显示肾皮质灌注不足，与同一区域的梗死（＊）相一致

　　　Sag：矢状面

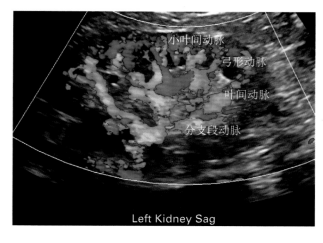

Left Kidney Sag

图28.23　肾实质灌注。彩色多普勒图像显示左肾髓质和皮质的正常灌注。注意肾内血管分支段动脉（segmental）、叶间动脉（interlobar）、弓形动脉（arcuate）和小叶间动脉（interlobular）

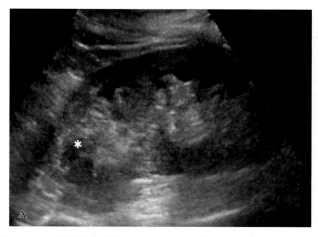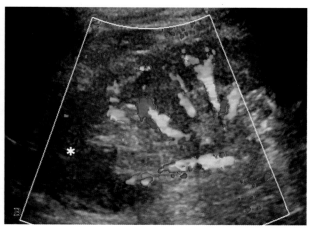

图28.24　慢性肾实质梗死。A.灰阶图像显示左肾上极（＊）实质局限性缺失，回声增强。B.这与彩色多普勒图像（＊）的灌注缺失区域一致。此发现与局灶性梗死相一致

床栓塞、动脉血栓造成肾缺血或肾梗死。

　　无创伤情况下，肾动脉瘤罕见，在一般人群中估计发病率为0.1%。多数为囊状，无钙化，多发生在肾动脉主干分叉处（图28.25）。有些动脉瘤表现为周围钙化（图28.26）。肾动脉瘤被分为两类：肾外（90%）和肾内（10%）。肾外动脉瘤由动脉粥样硬化或FMD引起，超过73%的肾动脉瘤与高血压有关。根据FMD类型的不同，彩色多普勒和能量多普勒（图28.27）可显示肾动脉主干为串珠状，或表现为肾动脉近段、中段或远段的节段性长段狭窄。FMD性动脉瘤也可在其他动脉探测到，包括脑动脉（图28.28）。肾外动脉瘤大多无症状，但是当症状出现时，通常是由动脉瘤破裂、远心端血管床栓塞或动脉血栓形成引起。

　　肾内动脉瘤一般都非常小（微血管瘤），常多发，肾内动脉瘤多见于结节性多动脉炎患者，这是一种罕见的坏死性血管炎，可影响器官的中小动脉，通常累及肾动脉（85%）和肝动脉（65%）。肾内动脉瘤大小范围为1～12mm，常发生于动脉分支处。肾内小动脉瘤也可以见于韦格纳肉芽肿（Wegener granulomatosis）、系统性红斑狼疮、类风湿血管炎、滥用药物的患者。血管平

滑肌脂肪瘤也与叶间和小叶间动脉浆果样动脉瘤（berry-like aneurysms）形成有关。

　　肾动脉假性动脉瘤通常为医源性，与活检、动脉穿刺、创伤或感染后遗症（导致动脉壁破裂）有关。血液溢出管腔外，被周围软组织及血肿包绕，从受损血管向外延伸出一个囊腔。彩色多普勒超声可实时显示囊腔内"阴阳"状血流（图28.29）。

　　治疗决策依据患者年龄、性别、相关高血压严重程度，以及预期妊娠和动脉瘤解剖特点决定。虽然动脉瘤＞2cm被认为是动脉瘤治疗标准，但是也有＜2cm动脉瘤破裂的报道。因为孕妇患动脉瘤的死亡率非常高，所以年轻女性，特别是预期妊娠的女性被认为是动脉瘤破裂的高风险人群。肾动脉瘤治疗方案由动脉瘤解剖位置确定，分支处动脉瘤采取动脉栓塞，很容易治疗。对于肾动脉主干动脉瘤，可以进行结扎、动脉旁路移植手术、肾切除术或者覆膜支架置入术治疗。

　　（五）肾动脉夹层

　　自发性肾动脉夹层是一种非常罕见的疾病，文献报道的病例不足200例。肾动脉夹层常见于腹主动脉夹层的延伸、血管内手术的并发症、钝性创伤，或与肾动脉

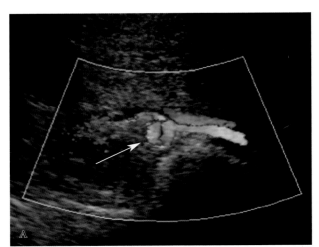
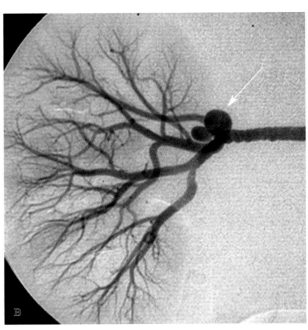

图28.25　肾动脉瘤。A.右肾动脉彩色多普勒超声图像，显示肾门处的肾动脉远段局灶性囊状扩张，扩张处彩色填充（箭头）。B.同一患者的传统血管造影显示动脉瘤内造影增强（箭头）

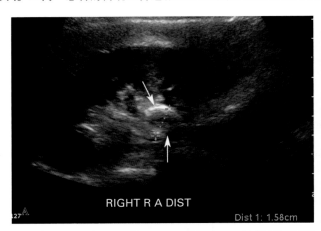
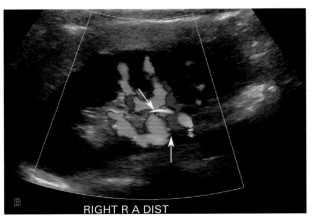

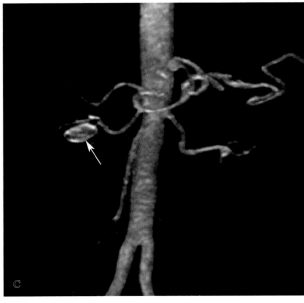

图28.26　肾动脉主干动脉瘤。A.经右肾的灰阶图像显示肾门部瘤腔周围钙化结构（箭头）。B.在彩色多普勒上，钙化结构被彩色血流（箭头）填充。C.相应的多平面冠状位重建CT血管造影显示右肾动脉主干肾门部血流通畅动脉瘤（箭头）

DIST：远端；RA：肾动脉

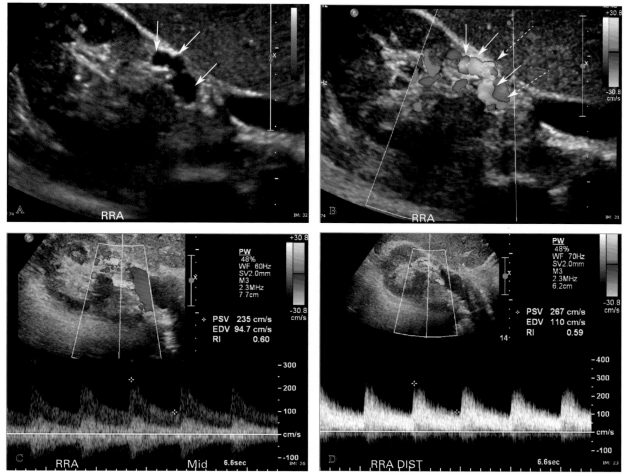

图28.27 肌纤维发育不良（FMD）。A.灰阶图像显示肾动脉主干肾门部的多个囊状扩张（A图中实线箭头）。B.彩色多普勒图像显示动脉瘤扩张（B图中的实线箭头）之间的狭窄区域出现了紊乱血流和混叠（B图中的虚线箭头）。C和D.狭窄节段的脉冲多普勒波形显示收缩期峰值流速升高（PSV，C图为235cm/s；D图为267cm/s），与局部狭窄一致

DIST：远端；RRA：右肾动脉

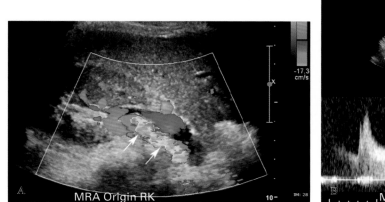

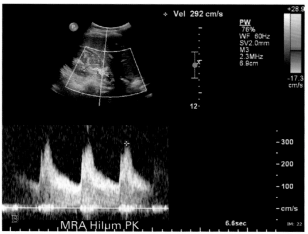

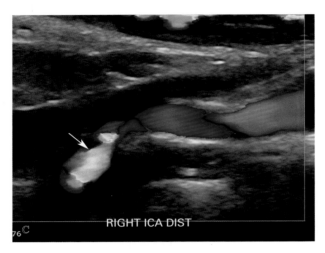

图28.28   肌纤维发育不良（FMD）。A.彩色多普勒图像显示右肾动脉主干出现不规则的"串珠"状伴混叠（A图中的实线箭头）。B.脉冲多普勒显示较高收缩期峰值流速（PSV，292cm/s），与局部狭窄相一致。C.在右侧颈内动脉远端（ICA DIST）局部也见FMD（箭头所指）

MRA：肾动脉主干；RK：右肾

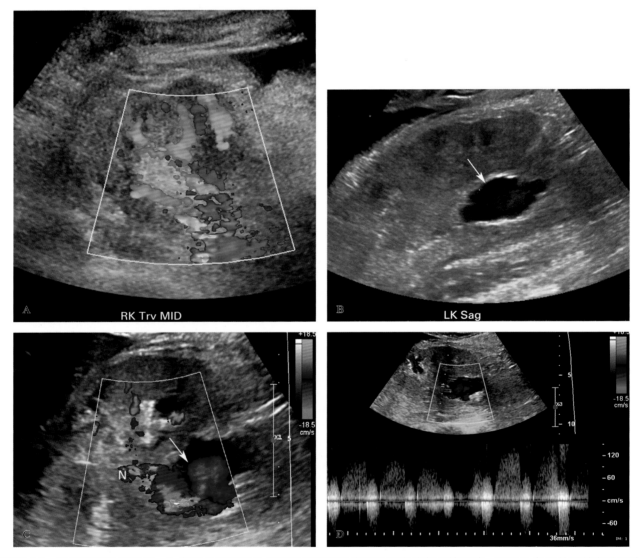

图28.29   肾动脉假性动脉瘤。A.肾活检前的彩色多普勒横切面图像显示正常的肾血管系统。B和C.肾活检后的灰阶图像显示肾门处一个新的囊性结构（B图箭头所示），显示与假性动脉瘤相符的"阴阳"彩色血流模式（C图箭头所示）。D.脉冲多普勒图像显示假性动脉瘤颈部有"来－回"（to-and-fro）血流

LK：左肾；N：假性动脉瘤的颈部；RK：右肾；Sag：矢状面

瘤相关。患者可能无症状，可能有腹痛或腰痛，或有难治性高血压。根据真腔狭窄程度不同，其可导致肾缺血和肾功能损害。如果肾动脉只从假腔获得血液供应，或者肾动脉管腔闭塞，就可能发生全肾梗死。

在肾动脉夹层诊断中，多普勒超声有一定应用价值。在灰阶图像上可以发现夹层的内膜，特别是当它从腹主动脉延伸出时（图28.30）。对肾动脉的真腔进行彩色和频谱多普勒检查，不仅可以证实其通畅性，而且如果检测到PSV升高，就应该怀疑有明显管腔狭窄。频谱多普勒也有助于区分真假腔，因为假腔内的血流通常是

无序的，收缩期顺行，舒张期逆行。如果假腔闭塞，在灰阶和彩色多普勒图像上，肾动脉表现为偏心性管壁增厚。肾动脉夹层的处理取决于临床症状严重程度；如果患者仍然没有症状，最好是观察、等待。如果出现高血压、急性肾功能不全或血尿等症状，可行血管内支架成形术，以改善肾灌注。如果不能进行血管内修复，可以尝试开放性外科修复，如主动脉-肾动脉旁路手术。

（六）动静脉瘘和动静脉畸形

肾动静脉畸形（AVM）是肾内动脉和静脉血管之间的异常沟通。肾动静脉畸形常在肉眼血尿检查中发

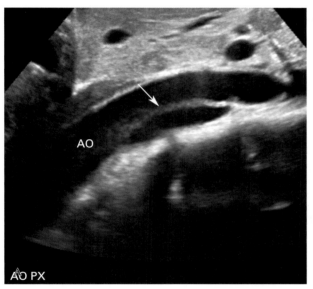

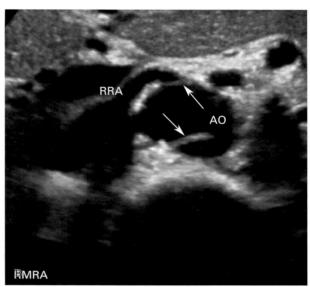

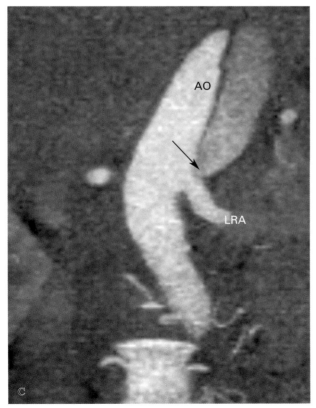

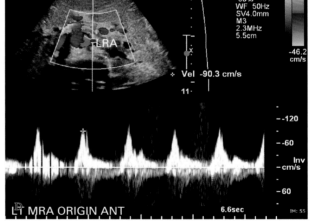

图28.30　一名36岁女性高血压患者，腹主动脉夹层向左肾动脉延伸。A和B.矢状面和横切面灰阶图像分别显示腹主动脉（AO）近端（A图箭头）和右肾动脉主干（RRA）起始部水平（B图箭头）剥离的内膜。C.腹部CTA，冠状平面显示通畅的真、假腔及剥离的内膜延伸到左肾动脉（LRA）水平（C图箭头）。D.脉冲多普勒图像显示左肾动脉起始部无显著狭窄，收缩期峰值流速为90cm/s。注意在部分左肾动脉夹层中存在相对高阻力的血流模式

现。肾动静脉畸形不常见，发病率为1/2500～1/1000。主要有两种类型：先天性动静脉畸形（1/3）和获得性动静脉畸形（2/3）。获得性以医源性为主。肾动静脉畸形一词通常指先天性动静脉畸形。有两种先天性肾动静脉畸形：蔓状动静脉畸形（较常见）和海绵状动静脉畸形。先天性蔓状动静脉畸形呈扩张、螺旋形，外观上类似曲张静脉。而海绵状动静脉畸形为单一血管扩张。获得性肾动静脉畸形常被称为肾动静脉瘘，占肾动静脉畸形的75%～80%。在肾动静脉畸形中，特发性肾动静脉瘘不足3%。

经皮肾穿刺活检术是获得性肾动静脉瘘最常见的原因，其次是创伤。约50%的获得性动静脉瘘患者存在高血压，5%患者存在高排血量性心力衰竭。一般认为由血液分流引起AVF远端肾实质缺血，导致肾素生成增加，进而造成高血压。最近有报道，输尿管镜创伤也是造成肾动静脉瘘的原因。有一种理论认为，先天性动静脉瘘是由于动脉糜烂或破裂而进入周围肾静脉。我们知道AVM可发生于恶性肿瘤。富血供肿瘤的特点是有大量新生血管形成并侵袭周围肾组织和相邻结构，如肾细胞癌。已经发现，肿瘤血管生成因子可以解释肾肿瘤内动静脉畸形的形成。

肾实质内湍流是典型的肾动静脉瘘超声表现。在彩色血流成像中，湍流非常引人注目，伴可视彩色杂音，是由周围软组织振动引起的（图28.31）。当动静脉瘘较大时，静脉血流量增大，多普勒血流速度升高。

"瘘"本身通常是看不到的，因为通道很小，而且易受周围杂音伪像遮蔽。可以通过检测供血动脉内的高速低阻血流和相关静脉内的搏动性血流来做出诊断（静脉的动脉化，图28.32）。动静脉瘘患者的典型临床症状是疼痛、高血压和血尿。瘘口较大时，则可发生高排血量性心力衰竭。

如果AVF相对较小且患者无症状，治疗方案为保守治疗，而栓塞治疗则适用于有症状AVF患者。肾切除术是症状性血尿、高血压、栓塞难以治疗的疼痛、其他微创治疗的保留性方法。

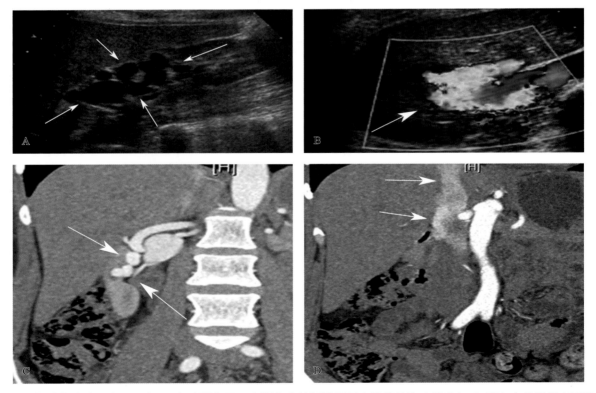

图28.31　肾动静脉畸形（AVM）。A.灰阶图像显示右肾多个蜿蜒的无回声管状结构（箭头）。B.彩色多普勒超声图像示右侧肾动静脉畸形的供血动脉及引流静脉扩张，出现混叠（箭头）。C.此患者CT血管成像显示右肾皮质多处血管扩张增强（箭头）。D.CT血管成像显示肾上方的下腔静脉早期充盈（箭头）

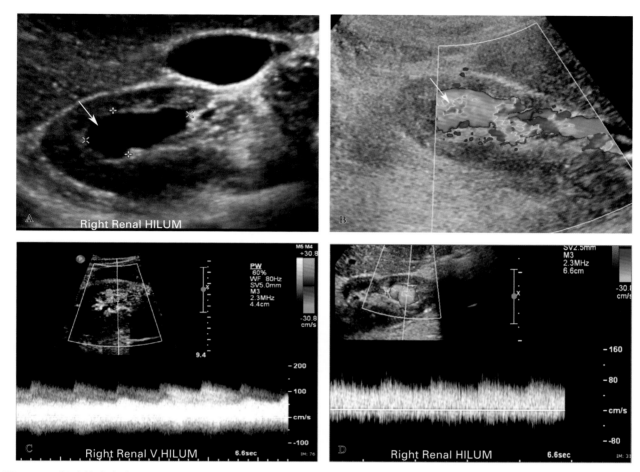

图28.32 肾动静脉瘘（AVF）。灰阶超声（A）和彩色多普勒图像（B）显示肾门处的囊性结构（A图中的箭头），出现彩色血流混叠（B图中的箭头）。脉冲多普勒图像（C）显示供血动脉高速低阻血流和相关肾静脉的搏动性血流（"静脉动脉化"）和湍流（D）

- 肾动静脉畸形可能是先天性的（1/3），也可能是后天性的（2/3），通常为医源性。获得性动静脉瘘表现为供血动脉内高流速低阻力血流和引流静脉搏动性血流。

（七）肾静脉血栓

肾静脉血栓临床和影像学均无特异性，因此可能很难发现。急性肾静脉血栓一般表现为疼痛、血尿，偶尔引起血栓栓塞并发症，如肺栓塞。慢性肾静脉血栓可无症状，或表现为肾病综合征、血尿或肾衰竭。

静脉内瘤栓、血栓形成或外界压力等原因可造成肾静脉血栓形成。伴发或可能诱因包括肾病、肾细胞癌、高凝状态、下腔静脉或卵巢静脉血栓（延伸入肾静脉）、腹部手术、外伤和脱水。原发性肾病是最常见的诱因，尤其是肾病综合征及膜性肾小球肾炎。外在性病因包括急性胰腺炎、转移肿大淋巴结及腹膜后纤维化，这些情况常导致血管外在压迫，导致血栓形成。

肾静脉血栓常导致肾实质缺血及急性肾衰竭。肾静脉血栓的远期影响在不同患者有所不同。在一些病例，由于肾静脉血栓再通或静脉侧支循环建立，肾超声表现恢复正常。然而，如果肾严重受损，慢性改变可十分明显，包括肾体积缩小及回声增强（继发于纤维化）。急性肾静脉闭塞时，超声最容易发现的异常为肾体积增大及实质回声改变，这两者都是由实质水肿引起的，在部分病例由出血引起。回声改变包括以下几点：①皮质回声降低，皮髓质界线不清；②皮质回声增高，皮髓质界线清晰；③皮质回声呈不均质斑片状，肾内正常结构消失。一些病例可出现原因不明的实质条纹状回声，目前认为这些条纹状回声是肾静脉血栓的特征性表现。

肾体积增大及肾实质回声改变没有特异性，肾静脉血栓诊断依赖于在肾静脉中直接检测到血栓（图28.33）。急性栓塞时，肾静脉内径不同程度增大，多普勒血流信号消失。凝血块周围可出现细小血流信号，频谱多普勒可引出低速、连续样血流频谱（不受呼吸影响）。新形成血栓为低回声，部分病例表现为无回声。因此，灰阶超声可能漏诊，必须使用彩色多普勒检测。应注意以下两点：首先，即使存在肾静脉闭塞，肾本身可存在静脉血流信号，因为肾门处可迅速形成侧支循环；其次，肾静脉血流特别缓慢时（近端闭塞或充血所致），可与血栓混淆，因为多普勒信号很难检测到非常慢速的血流。肾静脉血栓形成的另一个特征是肾动

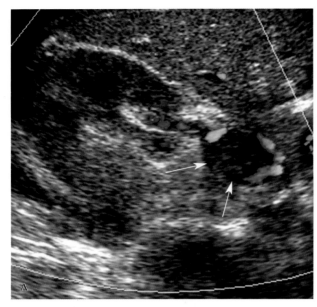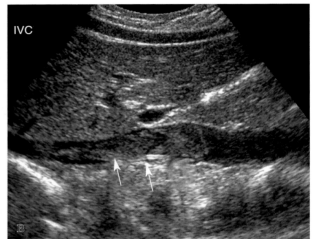

图28.33　肾静脉血栓。A.右肾静脉内低回声血栓形成（箭头），彩色血流能够显示管腔内血凝块外的血流信号，可提高对血栓的检测能力。B.血栓（箭头）从右侧肾静脉延伸到下腔静脉（IVC）

及其分支舒张期血流呈反向。这在移植肾静脉血栓形成中更为常见（见第31章图31.9）。肾静脉血栓患者段动脉阻力指数也很高，为0.8～1.0，这些改变与肾淤血、流出道梗阻有关。

肾静脉血栓治疗通常包括抗凝或溶栓。

（八）肾静脉瘤栓

肿瘤侵入肾静脉最常见的原因是肾细胞癌，此外，肾淋巴瘤、移行细胞癌及Wilms瘤（肾母细胞瘤）也可沿肾静脉扩散。肾细胞癌患者静脉瘤栓十分常见，在较大肿瘤中的发生率为21%～35%，5%～10%的患者下腔静脉受侵犯。右肾静脉较左肾静脉短，因此右肾肿瘤患者下腔静脉受累的概率为左肾肿瘤患者的3倍。有无静脉瘤栓直接影响手术方案的制订。如果无静脉瘤栓，则常规侧腹部切口结扎肾静脉；但如果瘤栓堵塞肾静脉，并侵入下腔静脉，常需要进行腹正中切口，必要时

尚须切开胸骨向头侧延伸切口。

增强CT是肾静脉瘤栓的首选检测方法，磁共振和超声为辅助手段。超声检查较磁共振便宜、操作简便，常可直接回答临床问题，如肿瘤侵入下腔静脉向上累及什么水平。超声检查肾静脉肿瘤侵犯情况不如CT或MRI准确，尤其是左侧肾静脉常受肠气干扰显示不满意。如果肾静脉及下腔静脉显示很清楚，超声的准确性就比较高（敏感度96%、特异度100%）。但34%～54%的患者肾静脉显示不满意，4%～21%的患者下腔静脉不能充分显示。因此，超声诊断肾静脉瘤栓的总体敏感度仅为18%，诊断下腔静脉瘤栓的总体敏感度仅为33%。

在超声检查中，肾静脉瘤栓常表现为均匀性低回声或中等回声。肿瘤侵犯的肾静脉几乎均明显扩张，下腔静脉受累时也可扩张（图28.34）。静脉内肿瘤与血栓的鉴别要点是通过彩色多普勒观察肿瘤内小血管的彩色血

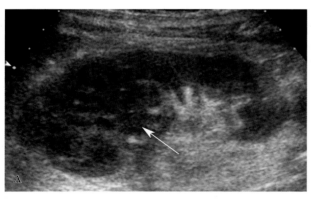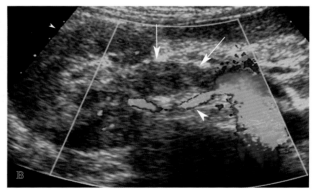

图28.34　肾静脉瘤栓。一位肾细胞癌患者的肾静脉瘤栓。A.右肾的灰阶超声图像显示肾上部皮髓质分界消失（箭头）；B.彩色多普勒图像显示扩张的肾静脉内充满不均质物质（箭头），与瘤栓一致。请注意与扩张肾静脉平行的肾动脉血流通畅（短箭头）

流信号，相对于肿瘤内新生血管，这些小血管显示为低阻力动脉波形。普通闭塞性血栓管腔内无血流信号，如果血栓为非闭塞性，则管腔内显示静脉血流。

（九）非血管性肾脏疾病的多普勒波形异常

很多疾病均可导致肾实质血流阻力指数增高，包括尿路梗阻和多种急、慢性肾实质损伤（肾小球硬化症、急性肾小管坏死和肾盂肾炎）。这些病理改变均可导致肾内微血管阻力指数增高，微循环阻力指数增高可导致多普勒波形的搏动性增加，表现为波形变化或搏动指数、阻力指数的检测值异常。搏动指数为收缩期峰值流速减去最低舒张期速度（包括反向血流），再除以平均流速。正常肾内动脉多普勒波形，舒张期有大量血流灌注，且段动脉或叶间动脉的阻力指数不超过0.7。

肾脏有疾病时，血流阻力（及搏动性）增加是非特异性的，但因为其产生原因很多，所以其诊断价值有限。当出现单侧肾内血流搏动性增加时，其诊断价值最大，因为一侧肾脏肾内血流搏动性增加，表明该侧肾出现了急性病变，如尿路梗阻或肾静脉梗阻。在尿路发生明显扩张前，高搏动性改变就可出现。

另外，值得一提的是肾实体肿瘤的血管分布，肿块可能有丰富的新生血管，如肾细胞癌和嗜酸细胞瘤，但与血管疾病不同，如假性动脉瘤或动静脉畸形。嗜酸细胞瘤内可见典型的轮辐状（spoke-wheel pattern）血流（图28.35）。肾细胞癌也常见新生血管（图28.36）。彩色和脉冲多普勒评估有助于肾脏病变的鉴别定性。恶性肿瘤多普勒波形通常为高速低阻，血流速度明显高于正常肾动脉血流。

临床实用要点

- 肾静脉血栓形成，最终诊断取决于在肾静脉内是否直接观察到血栓。急性血栓形成时，肾静脉管腔总是增粗，多普勒信号消失。
- 肾静脉血栓形成患者，肾动脉主干和段动脉阻力指数升高，范围为0.8～1.0，与肾淤血和流出道梗阻有关。
- 通过检测瘤栓内新生血管相关低阻动脉波形，可以区分静脉内瘤栓和普通血栓。闭塞血栓内没有血管分布。
- RI升高可能与多种疾病有关，包括慢性肾实质疾病、急性肾小管坏死、肾盂肾炎、梗阻性肾盂积水、肾静脉血栓形成，没有非特异性。
- 肾实性肿瘤血管内为高流速低阻力血流，其流速明显高于正常肾动脉。

七、小结

对于有肾功能不全和肾血管性高血压临床症状的患者，多普勒超声筛查具有重要价值。已经在肾动脉狭窄及其他肾血管病变的超声诊断中证明了其准确性。它经常用于外科或腔内血管重建术后患者的连续性随访，以及术后即刻或晚期并发症的评估。

致谢

我们要感谢 Saiedeh "Nanaz" Maghool，Sasha Avenger，Tricia Haggerty 的专业知识和图片，以及 Adina Haramati，MD 和 James Cooper，MD 的精彩插图。

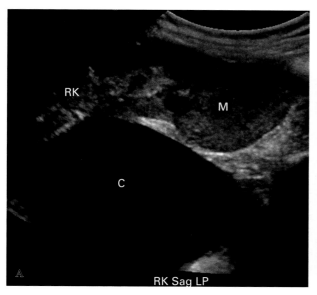
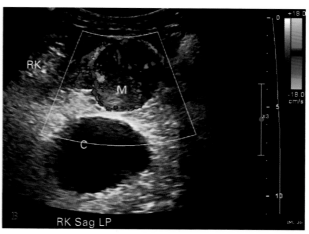

图28.35　35岁男性多发嗜酸性细胞肿瘤。右肾（RK）的灰阶纵切面（A）（Sag）和彩色多普勒图像（B）显示肾下极（LP）高回声稍不均质团块（M）。注意彩色图像显示肿块内血管的特征性"轮辐状"外观（B）。肾上极可见一个大囊肿（C）

RK：右肾；Sag：纵切面；LP：下极

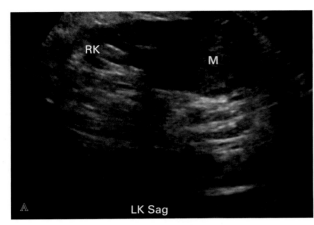
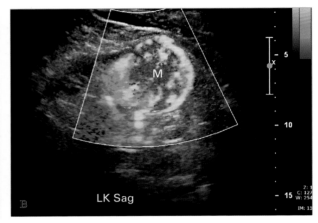

图28.36　肾细胞癌。灰阶（A）和能量多普勒图像（B）显示左肾（LK）中部突出等回声实性肿块（M）的内部血管分布。注意肿块周围和肿瘤内的不规则大血管。脉冲多普勒（未显示）显示低阻高振幅波形

　　LK：左肾；Sag：纵切面

第 29 章

子宫与卵巢的超声评价

一、引言

彩色多普勒超声在评估女性盆腔中具有重要作用。多普勒对于许多常见疾病的诊断检查是必不可少的。这些技术既可应用于经腹壁超声检查，也可用于经阴道超声检查。由于提高了分辨率并增加了对血流的敏感性，多普勒超声和经阴道扫查相结合对妇科检查尤其具有价值。描述这一技术组合的词组为经阴道彩色多普勒血流成像（endovaginal color flow Doppler imaging，EVCF）。我们已把多普勒超声常规应用于以下不同领域。

（1）盆腔疼痛或怀疑异位妊娠患者，鉴别优势卵泡或黄体囊肿。

（2）对非妊娠和妊娠期患者阴道出血的评估。

（3）检测异常宫内妊娠胎盘组织、异位妊娠和妊娠残留物。

（4）诊断卵巢扭转。

（5）鉴定卵巢和附件肿块。

（6）探测子宫异常，包括子宫肌瘤、息肉、肿瘤，以及动静脉畸形、肌层血管增生和盆腔充血综合征等血管异常。

与非多普勒经阴道超声检查相比较，EVCF 有多项优势。将多普勒血流信息整合到超声图像分析，可以鉴定组织特征，识别正常与异常血流模式，从而进行定性诊断。增加多普勒信息常可以减少与计算机断层扫描（CT）或磁共振成像（MRI）进行对比的需求。与经腹壁彩色多普勒超声相比，EVCF 还可以改善对血流的探测。经阴道探头离目标区域更近，因此能改善对血管通畅性和组织血管分布的探测。这在探测血流对诊断至关重要的情况下（如卵巢扭转）非常有用。

二、技术要点

由于第 3 章已经讲述了彩色血流成像技术方面的内容，本章重点介绍与女性盆腔超声检查有关的关键点。类似于其他彩色与脉冲多普勒检查，应该将子宫与卵巢多普勒检查视为动态过程，需要针对不同检查类型调节彩色血流参数。对于任何检查，使用制造商的设定（预设置）是很好的起点。这些预设置只是通用指南，可以调节设置，以改善血流显示。预设置对初学者或新手超声技师和超声医师非常有帮助，尤其是在最初彩色血流显示不理想而对诊断又至关重要时。

彩色、能量和脉冲多普勒成像基于相似的物理原理，但显示了不同的信息，这一点很重要。彩色多普勒成像是基于多普勒超声反射频移的平均速度。换言之，将从移动红细胞反射所得频移随时间取得平均值并显示在超声成像上。彩色多普勒在其成像上显示了速度范围，但不提供流速绝对值或峰值流速（PSV）信息。测量具体部位的峰值速度需要脉冲多普勒。

能量（振幅）多普勒成像取决于返回的多普勒频移的强度或振幅。频移被放大并赋予颜色后与灰阶图像信息一起显示。与彩色血流成像比较，能量多普勒对血流的敏感度提高了 3 ～ 5 倍。能量多普勒对超声角度的依赖性较小，因此超声角度接近 90° 时也能探测到血流信号。正因为如此，非常微弱的多普勒信号可以呈现在能量多普勒成像上。能量多普勒的优点包括改善了血管细节的显示、快速显示血流，从而方便脉冲多普勒取样，以及评估整体组织血流灌注。

能量多普勒成像不能显示彩色混叠和血流方向。这一局限性并无多大妨碍，因为彩色多普勒或脉冲多普勒可以确定血流方向和速度。与彩色多普勒相似，设定不当也影响能量多普勒。一般来讲，优化彩色和能量多普勒成像应注意 3 个多普勒参数：①彩色速度范围或脉冲重复频率（PRF）；②彩色增益；③壁滤波。

每次检查时都应该调节这些参数，以改善血流灵敏度，这是检测低速血流的基本要求。检测低速多普勒信号时，降低 PRF（彩色速度量程）、增加彩色增益和（或）降低壁滤波有助于探测到低速多普勒信号。当血流速度很高时，若想要降低成像中的彩色噪声或混叠，可以增加 PRF 或彩色速度范围、减小增益和（或）增加壁滤波。对于不同参数设置的经验和实践可以增加对这些设置之间相互关系的理解，改善对于血流的探测。同时，总是应该把聚焦调到感兴趣区域附近。

大部分经腹超声检查采用频率范围在 2 ～ 5MHz 的探头。经阴道扫查采用的探头频率范围为 5 ～ 10MHz。采集脉冲多普勒时，若能够确定血流方向，应该进行多普勒角度校正。对于盆腔细小或扭曲的血管，血流方向不能确定时，我们不进行角度校正（采用 0°）。进行小血管频谱分析时，为了避免采集到来自多条血管的血流信号，应该使用较小的取样容积。

临床实用要点

- 多普勒超声对于许多妇产科疾病的检查都是必不可少的，包括盆腔疼痛、阴道出血和盆腔肿块。
- 多普勒超声有助于明确诊断，常不再需要与CT或MRI相比较。
- 彩色、能量和脉冲多普勒显示不同的信息，但基于相似的物理原理。
- 彩色多普勒成像基于平均速度，而能量多普勒成像取决于返回的多普勒频移的振幅。
- 应该随时优化彩色和能量多普勒成像的多普勒参数：彩色速度范围或PRF、彩色增益和壁滤波。

三、正常解剖和血流动力学

子宫和卵巢的灰阶超声全面检查通常与多普勒血流评估相结合。我们通常先评估子宫，然后观察附件和卵巢。子宫呈梨形，位于正中线，通常容易识别（图29.1）。应测量子宫长径、横径和前后径，也应评估内膜厚度和宫颈，检查是否存在子宫肿块及其位置。卵巢的形态和位置差别很大。尽管经腹壁和经阴道超声都能探查到卵巢，但有时可能有必要结合两项技术进行全面评估。卵巢也需要测量三个径，要注意是否存在囊肿或肿块，并参照月经周期进行分析。

进行彩色和脉冲多普勒检查需要女性盆腔血管解剖和血流动力学知识。最常检查的盆腔血管包括髂血管、子宫与卵巢的动脉和静脉（图29.1）。经腹壁或经阴道成像均可识别这些血管。与经腹壁检查相比，EVCF改善了分辨率和血管细节显示。

子宫动脉是髂内动脉的分支，在子宫下段进入子宫（图29.1B）。子宫动脉分支分别走向宫底和宫颈，并在阔韧带内向卵巢走行。对于非妊娠期的子宫动脉，彩色和频谱多普勒检查可见高阻力、低舒张期流速波形，通常可见特征性的舒张期"突峰"（图29.2）。在盆腔检查中识别该峰有助于判断来自子宫动脉的波形。在妊娠中期，子宫动脉阻力逐渐下降。舒张期阻力和阻力指数降低与正常胎盘及胎儿生长需要更多血流，尤其是与舒张期血流有关。注意到向胎儿供血的胎盘和脐动脉内可见连续低阻血流。

每个卵巢都具有双重血供，如图29.1A所示。卵巢动脉起源于腹主动脉，向下走行至盆腔，供血于每一卵巢。卵巢也接受走行于阔韧带的子宫动脉分支供血。用彩色和脉冲多普勒观察到的卵巢血流模式随排卵周期而变化。月经早期至卵泡期通常为低速、高阻（舒张期低速血流）波形（图29.3）。这一波形见于月经第1周，卵巢处于休眠状态而优势卵泡和黄体囊肿尚未形成。

黄体期成熟卵泡或卵母细胞排出，黄体囊肿形成。灰阶成像可见囊壁增厚，彩色多普勒显示环绕黄体囊肿的血管环，这与囊肿壁上的微小血管形成有关。脉冲多普勒显示收缩期峰值和舒张末期血流速度升高（图29.4），血流增速与卵母细胞成熟及激素活动所需的黄体新生血管形成有关。

笔者起初用"火环"彩色血流模式来描述异位妊娠囊周围血管增生，后来发现黄体囊肿形成也有相似的血管模式。实际上，笔者团队通过寻找卵巢的血管环，发现和鉴定了黄体囊肿。应当注意，单靠"火环"彩色血流模式不能鉴别异位妊娠和黄体囊肿。研究人员试图通

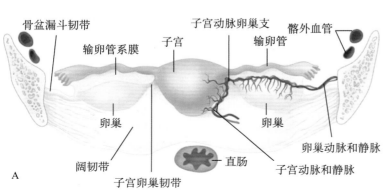

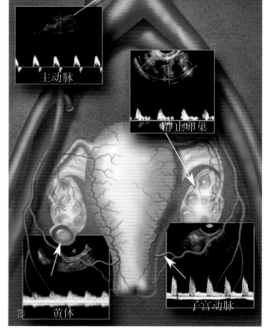

图29.1 A.正常盆腔解剖。B.正常盆腔多普勒波形集锦

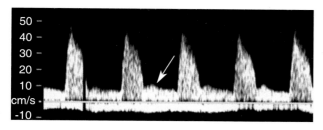

图29.2　正常子宫动脉波形。脉冲多普勒检查显示高阻波形，舒张早期"突峰"（箭头）

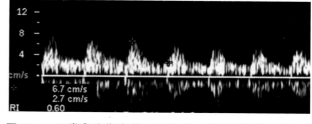

图29.3　正常卵泡期卵巢血流波形。月经周期第1周卵巢脉冲多普勒检查显示收缩期和舒张期低速血流

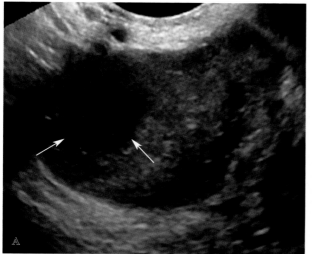

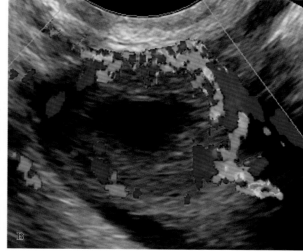

图29.4　A.黄体囊肿。灰阶成像显示卵巢囊肿壁光滑，内部无回声（箭头）。B.彩色多普勒显示环绕黄体囊肿周围增强的彩色血流环。C.脉冲多普勒显示血管环收缩期与舒张期血流速度增加

RT：右侧

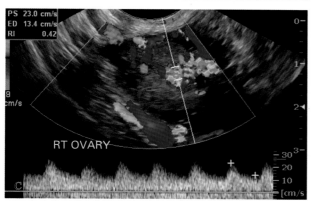

过多普勒参数鉴别来自黄体囊肿和异位妊娠的血流，但两者的峰值流速和阻力指数存在重叠，很难区分。与单纯的速度测量及血流指数相比较，确定多普勒信号起源于卵巢还是附件肿块能够更准确地区分黄体囊肿和异位妊娠。因而，我们不用多普勒波形，而是用多普勒信号的来源区分黄体和异位妊娠。

　　绝经后卵巢的彩色和脉冲多普勒信号为低收缩期峰值流速，与卵泡期的卵巢相似（图29.5），这是典型的静息状态卵巢。绝经后卵巢血管的流速较低，常规彩色多普勒血流设置可能难以显示其血管。调低彩色流速范围和彩色壁滤波有助于探测绝经后卵巢血流。能量多普勒成像可以改善卵巢血流显示，尤其是绝经后妇女。因为绝经后卵巢不再排卵，它们保持相对静止，并且很少或没有舒张期血流。

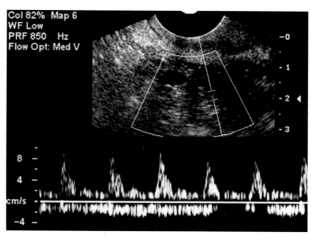

图29.5　正常绝经后卵巢波形。脉冲多普勒显示典型的低速高阻血流

临床实用要点

- 为了全面评估女性盆腔，可能需要联合应用经腹壁和经阴道扫查。
- 非妊娠期子宫动脉的多普勒频谱可见高阻力、低舒张期血流，并具有特征性舒张期"突峰"。
- 多普勒频谱观察到的卵巢血流模式取决于所处排卵周期。
- 在卵泡早期或绝经后，卵巢血流为低速。
- 在黄体期，卵巢囊肿周围的血流收缩期和舒张末期峰值速度明显升高，呈"火环征"。

四、目前应用

目前，经腹壁扫查和EVCF扫查主要用于黄体囊肿识别、宫内胎盘血流探测、异位妊娠和宫内产物残留诊断、卵巢扭转评估，以及附件肿块和子宫异常鉴定。

黄体囊肿

已经证明，对于出现盆腔疼痛、附件肿块或异位妊娠的患者，识别优势卵泡或黄体囊肿非常有帮助。卵巢囊肿是绝经前患者急性盆腔疼痛最常见的原因。疼痛通常与月经中期囊肿增大及囊肿破裂和液体溢出有关。

单纯卵巢囊肿内部为无回声、壁薄光滑、后方回声增强，易于识别。复杂的出血性囊肿难以定性为良性卵巢囊肿。囊肿出血时可能充满低回声，回声也可变得很低或与卵巢实质相似。这些囊肿可能含有实质性区域和分隔，并可类似于肿瘤。

彩色和脉冲多普勒是鉴定复杂性卵巢囊肿的重要工具。彩色多普勒能显示黄体囊肿壁增多的"火环"（图29.6）。如前所述，周围血管环与黄体囊肿新生血管形成有关。彩色多普勒所显示的血流增加与升高的收缩期峰值流速及低阻血流有关。Dillon及其同事的研究表明黄体囊肿的血流收缩期峰值流速为（27±10）cm/s，而阻力指数为0.44±0.09。彩色和能量多普勒所显示的周围血管使黄体囊肿更加明显，即使在其充满血液，回声与卵巢组织相同时也是如此。病灶中央无血管增生提示出血性囊肿，这在灰阶超声显示囊壁增厚，囊内结节形成或出现分隔时尤其有帮助。囊腔内无血流提示腔内实质性物质可能是血肿或凝血块而不是肿瘤（图29.7）。可以在6～8周后的月经周期第1周进行超声检查随访，评估混合性囊肿是否完全吸收，并排除肿瘤的可能性。

识别黄体囊肿也有助于异位妊娠诊断。85%～90%的异位妊娠发生于黄体囊肿的同侧。识别黄体可确定排卵侧卵巢，提醒检查者这是可能发生异位妊娠的一侧（图29.8）。彩色和脉冲多普勒在异位妊娠的识别和随访中也有价值，这是我们下面要讨论的内容。

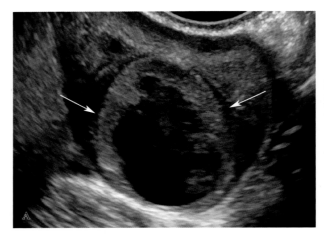
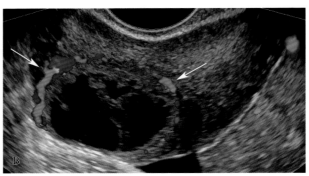

图29.6　出血性卵巢囊肿。A.卵巢内可见低回声病灶（箭头），为出血所致的不均质回声。B.彩色多普勒显示"火环"围绕着出血性囊肿（箭头）。注意出血区没有彩色血流

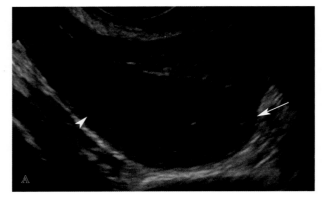
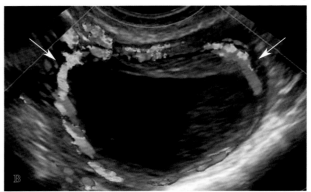

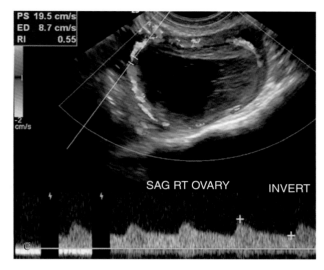

图29.7 出血性囊肿。A.卵巢（OVARY）内不均质混合性病灶，由实性部分（长箭头）和液性部分（短箭头）组成。B.彩色多普勒显示肿块周边有血流（箭头），而肿块中央或内部无血流。C.脉冲多普勒检查显示典型的黄体血流信号。8周后随访检查证实病灶消失

RT：右侧；SAG：矢状面

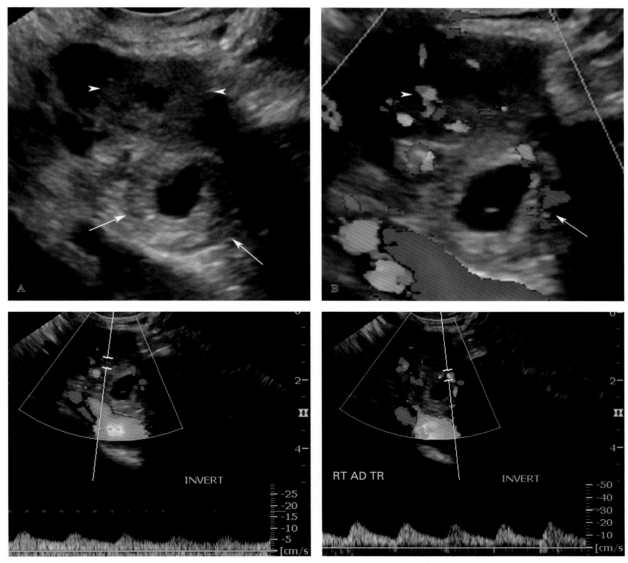

图29.8 A.边界明确的宫外妊娠囊（长箭头）与右卵巢黄体囊肿（短箭头）同侧。B.彩色多普勒显示宫外妊娠囊囊壁血流（长箭头）和黄体囊肿（短箭头）囊壁血流。C.脉冲多普勒显示右卵巢黄体囊肿囊壁低阻血流。D.相似的低阻血流见于异位妊娠囊

RT AD TR：右侧附件横切面

五、异位妊娠

异位妊娠发生率接近妊娠的2%，是早孕期妊娠相关的首位致死原因。与异位妊娠发生率不断上升有关的因素：① 有危险因素的患者数量增加；② 能够早期诊断的新技术；③ 输卵管炎和异位妊娠治疗的改进；④ 促排卵和助孕技术使用的增加。

异位妊娠主要发生在输卵管，通常位于输卵管壶腹部。较少发生于输卵管间质部、宫颈和剖宫产切口缺损处。腹部及卵巢内罕见。

了解并询问异位妊娠可疑患者的危险因素非常重要。任何导致输卵管瘢痕或梗阻的操作都会使孕妇容易发生异位妊娠。梗阻可能与既往盆腔手术、输卵管结扎、既往异位妊娠、盆腔炎性病变或输卵管炎病史有关。体外受精也增加了异位妊娠的发生率，这与以下多项危险因素有关：不孕、促排卵、胚胎逆行输入至输卵管。不孕与多种解剖和生理状况有关，而这些状况增加了异位妊娠的危险。其他重要危险因素包括既往剖宫产、宫内应用己烯雌酚（DES）和绝育术。

异位妊娠的临床表现多种多样，然而，出现妊娠试验阳性、盆腔疼痛、附件肿块和（或）阴道出血时，临床上应该怀疑此症。典型的盆腔疼痛、附件肿块和阴道出血三联征仅出现在约45%的患者。部分患者可能无症状，或者只有局部或弥漫性盆腔或腹腔疼痛。

由于超声检查技术进步和对异位妊娠认识的提高，异位妊娠的早期诊断已经成为可能。早期诊断降低了输卵管破裂和出血的危险。异位妊娠检查通常包括经阴道超声检查和血清人绒毛膜促性腺激素（hCG）浓度测定。诊断性腹腔镜是诊断的金标准，通常只用于疑难病例。

与异位妊娠相关的超声表现包括无正常宫内妊娠、假孕囊（详情后述）、成活宫外胚胎、盆腔积液和附件肿块。典型的超声特征是宫外妊娠囊或"输卵管环"。表现为厚壁环形附件肿块，外观类似于"甜甜圈"或"救生圈"。

通常可见与盆腔血肿或输卵管积血有关的混合性或实性附件肿块。混合性肿块多与异位妊娠出血或破裂有关。活胚胎并不常见，但其诊断异位妊娠的阳性预测值最高。

胎盘血流

没有发现正常宫内妊娠时，彩色和脉冲多普勒可用来发现子宫或附件的胎盘血流征象。在对可疑异位妊娠的评估中，发现子宫内是否存在胎盘血流非常有价值。如果宫内存在胎盘血流，检查的重点转向异常宫内妊娠而不是宫外孕。胎盘血流与滋养层（胎盘）组织生长，浸润子宫内膜有关。当滋养层长入子宫组织时，母体螺旋动脉将动脉血分流至绒毛间血窦。其所致的相对高速低阻力血流很容易被彩色多普勒成像探测到（图29.9）。子宫内胎盘血流的脉冲多普勒检查可以发现收缩期峰值流速大于21cm/s，而阻力降低至平均阻力指数0.44±0.09。在末次月经后36～50d，可探测到滋养组织植入所致的血管增生。

检测到与胎盘相关的血流特征对于发现宫内妊娠或附件妊娠非常有价值。宫内胎盘血流的特征是收缩期峰值速度阈值为21cm/s或以上。因为血管太小，难以确定血流方向，我们在脉冲多普勒检查时不用角度校正（采用0°）。尽管无角度校正，采用多普勒（收缩期峰值速度大于21cm/s）检测胎盘血流非常准确。检测到子宫内胎盘血流可以证实宫内正常或异常妊娠。由于潜在的空化和热生物效应，不对正常胚胎进行脉冲多普勒检查。

六、假性妊娠

彩色和脉冲多普勒可以鉴别异常宫内妊娠与异位妊娠相关的假孕囊。"假孕囊"的超声表现从内膜增厚到宫腔积液不等。与正常宫内妊娠囊不同，假孕囊往往是卵圆形，位于宫腔中央，而不是偏离中心位于内膜中。它们无双蜕膜反应、卵黄囊或胚胎，也无胎盘血流这一重要的具有鉴别意义的特征（图29.10）。假孕囊周围区域多普勒取样会显示血流速度低于21cm/s，Dillon及其

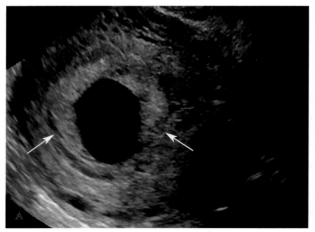 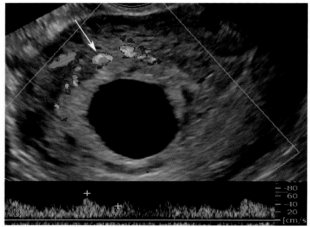

图29.9 胎盘血流。A.经阴道超声显示宫腔内妊娠囊（箭头）；B.彩色多普勒显示妊娠囊周围血流增加。脉冲多普勒显示收缩期峰值流速为65cm/s的特征性高速低阻血流信号

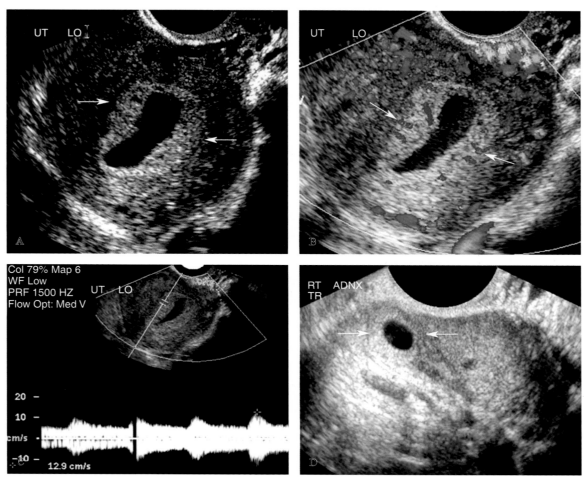

图29.10 异位妊娠假孕囊。A.绒毛膜促性腺激素检查阳性，伴有阴道出血的患者，经阴道超声扫查显示宫腔内有一个边界清晰的囊样结构（箭头）。超声表现可能与异常宫内妊娠或异位妊娠的假孕囊有关。B.彩色多普勒显示子宫肌层和与宫内囊样结构相关血管内血流（箭头）。C.囊周血管频谱分析显示低流速信号（＜21cm/s），支持假孕囊诊断。D.右侧附件检查可见环形肿块，为异位妊娠囊（箭头）

RT ADNX：右侧附件；LO：纵切面；UT：子宫

同事研究表明多普勒鉴别假孕囊的特异度为100%。

七、多普勒评估异位妊娠的价值

诊断异位妊娠是基于妊娠患者的子宫和卵巢之外有囊性、混合性或实性肿块。笔者及其同事们研究了115例可疑异位妊娠病例，在85%（55/65）的异位妊娠患者观察到胎盘血流。彩色和脉冲多普勒检测异位妊娠的敏感度为95%，特异度为98%。我们最初将彩色多普勒成像的宫外妊娠囊周围血管增多表现描述为"火环"征。这与脉冲多普勒检查的低阻血流有关（图29.11）。用于鉴别宫内胎盘血流的脉冲多普勒峰值流速阈值（21cm/s）常不能用于评估异位妊娠。因此，不能将它用作异位妊娠胎盘血流的鉴别指标。

灰阶超声不能诊断异位妊娠，附件血管增多时，彩色多普勒有助于评估异位妊娠。根据彩色血流的增加，我们可以将异位妊娠与血肿、肠环及另外附件肿块相区分（图29.12）。已经证明，当无明显肿块而彩色和能量

多普勒检查发现血流增加时，彩色和脉冲多普勒对子宫角和子宫颈异位妊娠的诊断也有价值（图29.13）。

彩色和脉冲多普勒也用于评估异位妊娠治疗后异常血流是否持续存在。对于微小、无并发症的异位妊娠，倾向采用非手术治疗，包括甲氨蝶呤和密切随访。多普勒观察有无胎盘血流也用于治疗后评估或随访。超声可能显示使用甲氨蝶呤后附件肿块持续存在，体积增大。甲氨蝶呤治疗后可能需要一系列超声检查，观察胎盘血流是否消失。

八、诊断陷阱

正如前面提及，在解读彩色或脉冲多普勒图像时，必须倍加小心。胎盘血流和黄体血流的表现可以有明显重叠。宫内和宫外妊娠囊，以及黄体囊肿都有"火环"征。同样，胎盘和黄体的波形均为难以区分的低阻动脉血流。要做出正确诊断，必须考虑彩色多普勒信号的起源。因为卵巢内的异位妊娠极为少见（不足异位妊娠的

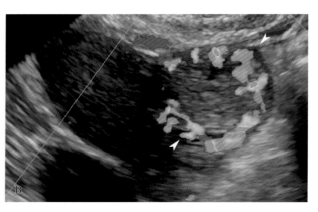

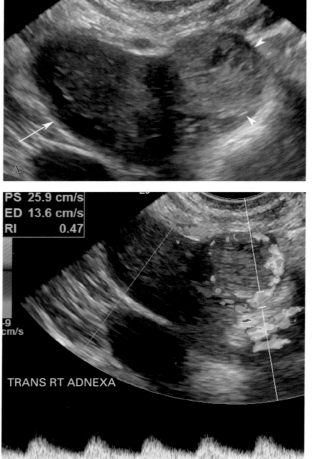

图 29.11　异位妊娠。A. 绒毛膜促性腺激素检查阳性伴盆腔疼痛患者右侧附件区，卵巢（长箭头）旁可见一有回声的肿块（短箭头）。B. 彩色多普勒显示肿块周围血流增加（"火环征"，短箭头）。C. 脉冲多普勒显示高速低阻血流，波形与胎盘血流一致，该患者被证实为异位妊娠

TRANS：横切面；RT ADNEXA：右侧附件

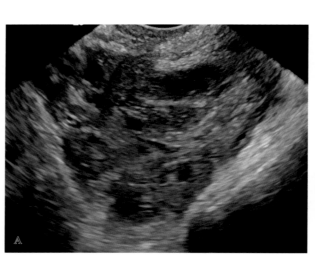

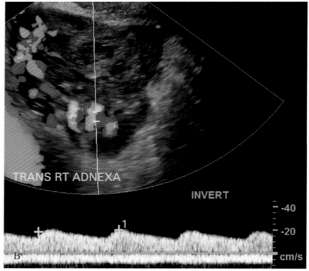

图 29.12　A. 腹痛、阴道出血妊娠患者，经阴道超声扫查显示右侧附件区不均质实性组织。鉴别诊断包括血肿、肠管和异位妊娠。B. 彩色多普勒显示组织内血流增加，脉冲多普勒显示低阻信号，符合滋养层血流。血流增加不出现在肠管和血肿，符合异位妊娠破裂

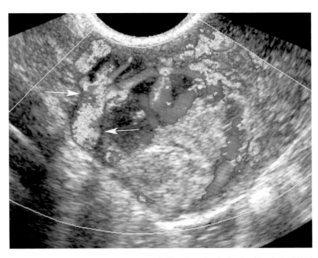

图29.13　无妊娠囊或明显肿块时，角部妊娠的诊断是基于彩色血流信号增加（箭头）

1%），卵巢的增速血流很可能是黄体血流。

在合适的临床背景下，这些技术行之有效。但其他一些病变也可表现为与胎盘血流相似的高速低阻血流。例如，子宫肌瘤、息肉可以表现为类似的低阻血流信号。灰阶超声特征通常可以用来识别血流信号来源于肌瘤还是息肉。其他病变，如子宫内膜炎也会呈现与胎盘血流类似的低阻力血流信号，但在这种情况下，临床表现更有助于正确的诊断。某些附件病变的血流也与胎盘血流相似，正确诊断的关键是参考临床信息，并辨别多普勒波形的来源。

当多普勒取样部位不确切时，可能出现诊断陷阱。最常见的陷阱是将黄体囊肿与异位妊娠相混淆。黄体囊肿与异位妊娠都可表现为囊性圆形肿块和低阻动脉血流信号。解决这个问题的方法是认识到黄体囊肿位于卵巢内，而不是单独的附件肿块。同样的道理，无法与卵巢分离的肿块不太可能是异位妊娠。另一个重要的诊断线索是异位妊娠囊的回声通常高于黄体囊肿和卵巢组织的回声。其他潜在的陷阱包括输卵管-卵巢脓肿、子宫内膜异位、带蒂子宫肌瘤、卵巢恶性肿瘤、其他盆腔肿瘤或脓肿。明确多普勒血流采样部位和临床表现有助于正确诊断。

总之，在异位妊娠评价中，彩色多普勒的价值包括以下各项。

（1）通过识别与自然流产或不完全人流相关的胎盘血流，诊断异常宫内妊娠。

（2）假孕囊无胎盘血流。

（3）灰阶超声不能明确诊断或未发现肿块时，探测附件的胎盘血流。

（4）辨别分娩或治疗性流产后残留妊娠产物。

（5）评估甲氨蝶呤或腹腔镜手术后疗效。

临床实用要点

- 黄体囊肿的多普勒特征：彩色多普勒显示黄体囊肿壁内血管增生成环；脉冲多普勒呈收缩期峰值流速增高的低阻血流。
- 彩色和脉冲多普勒能够显示子宫或附件的胎盘血流特征，从而分别识别宫内妊娠或异位妊娠的征象。
- 子宫内胎盘血流的脉冲多普勒检查显示收缩期峰值速度大于21cm/s，并呈低阻模式。
- 灰阶超声不能明确诊断或未见肿块时，多普勒检查可显示附件的胎盘血流，有助于异位妊娠的诊断。
- 必须考虑彩色多普勒信号的来源，以避免由宫内和附件病变的波形特征相互重叠而导致误诊。

（一）妊娠组织残留

识别胎盘血流也可用于妊娠产物残留（RPOC）和妊娠滋养细胞肿瘤的诊断。我们采用彩色和脉冲多普勒评估自然流产、治疗性流产和分娩后有无胎盘组织残留（图29.14）。临床上，如果持续性阴道出血或人绒毛膜促性腺激素浓度升高，应怀疑妊娠产物残留。即使在无明显的子宫内膜肿块或积液的情况下，彩色多普勒也能显示胎盘组织残留（图29.15）。脉冲多普勒在彩色血流增加的区域取样，收缩期峰值流速大于21cm/s提示胎盘组织残留。虽然宫内肿块中无胎盘血流提示凝血块残留，但这并不排除小的或无血管的妊娠物残留。Kamaya等最近的一项研究证实，彩色多普勒显示RPOC的血管程度差异与胎盘组织的组织病理差异有关。

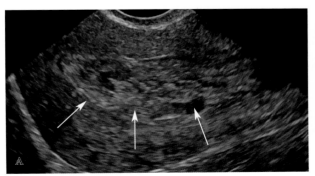

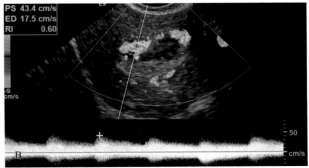

图29.14　A.经阴道超声显示不全流产后患者子宫内膜增厚、回声不均（箭头）。B.彩色多普勒显示子宫内膜增厚区域明显的血管增生，提示胚胎组织残留。脉冲多普勒显示高速（43cm/s）低阻血流，符合胎盘血流和残留妊娠产物

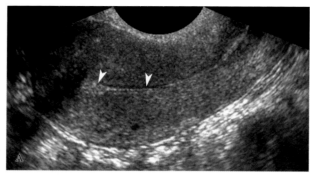

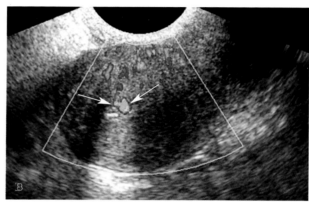

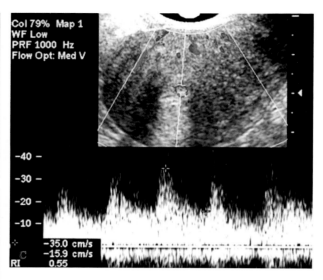

图29.15 A.产后持续性阴道出血患者，经阴道扫查未见子宫内膜增厚或肿块（短箭头）。B.彩色多普勒显示子宫内膜局部血管增生，符合妊娠产物残留（长箭头）。C.脉冲多普勒证实异常血管区域存在胎盘血流（收缩期峰值流速＝35cm/s）。之后扩张刮宫证实为妊娠产物

据报道，RPOC可出现动静脉分流，而获得性动静脉畸形与残留的滋养组织有关。这些异常变化反映出子宫肌层内动脉和静脉之间的异常交通（图29.16）。虽然关于这些血管病变的发病机制有许多理论，但它们主要见于有妊娠史的育龄妇女。Timmerman等认为这些动静脉畸形代表胎盘床的部分退行性改变，伴随动、静脉之间的持续交通。尽管它们可能与严重产后出血有关，但也可能无症状。这些病变可能是被偶然发现，许多未经手术或其他干预可自行消失（图29.17）。这些与产后状态有关的血管异常更适合被称为子宫肌层血管增生（EMV）。

EMV多普勒评估显示高速低阻波形模式，与彩色血流增加部位的血管分流一致。与Timmerman的研究相似，Timor-Trisch等发现EMV的收缩期平均流速为64.2cm/s。Timmerman等进行系列研究发现，在子宫出血的情况下，对收缩期峰值流速＞83cm/s的患者进行子宫动脉栓塞，峰值流速＜39cm/s的患者未进行栓塞。EMV且峰值流速＜40cm/s的患者可以随访，观察病变自然消退（时间范围为2～8周）。对早期妊娠失败及异

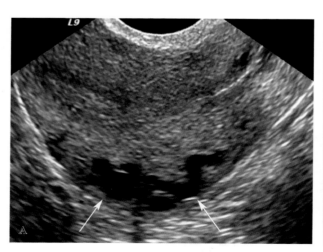

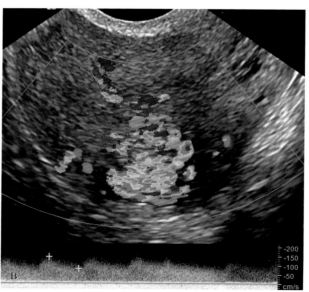

图29.16 A.经阴道超声检查显示子宫后壁肌层纤曲管状结构（箭头）。B.彩色和脉冲多普勒显示管状结构内明显的血管增生，伴高速（146cm/s）低阻（RI＝0.43）血流，符合动静脉交通

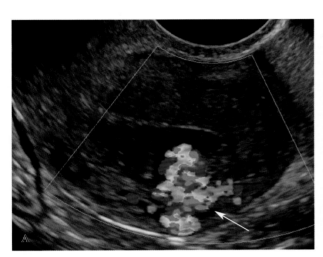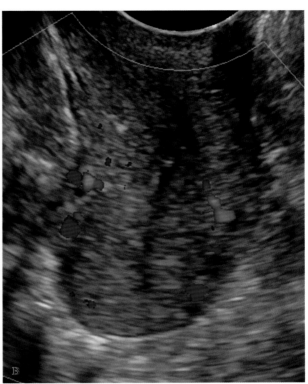

图29.17 35岁，产后阴道持续出血患者。A.经阴道多普勒检查显示子宫内膜和肌层有明显的血管增生（箭头），疑为动静脉畸形。B.6周后随访检查显示血管增生完全消失，符合肌层血管增生

常出血的患者，应该考虑到EMV的存在。

Dillon等报道，治疗性流产后50%的受检患者宫腔内存在持续高速低阻血流。血管增生在几天后自然消失。这对诊断胎盘组织残留是一个陷阱，治疗性流产或扩张刮宫后第一周的治疗决定应根据临床因素，而不是多普勒检查结果。

（二）妊娠滋养细胞疾病

妊娠滋养细胞疾病或称葡萄胎（水泡状）是一种不常见的妊娠并发症，其临床和超声表现多样。通常，妊娠早期患者出现先兆流产的症状和体征，血清人绒毛膜促性腺激素水平升高，常 > 100 000 U/L。子宫超声检查可见一定程度回声的肿块，可能为混合性。葡萄状胎块组织通常极富血管，很容易在彩色和能量多普勒上发现。胎块内多发动静脉分流，伴高速低阻血流。当灰阶成像发现小块组织时，彩色多普勒检测到丰富彩色血流很有帮助。观察到异常彩色血流延伸至子宫肌层，可以判断水泡状胎块组织浸润肌层。临床表现和人绒毛膜促性腺激素水平升高有助于准确诊断妊娠滋养细胞疾病。

临床实用要点

- 彩色和脉冲多普勒取样发现彩色血流增加区域，收缩期峰值流速大于21cm/s提示胎盘组织残留和妊娠滋养细胞疾病。
- 妊娠产物残留的血管增生程度与胎盘的组织病理学变化有关。

- 妊娠产物残留时可见动静脉分流，这些获得性动静脉畸形可伴有异常出血。
- 产后患者子宫肌层的血管分流称为EMV，在彩色血流增加的部位可检测到高速低阻波形。
- 可以随访具有低速血流的EMV患者，其异常低速血流可能自然消退。

（三）卵巢扭转

卵巢扭转约占妇科急诊的3%。因此，卵巢扭转比其他妇科问题少见。鉴别诊断包括急性盆腔痛的其他病因，如卵巢囊肿破裂、盆腔炎性疾病、阑尾炎、肾绞痛或肠梗阻。双功和彩色多普勒超声检查是评估卵巢扭转的最佳无创检查方法。为了避免不可逆的卵巢损伤，需要立即明确诊断并进行手术处理。

卵巢扭转更常见于绝经前患者，通常与卵巢或附件肿块或肿大引起的部分或完全性血管蒂扭转有关。肿块可能是卵巢或阔韧带的囊肿或新生物。以肿块或阔韧带为扭转的支点。不太常见的卵巢扭转可能与移位或被盆腔肿块或增大的子宫压迫有关。卵巢扭转更多见于右侧，可能与右侧无乙状结肠而空间较大有关。活动度大的附件或异常附属物也倾向引起卵巢扭转。妊娠时，卵巢扭转发生率也增加。原因不明的盆腔疼痛如果出现在卵巢异常的患者，应该把卵巢扭转作为首要的鉴别诊断。

大多数卵巢扭转患者有卵巢增大或卵巢肿块，这是扭转的焦点所在。典型的超声表现包括卵巢增大，或囊

性、混合性或实性附件肿块。卵巢可能有水肿，伴游离液体。如果增大的卵巢位于不寻常的部位，如子宫上方正中、髂窝或直肠子宫陷凹，应怀疑卵巢扭转。

诊断卵巢扭转的主要根据是卵巢实质内探查不到动、静脉血流（图29.18）。彩色血流、能量和脉冲多普勒检查发现扭转的卵巢内无血流具有诊断意义。

彩色多普勒也可能显示盘绕或扭转的血管蒂（图29.19）。彩色多普勒成像上的"漩涡征"被认为是

识别卵巢扭转的可靠征象。卵巢血管或卵巢实质内舒张期血流消失或反向也提示卵巢扭转。卵巢扭转也可有其他异常血流模式。一项研究注意到50%确诊为卵巢扭转的病例可以探测到动脉血流而无静脉血流（图29.20）。非搏动性、低速、静脉样血流模式可能出现于近乎完全闭塞的血管，动脉血流信号呈低钝单相（图29.21）。

诊断卵巢扭转存在一些重要的陷阱。当血管蒂发生部分或小于360°扭转时，卵巢内可能探及动脉信号。这在某种程度上可能与卵巢的双重血供有关。脉冲多普勒检查发现卵巢无静脉信号或衰减的动脉波形，应考虑到部分或不全卵巢扭转。"遗漏"或慢性扭转患者可能表现为卵巢内无血管增生而卵巢周边可见血流信号。周围血管形成与炎症反应和瘢痕有关，类似于与睾丸扭转相

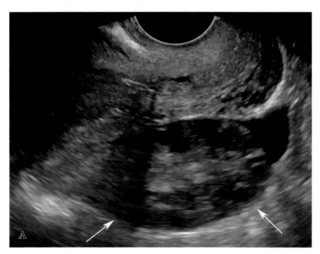

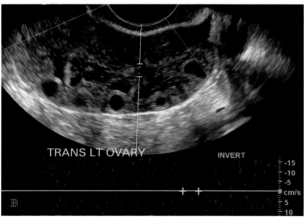

图29.18 A.急性盆腔痛患者，经阴道超声显示子宫后方较大的左侧附件肿块（箭头）。B.脉冲多普勒证实左侧卵巢内无血流。手术探查发现左侧卵巢扭转

LT：左侧；TRANS：横切面；OVARY：卵巢

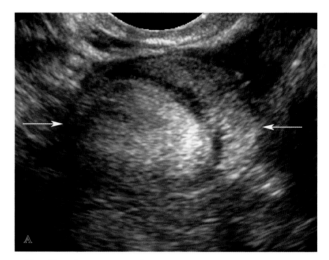

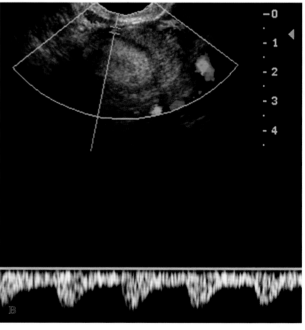

图29.20 38岁，右下腹疼痛患者。A.经阴道超声显示右侧卵巢增大（箭头），中央可见回声，伴后方声影，似畸胎瘤。B.脉冲多普勒取样显示有动脉血流，无静脉血流，怀疑部分卵巢扭转，经手术证实

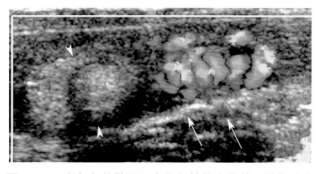

图29.19 彩色多普勒显示盘绕扭转的血管蒂（长箭头），患者被证实为卵巢扭转。注意卵巢内无血流（短箭头）

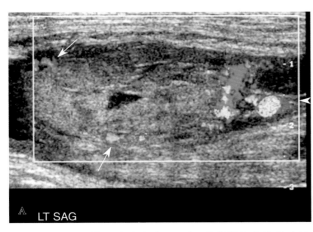

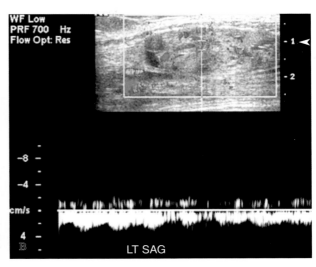

图29.21　左侧附件区疼痛患者。A.经阴道彩色多普勒血流成像显示不均质增大卵巢，内部可见散在血管（箭头）。B.频谱多普勒显示非搏动性的低速血流，提示部分卵巢扭转，腹腔镜证实该诊断

　　LT：左侧；SAG：矢状面

关的"晕征"。间隙性扭转患者可表现为阵发性疼痛。多普勒检查可以发现扭转解除时充血性血流增加。扭转解除后，患者的疼痛通常会缓解。必须优化彩色血流参数，确保无血流与技术因素无关，包括高PRF、高壁滤波或低彩色增益设置。当彩色多普勒血流成像探测不到血流时，能量多普勒有助于显示卵巢的低速血流。

　　卵巢扭转的诊断具有挑战性，通常需要将临床检查与多普勒结果密切结合。与卵巢扭转相关的临床症状和体征，按出现的频率排序如下：腹痛、卵巢增大、呕吐、卵巢无静脉血流和白细胞增多。卵巢增大伴随相应的临床症状应该提示卵巢扭转，即使卵巢有血流显示。卵巢出现在不常见的部位，如位于直肠子宫陷凹或宫底，也应该怀疑卵巢扭转。

（四）附件肿块定性

　　超声可用于检测与恶性肿瘤相关的新生血管。彩色多普勒可以显示恶性肿块内的细小异常肿瘤血管簇，协助脉冲多普勒检查时取样容积的放置。脉冲多普勒通常

可以显示癌肿内的高速低阻血流。这种波形模式与肿瘤血管血流增加、动静脉分流及肿瘤血管缺乏肌性中层有关。与常规彩色血流成像相比，能量多普勒能更好地显示恶性肿瘤的新生血管。已经证实，多普勒技术在评估乳腺癌、肾癌、肝癌和前列腺癌方面具有价值。

　　彩色和脉冲多普勒也可用于附件肿块的定性（图29.22）。卵巢癌的多普勒频谱为高速和（或）低阻单相波形，无舒张期突峰。尽管彩色多普勒能够显示与卵巢癌相关的恶性新生血管，但良性和恶性肿瘤的多普勒信号之间有显著的重叠。除了卵巢癌以外，黄体囊肿、肌瘤、子宫内膜异位症、脓肿及其他良性肿瘤也可具有相似的低阻信号。血流模式的相似性限制了多普勒在定性诊断中的价值。

　　在应用多普勒技术之前，识别卵巢癌是采用灰阶超声的形态学观察。如果囊壁厚、混合性肿块、附壁结节、隔膜厚度大于2mm，则提示恶性病变。与多普勒检查结果一样，这些特征都是非特异性的，与良性病变相

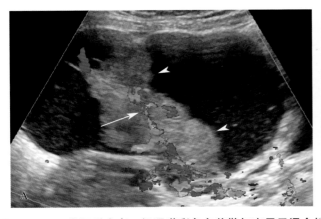

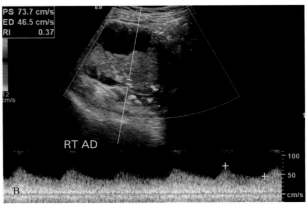

图29.22　A.绝经后患者，经阴道彩色多普勒扫查显示混合性附件肿块，中央为实质性结节组织（短箭头），结节性肿块内可见血管（长箭头）。B.脉冲多普勒显示高速（73.7cm/s）低阻（阻力指数0.37）信号，符合卵巢癌恶性血管增生

　　AD：附件；RT：右侧

重叠。研究表明，形态学和多普勒特征相结合可以提高卵巢癌诊断的特异性。现已建立帮助卵巢癌识别和定性的评分系统。一项包含172例附件肿块的研究显示，应用包含卵巢体积增大、异常形态学特征、在异常实质性区域探及高速低阻血流的评分系统，发现卵巢癌的敏感度为95%，特异度为92%。Brown及其同事回顾性总结了211例盆腔肿块，证实灰阶结合多普勒参数的敏感度和特异度为93%。他们的评分系统内容包括存在非高回声实质性区域、游离液体、有或无厚隔膜、中央部位血流。上述两项研究的结论是，卵巢的混合性和实性区域中发现异常肿瘤血管增生有助于恶性肿瘤的诊断。近年来，新的评分系统（包括logistic回归模型、神经网络和相关向量机制）的应用提高了卵巢癌的诊断水平。

这些多普勒检查结果对绝经后附件肿块患者尤其有用。正常绝经后卵巢往往是静止的，体积很小，血流速度低（<20cm/s）、阻力高（RI>0.7）。在此年龄段，黄体囊肿、子宫内膜异位症和盆腔炎性疾病不会发生，老年患者附件肿块出现高速低阻血流，应高度怀疑卵巢癌。

近来研究表明，超声造影检查可以通过显示血供增强，将卵巢癌从卵巢良性病变中区分出来。与良性肿块相比，恶性肿块具有较大的峰值增强、较长的持续时间和增多的血管容积。

临床实用要点

- 双功和彩色多普勒超声是评估卵巢扭转的最佳无创检查方法。
- 扭转更常见于绝经前患者，与血管蒂的部分或完全扭转有关，通常由卵巢或附件的肿块或肿大引起。
- 典型的超声表现包括卵巢增大，或囊性、混合性或实质性附件肿块。如果增大的卵巢出现在不寻常的部位，包括子宫上方正中、侧腹或直肠子宫陷凹，应怀疑卵巢扭转。
- 卵巢扭转的诊断基于卵巢血管或卵巢实质内出现异常血流。卵巢扭转时可出现的异常血流模式包括无动、静脉血流信号、舒张期血流反向、存在动脉血流但无静脉血流，以及无搏动的低速静脉样血流模

式，后者可能出现于血管接近完全闭塞。彩色多普勒也能显示血管蒂盘绕或扭转，即"漩涡征"。

- 附件肿块内发现高速和（或）低阻单相波形（恶性肿瘤新生血管）提示卵巢癌，尽管良性和恶性肿瘤的多普勒信号之间存在相当大的重叠。

（五）子宫异常

彩色和脉冲多普勒超声在评估子宫病变中也起作用。彩色多普勒通过显示血管增生，可能提高子宫肌瘤和子宫内膜息肉的诊断。肌瘤可以是高度血管性的，其血管增生通常位于肿块的周边。频谱分析可显示高速低阻血流，类似于卵巢癌的肿瘤信号。附件有肿块（浆膜下肌瘤），而无法确定同侧存在正常卵巢时，存在误诊为卵巢癌的重大陷阱。

彩色多普勒对证实附件实性肿块为浆膜下肌瘤特别有帮助。我们在肌瘤和子宫体之间寻找连接血管蒂，以证实肿块的性质（图29.23）。对于肿块与子宫的连接显示不清的困难病例，将彩色多普勒与MRI对照是有帮助的。子宫动脉栓塞后，彩色多普勒可用于评估肌瘤血管。在紧急情况下，我们也使用多普勒评估盆腔疼痛情况下的肌瘤变性。检查时触痛的子宫肿块没有血流可确认为肌瘤变性。

子宫息肉可表现为内膜局部增厚或肿块。发现滋养血管有助于将内膜局部病变定性为息肉（图29.24）。宫腔声学造影可改善子宫内膜息肉显示，并可明确内膜病变的大小与数量。

彩色和脉冲多普勒在子宫内膜癌评估中的价值仍然存在争议。彩色多普勒成像可以用于显示与子宫内膜增厚有关的异常血管。脉冲多普勒检查注意到，子宫内膜癌的内膜增厚处可见低阻血流。与附件肿块一样，子宫内膜良性与恶性病变的多普勒表现之间有相当大的重叠。低阻力信号也见于内膜增生、息肉、黏膜下肌瘤、腺肌症、内膜炎、葡萄胎和胎盘组织。多普勒检查可能有助于确定肿瘤侵犯范围，引导对血流增加区域的穿刺活检。

我们在盆腔充血综合征患者中成功地显示增粗、扭曲的宫旁血管。这种综合征患者可能表现为非特异性慢

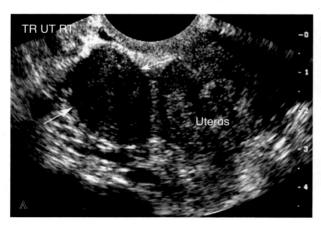

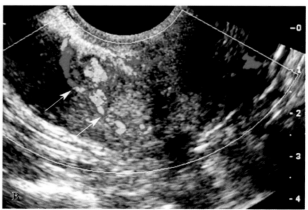

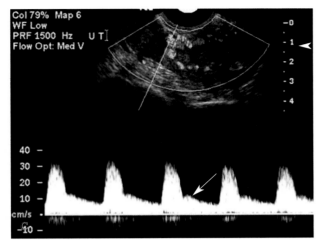

图29.23　A.盆腔疼痛患者，子宫（UT）旁实性低回声肿块（箭头）。B.彩色多普勒显示浆膜下肌瘤的血管蒂（箭头）。C.脉冲多普勒检查血管蒂，显示特征性子宫动脉波形，有舒张突峰（箭头）

RT：右侧；TR：横切面

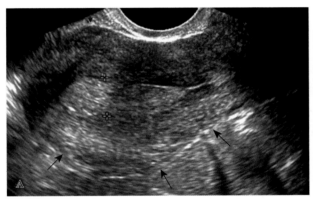

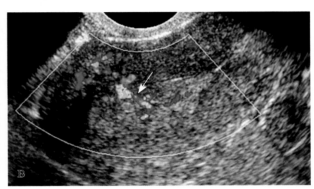

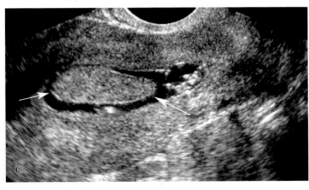

图29.24　A.无规律阴道出血患者，经阴道超声显示子宫（箭头）内膜增厚（光标）。B.彩色多普勒显示内膜增厚区域有滋养血管，符合息肉表现（箭头）。C.子宫声学造影证实为子宫内膜息肉（箭头）

性盆腔疼痛。患者通常是绝经前妇女和多产妇女，伴有至少6个月盆腔疼痛史。与盆腔充血综合征相关的检查发现包括盆腔静脉曲张，直径大于5mm、左侧卵巢静脉扩张，直径大于5mm、子宫弓形静脉扩张、卵巢多囊改变、瓦氏动作时扩张静脉血流反向。经阴道彩色多普勒成像可清晰显示粗大曲张静脉（图29.25）。磁共振成像也可用于评估扩张血管、腹部或盆腔肿块或静脉血栓。

彩色多普勒也可用于不常见的血管病变，包括子宫血管畸形。获得性子宫动静脉畸形比先天性更为常见，通常与扩张刮宫、剖宫产和盆腔手术有关。它们可能与感染、妇科恶性肿瘤和暴露于DES有关。与RPOC和产后状态的关系已在前面讨论过。这些病变在灰阶超声成像上可表现为子宫非均质局灶性病变，呈海绵状，或囊性、混合性或管状肿块，伴有或不伴有明显的宫旁血管。彩色多普勒显示动静脉畸形区域血管增生，其平均流速为136cm/s，阻力指数为0.3。脉冲多普勒显示高速低阻动脉信号，符合动静脉分流（图29.26）。

孤立性盆腔深静脉血栓形成也不常见，约占深静脉血栓形成的2%。盆腔深静脉血栓形成的原因包括炎性肠病和癌症。患者可能会出现腹痛或盆腔疼痛和肿胀。多普勒检查显示盆腔静脉扩张伴闭塞性或部分闭塞性血栓。卵巢静脉血栓形成最常见于产后患者，但也可见于盆腔炎和近期手术史患者。血栓形成与静脉淤滞和高凝状态有关，患者通常表现为发热和盆腔疼痛。80%～90%的病例累及右侧卵巢静脉，14%累及双侧。卵巢静脉血栓导致肺栓塞并不常见。彩色多普勒显示扩张的卵巢静脉内无血流信号。CT显示注射造影后血栓形成的静脉内有充盈缺损，静脉壁增强（图29.27）。

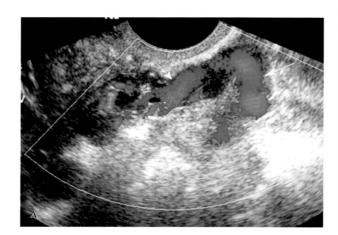
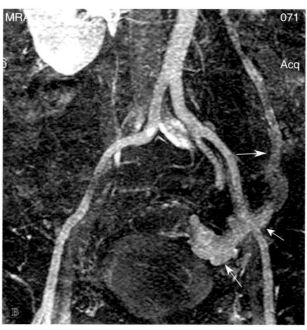

图29.25　A.慢性盆腔疼痛患者，彩色多普勒显示子宫左侧粗大曲张静脉（箭头）。B.延迟磁共振血管三维成像显示左侧静脉曲张粗大，符合盆腔充血综合征

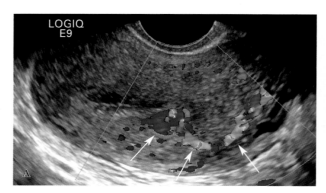
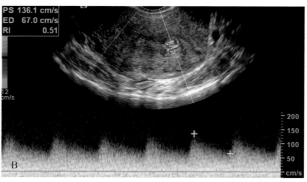

图29.26　A.经阴道彩色多普勒显示子宫肌层内与子宫静脉相连的扭曲血管（箭头）。B.脉冲多普勒波形显示高速（136cm/s）低阻动脉血流，符合动静脉分流模式。动脉造影和其后的栓塞治疗证实了诊断

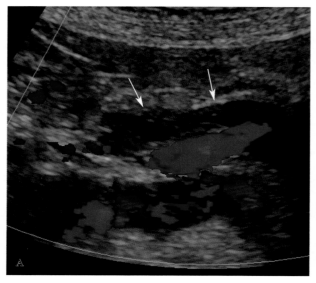
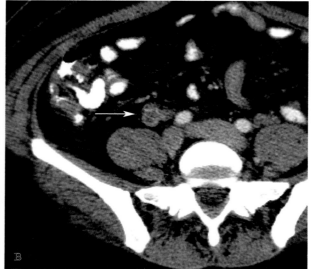

图29.27　38岁，产后疼痛伴发热患者。A.经腹彩色多普勒扫查显示，在右侧盆腔最大压痛处可见与髂血管毗邻的管状结构（箭头），内无血流。B.腹盆腔增强CT显示右侧卵巢静脉血栓形成伴周边增强（箭头）

临床实用要点

- 子宫肌瘤可富含血管，血管增生通常沿肿块周边分布。彩色多普勒可以识别子宫肌瘤和子宫体之间的血管蒂，对证实实性附件肿块为浆膜下子宫肌瘤非常有用。
- 确定滋养血管有助于将子宫内膜局灶性病变定性为息肉。子宫声学造影可改善子宫内膜息肉的显示，并确定内膜病变的大小和数量。
- 彩色和脉冲多普勒成像有助于发现子宫内膜癌。子宫内膜癌的增厚的子宫内膜内可见有低阻血流，但良恶性病变的血流信号可有重叠。
- 盆腔淤血综合征与盆腔静脉曲张（直径＞5mm）、左侧卵巢静脉扩张（直径＞5mm）、子宫弓状静脉扩张、卵巢多囊性改变及瓦氏动作时扩张静脉反流有关。
- 动静脉畸形（AVM）表现为子宫非均质局灶性病变，呈海绵状或囊性、混合性或管状肿块，伴或不伴有明显的宫旁血管。彩色和脉冲多普勒显示AVM区血管增生，动静脉分流的平均流速为136cm/s，阻力指数为0.3。
- 卵巢静脉血栓形成与静脉淤滞和高凝状态有关，常见于产后患者，表现为发热和盆腔疼痛。80%～90%的病例累及右侧卵巢静脉，14%累及双侧。彩色多普勒显示扩张的卵巢静脉内无多普勒血流信号。

九、总结

本章介绍了彩色多普勒和脉冲多普勒在评估女性盆腔疾病方面的多项应用，目前多普勒已是妇产超声的常规组成部分。关注技术及对彩色血流参数的理解是获得最大敏感度的关键。综合临床和超声信息、重视超声陷阱有助于提高诊断准确性并减少误诊。

第 30 章

男性生殖系统多普勒超声评价

一、引言

本章包括两部分：第一部分回顾阴囊内容物的超声评估；第二部分描述了超声在男性阴茎勃起功能障碍和阴茎异常勃起诊断中的作用。在这两个部分中，将重点探讨彩色多普勒成像和多普勒频谱分析。

二、阴囊

（一）阴囊解剖和正常超声特征

阴囊、睾丸、附睾的解剖见图30.1和图30.2。超声检测睾丸，正常睾丸为均质性等回声（图30.3），有光整的包膜。正常成人睾丸长径为3～5cm，短径为2～3cm，青春期前的睾丸内部回声低于成人。睾丸纵隔表现为强回声的带状结构，位于睾丸的一侧。附睾回声与睾丸回声相似，或较其稍低。附睾回声可能会有点不均匀。

正常睾丸动脉和静脉解剖见图30.4和图30.5，在青春期后的青少年和正常成人，彩色多普勒超声检查可见睾丸内部及表面的正常血流信号（图30.6）。睾丸包膜动脉呈弧形包绕于睾丸周边，睾丸向心动脉穿行于睾丸实质内，彩色多普勒易于显示，睾丸向心动脉血流自包膜向内流动。睾丸静脉伴行于同名动脉，一般能观察到，可通过频谱多普勒与动脉进行鉴别。一些正常男性睾丸内可探及一对甚至多对动静脉血流信号贯穿睾丸，从纵隔到对侧的睾丸包膜，灰阶超声可观察到这些"贯穿血管"，勿误诊为病理性表现。

睾丸和附睾的动脉血流频谱为低阻力型，可见持续性舒张期血流（图30.7）。与之相反，生殖腺外动脉

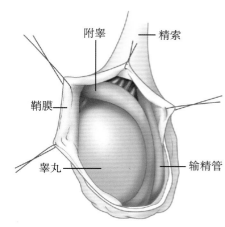

图30.1 阴囊解剖。鞘膜覆盖于睾丸和附睾表面并将其固定于阴囊内壁

（extragonadal arteries）频谱表现为高阻型，这些血管为提睾肌系统的一部分，通常沿精索走行，超声可以观察到。不要将这些血流误诊为睾丸动脉血流。正常人睾丸动脉峰值流速为4～19cm/s（平均9.7cm/s），舒张末期血流速度为1.6～6.9cm/s（平均3.6cm/s）。这些数据为我们定量评价睾丸动脉血流提供了标准。当长轴能显示较长段的睾丸动脉时，校正多普勒角度，从而可以测量血流速度。当不能进行角度校正时，无法定量评价睾丸动脉血流。

诊断标准

- 正常睾丸内动脉多普勒频谱呈低阻型。
- 睾丸动脉收缩期峰值流速正常范围为4～19cm/s。

图30.2 睾丸解剖。A.睾丸被一层超声检测不出的致密结缔组织白膜包围，白膜深入睾丸内部，将睾丸实质分成许多扇形的睾丸小隔。附睾头部有无数输精小管汇合，形成附睾管并逐渐汇合成一根较粗但高度纤曲走行的管道，最终形成输精管。为便于描述，将附睾分为头（上极）、体、尾（下极）三部分。B.鞘膜是一薄层致密结缔组织膜，覆盖于睾丸和附睾表面并形成睾丸纵隔

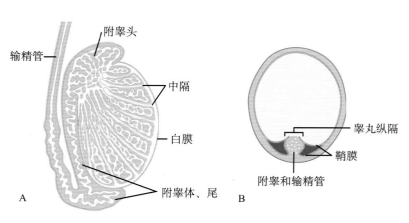

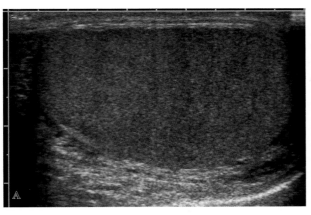

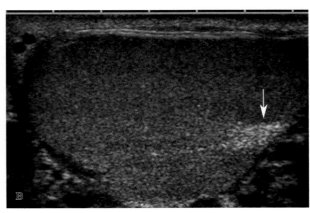

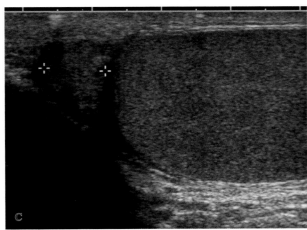

图30.3　正常睾丸和附睾超声表现。A.正常睾丸长轴切面，睾丸呈均质性等回声。B.短轴切面显示睾丸纵隔为位于睾丸一侧的强回声区域（箭头所示）。C.附睾的长轴切面显示覆盖在睾丸上极的附睾头（光标标记）

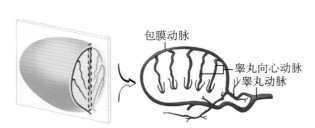

图30.4　正常睾丸血管解剖。睾丸动脉（或称精子动脉）沿着附睾体走行，穿过睾丸纵隔发出的分支称为包膜动脉，包膜动脉环绕睾丸表面，在睾丸白膜下走行。包膜动脉发出睾丸向心动脉分支，它穿过睾丸实质分布，向睾丸纵隔走行，靠近睾丸纵隔时血流方向发生折返，称为离心支。睾丸静脉（图中未示）与同名动脉伴行

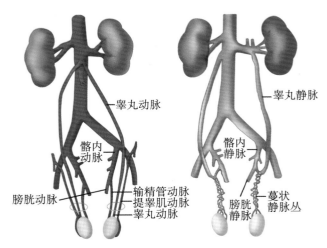

图30.5　阴囊内结构的动脉供应和静脉回流。睾丸和附睾的动脉血供来源于腹主动脉，走行于精索和附睾体部，睾丸和附睾以外结构的血供来自提睾肌动脉和输精管动脉分支，它们分别起源于腹壁下动脉和髂内动脉，如图所示。尽管睾丸动脉是供应睾丸和附睾的主要动脉，但是在双侧阴囊动脉血管之间有交通支动脉，有侧支血供。睾丸和附睾的静脉血通过位于精索的蔓状静脉丛回流，静脉丛逐渐汇集成2～3条较粗静脉，沿精索走行，最终逐渐汇合成睾丸（精索）静脉。左侧精索静脉回流入左肾静脉，而右侧精索静脉回流入下腔静脉

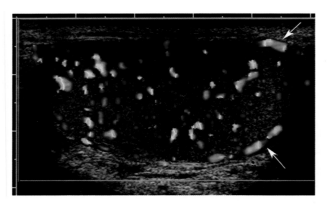

图30.6 正常睾丸血管。睾丸长轴彩色多普勒图像显示睾丸包膜动脉（箭头）和睾丸向心动脉

- 舒张末期血流速度正常范围为1.6～6.9cm/s。

（二）超声检查技术

通常使用线阵探头检测睾丸，频率≥10MHz。当阴囊严重水肿时，可使用较低频探头。检查时上提阴茎于下腹部，并用毛巾遮挡患者阴茎，保持患者心情平静。最好将另一条毛巾放置在患者两腿根部之间，以托起和支撑阴囊。

超声检查阴囊内结构时，首先记录每侧睾丸及附睾的长轴及短轴图像，在横切面和纵切面测量睾丸大小。横切面扫查可同时显示双侧睾丸，以比较双侧睾丸内部回声的一致性和睾丸的血供情况，如果双侧睾丸在这个切面不能同时显示，则使用相同的条件逐个检测双侧睾丸。当发现异常病变时选择最佳切面显示病灶并保存图像，同时尽可能使用长轴和短轴以显示病灶方位。

可以用彩色多普勒或能量多普勒成像评价血流信号。检测睾丸血流时，脉冲重复频率（彩色速度标尺）应设置较低，以检测非常缓慢的血流，同样壁滤波必须较低。另外，因为睾丸血管细小、多普勒信号微弱，彩色多普勒增益应稍大些。调节方法是，增大彩色多普勒增益直到出现彩色噪声，然后稍降低增益即可。进行血流频谱检查时，应调节合适，使其最大化，以利于评估动脉搏动类型、测量血流速度、速度比，并利于比较两侧睾丸血流情况。

临床实用要点

- 病史和体格检查可为阴囊疼痛诊断提供重要线索。
- 超声检查时，要用毛巾支撑好阴囊。
- 用灰阶超声和彩色多普勒成像横切面同时观察两个睾丸，这是检查感染和睾丸扭转所致异常的关键方法。
- 评估睾丸血流波形的细微变化，找出阴囊疼痛和肿胀的原因，轻度睾丸扭转可能有血流存在。
- 对婴幼儿睾丸的灰阶和彩色多普勒成像检查，由于睾丸血流速度低，尤应进行优化，观察其两侧睾丸有无不对称性。

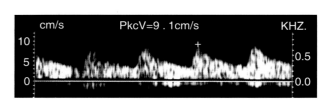

图30.7 正常睾丸动脉血流的低阻型血流频谱
PkcV：收缩期峰值血流速度

（三）阴囊肿物

阴囊内的肿物和类肿物样病灶包括囊肿、肿瘤、血肿、炎症、感染、脓肿、挫伤和局灶性梗死。对许多疾病，病变位置、灰阶超声表现和多普勒血流特征具有诊断及鉴别诊断价值。

1. 睾丸囊肿

睾丸囊肿是特发性良性病变，相对常见，随着年龄增长出现的比例增高，在成人超声检查中发生率约8%。大多数睾丸囊肿位于睾丸纵隔附近，临床触诊无法触及。囊肿一般比较小，多位于邻近纵隔小管汇合处的睾丸内，直径常<1cm。这些囊肿可以单发或多发。有时，不管囊肿存不存在，都可以在纵隔附近看到小管局部扩张，代表扩张的睾丸网。位于睾丸表面的睾丸囊肿通常称为白膜下囊肿，它起源于白膜（覆盖在睾丸表面的一层致密纤维结缔组织），这种囊肿可以触诊到，并因此申请超声检查。

睾丸囊肿和睾丸网扩张需要与其他病变鉴别，包括肿瘤和脓肿。睾丸囊肿（图30.8）有以下超声特征：①内部无回声；②边界清晰，包膜光整，无法显示囊

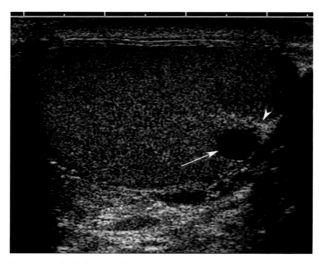

图30.8 睾丸囊肿。横切面图显示位于紧邻睾丸纵隔（短箭头）的睾丸囊肿（长箭头）

壁；③后方回声增强；④内部和囊壁无血流信号（需要除外正常睾丸内血管）。符合以上标准的囊肿为良性，无需特殊治疗处理，也不需要随访。睾丸网扩张表现为纵隔处聚集的纤曲扩张的小管状结构（图30.9）。

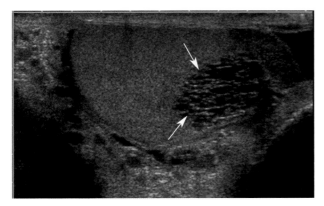

图30.9 扩张的睾丸网。睾丸纵隔处可见纤曲扩张的管状结构（箭头）代表扩张的睾丸网

2. 睾丸肿瘤

睾丸肿瘤绝大多数来源于生殖细胞（表30.1）。

睾丸肿瘤好发年龄为25～35岁，多数为恶性，但预后一般较好，5年生存率高达95%。目前睾丸肿瘤常用治疗方法有外科手术、放疗和（或）化疗。比较少见的睾丸肿瘤起源于基质组织，要么是支持细胞肿瘤，要么是间质细胞肿瘤。非睾丸的恶性肿瘤累及睾丸比较罕见，包括白血病、淋巴瘤和转移性疾病。睾丸肿瘤患者一般因两种原因而就诊：触诊发现无症状的肿块；轻度外伤后出血造成突发肿痛、肿胀，后者并不少见。肿瘤也可表现出附睾炎的症状。另有少数睾丸肿瘤患者因转移病灶出现症状而来就诊，如因腹膜后转移而出现的后背疼痛。

表30.1	睾丸恶性肿瘤分类
生殖细胞来源的睾丸恶性肿瘤（95%）	
精原细胞瘤	
胚胎细胞癌	
畸胎癌	
绒毛膜癌	
混合性生殖细胞瘤	
其他原发性睾丸恶性肿瘤	
支持细胞癌	
间质细胞癌	
转移性肿瘤	
白血病	
淋巴瘤	
泌尿生殖系原发肿瘤	
其他部位原发肿瘤（如肺）	

超声可以准确判断肿瘤是睾丸内病变还是睾丸外病变。但是超声不能判断睾丸肿瘤的病理组织学类型，也不能鉴别是恶性肿瘤还是良性肿瘤（良性肿瘤少见）。

多数睾丸肿瘤超声表现为边界清晰的低回声结节，部分边界不清呈浸润性。由于出血或坏死，睾丸肿瘤可以表现为不均质回声，偶可见钙化灶。彩色多普勒检查睾丸肿瘤，肿瘤内部可见血流信号，这是睾丸肿瘤的重要超声特征，用以鉴别囊肿、血肿和脓肿等非血管结构，后面几种肿物内部无血流信号。不同类型的睾丸肿瘤内部血流分布差异很大（图30.10），相对于正常睾丸实质，大部分睾丸恶性肿瘤为富血供。不同睾丸肿瘤血流分布各异，分布可呈规则状或不规则状。由于坏死或血肿，睾丸肿瘤可有大范围区域无血流。睾丸肿瘤血流为低阻型，不论肿瘤位于何处，低阻型血流为恶性肿瘤的血流特征。富血供肿瘤的血流速度增高。一般来说，睾丸肿瘤越大，血供越丰富。

一些研究认为，有睾丸微石症（图30.10A所示的睾丸实质内散在分布的微小钙化灶）时，发生睾丸肿瘤

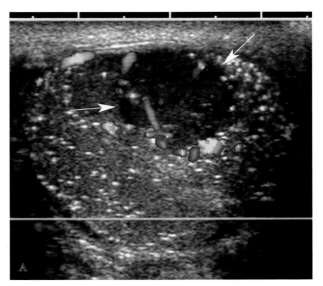

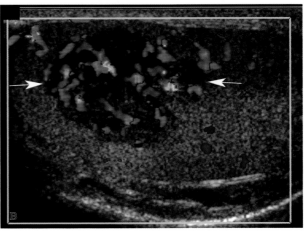

图30.10 精原细胞瘤。A. 一较小睾丸精原细胞瘤（箭头）的彩色多普勒超声图像，肿瘤周边和内部可见少量血流信号。睾丸内点状强回声，为睾丸微石症。很多研究认为它与睾丸肿瘤发生具有相关性。**B.** 另一例精原细胞瘤彩色多普勒超声，相对于周围睾丸实质，彩色多普勒超声显示其内血流信号丰富

的危险性提升8倍，但危险度及随访观察的具体要求尚有争论。最近的研究推荐，如果患者伴有睾丸癌危险因素，需转诊泌尿科，无其他癌症危险因素的患者，推荐每月自查有无触诊肿物。

3.睾丸肿瘤鉴别诊断

需要与睾丸肿瘤鉴别的常见疾病有脓肿、炎症（未完全液化形成脓肿时）、挫伤、血肿和梗死。这些病变的超声表现没有特异性，我们将在后面详细讨论。彩色多普勒和频谱多普勒检查对于这些疾病的鉴别具有重要价值。脓肿、梗死和血肿内部无彩色血流信号，但在上述肿物的周边可检出血流信号。

临床实用要点

- 睾丸肿瘤内部通常有血管，而囊肿、脓肿和血肿内无血管。
- 睾丸肿瘤越大，其内部血管越丰富。
- 睾丸病变通常需要影像学随访，以排除恶性病变。

4.附睾囊肿

比睾丸囊肿更常见，超声检查发现约40%成年男性有附睾囊肿。附睾囊肿好发于附睾头，但在附睾任何部位均可出现。囊肿可单发或多发，可单侧也可双侧发生。有些囊肿能够触诊，而有些囊肿则是检查时偶然发现。不像睾丸囊肿常为单房结构，附睾囊肿内可有分隔而呈多房结构。多数附睾囊肿大小为2～3mm，但较大的囊肿也常见，有时可大至数厘米。附睾囊肿的病因尚不完全清楚。有些囊肿内部有精子积集，称为精液囊肿。

附睾囊肿的超声表现类同于睾丸囊肿，但有其自身特征。附睾囊肿内可有分隔而呈多房，部分内部呈弥漫点状回声。超声评价附睾囊肿最重要的是需掌握附睾囊肿无实性成分、囊壁极薄、彩色多普勒检查囊肿内无血流信号（图30.11）。

5.其他附睾肿物

其他常见的附睾肿物有血肿、脓肿及炎性肿块。附睾肿瘤非常少见，通常是良性的。肿瘤有一个重要的特征，就是肿瘤内可探及血流信号，而在血肿和脓肿内无血流信号。附睾或精索血肿患者常有外伤病史，但也可以是自发或过度运动后出现。应该注意脓肿和炎性肿块的鉴别诊断，我们将在后面探讨。

（四）附睾炎和睾丸炎

感染是阴囊疼痛和触痛的常见原因，成年人多由于性接触传染（主要是淋病奈瑟菌和沙眼衣原体），由泌尿生殖道上行感染。附睾尾部是首发部位，而后逐渐扩散至整个附睾（附睾炎）。感染也可扩散至睾丸（附睾/睾丸炎）和阴囊腔，并产生感染性鞘膜积液。

对于附睾炎和睾丸炎的诊断，超声非常有价值，同时也可排除其他病理性急性睾丸疼痛或肿胀。特征性表现是感染结构肿胀、回声减低伴有血流信号增加（富血

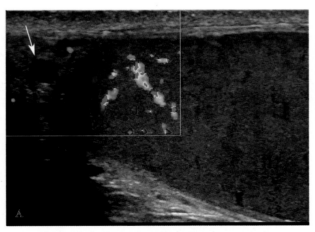

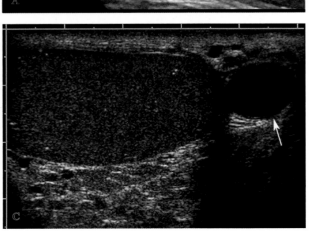

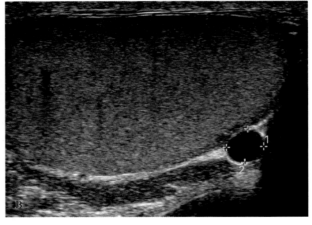

图30.11　附睾囊肿。A.睾丸和附睾的长轴彩色多普勒图像，附睾头可见一个无回声囊肿（箭头），内部无血流。B.睾丸的长轴图像，睾丸后方附睾体部内可见一单纯囊肿（测量光标）。C.长轴切面显示附睾尾部囊肿（箭头）内部回声情况

供）。因为患者就诊时往往是睾丸炎出现的时候，应该常规检查睾丸和附睾，然而很多患者附睾炎症表现比睾丸炎更明显（图30.12）。鞘膜积液（阴囊内积液）常见，可伴有阴囊壁水肿和（或）炎症。在一些附睾炎或睾丸炎患者，超声表现可能很明显，而另一些患者超声表现不明显，需要进行双侧对比观察，包括大小、回声及血流差异。但是，对一些双侧对称性感染病变，双侧对比法并无帮助。然而，此时阴囊内结构充血很明显。应该注意，局灶性睾丸炎可表现为睾丸边缘局灶性、炎性低回声区，与受感染的附睾头相邻。不要误诊为睾丸肿瘤，应该抗感染后随访。

附睾/睾丸炎的声像图特征有附睾增大和富血供，还包括睾丸受累部分呈低回声和富血供（图30.13）。单侧睾丸炎时，受累的睾丸表现为典型的不均匀回声减低区内血流信号显著增多（图30.14）。后者的声像图表现与睾丸扭转、弥漫浸润性淋巴瘤或白血病相似。

附睾炎和睾丸炎经抗感染治疗后回声可恢复正常。但严重者可出现睾丸萎缩或梗死，睾丸萎缩是流行性腮腺炎性睾丸炎的并发症。不治疗或治疗不彻底可转变为

慢性附睾炎，常表现为弥漫性附睾肿大，附睾呈不均匀回声，或局限性不均质肿块。慢性附睾炎可无血流信号增加，可出现睾丸鞘膜腔积液，积液可有分隔，或可有点状回声。

严重阴囊感染者，睾丸和附睾内可形成脓肿，表现为壁不规则的液性区域。液性回声内可出现弥漫或散在分布的点状回声。因为炎性充血，彩色多普勒超声显示脓肿周边有丰富血流信号，可以是局限性的，也可以是弥漫性的。如果附睾脓肿变为慢性期，充血可能不明显，不易与其他睾丸外肿块相鉴别。

临床实用要点

- 附睾炎、睾丸炎或附睾/睾丸炎病例的彩色多普勒血流信号增加，血流速度增快。
- 局限性睾丸炎超声表现可以类似肿瘤，应该在抗生素治疗期间及治疗后进行随访。

（五）精索静脉曲张

精索静脉曲张指精索蔓状静脉扩张，为可触及性附

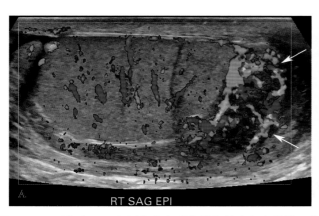
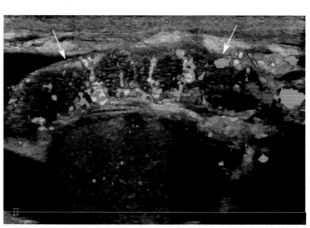

图30.12　附睾炎。A.右侧睾丸和附睾的长轴彩色多普勒图像显示附睾尾部（箭头）体积增大、血流信号增多，为附睾尾部炎。B.彩色多普勒图像显示附睾体部（箭头）体积增大、血流信号增多，表明此部位继发附睾炎

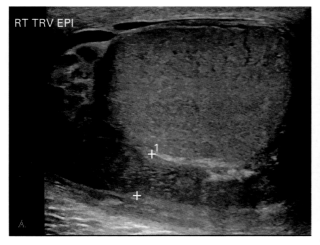
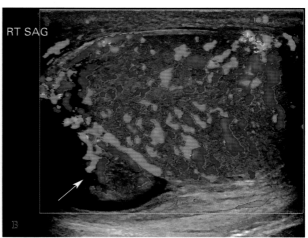

图30.13　附睾/睾丸炎。A.右侧睾丸和附睾头部、体部（光标）长轴切面显示附睾/睾丸炎致附睾体部明显增厚。B.长轴彩色多普勒显示炎症使部分附睾体和整个睾丸血流信号丰富

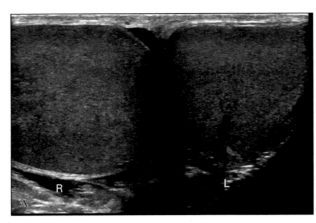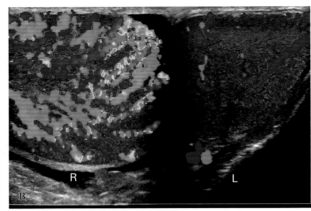

图30.14　睾丸炎。A.双侧睾丸短轴图像显示睾丸炎导致右侧睾丸（R）较左侧（L）体积增大、回声不均匀。B.双侧睾丸短轴彩色多普勒图像显示右侧（R）睾丸较健侧（L）血流信号明显增多

睾肿块和阴囊不适的常见原因。对有些患者，可造成精子数量减少，精子活力减低，导致不育。精索静脉曲张可导致睾丸温度升高，但真正的原因很复杂，尚不完全清楚。

　　蔓状静脉丛引流附睾和睾丸的静脉血流，正常情况下，管径非常细小。由于静脉瓣膜功能不全和（或）压力升高导致纡曲扩张，形成一簇沿精索和附睾走行的扩张的静脉。在少数病例，扩张的静脉可延伸至睾丸内部。精索静脉曲张左侧多于右侧，可能是左侧精索静脉压力较大所致。左侧精索静脉直接汇入左肾静脉，而肾静脉回流过程中横跨腹主动脉，可能受到腹主动脉和肠系膜上动脉的挤压，静脉压力升高。右侧精索静脉直接注入下腔静脉，比左侧精索静脉短，无受压现象。左侧精索静脉曲张多见，因此诊断为单侧的右侧阴囊精索静脉曲张时，应考虑腹腔内肿块所导致的精索静脉阻塞的可能性。

　　精索静脉曲张是临床诊断名称，临床触诊检查曲张静脉呈"蠕虫聚集"样。当肿块性质不清楚、有局部疼痛或触痛，或患者有不育症时，需要进行超声检查。彩色多普勒超声观察沿精索或附睾有大量扩张的静脉时，即可诊断精索静脉曲张（图30.15）。应该测量曲张累及范围并记录最宽的静脉内径。彩色多普勒检查时让患者做瓦氏动作，检查是否有静脉曲张。正常情况下，精索蔓状静脉难以显示，所以当明确观察到一定数量静脉扩

张时，就可以诊断精索静脉曲张。诊断的特异性很重要，然而对于疼痛或不育症患者，这关系到治疗问题，必须做出判断。从这个角度，当精索静脉内径≤2mm时，一般不考虑明显扩张，当静脉内径＞2mm时，即可诊断，特别是当内径≥3mm时，不论患者处于何种检查体位（站立或蹲坐位）、何种呼吸状态（平静或做瓦氏动作），只要达到上述标准即可做出精索静脉曲张的诊断。确定有静脉反流是临床进一步处理的依据。

临床实用要点

　　精索静脉曲张最常发生在左侧，当只有右侧精索静脉曲张时，需要评估是否有盆腔肿块阻塞精索静脉。

诊断标准

- 正常情况下超声检查不能显示静脉丛。
- 当静脉内径≥3mm时诊断静脉曲张。
- 瓦氏动作时，在曲张精索静脉内见到反流，临床意义更大。

　　（六）睾丸扭转

　　睾丸在阴囊内扭转称为睾丸扭转。睾丸扭转时，睾丸动脉和静脉血管受压，出现血供障碍。睾丸扭转常见于儿童和青年，新生儿期和青春期是两个好发阶段。新生儿期的睾丸扭转是鞘膜外扭转，即整个阴囊的内容物

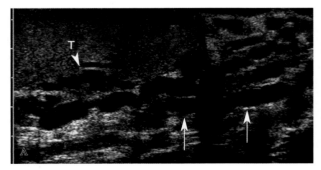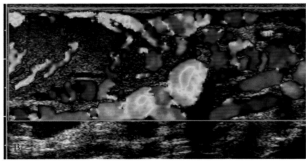

图30.15　精索静脉曲张。A、B.灰阶和彩色多普勒图像显示了睾丸后方和下极纡曲扩张的静脉（长箭头），代表精索静脉曲张，同时显示了睾丸内精索静脉曲张的累及范围（T，短箭头）

沿精索扭转，包括鞘膜的壁层和脏层。这种扭转可能发生于产前，见于出生体重较重的新生儿。青春期和青年期几乎总是发生鞘膜内扭转，鞘膜壁层保持完整，鞘膜壁层内的阴囊内容物发生扭转。

常见原因为睾丸附着于阴囊内壁处的鞘膜反折处过小（图30.2B），睾丸运动异常，从而发生扭转。正常情况下鞘膜壁层位于阴囊内壁，到睾丸边缘处反折覆盖于睾丸，形成鞘膜脏层。在睾丸与阴囊内壁之间连接处无鞘膜覆盖称为"裸区"，精索内走行的血管和管道经过此区域进入或离开睾丸。当此区域非常狭小时（此种异常称为"钟摆样"变异），睾丸与阴囊附着处过于狭窄，因此处扭转而致睾丸易发生扭转。当精索在"裸区"扭转360°以上时，可出现病理性后果，常导致静脉系统闭塞，从而使睾丸和精索内压增高、肿胀。若继续发展，会造成动脉血流梗阻、睾丸缺血，如果此时不及时行外科治疗纠正扭转或扭转自行复位，将出现睾丸梗死。

睾丸扭转的病理过程可分为以下几个时期：①急性扭转期（acute torsion）。此期睾丸呈可逆性损伤性缺血，如及时治疗，扭转能完全恢复正常。②延迟扭转期（missed torsion）。此期已经发生睾丸梗死，即使纠正扭转，也不能挽救睾丸。扭转6～10h，治疗后可完全恢复正常。睾丸扭转6～10h以后，治疗恢复的可能性逐

渐减小。当扭转持续超过24h后，睾丸将不能挽救。

彩色多普勒超声是诊断睾丸扭转的主要检查方法，灰阶超声和多普勒超声诊断睾丸扭转的敏感度高于85%，特异度达100%。此外，急诊室有超声仪，可以随时应用。

在睾丸扭转的早期，灰阶超声检查睾丸内部回声正常，此时期灰阶超声唯一可发现的异常在精索和附睾部位，扭转的精索和附睾呈增厚有回声结构，可伴有声影。彩色多普勒超声检查可见睾丸、扭转精索和附睾处血流信号减少或消失。如睾丸扭转持续存在，将一直无血供，由于睾丸肿胀、水肿，睾丸体积增大、内部回声轻度降低，此时可能有少量鞘膜积液出现。彩色多普勒检查示睾丸和附睾内血流仍然处于减少状态或消失。如果病情进一步发展，出现睾丸坏死，睾丸呈不均匀斑片状回声并低回声区，阴囊壁增厚。一旦出现睾丸回声不均匀，成功挽救的可能性非常低。

灰阶超声和彩色多普勒检查对于睾丸扭转的诊断非常关键。首先应使用灰阶超声检查，检查内容包括双侧睾丸大小及回声对比，同时检查是否存在扭转成团的附睾（图30.16）。然后应用彩色多普勒超声检查，对比双侧睾丸血流。睾丸扭转时患侧睾丸血流灌注障碍，血流信号明显减少或消失。如果患侧仍有血流信号存在，血

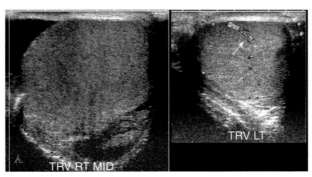

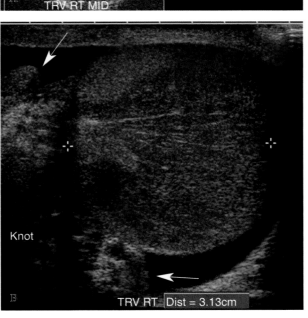

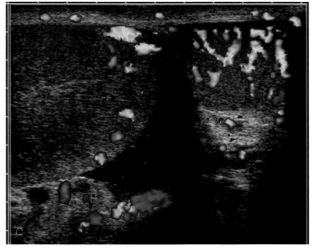

图30.16　睾丸扭转。A.横切面（TRV）对比检查左（LT）侧、右（RT）侧睾丸，与左侧睾丸相比，右侧睾丸肿大，内部回声减低。B.另一例患者的右侧扭转的睾丸横切面（光标）显示睾丸水肿，伴内部地图状的低回声区域。同时出现少量鞘膜积液。与睾丸毗邻处可见扭转的部分精索和附睾呈结节样（箭头）。C.短轴切面彩色多普勒图像显示左侧睾丸有正常的血流信号，右侧扭转睾丸内无血流信号

流频谱呈高阻型，而正常侧睾丸血流频谱为低阻型。

偶尔，在彩色多普勒超声评估之前，睾丸扭转已经恢复，此时患侧睾丸较正常睾丸明显充血，无扭转呈团状的附睾和精索。

对于新生儿和鞘膜外的睾丸扭转，超声检查的主要异常表现为患侧睾丸的肿胀、回声减低及血流信号的缺失（图30.17）。有时，可在睾丸的两个间隙内探查到积液：鞘膜壁层以内的积液及鞘膜壁层以外的少量积液。

诊断睾丸扭转时需要注意以下几点：①只有当扭转＞360°以上时，睾丸内血流才会完全消失，扭转＜360°时，彩色多普勒超声表现可能仅轻度异常，甚至正常。②睾丸扭转时，超声对比双侧虽然是有效的诊断方法，但是诊断婴幼儿和新生儿睾丸扭转可能遇见问题。因为婴幼儿睾丸非常小，即便是正常睾丸，彩色多普勒超声也可能无法探及血流信号。③扭转的睾丸可能自动复位，复位后睾丸充血。此时超声检查会发现血流增加，可能会误诊为睾丸炎。

临床实用要点

- 需要区分睾丸内和睾丸外的血流信号，因为后者见于慢性扭转或漏诊扭转。
- 诊断睾丸扭转时，应观察有无扭曲精索或睾丸周围肿块。
- 扭转与睾丸炎表现相似，此时需要结合临床病史协助诊断。

诊断标准

- 睾丸扭转时患侧睾丸血流信号明显减少或消失。如果患侧仍有血流信号存在，血流频谱呈高阻型。
- 睾丸扭转时，彩色和脉冲多普勒检查可见双侧睾丸血流不对称。

（七）局灶性睾丸梗死

创伤、感染或血管病变均可导致睾丸部分梗死。外伤后，可能由睾丸挫伤或破裂造成局部供血受损而引起睾丸梗死。这种情况下，病史有助于确定梗死原因。感染后梗死是由水肿压迫静脉导致血流量减少引起的。局灶性睾丸炎常见受累部位通常靠近附睾头或尾的睾丸边缘处，亦是局灶性睾丸炎的好发部位。急性睾丸梗死可由急性血管损害引起，如血管炎或其他原因造成血管损害，发病年龄较睾丸肿瘤好发年龄高。患者有急性或亚急性阴囊疼痛。在彩色多普勒超声检查中，梗死灶表现为散在的、楔形或圆形的病灶，呈不均匀低回声，血流很少或无血流（图30.18）。周围实质可能呈正常表现。当发生坏死时，梗死灶内出现囊性区域。在某些病例中，睾丸梗死灶很难与肿瘤相鉴别，只有在睾丸切除术后行病理检查才可明确诊断。如果根据患者的病史、年龄和超声表现怀疑有梗死灶，则需要彩色多普勒超声密切随访，假如病灶变小，则表明它不是肿瘤。

（八）阴囊外伤

贯穿性阴囊外伤常进行外科手术探查，无需超声检查。但如为挤压伤或挫伤，由于阴囊肿胀和局部疼痛，外科难以检查和诊断，超声检查有助于诊断。超声检查主要观察睾丸的完整性及其血流灌注情况（图30.19）。如果睾丸破裂能早期正确诊断并及时行外科处理，睾丸恢复可能更好。在超声检查中，如果于睾丸表面清晰可见破裂口或睾丸组织外溢，可诊断睾丸破裂，这意味着睾丸包膜断裂。睾丸挫裂伤表现为低回声裂隙，与白膜（睾丸表面）破裂无关。正确区别并诊断睾丸挫裂和破裂非常重要，因为睾丸破裂需外科手术治疗，而挫裂则不一定需要外科治疗。在某些病例中，睾丸表面完整，但内部异常区域表现为挫伤或睾丸内血肿。挫伤与睾丸梗死表现相似：内部回声不均匀，回声低，边界不清，

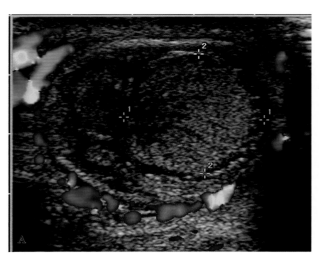
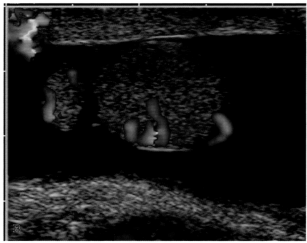

图30.17 新生儿睾丸扭转。A.新生儿阴囊的长轴切面显示鞘膜外扭转。因为鞘膜的壁层和脏层都随睾丸发生扭转，所以肿胀的睾丸（光标）和附睾保持了它们的解剖关系。注意阴囊内部血流信号消失，阴囊壁周围可见外周血管环绕。B.对侧睾丸和附睾外观正常，血流信号充盈良好，周围可见少量鞘膜积液

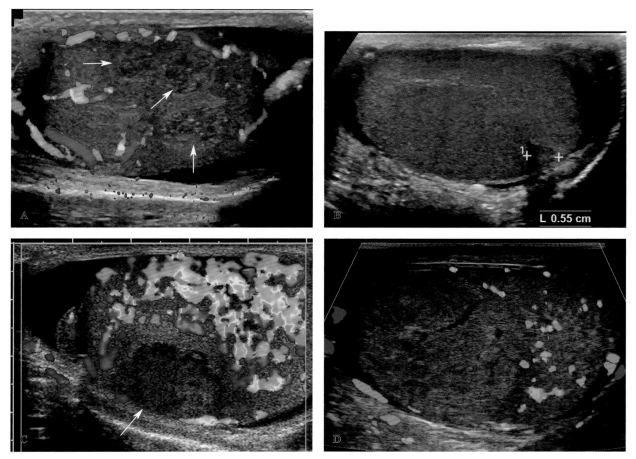

图30.18 局灶性睾丸梗死。A.彩色多普勒长轴切面：急性疼痛患者，睾丸局灶性梗死，导致局部性回声改变、无明显血流信号（箭头）。B.首次检查后6个月，超声检查显示一处局灶性梗死灶（光标）已经减小。C.另一位患者的彩色多普勒图像显示局灶性梗死灶（箭头），表现为睾丸内低回声区域、无血流信号，周边区域为充血状态。D.另外一位患者彩色多普勒长轴切面，显示睾丸上极无血流信号，为局灶性梗死灶

难以探及血流，多位于睾丸的外周。对于怀疑是睾丸挫伤的患者，需要超声检查随访，以确定诊断并排除肿瘤病变。

阴囊外伤患者由于睾丸或阴囊内其他结构出血，导致阴囊内大量积血。急性睾丸血肿为中等回声，慢性血肿呈低回声。附睾亦可因外伤而受损，伴或不伴睾丸损伤。附睾外伤时，附睾肿胀，由于出血，附睾回声不均匀。附睾外伤时也可形成局部附睾血肿。

睾丸钝性伤时，彩色多普勒超声可用于检测睾丸实质内由梗死或血肿所致的无血供区。同样，彩色多普勒超声也用于检查外伤性睾丸扭转，观察有无睾丸内动脉或静脉血流消失。最后，大量鞘膜积血时，阴囊内压力增高造成静脉回流受阻，可通过多普勒静脉血流信号消失进行诊断。

超声在非贯穿性阴囊外伤的诊断价值已得到公认，但是超声诊断睾丸挫裂伤时会因睾丸内出血和阴囊内大量积血而受限，同样睾丸破裂也可能漏诊。此外，邻近睾丸的阴囊内血肿可与睾丸组织混淆，造成睾丸破裂的假阳性诊断。尽管存在上述局限性，超声仍然是外伤后

评价阴囊钝挫伤的首选影像学检查方法。

临床实用要点
- 灰阶超声和多普勒超声可用于诊断阴囊和睾丸的钝挫伤。
- 睾丸挫裂和血肿时没有血流信号。

三、阴茎

（一）阴茎解剖

阴茎由三条圆柱状海绵样组织组成，分别由致密的纤维鞘包绕。其中有两条对称排列的海绵柱称为阴茎海绵体，平行排列于阴茎的背侧。阴茎海绵体内含丰富的窦状间隙，窦壁上有平滑肌。阴茎勃起时，窦状间隙内充满血液，海绵体体积增大。包绕窦状间隙的致密纤维筋膜鞘称为白膜，在阴茎勃起结构中起支持作用。

在阴茎的腹侧还有另一条海绵体结构，为尿道海绵体。尿道海绵体内含尿道，在非排尿状态时，尿道呈塌陷状态。尿道海绵体一般较阴茎海绵体小，但其前方末端体积膨大构成阴茎龟头结构。当阴茎勃起时，尿道海

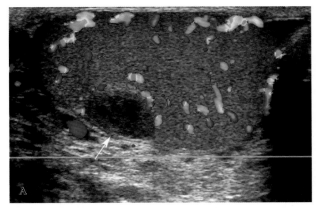

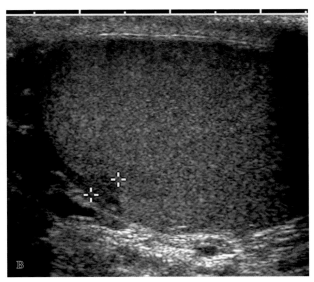

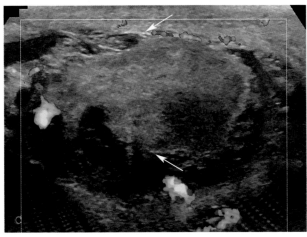

图30.19　睾丸外伤。A.睾丸挫伤长轴彩色多普勒图像，可见睾丸周围不均匀低回声区（箭头）内无血流信号。B.随访显示挫伤几乎完全消失，在睾丸周围有小片残余低回声区（光标）。C.外伤性睾丸破裂图像，表现为睾丸被膜破裂（箭头），阴囊内见混有血液的溢出睾丸实质

绵体可有一定膨大，但程度不如阴茎海绵体。三条海绵体外周覆盖着皮下组织和皮肤。

阴茎血供来自双侧阴茎动脉，它们为阴部内动脉分支。阴茎动脉有两条主要分支：阴茎背动脉和阴茎海绵体动脉。阴茎背动脉走行于阴茎背部背静脉两侧，供应阴茎头和阴茎海绵体，背动脉到达阴茎头之前很少有分支发出。海绵体动脉走行于阴茎海绵体中央，呈放射状发出多条分支（螺旋动脉）供应海绵体窦状间隙（图30.20）。多数男性每侧阴茎海绵体各有一支海绵体

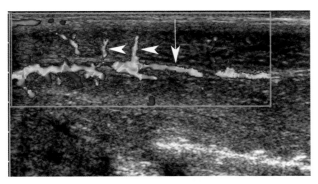

图30.20　阴茎海绵体动脉和其分支螺旋动脉。彩色多普勒超声长轴检查阴茎海绵体，可见贯穿海绵体中部的海绵体动脉血流信号（长箭头）。螺旋动脉（短箭头）呈放射状自海绵体动脉发出

动脉。然而海绵窦血供来源的解剖学变异也很常见。例如，有些海绵体动脉发自阴茎背动脉，而有些海绵体内有多支海绵体动脉。阴茎勃起过程中，海绵体动脉和螺旋动脉血流明显增加。

海绵体静脉血通过一些贯穿白膜的小静脉汇入阴茎背深静脉。在阴茎根部，细小的脚静脉引流血液入盆腔深静脉，再汇入阴部内静脉，当阴茎勃起海绵体膨胀时，白膜绷紧压闭这些引流小静脉。

（二）勃起功能

正常阴茎勃起的生理过程：最早为副交感神经兴奋，包括第 2 ～ 4 骶神经兴奋，副交感神经兴奋引起海绵体窦隙壁平滑肌松弛，窦状间隙扩张，血流阻力下降；同时海绵体动脉舒张，阴茎血流灌注增加。海绵体窦隙充满血流，海绵体膨胀、延长而坚挺。海绵体膨胀时，阴茎静脉血回流受阻，血液不能流出海绵体。海绵体充满血流后，海绵体内血流阻力增加，海绵体动脉血流下降。副交感神经持续性兴奋，使阴茎保持勃起状态。

心理健康，内分泌平衡，阴茎神经、阴茎海绵体、动脉血供正常，以及勃起静脉回流中断是勃起功能正常的基础。上述任何一个环节异常都可导致勃起功能障碍。阳萎可分类为器质性阳萎（生理异常所致）和心理性阳萎（心理异常引起）两大类。既往勃起功能正常的

阳萎患者，50%～90%由器质性异常造成。

绝大多数器质性阳萎患者存在血流动力学异常：动脉血流量不足、静脉瓣功能关闭不全或两种异常同时存在。动脉性阳萎由阴茎动脉狭窄或阻塞引起，副交感神经兴奋时阴茎血供不足。如果阴茎海绵体血流量不足，阴茎则无法膨胀勃起。阴茎海绵体充盈不足时，阴茎静脉回流阻力不增加，则血流不断从阴茎海绵体流出。动脉性阳萎常见的危险因素有动脉粥样硬化、糖尿病、高血压、高脂血症、吸烟等。

静脉系统正常的轻、中度动脉性阳萎患者可以通过口服枸橼酸西地那非（伟哥）、伐地那非（Levitra）或他达拉非（Cialis）进行治疗。严重动脉性阳萎患者则需要阴茎假体置入治疗。

静脉性阳萎是阴茎勃起时静脉瓣不能完全关闭所致，而海绵体内有足够血流灌注。患者阴茎可勃起，但力度不坚，也不能维持。

其他因素，如阴茎海绵体或白膜纤维瘢痕形成也可导致阳萎。海绵体组织瘢痕形成或纤维化则阻碍阴茎海绵体充血膨胀。瘢痕周围的海绵体窦状隙充血牵拉异常区域，导致阴茎弯曲。当瘢痕形成较重，其周围海绵体窦状隙膨胀也可引起疼痛，无法勃起。

当阴茎海绵体周围白膜出现纤维瘢痕时，白膜增厚甚至钙化。白膜钙化斑块也称为Peyronie病。白膜纤维斑块最常见的症状为无痛性阴茎勃起侧弯，有时斑块可引起勃起时疼痛，影响勃起功能而出现阳萎。

（三）灰阶超声

使用高频（9MHz或更高频率）线阵探头检查阴茎疾病。探头直接放置于阴茎上进行纵、横切面探查。正常阴茎回声均匀，左右两侧海绵体大小一致、对称分布（图30.21）。白膜包绕海绵体组织，呈线状强回声，在海绵体内一些区域可以看到海绵体动脉壁呈强回声

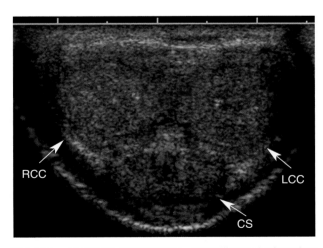

图30.21　正常非勃起状态阴茎。阴茎横切面超声图像显示双侧对称的阴茎海绵体：右侧阴茎海绵体（RCC；长箭头）和左侧阴茎海绵体（LCC；长箭头）；尿道海绵体（CS；长箭头）；海绵体白膜为菲薄的线状回声包绕阴茎海绵体

（图30.22）。尿道海绵体小于阴茎海绵体，但内部回声与阴茎海绵体相似。其中央的尿道塌陷时，不能显示。

当阴茎勃起时，阴茎海绵体体积增大，海绵体组织呈斑点状无回声，无回声区反映扩张的窦状隙，无回声区之间的较强回声是窦状隙间隔（图30.23）。阴茎勃起时，海绵体动脉扩张，同时动脉周围窦状隙充血，动脉

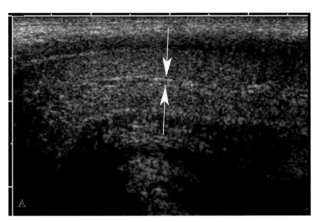

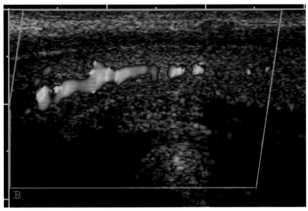

图30.22　非勃起状态下阴茎海绵体动脉。A.阴茎长轴超声图像显示右侧阴茎海绵体窦状隙组织中的海绵体动脉（箭头），动脉壁呈线状回声。B.彩色多普勒显示海绵体内动脉血流信号

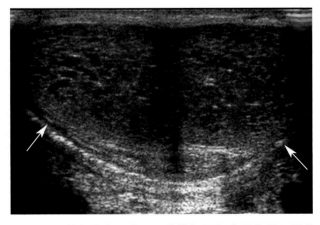

图30.23　勃起状态阴茎。阴茎横切面超声图像显示阴茎海绵体（箭头）膨胀，海绵体窦状隙充血而呈斑点状无回声

管壁很清晰（图30.24）。

　　阴茎海绵体或白膜纤维瘢痕，超声可明确诊断。阴茎海绵体纤维瘢痕表现为海绵体内不规则高回声区（图30.25）。当阴茎充血勃起时，由于周围窦状隙扩张衬托，纤维瘢痕显示更清晰。白膜纤维瘢痕一般表现为局限性白膜增厚。瘢痕钙化呈强回声，后方伴有声影（图30.26），诊断为Peyronie病。

（四）多普勒评价

　　可应用彩色和脉冲多普勒评价口服药物试验无反应患者的阴茎血流动力学状况。多普勒超声检查之前，向阴茎海绵体内注射血管活性药物，诱发阴茎充血和勃起。常用药物为罂粟碱或前列腺素E1，它们使海绵体窦状隙壁平滑肌松弛并使海绵体动脉扩张，诱发阴茎勃起。罂粟碱常用剂量为30～60mg，前列腺素E1为10～15μg。通过细注射针头将血管活性药物直接注射到一侧阴茎海绵体内，血管活性药物经过多条侧支血管穿过海绵体间隔到达对侧海绵体，双侧效果一样。在注射药物前，将止血带缠绕于阴茎根部，可延长药物作用时间。止血带留置2～3min直至超声检查开始。注射血

管活性药物后，有的检查者还通过振动刺激或患者自己刺激阴茎来促进药物起效。

　　在注射药物以前进行多普勒评估，采集双侧海绵体动脉的多普勒频谱，测量收缩期峰值流速。多普勒评估应该在药物注射后2～3min开始。检测双侧海绵体动脉血流频谱，测量收缩期峰值流速（图30.27）。在阴茎背侧最容易采集海绵体动脉血流频谱，彩色血流成像有助于海绵体动脉定位。每间隔2～3min采集一次海绵体动脉频谱，直到收缩期峰值流速＞35cm/s或速度维持稳定不再上升时为止。一般在药物注射8～10min后（焦虑患者可能在15～20min后），阴茎达到最大膨胀程度或收缩期峰值流速维持稳定不再上升时，测量舒张末期血流速度。此时，使用彩色多普勒或脉冲多普勒于阴茎腹侧评价阴茎背静脉血流。

　　正常男性阴茎勃起过程中，海绵体动脉血流频谱可出现以下变化。松弛期海绵体动脉为高阻型频谱，收缩期峰值流速很低，但通常＞13cm/s，舒张期无血流或逆向血流（图30.28），阴茎背深静脉内无血流信号显示。注射罂粟碱或前列腺素E1后2～3min，海绵体窦状隙

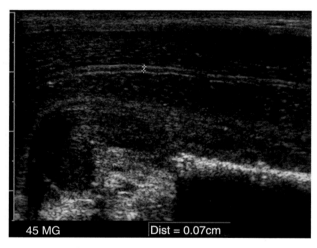

图30.24　勃起状态下阴茎海绵体动脉。阴茎长轴超声图像显示右侧阴茎海绵体内的海绵体动脉（光标），在窦状隙充血背景下海绵体动脉壁呈明亮线状回声

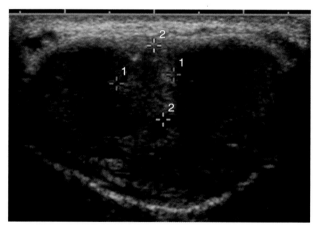

图30.25　窦状隙纤维化。阴茎横切面超声图像显示双侧阴茎海绵体内的纤维瘢痕回声（光标）

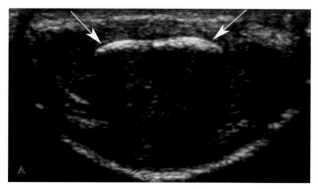

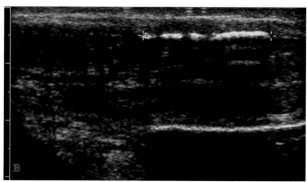

图30.26　Peyronie病。A.阴茎横切面超声图像显示阴茎钙化团块呈强回声（箭头所指处），位于双侧海绵体背侧。B.阴茎长轴超声图像显示钙化团块（光标）

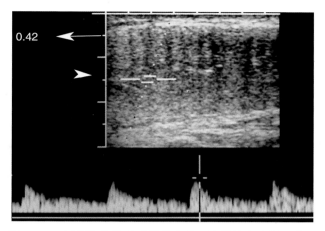

图30.27　正常海绵体动脉频谱表现。海绵体内注射血管活性药物后，阴茎长轴切面采集海绵体动脉频谱，为正常低阻高速血流，收缩期峰值流速为42cm/s（0.42m/s；箭头所指处）

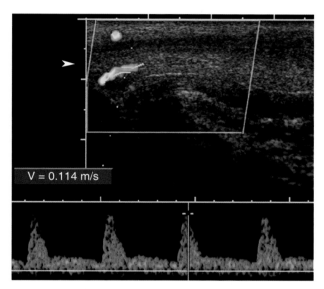

图30.28　阴茎海绵体动脉的彩色多普勒评估。勃起以前的彩色多普勒长轴成像显示阴茎海绵体动脉的低速血流信号

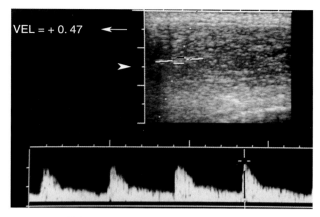

图30.29　勃起过程中的阴茎海绵体动脉频谱。上半部为阴茎长轴超声图像，下半部为动脉频谱，为低阻血流，收缩期峰值流速为47cm/s（0.47m/s；箭头）

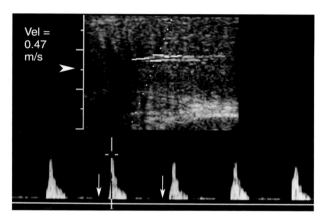

图30.30　阴茎完全勃起后海绵体动脉频谱。上半部为阴茎长轴超声图像，下半部为动脉频谱，收缩峰高尖，收缩期峰值流速正常47cm/s，舒张期无血流（箭头）

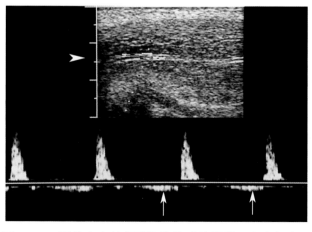

图30.31　阴茎完全勃起后海绵体动脉频谱。上半部为阴茎长轴超声图像，下半部为动脉频谱，收缩峰高尖，舒张期出现反向血流

壁平滑肌松弛，血流量增加，血流频谱为低阻型，舒张期血流速度较高（图30.29）。随着海绵体血容量增加、窦状隙充盈，动脉频谱转变为高阻型，表现为收缩峰高尖、舒张期血流速度降低甚至消失（图30.30）。注射血管活性药物后几分钟后，收缩期峰值流速增加，达到最大流速，在大多数正常男性，流速常高于35cm/s。因为部分正常男性海绵体动脉收缩期峰值流速为30～35cm/s，所以有学者将收缩期峰值流速≥30cm/s作为正常标准。随着阴茎完全勃起，收缩期峰值血流速度逐渐降低，舒张期流速减低至出现逆向血流（图30.30和图30.31）。此时阴茎背深静脉内应该无血流信号。

　　出现任何血流频谱异常，都应该考虑有动脉或静脉性阳萎。诊断动脉性阳萎最好的指标是海绵体动脉收缩期峰值血流速度，血流速度与动脉造影结果之间的相关性很高。收缩期峰值血流速度越低，动脉疾病越严重。男性海绵体动脉最大收缩期峰值流速稍降低，在25～30cm/s时，常有轻度至中度动脉性阳萎。如果最大收缩期峰值流速＜25cm/s，则有重度阳萎（图30.32）。如果左右两侧海绵体动脉收缩期峰值流速相差＞10cm/s，同样提示存在动脉性阳萎。在未勃起状态下，收缩期峰值流速＜13cm/s同样提示动脉性阳萎，但是这个数值要比药物诱发勃起的多普勒测量的敏感度低。

尽管海绵体动脉收缩期峰值血流速度和阴茎动脉功能之间的相关性良好，但这种诊断方法仍有一定局限性。如果患者焦虑，海绵体动脉对血管活性药物的反应减弱，即便阴茎动脉功能正常，海绵体动脉收缩期峰值血流速度仍然可能低于正常标准。一些精神心理性阳萎患者也有上述收缩期峰值流速降低表现。总之，海绵体动脉功能正常的心理性阳萎患者海绵体动脉最大收缩期峰值流速较其他患者低。当患者有海绵体动脉解剖学变异时，如一侧海绵体具有两支动脉，尽管动脉血流正常，但收缩期峰值血流速度可能低于30cm/s。所以如果一侧海绵体内有多支海绵体动脉时，即使动脉收缩期峰值血流速度低于30cm/s，我们也不能据此诊断患者动脉功能异常。

多普勒超声也有助于诊断静脉瓣关闭不全，当动脉功能正常时，许多超声表现提示此诊断。如果阳萎患者海绵体动脉功能正常，我们要考虑到静脉异常的可能性。阴茎背静脉或海绵体动脉舒张期血流速度＞5cm/s是最有价值的阳萎诊断标准（图30.33）。无论彩色多普勒还是脉冲多普勒，如果发现阴茎背静脉有血流，即可诊断静脉性阳萎（图30.34）。当患者海绵体动脉舒张期有连续性高速血流，而阴茎背静脉内确实无血流时，提示阴茎脚静脉漏血，而超声无法检测这些静脉的血流信号。

尽管多普勒超声可以提示静脉性阳萎诊断，但它并不是最佳诊断方法。罂粟碱试验和海绵体静脉造影最好。海绵体勃起力度检查使用具有血管活性功能的药物，它是最精确的诊断方法。当患者被诊断为静脉性阳

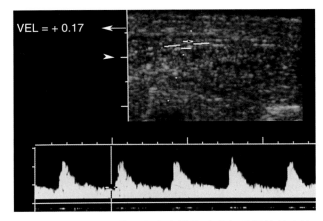

图30.33　静脉性阳萎。患者海绵体动脉舒张期持续血流，速度为17cm/s（0.17m/s；箭头）

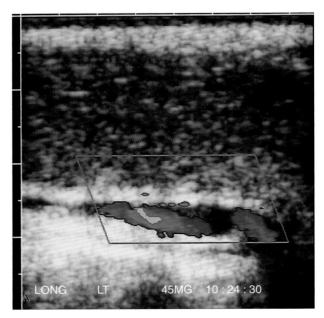

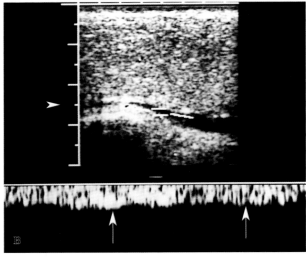

图30.34　静脉性阳萎。A.阴茎长轴彩色多普勒显示阴茎背静脉血流。B.阴茎背静脉血流频谱（箭头）。注意图像是从阴茎腹侧检查所获得的

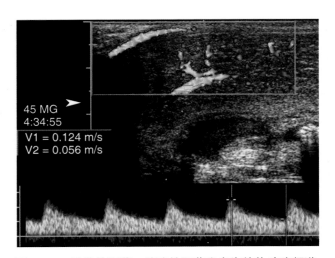

图30.32　动脉性阳萎。动脉性阳萎患者海绵体动脉频谱，收缩期峰值血流速度低，为12.4cm/s（V1＝0.124m/s），舒张期持续向前血流

萎时，海绵体静脉造影可以显示异常静脉血流通道。

只有当患者海绵体动脉功能正常时，才应用多普勒超声评价静脉功能。当患者动脉功能异常，勃起时经动脉流入海绵体窦状隙的血流量太少，不足以压闭静脉回流通道，所以不论患者是否真正存在静脉功能异常，舒张期都可出现持续血流，无法对患者静脉功能是否异常做出明确判断。所以应该记住：只有当患者动脉功能正常，即海绵体动脉收缩期峰值血流速度在正常范围时，我们才应用多普勒超声进一步评价静脉功能。如果已经证实海绵体动脉功能异常，我们就不能通过多普勒检查海绵体动脉舒张期血流或阴茎背静脉血流来评价静脉功能。

临床实用要点

- 灰阶超声检查有助于诊断阴茎肿物和钙化斑。
- 评估阴茎血流量，要在给药前、后分别对阴茎海绵体动脉进行多普勒检查。
- 应在充分放松的环境下评估阴茎的勃起功能。
- 只有阴茎动脉功能正常时，才能够评估是否存在阴茎静脉功能不全。

诊断标准

- 松弛状态下，正常男性海绵体动脉收缩期峰值流速＞13cm/s。
- 勃起状态下，正常男性海绵体动脉收缩期峰值流速≥35cm/s。
- 勃起期状态下，男性海绵体动脉最大收缩期峰值流速为25～30cm/s时，常有轻度至中度动脉性阳萎；最大收缩期峰值流速＜25cm/s时，则有重度阳萎。
- 勃起时，海绵体动脉舒张期血流速度＞5cm/s，阴茎背静脉有血流有助于诊断静脉瓣关闭不全。只有在患者海绵体动脉功能正常的情况下，才能够对静脉功能进行评价。

（五）阴茎持续勃起症

阴茎持续勃起症是在无性刺激时出现持续性勃起或阴茎肿胀。根据阴茎肿胀时血流灌注的多少，把阴茎持续勃起症分为少血供型和富血供型。少血供型是由于阴茎的静脉回流通道阻塞，血液淤滞在海绵体窦状隙中并导致血栓形成。这种类型的阴茎持续勃起症会造成阴茎海绵体的缺血，如果不治疗，会导致阴茎海绵体纤维瘢痕。少血供型阴茎持续勃起症也可见于疾病的高凝状态，如镰状细胞贫血或白血病。富血供型阴茎持续勃起症是因创伤性动脉破裂造成海绵窦动静脉瘘。也可能是由误用药物导致阴茎海绵体平滑肌的持续性松弛。

彩色多普勒超声是诊断阴茎持续勃起症的关键手段（图30.35 A、B）。在少血供型阴茎持续勃起症中，可以看到阴茎海绵体中血流稀少，为高阻血流。如果存在血栓，海绵体窦状隙可能是低回声而非无回声。富血供型阴茎持续勃起症的彩色和频谱多普勒提示海绵体动脉内血流丰富并可见螺旋状的分支（图30.35 C、D）。扩张的海绵体窦状隙为无回声。

（六）外伤

外伤很少导致阴茎损伤，除非阴茎处于勃起状态时受到外伤。阴茎断裂常由勃起阴茎的急性创伤性弯曲导致，以阴茎海绵体的白膜破裂为特征。外伤性的海绵体动脉破裂，分流至海绵窦，可引起阴茎持续勃起症。灰阶超声和多普勒超声是评价阴茎外伤的重要方法。阴茎断裂表现为白膜高回声亮线中断，血液和组织通过缺损挤出（图30.36A）。彩色多普勒可显示动脉损伤为小假性动脉瘤（图30.36B）。

临床实用要点

- 少血供和富血供时，均可引起阴茎持续勃起症。
- 海绵体血流速度减低，则为少血供阴茎持续勃起。
- 海绵体血流速度增加，则为富血供阴茎持续勃起。

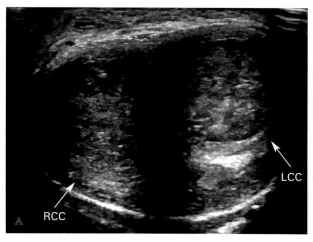

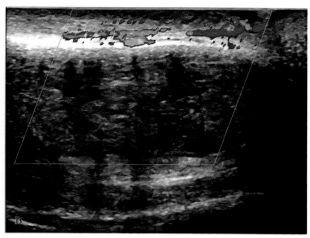

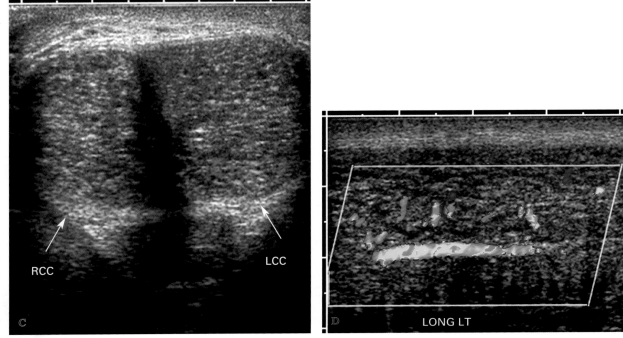

图30.35 阴茎持续勃起症。A.阴茎勃起的横切面超声图像，显示海绵体窦状隙血液淤滞：右侧阴茎海绵体（RCC；箭头）和左侧阴茎海绵体（LCC；箭头）内见血栓填充，此病例为继发于外伤的慢血流阴茎持续勃起。B.同一患者阴茎长轴图像，阴茎海绵体充血，内无明显血流，海绵体窦状隙内为低回声。C.阴茎勃起的横切面超声图像：右侧阴茎海绵体（RCC；箭头）和左侧阴茎海绵体（LCC；箭头）。D.彩色多普勒显示海绵体动脉及分支血流丰富

LONG.长轴

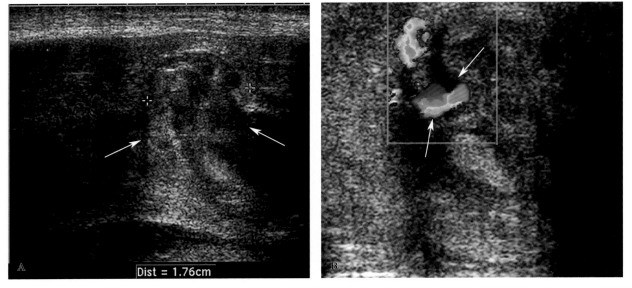

图30.36 阴茎异常勃起。A.阴茎海绵体的长轴图像显示白膜破裂（光标），组织和血液通过破损挤出（箭头）。B.彩色多普勒显示损伤处可见一小的搏动性假性动脉瘤（箭头）

- 阴茎外伤可通过白膜断裂或损伤处探及小假性动脉瘤来诊断。

（七）总结

综上所述，彩色和频谱多普勒超声是诊断男性生殖器异常的重要工具。当评估阴囊疼痛时，这些多普勒模式对鉴别睾丸扭转和睾丸炎症至关重要；在鉴别睾丸良恶性病变中也起着关键作用。对于阴茎异常，多普勒血流评估可为勃起功能障碍患者提供重要信息，帮助确定病因。在评价阴茎异常勃起时，多普勒评估对于鉴别高血流型和低血流型至关重要。

第 31 章

器官移植的评估

一、引言

器官移植已经成为终末期肾病及肝病（弥漫性肝转移癌及肝细胞肝癌肝外扩散者除外）的一种治疗方法。器官的获取和运送、人类白细胞抗原（HLA）配型、外科手术技术及免疫抑制领域所取得的进展，极大地降低了死亡率及并发症发生率，提高了患者的生存质量。本章将回顾超声检查在肾移植、肝移植患者术前评估及术后出现移植肾、移植肝功能不全时所发挥的作用。

二、肾移植

肾移植已成为终末期肾病患者的金标准治疗方法。随着外科手术技术的发展，以及免疫抑制治疗、术后影像学检查、移植器官功能监测的进步，与单纯透析相比，患者和移植物存活率提高，患者的生活质量也提高。尸体肾源的肾移植对受者来说，预期寿命可以增加 7 ～ 10 年，而亲属活体肾源的肾移植则可以使患者的预期寿命增加 15 ～ 20 年。肾移植的临床优势从以下数据可以看出，1998 ～ 2007 年美国肾移植的患者增加了 31%，等待接受肾移植的患者数量增加了 86%。据美国国家器官获得与移植网（United Organ Procurement and Transplant Network）报道，2015 年，美国有 16 291 例患者接受了肾移植，仍有 100 434 例患者等待肾移植。

尽管对亲属/非亲属活体肾及尸体肾均加以利用，但是器官短缺依然是美国器官移植发展受限的主要原因。因此近年来，器官捐献的标准在放宽，包括接受来自年长及患病供体的肾脏。然而，使用来自这些供体的肾脏移植，患者术后发生急性肾小管坏死的概率及严重性都会增高，这将在本章后续段落讨论。

引起同种异体移植失败的原因有很多，如排斥反应、药物毒性、泌尿系统的梗阻，以及血栓形成或血管狭窄。然而，上述情况的临床表现很复杂，通常有重叠，如肾衰竭的表现有低热、白细胞计数升高、疼痛等，但这些临床表现不具有特异性。因此，肾移植术后的一段时间内，影像学检查及最终的移植肾穿刺活检在鉴别患者病情进而决定采取合适的治疗方法方面发挥着至关重要的作用。例如，是发生了潜在的病理学改变而需要采取手术或经皮介入治疗，还是发生了需要立即进行医疗干预的情况。由于超声检查具有无创、无辐射、价格相对低廉的优势，其

已经成为评价移植肾短期及长期并发症的一种影像学手段。此外，超声在引导介入诊断及治疗方面发挥着重要的作用。对肾移植患者来说，其他影像学检查方法包括放射性核素显像、磁共振血管成像及 CT 成像技术。这类影像学检查主要应用于超声检查发现异常需要进一步评估的患者，或临床怀疑存在异常而超声检查阴性或不确定时。

（一）移植术前检查

肾移植既可以采用人类白细胞抗原匹配的尸体肾，也可以采用亲属或者非亲属人类白细胞抗原匹配的活体肾。而采用活体肾的患者预后相对较好。除了患者病史、体格检查、实验室检查外，总体上还应对肾进行横切面影像学检查，以除外先天解剖异常及潜在的病变。评估捐献者肾的血管解剖是非常重要的，术前了解肾动脉的数量、长度、位置及分支情况对手术操作非常重要。过去，传统的血管造影是术前检查的唯一方法，目前，随着 CT 血管造影技术及磁共振血管成像技术的发展，CT 与磁共振检查成为很好的术前检查方法，而且这两种检查与手术结果有很好的相关性。左肾静脉比右肾静脉更长，因此通常选择左肾。

（二）外科技术

移植肾首选的位置为右侧髂窝腹膜外间隙，主要是因为左侧相应位置有乙状结肠存在。对于儿童，有时将移植肾放置在腹膜间隙。对尸体源肾移植，取肾时将与主肾动脉相连的腹主动脉壁也切一部分，呈椭圆形，又名 "Carrel 补片"，与髂外动脉进行端-侧吻合（图 31.1）。对活体源肾移植，供体主肾动脉直接与受体髂外动脉进行端-侧吻合或与髂内动脉进行端-端吻合（相对少见）。端-端吻合较容易出现狭窄或血栓。主肾动脉与患者髂外动脉进行端-侧吻合时，应通过触诊或术前普通 CT 检查确认吻合处的髂外动脉无明显动脉硬化（图 31.2）。如果存在多条肾动脉，可以采用不同的吻合术式，包括对每根动脉分别进行端-侧吻合，或切取既包括主肾动脉又包括副肾动脉的主动脉壁，或在主肾动脉与更小的副肾动脉间形成一个 "Y" 形结构。主肾静脉与髂外静脉采用端-侧吻合（图 31.2E）。尿液的引流采用输尿管膀胱吻合术，将输尿管与膀胱顶部进行吻合，吻合孔位置高于原输尿管膀胱连接部，输尿管的吻合还可采用其他方法，如输尿管与肠管吻合。通常输尿管内放置临时塑料支架（图 31.2F），从而减少输尿管狭窄的发生和尿液的溢出。

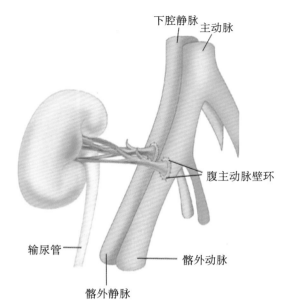

下腔静脉 主动脉

腹主动脉壁环

输尿管

髂外动脉

髂外静脉

图31.1 尸肾移植术最常见的外科吻合示意图。利用了包绕供体肾动脉主干入口的腹主动脉壁环（Carrel补片），该方法可增大动脉吻合范围并减小动脉损伤概率。由于活体肾移植无法获取Carrel补片而必须直接进行端-侧吻合，因此，尸肾移植术后发生肾动脉狭窄的概率比活体肾移植要低

输尿管支架通常于术后2周到3个月取出。肾周放置引流管有助于减少尿性囊肿的形成。

另一种外科手术方式是将成对的小儿尸体肾脏整体植入成年受体。利用这种技术，将供体双肾连同其输尿管、肾动静脉、主动脉和下腔静脉的一部分整体获取。将移植肾放置在腹膜外间隙（通常是右侧髂窝），将供体肾上段的主动脉和下腔静脉缝合，供体主动脉和下腔静脉的末端分别与受体髂外动、静脉吻合，采用输尿管膀胱单独吻合术或者共同吻合术将输尿管与膀胱吻合（图31.3）。将成对的小儿肾脏整体移植到成年受体中，不仅提供了足够的有功能的肾组织来维持成年患者的肾功能，而且还克服了由

小儿供体肾动、静脉管径较细可能带来的手术困难。

（三）正常超声表现

通常采用灰阶、彩色及脉冲多普勒技术检查肾移植。位于腹膜外间隙的移植肾较自体肾位置表浅，可以用频率较高的探头（5MHz）检查。在肾长轴切面测量肾长径，肾长径可能会增加，这是由于发生了代偿性肥大。然而，前后两次检查显示肾的大小有变化，可能意味着发生了潜在的病变。与自体肾相比，移植肾皮髓质差别通常更加显著，皮质回声相对更强，髓质回声相对更弱。肾盂通常轻微扩张，被认为是继发改变，如肾负担增加（两个肾的工作由一个肾完成）、去除了自主神经系统及输尿管膀胱吻合处轻微的功能紊乱。然而，漏斗部和（或）肾盏扩张应怀疑远端尿路的梗阻。并且，应评估是否存在肾周积液。

常规采用彩色多普勒与脉冲多普勒技术评价肾实质、主肾动脉和主肾静脉，包括其吻合处，以及受体髂血管（图31.2A～E）。使用彩色或能量多普勒技术观察，正常移植肾实质内血流呈树枝状，一直延伸至肾包膜下，并且无局部血流减少的区域。测量主肾动脉与髂外动脉的收缩期峰值流速（PSV）。移植肾主肾动脉的PSV较原肾升高，正常上限为200～250cm/s，部分个体可能会高达350cm/s，这可能是由主肾动脉与髂外动脉成锐角、主肾动脉走行纡曲及血流量增加等综合因素造成的。正常移植肾动脉多普勒频谱（图31.2B～D）有收缩期尖锐的向上的峰，舒张期持续前向血流，这类频谱形态反映出周围血管床阻力较低，正常原肾动脉多普勒频谱也是同样的表现。肾内动脉阻力指数（RI）应在肾实质内肾上部、中部、下部的段动脉和（或）叶间动脉分别进行测量。一些中心常规测量段动脉、叶间动脉及弓形动脉的频谱。正常RI值应＜0.8（图31.2D）。RI值≥0.8则认为是异常。另外，受试者的髂外动脉应表现为高阻型频谱形态，无舒张期血流或舒张期血流反向。检查主肾静脉血流通畅

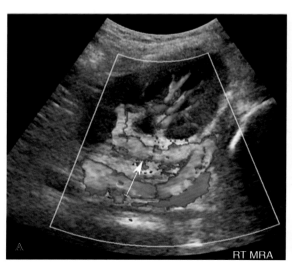

A   RT MRA

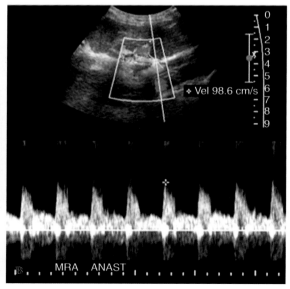

Vel 98.6 cm/s

B   MRA ANAST

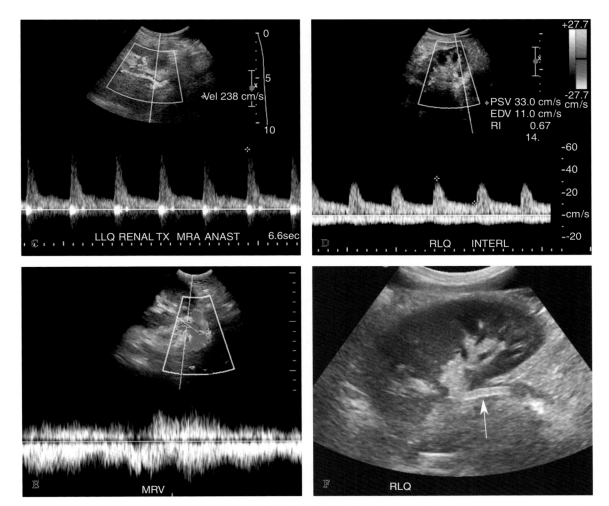

图31.2　正常移植肾超声图像。A.移植肾位于右（RT）下腹，肾动脉主干（MRA，箭头所示）与受体髂外动脉端-侧吻合。B.另一例患者动脉吻合口（ANAST）处的血流频谱，可见尖锐的收缩期上升支及舒张期持续的前向血流，收缩期峰值流速（PSV）为99cm/s。C.第三例患者吻合口处收缩期峰值流速增高，为238cm/s，但其灰阶图像未见狭窄、远端无湍流、"小慢波"改变，且患者也未出现高血压。正常情况下，吻合口处峰值流速可能上升到200～250cm/s，尤其是术后即刻测量时。其原因可能为血管的轻度扭曲、术后水肿、单支血管内血流增多，或者是由于肾动脉与髂血管之间成锐角。D.叶间动脉（INTERL）血流频谱可见收缩期尖锐的上升支和舒张期持续的前向血流，阻力指数为0.67，注意基线下方为实质内静脉血流。E.肾静脉主干与受体髂外静脉端-侧吻合，双功多普勒图像显示吻合口处未见狭窄和彩色混叠。图中静脉频谱受到呼吸周期的影响，但部分患者可因移植肾压迫导致静脉血流呈平直频谱。F.为防止恢复期出现输尿管狭窄或者尿液外漏，同时也为了降低肾周尿囊肿的出现概率，术后一般留置支架（箭头所指处）3个月，超声图像表现为肾门处两条平行线样的管状回声（箭头所指处）

性并排除肾静脉血栓（RVT）。记录主肾静脉峰值流速并注意其期相性。在笔者所在医院，术后需立即进行基线检查，随后再根据临床指示进行检查。

（四）常见引起肾功能不全的肾实质病变

造成移植肾衰竭的最常见原因包括急性肾小管坏死、排斥反应（超急性、急性、慢性）及药物毒副反应。除了发生时间外，临床表现缺乏特异性。例如，超急性排斥反应通常发生在恢复室，急性肾小管坏死通常发生在术后前3天，而急性排斥反应、慢性排斥反应与药物毒副反应发生时间相对较晚。同样，超声检查结果也是非特异性的，无法确诊。绝大多数个体，肾实质回声可以增强也可以减弱，皮髓质分界回声可以增强或减弱，但是分界不清，肾窦结构显示不清，移植肾肿大，伴或不伴皮质增厚。频谱多普勒检查通常可见RI值＞

0.8，但是这对反映肾功能不全不具有特异性，RI的增大很可能反映外周血管阻力的增加，而阻力的增加有可能是许多因素造成的，包括任何可引起间质水肿的因素。相反，RI值＜0.8也不能排除有任何潜在病变的可能。虽然对RI的连续观察或许有助于判断病情进展或治疗效果，但穿刺活检结合血清学检查仍然是诊断移植肾衰竭潜在病因的金标准。

急性肾小管坏死（ATN）是术后即刻发生移植肾功能不全的最常见原因，在尸肾移植中的发生率高达34%。肾移植前的肾实质缺血是造成ATN的主要原因。危险因素有缺血时间较长（＞24h）、低血压、术中大量失血、供体为长期患病者、供体在重症监护病房住院时间较长、供体无自主心搏、再灌注损伤。在活体肾移植中，ATN较少见，但术中出现低血压时也会发生ATN。

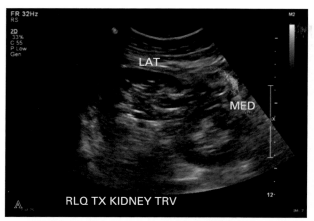
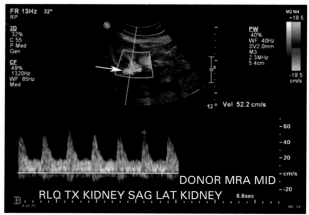
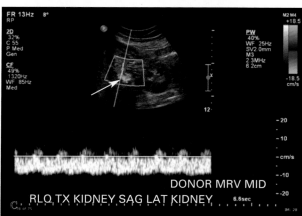
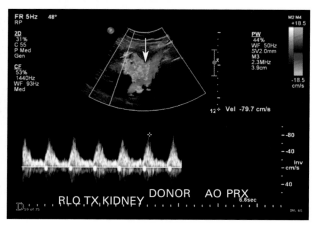
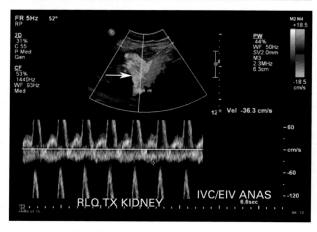
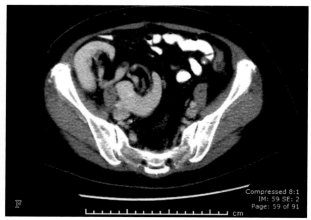

图31.3　小儿整体肾移植。A.灰阶图像显示放置在右下腹的小儿整体移植肾脏。B.频谱多普勒显示外侧移植肾的肾动脉呈低阻波形。请注意，肾动脉连接在供体主动脉上，图像上可以看到一部分主动脉（箭头所示）。C.频谱多普勒显示外侧移植肾的肾静脉血流通畅，波形正常（单相，随呼吸变化而起伏）。请注意，肾静脉连接在供体下腔静脉（IVC）上，图像上可以看到一部分IVC（箭头）。D.将供体肾下方的主动脉与受体右髂外动脉吻合（箭头）。E.供体IVC与受体右髂外静脉吻合（箭头）。F.盆部CT静脉造影显示，小儿整体移植肾放置于右下腹的腹膜外间隙

CT：计算机断层扫描；LAT：外侧肾；MED：内侧肾；RLQ：右下腹；TX：移植肾；KIDNEY：肾；TRV：横切面；SAG：矢状面；LAT：外侧肾；DONOR：供体；MRA：主肾动脉；MID：中段；PRX：近端

ATN最常发生于术后2～3天，通常较轻，给予支持治疗后可缓解。部分ATN可以持续3个月，但大部分ATN在2～3周缓解，尽管10%～30%的患者或许需要暂时的透析治疗。然而，如今肾脏移植的供体标准不断扩大，包括来自患病供体的肾脏，ATN有时可能会非常严重，并在术后立即出现。有学者认为肾小管修复的过程

会增加发生急性排斥反应的风险。尽管外科医师术前可以了解到供体肾脏是否存在危险因素，手术中血管吻合后可以观察到肾脏是否变为粉红色，但ATN患者出现肾衰竭、少尿等临床表现并不具有特异性。灰阶超声表现也不具特异性。ATN患者肾实质内动脉的多普勒频谱表现为舒张期血流速度减低或RI值增高（图31.4），但

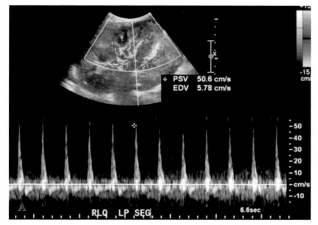

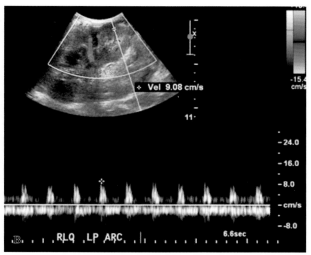

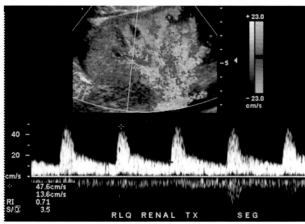

图31.4 急性肾小管坏死（ATN）。尸肾移植后2天，患者肌酐升高，并出现少尿症状。双功多普勒超声检查未见明确肾积水征象，肾段动脉（SEG，图A）和肾弓形动脉（ARC，图B）频谱可见其RI为1.0，未见明确舒张期血流。在这个时期，RI升高大多由ATN所致。3周内复查，超声显示其舒张期血流改善，RI正常，为0.71（图C），肾功能检查也恢复正常。基线下方为正常的肾静脉血流频谱

TX：移植肾

不具特异性，也可出现在其他原因引起的移植肾功能不全。总体上，RI值越高，ATN越严重，在某些极端病例中会出现舒张期血流反向的情况。术后30min RI值＞0.73提示发生ATN的可能性很大。

超急性排斥反应发生于术后早期（＜24h），发生时患者通常还在恢复室，目前术前都对人类白细胞抗原进行匹配，发生这类现象非常少见。由于血管痉挛和间质水肿，在肾实质内多普勒超声可能无法探查到血流信号。因此，超声图像表现与肾动脉血栓的情况很类似。如果能探查到血流，舒张期血流往往缺失或呈反向，同时RI值显著增高。

肾移植急性排斥反应发生率为20%～40%，通常出现在术后1～3周或数月内。使用新的免疫抑制方案后，降低了急性排斥反应的发生率。大部分患者无明显临床症状，但偶有类似流感症状、移植肾区压痛、低热伴肾功能恶化的报道。1～2d患者可能出现血清肌酐迅速升高（＞25%）。移植肾肿大、肾实质树枝状血流减少和RI值增高在中度至重度病例中均是非特异性的。由于超声表现不具有特异性，最终确诊还需做肾穿刺活检。在大部分病例中，采用类固醇或增加免疫抑制剂治疗急性排斥反应。急性排斥反应的发作预示着未来可能发生肾衰竭。

慢性排斥反应发生在术后3个月以后，表现为肾功能进行性下降，最终会导致肾衰竭。前期的急性排斥反应是发生慢性排斥反应最主要的危险因素。灰阶超声检查发现移植肾长径缩短、皮质变薄、回声增强，频谱多普勒检查RI值可能增高。

环孢素和他克莫司（钙调神经磷酸酶抑制剂）是非常有效的免疫抑制剂。然而，两者都有肾毒性，会引起肾血管收缩和间质纤维化。多瘤病毒的再活化与这类药物有关，有报道会引起肾病。由于临床表现、发病时间及多普勒超声表现无法区分药物毒副反应及慢性排斥反应，需要进行肾穿刺活检，并紧密结合血清药物水平检查。

肾盂肾炎会引起弥漫性或局灶性肾皮质回声增强或减低。节段性梗死可能引起相似的局部表现，虽然梗死边缘通常更清晰且呈楔形。彩色或能量多普勒检查可见节段性梗死灶内无血流信号（图31.5）。

临床实用要点

- 正常移植肾的主肾动脉PSV范围为60～200cm/s，但可由于肾动脉吻合处成角而测得更高的速度，可能在术后早期短暂升高至250cm/s。
- 正常移植肾动脉RI≤0.8。
- 急性肾小管坏死、急性或慢性排斥反应、免疫抑制剂毒副反应（如环孢素）及梗阻性肾积水或肾盂肾炎的患者，RI异常，可达到0.8或更高。移植后异常出现时间和临床表现有利于鉴别诊断。

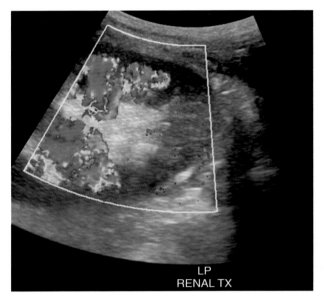

图31.5 局灶性肾梗死。请注意，移植肾下部（LP）未见血流信号。局灶性肾梗死可能由血栓、感染引起，也可能是由围术期灌注导管引起的动脉壁损伤所致，或由移植排斥引起的炎性细胞浸润所导致的肾动脉远端或分支狭窄进展所致。有时副肾动脉单独吻合，小吻合口可能形成血栓，导致肾部分梗死
RENAL TX：移植肾

（五）血管并发症

多普勒超声是诊断肾移植术后血管并发症的主要筛查方法。肾移植患者血管并发症发生率低于10%，而血管并发症引起的肾功能不全通常是可以治疗的。肾动静脉血栓常发生在肾移植术后早期，而肾动静脉狭窄则常发生在术后5～6个月。肾穿刺后的并发症包括动静脉瘘（AVF）和假性动脉瘤（PSA）。

肾动脉血栓通常在术后极早期就发生，迅速诊断是关键，以便采取血栓切除术或溶栓治疗挽救肾功能。肾动脉血栓的发生率低于1%，在活体肾移植患者、动脉吻合较复杂的患者，以及小儿肾移植（主肾动脉内径较细）中较容易发生。据报道，急性和超急性排斥反应、潜在高凝状态、动脉扭结、动脉夹层、血管管径不匹配、ATN、长时间缺血或外科操作技术存在缺陷等，均为肾动脉血栓的潜在原因或者危险因素。临床上肾动脉血栓通常表现为突发的无尿和移植肾区压痛。用彩色、能量和脉冲多普勒技术检测，动脉血栓堵塞处以远的动脉和静脉均无血流信号（图31.6和图31.7）。用灰阶超声检查，肾可以表现为回声

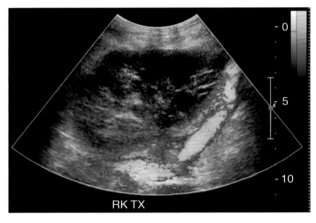

图31.6 肾动脉血栓。能量多普勒图像显示整个移植肾纵切面未见任何血流信号。该患者术后1天出现急性疼痛和无尿症状。超声检查后，该患者立刻被送入手术室进行了动脉血栓切除术。虽然动脉血供恢复了，但是患者出现急性肾小管坏死，需要透析。最终，该患者肾功能恢复
RK：右肾；TX：移植肾

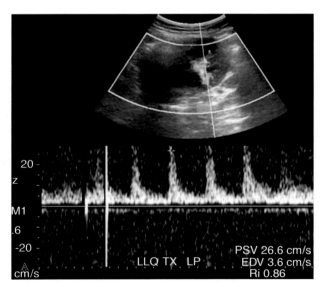

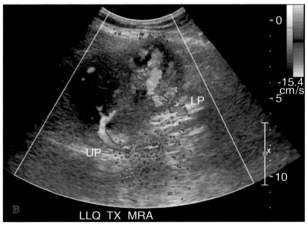

图31.7 肾动脉血栓。本例为活体亲属肾移植患者，供体有两条主肾动脉（MRAS）与受体髂外动脉分别进行端-侧吻合。A. 术后在恢复室进行多普勒超声检查，肾上部未见明确血流信号，且靠上的肾动脉主干未探及；肾下部（LP）段动脉舒张期血流较差，阻力指数（RI）为0.86；移植肾位于左下腹（LLQ TX）。以上发现符合肾上部主肾动脉急性血栓形成。其原因为肾上部水肿导致下部受压，从而产生外周血管阻力上升和舒张期血流减少，并最终导致RI的上升。B. 该患者随后进行了血栓切除术，肾上部血流恢复，可见靠上的肾动脉主干，且下部血流也有所增加
EDV：舒张期末流速；PSV：收缩期峰值流速；LP：下极；MRA：主肾动脉；UP：上极

减低、体积增大。局灶性或节段性肾梗死常发生于栓塞、急性排斥反应、巨细胞病毒（CMV）感染、血管炎、供应肾上部或下部的小动脉单独吻合引起的血栓、灌注导管引起的损伤导致瘢痕形成时。局灶性梗死超声图像表现为边界清楚的楔形或圆形的无血流信号包块或区域。回声变化多样，这与病程及梗死灶是否发生出血有关（图31.5）。局灶性肾盂肾炎也有类似的超声图像表现。

肾静脉血栓的发生率约为5%。通常出现在术后1周内，患者出现突发少尿、移植肾肿大和压痛。如果能早期诊断，采取血栓切除术则可以阻止肾功能的恶化。如果诊断时已经出现梗死，则需要进行肾切除和再次肾移植。危险因素包括低血压、血液高凝状态、急性排斥反应、吻合处狭窄、来自肾周积液对静脉的压迫，以及髂静脉血栓的延伸（图31.8）。左侧髂窝肾静脉血栓发生的概率稍大，这是由于左侧髂静脉被其上方的髂动脉和（或）主动脉压迫。灰阶图像无显著特异性，可以观察到移植肾体积增大，实质回声减低。主肾静脉增粗，内充满低回声的血栓，但急性期的血栓可能为无回声。多普勒检查可以发现静脉血流信号消失，同时动脉阻力指数增高，常出现舒张期反向血流（图31.9）。然而，仅仅动脉出现舒张期反向血流（不伴静脉血流信号消失）是不具有特异性的，可见于超急性排斥反应、严重的急性肾小管坏死及肾实质受肾周积液压迫时（佩奇肾现象，Page kidney phenomenon）（图31.10）。

肾动脉狭窄（RAS）是最常见的肾移植后血管并发症，发生率为1%～23%。目前认为，报道的RAS发生率范围如此大，是由于血流动力学上显著狭窄的定义缺乏统一标准，以及RAS的诊断方式存在差异。从美国肾脏数据系统登记处（United States Renal Data System，USRDS）

获得的最新数据显示其发病率相对较低，3年约2%，每年每1000例患者的总患病人数为8.3例。活体肾移植肾动脉狭窄较尸体肾移植常见，这是因为尸体肾移植手术会将主肾动脉连同部分主动脉壁（Carrel补片）一同获取，保护了肾动脉开口。端–端吻合出现肾动脉狭窄的风险是最高的。与肾动脉血栓相似，在动脉吻合复杂的患者及小儿肾移植中，肾动脉狭窄的发生率更高。狭窄通常发生在移植3个月后，1～3年内。患者表现为新发高血压、高血压不断加重或出现难治性高血压。体格检查时于移植肾区可闻及血管杂音。引起肾动脉狭窄的原因可能是内膜纤维化或瘢痕化、手术技术存在缺陷、灌注导管引起的血管损伤、对缝线过敏及排斥反应。狭窄通常位于主肾动脉吻合处。远端狭窄并不常见，可能是同种异体排斥反应或先前剥离和（或）灌注导管导致内皮损伤的标志。术后早期，肾动脉受压、扭曲或走行纤曲可能引起功能上的狭窄，尤其是在肾蒂血管过长的患者中（参阅下文）。这种情况下，通常可以发现主肾静脉狭窄，血流速度增快也可不增速。动脉粥样硬化或钳夹损伤造成的动脉吻合口附近的髂外动脉狭窄可以出现类似肾动脉狭窄的体征和多普勒超声检查表现。术后早期，动脉痉挛或水肿可能导致主肾动脉流速升高，在没有其他发现的情况下，建议进行3～7天随访检查，以排除肾动脉明显狭窄。

彩色多普勒超声检查发现局部血流出现混叠，这表明血流速度高，该处存在狭窄。脉冲多普勒诊断标准包括①收缩期峰值流速＞250cm/s；②狭窄处动脉收缩期峰值流速与狭窄前相邻动脉收缩期峰值流速比≥（2:1）～（3.5:1）；③狭窄即后段的湍流［狭窄后毛刺样动脉波形或"栅栏样"（picket fence）异常波形］；④狭窄远端肾实质内动脉出现"小慢波"（图31.11）。

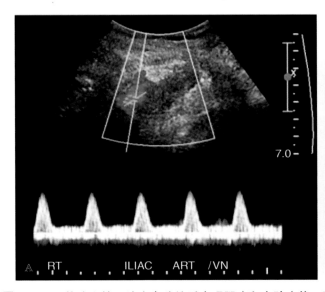

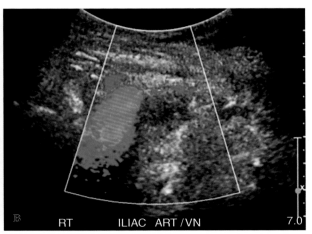

图31.8 深静脉血栓。该患者移植后出现腿痛和水肿症状。双功多普勒超声图像（A）和彩色多普勒超声图像（B）示右侧（RT）髂外动脉（ART）可见血流信号（红色），但其伴行静脉（VN）内未见明确血流。请注意，髂外动脉下方的髂外静脉（EIV）（图A中为管状，图B中为圆形）的回声提示急性深静脉血栓形成。盆腔静脉受到移植肾压迫可能导致髂外静脉血流速度变慢，从而增加血栓出现的风险。髂外静脉血栓延伸至移植肾静脉较为少见

ILIAC ART：髂动脉

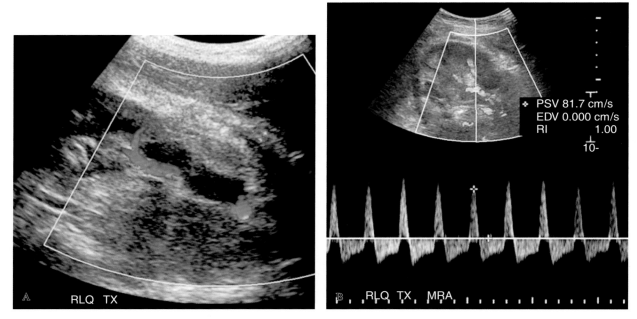

图31.9 肾静脉血栓（RVT）。A.彩色多普勒图像显示移植肾（TX）位于右下腹（RLQ），肾静脉主干位于肾动脉主干（红色）前方，其内未见明确血流信号。B.双功多普勒图像显示肾动脉主干（MRA）内高阻型血流频谱，可见舒张期反向血流。虽然术后即刻检查中出现该类型血流频谱最常见的原因是肾静脉血栓，但其并不具备特异性，在超急性排斥反应、严重的急性肾小管坏死、肾周积液压迫肾实质（佩奇肾，见图31.10）等情况下均可出现

　　EDV：舒张期末流速；PSV：收缩期峰值流速；RI：阻力指数

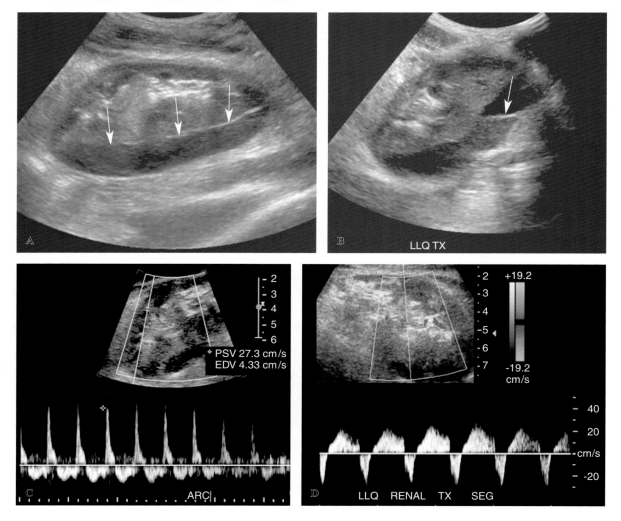

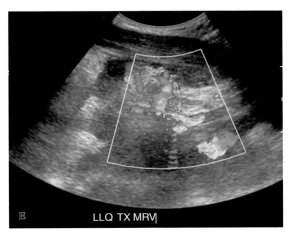

图31.10 佩奇肾（Page kidney）。该患者活体亲属肾移植后1天出现疼痛和少尿症状。纵切（A）和横断斜切（B）灰阶图像显示肾周可见复杂性积液，肾实质受压变形（图A中箭头所示）。可见液-液平面（图B中箭头所示）。上述表现提示包膜下大面积血肿压迫肾实质。频谱多普勒显示弓形动脉（图C所示，ARC）及段动脉（图D所示，SEG）出现舒张期反向血流，类似于图31.9B所示。然而，彩色多普勒图像（E）显示肾门处肾静脉主干及实质内肾静脉均可见静脉血流信号（蓝色）。该病例中，反向舒张期血流是由佩奇肾现象引起的，即由肾实质受到肾周血肿压迫导致外周血管阻力升高。令人惋惜的是，尽管进行了手术减压，患者仍出现了严重的急性肾小管坏死，肾功能未得到恢复，并最终切除了该肾

LLQ：左下腹；MRV：主肾静脉；TX：移植肾

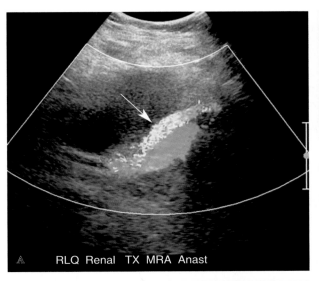

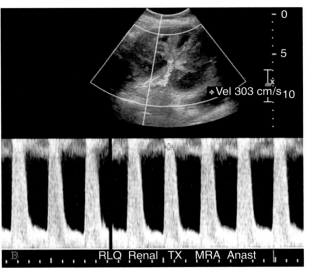

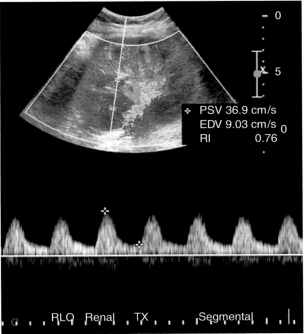

图31.11 肾动脉狭窄（RAS）。该患者活体肾移植术后6个月出现严重的高血压。A.彩色多普勒显示主肾静脉（蓝色）前方的主肾动脉（MRA）局部出现了彩色混叠现象（箭头所示）。频谱多普勒显示主肾动脉吻合口处收缩期峰值流速（PSV）明显升高，达303cm/s（B图），而肾段动脉频谱收缩期上升支轻度水平倾斜（"小慢波"，C图）。这些征象表明存在肾动脉狭窄。"小慢波"的存在提高了多普勒检查主肾动脉吻合处收缩期峰值流速增加的特异度，因为收缩期峰值流速增加也可见于无肾动脉狭窄患者。主肾动脉出现局部彩色混叠和收缩期峰值流速增加有助于明确狭窄位置

EDV：舒张期末流速；RLQ：右下腹；TX：移植肾；Renal：肾；Anast：吻合口；Segmental：段（动脉）

然而，主肾动脉吻合口处的峰值流速通常高于原主肾动脉开口处的峰值流速，这是由于冗长的移植肾动脉走行纡曲、肾动脉与髂外动脉成锐角、肾血流量增加等原因。因此，一些学者提出采用峰值流速300～350cm/s作为诊断移植肾动脉狭窄的标准。但是，峰值流速增高对诊断移植肾动脉狭窄并没有特异性，这一点与峰值流速在判断原位肾动脉狭窄时不同。无论是主观判断还是通过测量加速时间＞70～100ms，判断为"小慢波"，都增加了诊断的特异度。但是"小慢波"仅仅提示近端动脉存在狭窄的可能，狭窄可以位于髂外动脉、腹主动脉，甚至是主动脉瓣膜。根据文献报道，多普勒超声诊断移植肾动脉狭窄的敏感度为87%～94%，特异度为86%～100%，敏感度与特异度差异主要与多普勒具体诊断标准有关。提高诊断标准则特异度提高，但敏感度降低。因此，由于超声检查结果缺乏特异性，并且大多数高血压肾移植患者无肾动脉狭窄的实际情况，通常建议采用非增强磁共振血管成像或经导管动脉造影进行证实。对肾移植患者，尤其是肾功能减退的患者，应避

免使用含钆造影剂，因为有引起肾源性系统性纤维化的风险。同样也不应使用含碘静脉造影剂，因为有引起造影剂诱导的肾病或肾衰竭的风险。肾动脉狭窄可以通过经皮血管成形术、动脉支架置入术或外科手术血管重建（较少采用）进行治疗。

肾静脉狭窄（RVS）一般少见，主要是由邻近肾周积液压迫或血管周围纤维化所致。多普勒超声检查可以观察到静脉管腔变窄，狭窄处出现彩色混叠并且流速增高（图31.12）。虽然有报道，肾功能不全患者静脉狭窄处峰值流速增加3～4倍可能具有临床意义，但目前尚无明确的多普勒及灰阶超声RVS分级指标，肾静脉狭窄的临床意义尚待商榷。仅凭影像学标准，可能很难区分静脉狭窄与供体受体静脉管径不匹配。支架置入术是一种可选的治疗手段。

肾皮质穿刺活检常用于引起移植肾功能不全病因的确诊。穿刺并发症主要有血肿、动静脉瘘和假性动脉瘤。血肿一般比较小，无须治疗，除非血肿体积进一步增大，和（或）压迫肾实质或肾蒂。大多数动静脉瘘和

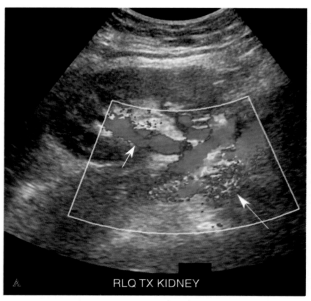

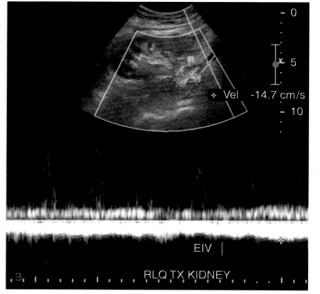

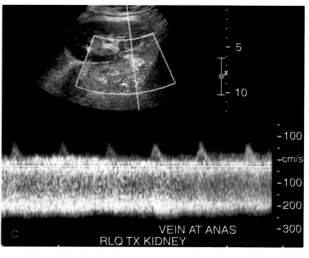

图31.12 肾静脉狭窄（RVS）。A.彩色多普勒图像显示移植肾（TX）位于右下腹（RLQ），肾静脉主干（MRV）及髂外静脉（EIV）吻合处可见局部彩色混叠（长箭头所示）。短箭头所示的为通向上极的主肾静脉，红色为髂外动脉。B.频谱多普勒显示髂外静脉流速约为15cm/s。C.肾静脉主干吻合口处流速约为200cm/s。流速比超过13:1，符合肾静脉严重狭窄。若患者存在肾衰竭，建议行支架置入。然而，如果并没有肾功能不全的征象，这一发现的临床意义尚不明确，建议超声随诊

假性动脉瘤较小，临床上无关紧要，并且可以自愈。直径超过2cm的假性动脉瘤和较大的动静脉瘘会导致肾缺血、血尿或充血性心力衰竭，因此需要进行经皮栓塞治疗。如果采用超声引导下穿刺，能避开肾窦内较大的段动脉和静脉，可以显著降低有临床影响的动静脉瘘与假性动脉瘤的发病率。穿刺路径位于皮质内时最安全。肾外动静脉瘘与假性动脉瘤通常是外科技术缺陷、吻合处撕裂或者感染所致，这种情况普遍需要进行干预，因为

其体积较大并且有发生破裂的风险（图31.13）。

动脉与静脉受损，可能会在两者间形成动静脉瘘。彩色多普勒显示，在血管外出现杂乱彩色信号被称为彩色杂音伪像，是由于瘘周围软组织振动而产生的。同时，由于高速血流通过，在供血动脉与瘘管连接处可以观察到局部彩色混叠。频谱多普勒检查供血动脉呈现典型高速低阻血流，引流静脉内为搏动性高速血流频谱形态（图31.14）。灰阶图像可以观察到引流静脉扩张呈囊状。

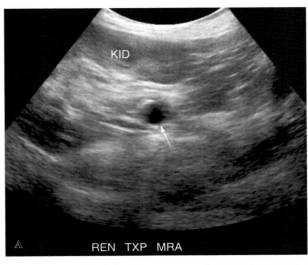
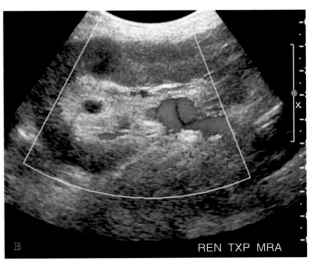

图31.13　肾外假性动脉瘤（PSA）。A.移植肾（RENTX）肾门处矢状斜切灰阶图像显示，肾动脉主干（MRA）上方可见一圆形无回声区（箭头所示）。B.彩色多普勒示其内"阴-阳"图形的涡流血流，支持假性动脉瘤诊断。考虑到其大小和位置（在肾外），如果破裂，出血量可能很大
　　KID：肾；REN TXP MRA：移植肾主动脉

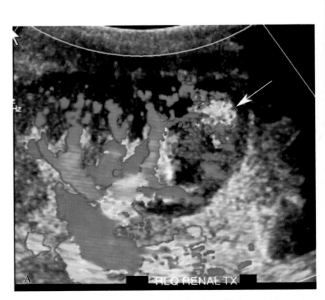
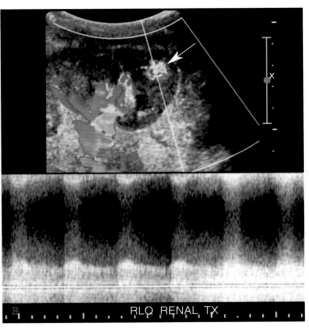

图31.14　动静脉瘘（AVF）。该患者移植肾（TX）位于右下腹（RLQ），明确肾衰竭原因2天前进行了肾穿刺活检。A.彩色多普勒显示肾下部可见一彩色混叠区域，提示高速血流。B.频谱多普勒显示该区域可见动脉频谱，其收缩期峰值流速与舒张期末流速均较高，考虑为动静脉分流。上述表现可诊断为动静脉瘘（箭头所示）。引流静脉表现为搏动性高速波形（图中未展示）。多普勒超声不能确定动静脉瘘分流的血流量。由于大部分动静脉瘘可自愈，通常建议患者进行超声随访，除非出现移植肾缺血、血尿或者充血性心力衰竭等情况，这种情况下经皮栓塞是首选治疗方法

从穿刺处血管壁溢出的血液压迫周围软组织形成假包膜，血液被包裹形成假性动脉瘤。灰阶图像上表现为无回声的囊性结构，其内可能存在血栓。假性动脉瘤彩色多普勒图像表现为"阴-阳"图形（一边是红色，另一边是蓝色）的涡流血流信号。假性动脉瘤与动脉的连接处也称为瘤颈，多普勒图像表现为收缩期朝向瘤体、位于基线上方的血流信号，舒张期为背离瘤体、位于基线下方的血流信号（图31.15），呈特征性的"往-返"模式。

当肾动脉或肾静脉过长或移植肾位于腹腔时，血管蒂可能会发生扭转，这类现象比较罕见。扭转多发生在术后早期，可以是完全扭转，也可以是部分扭转。临床表现无特异性，患者会出现腹部压痛和腹胀。早期明确诊断至关重要，需要进行手术复位以改善移植肾的血供，从而防止发生肾动脉血栓、肾静脉血栓或急性肾小

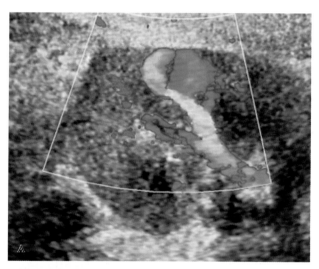

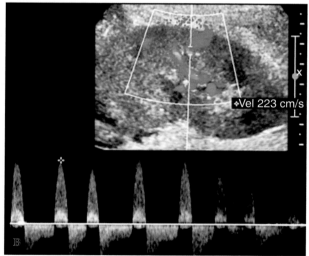

图31.15　肾内假性动脉瘤（PSA）。 A.移植肾横切面彩色多普勒图像可见一圆形区域，内呈红蓝模式涡流，支持假性动脉瘤诊断。供血血管（颈部）出现蓝绿色及黄色彩色混叠信号，提示高速血流。B.频谱多普勒显示假性动脉瘤的颈部血流呈经典的"进-出"模式，即收缩期血流进入假性动脉瘤，舒张期离开假性动脉瘤

管坏死，但是长期预后仍然比较差。移植肾位于髂窝时，随着周围组织肿胀消退、出血吸收，轻度扭转可以自行缓解。灰阶图像表现为肾旋转不良，肾门指向前方而不是后方。输尿管发生扭转时会造成肾盂积水和尿路上皮增厚。肾动脉多普勒频谱变化多样，可以表现为正常图像，也可以出现舒张期反向血流。术后即刻，吻合口远端主肾动、静脉相邻部分均出现流速增快，应当怀疑存在扭转的可能。如果是完全型扭转，多普勒超声表现为移植肾无血流信号，这难以与肾动脉血栓、肾静脉血栓相鉴别。移植肾动脉收缩期峰值速度降低可能意味着流入道梗阻，需要进行肾脏复位。

移植肾受到其上方皮下组织挤压，或将一个大肾脏放在一个小髂窝内（这在儿童移植中更容易发生），也可能使实质血流量减少，导致移植肾动脉收缩期峰值和舒张期末流速降低。如果肾功能下降或RI显著增加与肾受压有关，则可能需要将肾脏上方皮下组织去掉或置于腹腔内。

临床实用要点

- 正常移植肾动脉
  - 主肾动脉PSV范围为60～200cm/s
  - 正常RI≤0.8
- 移植肾动脉狭窄的标准
  - PSV≥250cm/s
  - 肾动脉狭窄部位与正常节段之间的PSV比值大于（2:1）～（3.5:1）
  - 加速时间超过70～100ms（0.07～0.10s）
  - 狭窄后湍流
  - 肾内动脉分支"小慢波"
- 肾静脉狭窄
  - 可能是由于肾外周积液压迫
  - 受压或狭窄部位的流速升高3～4倍
- 移植肾假性动脉瘤
  - 血管团块内的"阴-阳"图形
  - 瘤颈处"往-返"血流
- 移植肾动静脉瘘
  - 主肾动脉高速低阻血流
  - 主肾静脉血流动脉化

（六）肾周积液

肾周积液非常常见，包括血肿、血清肿、淋巴囊肿、尿囊肿和脓肿。超声检查有助于描述积液的存在及范围，评价其对移植肾及血管蒂造成压迫的严重性，灰阶和彩色多普勒超声检查无特异性，对肾周积液病因的鉴别诊断主要依赖于积液出现时间及症状，明确诊断需要进行经皮穿刺抽液。肾周积液可能发生感染，形成脓肿，因此参考白细胞计数、发热及疼痛等对诊断至关重要，尽管免疫抑制可能掩盖感染的体征和症状。

术后出现少量肾周血肿非常常见，可能普遍存在，大多数可以自行吸收。穿刺或盆腔创伤也可以造成血肿。大的或不断扩大的血肿可能会压迫血管蒂或输尿管，分别导致血管损伤或肾盂积水（图31.16）。包膜下血肿可能压迫肾实质（图31.17），引起肾功能不全或缺血，需要穿刺抽液或进行外科清创术。肾完全被周围血肿挤压，导致"佩奇肾"，比较少见，表现为肾缺血和（或）高血压。当出现这类情况时，由于外力挤压肾脏，外周血管阻力增大，肾内动脉会出现舒张期血流减少甚至反向（图31.10）。使用灰阶图像检查，急性期血肿通常是有回

声的，随时间推移，回声变得更低并且复杂（图31.10、图31.16及图31.17）。偶尔可见血液分层（液-液平面），通常出现在急性期（图31.10、图31.16）。包膜下积液会使肾实质变形、受压或呈扇形改变（图31.17）。多普勒检查显示包膜下积液内无血流信号。

术后发生尿性囊肿相对少见，发生率约为1%。尿性囊肿发生时间多在术后前2周，这可能是由尿液从肾盂、肾盏、输尿管或输尿管膀胱吻合处外漏所致。输尿管膀胱吻合处发生外漏，可能是由手术技术缺陷造成的，或者是由于缺血和（或）排斥反应导致输尿管坏死。输尿管的血液供应比移植肾其余部分血液供应更稀疏，血液供应不足引起的缺血和（或）排斥反应引起的细胞浸润可导致坏死、吻合处破裂或输尿管狭窄。近端或肾门周围尿液外渗很可能是因为存在潜在梗阻（血凝块、结石、碎片、真菌球）或器械所致输尿管狭窄。尿性囊肿患者可能出现腹部压痛、尿量减少和尿液自伤口外流现象。超声检查时尿性囊肿表现为边界清楚的无回声积液，通常位于移植肾和膀胱之间（图31.18）。囊内分隔少见，这一点有助于与血肿或淋巴囊肿的鉴别。无回声积液范围间断性增大也提示可能是尿性囊肿。可通过CT检查、尿路造影、肾脏放射性核素显像或经皮穿刺抽液（图31.18D）确认诊断。并发症包括合并脓肿形成二重感染、破裂导致尿性腹水。

淋巴囊肿通常在术后4～8周出现，发生率为0.5%～20%。通常在检查中偶然发现淋巴囊肿，可能压迫输尿管和（或）肾蒂血管，从而引起肾盂积水和（或）肾动静脉流速增高。淋巴囊肿很少会引起阴囊、阴唇和下肢水肿。典型超声表现为无回声，通常有分隔存在。淋巴囊肿可以出现在移植肾周围任何部位，但出现在移植肾中部周围较常见（图31.19）。较大淋巴囊肿可以引起肾盂积水或产生压迫效应，因此需要采取外科造瘘术或经皮引流治疗。较长时间的导管引流和硬化治疗可以降低复发率。

肾周脓肿的超声典型图像表现为包含低回声区的复杂性积液。周围血流信号可能增多。然而，对于任何有感染体征和症状，以及肾周积液的移植肾受体，不管超声表现如何，都必须考虑脓肿的诊断。确诊有赖于穿刺抽液、革兰氏染色及细菌培养。

肾移植尿路梗阻的发生率低于5%，通常出现在术后前6个月内。继发梗阻的原因很多，包括周围积液的外在压迫、局部缺血或排斥引起的狭窄、集合系统内血凝块（图31.20）、结石（图31.21）、真菌球或乳头坏死造成的腔内阻塞。大部分狭窄发生在输尿管下1/3段，多位于输尿管膀胱连接处，造成狭窄的原因可能是缺血或手术技术缺陷。肾移植患者发生肾结石的风险增高（图31.21），发生率为1%～2%，这可能是持续的继发性甲状旁腺功能亢进所引起的高血钙所致。由于移植肾无神经支配，即使患者出现结石引起尿路梗阻通常

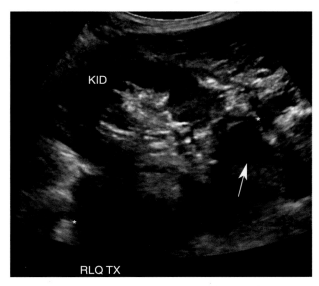

图31.16　肾周血肿。在恢复室中进行基线超声检查的图像。移植肾（KID）内侧和下方可见较大的分叶状混合回声积液。大部分术后即刻出现的肾周积液为血肿。此外，图中可见一"液-液"平面（分层平面，箭头所示），提示血肿的存在。大部分术后血肿都较小，无临床意义，但是，在检查过程中发现血管蒂旁较大血肿增大，因此该患者被送回手术室，清除血肿并结扎出血血管

　　RLQ：右下腹；TX：移植肾

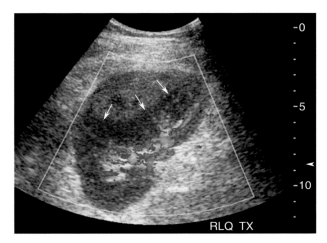

图31.17　包膜下血肿。一例肾穿刺后出现疼痛的患者，可见位于正常肾轮廓内的无血流等回声区，压迫肾皮质

　　RLQ：右下腹；TX：移植肾

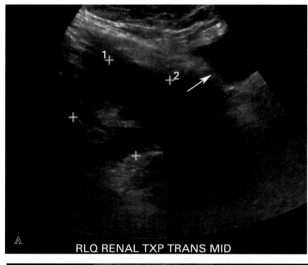

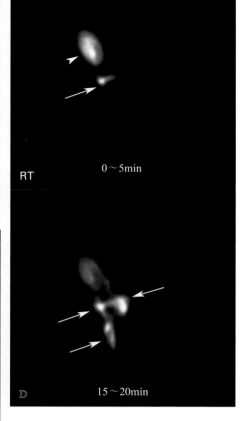

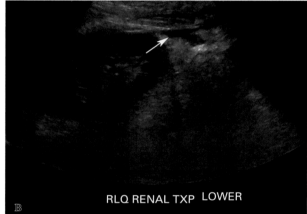

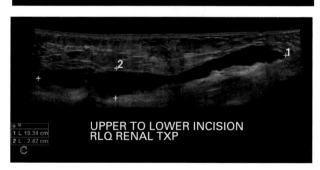

图31.18 尿性囊肿。右下腹（RLQ）移植肾横切面（A）和矢状面（B）灰阶超声图像分别显示靠近肾中部和下部的低回声积液（箭头）。矢状面宽景超声图像（C）显示一个大的低回声肾周积液（卡尺），向下方延伸，长度接近20cm。^{99m}Tc-MAG3肾脏放射性核素显像（D），在0～5min和15～20min的冠状平面图像显示右下腹移植肾（箭头）和放射性示踪剂渗出（长箭头），随着时间推移，放射性示踪剂增加，聚集在邻近右下腹移植肾的腹膜外，并向下延伸到右侧阴囊。膀胱内也可见放射性示踪剂（短箭头）

TRANS：横切面；RENAL TXP：移植肾；MID：中段；LOWER：下；UPPER：上；TO：至；INCISION：切面图

也没有症状。肾穿刺、集合系统坏死或缺血、肿瘤（详见后文）均可以导致血尿或集合系统内出现血凝块，因此在检查过程中，应仔细排查是否有动静脉瘘、假性动脉瘤或肿瘤。如前文所述，由于某些无尿路梗阻的移植肾患者也可以出现轻度至中度肾盂肾盏扩张，使超声诊断尿路梗阻的可靠性受到挑战。但是，肾盏扩张说

明存在梗阻的可能，应在排尿后仔细检查，排除尿液反流的情况。患者有肾盂肾盏扩张、不明原因RI值升高（＞0.70），提示有梗阻可能（图31.22）。

（七）肿瘤

由于长期服用免疫抑制剂，肾移植患者发生恶性肿瘤的风险增高，大多数是淋巴瘤或皮肤癌。结肠癌、

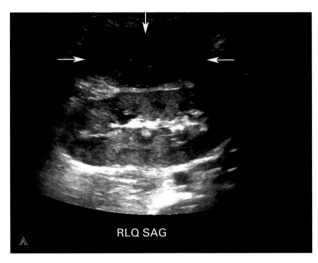
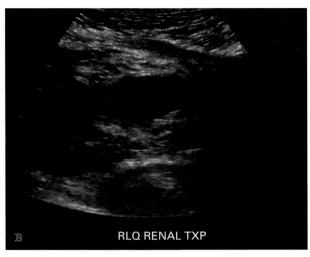

图31.19 淋巴囊肿。A.肾移植（TXP）3个月后矢状面灰阶超声图像，显示肾周的大多房性低回声积液（箭头）。B.6个月后随访检查，该积液未经治疗完全吸收

RLQ：右下腹；SAG：矢状面

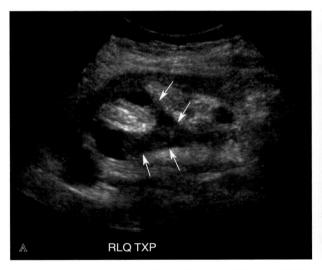
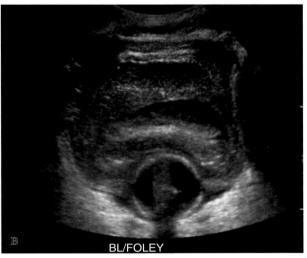

图31.20 集合系统内出血。该患者肾穿刺后出现血尿症状。另一图像中（未显示）可见动静脉瘘。A.灰阶图像显示肾内集合系统扩张，其内可见有回声物质（箭头所示，血凝块）。肾盂积脓也可能出现类似的超声表现，但其临床症状不同，会出现感染和脓尿。B.横断灰阶图像显示膀胱（BL）内也可见有回声的分层的血凝块或出血。膀胱腔内另可见导尿管球囊回声

RLQ：右下腹；TXP：移植肾

宫颈癌及肾细胞癌在移植肾与原肾的发病率也有所升高（图31.23）。移植后淋巴增殖性疾病（post transplant lymphoproliferative disorder，PTLPD）的发病率为0.9%～2.5%。目前认为，在免疫抑制的情况下，EB病毒的重新激活及可能的巨细胞感染可导致B细胞的单克隆性增殖。这种疾病的谱系很宽，从低级别的流感样症状的单核白细胞增多症，到高级别的实性淋巴瘤。早期的PTLPD多发生在术后第一年，累及较年轻患者。患者接受抗病毒治疗及降低免疫抑制剂量后恢复较好。晚发的PTLPD多发生在术后2年半以后，更具侵袭性，预后较差。尽管任何实质性器官均可能受累，但最常见的是肾实质的实性肿块（图31.24A）、弥漫性肾实质浸润

（图31.24B）或肾门部淋巴结肿大，肿大淋巴结可能压迫或包绕输尿管和血管蒂。

（八）未来发展方向

通过静脉注射微泡进行超声造影检查，可用于评估器官灌注和皮质增强模式，是一种正在发展中的技术。尽管经美国FDA批准可用于肝脏病变诊断，但未被批准用于评估移植肾，静脉超声造影剂已在美国以外国家广泛使用，可提供出色的移植肾血管显像，包括肾动脉吻合口、静脉吻合口及皮质的灌注。超声造影可能提高超声对肾血管和组织灌注的显像，以发现轻微肾皮质灌注不良，定性局部肿块，鉴别重度肾动脉狭窄与血管扭曲、肾动脉血栓。

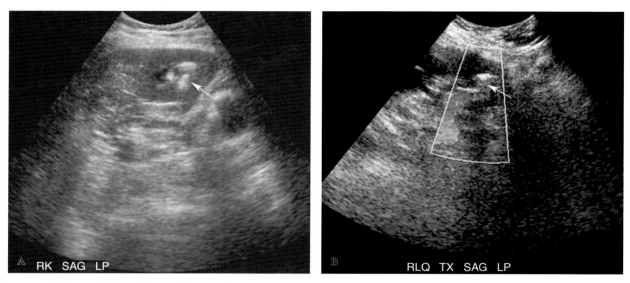

图31.21 肾结石。纵切面（SAG）灰阶图像（A）显示移植肾下部（LP）可见3个强回声团（箭头所示），虽然其后方未见声影，但彩色多普勒图像（B）可见快闪伪像（箭头所示），提示至少其中一个为肾结石。这些结石并非梗阻性，患者无症状。但是，由于移植肾无神经支配，结石即使在掉落过程中，患者也可能并无症状

　　RK：右肾；RLQ：右下腹；TX：移植肾

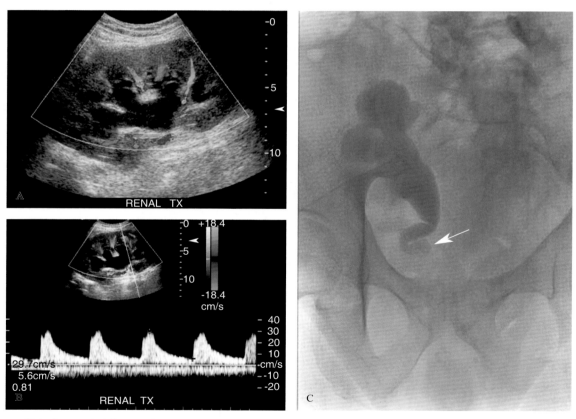

图31.22 肾积水。A.移植肾（TX）矢状面彩色多普勒图像可见集合系统扩张。虽然移植肾集合系统轻度扩张较常见，但通常是由于尿排量增多和缺少自主神经系统，肾盏和漏斗部扩张则提示梗阻存在。B.频谱多普勒示舒张期血流减少，阻力指数上升为0.81，上述表现意味着集合系统内存在梗阻，且导致血管阻力升高，因此具有生理意义。C.经皮肾盂造影提示远端输尿管狭窄和肾积水

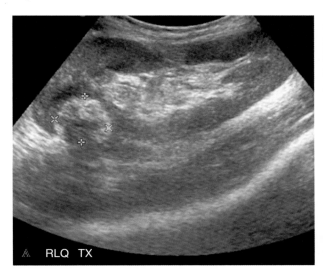
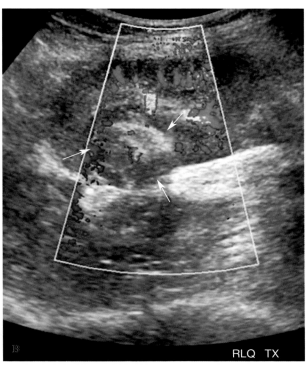

图31.23 移植肾肾细胞癌。A.纵切面灰阶图像显示移植肾（TX）位于右下腹（RLQ），于上极可见一不均质回声占位（光标所示）。B.彩色多普勒超声图像显示占位内可见血流信号（箭头所示），进一步提示其为实性。虽然血管平滑肌脂肪瘤也可为实性回声，但其通常较为均匀，一般无血流信号，并且不太可能从移植肾中新生。经穿刺证实该占位为肾细胞癌，并进行了保肾手术

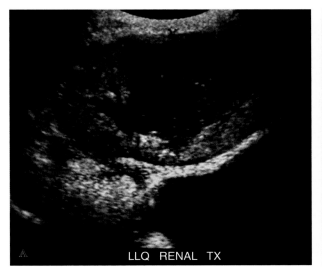
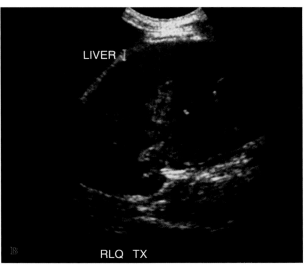

图31.24 移植后淋巴组织增殖性疾病（PTLPD）。A.纵切面灰阶图像显示移植肾（TX）位于左下腹（LLQ），可见累及肾皮质和肾窦的较大低回声区（光标示），穿刺活检证实为PTLPD。B.另一PTLPD患者，纵切面灰阶图像显示移植肾明显增大至肝下缘，失去正常肾脏结构，回声明显减低。该病例为典型弥漫浸润型PTLPD

　　RLQ：右下腹

　　超声弹性成像是另一个正在发展的技术，用于测量组织硬度。最初的研究报道，肾皮质硬度增加是亚临床慢性排斥反应的敏感指标。但是，需要注意的是，这种相关性是存在争议的，一些研究表明肾脏实质弹性成像的定量指标与活检证实的间质纤维化没有关系。

临床实用要点

- 在检查之前了解移植肾的外科解剖结构。
- 可用灰阶超声诊断移植肾积水、肾结石和肾周积液。
- 彩色多普勒超声对于评估移植肾灌注、血管通畅及明显动静脉狭窄有重要作用。

- 存在彩色混叠和彩色杂音伪像，有利于狭窄的检测。
- 脉冲多普勒对于确定狭窄、血栓形成和实质异常是必要的。
- RI升高，提示移植肾功能不全，尽管不是特异性的指征。
- 对于诊断血管通畅性和血栓形成，优化彩色和脉冲多普勒至关重要，特别是在低流速状态下。
- 仔细扫描血管吻合处，有利于狭窄的检测。
- 检查解剖结构复杂的移植肾，可能需要不同的扫描方法和患者体位。
- 术后即刻出现主肾动脉PSV升高可能与痉挛/水肿有关，建议在3～7天进行随访。

（九）总结

对于终末期肾病患者来说，目前肾移植仍然是最好的治疗手段。超声是评估有症状或肾衰竭的肾移植患者的首选影像学方法。虽然超声检查的结果通常不具有特异性，将彩色多普勒图像及多普勒频谱分析与临床各参数结合，是发现急性肾小管坏死、排斥反应、血管并发症或肾周积液等早期异常的极好方法。虽然阻力指数升高是肾功能不全的一个非特异性指标，但可以进一步证实灰阶超声或多普勒超声检查结果的临床意义。尽管还需要进一步的研究，但超声造影和弹性成像技术的发展有望进一步提高超声对早期移植肾功能不全的诊断，达到在移植肾尚可挽救时促进干预的目的。

三、肝移植

1963年，Starzl医师及其同事在科罗拉多大学健康科学中心完成了首例肝移植术。目前，肝移植逐渐被认为是各种原因导致的急性或慢性肝衰竭最好的治疗方法。肝移植的常见适应证如表31.1所示。根据米兰标准，肝细胞肝癌的患者，即肿瘤单发且直径＜5cm，或肿瘤数量不超过3个且每个肿瘤直径不超过3cm，是最普遍接受的肝移植指征。肝移植的禁忌证如表31.2所示。在美国，截至2016年2月，共实施6500例尸体及活体肝移植手术，还有14 772名患者仍在等待移植的名单上。移植的优先次序是根据估计的短期最高死亡率决定的。随着免疫抑制技术和外科手术技术的改进和提高，行尸体肝移植患者移植术后1年、5年、10年的生存率分别为88.4%、73.8%、60.0%，而活体肝移植患者的发生率分别为91%、79%和69.9%。移植肝的原发性无功能是造成肝衰竭和功能丧失的主要原因。然而，血管和胆管的并发症及围术期出血和感染也增加了死亡率和并发症发生率。必须及时发现术后并发症，以防止移植肝衰竭，并使患者预后达到最佳。多普勒超声是评估移植肝的一线影像学方法，尤其是怀疑存在血管并发症时。超声在评估移植肝周围积液中也具有重要作用。然而，对于移植肝是否发生排斥反应，则需要进行穿刺活检，

表31.1	肝移植的手术指征
急性肝衰竭	
肝硬化的并发症	
腹水	
肝癌	
门静脉高压性胃病导致的慢性胃肠道失血	
肝性脑病	
难治性静脉曲张失血	
综合性功能障碍	
具有系统表现的基于肝脏的代谢疾病	
α1-抗胰蛋白酶缺乏症	
家族性淀粉样变性	
糖原贮积病	
血色素沉着症	
原发性高草酸尿症	
威尔逊病	
慢性肝病的全身并发症	
肝肺综合征	
门静脉性肺动脉高压	

表31.2	肝移植的禁忌证
MELD评分＜15	
严重的心肺疾病	
艾滋病	
长期酗酒或非法药物滥用	
肝癌转移扩散	
尚未控制的败血症	
解剖异常导致无法进行肝移植	
肝内胆管细胞癌	
肝外恶性肿瘤	
暴发性肝衰竭并且持续ICP＞50mmHg或CPP＜40mmHg	
血管内皮瘤	
患者依从性差	
缺乏足够的社会支持系统	

注：CPP，脑灌注压；ICP，颅内压；MELD，终末期肝病模型。

因为影像学检查通常不能确诊。本章将主要介绍超声对肝移植术后常见并发症的诊断。

（一）外科技术

大部分肝移植术采用整个尸体肝进行原位移植。还有一些其他的方法，如最常用于小儿的活体部分肝移植

和减体积的或劈裂式的尸体肝移植术。手术除了要对胆管进行吻合，还要对肝动脉、门静脉和下腔静脉三根血管进行吻合（图31.25、图31.26）。吻合术式取决于是活体肝还是尸体肝、全肝还是部分肝移植、供体或受体是否有先天性异常，以及受体血管和胆总管是否存在病变。

最常见的肝动脉吻合方式是通过Carrel补片（尸体供体主动脉壁的一部分）切下供体腹腔干，或选择肝总动脉与脾动脉的分叉点，与受体肝动脉左右支分叉处或胃十二指肠动脉起始的地方进行"鱼嘴样"的端-端吻合。如果受体肝动脉或腹腔干较短或存在病变，则使用供体髂外动脉（作为桥血管）与受体腹主动脉直接吻合。门静脉吻合通常采用供受体门静脉主干端-端吻合。如果术前受体肠系膜上静脉或门静脉存在血栓，则取供体髂外静脉（作为桥血管）连接供体门静脉和受体未受累肠系膜上静脉或受体肾静脉（少见）。传统上，供者下腔静脉是作为一个插入式移植物放置的，将供体的肝上下腔静脉、肝下下腔静脉与受体下腔静脉端-端吻合（图31.25）。而目前通常采用的术式为"背驮式"（图31.26），该方法将供体肝上方的下腔静脉与受体肝静脉汇

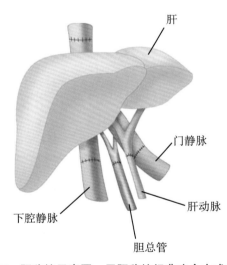

图31.25 肝移植示意图。尸肝移植经典吻合方式
译者注：原版图的"肝静脉"有误，已改为"肝动脉"

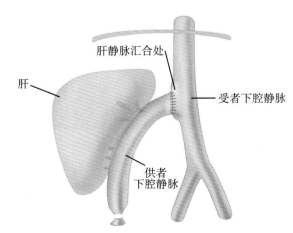

图31.26 肝移植示意图。背驮式肝移植吻合方式

合处下腔静脉行端-侧吻合，而将供体肝下方的下腔静脉远端进行结扎。供体肝尾状叶静脉直接回流到供体肝下下腔静脉，保持该段血管开放。背驮式手术的优点有手术时间短、只进行一次吻合、术中不阻断受体下腔静脉血流（无须建立静脉旁路），减少了腹膜后切开的范围，从而降低了术中出血和失血的可能。改良的右半肝移植术是利用髂外动脉或隐静脉作为桥血管来重建肝中静脉。

胆管吻合通常是在受体肝总管与供体胆总管间采用端-端吻合。胆囊切除是常规，受体胆总管或肝总管存在病变时，行胆总管空肠吻合术。目前多不放置T管，以免增加胆漏的风险。

（二）肝移植术后正常超声表现

在笔者医院，肝移植术后前3天，每天进行一次多普勒超声检查，然后分别在术后1个月、6个月和12个月进行超声随访。检查时通常根据患者体型使用频率为2～5MHz的凸阵探头。选择经腹壁、肋间或肋下多个途径对肝进行扫查，尤其是术后早期有敷料遮挡时。肋间途径可以很好地观察肝右后叶的血管，肋下途径有助于观察肝静脉与下腔静脉汇合处。灰阶图像可以显示肝实质、胆管系统和肝周情况。彩色和脉冲多普勒可以显示肝动脉和门静脉主干及左右支，右、中、左肝静脉，下腔静脉及其吻合口。检查时应测量肝动脉主干及肝内肝动脉的阻力指数，收缩期峰值流速（PSV）及加速时间（收缩期起始至达到收缩期早期峰值的时间间隔）。

正常肝动脉频谱呈现收缩期急速上升趋势，加速时间低于0.08s，阻力指数为0.5～0.8（图31.27A）。肝动脉吻合处PSV应该低于200cm/s，但是当肝动脉走行纡曲或过长时，PSV可能会升高，一部分原因是多普勒角度校正不当。由于新的肝脏需要从外科手术、冷缺血时间和再灌注影响中恢复，肝移植术后早期表现为异常生理状态。因此，术后24h内进行超声检查可能会表现出异常，这些异常大多是暂时的，并在随后几天检查中恢复正常。一项术后早期常见异常是RI大于0.8。RI增加很可能是由再灌注水肿和（或）容量超负荷导致的血管阻力增加和肝动脉顺应性降低。通常在术后3～7天，肝动脉阻力指数恢复正常（图31.28）。因此，术后即刻出现肝动脉RI升高，但病情稳定没有肝衰竭迹象的患者应进行连续超声检查，直到RI恢复正常。其他侵入性的影像学检查并不必要。术后即刻出现肝动脉RI增高与胆道系统并发症、肝衰竭或患者死亡风险增高不相关。但是，如果临床关注或者在术后即刻行多普勒超声检查无法获得肝动脉的血流信号，则可以在给予硝苯地平（一种强有力的血管扩张剂）20～30min后重新检查。如果肝动脉正常，给药后多普勒超声可检测到血流信号，且RI为0.5～0.8（图31.29）。

在一些实验室，如果多普勒超声检查未探及肝动脉频谱，则予以静脉注射超声造影剂后再对患者进行检查。如果供体年龄较大（>50岁），肝移植术前和术中

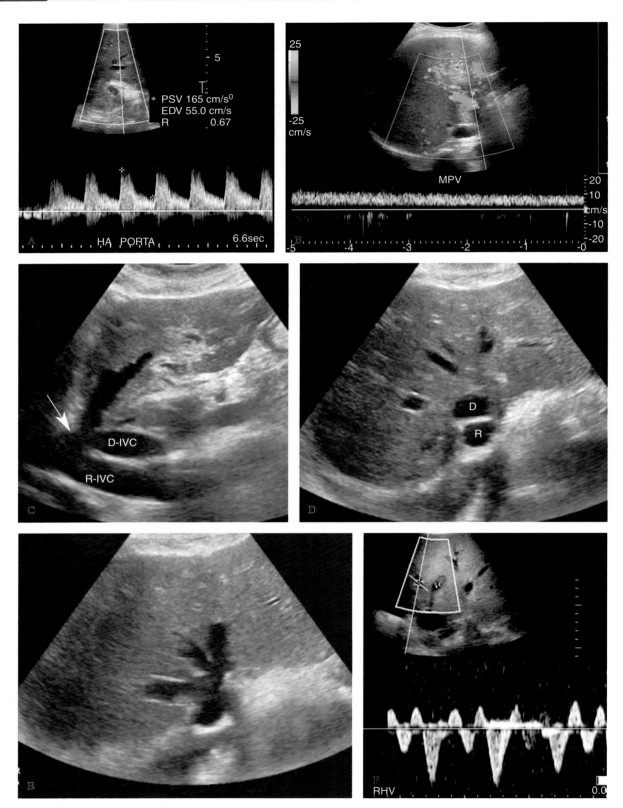

图31.27　正常移植肝频谱多普勒图像。A.肝门部肝动脉频谱图像。收缩期呈快速上升，而舒张期呈连续前向血流，阻力指数为0.67。肝内各级动脉的频谱图像与之类似。B.门静脉主干（MPV）频谱图像呈连续入肝血流频谱。频谱波形受呼吸影响有轻微波动是正常现象，但是本例无此现象。肝内各级门静脉频谱图像与之类似。C.背驮式移植肝下腔静脉吻合口处矢状面图像。将供体下腔静脉（D-IVC）上部与受者肝静脉汇合处缝合，并将其远端结扎。尾状叶小的肝静脉内血流直接流入供体的下腔静脉，维持其开放。D.横切面图像显示供体（D）与受体（R）下腔静脉。E.与图C和图D为同一患者的图像，该图像是图D位置更向上的横切面图像。F.肝右静脉（RHV）的频谱图像。搏动性的三相波反映了右心房的压力变化。下腔静脉与肝静脉均应表现类似的频谱图像特征

　　HA PORTA.肝门部肝动脉；PSV.收缩管峰值流速；EDV.舒张期末流速；R-IVC.受体下腔静脉

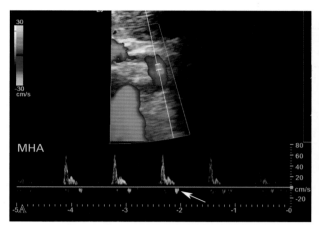 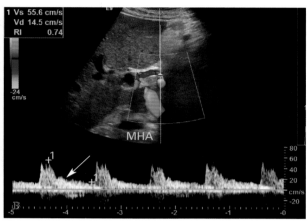

图31.28 术后即刻出现短暂的高阻频谱。A.术后第0天肝动脉主干的频谱多普勒图像显示高阻频谱,舒张期血流反向(箭头)。B.3天后的随访检查显示肝动脉频谱恢复正常阻力指数和舒张期血流(箭头)。术后即刻出现肝动脉阻力指数(RI)短暂升高较常见,可能与肝血管阻力增加有关,通常在3～7天恢复

　　MHA:肝动脉主干

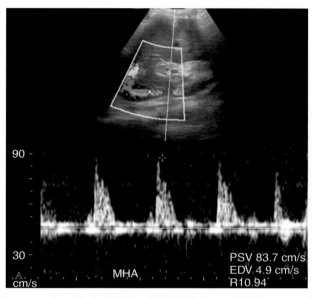 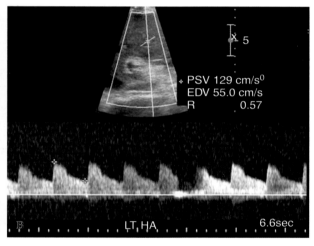

图31.29 高阻型动脉频谱。肝移植术后24h内肝动脉主干(MHA)频谱(A)表现为舒张期血流信号几乎消失。这类现象起初被认为是发生肝动脉血栓的前兆,然而,事实上其是术后很常见的表现,很可能与移植肝大或间质水肿所引起的肝血管阻力增高有关,通常术后3天阻力指数可恢复正常,如果临床有疑问,可给予硝苯地平20～30min后再做超声检查(B)。请注意,图B中左肝动脉(LT HA)舒张期血流恢复正常,阻力指数为0.57

　　EDV:舒张期末流速;PSV:收缩期峰值流速

缺血时间较长,受体存在胆汁淤积性肝病,术后肝动脉RI通常是升高的。另外,从最初有正常舒张期血流的正常肝动脉频谱发展为没有舒张期血流和(或)收缩期峰值流速减低的异常动脉频谱,应警惕肝动脉血栓形成,需要进一步行影像学检查,如计算机断层扫描血管造影(CTA)、磁共振血管造影(MRA)和传统的血管造影。

　　术后早期肝动脉吻合处水肿可能会导致远端肝动脉出现短暂舒张期血流增加和RI降低,这种现象通常在3～7天消失。但是,术后24～48h出现该频谱可能表明即将发生肝动脉狭窄或血栓,据报道,RI＜0.6预测这些血管并发症的敏感度是100%,特异度接近80%,但与胆道并发症发生无关。因此,移植后肝动脉很快出现RI异

常下降,需要进行密切临床和超声监测,如果恶化,应加做其他影像学检查,如CTA、MRA或传统血管造影。

　　门静脉血流正常频谱是单向连续性入肝血流,可受呼吸影响而出现轻微波动的现象(图31.27B)。三尖瓣关闭不全、右心衰竭或肝实质水肿的患者可能在术后即刻出现搏动性频谱。供体与受体门静脉管径可能不是完全匹配,这一点在小儿肝移植中尤为常见,不要误认为是门静脉狭窄。肝静脉与下腔静脉正常频谱波形是三相波,反映右心压力周期性改变(图31.27C～F)。如果肝静脉或下腔静脉表现为单相波,这一征象不具有特异性,可能提示近端梗阻、血栓或狭窄,应密切随访。然而,肝静脉频谱表现为单相波,有时是因为腹水

甚至是探头的压迫、较大的肝放入较小的空间或是患者深吸气。术后即刻，强烈的心脏搏动可以传到肝静脉（图31.30），这可能是由三尖瓣反流、右心衰竭或容量超负荷所致。这种表现在术后较常见，但仅是暂时的。

除了多普勒超声外，静脉超声造影可能有助于进一步对移植肝血管显像，因为它对低速血流更敏感，并有助于区分低速血流状态与血管血栓形成。

（三）血管并发症

多普勒超声对诊断肝移植血管并发症具有较好的准确性，是首选的影像学检查方法（诊断的敏感度与特异度见表31.3）。对于不确定的病例，CTA、MRA及传统血管造影为补充手段。

表31.3	多普勒超声检查肝移植术后并发症的敏感度与特异度	
并发症部位	敏感度（%）	特异度（%）
肝动脉	60～92*	86～97
门静脉	73～100	95～100
流出静脉	70～99	高达100
*肝外段肝动脉的敏感度低于肝内段的敏感度。		

肝动脉血栓是肝移植术后最常见的血管并发症，在成人发生率为4%～12%，儿童发生率约为25%。肝动脉血栓通常发生在术后6周内，但也可能在数年后发生。如果不立即进行再移植或血栓切除术/溶栓治疗，肝动脉血栓的死亡率非常高。大多数患者最终需要再次移植。由于肝动脉是肝移植患者胆道系统唯一的血供来源，肝动脉血栓可能会引起胆道坏死，从而导致胆瘘、胆汁瘤、胆道狭窄、二重感染伴脓肿形成、胆管炎及肝梗死。因此临床表现包括由于肝坏死造成的暴发性肝衰竭、胆管坏死、胆瘘、菌血症和败血症。发生肝动脉血栓的危险

因素有供体与受体肝动脉血管管径不匹配、血管直径较小（小儿肝移植尤其常见）、潜在的肝动脉或腹腔动脉狭窄、复杂的血管重建（尤其是有一段桥血管），以及移植肝缺血时间较长、ABO血型不符、急性排斥反应、巨细胞病毒感染等。肝动脉血栓的多普勒超声表现是肝动脉主干（肝外）及肝内分支动脉的血流消失（图31.31）。肝动脉频谱从正常形态变为舒张期血流减少及收缩期峰值流速降低，预示着可能即将形成肝动脉血栓。有报道称，多普勒超声诊断肝动脉血栓的准确度约92%。然而成像质量差、心排血量低、系统性低血压、重度动脉狭窄、严重的血管痉挛都可能导致多普勒超声检查肝动脉血流信号缺失，类似肝动脉血栓的表现。给予硝苯地平后再次行超声检查或进行超声造影检查，有助于改善对正常肝动脉血流的观察，避免进行血管造影术（详见前文）。肝移植术后发生肝动脉血栓的患者可能出现侧支血管，这一现象在小儿患者中更常见。在由侧支血管供血的肝实质内肝动脉分支可观察到"小慢波"改变，导致可能将肝动脉血栓误诊为肝动脉狭窄（HAS）（参见下文）。肝动脉血栓患者可能出现肝梗死、脓肿、胆管坏死形成胆瘘、胆管扩张，如果出现上述现象，应及时仔细评估肝动脉是否存在血栓或者狭窄。

肝动脉狭窄（HAS）是肝移植术后第二常见的血管并发症，估计发生率为2%～11%。肝动脉狭窄可能在术后早期出现，也可能在术后晚期出现。引起肝动脉狭窄的危险因素有手术钳夹和动脉内导管引起的损伤、外科技术缺陷及排斥反应。狭窄通常发生在动脉吻合口处。肝动脉狭窄也可以引起胆管缺血和坏死、从而导致肝功能不全，甚至造成移植失败。肝动脉狭窄的多普勒超声特征表现是动脉局限性狭窄、收缩期峰值血流加速、狭窄后动脉扩张/出现湍流。据报道，当收缩期峰值流速超过200cm/s时，诊断肝动脉狭窄的阳性预测值为96%。当远端动脉频谱表现为"小慢波"，加速时

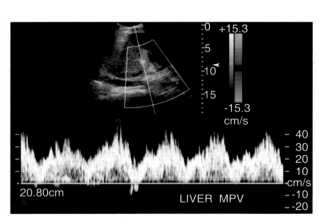
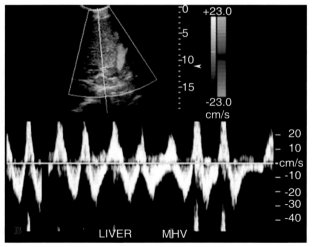

图31.30　充血性心力衰竭。门静脉主干（MPV）频谱图像（A）与肝中静脉（MHV）频谱图像（B）表现为明显的搏动型血流模式，并且B图中的波显著增大，这提示右心衰竭

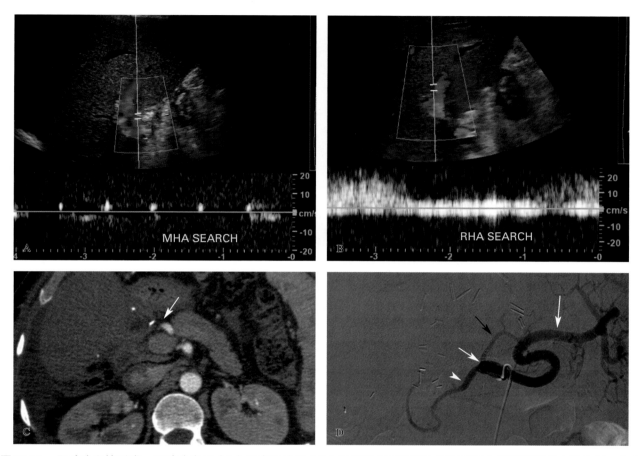

图31.31 肝动脉血栓形成。肝动脉主干（A）和右肝动脉（B）的频谱多普勒超声图像显示未探测到动脉血流信号。在右肝动脉的走行区只探测到门静脉血流（B）。轴向增强CT动脉期确诊肝动脉闭塞（C），可能在肝固有动脉水平（箭头）。传统的腹腔血管造影也证实了肝动脉血栓形成，因为肝动脉未显影（短箭头），右上腹未见血管影（D）。血管造影还显示了正常的胃十二指肠动脉（箭头），左胃动脉（黑色箭头）和脾动脉（长箭头）

　　MHA：肝动脉主干；RHA：右肝动脉

间延长＞80ms，阻力指数降低＜0.5，则提示可能存在肝动脉狭窄（图31.32），如果肝动脉吻合口太靠中心位置，致肠气或手术瘢痕遮挡而超声无法探查，上述表现可能是唯一的发现。据报道，"小慢波"诊断肝动脉狭窄的敏感度与特异度约为73%。另有研究表明，"小慢波"结合阻力指数＜0.5是诊断肝动脉狭窄或即将形成肝动脉血栓最敏感的指标。然而，肝移植术后24～48h也可以出现类似的频谱波形，这主要是由术后再灌注损伤或围术期缺血性损伤导致的外周肝动脉舒张。因此，术后48h之后"小慢波"诊断肝动脉狭窄的特异度更高。此外，轻度肝动脉狭窄时，上述多普勒超声表现可能不明显。因此，如果存在无法解释的胆道系统问题，即使超声无阳性发现，也应该进行CT血管造影或传统的血管造影检查。另外，一个造成肝动脉血栓假阳性诊断的陷阱是侧支血管表现为"小慢波"（见前文）（图31.33）。肝动脉狭窄的主要治疗包括支架置入、血管成形术、外科修复及再次肝移植。

　　肝移植患者发生肝动脉假性动脉瘤并不常见，发病率仅为1%。尽管肝动脉假性动脉瘤没有明显的临床

症状，常是偶然发现，但该病是一种非常严重的并发症，因为有破裂的风险。大部分假性动脉瘤出现在肝外肝动脉吻合处（因为手术缝合的崩解），或发生在血管成形术后。肝内肝动脉假性动脉瘤来源于真菌感染，或来源于由经皮穿刺或胆道系统的介入操作引起的医源性损伤。在灰阶图像上假性动脉瘤表现为与肝动脉相连续的囊性结构。彩色多普勒在瘤体内可见因血液涡流而表现出的经典的"阴-阳"图形特征，证明其不是积液（图31.34）。如果瘤颈比较窄，在瘤颈部采集频谱多普勒，可以表现为"往-返"血流信号，即收缩期位于基线上方的入瘤血流信号，舒张期位于基线下方的出瘤血流信号。如果瘤颈较宽，血流形态更加没有规律。CTA、MRA或传统的血管造影可以明确诊断。治疗可以采用经皮栓塞、覆膜支架置入或手术修复。

　　肝动脉-门静脉瘘是不常见的并发症，大多数发生在肝穿刺后。事实上，肝移植第1周内肝穿刺后出现肝动脉与门静脉瘘的概率估计高达50%。然而，大部分瘘管都非常小，会逐渐自愈。肝动脉-门静脉瘘的多普勒超声特征是出现彩色混叠、瘘周软组织震颤产生彩色杂

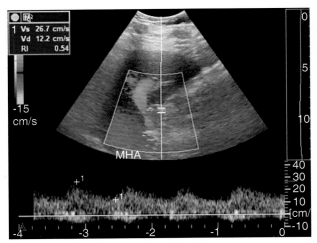
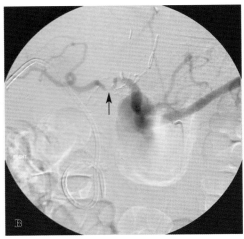

图 31.32　肝动脉狭窄。A.频谱多普勒显示肝动脉主干（MHA）远端呈"小慢波"改变，这表明近端肝动脉存在狭窄。如果肝动脉主干吻合口靠近中心位置和（或）受到肠气遮挡，多普勒超声检查可能无法探查到狭窄处增高的流速。当患者出现胆道系统扩张、胆汁瘤或由胆道系统原因而引起肝功能异常时，应对其肝动脉主干远端和肝实质内动脉进行多普勒超声检查，找寻是否存在提示中心段肝动脉狭窄的"小慢波"改变。B.血管造影检查表明肝动脉主干存在狭窄（箭头所示）

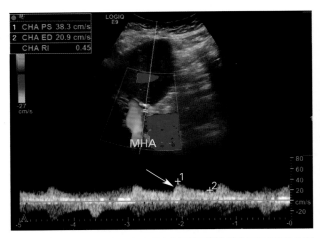
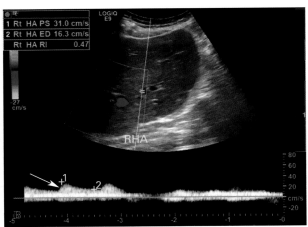

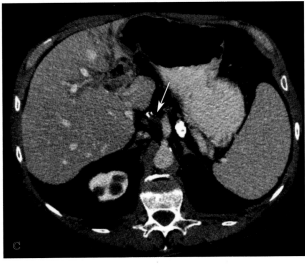

图31.33　在肝动脉血栓形成（HAT）的情况下，侧支动脉血流呈"小慢波"改变。肝动脉主干（A）和右肝动脉（B）的频谱多普勒图像显示低阻血流（RI＜0.5）和"小慢波"改变，即收缩期上升缓慢，波峰圆钝（短箭头），可能是肝动脉近端狭窄或肝动脉血栓形成伴侧支血流所致。轴向增强CT（C）显示完全性肝动脉血栓（箭头）形成。因此，肝内动脉一定是由侧支血管供血

MHA：肝动脉主干；RHA：右肝动脉

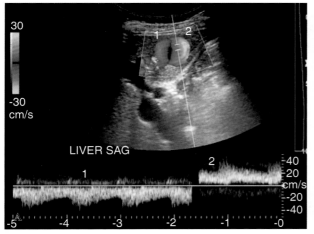
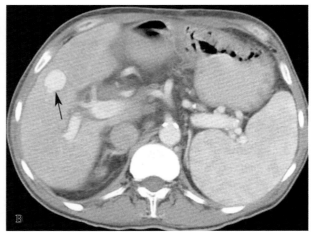

图31.34　肝内假性动脉瘤（PSA）。A.肝移植患者行肝穿刺后，矢状面多普勒超声检查在肝内可见圆形的彩色血流区域，呈经典的"阴-阳"图形（红/蓝），频谱多普勒显示假性动脉瘤腔内血流成双相（1和2）。B.增强CT扫描显示肝内增强的假性动脉瘤（箭头所示）

LIVER SAG.肝脏矢状面

音伪像、引流门静脉出现动脉化频谱及供养动脉分支单独的低阻高速血流频谱（图31.35）。在一些罕见情况下，受累门静脉可以出现反向血流。

肝移植术后门静脉血栓的发生率为1%～3%。引起门静脉血栓的危险因素有既往门静脉手术史（如经颈静脉肝内门体分流术）、受体既往有门静脉血栓、血液高凝状态、静脉冗长、供/受体血管管径不匹配、低血压或手术操作损伤等。临床表现多样，患者可以出现门静脉高压伴消化道出血和腹水，或肝功能不全（肝衰竭）和外周性水肿。多普勒超声检查表现为门静脉内无血流信号，多数发生在门静脉肝外段。非闭塞性血栓在灰阶图像和彩色多普勒图像表现为低回声或等回声的充盈缺损（图31.36），而急性血栓可能是无回声的。随时间推移，血栓的回声变强，门静脉变窄，可能出现海绵样变性。超声诊断门静脉血栓具有很好的敏感度与特异

度。治疗方法有溶栓治疗、血栓切除术、支架置入、血管成形术及采用桥血管进行修复手术等。

超声检查门静脉主干局限性变窄（＜2.5mm），诊断为门静脉狭窄，常发生在吻合口处。报道的多普勒超声诊断标准包括门静脉峰值流速＞125cm/s，狭窄处与狭窄前峰值流速比＞（2.5∶1）～（3∶1）（图31.37）。注意血管管径的不匹配和真正门静脉狭窄之间的区分，特别是小儿移植患者。因此，与基线检查进行比较至关重要。较长段门静脉变窄更可能是真正的狭窄。

肝移植患者的肝静脉或下腔静脉血栓和（或）狭窄发生率低，尤其是行背驮式下腔静脉吻合的患者，发生率低于2%。下腔静脉或肝静脉血栓危险因素包括高凝状态、潜在狭窄、术中血管损伤。血管狭窄可能是因为血管成角扭曲、血管管径不匹配、纤维化或瘢痕形成、大血肿或积液压迫、移植器官严重水肿。患者可以表现为肝大、下肢

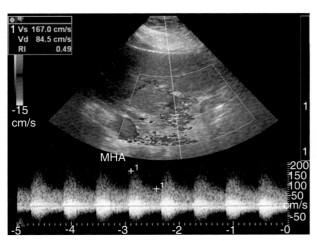
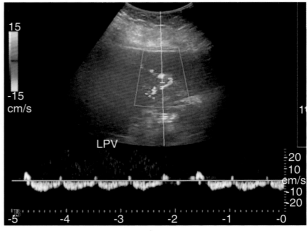

图31.35　动静脉瘘（AVF）。A.多普勒超声示肝动脉周围软组织震颤产生的彩色杂音伪像，表明血流速度较高，频谱多普勒示收缩期峰值流速和舒张期末流速均增高。B.肝左叶多普勒超声图像示门静脉左支频谱呈搏动性且与一支小血管缠结在一起。这些现象提示存在小的动静脉瘘。该患者经皮肝穿刺3天后，没有出现任何症状

MHA：肝动脉主干；LPV：肝左静脉

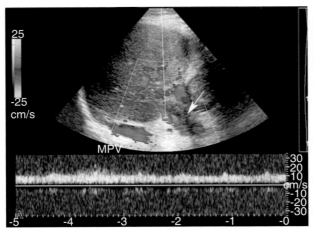
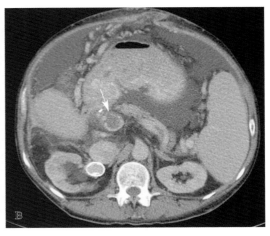

图31.36 门静脉血栓（PVT）。A.多普勒超声显示门静脉主干管腔内有回声（箭头），周围血流（红色）的频谱是正常的，这提示门静脉内部分闭塞性血栓。B.增强CT显示门静脉主干造影剂充盈缺损（箭头所示），进一步证实图A的超声检查结果

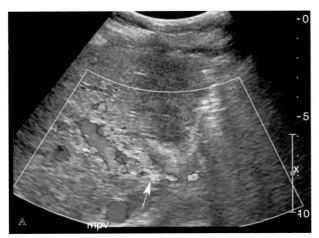

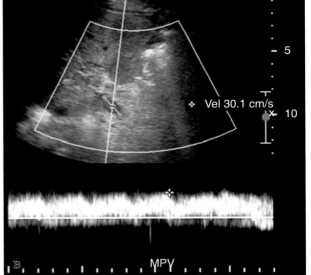

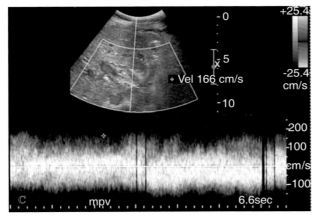

图31.37 门静脉狭窄（PVS）。彩色多普勒（A）显示门静脉主干变窄，出现局部的彩色混叠（箭头）。频谱多普勒图像显示在狭窄近端（B）门静脉血流速度为30cm/s，而在狭窄处门静脉血流速度为166cm/s（C），速度比为5.5。尽管门静脉狭窄的临床意义尚不明确，当患者出现其他原因无法解释的肝功能异常时，可考虑安置支架

水肿、胸腔积液、腹水，但一些狭窄程度较轻的患者可能完全没有症状，因此轻度狭窄的临床意义尚不确定。尽管急性血栓可能是无回声的，但在大多数患者，灰阶超声显示下腔静脉或肝静脉管腔内血栓是有回声的。如果是闭塞性血栓，彩色、能量或频谱多普勒均探测不到血流信号；如果是部分闭塞性血栓，彩色或频谱多普勒超声可以在周围的分支中探查到血流信号（图31.38），而血栓所在的肝静脉或下腔静脉存在局部充盈缺损。

肝静脉或下腔静脉狭窄患者多普勒超声检查，在狭

窄处可以出现局部彩色混叠和血流速度增高。当血流速度增加3～4倍时，则提示存在明显狭窄。肝上下腔静脉狭窄或中央肝静脉血栓可能导致周围肝静脉出现单相血流频谱。肝静脉流速降低且搏动指数＜0.45，提示流出道狭窄。和门静脉狭窄一样，必须注意，不要将血管管径不匹配与真正的下腔静脉或肝静脉狭窄混淆。可选择血管成形术或支架置入术进行治疗。

肝移植受体存在门体大静脉间侧支血管时，可能会导致门静脉被盗血的现象。有报道称，这一现象出现在

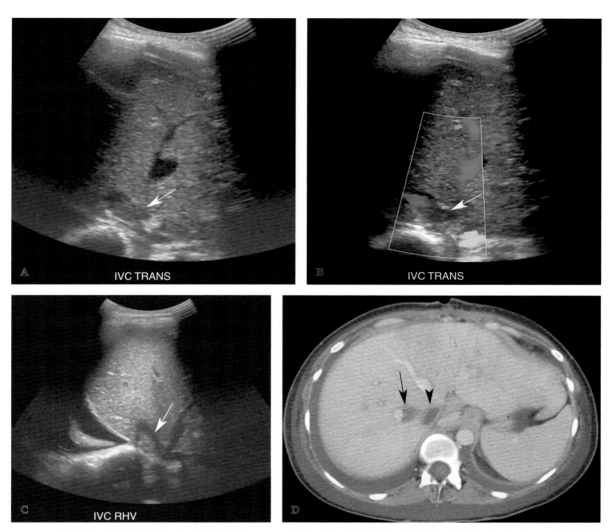

图31.38　下腔静脉与肝静脉血栓。肝脏横切面（TRANS）灰阶（A）与彩色多普勒超声图像（B）显示下腔静脉（IVC）管腔内回声（箭头所示），提示存在血栓。C.血栓延伸至肝右静脉（RHV，箭头）。D.增强CT显示肝右静脉（RHV）与下腔静脉造影剂充盈缺损，证实为血栓

大的脾肾分流（SRS）时，可能导致缺血性肝损伤，最终导致移植失败。术前影像学检查发现直径＞10mm的SRS汇入左肾静脉可能预测有临床意义的盗血现象。也可以通过术中超声来预测，用手压迫SRS时，流入肝内的血流增加，说明门静脉被盗血的现象有所改善。

（四）肝周积液

肝移植术后出现肝周血肿和右侧胸腔积液极为常见。大多数为少量，可以自行吸收。但是如果血肿体积或胸腔积液不断增加或者引起相应的临床症状时，如血细胞比容下降或者呼吸困难，则需要进行介入治疗。血肿通常出现在肝左叶下方、莫里森囊（肝肾隐窝）、胆囊窝或镰状韧带处。血肿的回声复杂多变，大部分急性血肿是有回声的，随时间的推移，血肿从低回声逐渐变为无回声（图31.39）。血肿内是没有血管的。无回声血肿与胆汁瘤很难鉴别，除非穿刺抽液。如果积液内有气体回声（术后空气和止血纱布也有类似超声表现），结合相应的临床表现，提示有可能发生感染，但是超声很难鉴别积液内的回

声是出血还是感染引起，确诊需要进行穿刺抽液。超声检查积液的主要目的是明确积液的位置、积液量或回声的变化，评估积液对肝实质的压迫效应，引导穿刺抽液。

（五）肝内积液或肿块

肝内脓肿最常见于肝动脉血栓或肝动脉狭窄患者发生肝梗死或胆道坏死时，其超声表现为回声多变的复杂性积液（图31.40），边缘可能不规则，壁厚，中心回声更低或呈无回声。内部出现点状强回声，后伴"振铃样"伪像，提示存在气体，对诊断肝内脓肿形成有较高的特异度。脓肿的中央无血流，但周围血流可能增加。

在门脉三联管（portal triads）周围肝实质内出现回声增强或减低区域，是一个令人担心的表现，可能发生了胆管坏死或肝缺血（图31.41）。肝梗死的典型表现为呈圆形或楔形，边界清楚，但也可以呈现地图样，回声变化多样，中央可以出现坏死或液化。

对于肝实质内新出现的实性肿块，应注意恶性的可能。例如，肿瘤复发或移植后淋巴组织增殖性疾病

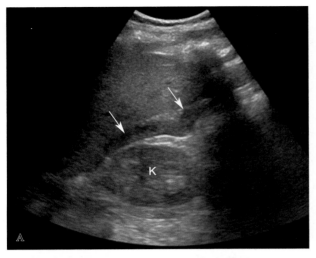

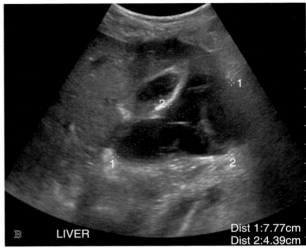

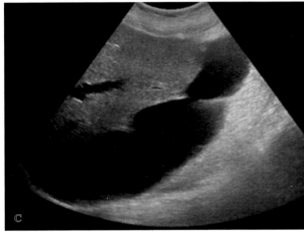

图31.39　肝周积液。A.右上腹灰阶超声图像显示肝下缘与右肾之间可见一长条带状复杂性有回声的积液，提示为血肿（箭头）。大多数肝移植术后即刻会出现小血肿，通常可以自行吸收。B.另一位患者较大的更复杂的血肿图像（光标所示）。当患者无临床症状时，这样的血肿应密切随访观察，以防期间出现血肿增大或血细胞比容下降。如果血肿不断增大或患者出现明显的失血表现时，应及时进行外科手术或血管造影术栓塞出血点。如果患者出现白细胞增高或发热时，应进行抽液，排除二重感染。C.另一例患者，肝周大范围无回声积液。这一表现并不具备特异性。血肿内容物分解后可以变为无回声，胆汁瘤或局限性腹水也有类似的表现

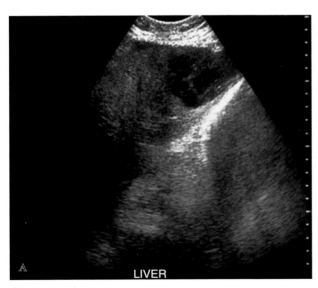

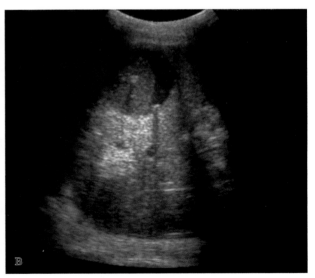

图31.40　肝脓肿。A.一位发热患者肝左叶边缘可见复杂性圆形低回声区。该患者肝动脉远端存在血栓（图中未显示），导致肝局部梗死，从而发生继发感染。B.另一例患者肝内可见边界清楚的圆形复杂性积液，提示为肝脓肿。同时该患者存在肝动脉血栓。周围肝实质回声不均匀，这是弥漫性肝缺血所致

（PTLPD）。总体上，肝移植发生PTLPD的比率要比肾移植略微高一点，尤其是小儿患者。PTLPD可以表现为肝内单发或多发肿块，也可以是肝内弥漫浸润，包绕血管或胆总管的肝门部肿块。PTLPD累及肝外器官，包括淋巴结和其他脏器，较肝内更常见。肝移植患者发生其他恶性肿瘤的风险也会增高，尤其是皮肤鳞状细胞癌

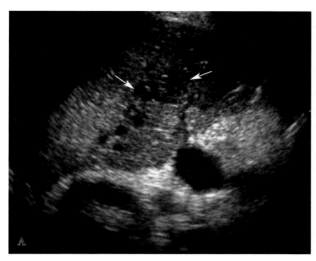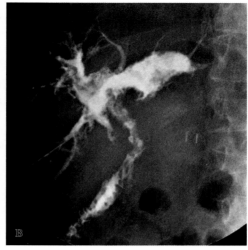

图31.41　胆管坏死。A.肝脏灰阶图像显示在门静脉周围出现地图样回声减低区（箭头所示）和边界不清的回声增高区。这些征象提示可能存在胆漏和肝缺血。这类患者应仔细检查胆道系统和肝动脉情况。但是很难观察到移植肝患者胆管扩张的情况。B.胆管造影显示胆道系统走行不规则同时存在扩张，可见造影剂局部浓聚或胆汁瘤。这些征象提示存在广泛的胆道坏死

或基底细胞癌、卡波西肉瘤（详见前文肾移植肿瘤的讨论）、非霍奇金淋巴瘤。恶性肿瘤大多发生在术后2～6年。发生恶性肿瘤的风险可能与免疫抑制程度、先前病毒感染（乙肝病毒、丙肝病毒、EB病毒、疱疹病毒、巨细胞病毒）或酗酒史有关。

（六）胆道系统并发症

肝移植术后胆道系统并发症发生率为5%～15%，最常见于接受活体右半肝移植的患者。患者临床表现多样，从腹部不适到败血症均可能发生。胆总管吻合处胆汁渗漏，可以形成胆汁瘤，或者游离渗入腹腔，倾向在术后第一个月发生。因为胆瘘的超声表现可能与腹水、血肿，甚至是脓肿类似，可以通过胆管造影术、内镜下逆行胰胆管造影术（ERCP）、磁共振胰胆管造影（MRCP）或胆管放射性核素显像进行诊断。由于肝内胆管或胆总管远端坏死而发生的胆瘘，通常提示有可能存在肝动脉血栓或肝动脉狭窄，超声图像表现为类似门静脉周围低回声水肿。大部分胆道狭窄发生在吻合处，继发于瘢痕或纤维化。而外周的狭窄多是由肝动脉血栓或肝动脉狭窄所致的胆道缺血、感染性胆管炎、原发性硬化性胆管炎复发，其预后更差。胆管黏膜脱落时，胆管内可能看到有回声。移植肝胆管狭窄并不总引起胆管扩张，因此，如果临床高度怀疑存在胆管病变，即使超声或CT检查没有提示胆管扩张，也应采用MRCP、ERCP或经皮经肝胆道造影进一步检查。如前面所述，如果存在胆道系统并发症，尤其是存在肝内病变时，应及时评估肝动脉是否存在血栓或狭窄。

（七）未来展望

瞬时弹性成像技术是一种有前景的检测肝纤维化的无创超声技术。2012年发表的一篇Meta分析表明，弹性成像技术用于排除丙肝复发的肝移植受体肝硬化是可靠的。然而，在纤维化的中间阶段，弹性成像的可靠性

较差，肝活检仍是诊断的金标准。

尽管FDA未批准微泡超声造影剂用于肝移植受体，造影剂可以改善彩色多普勒信号对肝血管的检测。2004年发表的一个针对794例肝移植患者的研究表明，使用微泡超声造影剂提高了对肝动脉的检出（95.6%～98.4%），并且提高了操作者评估肝动脉通畅性的信心，从4.7（CI：1.92～7.5）增加到8.45（CI：7.06～9.84）。微泡造影剂还提高了诊断肝梗死、积液和复发肿瘤（包括PTLPD）的信心和准确性。

临床实用要点

肝移植
- 肝动脉狭窄
  - 可疑狭窄部位的收缩期峰值速度超过200cm/s
  - 狭窄远端加速时间超过80ms（0.08s）
  - 狭窄远端RI＜0.5
  - 狭窄远端"小慢波"
- 门静脉狭窄
  - 管径＜2.5mm
  - 峰值速度超过125cm/s
  - 狭窄前和狭窄部位流速比大于（2.5∶1）～（3.0∶1）
  - 单相或反向多普勒波形
- 肝静脉狭窄
  - 搏动指数为0.45或更低，正常值为0.75
  - 狭窄部位和狭窄前流速比大于（3.0∶1）～（4.0∶1）
  - 单相或反向多普勒波形
- 动静脉瘘（肝动脉到门静脉）
  - 供血动脉支血流为低阻型
  - 静脉支频谱动脉化
- 假性动脉瘤
  - 瘤体内"往-返"血流

- 与动脉连接处（瘤颈）"往-返"血流

（八）总结

多普勒超声检查是评估肝移植血管并发症的首选影像学检查，包括肝动脉、门静脉、肝静脉或下腔静脉血栓或狭窄、肝动脉假性动脉瘤、动脉-门静脉瘘。熟悉肝移植的手术方式、吻合方式，以及对正常移植肝血管多普勒频谱的了解，是超声检查移植肝的重要基础。肝动脉是胆道系统唯一的血供来源，因此当出现胆道系统疾病时，应重点检查肝动脉情况。超声检查在评估移植肝周围积液或肝实质异常方面也起着重要作用，但对评估肝移植排斥反应没有帮助。

6

血管超声的发展趋势

第 32 章

血管实验室的认证、验证和质量

一、引言

血管超声实验室管理的根本是保证检查和报告的质量。本章将综述专业人员认证和检测机构验证的流程，以及质量改进计划的核心组成部分。此外，还将提供在国家一级水平合作推动无创血管检查与报告标准化的实例。

二、认证

为了达到高质量的检查，使其成为血管疾病患者诊疗服务的一部分，血管检查的操作人员和报告人员必须具有足够的理论和实践培训，以及足够的经验。因为完成完整的检查并得到符合质量要求的图像对医师做出检查报告至关重要。血管检查包括超声检查和生理学检测，均高度依赖于进行检查的超声检查师/技师的技能。此外，报告医师必须具有充分的血管检测相关的培训和经验，以便准确地报告检查结果。对于医师来说，一些毕业后的培训计划包括轮转到已有血管超声和生理学检查报告培训的科室，但其深度与广度在不同的亚专业和不同的环境中差别很大。尽管医师必须获得执照才能行医，但目前美国很少的州要求血管超声检查师/技师具有执照。不同于执照，认证是用来证实个人具有实施或报告血管超声检查资质的过程。

现有专门针对血管超声检查师/技师和报告医师的资质认证（表32.1），最常见的是美国诊断医学超声注册中心的注册血管技师，国际心血管认证的注册血管专家，以及医师认证与提高联盟的注册血管报告医师。这些认证要求申请者具有规定的培训和经验，包括检查或报告数量达到最低要求，然后是经过有效的认证考试并通过接受继续医学教育维持认证。历史上，注册血管技师认证是医师从事血管检查认证的唯一正规认证渠道，但在2006年推出了注册血管报告医师认证，专门用于认证医师报告（而不是操作）血管检查。虽然还没有实行强制的统一认证，但一些国家医疗保险机构已经将检查的支付与超声检查师/技师认证或血管实验室验证挂钩，数量有限的非国家医保的第三方支付机构已经提出了对超声检查师/技师的认证要求。对于这些要求的执行则不尽相同。截至2017年1月31日，国际认证委员会（Intersocietal Accreditation Commission，IAC）要求经其验证血管实验室的所有技术人员具备相应的血管认证。

<table>
<tr><td colspan="2">表32.1 血管实验室专业人员的资质认证（美国）</td></tr>
</table>

超声检查师/技师资格认证及其认证机构

- 注册血管技师（RVT），美国诊断医学超声注册中心（ARDMS）
- 注册血管专家，国际心血管认证（CCI）
- 血管超声（VS）的注册技师（RT），美国放射技师注册中心（ARRT）
- 注册静脉超声检查师（RPhS），国际心血管认证（CCI），适用于静脉疾病检查

报告医师资格认证及其认证机构

- 注册血管报告医师（RPVI），医师认证与提高联盟（APCA）
- 美国神经影像学会（ASN）神经超声熟练程度考试，适用于报告颈动脉/经颅多普勒

注：从2016年开始，Inteleos是ARDMS和APCA的上级管理组织。

临床实用要点

- 超声检查师/技师和报告医师可以通过不同途径获得资质认证。
- 在某些情况下，国家医疗保险和医疗补助服务部门已经将支付无创血管检查与超声检查师/技师资格认证与否挂钩。

三、验证

血管实验室验证是由验证机构确认检测单位达到一定的质量标准的过程。目前，美国有两个专门验证血管实验室/血管超声单位的机构——IAC和美国放射学院（ACR）。虽然这两个机构的验证程序有不同的要求和侧重点，但通过这两个程序进行的验证申请有一些共同点：①审核医疗和技术人员的学历和（或）资质认证；②审核包括质量控制计划在内的实验室设备；③需要提供各项血管检查的实验室诊断标准；④需要具有实验室的质量改进计划；⑤对检测结果做出报告的最低标准；⑥提交指定的检查案例和最终报告供整体审核。与认证一样，还没有达成血管实验室验证的国家标准。2008年

通过并于2012年颁布的《国家医疗保险改善患者和服务提供者法案》（Medicare Improvements for Patients and Providers Act）要求向国家医保享受人提供高级影像诊断服务的机构通过认证，这些影像诊断包括CT、MRI和核医学，但超声，以及X线、透视和乳腺钼靶检查没有包括在这项法案中。如前所述，一些国家医保机构有认证或验证要求，尽管在执行上还是有限的，只有一些非国家医保的第三方支付机构实施了对检测单位的验证要求。根据2011年美国医疗保险和医疗补助服务中心（Centers for Medicare and Medicaid Services）的数据，只有13%的向国家医保开出血管检查账单的门诊机构获得IAC验证。得到ACR验证或任一验证机构验证的血管检测单位百分比的数据报告尚未发布。

国际认证委员会血管检测部

国际认证委员会（IAC）于1990年作为协会间血管实验室验证委员会创立。随后，该组织扩大到其他诊断检测单位的验证程序，包括超声心动图、核医学、MRI和CT。2008年，IAC将各单独的影像验证部门［包括国际认证血管实验室验证委员会（ICAVL；现在称为IAC血管检测部）］合并成为联合委员会。近年来，IAC不断发展，现在不仅为诊断检测机构提供认证，还为提供颈动脉支架置入、静脉疾病治疗、心脏电生理和心血管导管的治疗机构提供验证。在其历史上，IAC一直在其所涉及的检测方法和治疗方案相关的多个专科协会帮助下，致力于制定标准和验证流程。IAC血管检测部的委员会成员包括心脏病学、神经病学、神经外科、放射学（诊断和介入）、血管技术/超声、血管医学和血管外科领域的领军人物。近年来，经IAC验证的血管实验室数量相对稳定，尽管检测站点总数因多站点实验室增加而持续增长（图32.1）。

IAC的验证流程

IAC提供的血管实验室验证涉及六个专业领域：①颅外脑血管；②颅内脑血管；③外周动脉；④外周静脉；⑤内脏血管；⑥筛查。此外，IAC还验证检测机构的整体组织结构。六个专业领域验证的共同核心要素如下：①关于检测适应证的文件；②使用适用于特定检测的设备和检查流程；③实施包括每类检查最低标准步骤的书面扫查流程；④提供一套实验室内所有报告医师使用的书面（并经过验证的）诊断标准；⑤关于最终检查报告要求的基本要素的文件。在机构管理水平的验证要求包括①明确的领导和基础设施，包括医疗和技术主管、医务和技术人员，并提供足够的支持服务；②医疗和技术人员具有充足的培训和经验，包括（自2017年起）强制性超声检查师/技术人员血管资质认证；③患者、机构和技术人员的安全规定，包括预防工作相关的肌骨疾病的措施；④检查报告要求的要素；⑤报告和检查图像的存储；⑥明确的多站点实验室的组织结构，包括技术人员监管；⑦具有包括所有检测领域及所有员工参与的整个实验室质量改进计划（QI）（详见之后的质量改进）。

公开发表的标准概述了IAC验证的要求，IAC血管检测部的委员会成员定期审查这些标准，并不断听取公众建议，对其做出更新。每个相关领域提交的检查案例与验证申请一起接受IAC工作人员的同行审查，验证结果最终由委员会成员决定。一旦获得批准，IAC验证有效期为3年，包括中期审核。IAC验证是一个严格的过程：在2016年申请血管检测验证的603个实验室中，89%（535/603）的实验室存在一个或多个问题而使验证延迟，尽管这些验证延迟的实验室中有82%（440/535）最终在90天内获得验证。验证延迟的原因见图32.2，报告问题

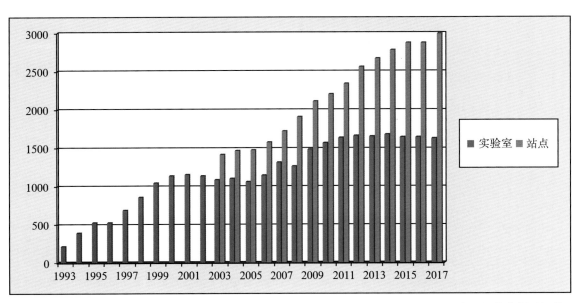

图32.1 1993年以来，IAC验证的血管检测机构。近年来，尽管实验室的总数相对平稳，但是获得验证的，隶属于多站点实验室的检查站点数持续增长。未获得2003年之前检测站点数的年度数据

是申请中最常见的缺陷。根据IAC对以技师/超声检查师为主的曾经参与机构验证的联系人进行的电子调查，IAC验证的主要获益是检查流程、检测报告的标准化，对于发表指南的严格执行，以及检查报告的完整性。

临床实用要点

- 目前美国有两条验证途径。
  - IAC血管检测部。
  - ACR。
- 验证过程的目标是确认以下各项符合要求。
  - 医疗和技术人员的学历和（或）资质认证。
  - 实验室的设备和质量控制计划。
  - 实验室检测流程和血管检查诊断标准。
  - 机构的QI计划。
  - 检测结果的报告标准。
  - 通过验证文件和提交的检查案例及最终报告核实以上各项。
- 根据2011年美国国家医疗保险和医疗补助服务中心的数据，只有13%向国家医保开出血管检查账单的门诊机构获得IAC血管检测部的认证。

四、质量改进

根据美国卫生保健研究与质量管理局（Agency for Healthcare Research and Quality）的要求，质量改进是系统性改善患者服务方式的框架。质量改进计划分析服务的流程和结果，不仅报告其中的缺陷，而且对服务团队提供反馈意见，以便优化流程，以改善以后的结果。健全的质量改进计划是血管实验室操作的重要组成部分，最理想的是由所有技术人员和医务人员共同完成。尽管ACR和IAC有其不同的重点，但两者目前都要求验证单位提供质量改进计划（表32.2）。ACR的QI要求侧重于对随机但具代表性的检查案例进行正式的医师同行评审流程，重点是审查报告的准确性和检测的合理性。既往，ICAVL和IAC要求实验室通过比较每类血管检查与相应影像学检查，完成其诊断准确性的正式审核。图32.3显示这种"相关矩阵"的实例，相关影像将在第34章中详细讨论。近来，IAC血管检测部对QI的要求已从评定准确性发展到通过对图像、检查结果进行解读和最终报告的同行评审来判别其可重复性。目前，IAC的标准要求每个实验室制订自己的正式QI计划，包括对检查的操作技术和结果解读的案例审核，评估在保持与其他影像学检查、外科手术发现或临床结果相符合的最低要求的情况下，检查质量、实验室检查流程/诊断标准的遵守及合理性。正式的实验室QI会议每年至少举行两次，全体技术人员和医务人员均要参与。IAC网站提供了线上自我评估工具，帮助实验室实施和跟踪其QI计划。

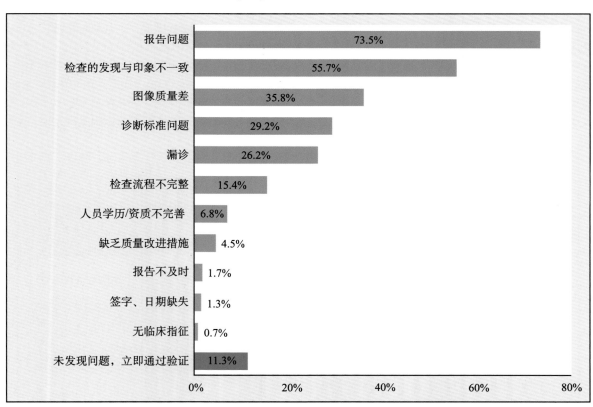

图32.2　2016年603家申请国际认证委员会（IAC）验证的血管实验室验证延迟原因。报告问题、检查的发现与检查印象（解读）不一致，以及图像质量差是申请延迟的三个最常见原因

引　自：Farrell MB，et al. Reasons for Delay of Accreditation for Vascular Testing Laboratories. Applying for Accreditation. Intersocietal Accreditation Commission［IAC］. *Journal for Vascular Ultrasound*. 2018；42：116-119.

<table>
<tr><td colspan="2">表32.2　血管实验室验证相关的质量改进要点</td></tr>
</table>

国际认证委员会（IAC）

机构必须有一个书面的质量改进（QI）计划，以评估机构内进行的所有类型操作，评估应不断进行而不是一次性的。QI计划包括但不限于以下各项的评估和审查

- 检查的合理性
- 技术质量及检查的安全性（如果适用）
  - 审查图像/操作数据，是否存在次优化图像/操作数据或伪影；检查的完整性；是否遵守机构的图像/数据采集流程
- 机构中开展的所有类型检查的报告质量和准确性
- 最终报告的完整性和及时性
- 病例审核/对比研究
  - 与适当的影像学检查、手术发现、临床结果或其他相比较，至少每年4例，每个相关检测领域至少2例（颅外、颅内、动脉、静脉、内脏、筛查）
- 至少每年2次正式的QI会议

美国放射委员会（ACR）

QI包括评估报告的准确性和检查的合理性

申请/更新验证的站点必须积极参与医师同行评审计划，该计划可实施以下功能

- 包括双人读片（两位医师对同一检查的解读）评估
- 允许定期审核随机选择的检查
- 检查和操作反映每位医师的实际临床工作
- 评审者评估原始报告是否与后续随访（或与手术或病理结果）相符合
- 关于质量问题同行评审结果的分级（如4分制评分）
- 对同行评审发现（检查结果）重大差别而采取行动的政策和规程
- 各种影像学检查方法中每位医师的统计概要和结果比较
- 各种影像学检查方法中每一机构/站点的数据概要

　　根据血管检测标准修改，国际认证委员会（IAC）。https：//www.intersocialal.org/vascular/search/vascular_uStandards.htm，2018年5月27日访问。超声波认证程序要求，美国放射学院，https：//www.acrcarecurity.org//media/acrcarification/Documents/supaudition/Requirements.pdf？ la＝en，2018年5月28日访问。

临床实用要点

- 质量改进是一个过程
- 所有血管检查的操作人员和报告人员参与
- 旨在审核检查流程，必要时对其修改，以提高以下内容
  - 完成诊断性检测的一致性
  - 诊断性检测的合理性
  - 检查及其报告的总体准确性和可重复性
  - 患者的总体预后

五、血管检测的合理性

　　"合理使用"或"合理性"的目标是保证在特定临床状况下，正确的检测用在正确的时间，从而优化对患者的服务和资源的利用。近年来，越来越强调合理性作为血管实验室质量管理的组成部分，两个验证机构都将合理性作为QI活动要求的一部分。由美国心脏病学会（ACC）倡议和多个专科协会（包括介入放射协会、血管内科协会、血管外科协会、血管超声协会等）支持，已发布了动脉和静脉血管实验室检查的多专科合理使用标准（AUC）。这些合理使用标准源自改良的Delphi方法，由专家小组将临床适应证的合理性进行排序，分为"合理的服务""可能合理的服务"和"不太合理的服务"三级。编写委员会列出应用无创血管检测的常见临床情况，然后由专家小组对其进行排序。图32.4列举合理使用标准中的静脉双功超声。这些多专科合理使用标准可用作QI计划中评估血管实验室所做检测合理性的资源。其他可用于评估检测合理性的资源包括特定疾病多

双功超声 \ 血管造影 颈内动脉	0%～19%	20%～39%	40%～59%	60%～79%	80%～99%	闭塞
0%～19%	0	0	0	0	0	0
20%～39%	0	1	0	0	0	0
40%～59%	0	0	2	0	0	0
60%～79%	0	1	0	6	0	0
80%～89%	1	0	0	0	21	0
闭塞	0	0	0	0	0	4

合计 36　　准确性 94%　　2015：92%；2014：90%；2013：88%；2012：88%　　AGREE=34

图32.3　可用于机构质量改进计划的经典相关矩阵的示例。显示的是双功超声与导管造影结果在颈内动脉狭窄百分比上的比较。双功超声/血管造影一致的准确检查显示为绿色。两种检查对狭窄的评估接近（狭窄分级相差一级），显示为黄色，差别更严重显示为红色。在这个矩阵图中，94%（34/36）进行比较的颈内动脉结果一致。虽然数量小，但实验室已经证明，随着时间的推移，颈动脉双功超声的准确性有所提高（2016年的准确率为94%，2012年和2013年均为88%）

协会临床工作指南，如2016年AHA/ACC外周动脉疾病指南，该指南包括了使用血管实验室检查评估疑似或已知外周动脉疾病患者的循证建议。ACR也发表了一系列使人信服的合理性标准文件，这些文件对双功超声和其他血管影像学检查用于各种临床适应证的合理性进行了评级。

上肢静脉通畅性与血栓形成的双功超声检查

适应证	合理使用评分
肢体肿胀	
1　•单侧：急性	A（9）
2　•单侧：慢性、持续性	A（7）
3　•双侧：急性	A（8）
•可疑中心静脉阻塞	
4　•双侧：慢性、持续性	A（7）
•未发现其他可以解释症状的诊断（如心脏衰竭、低蛋白血症导致的水肿）	
•可疑中心静脉阻塞	
肢体疼痛（不伴有肿胀）	
5　•上肢非关节疼痛（未留置上肢静脉导管）	M（5）
6　•上肢非关节性疼痛伴留置上肢静脉导管	A（7）
7　•上肢触及伴有触痛的条索样结构	A（8）
呼吸急促	
8　•疑似肺栓塞（未留置上肢静脉导管）	M（4）
9　•疑似肺栓塞伴留置上肢静脉导管	M（6）
10　•已诊断为肺栓塞（未留置上肢静脉导管）	M（4）
11　•已诊断为肺栓塞伴留置上肢静脉导管	M（6）
发热	
12　•不明原因发热（未留置上肢静脉导管）	R（2）
13　•发热伴留置上肢静脉导管	M（4）
已知上肢静脉血栓形成	
14　•抗凝治疗期间新发上肢疼痛或肿胀	A（7）
15　•新发上肢疼痛或肿胀，未抗凝（即存在抗凝禁忌证）	A（7）
16　•准备结束抗凝治疗之前	M（5）
17　•已知下肢静脉血栓患者出现呼吸困难	R（3）
18　•上肢浅静脉炎诊断后的随访监测	M（6）
•未行抗凝治疗，浅静脉炎位置与深静脉相交处≤5cm	
19　•上肢浅静脉炎诊断后的随访监测	M（4）
•未行抗凝治疗，浅静脉炎位置与深静脉相交处≥5cm	

图32.4　合理使用标准（AUC）中关于上肢静脉双功超声部分。专家小组采用改良的Delphi法对临床情况的合理性进行评分，从1分（最低）到9分（最高），图中所示为评分中位数

A：合理的服务；M：可能合理的服务；R：不太合理的服务

临床实用要点
- 审核血管检测的合理性是持续质量改进过程的一部分。
- 合理性标准是由多个组织/协会根据改良的Delphi方法制定的。

六、致力于国家水平的标准化血管检测和质量改进

除了通过医疗和技术人员认证及机构验证提高血管检测质量的举措以外，最近的倡议是在国家乃至世界范围内通过寻求标准化措施改进血管检测。其中许多措施已经形成，并成为随时可用于血管实验室的资源，对新的机构和员工尤其有帮助。

（一）专业操作和检查参数指南

血管超声学会（the Society for Vascular Ultrasound，SVU）发布了一系列专业操作指南，涵盖了血管超声和生理学测试的大部分领域，包括颅外和颅内动脉、外周动脉、外周静脉和内脏血管检测。这些指南设计成常用血管检查标准化扫查流程模板，其要素包括①讨论特定检查的目的；②适应证的合理性；③禁忌证/局限性；④患者沟通、评估和体位；⑤仪器；⑥检查流程；⑦审核和报告结果。美国超声医学会（AIUM）与ACR和从事超声的放射科医师协会（SRU）联合发布了一系列检查参数文件，涵盖了常见血管检测领域的超声检查操作和记录。SVU和AIUM/ACR/SRU的相关文件都可以免费下载。

（二）趋于标准化的颈内动脉狭窄诊断标准

如第7章所讨论的，存在多种用于评估颈内动脉（ICA）狭窄严重程度的诊断标准。2003年，SRU的共识会议提出了一套可用于血管实验室的诊断标准。这些标准是先前发表并得到验证的诊断标准的汇总，但它们本身并没有作为一套单独的标准得到验证，尽管之后采用CT血管造影作为参考标准的验证研究提出了对SRU共识参数中的流速进行修正，以期提高标准的准确性。虽然ICAVL的代表也参加了颈动脉共识会议，但ICAVL并没有认可SRU共识标准，也没有要求在其验证的实验室中使用。在美国之外，基于共识的国际颈动脉诊断标准也已发表。

最近，IAC主导重新探讨了ICA狭窄标准化诊断标准的可能性。鉴于疾病分级和不同诊断标准的流速阈值，包括推荐患者颈动脉重建的阈值对患者后续治疗的影响，这一举措尤为重要。标准化、跨实验室的ICA诊断标准也使检查与检查的比较基于真正的疾病进展，而不是由不同的确定狭窄严重程度的流速阈值所导致的疾病分级变化。2010年，当时的ICAVL对10%经其验证颅外颈动脉检测的血管实验室（n=152）进行了一项研究，发现得到验证的机构使用的诊断标准存在显著差异，有些机构使用2个或2个以上发表的诊断标准（图32.5）。只有27%的实验室使用基于SRU共识的诊断

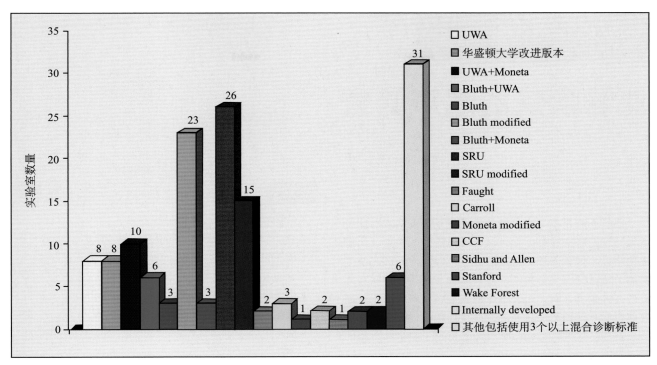

图32.5　用于颈内动脉狭窄程度分类的诊断标准的显著差异。图示2010年经ICAVL/IAC验证颈动脉颅外检测的152个血管实验室的数据。一些实验室采用来自两篇或三篇已发表参考文献的混合诊断标准

　　CCF：克利夫兰诊所基金会；SRU：从事超声的放射科医师协会共识；UWA：华盛顿大学

　　引自：Gornik HL，et al. Diagnostic criteria for ultrasound diagnosis of internal carotid artery stenosis vary widely among accredited vascular laboratories. A survey from the intersocietal Commission for the Accreditation of Vascular Laboratories（ICAVL）（abstract）. *Circulation* 2011；124［S21］：A8918.

标准。2012年，对IAC验证的血管实验室医疗和技术主管进行了一次随访调查，了解对标准化颈动脉狭窄诊断标准的支持程度。共有26%（729/2767）的调查对象回答了一系列关于颈动脉诊断标准的问题，68%的反馈者支持应该有一套用于颈动脉双功超声诊断的标准；68%的反馈者支持应该要求血管实验室执行上述标准。遗憾的是，74%的调查对象没有做出回应。

　　基于这些研究，IAC血管检测委员会进行了一项多中心研究，核实经IAC验证实验室使用的颈动脉诊断标准。目前这项研究涉及11个临床机构，这些临床机构提交了完整的双功超声检查和超声检查3个月内进行的相关动脉导管造影。研究结果可望在2019年底得到，关于研究结果落实情况的进一步信息预计在2020年完成。在以上结果出来之前，IAC血管检测部建议在其验证的实验室中使用SRU颈动脉共识标准，除非实验室内部已有自己核实的标准。

临床实用要点
- 正在努力通过以下方式标准化血管检测。

- 适当的培训和认证
- 具有统一的诊断标准
- 在颈动脉血管检测，目标是以下之一。
- 确认SRU诊断标准
- 通过多中心研究提供一个合理的替代方案

七、总结

　　追求高质量是血管实验室管理的根本。机构致力于优化其检查、报告和流程的努力应该包括认证、验证，定期审核检测的合理性，以及建立完善的质量改进计划。近几年来，建立国家授权的人员认证和实验室机构验证的努力已经取得一些进展。目前没有国家强制执行的认证或验证法规，参与这些努力往往是自愿的。多个认证机构、验证团体和参与的专业协会已经开发了容易得到的资源，包括在线工具，以协助实验室在管理和QI上的努力。标准化经IAC验证血管实验室颈动脉诊断标准的工作还在进行中，预计未来几年内会有结果。

第 33 章

血管疾病的超声筛查

一、引言

医学筛查是指采用诊断技术发现某种疾病或可能发展为某种疾病的过程。筛查过程可包括询问病史、测量生化指标（如胆固醇）的血液样本，以及检测形态学或功能学特性的医学影像学检查。筛查一般是针对具有某种特征的患者人群。是否进行筛查最终还要取决于权衡发现疾病并得到治疗后个体的潜在获益与社会所需付出的总费用。这种公共健康筛查形式有别于由个体负担的健康查体。

本章主要阐述无创性灰阶超声和多普勒超声对无症状个体的动脉疾病筛查。目的是从较大的人群中识别出高危亚人群，并希望通过干预降低疾病发生率。这种方法通常用于一级预防。这意味着被筛查的患者完全是无症状者。

某些临床情况将不包括在本章。例如，下肢血管旁路移植术的患者，因为患者已经明确有周围血管疾病，所以对其进行多普勒超声检查不被认为是筛查。这些患者接受随访是一种二级预防（即多普勒超声用于发现移植血管存在闭塞的危险）。另一种情况是，患者近期有脑卒中，然后进行颈动脉超声检查。这一检查也不是筛查，而是临床诊断检查的一部分。在这种情况下，检查的目的是发现可能引起神经疾病发作的显著性颈动脉狭窄，然后对其进行治疗。这也是一种二级预防，因为患者已经有了临床表现，现在的目的是预防脑卒中复发。

本章将复习一些筛查过程的基本概念，然后阐述三个具体的筛查应用：①在无症状人群中应用彩色和双功超声筛查显著性颈动脉狭窄；②应用超声发现腹主动脉瘤；③应用颈动脉超声发现存在亚临床动脉粥样硬化的高危个体。

二、筛查的定义与类型

什么是筛查？1968年，世界卫生组织（WHO）在其通报上清晰地阐述了筛查所包括的不同要素。表33.1罗列了这些基本原则。要保证筛查成功，必须达到一些标准。本章将结合三种筛查流程讨论这些标准。

WHO通报中阐述了三类特定的筛查：选择性筛查、大宗人群筛查及监测筛查（表33.2）。

表33.1	筛查的原则 *

1. 所研究的应该是一个重要的健康问题
2. 对于所涉疾病，应该有一个可以接受的治疗方法
3. 应该有进行诊断和治疗的设施
4. 应该有一个可识别的潜在或早期症状阶段
5. 应该有一种合适的检测或检查方法
6. 检查方法应该能为大众接受
7. 应充分了解疾病的自然病程变化规律，包括从潜伏期发展到疾病明显表现期
8. 谁将作为患者得到治疗，应该有公认的政策
9. 应该在经济上平衡发现患者的费用（包括诊断和治疗）与整体医疗服务总开支
10. 筛查应该是一个持续的过程，而不是一个"一劳永逸"的项目

* 引自 Wilson 和 Jungner 在 WHO 第34号文件——疾病筛查的原则和实施（1968）中的阐述

表33.2	不同类型筛查之间的区别		
	选择性筛查	大宗人群筛查	监测筛查
优点	1. 适合于个体	1. 适用于大众	1. 适用于已有早期病变或具有发病高风险的亚人群
	2. 与大宗人群筛查比较，费用降低	2. 不太会漏过高危个体	2. 获得干预治疗时机
缺点	1. 昂贵：人均费用高	1. 昂贵：人均费用低，但人数多	1. 昂贵：需要长期重复检查
	2. 低风险个体也可能有病变	2. 很可能有假阳性	2. 需要有参加重复检查的意愿
	3. 需要个体有意愿参加	3. 需要大规模的设施进行可靠的检测	3. 存在生物学定时炸弹的心理效应

（一）选择性筛查

选择性筛查的方法是将一种诊断性检查应用于特定的无症状人群，选择这一人群是因为他们具有一个或多个危险因素。这些危险因素不同于筛查手段。例如，吸

烟史是动脉瘤形成的危险因素，因此在吸烟人群中进行腹部超声检查比在不吸烟人群中进行具有更高的价值。这一方法的问题是，虽然从不吸烟者患动脉瘤的概率远低于吸烟者，但仍有可能发病。而不吸烟者没有包括在超声筛查的目标人群中。

（二）大宗人群筛查

第二种筛查是大宗人群筛查。这一方法是对整个人群进行同样的检查。通常在应用时，大宗人群筛查仍然是有选择性的，因为被筛查的人群通常基于特定的人口学标准，如年龄和居住的地域。检测幼儿是否存在低甲状腺激素水平就是这种筛查方法的实例。筛查针对儿童而非成人，存在碘缺乏的地域可能得到更多的关注。这种方法的主要局限性是费用增加。

（三）监测筛查

第三种筛查是监测筛查。WHO的标准是所筛查的疾病具有明确的自然病史和有效的治疗和（或）干预。例如，发现某患者有直径为2.5cm的腹主动脉扩张。虽然主动脉直径小于动脉瘤的诊断阈值（3cm），但该腹主动脉很可能在未来5～10年继续扩张并成为动脉瘤。因为动脉瘤形成的风险增加，需要对该患者的主动脉直径进行监测。降压治疗和戒烟可能在疾病的早期阶段有一定的意义。需要确定并调整适当的监测检查时间间隔。

临床实用要点
- 有三种筛查方式。
  - 大宗人群筛查
  - 选择性筛查
  - 监测筛查
- 超声可能更多地被应用于选择性筛查和监测筛查。

三、无症状颈动脉狭窄的筛查

颈动脉超声筛查检查的目的是发现无症状、有发生脑卒中风险，并可能得益于手术治疗的个体，如颈动脉内膜切除术或腔内支架置入术的个体。因为颈动脉干预的价值是基于动脉造影测量病变严重程度，多普勒筛查标准需与动脉造影相一致。假设动脉造影有一个阈值，高于此阈值的颈动脉狭窄就被认为具有显著性，而进行干预可以减少未来脑卒中的风险。接下来的问题就是，与动脉造影相比较，多普勒超声在发现狭窄和对其分级的准确度如何？

（一）显著性颈动脉狭窄的患病率

已发表的用于颈动脉狭窄严重程度分级的多普勒速度阈值通常来自具有颈动脉疾病高发人群的科室或血管实验室。患者进行颈动脉造影的选择性使这一偏差更大。这两个因素导致了颈动脉狭窄高患病率的偏差。实质上，动脉造影是在颈动脉超声之后，高度怀疑显著病变时才进行的。已发表的文献中，颈内动脉收缩期峰值流速与颈动脉造影的相关性数据显示了这一偏差。检测到的颈动脉多普勒收缩期峰值流速的分布呈"双峰"

（两个高峰）（图33.1）。第一个高峰是假阳性和病变对侧的相对正常颈动脉分叉之和。第二个高峰包括了造影的目标病变。这些信息并没有告诉我们颈动脉超声作为普通人群的筛查手段可能会如何表现。

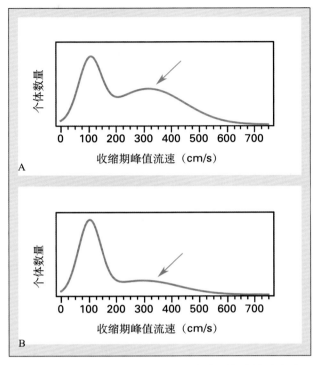

图33.1　A.来自一系列已发表论文的收缩期峰值速度实际分布，这些论文比较了多普勒流速与颈动脉造影。第二个高峰（箭头所示）反映了根据异常多普勒速度选择造影及颈内动脉狭窄≥50%的个体。B.调整数据，降低造影证实狭窄≥50%的发生率。第二个波峰降低，疾病发生率降至27%

可以用多普勒流速作为颈动脉狭窄的替代指标来估算颈动脉疾病的分布。理想情况下，可通过筛查整个人群来估算真正的患病率，但基于简单的经济学，这是不可行的。另一种选择是在流行病学群组中进行超声筛查。这些群组研究，如弗雷明汉心脏研究（FHS）、心血管健康研究（CHS）和多种族动脉粥样硬化研究（MESA）都是在普通人群中进行的代表性抽样。来自这些研究人群的颈动脉多普勒检查显示出与多普勒验证研究截然不同的疾病分布模式。基本上，流速分布显示一个较大的主峰和逐渐变小的高流速（狭窄）值（图33.2）。来自普通人群的抽样研究可以使我们更好地了解在普通人群的无症状个体中使用颈动脉多普勒超声发现显著性颈动脉病变的真实信息。

（二）多普勒超声准确度的评估

多普勒超声检测到某一阈值以上颈动脉狭窄的准确度是用真阳性、真阴性、假阳性和假阴性表达的敏感度和特异度进行评估的（表33.3）。在考虑筛查检查价值时，其他指标，如阴性预测值和阳性预测值也非常重

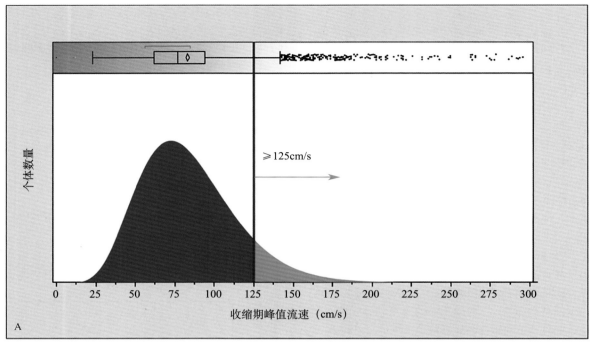

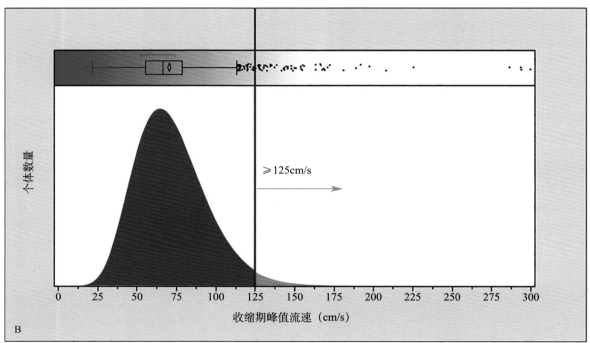

图33.2 两个流行病学群体研究的颈动脉病变的分布，以图形的方式显示群体研究参与者收缩期峰值速度超过125cm/s 的比例。A.在心血管健康研究中，病变的发生率（曲线右侧的橙色部分）约为10%。B.在多种族动脉粥样硬化研究中，患病率接近5%

表33.3	筛查检测的关键参数	
	存在病变	不存在病变
检测病变阳性	*a*	*b*
检测病变阴性	*c*	*d*
合计	*a*+*c*	*b*+*d*

真阳性：*a*
真阴性：*d*
假阳性：*b*
假阴性：*c*
敏感度：$a/(a+c)$
特异度：$d/(b+d)$
病变发生率：$(a+c)/(a+b+c+d)$
阳性预测值：$a/(a+b)$
阴性预测值：$d/(c+d)$

要。颈动脉多普勒超声筛查检查与动脉造影金标准检测相比较，必须具有尽可能高的敏感度（图33.3）。虽然我们希望确保筛查结果为阴性的个体无显著狭窄，但我们需要将多普勒流速阈值设置足够低，以发现所有或近乎所有的显著性病变。然而，阈值设置过低时，我们不仅筛查出显著狭窄的个体，也筛查出无病变的个体，从而提高假阳性率。这将导致低阳性预测值和高阴性预测值（表33.4）。任何筛查检测都面临这一基本困境：必须把灵敏度设定得非常高。因此，为了筛查出人群中无症状性颈动脉狭窄，对于某一狭窄程度的多普勒流速阈值设定得比正常情况低，这使许多人被误诊为有显著狭窄（图33.4）。此外，总体筛查过程也受病变发生率影响。病变发生率低，更多的人被筛查，更高的假阳性会发生。

（三）多普勒超声在无症状患者颈动脉内膜切除术临床试验中的应用

1.诊断效能

多中心临床试验采用多普勒速度测定发现无症状性颈动脉显著狭窄的个体。例如，无症状颈动脉粥样硬化研究（ACAS）中≥60%的直径狭窄，或欧洲无症状颈动脉手术试验（ACST）中≥75%的狭窄。ACAS的研

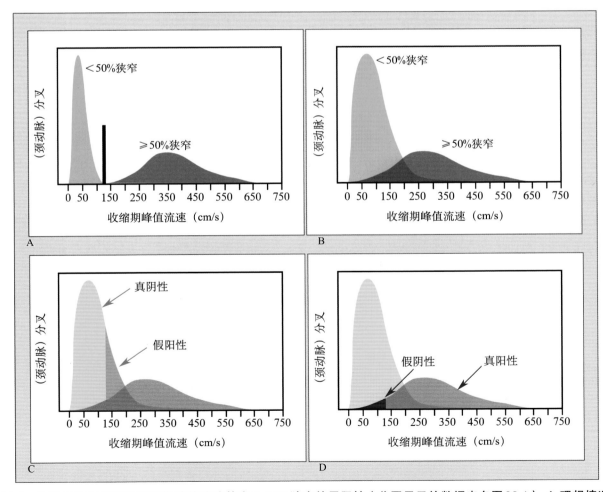

图33.3 应用颈动脉多普勒收缩期峰值流速筛查≥50%狭窄的局限性（此图显示的数据来自图33.1）。A.理想情况下，≥50%狭窄（右侧蓝色）的多普勒流速分布不与小于50%的颈动脉狭窄重叠。B.现实情况是，颈动脉小于50%狭窄（橙色）和≥50%狭窄（蓝色）存在显著的多普勒流速重叠。C.使用125cm/s的收缩期峰值流速作为阈值所产生的真阴性和大量假阳性。D.相反，虽然发现了许多大于50%狭窄的病变（真阳性），但仍有一些假阴性

表33.4　**高准确度诊断性检测的预计疾病检出率和假阳性率** [a, b]

患病率（%）	灵敏度/特异度	真阳性	真阴性	阳性预测值（%）	阴性预测值（%）
10	90%/90%	180	162	52.6	98.8
	95%/85%	190	270	41.3	99.4
5	90%/90%	90	171	34.5	99.4
	95%/85%	95	285	25	99.7

a 计算是基于对2000人的筛查，患病率分别为10%和5%。
b 计算是基于表33.3中的公式。推算更大样本的预计真阳性和假阳性：表中真阳性和假阳性数 ×（人口数/2000）。

究人员使用多普勒超声作为筛查检测，但目的是保证几乎所有筛选出来进行颈动脉造影及手术的个体具有至少60%狭窄的颈动脉病变。为此，所选的多普勒速度阈值设置得足够高，以确保95%筛查出的个体颈动脉直径狭窄在60%以上（高流速阈值使假阳性率较低，见图33.4的示例）。这种方法的阳性预测值较高，但阴性预测值较低。事实上，这种方法漏掉了许多可能存在60%以上颈动脉狭窄的患者（图33.4），但92%进行动脉造影的个体具有≥60%的颈内动脉狭窄。

ACAS试验加深了我们对使用颈动脉多普勒超声作为筛查工具的了解。在技术方面，从这项研究中吸取的经验是需要遵守质量控制程序，遵循严格的检查方案，以及选择适当的超声仪器。

虽然在ACAS试验中没有估测颈动脉多普勒超声的整体敏感度，但颈动脉超声的整体特异度在97%以上。颈动脉超声的应用是根据非常严格的检查方案。符合条件的中心需要证明其多普勒检测与颈动脉造影结果具有很好的相关性。在采用新的仪器和标准化的检查方案

后，检测中心与颈动脉多普勒准确度差的检测中心之间的明显差异得到改善。在ACAS研究中，颈动脉超声获得成功是建立在以下条件的基础上：使用了标准化的检查方案，对超声检查技师和血管实验室进行认证，以及在统筹协调中心监督下实施的质量保证计划。

2. 超声设备的影响

在ACAS研究中，影像设备或检查方案的差异可能影响了多普勒超声的诊断效能，从而可能影响发现普通人群和高危人群中颈动脉显著狭窄的筛查工作。颈动脉多普勒超声的差异性可见于不同实验室，以及不同超声仪器。这些发现证实了ACAS的观察结果。尽管颈动脉多普勒超声存在差异性，但它仍然是效能良好的筛查工具。欧洲无症状颈动脉手术试验（ACST）采用当地的颈动脉超声参数判断狭窄程度，取得与ACAS研究十分相似的结果。

3. 阈值的确定

颈动脉超声筛查的有效性取决于评估颈动脉狭窄程度的多普勒流速的准确度。多普勒流速与作为金标准的动脉造影得到的狭窄程度相比较，因为颈动脉多普勒超声检查的敏感度和特异度均小于100%，检查结果总会存在假阳性和假阴性（图33.3）。假性升高的多普勒流速测定使得无病变的个体需进行进一步检查，从而导致额外的费用和患者风险增加（假阳性）。相反，由于假性降低的多普勒流速结果能使存在病变的个体漏诊，从而不能获益于手术或介入干预（假阴性）。

目前，多普勒超声检查通过将测量到的流速（通常为收缩期峰值流速）数值与阈值相比较，评估颈动脉是否存在显著病变。根据ACAS和共识推荐，颈内动脉收缩期峰值流速是最可靠的多普勒速度参数（图33.5）。采用能量多普勒成像可以帮助初步筛选患者，但是这会增加一个中间步骤，因此成本效益可能不高。收缩期峰值

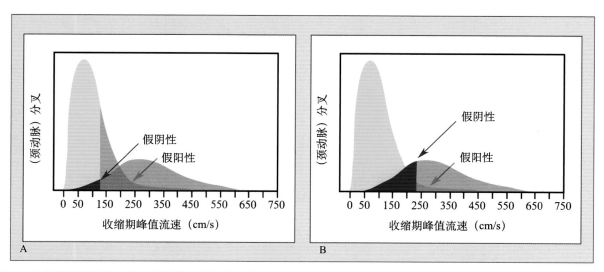

图33.4　**多普勒流速阈值变化对多普勒超声诊断准确度的影响。图中左侧曲线代表小于50%的狭窄（橙色），右侧曲线为≥50%的狭窄（蓝色）。A.阈值为125cm/s的假阴性和假阳性。诊断效能以较多的假阳性为代价取得较高的敏感度（假阴性较少）。B.将流速阈值调整为230cm/s时，则以降低敏感度（假阴性增多）为代价减少假阳性**

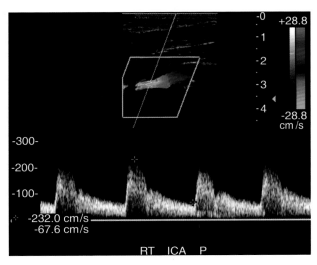

图33.5 在一位参与筛查项目的无症状患者偶然发现收缩期峰值流速略大于230cm/s

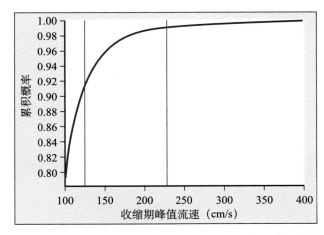

图33.6 曲线图总结了某一个体多普勒速度低于某一阈值的概率。例如，以125cm/s为阈值时，相应的可能性略低于92%。多普勒速度大于125cm/s（提示50%狭窄）的可能性略高于8%。多普勒速度大于 230cm/s（提示70%狭窄）的发生率小于1%

流速125cm/s应该能够发现颈动脉直径狭窄50%的病变。使用收缩期峰值流速230cm/s可以探查到70%的颈动脉狭窄，虽然该值可能在各实验室之间有较大的差异。有研究报告将收缩期峰值流速260cm/s为阈值用于≥60%的狭窄，高于其他报告的用于≥70%狭窄的阈值（230cm/s）。在这两个阈值中，低阈值230cm/s似乎更合适，因为它具有高敏感度，因此更少的患者可能会漏诊（图33.4）。

（四）总体效能概述

进行筛查以检测出显著性颈动脉狭窄的效能是降低脑卒中风险。这在很大程度上取决于知道对什么程度以上的狭窄进行手术或介入干预是有益的。ACAS结果显示对狭窄率≥60%的病变施行颈动脉内膜切除术可以使脑卒中相对风险下降55%。然而，对于绝对风险下降来说，5年脑卒中发生率降至5.9%。或者说，在略少于100例经过手术的患者中，每年减少略多于1起脑卒中发生。来自欧洲的研究数据也显示，5年脑卒中的绝对风险降至5.3%。基于来自这些研究的数据，为了预防1起脑卒中发生，需要对94～98例无症状颈动脉显著狭窄（直径狭窄＞60%）患者进行颈动脉内膜切除术。需要检查大量的患者，因此筛查过程的效益很低，而预防1起脑卒中发生，需要对许多患者进行手术。评估筛查过程的价值应该结合检查阳性率和干预治疗的效益。

应用颈动脉超声评估动脉狭窄发生率的流行病学研究或许能够给出一些问题的答案。多中心心血管健康研究（CHS）应用颈动脉多普勒流速测定评估了5888例65岁以上个体的颈动脉病变程度。导致流速超过150cm/s的病变发生率低（5.5%），收缩期峰值流速超过125cm/s的接近8%（图33.2）。在普通人群中，很小部分的多普勒流速可能超过给定的收缩期峰值流速（横轴，图33.6）。使用CHS的数据，如果假设多普勒血流速度在250cm/s需要进行干预治疗，每年需要筛查100 000例65岁以上个体，才能筛查出1030例动脉内膜切除术候

选人。根据ACAS/ACST的研究结果，如果对1030例患者进行手术干预，可以预防约10.8起脑卒中发生。大致估算采用多普勒超声对无症状人群筛查的效益需要将100 000例颈动脉超声的费用加到1030例颈动脉内膜切除术的费用中。即使我们按照多普勒超声费用为100美元、手术费用为2000美元进行估算，预防脑卒中的费用达12 060 000美元。每年预防1例脑卒中的净费用为117 000美元。这还没有将对假阳性多普勒超声个体进一步检查所产生的费用计算在内。

这个简单的成本效益评估表明超声筛查无症状颈动脉显著狭窄的费用较高而效益相对较低。这也部分解释了为什么美国预防服务工作组（USPSTF）指南没有推荐对无症状个体进行超声筛查。有学者提出相反的观点，对有特定危险因素的无症状个体进行筛查，特定人群的颈动脉超声筛查可以提高其价值。

（五）监测

仅有少量观察性研究推荐对颈动脉狭窄小于60%的患者进行监测。多普勒流速在175～260cm/s的患者似乎具有更高的狭窄加重风险。关于发现那些狭窄程度更轻，但可能存在狭窄加重风险个体的数据很少。一个有趣的临床问题是，临床上是否应将斑块的程度分为存在或不存在，或分为更加详细的主观类别。如果将无血流动力学显著变化、流速低于125cm/s的斑块混在一起，很难证明对大量小斑块个体进行监测是恰当的。如果根据管腔狭窄率，将斑块分为造成管腔狭窄率1%～24%和25%～49%的斑块，或造成管腔狭窄率1%～15%和16%～49%的斑块，那么可以对较大斑块的亚群进行选择性监测。这是基于假设较大的斑块比较小的斑块更可能发展成血流动力学显著性狭窄，而对这一初步假设的研究并不充分。

（六）检查范围

在操作上，用作筛查工具的颈动脉超声检查应该尽

可能与诊断性颈动脉超声检查相一致。基于流行病学研究，检查至少包括测量颈内动脉彩色多普勒超声成像上彩色"混叠"处的收缩期峰值流速，并在灰阶成像上确定存在斑块。

（七）总结

无症状颈动脉狭窄超声筛查可能对个体有些益处，但其成本效益比不高（表33.5）。

表33.5	无症状显著性颈动脉狭窄的筛查
世界卫生组织筛查原则	适用性
所涉问题应该是一个重要的健康问题	估计每年脑卒中风险 > 5%
对于查出的问题，应该有一个公认可接受的治疗方案	颈动脉内膜切除术/颈动脉支架
应该有诊断和治疗的设备	常规临床医疗的一部分
应该有一个可识别的潜在或早期症状阶段	显著性狭窄可引起症状
应该有一种合适的检测或检查方法	颈动脉超声
检查方法应该能为大众接受	非侵入性
应充分了解疾病的自然病程变化规律，包括从潜伏期发展到疾病明显表现期	存在一定大小的斑块，有发展成明显狭窄病变的可能性
应该有公认的治疗策略	预防脑卒中总人数尚存争议
应该考虑所需费用（包括诊断及确诊患者的治疗）与医疗保险可能支出（将来花费）之间的平衡	相对昂贵
筛查应该是一个持续的过程，而不是一个"一劳永逸"的项目	如果不考虑成本，可进行

临床实用要点

• 在被研究的人群中，显著性颈动脉狭窄的发生率可能较高，因此，多普勒流速诊断标准与动脉造影相关性研究具有片面性。

• 多普勒收缩期峰值流速的分布可用于估算人群中颈动脉病变的发生率。

• 应用收缩期峰值流速的流行病学研究结果如下。

• 颈动脉狭窄大于50%的发生率很低，而狭窄大于70%的发生率更低。

• 在疾病分布上，流行病学研究与已发表的多普勒流速和颈动脉造影的相关性研究之间存在很大的差异。

• 总体来说，在无症状患者中筛查重度颈动脉狭窄的成本效益不高。

四、腹主动脉瘤的筛查

（一）概述

自2007年以来，在美国采用超声筛查腹主动脉瘤已经是一项合理的支出。高效筛查腹主动脉瘤的提议

（SAAAVE）和美国预防服务工作组（USPSTF）的建议使得美国国家医疗保险和医疗补助服务中心（CMS）采纳了容许对65~75岁男性进行一次筛查性腹部超声检查的政策。这是一项选择性筛查，因为该筛查只针对男性、一生中已经吸烟100支以上，以及有动脉瘤形成家族史的个体。与之前的建议一样，USPSTF不建议对从未吸烟的妇女进行筛查，并对吸烟女性的筛查提出疑问。

（二）灰阶超声的准确性

与采用多普勒超声的颈动脉狭窄筛查相比较，腹部灰阶超声检查被认为是探查腹主动脉瘤的金标准。因此，在评价这一检查方法的价值时，讨论其敏感度和特异度并不是一个重要的问题（图33.7）。也就是说，因为不必考虑检查中出现的假阳性病例，故腹主动脉超声筛查更具成本效益。超声检查测量所得腹主动脉直径与危险因素的相关性已经得到证实。虽然超声检查的可重复性可能略低于CT扫查，但该项技术还是可以作为金标准。

超声仪器对腹主动脉筛查的影响尚未在已发表的大样本研究中提及。与多普勒超声测量颈内动脉狭窄不同，在多中心大样本研究中，腹主动脉瘤灰阶超声检查的重复性和准确性似乎不是问题。

（三）监测

腹主动脉瘤的自然病程是瘤体不断增大，最终导致破裂。动脉瘤大小与动脉瘤破裂风险的相关性已经在许多观察性研究中被报告，这些研究有的采用超声检查（见第24章），早期的研究则依赖于动脉造影进行测量。

任何动脉瘤存在可被认为是监测计划的起点。存在腹主动脉瘤的定义为其外径阈值在3.0cm或以上，动脉瘤倾向不断增大，因此存在动脉瘤就提示存在随着时间推移而发生破裂的危险。动脉瘤增长速度大致和瘤体大小成比例，大部分较小动脉瘤每年增长1~2mm。不幸的是，一些个体动脉瘤增长速度更快。在动脉瘤的监测时间间隔问题上，目前实施的传统方式与最近更保守的建议之间存在争议。传统监测方式（见第25章）是在发现小动脉瘤后，通常在6个月内进行第2次检查，以确定动脉瘤没有快速增大。之后的检查时间间隔将取决于动脉瘤的大小，通常3~4cm的动脉瘤每年检查一次，当动脉瘤从4cm增大到5cm时，每6个月检查一次，尽管最近的研究提示小动脉瘤可以采用更长的复查时间间隔。当动脉瘤大小达到5cm时，应该小心地在相对风险与干预治疗受益之间权衡。复查的时间间隔将在3个月和6个月之间选择。复查时间的选择在于发现可能出现的动脉瘤快速扩张，并有助于安排对动脉瘤进行择期干预治疗，干预治疗包括使用置入移植血管的开放手术或通过置入内支架的血管腔内疗法（见第24章和第25章）。确定需要进行干预治疗的腹主动脉瘤的阈值还是5.5cm，因为从这一阈值开始，动脉瘤破裂的风险显著增加（见第24章）。然而可以争辩，直径5.0~5.5cm的腹主动脉瘤是一个过渡区，在这个过渡区，破裂风险

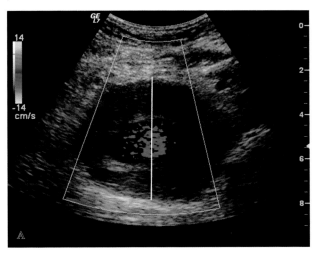 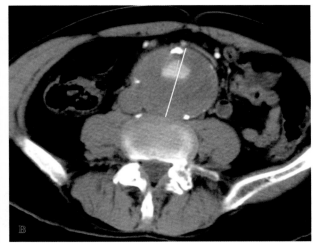

图33.7 A.超声检查晕厥患者时偶然发现直径6cm的动脉瘤。注意与动脉瘤外径（白线）相比较，瘤腔较小（红色）；B. CT证实6cm的动脉瘤，黄线为瘤腔内径，白线为动脉瘤外径

开始明显增加。所以筛查工作并不仅限于发现大的动脉瘤。

虽然主动脉直径相对增加50%可定义为动脉瘤，但许多情况下，可以检测到主动脉小幅度扩张。腹主动脉直径相对增加20%或以上可认为是动脉扩张（图33.8）。通常这类扩张的腹主动脉直径在3.0cm或以下。尽管比较小，但这类疾病应视为腹主动脉瘤的前兆。虽然这类病变的扩张速度往往较慢，但少数病例可迅速扩张至4.0cm以上。根据已发表的文献，监测的时间间隔为2年似乎是合理的，但根据最近的研究，可能将监测时间间隔增加到5年。

与超声监测无症状颈动脉狭窄相比，更容易证明超声检测主动脉瘤大小的合理性。从预后角度来看，5.5cm及以上的腹主动脉瘤每年由于破裂而死亡的风险在5%以上。颈动脉超声检查发现的显著性狭窄（≥60%）带来的脑卒中风险为1%～2%，并且不一定是死亡。超声测量腹主动脉瘤大小的重复性好，可以容易地检测其进展。我们对临床上显著性颈动脉狭窄进展的了解不如对腹主动脉瘤充分，同时，多普勒测量流速的可变性也大于灰阶超声测量主动脉直径。

（四）检查范围

检查通常包括腹主动脉全程，即从膈肌水平到髂动脉分叉处。应该检查髂总动脉近端，以发现有无腹主动脉瘤延伸或原发性髂动脉瘤形成。

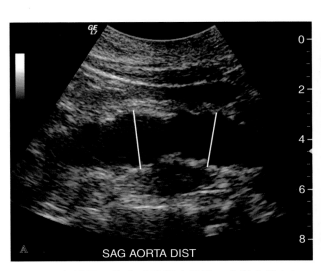 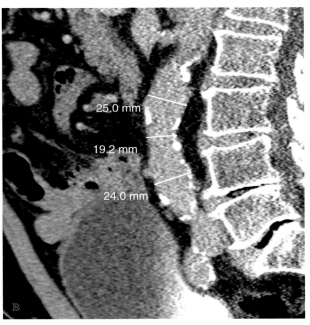

图33.8 A.白线显示腹主动脉轻度扩张。直径小于3.0cm。B. CT确认腹主动脉的部分区域扩张，直径大于基线直径1.9cm，但小于3.0cm的阈值。这一表现的临床显著性尚存争议

通常使用3～3.5MHz或更高的灰阶频率，而凸阵探头更具灵活性。需要存储的基本图像包括腹主动脉近段、中段和远段的横切面图像，以及相应的直径测量。测量是从腹主动脉一侧外壁到另一侧外壁。虽然对腹主动脉的前后径和横径均进行测量，但前后径的测量值更可靠，因为它们是基于来自主动脉前壁和后壁界面的超声波回声。特别要警告的是，超声技师需要调整扫查切面，确保垂直于主动脉轴线。然后，横切测量髂总动脉直径。

矢状面图像可以用来确认前后径测量。矢状面图像还能发现是否存在主动脉扩张，即主动脉直径相对增大20%或以上，但低于50%，或直径在2.5～3.0cm的早期增大（图33.8）。

据报道，在横切面重复测量腹主动脉的95%可信区间为4.0mm，如果结合矢状面图像则可能更低。复查时测量值变化小于4.0mm应考虑是在测量的技术误差范围之内。整个随访的测量方法需保持一致，因为使用不同的血管壁界面会导致至少4.0mm的差异。

（五）结论

在美国，超声筛查腹主动脉瘤被认为成本效益较好，并在男性中实施（表33.6）。应注重测量方法，以确保随访期间测量结果的一致性。

表33.6 腹主动脉瘤的筛查	
世界卫生组织筛查原则	适用性
所涉问题应该是一个重要的健康问题	破裂致死风险明确
对于查出的问题，应该有一个公认可接受的治疗方案	主动脉旁路移植术或血管内移植物
应该有的设备诊断和治疗	常规临床医疗的一部分
应该有一个可识别的潜在或早期症状阶段	扩张的主动脉和小动脉瘤
应该有一种合适的检测或检查方法	腹部超声
检查方法应该能为大众接受	非侵入性，可认为是金标准
应充分了解病的自然病程变化规律，包括从潜伏期发展到疾病明显表现期	明确
应该有公认的治疗策略	关于阈值选择5.5cm或5.0cm，尚有一些争议
应该考虑所需费用（包括诊断及确诊患者的治疗）与医疗保险可能支出（将来花费）之间的平衡	对于男性来说，相对昂贵，但成本效益好
筛查应该是一个持续的过程，而不是一个"一劳永逸"的项目	65岁时腹主动脉直径仍正常，不太可能再发展为大的腹主动脉瘤

临床实用要点

- 目前定义腹主动脉瘤的阈值是直径3.0cm。
- 腹主动脉灰阶成像的效能使其成为可靠的筛查方法。
- 在美国，对65～75岁的男性进行筛查被认为具有较好的成本效益。
- 一旦发现小主动脉瘤，由于可能不断增大，需要进行随访。
- 腹主动脉扩张，如直径为2.5～2.9cm，需要至少在5年内进行随访。

五、心血管疾病的筛查：风险和亚临床心血管疾病

前两部分着重于使用超声发现具有明确发病的病理改变，如脑卒中和主动脉瘤破裂。而这些是心血管疾病的晚期表现。本节着重于用超声作为筛查工具，发现存在早期心血管病变并愿意接受预防性措施，如使用药物或改变生活方式的个体。

（一）心血管疾病的危险因素

流行病学研究如弗雷明汉心脏研究有助于确认可能导致心血管病发作的相关危险因素。这些危险因素具有性别特异性，并包括年龄、糖尿病史、吸烟史、收缩压和胆固醇水平（低密度脂蛋白胆固醇为危险因素，而高密度脂蛋白胆固醇为保护因素）。上述危险因素综合起来成为已知的弗雷明汉心血管疾病风险评分。

（二）亚临床心血管疾病

心血管疾病发病早，并随时间而进展。对突发外伤性死亡的年轻个体尸检显示，动脉粥样硬化病变随着年龄逐渐累及不同的动脉床，病变甚至可见于20多岁和30多岁的年轻人。这些动脉粥样硬化病变和斑块的存在也与上述心血管疾病的危险因素相关。

然而，已越来越多地了解到心血管病发作是发生在已有一定程度动脉粥样硬化的患者，而动脉粥样硬化是一种系统性疾病。临床上心血管病发作标志着无症状的亚临床疾病发展为临床疾病。患者临床疾病发作的概率随着动脉粥样硬化病变累及的范围增加而增加，类似于海底的火山随着时间逐渐发展直至到达海平面（图33.9）。虽然患者出现心肌梗死是由于罪恶的病变处形成冠状动脉血栓，但尸检已经显示斑块引起的冠状动脉显著狭窄广泛累及多条冠状动脉。

动脉粥样硬化是一种全身性疾病。如果冠状动脉有斑块，颈动脉就更有可能存在斑块。因此，颈动脉存在粥样硬化斑块可以作为判断冠状动脉疾病的替代指标。在弗雷明汉心脏研究中，颈内动脉发现引起直径狭窄大于25%的斑块可以识别患有动脉粥样硬化疾病的个体。两个应用颈动脉超声筛查存在早期动脉粥样硬化个体的共识会议提出颈动脉管壁厚度≥1.5mm也可估测动脉粥样硬化斑块。颈内动脉管腔狭窄≥25%或管壁增厚超过1.5mm与未来的心血管病发作具有相关性。因此，颈

动脉系统存在相对较小的局部病变可以作为在年轻人中判断动脉粥样硬化的替代指标（图33.10）。这些测量是半定量和主观的，但仍然可以作为强有力的无创性工具，判断危险因素对动脉系统的影响。颈动脉不存在斑块也是冠状动脉疾病风险较低的可靠指标。

这些检测尚未在临床中常规应用，但观察性研究提示它们是与心血管病相关的早期动脉粥样硬化的良好指标。

（三）颈动脉管壁厚度的定量测量

在1986年，一组研究人员描述了动脉粥样硬化与超声测量的主动脉壁厚度有明显的相关性。血管壁厚度是测量内中膜厚度（IMT），其定义是血管壁-腔界面与动脉壁中-外膜界面之间的距离。其测量结果与存在心血管疾病危险因素（高胆固醇血症和吸烟）具有相关性，该测量也应用在颈动脉壁（见第6章）。大样本量人

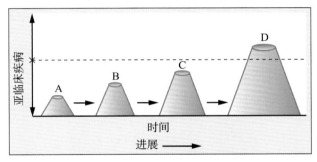

图33.9　亚临床心血管疾病的进展示意图。动脉粥样硬化的程度用海底火山来表示。亚临床疾病发展成临床疾病（脑卒中、心肌梗死）的可能性随着亚临床病变程度的增加而增加。"火山"越大（亚临床疾病），就越可能达到海平面（转变成临床疾病而发作）。这并不排除从一个较低水平的亚临床疾病快速进展为有症状疾病发作。亚临床病变的程度越低，发生这种情况的可能性也越低

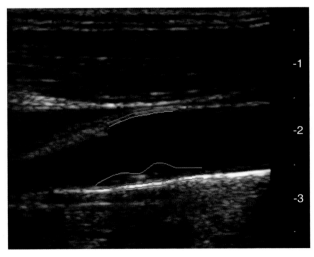

图33.10　该检查为流行病学研究的一部分。本图为1例40岁男子的颈内动脉近端后壁存在斑块（绿线和蓝线之间，绿线为管腔-内膜界线，蓝线为中膜-外膜界线）。这一发现提示其动脉粥样硬化程度大于该年龄段的男性

群的颈动脉超声研究（社区动脉粥样硬化风险研究，即ARIC研究和Kuopio心脏研究）表明，颈内动脉局限性病变与颈总动脉IMT具有相关性。

颈总动脉管壁增厚更加弥散，而颈内动脉管壁厚度是对颈动脉斑块的测量。同样，因为定量的颈内动脉IMT测量与主观划分的百分比狭窄程度相一致，所以颈内动脉IMT的增厚与颈动脉狭窄程度增加具有相关性。

（四）颈动脉内中膜厚度和疾病发作的预测

针对不同人群的研究显示，IMT测定对疾病发作具有预测价值：IMT是预测未来心肌梗死和脑卒中的指标。在更加近期的研究中，IMT与冠心病的相关性持续存在，而其与脑卒中的相关性减弱。

（五）设备的影响

超声仪器的选择和超声技师的专业技能是颈动脉壁厚度得到精确测量的重要因素。心血管健康研究（CHS）和青年人冠状动脉风险因素研究（CARDIA）的颈内动脉IMT测量率高，而ARIC研究和Rotterdam研究的测量率低，不同的超声仪器选择可能解释不同的颈内动脉IMT评估能力。用于检查的超声探头应该是高分辨率线阵探头，频率至少为5MHz，而更适合的是频率接近10MHz。理想的成像设备配置还没有正式确定。不同的研究人员使用不同公司生产的超声成像设备，但还没有对它们的性能进行系统性比较。现代数字化超声设备比老一代模拟设备更具有测量上的可重复性。

（六）图像分析和内中膜厚度评价动脉粥样硬化程度

最简单的血管壁厚度测量方法是用卡尺直接在屏幕上或打印出来的超声图上或数码超声图上测量IMT。通过数字卡尺在超声屏幕上得到的IMT测量结果与心血管疾病危险因素的相关性具有统计学意义，但不如在图像工作站得到的测量结果的相关性强。也可以沿着动脉壁放置一系列间隔约为1mm的"十"字形游标来测量IMT，但连续性测量更加精确，并可以用来计算IMT的平均值和最大值。颈总动脉后壁最大IMT的平均值和颈内动脉IMT的最大值（斑块厚度）与发生心血管疾病具有最强的相关性。

对于存储的颈动脉数码影像，也可采用边缘识别技术进行处理。然而，边缘识别对颈总动脉后壁的IMT测量更为准确。体模实验显示，与人工测量相比，该项技术测量IMT的精度更高一些。边缘识别技术测得的IMT值与发生心血管疾病的相关性似乎与手工IMT测量值一样。

（七）内中膜厚度值的阳性标准

目前提出的IMT筛查有两种。第一种是将IMT作为心血管疾病传统危险因素的补充因素。事实上，这是一种选择性筛查。该方法增加了在大多数人群中识别高心血管疾病风险个体的预测价值。这项应用的主要局限性是缺乏标准的IMT正常范围。一些学者提出了不同标准

值，如0.8mm、0.7mm或1.0mm，但事实上，IMT随着年龄的增长而增长，因此需要考虑到年龄因素对IMT正常值的影响。

第二种由心脏病防治协会（SHAPE）指南提出，筛查出IMT值超过第75百分位测量值的个体。这种方法虽然合乎逻辑，但需要考虑到年龄、种族和性别因素的一系列正常值。虽然该方法在MESA研究的人群中表现良好，但由于存在对颈总动脉IMT正常值适用性的担忧，仍需要对其进行进一步验证。

（八）颈动脉内中膜厚度测量方案

颈动脉IMT测量是在颈总动脉水平和颈内动脉近端进行的。横切扫查颈动脉后，再在纵切面上进行检查。超声束应垂直于被检动脉壁（管壁与探头表面平行）。IMT测量方案应用两个解剖标志，颈动脉球部是颈总动脉远端膨大部位，对应于颈内动脉近端窦部。这在有些个体中并不明显。在颈内、外动脉壁汇合处可观察到血流分离。通常在颈动脉球部之前的颈总动脉远端1cm长的范围内测量IMT。在部分IMT研究文献中，球部被定义为终止于血流分隔处（图33.11，见第6章），由此测得的IMT只包含了部分颈内动脉窦。颈内动脉IMT测量是从血流分隔处开始，向左（头侧）1cm处。在其他的IMT测量方案，颈总动脉IMT的测量是在球部以下0.5～1cm处的无斑块区域（图33.12），但差异性很大（见第6章）。在其他的一些测量方案，球部IMT测量延伸到包括颈内动脉窦。当测量位置离球部较近或较远时，颈动脉IMT与发生心血管疾病的相关性具有显著性差异。与接近球部的测量相比，在近颈动脉分叉的外壁（外膜）弯曲以下所得到的测量与发病的相关性更强。

不同的IMT测量方案存在很大的差异。已经提出的

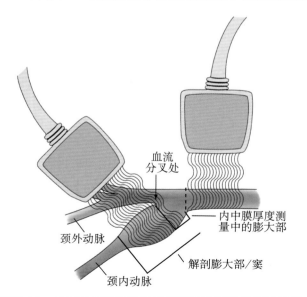

图33.11 此图显示在颈总动脉球部和在相应的颈内动脉窦水平进行内中膜厚度标准测量的区别。斑块形成通常发生在颈内动脉窦，即血流分隔处与颈动脉球部起始处的远端

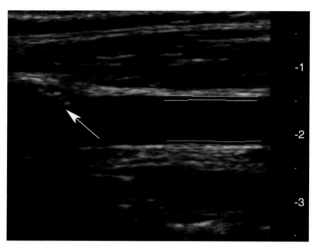

图33.12 不同的内中膜厚度（IMT）测量方案，该方案在颈动脉球部以下1cm处测量IMT。注意，尽管颈总动脉IMT（绿线和蓝线之间的距离）相对较薄，颈内动脉窦已经存在斑块（箭头所示）。前壁界面包括外膜周边－外膜界面（红线），外膜－中膜界面（橙色）和管腔－内膜界面（黄色）。后壁界面包括管腔－中膜界面（绿色），中膜－外膜界面（蓝色）和外膜－外膜周边界面（紫色）

一个简单方案是测量颈总动脉后壁的平均IMT和颈内动脉的最大IMT，相当于斑块厚度。正常值的存在可以促进此方案的应用，因为它们与临床结果相关。

（九）适用性

颈动脉IMT用作筛查工具估计可以检测出相对年轻（但可能在45岁以上）人群中早期动脉粥样硬化的表现。进行筛查可能的合理性在于存在不同的药物疗法和生活方式改变可以在之后的时间里影响动脉粥样硬化进展。这种预防策略对个体来说是有道理的，但难以证实其在群体经济上的合理性（表33.7）。虽然IMT测量为2010年美国心脏病学会指南的一部分，但是基于大型Meta分析结果，2013年指南对其没有强力推荐。

临床实用要点

- 颈动脉IMT可以在颈总动脉和颈内动脉测量。
- IMT测量值与心血管危险因素和心血管疾病发作相关。
- 提议将IMT作为筛选工具的标准值设定在第75百分位测量值。
- 颈动脉IMT测量的应用主要在于鼓励通过使用药物（他汀类药物）和改变生活方式来预防心血管疾病。

六、总结

超声成像可以用作一种筛查工具。超声筛查发现需要手术或血管腔内介入治疗的无症状性颈动脉狭窄的成本效益不高。灰阶超声成像在发现和监测腹主动脉瘤方面非常成功。采用颈总动脉和颈内动脉IMT测量，全面筛查动脉粥样硬化和亚临床疾病非常有前景。

表33.7	应用内中膜厚度测量筛查亚临床疾病	
世界卫生组织筛查原则	**适用性**
所涉及问题应该是一个重要的健康问题	动脉粥样硬化病变是人类头号死亡杀手
对于查出的问题，应该有一个公认可接受的治疗方案	早期生活方式干预和降脂、降血压治疗
应该有诊断和治疗的设备	尚不属于常规临床治疗；标准化差
应该有一个可识别的潜在或早期症状阶段	测量颈动脉IMT增厚情况（与其年龄相应正常值相比）
应该有一种合适的检测或检查方法	颈动脉超声
检查方法应该能为大众接受	非侵入性，可接受的金标准
应充分了解疾病的自然病程变化规律，包括从潜伏期发展到疾病明显表现期	在老年人群研究中已经被证实；在中年人群，根据研究结果推测
应该有公认的治疗策略	尚未达成共识
应该考虑所需费用（包括诊断及确诊患者的治疗）与医疗保险可能支出（将来花费）之间的平衡	相对昂贵，而且需要质量保证和标准化
筛查应该是一个持续的过程，而不是一个"一劳永逸"的项目	可重复测量；可以间隔2～5年随访复查

临床实用要点

- 血管超声筛查需要具有成本效益。
- 现有三种筛查。
  - 发现无症状的重度颈内动脉狭窄
  - 发现和随访腹主动脉瘤
  - 采用IMT发现颈总动脉和颈内动脉的早期动脉粥样硬化

- 采用多普勒超声发现无症状的重度颈内动脉狭窄可能不具有成本效益。
- 采用灰阶（B型）超声在65～75岁男性发现腹主动脉瘤具有较好的成本效益。
- 颈总动脉和颈内动脉IMT值的增加与临床结果相关，可作为风险评估策略的一部分。

第34章

相 关 影 像

一、概述

目前心血管影像的趋势是更多地依赖于无创性检查方法，以减少有创检查方法导致的并发症，有创技术通常用于介入治疗。

动脉造影仍然是评价动脉系统的金标准，随着数字化技术的发展，相比数十年前，检查时间缩短、检查速度加快，可使用较细的导管，并发症明显减少，并且数字图像明显改善。

新的脉冲序列提高了磁共振血管造影（MRA）成像质量，使该项检查技术的质量更可靠。MRA可以静脉注射钆造影剂或不使用造影剂。

计算机断层血管造影（CTA）尽管无创，但仍依赖于静脉注射碘造影剂，其图像采集时间和图像分辨率都有所提高。可以将获取的图像集重新进行投影，并呈现为三维（3D）数据。

与以上这些成像方法相比，多普勒超声既有优势也有劣势。这一章将从不同的方面评价这些成像方法，并对它们的诊断效能进行比较。

二、动脉导管造影

动脉造影仍然是对患者进行介入操作之前评价的金标准。现在的技术可用于门诊的患者诊断，且致病率和致死率极低。数字影像设备已经完全替代了20世纪70～80年代的成像设备。低渗和非离子化碘造影剂的应用减少了过敏反应和肾衰竭等相关并发症的发生。血管结构成像依赖于X线，用碘造影剂可使感兴趣血管不透明，记录造影剂通过血管时生成的影像。

（一）设备和原理

诊断性血管造影依赖于X线进入和离开人体的衰减程度。这与X线穿透强度及软组织的密度相关。当血管腔内充满着碘造影剂时，血管的密度较周围软组织明显增强。足够的造影剂注射量才能显示X线成像的优势。

X线在软组织中的穿透能力与X线光子的能量直接相关，其强度单位是千伏（kV）。血管造影通常设定为70～80kV，但也可根据胶片成像效果进行调节。降低X线强度（kV）可以增强胶片成像的对比度，但是会给患者带来更多的辐射；增加X线强度可以增加X线的穿透力，但是却降低了成像的对比度。

X线球管是产生射线的区域，X线束通过准直器进一步聚焦（铅屏缩小射线束尺寸，使其尽可能与被成像的身体部位适形）。

设备的放置与患者的检查均需大的空间。房间的大小通常依据X线球管、检查床和X线探测器的大小决定。许多数字影像设备都有一个C型臂，以及与C型臂组合在一起的X线球管和X线探测器，C型臂可以旋转检测。患者躺在检查床上，位于球管与探测器之间（图34.1）。从小型便携式设备到配有动脉造影的移动台式工作平台，成像设备的外形和配置各不相同。

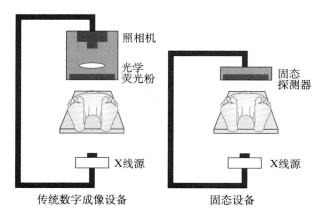

图34.1 传统X线探测器与数字成像设备比较示意图。数字成像设备探测器更换为固态探测器，而且信号直接传输至电脑终端进行处理

（二）数字成像

数字图像的分辨率取决于探测器与图像矩阵大小。大的图像视野可以达到16英寸，这需要1024×1024像素矩阵，空间分辨率要达到1.3线对/毫米。

大部分设备只能对固定的动脉或静脉节段进行单部位成像。价钱高的设备配有可移动检查床，提供多部位团注跟踪图像，用于评估下肢动脉。

数字减影技术建立在数字成像的基础上，在造影剂注入之前获得一张或几张蒙片（mask images）。之后通过数字减影技术将蒙片与注入造影剂之后的图像相减，得到只含有造影剂的图像（图34.2）。如果患者在造影剂注入时移动体位，将导致影像的不匹配，呼吸运动也有同样影响。患者的良好配合是获得高质量图像的必要条件。数字减影可减少常规血管成像所需造影剂的用量。

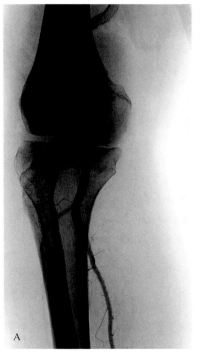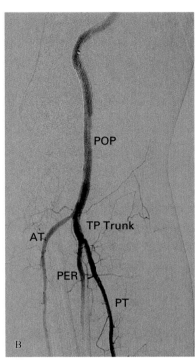

图34.2　选择性右下肢动脉造影分两步进行。A.高位胭动脉注射造影剂后的原始图像。B.数字减影血管造影后的单纯动脉造影剂成像

AT：胫前动脉；PER：腓动脉；POP：胭动脉；PT：胫后动脉；TP Trunk：胫腓干

（三）基本原理：动脉

动脉入路点需要根据不同的疾病来决定。股总动脉比较粗大而且并发症发生率低，因此股总动脉为首选的动脉入路。腋动脉的管径与股总动脉相当，但是在腋窝处因臂丛神经紧密包绕，可能发生神经相关并发症（0.4%～9.5%）。在超声引导下进行低位肱动脉穿刺更安全。也可以使用桡动脉入路。直接穿刺胭动脉将增加并发症发生率，除非特殊适应证。如果没有其他入路，可直接穿刺人工血管。

（四）基本原理：静脉

下肢静脉造影在持续透视下进行，经足背静脉注射造影剂完成。通常情况下患者平卧于倾斜床上（头高足低位），这样重力作用可以促进静脉扩张。静脉必须完全充盈以排除深静脉血栓。需获取下肢不同位置的图像。

为了显示髂静脉或下腔静脉，需要经股总静脉穿刺。数字静脉造影时需要大剂量造影剂，通常为30～40ml，快速注入并获得静脉成像。

在静脉介入治疗时，偶尔采用超声引导下直接穿刺胭静脉或胫静脉。

偶尔也可以通过上肢静脉造影显示上肢静脉解剖（图34.3）。上肢静脉造影最常用于急性上肢深静脉血栓的静脉溶栓治疗，或者评估透析通路的人工血管部分。

（五）碘造影剂的使用

造影时造影剂的用量及注射速度取决于需要显示血管管径的大小及血流量。为了显示升主动脉近端和降主动脉，使用最快的速度注射造影剂（剂量：70～80ml；速度：30～40ml/s）。肠系膜血管检查可以使用大剂量碘造影剂（50～60ml，注射速度：3～5ml/s），这

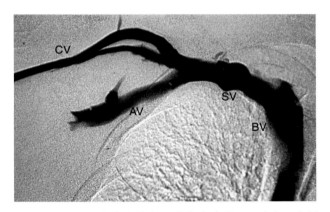

图34.3　采用数字技术的右上肢静脉造影图。注意没有骨的影像。由于轻微的呼吸运动的存在，隐约还可见肋骨影

AV：腋静脉；BV：头臂静脉；CV：头静脉；SV：锁骨下静脉

样可以显示肠系膜动脉分支和肠系膜静脉。下肢血管造影时，要在下肢动脉上顺序移动观察，团注造影剂60～90ml，注射速度为6～10ml/s。单侧上肢动脉、下肢动脉检查时的造影剂用量为20～30ml。

随着越来越多非离子和低渗碘造影剂的使用，疼痛、不适、过敏反应等发病率降低。

肾功能差的患者可能不适用碘造影剂。当肾小球滤过率（GFR）低于30ml/（min·1.73m²）时，禁止使用碘造影剂，除非患者正在进行透析治疗。当肾小球滤过率在30～60ml/（min·1.73m²）时，要小心注射并备有造影剂降解方案。当肾小球滤过率在60ml/（min·1.73m²）以上时，除了注意有可能发生过敏反应外，不存在其他禁忌证。

（六）准确性和可重复性

血管造影诊断的准确性已经直接被外科手术证实，它被认为是诊断的金标准。但是在颈动脉及外周动脉系统方面还存在缺陷。例如，当颈动脉次全闭塞时，远端颈内动脉只有小剂量造影剂，可能无法提供足够的信息来判断血管内径及血管情况。

在下肢动脉，腿及足的外周分支血管有时不能显影。对于这些患者，在手术室采用麻醉状态下动脉造影可以明确动脉分支解剖位置问题。

为了更好地显示病变，通常需要多角度投照，以便反映动脉粥样硬化病变的偏心特征。旋转式动脉造影也可以更准确地评估动脉血管的狭窄程度。

（七）并发症

并发症常与动脉穿刺点相关。假性动脉瘤和血肿的发生率与导管管径大小和导管拔出后压迫时间长短相关。动静脉瘘则多发生于大腿穿刺点的部位。其他导管穿刺的并发症如夹层、内膜下损伤，与导管操作不当有关，可发生在穿刺点或动脉树更远的部位。

血管造影术后肾衰竭的发生率存在争议，但可能高达10%，碘造影剂的过敏反应远低于静脉注射，但仍会发生。

目前出于对辐射因素的考虑，尤其是对于年轻人和孕妇，更倾向采用创伤性小的检查。

由于这些潜在的并发症，在考虑进行系列检查时，应谨慎选择动脉造影。

（八）禁忌证

造影剂过敏是相对禁忌证。通常情况下，术前用一些类固醇类药物、选择不同的造影剂都可以明显减少严重过敏反应的发生。肾功能低下也是相对禁忌证。

临床实用要点

- 与传统的胶片乳化技术相比，数字血管造影减少了手术时间，因此降低了并发症发病率。
- 动脉造影穿刺部位的并发症包括血肿、假性动脉瘤和动静脉瘘。
- 动脉造影的其他并发症包括动脉壁的各种损伤，如夹层和栓塞。
- 造影是评估动脉的金标准。在评估动脉狭窄的严重程度时，需要多角度成像。
- 随着非离子和低渗含碘造影剂的使用，造影剂过敏和肾功能受损等并发症减少。

三、磁共振血管造影

磁共振血管造影（MRA）是真正的无创性成像，其原理不同于动脉造影。以前认为MRA的诊断优于CTA，是无创血管成像的最佳方法。现今，CTA因操作简易和更好的空间分辨率，可与MRA媲美。MRA主要用于评价主动脉、肠系膜动脉近端、颈动脉、颅内动脉和下肢动脉。

MRA主要有两种形式。①飞行时间法MRA（TOF-MRA）：应用特定的射频脉冲序列和磁场梯度，显示流动的血液。②增强MRA（CE-MRA）：需要注射钆络合物，改变血液的磁性，应用MRA脉冲序列显示血管内的血液。MRA的费用和可用性限制了其的普及应用。其检查时间长，通常需要多个成像序列来诊断。MRA评估运动结构（如肺动脉）和显示细微的结构（管径小于几毫米动脉）不如CTA。较新的非增强MRA技术可以直接对血液成像，但缺点是采集时间相对较长，而且动脉和静脉同时成像。

（一）设备和原理

MRA基本设备成本是其他技术成本的几倍。

为了满足成像的需要，患者应躺在大孔径的磁场中，磁场强度一般为1.5T或以上。这样可以使组织中的多数水质子按磁场方向排列。另外，探测器线圈可产生高强度射频（RF）信号和磁场梯度。射频脉冲可使组织成像，通过射频脉冲模式和磁场梯度的同步应用，对检查部位进行选择。脉冲干扰了在静态磁场中水质子的排列顺序。当质子在磁场中重新回到静息态时，就发出特有的射频能量，对这些组织发出的射频信号进行检测和解码，就产生了磁共振图像。

MRA血流成像多数使用快速梯度回波序列，称为飞行时间法（time-of-flight，TOF）。梯度回波序列使用非常短的脉冲间隔并快速应用在同一层面。选择层面的质子立即从静息状态进入饱和状态。在二维TOF中，当血液流入成像层面时，这些非饱和的质子释放出很强的信号（图34.4）。由于血液不断被非饱和状态的质子流入代替，呈现亮信号。这种效果称为血流相关增强（flow-related enhancement）（图34.5），是飞行时间法MRA（TOF-MRA）的基础。然后用最大密度投影法处理生成图像（图34.6）。当慢流速的血液饱和时，或血

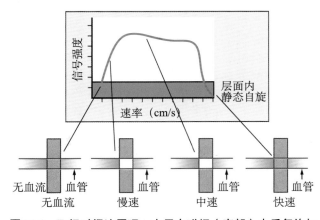

图34.4 飞行时间法原理。由于在磁场（底部）中反复施加射频能量，静止或缓慢流动的血液无信号。平缓或中速的血流在没有吸收过多的能量之前就已经流过磁场的成像层面，并产生磁共振（MR）信号（左上和中间）。快速的血流在流经成像层面也没有接受足够的射频能量产生MR信号，或者是当血流产生MR信号的时候，已经流过成像层面（右上）

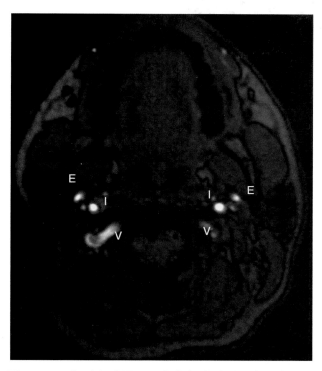

图34.5 飞行时间法原理。白色部分分别代表颈内动脉（I）、颈外动脉（E）、椎动脉（V）。右侧椎动脉（图像左侧）优势信号明显比左侧椎动脉强。注意，应用特殊的脉冲序列将射频能量施加到将要流入成像平面的静脉血，使得静脉内血流饱和，不能产生磁共振信号

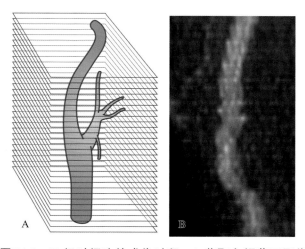

图34.6 飞行时间法的成像过程。A.获取多幅薄层图像（通常为1mm，有时略＞1mm，见图34.5）并叠加在一起。然后使用最大密度投影法重建图像。B.放大的颈总动脉磁共振图像。薄层图像排列的微小差异是由呼吸或吞咽等运动引起的

流方向不垂直于扫查平面，或血流速度很快时，会出现局部信号缺失。三维TOF也可以实现，但因为其体积较小，最适合用于颈部和脑部检查。

相位敏感成像是MRA血流相关成像的第二种类型。该方法依赖于成对图像的采集，每个图像对血流有不同的敏感度。从2个或3个不同的方向获得这些图像，然

后合并形成3D图像。这种方法的局限性是成像体积范围小，主要应用于颅内动脉。另一种形式的相位成像需要获取心动周期门控的图像。这种方法采集时间长，不经常使用。门控技术已演变成现代血流成像所依赖的技术，使用心电图R波触发快速自旋回波序列（TSE）来获取血流图像。现代脉冲序列也产生了非血流依赖的MRA技术，该技术利用特殊的脉冲序列和减影技术来显示血管腔内的血液。它们通常依赖类似于普通稳态自由进动（SSFP）序列的脉冲序列。后两种技术因其在外周动脉疾病中的诊断价值而正在积极研究中。

增强MRA（CE-MRA）将射频脉冲序列与磁场梯度定义的目标体积配对。先将一组初始射频脉冲应用于组织，使其信号饱和，从而形成掩模图像。然后，在注射钆造影剂后施加第二组脉冲，以增加成像血管内的信号强度。这是CE-MRA的基本原理。这种方法的局限性包括确定造影剂到达取样体积的时间和持续时间。与CTA一样，造影剂在动脉内的持续时间通常为10～20s（图34.7）。所以成像序列的设定必须在这段时间间隔内完成感兴趣区的扫描（图34.8）。需要使用降低空间分辨率的技术方法。在下肢动脉，这种技术可以缩短采集时间，移动患者在磁场中的位置（图34.9），以显示下肢的动脉分支。

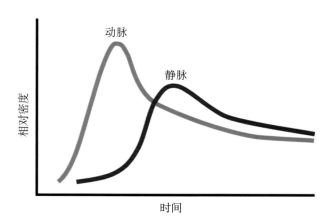

图34.7 血管造影增强的基本原理。团注造影剂后，动脉血浓度将达到峰值，这取决于患者心排血量和体积。成像是在动脉最大增强的关键时刻进行的。静脉系统也有类似的延迟效应。在许多情况下，成像会延迟更长的时间，如主动脉支架置入术后内漏的检测

（二）技术

检查前不需要特殊的准备。首先MRA采集，需要显示所成像的血管床，这些由基本的定位序列就可以做到，然后应用MRA脉冲序列获得选定的解剖区域的图像。

可以在任何所选的平面成像，如横切面、冠状面、矢状面，或任何斜位。最大密度投影（MIP）是最经典的重建算法，成像靶区必须位于磁场中央附近，因此患者几乎完全位于磁场孔径中。

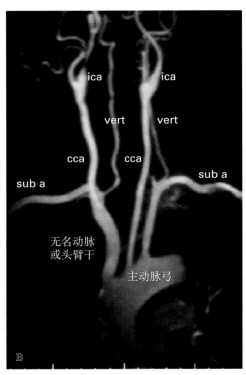

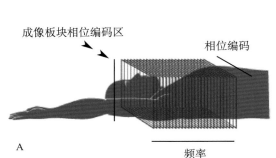

图34.8   A.图像采集编码示意图，胸部到颈部主要血管的快速磁共振血管造影（MRA）采集胸颈部主要血管的图像。扫描区域的大小和层厚决定成像时间。B.这张胸颈部的增强MRA图像显示了主要动脉的起源：主动脉弓、无名动脉或头臂干、左颈总动脉（cca）和左锁骨下动脉（sub a）。颈动脉分叉也很清楚
ica：颈内动脉；vert：椎动脉

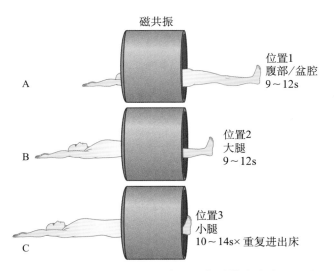

图34.9   在团注造影剂过程中，患者随检查床在磁场中移动，以保证钆造影剂到达骨盆（A）、大腿（B）和小腿（C）时同步成像

（三）准确性和可重复性

准确性取决于所应用的技术。对于颈动脉和下肢动脉特定的部位，TOF-MRA是公认的可靠的检查方法。梯度聚焦技术可用于腹部和盆腔的大静脉评价。

CE-MRA对主动脉夹层的评价有很高的准确性，对大多数动脉的评价也具有很强的优势。CE-MRA最大的不足是，随着检查范围的扩大，检查所需时间增加，空间分辨力减低。例如，其对肠系膜上动脉的内脏分支的分辨力有限。

（四）禁忌证

幽闭恐惧症和易被磁场影响的生物材料是MR的两个主要禁忌证。安装了心脏起搏器和除颤器的患者不能做MR检查，因为磁场会对器械造成影响。近来，心脏设备已经可以与磁共振兼容。需要监测生命体征的患者，应在严密的监护下才能够进行检查。呼吸器必须与磁共振兼容。

肾功能低下是另一个禁忌证，GFR＜30ml/（min·1.73m^2）的患者是肾源性系统性纤维化（NSF）的高危人群。NSF是一种弥漫性多系统疾病，存在肾纤维化、多系统病变的风险，病死率很高。GFR在30～60ml/（min·1.73m^2）的患者NSF发病风险小一些，但仍需密切关注。

（五）并发症

MR检查可能发生的并发症与使用高场强的磁场有关。快速转换的磁场梯度产生的声音可以引起听觉不适，所以需要耳塞。手术器械，如老一代的颅内动脉瘤夹，会在磁场的作用下移动，造成血管的损伤。不透射线的小金属物体，尤其是离眼睛很近时，会引起局部发热或由于移动造成周围软组织的损伤。血管内支架和金属置入物会产生伪影，从而干扰诊断。对动脉狭窄的过度诊断属于常见错误，这是由像素内血流速度不同引起

的失相位，以及湍流引起的信号丢失和饱和作用造成的。血管壁钙化很难检测，因为它们在图像上显示为黑色区域。

> **临床实用要点**
>
> - MRA主要有两种类型：非CE-MRA和CE-MRA。
> - 非CE-MRA包括以下几种。
>   - TOF-MRA，最常用于颈动脉（血流依赖性）。
>   - 相位-增强MRA，最不常用（血流依赖性）。
>   - 基于SSFP序列的新序列（非血流依赖性）或者触发式快速自旋波成像（血流依赖性）。
> - MRA图像分辨率不如CTA，除非使用小孔径线圈。
> - MRA图像采集往往需要较长的时间间隔。

四、计算机断层血管造影

计算机断层血管造影（CTA）有广泛的适应证，基本上任何动脉都可以通过CTA显示。多探测器和图像后处理等先进技术的应用使CTA成为非常有效的检查手段。

（一）设备

自1979年CT发明以来，CT扫描仪在不断改进。1998年，第一台多排CT（4层）开始使用。目前的扫描仪使用扇形X线束，对应弓形的探测器，两者都放置在环形的支架内，患者位于环形中间。这个装置可以围绕患者进行360°旋转（图34.10），旋转时间小于半秒钟。快速的进床速度和薄层厚度可以达到亚毫米（各向同性）的分辨率。

CTA使用螺旋扫描成像方法（检查床以恒定的速度移动通过探测器）（图34.11），连续采集图像数据并用于重建图像。目前64排及64排以上探测器旋转一圈可覆盖更大的范围（图34.12）。例如，用一个64排探测器扫描4.0cm的长度，每一次机架旋转都可以覆盖4.0cm的厚度，有效层厚则<1mm（即40mm/64＝0.63mm）。

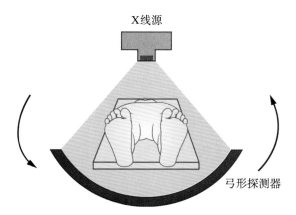

图34.10　图示为经典的CT扫描机装置。当机架旋转时X线穿透身体，X线源产生扇形的射线束，从而增加有效的图像采集

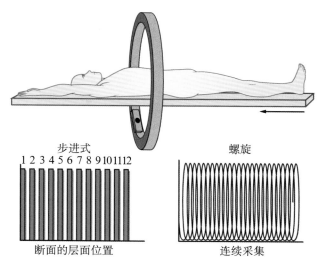

图34.11　图为"步进式"计算机断层成像（左）和螺旋成像（右）的区别。步进式时，扫描床向前移动的距离是固定的。如图，采集完一层图像信息后，扫描床向前移动相同的距离，进行下一张图像的采集。重复做这些步骤，直到感兴趣区完全扫描完毕。而对于螺旋扫描，在球管旋转的同时，机床只需要持续移动，相关部位即可成像。这种扫描方式比步进式要快得多

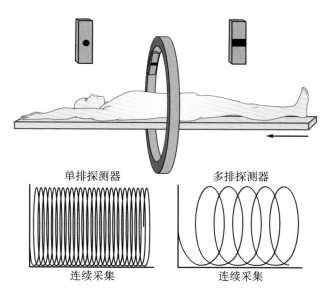

图34.12　图为CT扫描仪单排探测器（左）和多排探测器（右）的区别。右侧探测器的列宽较左侧宽。在扫描感兴趣区时，可以使用较少的旋转圈数，采集时间也大大缩短

（二）物理原理

X线探测器是用来测量X线穿过人体后的衰减程度。这些数据经数字化计算处理后得到横切面的影像。图像灰阶从-1000HU（空气）到1000HU（骨），通常是像素为512×512的图像。水大约是0HU，血液是30～45HU。

（三）技术

在CT动脉造影（CTA）时，当患者移动通过扫描机架，会连续获得X线数据信息。同时静脉注射碘化造

影剂，根据应用情况以 3 ～ 5ml/s 的速率进行注射。重建采集到的数据信息，以得到多层图像，层厚为预先设定好的。之后继续重建，得到轴位图像或重建为 3D 图像。当使用 MIP 重建方法时，可以展示血管结构，这种算法只取每条射线射程中最亮的像素。图像数据还可以进行类似于传统血管造影的多角度投射的处理，或者利用已经选定的冠状位或矢状位模式。

CTA 还可以用来评估软组织结构，优于血管造影。例如，CTA 能显示腹主动脉瘤内血栓的范围，而动脉造影只能显示管腔。螺旋 CT 血管造影可显示腹部血管从主动脉到三级分支。由于受空间分辨率的限制，不能显示更小的血管。

造影剂到达靶血管的时间是至关重要的（图 34.7）。若要得到最佳 3D 图像，则需要造影剂在感兴趣动脉中达到最大量。选择合适的时间间隔是得到高质量图像的关键。一个简单的办法就是团注小剂量造影剂并采集图像，为的是得到造影剂到达感兴趣血管的时间。从造影剂注射到 CT 图像上显示造影剂的时间可被用来设计和优化图像采集时间。在现代 CT 上也有配备团注示踪法，它可以自动检测造影剂到达靶血管的时间并触发扫描。通常用于肺动脉成像，以尽量减少造影剂的用量，并优先显像肺动脉分支。

螺旋 CTA，操作者选择采集时间和患者移动的有效速率。最终图像的层厚与层间距取决于上述参数，但是也可以在重建时进行更改。

（四）准确性和重复性

CT 肺动脉造影（CTPA）已完全取代诊断性肺动脉造影术。验证研究主要是在结果的基础上进行的。用于肺栓塞的基本结果如下：如果研究结果为阴性，在 3 个月内没有复发性血栓栓塞疾病。

CTA 对动脉狭窄检出和分级的整体准确性与动脉造影不相上下。CTA 最根本的限制就是，当血管管径 < 1 ～ 2mm 时很难显示血管性质，很难观察小的脏器血管分支，严重的钙化会掩盖管腔通畅程度的显示，尤其是下肢动脉。CTA 图像显示格式不同于简单的源图像，如冠状面、矢状面定向切面图像，以及三维表面渲染图像（图 34.13）。

（五）并发症

CTA 的并发症包括碘造影剂过敏。严重的造影剂过敏反应需要处理，若使用高渗造影剂，每 1000 个受检者中有 1 ～ 2 例发生；若使用低渗造影剂，则每 10 000 例受检者中有 1 ～ 2 例发生。事实上，过敏反应的死亡率非常低，一些学者估计为 1/40 000，还有一些报道称 < 1/170 000。

其他并发症包括一些局部问题，可能由静脉内导管留置不正确或由造影剂渗漏引起。由于注射大量造影剂，注射点的软组织可能有渗透。这会导致明显的疼痛、肿胀及局部软组织缺损。

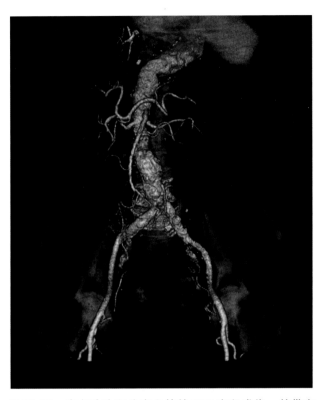

图 34.13　腹主动脉和分支血管的 CTA 容积成像，并带有部分骨骼的影像。这种显示方法很有用，可以使用 3D 手段对感兴趣血管的不同方位进行观察

（六）禁忌证

正如在动脉造影章节提到的，肾功能差和造影剂过敏史是相对禁忌证。造影剂反应要比动脉内注射略多一些。有幽闭恐惧症的患者可能不能耐受这项检查。

与传统的血管造影一样，人们非常关注潜在的放射性致癌的风险。据 2007 年美国的风险预测模型估计，约有 29 000 例癌症患者的病情与做过 CT 检查有关。总之，CTA 要比普通 CT 检查接受更多的辐射剂量。使用目前的低剂量 CT 扫描仪可以改善这种情况。

临床实用要点

- 扫描技术的进步使 CTA 技术达到毫米以下的分辨率。
- 血管研究必须使用造影剂。过敏反应风险比动脉内注射碘造影剂更大。
- CTPA 现在是疑似肺动脉栓塞的金标准检查。
- 成像时，造影剂给药时机对动脉和静脉的最佳（造影剂）充盈至关重要。

五、概述和相关研究

（一）脑血管疾病

动脉造影是评价颈动脉分叉处和颅内动脉的金标准。许多患者在颈动脉内膜切除术之前行动脉造影检查，动脉造影也是颈动脉内支架置入术的一部分。北美症状性颈动脉内膜切除术（NASCET）研究颈动脉狭窄严重程度的分级方法是基于动脉造影。

MRA对明显的颈动脉疾病的诊断准确率很高，也是颈动脉疾病筛查的有效手段，主要使用的是飞行时间法MRA（TOF-MRA），增强MRA（CE-MRA）准确率更高。除非使用专门的成像线圈聚焦于分叉处，否则MRA的空间分辨率没有CTA高。2D TOF-MRA图像的诊断标准：①信号缺失、血流中断时，提示血管明显狭窄，狭窄程度≥60%；②狭窄处管腔明显变细（图34.14）。3D TOF-MRA受血流产生的伪影影响小，可以清楚显示局部的严重狭窄。但是，这两种方法得到的图像都容易受患者运动产生的伪影影响。在确定诊断之前，原始图像和重建的动脉造影图像都需要分析。使用CE-MRA，一次注射钆造影剂可以同时显示主动脉弓和颈动脉（图34.8）。对于颅内动脉疾病的诊断，既可以用TOF-MRA，也可以用CE-MRA，但是相位对比法仍然使用，尤其是对于不能注射造影剂的患者。一次全套序列的颈动脉检查需要10～15min。但是，在大多数情况下，它是作为脑磁共振成像的一部分进行的，因此增加了总的检查时间。

CTA对于颈动脉分叉处病变及颅内动脉瘤的筛查具有很高的准确率。图像重建包括颈动脉分叉处的三维重建，可对狭窄严重程度进行稳定一致的分级（图34.15）。与动脉导管造影比较，空间分辨率的不足可能会增加颈动脉狭窄分级的变异性。CTA可以很容易地显示主动脉弓，对大动脉分支情况的评估也很稳定可靠。在做出诊断之前，需要对重建动脉造影成像和原始图像都进行分析。CTA可以在5min之内完成检查。

彩色多普勒结合脉冲多普勒超声评估颈动脉病变的诊断准确率接近90%。超声在颈动脉诊断中有一定局限性。首先，当钙化长度≥1cm时，会影响超声扫查及多普勒测量速度的准确性。左侧颈总动脉或右侧头臂干起始位置的狭窄并不是总能显示。这个局限性也许可以避免，因为严重狭窄引起的压力下降会影响远端颈动脉的血流波形，结合频谱上升支缓慢（加速时间延迟）和频谱幅度降低（血流速度减低），即出现"小慢波"，可以检测到很严重的狭窄。幸运的是，这种情况并不常见。对于颈动脉颅内段的串联病变，超声检查很容易漏诊。但在接受颈动脉内膜切除术的患者中，此类现象似乎不影响预后。

用多普勒超声评价狭窄严重程度，需要研究证据，以表明多普勒流速阈值与NASCET估计的狭窄程度具有一致性。目前使用的是美国超声放射医师协会（Society of Radiologists in Ultrasound，SRU）的共识标准，但仍需要多方参考文献来证明所选择的狭窄判断阈值是正确的（见第7章）。在许多地方，舒张期末流速达到140cm/s被作为80%以上狭窄的判断标准，但这一流速标准与NASCET标准不一致，因为它的依据源于以下两点：①在颈动脉球部进行测量；②获得频移信息之后转换为流速测值。

颈内动脉次全闭塞（图34.16）的诊断仍有难度，且较难与完全闭塞鉴别。此时，所有的成像手段都不理想。

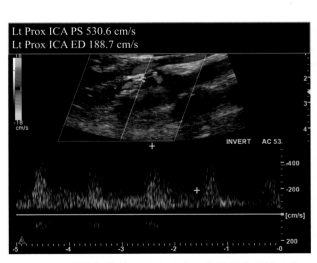
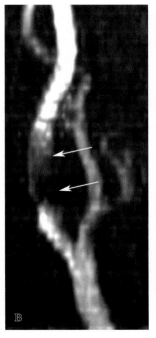
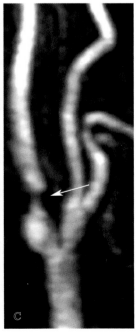

图34.14　A.多普勒超声检测重度狭窄。收缩期峰值流速为531cm/s。B.用TOF-MRA的最大密度投影显示颈动脉分叉处信号丢失，提示管腔高度狭窄（箭头）。C.磁共振血管造影能更好地显示管腔局部狭窄（箭头）

Lt Prox ICA PS：左侧颈内动脉近段收缩期峰值流速；Lt Prox ICA ED：左侧颈内动脉近段舒张期末流速

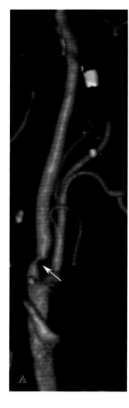

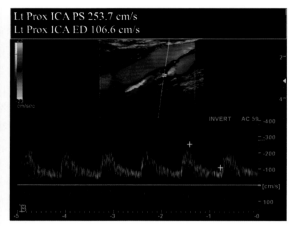

图34.15　A.颈动脉CTA容积重建图像。左侧颈内动脉明显狭窄（箭头）。B.相应部位的多普勒超声显示病变部位明显狭窄，收缩期峰值流速为254cm/s

Lt Prox ICA PS：左侧颈内动脉近段收缩期峰值流速；

Lt Prox ICA ED：左侧颈内动脉近段舒张期末流速

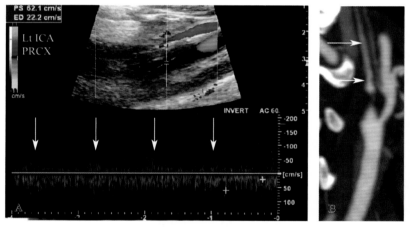

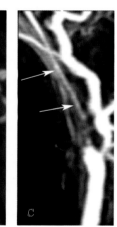

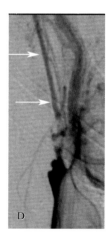

图34.16　A.经多普勒超声评估，在接近闭塞的颈内动脉（ICA）中可见微弱的多普勒血流信号（箭头）。B.CTA显示ICA未闭塞，远端管径细（箭头）。C.MRA显示ICA远端细小的管腔（箭头）。D.DSA末期显像证实了ICA为次全闭塞（箭头）

Lt ICA PROX：左侧颈内动脉近段

临床实用要点

- 颈内动脉狭窄分级真正的金标准是动脉造影和依据NASCET法做出的狭窄程度评价。
- CTA和MRA均可用于评估狭窄严重程度，但其准确性不如动脉造影。
- 颈内动脉次全闭塞的诊断可能需要依靠多种影像学检查手段。

（二）周围动脉疾病

　　数字减影血管造影（DSA）主要作为路径图用于引导外科手术或血管内介入。小且数量少的局部病变适合做血管成形术，可能也适合支架置入术。复杂的多节段病变更适合支架置入术或旁路移植术。旁路移植术前需要仔细评估下游动脉血管的情况，需确定动脉病变累及的范围。糖尿病患者必须显示足背血管，因为胫腓分支经常会受累。动脉造影也用来评价自身动脉、桥血管和血管支架置入术后狭窄的进展情况。

　　对于小腿和足部远段血管的评价，与动脉造影相比，TOF-MRA有明显的优势。此检查方法适用于存在多处串联病变导致造影剂延迟和浓度过低而远端分支无法清晰显示的患者。利用钆造影剂和动态扫描对大腿近端动脉和盆腔动脉的显示结果是很可靠的（图34.9和图

34.17）。使用快速成像序列的小腿动脉MRA图像和下肢血管的动脉造影相似（图34.18）。手术夹或某些类型支架产生的伪影会被误认为移植血管狭窄（图34.19），此时MRA对移植血管的评价受限。

目前CTA还不能取代动脉造影，但CTA可以用于外科手术的路径图，CTA的空间分辨率不及动脉造影，但诊断动脉狭窄的可靠性较高（图34.20）。检查结果正常或接近正常可以用来排除一些严重疾病。CTA的不足之处是，当病变为不同水平多部位病变且比较复杂时，由于造影剂到达的时间不同，可能会导致某些部位不能显影。动脉钙化时，管腔显示不清，这种情况最常发生于糖尿病患者。CTA对盆腔动脉的显示很有优势，但它也可以用于检查手和足的小动脉（图34.21）。CTA对腿部大动脉旁软组织的显示有助于确定有无感染、积液及

术后形成的血管旁肿块。CTA对评价动脉瘤很有帮助，可以确定腔内血栓和动脉瘤周边渗出/血肿的严重程度。

彩色多普勒超声成像是一项成熟、可靠的评估下肢动脉闭塞性疾病的技术，其诊断研究早在20世纪90年代初就已开始。其是移植血管监测的金标准。典型的移植血管受累的表现为收缩峰值流速为≤45cm/s。单凭峰值流速很难发现早期移植血管的功能障碍，1/2～2/3的移植血管狭窄都会被漏掉。特定的检查应包括对移植血管的全程进行检查，并对怀疑狭窄的部位进行血流频谱检查。收缩期峰值流速升高2倍以上，提示血管的狭窄程度＞50%。当流速比达到4或以上时，则需要介入治疗。多普勒超声对周围血管的股腘动脉段的评价还是很可靠的，准确率接近90%。这种方法尤其适合检测闭塞段血管，准确率接近95%。多普勒超声可以对患者的

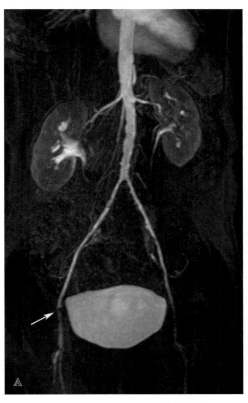

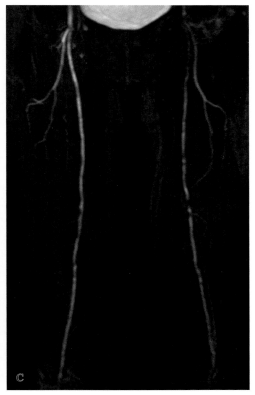

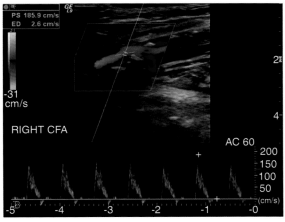

图34.17 A.团注示踪法钆造影剂MRA的第一期图像。髂动脉显示清楚。在股总动脉的起始处可见中等程度的狭窄（箭头）。B.多普勒超声明确显示股总动脉的中度狭窄，收缩期峰值流速为186cm/s。C.团注示踪法钆造影剂MRA的第二期成像。这一期主要显示大腿层面的图像，图示为双侧股浅动脉的弥漫性闭塞。第三期主要显示小腿动脉（无图示）

RIGHT CFA：右侧股总动脉

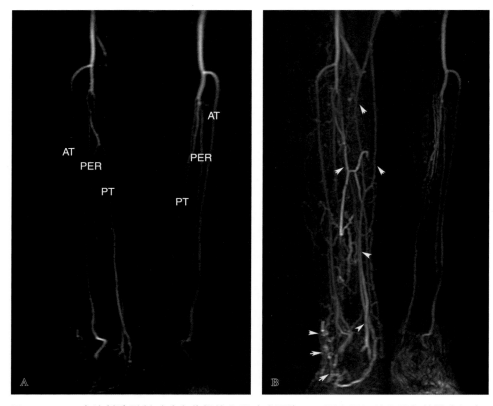

图34.18　A.在注射造影剂时动态获得的小腿动脉图像。B.因小腿远端和足部的蜂窝织炎，浅表静脉过早充盈（箭头）

　　AT：胫前动脉；PT：胫后动脉；PER：腓动脉

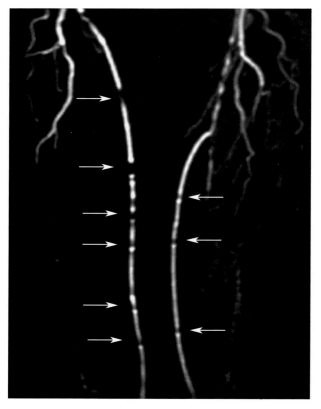

图34.19　手术夹产生的伪影无法与移植血管狭窄有效地区分（箭头）

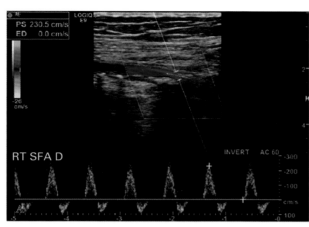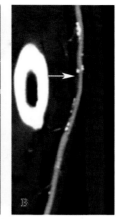

图34.20　A.与95cm/s的基线水平相比，股浅动脉这一节段的收缩期峰值速度高出一倍稍多。B.CTA显示＞50%的狭窄（箭头）

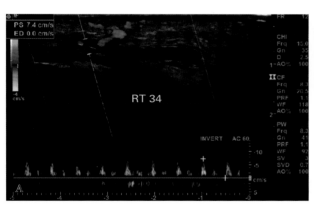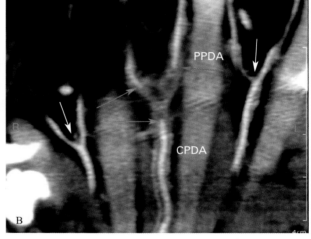

图34.21　A.在第3指和第4指之间的指掌总动脉（CPDA）中，多普勒信号明显减少。B.计算机断层血管造影（CTA）显示远端CPDA有一个栓子伸入第3指和第4指掌侧固有动脉（PPDA）（橙色箭头）。白色箭头表示CPDA到PPDA的血管分支状态

情况进行分类，当病变为局限性孤立病灶时，适合做血管内介入；多发病变和较长范围闭塞时，则需要旁路移植手术。多普勒超声对髂动脉评估的可靠性略低于股腘动脉。其对流出道血管的扫查具有一定的挑战性，尤其是对腓动脉。提高彩色灵敏度与超声造影剂的使用可以提高整体的准确性。虽然超声可以用来检查下肢动脉全程，但是多普勒成像还是适于选择性地应用于可疑病变部位。

在支架置入术后，多普勒超声可提供可靠的图像，可用于监测病变复发和支架内再狭窄。当遇到管径细小的动脉时，CTA和MRA可能很难做到这一点。

临床实用要点
- 外周动脉病变的多普勒评估是一项成熟的技术，在20世纪90年代就已被验证。
- 多普勒超声评价外周动脉支架置入的效果具有优势。
- MRA和CTA可以通过一组图像描述四肢动脉疾病的

全部范围，而多普勒超声往往选择性地应用于可疑病变部位。

（三）肾血管疾病

数字动脉造影用于检测和评估狭窄程度的准确性最高。识别肾动脉的多发病变非常可靠。动脉造影最适合用于肾内的动脉分支局限性病变和纤维肌性疾病。

CTA对近端肾动脉疾病的评价非常可靠。CTA可以对近端肾动脉分支进行显影，而且大多数情况下可以发现肌纤维发育不良。对副肾动脉诊断的准确率也很高。CTA还可以显示肾周软组织，有可能发现少见的肾上腺嗜铬细胞瘤，该病可以引起高血压。

MRA对肾动脉狭窄诊断的准确率非常高（图34.22），当狭窄位于近端并且病变局限时，准确率可达到90%以上。钆造影剂增强MRA的诊断准确率最高。但是对支架术后的患者，MRA诊断受限，最大的缺陷就是高估狭窄程度。

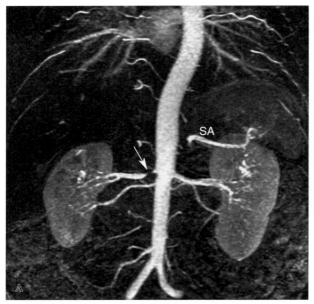

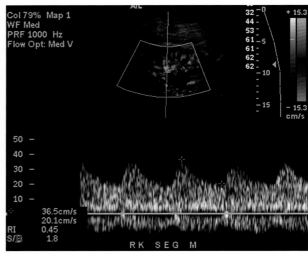

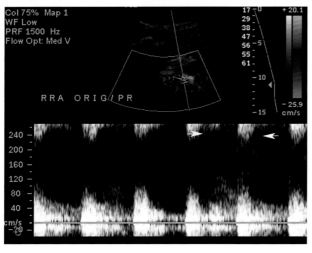

图34.22　A.腹部MRA显示右肾动脉的重度狭窄（箭头）。因为成像断面没有包括腹主动脉前方的部分，所以脾动脉（SA）近端、肠系膜上动脉的起始处及腹腔干均未显示。B.肾内多普勒超声呈"小慢波"表现，提示近端肾动脉严重狭窄。C.近端肾动脉内检测到狭窄后的湍流，同时测量多普勒流速＞200cm/s（箭头）

多普勒超声对肾动脉狭窄的检测与分级需要有经验的超声技师非常细心的检查。最可靠和技术要求高的方法是直接探测肾动脉近端即腹主动脉开口处。这种技术的准确率为80%～90%（见第28章）。超声对副肾动脉及其分支的诊断能力有限，尽管有些学者认为某一小分支的狭窄没有临床意义。最初的流速诊断标准是狭窄部位的收缩期峰值流速＞200cm/s，肾-腹主动脉流速比值（RAR）≥3.5，RAR是肾动脉狭窄段收缩期峰值流速与腹主动脉收缩期峰值流速的比值。第二种肾动脉的评价方法是利用肾门处肾动脉的血流频谱。正向收缩峰的达峰时间延长或低振幅/低阻力的频谱（小慢波）都提示严重的近端肾动脉病变。超声评估肾动脉近段对经皮血管成形术和支架置入术的术后随访很有帮助。

临床实用要点

· 在患者做好适当的检查前准备后，多普勒超声可以可靠地显示肾动脉。

· MRA和CTA检查需要注射造影剂，而大多数情况下多普勒超声检查不需要。

· 肾内动脉分支表现可间接提示近端血管病变。

· 总体而言，常规用CTA和MRA检查肾动脉，CTA的分辨率略高。

（四）肠系膜动脉

动脉造影是显示肠系膜血管及其分支整体情况的最好方法。肠系膜动脉的评估需要显示腹腔干及其大分支和肠系膜上、下动脉。当两支或三支血管闭塞或严重狭窄时，患者会发生慢性肠系膜缺血。急性腹痛症状患者很少有近端动脉急性闭塞，但可能会有肠系膜上动脉周围分支的急性栓塞。非闭塞性肠系膜缺血的诊断依据是血管造影表现为动脉分支弥漫性狭窄，局部扩张区呈串珠状。这种情况与低心排血量状态有关，可能与栓塞事件有关，可通过积极的导管直接给血管扩张剂来治疗。

CTA可以显示肠系膜动脉近端3～6cm的血管结构及肝动脉周围分支的细微结构。但是，对肠系膜动脉的次级分支显示效果不好，因为运动会影响成像，而且远处血管分支内的造影剂量非常少。因此，CTA检查不能除外栓子的存在，也不能发现非闭塞性肠系膜缺血。CTA可以看到由缺血引起的一些间接征象，如肠壁的增厚和强化、游离液体、肠道积气。

MRA可以显示肠系膜动脉的主干和近端的肝、脾动脉。MRA检查受很多因素限制，如检查时间长、运动伪影、金属伪影，而且如果要将主要的血管分支显示清楚，必须注射造影剂。

超声在肠系膜动脉的诊断中主要是检查近端或分叉处狭窄、闭塞。对急性栓塞的病例，超声几乎没有作用。对于非闭塞性肠系膜缺血，只有近端的高阻力指数可以提示诊断。诊断肠系膜动脉明显狭窄（狭窄程度＞60%），腹腔动脉收缩峰值流速阈值为200cm/s，肠系膜上动脉为275cm/s（见第26章）。超声可以通过呼气时腹腔干近端的流速升高和内径狭窄来诊断中弓状韧带综合征（MALS），相比于其他成像方式更具优势（图34.23）。

临床实用要点
- 多普勒超声最适用于慢性肠系膜缺血和中弓状韧带

综合征的诊断评估。
- 因为CTA和MRA通常不能显示肠系膜动脉的栓子，所以动脉造影仍然是诊断急性缺血的金标准。

（五）主动脉疾病

动脉造影通常在主动脉瘤手术之前进行，以确定动脉瘤与肾动脉和其他动脉分支之间的关系。与CTA相比，动脉造影在动脉瘤的大小和范围的判断上不是很可靠，因为它不能评估附壁血栓。主动脉造影是诊断主动脉夹层的金标准，用来确定夹层入口和出口的位置。撕裂内膜片累及升主动脉的近端，需要手术治疗。撕裂内膜片位置位于左锁骨下动脉以远层面，可以选择内科保守治疗，除非某些复杂情况，如夹层的逆向扩展或大脏器分支发自假腔。

现在，CTA在主动脉瘤修补前起着非常重要的作用，常规用来发现动脉瘤并确定其大小，评价动脉瘤与大动脉分支的相对位置关系，确定不同节段的长度，进而实施主动脉的支架介入治疗。主动脉覆膜支架（endograft）大小的选择依赖于对主动脉管腔及分支位置的准确测量。CTA也是覆膜支架置入术后随访的金标准（见第25章）。CTA可以显示急、慢性主动脉夹层，可以发现传统动脉造影不能显示的有血栓形成的夹层动脉瘤。

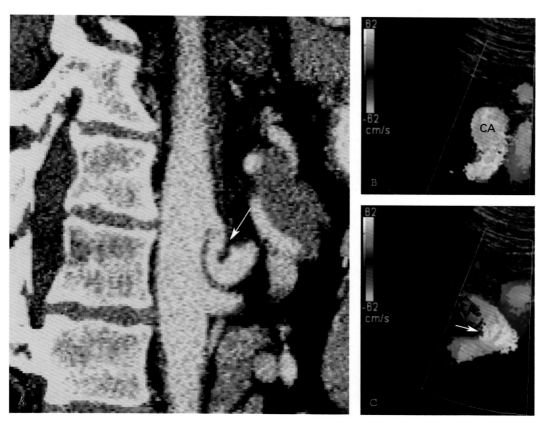

图34.23 A.CTA显示中弓状韧带（MAL）的压痕（箭头）。B.吸气时，腹腔动脉（CA）轻度成角。C.呼气时，肝脏向上移位，将腹腔动脉提起，但受压于中弓状韧带（箭头）的部分除外

MRA也可以用于诊断主动脉瘤，它还可以显示夹层，以及大脏器分支的位置及受累情况。

在评价瘤体大小方面，超声已可与CT相媲美（图34.24，见第24章），是金标准。超声有很好的可重复性，还可以监测动脉瘤的生长，帮助制订可行的手术干预方案。但是，在评价动脉瘤与肾动脉主干或副肾动脉的关系，以及动脉的实际走行方面，超声诊断的可靠性不高。超声也可以评价覆膜支架的功能，主要是通过一系列的检测确定瘤腔大小是否有变化。超声还可以用来发现支架内漏的直接或间接征象，虽然CTA（延迟2～3min成像）是公认的主要方法。

临床实用要点

- CTA可以完成大多数腹腔段主动脉成像。
- 超声与CT评估腹主动脉瘤时，具有相同的准确性。
- 与CTA相比，多普勒超声在评估疑似支架内漏中所起的作用日益凸显。

（六）外伤

动脉造影作为诊断的金标准可以发现动脉破裂所致的活动性出血、夹层，甚至外伤引起的血管痉挛。它同时也是指导血管内介入治疗（如栓塞和支架置入）的方法。

CTA通过发现小的假性动脉瘤和（或）造影剂外渗，确定创伤引起的持续性出血。外伤最常见的并发症是形成假性动脉瘤，CTA通常情况下能够直接显示其供血动脉分支。

MRA不适用于外伤患者，因为受运动伪影影响，图像质量下降，并且监控患者困难。

超声在外伤中的应用主要包括发现动脉闭塞、夹层、假性动脉瘤的形成（见第17章），以及将上述病变与血肿区鉴别。如果假性动脉瘤是由于医源性股动脉导管穿刺损伤，那么经皮注入凝血酶有治疗作用。如果是由手术、刀伤或枪伤造成的，则应该选择外科手术。

临床实用要点

- 超声评估大范围创伤患者的作用有限。
- 超声是评估医源性动脉损伤的首选方法。
- 超声可对局部穿刺损伤进行有效的筛查，包括动静脉瘘或假性动脉瘤。
- CTA是评估创伤患者的主要方法。

（七）血管痉挛疾病

血管反应性增加更容易影响小肌性动脉。雷诺现象是一种血管痉挛性疾病，临床症状与其他实质性病变相似，如血管炎或外周血管栓塞。动脉造影可以帮助区分这些情况。

对排除合并周围血管栓塞的近端锁骨下动脉或腋动脉瘤，CTA会有所帮助。新一代CT扫描仪可以检测到指动脉中的小栓子（图34.21）。

MRA可以用来除外近端动脉病变导致的类似血管痉挛的病变。

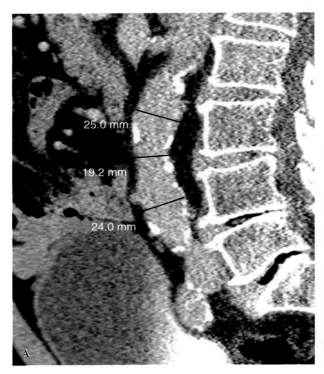
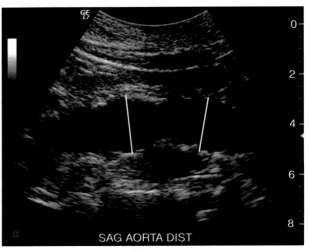

图34.24 A.CT扫描的矢状位（SAG）重建显示主动脉扩张，扩张程度＜3.0cm，3cm为诊断动脉瘤的阈值。B.超声显示相同部位的主动脉扩张

多普勒超声可以显示血流速度及动脉对诱导试验产生的血管痉挛反应情况，这对评价血管扩张治疗效果也很有帮助。

临床实用要点
- 多普勒超声可用于评估血管痉挛的治疗效果。

（八）先天性疾病

动脉造影在各种先天性动静脉畸形（AVM）的诊断和治疗中起着非常重要的作用。选择性动脉造影可以用来栓塞供血动脉，从而减少外科治疗前出血。

CTA诊断AVM的效果不好，表现不典型，并且容易与其他血供丰富的病变混淆。

CE-MRA可以发现临床上难以发现的AVM。时间分辨成像序列显示AVM和动静脉瘘的静脉提前显影。

彩色和脉冲多普勒超声可以详细显示AVM和动静脉瘘，并且能够引导浅表AVM的经皮消融治疗。

临床实用要点
- 多普勒超声可用于辅助先天性动静脉畸形的介入治疗。
- 在超声检查过程中，偶尔会发现小的AVM。

（九）血管炎

通常情况下，当动脉造影中血管病变表现为弥漫性狭窄而不是局部病变时，可以做出血管炎的诊断。在年轻人中，如果病变主要累及位于中央的动脉，则需要考虑大动脉炎。50%的患者有特殊表现，如结节性多动脉炎、肾小动脉瘤。在老年患者中，血栓闭塞性脉管炎更容易累及周围动脉，并和长期吸烟有关。

CTA检查中，如果病变表现为弥漫性管腔狭窄并且伴有动脉壁增厚，则可以做出动脉炎的诊断。在年轻的患者中，如果动脉管壁增厚大于几个毫米，则需要考虑大动脉炎。小血管炎用CTA很难显示。

MRA也可以显示弥漫性血管壁增厚，但是需要使用软组织而不是血管成像序列。由于为炎症反应，动脉壁可明显显示造影剂强化。

灰阶超声显示血管炎呈现弥漫性动脉壁增厚，在颈动脉超声中已经描述。超声还可检测颞动脉炎的管壁增厚、管腔狭窄和邻近的软组织炎症。

临床实用要点
- 多普勒超声易于显示外周动脉和颈部动脉血管炎引起的管壁变化。
- 多普勒超声非常适用于颞动脉的检查评估。

（十）肿瘤性疾病

动脉造影很少用于原发或转移的肿瘤性病变的诊断。它只作为肿瘤栓塞治疗的辅助治疗手段。

CTA是检出病变并显示病变大小，以及病变与供血动脉关系的首选检查方法。

MRA也可以显示病变，但与CTA相比，MRA对供血动脉的显示效果不好。

多普勒超声对诊断和显示肿瘤性病变很有帮助。当肿瘤表现为富血供时，恶性的可能性要大一些。富血供的判断依据是相对高的流速（＞25cm/s）和较低的血流阻力。超声还可以根据灰阶图像特征和动脉血液进入淋巴结门，以确认一个结构是否为淋巴结。恶性肿瘤侵犯淋巴结，淋巴结门处的脂肪组织被肿瘤组织替代，淋巴结的结构也会发生改变。超声比CTA和MRA更适合于引导浅表肿物活检。

临床实用要点
- 多普勒超声可以帮助区分血管性和非血管性浅表组织肿物，并在需要时引导活检。

（十一）总结

与其他成像方式相比，多普勒超声和灰阶成像的结合具有竞争力且价格更低。它通常可以作为一站式的影像方法，或者在其他情况下，作为各种成像手段的补充性检查。

第 35 章

血管超声造影

一、引言

超声通常是评估血管疾病的一线影像学技术，它有各种模式，包括灰阶、彩色或能量多普勒，均有助于成功检查。超声造影剂（ultrasound contrast agent，UCA）的引入拓展了超声的多模态。非造影剂增强超声显像在评估血管疾病方面有其固有的局限性，如对明显狭窄病变和小血管或深部血管的血流信号检测能力不足。在评估溃疡斑块时，其对血管壁周围的低速血流缺乏敏感性。此外，技术上还有彩色外溢、混叠和多普勒角度依赖等伪像不足，限制了超声的应用。这些都可能导致血管腔内出现多普勒信号的伪像。这些局限性可能会降低超声的准确性，特别是对动脉狭窄与闭塞的鉴别。超声检查失败，只能选择其他影像学方法，如计算机断层扫描（CTA）或磁共振血管造影（MRA），从而增加最终诊断所需的时间、费用和焦虑。

超声造影（contrast-enhanced ultrasound，CEUS）的特点是增加了空间和时间分辨率，从而改善了对浅表和深部血管的血流显示。这些优势可用于显示各种血管病变，包括显示闭塞前狭窄的低流速血流。在欧洲，虽然UCA在血管方面的应用已获得许可并得到了良好的发展，但直到最近，UCA才在美国被批准用于非心脏方面，而且仅用于诊断肝脏局灶性病变。

虽然UCA最初是作为常规彩色多普勒超声的补充工具而开发的，但是现在造影剂特异性超声技术可以改善和延长血管空间内UCA的显示，从而生成超声造影图像。与传统的彩色多普勒图像不同，超声造影依赖于低机械指数（MI）技术，其特点是能够通过抑制正常组织信号而仅对血管内UCA成像。

二、超声造影技术

（一）超声造影剂类型

第一个被描述和广泛应用于心腔超声评估的UCA只不过是将手动振荡后的生理盐水注入外周静脉，以增加血液在灰阶和彩色多普勒图像上的反射率。所以，这种原始的UCA只能用于评估右心或检测右向左的心内分流，因为振荡生理盐水产生的微泡不能穿过肺毛细血管循环。

此后，随着一系列商业造影剂的引入，UCA领域取得了长足的进步。UCA是一种血池造影剂，仅存在于血管腔内。这些造影剂由微泡组成，微气泡很小（约10μm），不能通过血管内皮。UCA能够通过肺毛细血管循环延长动脉和静脉的强化时间。第一代UCA包括Levovist（Schering AG，柏林，德国），是一种用棕榈酸稳定封装的气泡，曾被广泛使用和研究，但已不再生产。第二代UCA利用低溶解度气体取代了空气，微泡外壳更加坚固，使反射性进一步增强，循环时间更长。Optison（GE Healthcare，密尔沃基，威斯康星）和SonoVue（Bracco Imaging SpA，米兰，意大利）是两个第二代UCA。后者是欧洲最常用的UCA，被注册用于血管、心脏、乳腺和肝脏。SonoVue由包裹在磷脂壳内的六氟化硫气体组成，可提高体内稳定性。它在美国已被批准用于非心脏应用，商业名称为Lumason（Bracco Imaging SpA，米兰，意大利）。静脉注射时，Lumason微泡持续存在于血管内，直至微泡的破裂。随后，所含气体被呼出，残余的磷脂壳经肝脏代谢。UCA或其分解产物不经肾脏排泄，因此可以安全地用于肾功能受损的患者。表35.1列出了目前世界上已上市和注册的UCA。

（二）超声造影剂的给药

超声造影通常在非增强的超声检查后进行。UCA经外周静脉途径给药。在不影响造影质量或微泡浓度的情况下，各种类型的导管或针（18～21G）均可使用。所需的剂量取决于应用程序、机器敏感度和探头频率。对于SonoVue/Lumason，肝脏检查的推荐剂量为2.4 ml，但根据研究类型，剂量可能为1.0～2.4ml，变化较大。UCA通常是团注给药，然用5～10ml生理盐水冲管。在UCA给药后几秒钟血管腔强化开始，持续几分钟。如果需要，当血管腔强化减弱或需要额外成像时（如在颈动脉检查中观察对侧），可安全使用第二剂量UCA。作为团注的替代方法，UCA也可以通过缓慢静脉输注来实施，在难度高或耗时的检查中可以延长血管强化时间。

（三）超声造影增强技术的基本原理

常规灰阶、彩色或能量多普勒技术均可以显示UCA，因为在灰阶成像中血液的回声增强，彩色和频谱多普勒中的多普勒信号显著增强，被称为多普勒补偿（Doppler rescue）。但是，这一技术会导致一些伪影，包括彩色外溢伪像及饱和伪像，从而影响图像质量。该技

表35.1　目前可用和许可的超声造影剂

造影剂，生产商	许可国家和地区	批准的适应范围/属性
Optison（GE医疗，普林斯顿，新泽西）	美国、欧盟国家	LVO/EBD
Definity（Lantheus Medical Imaging，新比勒里卡，马萨诸塞）	加拿大、墨西哥、以色列、新西兰、印度、澳大利亚、美国、欧盟国家、韩国、新加坡、阿拉伯联合酋长国	LVO/EBD，肝脏，肾脏 LVO/EBD
SonoVue/Lumason（Bracco Imaging S.p.A.，米兰，意大利）	欧盟国家、挪威、瑞士、中国、新加坡、韩国、冰岛、印度、加拿大、美国	LVO/EBD，乳腺，肝脏，门静脉，颅外颈动脉，外周动脉（大血管/微血管） LVO/EBD，血管诊断评估 LVO/EBD，肝脏（也用于儿童）
Sonazoid（Daiichi Pharmaceutical有限责任公司，东京，日本；与GE医疗合作生产和分销）	日本	肝脏局灶性病变

注：EBD，心内膜边界识别；LVO，左心室造影。

术不能评估实质性器官的微血管和组织灌注（译者注：原文如此），但可用于评估大血管，如区分颈动脉闭塞和闭塞前狭窄。

超声造影技术的一个重要进展是谐波成像技术的引入。UCA微泡暴露于超声束的声能下，呈非线性振荡；微气泡膨胀程度比收缩程度大。这种微泡大小的不对称变化导致反射回波包含基波（发射频率），以及谐波和次谐波频率（高频和低频）。谐波超声造影成像利用这一现象，通过设置探头来接收和显示特定的频率范围内的回声，通常是发射频率的2倍（一次谐波）。巧合的是，商用造影剂微泡的固有振荡频率约为3MHz，这是腹部检查通常使用的频率。这就解释了尽管仅使用小剂量造影剂，但仍显示出极好信号的原因。因此，与传统的灰阶超声成像相比，微泡反射的回波具有更好的信噪比。但同时，静态组织产生的谐波回声降低了图像质量。静态组织的这种谐波反应与MI成比例，这也是低MI应该用于超声造影检查的原因之一。

反转脉冲谐波成像可以显示UCA反射的回声，同时抑制静态组织产生的回声。要理解这一技术是如何起作用的，认识到静态组织主要是线性反射是非常重要的，这意味着它们反射的回声与探头传输的频率相同。当使用高MI波时，静态组织也可能产生非线性反应，但目前使用的设备是低MI脉冲，所以这种效应被最小化了。由于微泡振动的不对称性，UCA对超声波的响应是非线性的，并且会在谐波频率中发出回波。在脉冲反转成像中，换能器发射两个脉冲序列，在频率和幅度上相同，但第二个脉冲与第一个脉冲相差180°。当这些脉冲遇到线性反射体的软组织时，返回的回声会相互抵消。然而，当这些脉冲遇到非线性反射体，如UCA，反射谐波成分组合可产生更高强度的信号。因此，该技术有可能实时清除静态组织信号，同时显示微泡返回的信号。该技术可用于二维（2D）和三维（3D）图像。

低MI实时超声很重要的另一个原因是高MI超声波会使微泡破裂，导致微泡产生的对比增强减弱。低MI成像避免了这种不良影响，从而优化和延长了UCA的可视时间，增加了超声造影的临床应用。然而，高MI脉冲对微泡的破坏可用于评估靶器官或软组织内的灌注模式，进而进行诊断。一个短暂的高MI脉冲可以专门用于破坏成像区域内的微泡。当微泡再灌注到成像区域时，回到低MI成像模式，以显示灌注。该技术可用于评估肝局灶性病变的肿瘤血管分布或血管类型。时间最大密度投影（MIP）成像是另一种超声造影技术，利用高MI脉冲破坏微泡，以监测靶组织内微泡的后续补充情况，并创建累积图像，类似于CTA和MRA生成的空间MIP图像。在短时MIP中，超声仪就像一个打开的快门式摄像机一样记录，当完好的微气泡进入被高MI脉冲破坏后没有微气泡的成像区域时，聚集了这些明亮的回声。这一过程对评估肝肿瘤的微血管结构或血管病变（如颈动脉颅外段狭窄）很有价值。这些造影剂特异性技术在临床试验中得到了广泛的研究，并且是日常临床实践中CEUS检查的主要方法。

另一种用于减少微泡破坏的超声造影技术是间歇成像。在这种成像模式对心脏进行成像时，超声探头被配置为以固定和操作者定义的时间间隔或在心电图的特定波段发射和接收超声脉冲。这种成像方法允许微泡进入扫描场内并增加反射率，但牺牲了实时信息。根据制造商的不同，超声设备可双幅成像，显示实时低MI成像和间歇性高MI成像。

（四）造影增强的量化

CEUS检查是定性评估，所以呈现的是主观印象。与传统超声相比，超声造影的优势在于它可以提供对比增强的定量信息。这类分析的主要优点是可获得描述UCA增强的药代动力学曲线的定量变量，允许重复测量，增加了观察者间及观察者内的一致性。这些变量包括造影增强峰值时间、造影增强持续时间，以及造影剂到达和廓清的时间，并可通过在感兴趣区域内采样的时间-强度曲线来计算。可在检查时使用超声设备中的软件或脱机分析软件进行超声造影的量化。VueBox（Bracco Suisse SA，日内瓦，瑞士）是一个广泛应用于CEUS检查量化的应用软件。CEUS的量化分析可以简化为只分析一组图像而不分析整个检测视频。体现CEUS定量检查的例子包括评价肿瘤对生物治疗的反应、颈动脉斑块内新生血管和克罗恩病患者肠壁血管的变化。

（五）伪像

与其他超声技术一样，超声造影也有其固有的伪像。UCA的使用产生了额外的伪像，需要超声技师鉴别。例如，连续扫描可能会由于微泡的破坏而使图像质量下降。多普勒补偿技术中的外溢伪像（blooming artifact）是指过度增强的彩色多普勒信号出现在血管腔外，导致对血流的错误判断。这种伪像与传统的彩色多普勒检查相似，可以通过降低彩色增益或提高脉冲重复频率来解决。

与给药（微泡）相关的频谱多普勒伪像包括频谱增宽和由微泡破裂引起的频谱上的高强度尖峰（气泡噪声）。频谱多普勒分析应在注入微泡之前进行，因为UCA可能增加测得的峰值速度。

假性增强伪像（pseudoenhancement artifact）指的是位于探头远端的血管壁或动脉粥样硬化斑块内的回声信号，这是由超声波通过血管腔内微泡云的非线性传播和变形而造成的。这种伪像与斑块内新生血管的强化相似，目前正通过开发新的超声脉冲序列来解决。"不完全抑制伪像"（incomplete suppression artifact）是指在CEUS图像上看到的位于血管腔外的高回声区域。这些信号由具有强反射性的物体反射的超声信号产生，可以与真正的增强信号相鉴别，因为这种回波看起来总是静止的，而微泡发出的回波是移动的。

三、超声造影剂的安全性

UCA被认为是安全的，不良事件报告率低。严重过敏或类过敏反应的比率低于碘化造影剂，与磁共振造影剂相当。报道只有不足0.002%的检查有潜在的致命过敏反应。进行CEUS检查的场所必须配备心肺复苏设施。使用UCA的相对禁忌证是CEUS检查前一周不稳定型缺血性心脏病发作。目前还没有足够的证据证明心脏功能严重受损的患者使用UCA与死亡之间的关系。

UCA不具有肾毒性（因为它们不经尿路排出），可用于肾功能受损的患者，无须进行任何生化检查，对甲状腺疾病也无禁忌证。随着数据的积累，在妊娠期和哺乳期时使用UCA应谨慎，尽管这些相关禁忌证在不同UCA和不同国家间可能有所不同。

临床实用要点

- UCA可以不使用谐波成像。
- 谐波成像扩展了超声造影检查的应用。
- 微泡的共振频率接近3MHz。
- 微泡产生的谐波信号是它们对超声波非线性反射的结果：微泡膨胀多于收缩。
- 与多普勒补偿使用相关的特有伪像包括外溢伪像、气泡噪声、多普勒频谱包络线和测量速度的明显增加。
- 除了谐波成像，反转式脉冲成像还可用于评估组织灌注。
- 可以在检查过程中或离线生成动态灌注曲线，进行血流灌注的定量测量。
- 肾功能不全，对于UCA，如Lumason，并不是禁忌。
- UCA的过敏反应率与钆造影剂相似。

四、超声造影剂的临床应用

（一）脑血管的应用

CEUS可用于评估颈动脉粥样硬化性疾病和脑卒中患者的颅外和颅内血管系统。颅外颈动脉位置表浅、易于探查，无论有无造影剂，其超声显像效果均理想。CEUS可实时生成血管造影超声图像。应用UCA也显著提高了经颅多普勒超声（TCD）的质量和可靠性。

1. 颅外血管

CEUS的优势是，即使在非常狭窄的动脉、细小血管和低血流速度的血管中，也能清晰地显示出血流和血管腔的轮廓。CEUS在鉴别颈动脉闭塞和闭塞前狭窄时优于非增强超声（图35.1～图35.3）。在检测颈动脉闭塞或假性闭塞时，CEUS结果与颈动脉造影和手术结果一致。另有些研究表明，对于鉴别颈动脉闭塞和重度狭窄，CEUS优于飞行时间MRA，其诊断准确率与增强MRA和CTA相当。UCA显著提高了超声鉴别诊断疑似颈动脉闭塞病例的准确性，很容易对血流信号的消失做出肯定诊断，避免了其他影像学检查进一步的负担。这对于禁忌行CTA和增强MRA的肾衰竭患者获益最大。

根据北美症状性颈动脉内膜切除术试验（NASCET）标准，第一代UCA的使用改进了超声对狭窄程度的评估，与动脉造影有很强的相关性。新近的UCA即使不比早期的更好，也可能效果相似。CEUS可提供斑块表面不规则的细节特征，如在常规超声图像上未能看到的溃疡或夹层。颈动脉溃疡斑块与脑卒中发生风险增加有关，应予以准确诊断。与CTA和组织学相对照，CEUS对溃疡性颈动脉斑块的诊断准确性优于常规超声（图35.4和图35.5）。CEUS可检测到小至1mm的浅表溃疡。CEUS已成功用于无症状糖尿病患者颈动脉溃疡斑块的检测。在有心血管危险因素的无症状患者中，采用UCA可以通过显示常规彩色多普勒图像未发现的低回声斑块来识别亚临床动脉粥样硬化。三维技术结合CEUS对颈内动脉狭窄

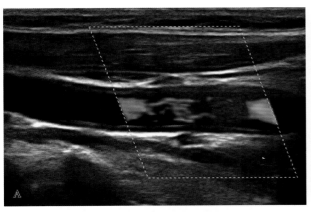
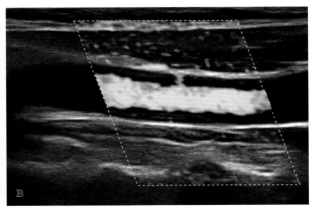
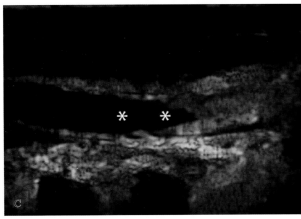

图35.1　患者，70岁，女性，急性右侧脑卒中发作，右侧颈总动脉闭塞伴血栓。A.彩色多普勒图像显示间歇性低振幅彩色血流信号。B.X-FLOW显示血流连续，这是一种敏感性增强的血流显示技术。C.超声造影（CEUS）显示近端游离漂浮的腔内血栓（*），导致右侧颈总动脉完全闭塞

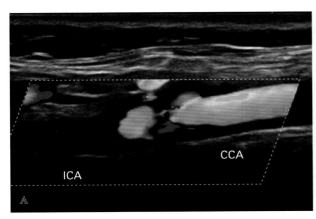
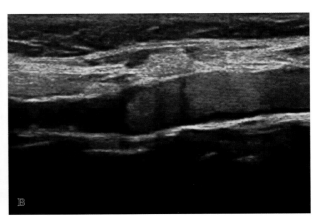
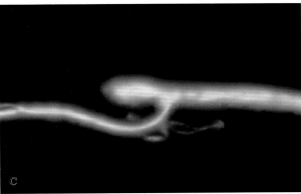

图35.2　患者，50岁，女性，颈内动脉闭塞。A.彩色多普勒图像显示颈内动脉（ICA）内无彩色血流，但是颈总动脉（CCA）内有彩色血流。B.超声造影（CEUS）证实了这些发现，确定了闭塞的诊断。C.多探测器计算机断层血管造影（MDCTA）的体积绘制技术图像确认了超声诊断

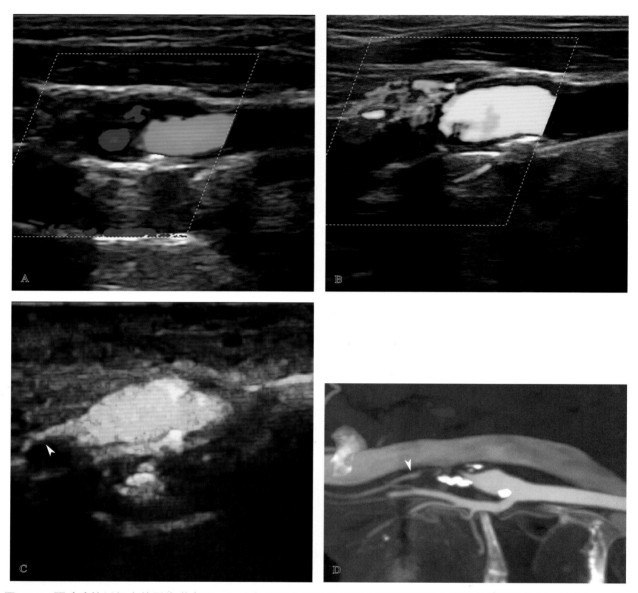

图35.3　颈动脉接近闭塞的影像学表现。A.彩色多普勒图像显示颈内动脉狭窄处未见彩色多普勒信号。B.X-Flow（一种敏感性增强的血流显示技术）显示颈内动脉起始部的血流信号增加，远端无血流信号，增加了对闭塞的怀疑。C.超声造影（CEUS）显示在颈内动脉"线样"管腔内（箭头所指处）有移动微泡。D.多探测器计算机断层血管造影（MDCTA）证实存在颈内动脉次全闭塞，有"线样"征管腔和颈内动脉远端管腔变细（箭头所指处）

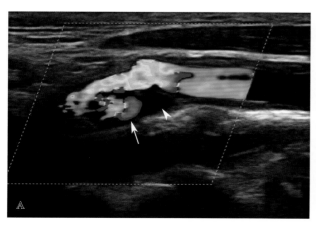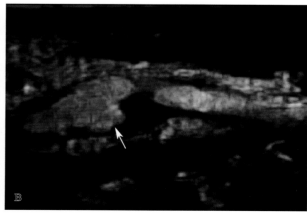

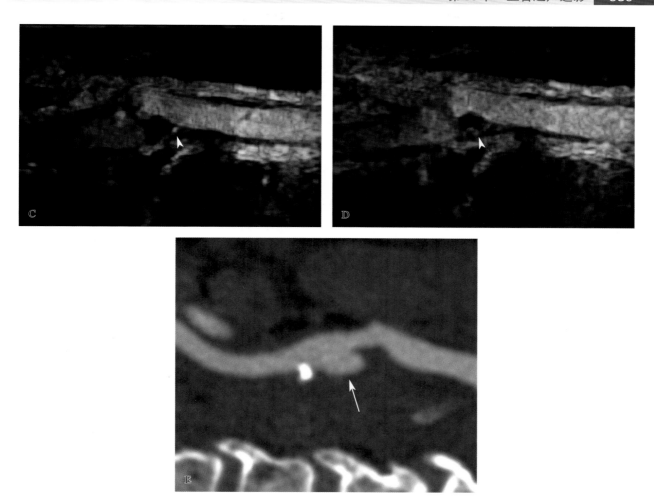

图35.4　一位60岁症状性患者，其溃疡斑块内含有新生血管。A.彩色多普勒超声显示颈动脉溃疡斑块。注意溃疡（长箭头所指处）和低回声区（可能对应脂质核心，短箭头所指处）。B.超声造影（CEUS）图像证实溃疡的存在（长箭头所指处），斑块呈均匀低回声、无增强。C.几秒钟后获得的CEUS图像显示斑块内移动的微气泡（短箭头所指处）。D.后续超声造影图像显示斑块内移动微泡（短箭头所指处）数量增加，表明为斑块内新生血管。E.多探测器计算机断层血管造影术（MDCTA）确认存在溃疡（长箭头所指处）的颈动脉斑块，准确的狭窄分级，但未提供关于斑块内新生血管形成的直接信息

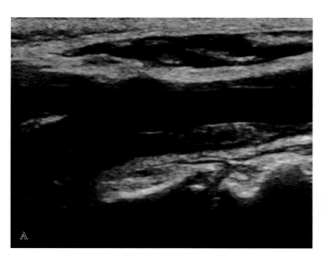

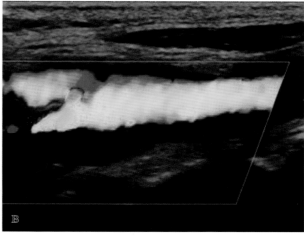

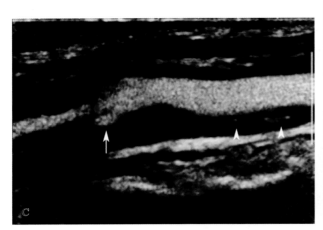
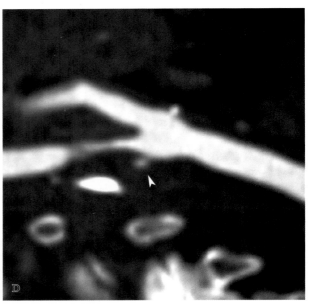

图35.5 有症状患者颈动脉溃疡斑块的影像学表现。A.灰阶超声显示一个长形扁平的混合回声动脉粥样硬化斑块，但内部有一个较大的低回声区。B.彩色多普勒图像证实斑块表面光滑且存在颈内动脉重度狭窄，注意，由于部分管腔内没有血流信号，狭窄段的血流不能充分显示。C.超声造影（CEUS）改善了整个视野内动脉管腔的显示，并使斑块表面轮廓显示更清晰。可见小的浅溃疡（长箭头所指处）和斑块内新生血管增多（短箭头所指处）。D.多探测器计算机断层血管造影（MDCTA）证实了在颈内动脉狭窄的光滑斑块中存在小溃疡（箭头所指处）

评估与术中所见的符合率为93%。CEUS改善了颈动脉管腔界面的轮廓，还可用于测量颈动脉内中膜厚度（IMT），与非增强超声相比，可靠性更高。

利用CEUS评估斑块内新生血管有助于易损斑块的检测。由于微泡"严格"地停留在血管腔内，在动脉粥样硬化斑块中看到的移动微泡即代表斑块内新生血管（图35.4和图35.5）。研究证实，CEUS显示斑块增强与内膜切除术标本中组织学证实的新生血管形成呈正相关。CEUS上的斑块增强与神经系统症状的发生、脑CT上的同侧栓塞病变、斑块破裂和经颅多普勒显示的微栓子信号之间显著相关，显示了CEUS在评估斑块内新生血管方面的价值。

CEUS斑块增强的主观评价可采用三级分类系统：轻度、中度和重度。轻度增强是指移动微泡只存在于斑块的外部和靠近外膜的地方。中度增强是指在斑块肩部和斑块表面均可见微泡，但在斑块顶部未见。最后，"重度增强"一词是指移动微泡分散在整个斑块表面，包括斑块顶部。此外，定量测量的CEUS斑块增强与内膜切除术标本的组织学结果一致。

颈动脉斑块增强的量化基于对时间-强度曲线的分析，该曲线显示了感兴趣区域增强水平随时间的变化（图35.6）。从时间-强度曲线得出的变量显示，观察者间和观察者内有良好的一致性。定量分析证实，与无症状斑块相比，有症状斑块增强更明显。Owen及其同事检测了延迟期CEUS（微泡注射后6min）在识别斑块内炎症方面的价值，结论是有症状的斑块延迟增强更明

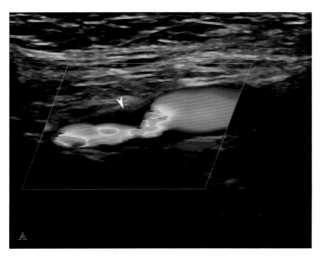
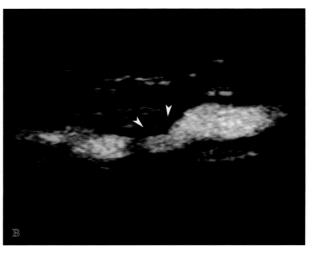

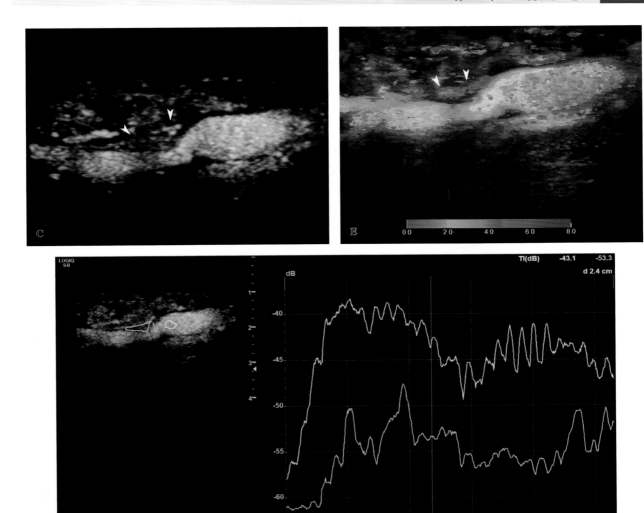

图35.6　一位57岁女性脑卒中患者的超声和超声造影（CEUS）表现。A.彩色多普勒超声显示低回声（无回声区）斑块，引起同侧颈内动脉重度狭窄（箭头）。B.微泡到达后即刻的CEUS图像显示斑块呈均匀低回声，准确勾勒出斑块表面（箭头）。C.几秒钟后CEUS图像显示，由于移动微泡的存在，斑块逐渐均匀增强（箭头），表明斑块内有新生血管。D.基于微泡到达的时间，可以生成参数图像显示斑块增强模式的特征。斑块以离心模式增强，可能是由于外膜新生血管的存在（箭头指向斑块）。E.使用超声设备中包含的软件生成时间-强度曲线，以量化斑块的增强，并将其与人工绘制的感兴趣区域的管腔内增强进行对比

显。研究者已在实验环境中评估了CEUS对治疗后斑块的监测和随访，记录了阿托伐他汀对血管外膜滋养血管形成的抑制作用。在将斑块内新生血管的检测纳入日常临床实践之前，仍有一些问题尚待解决，包括最佳量化方法的选择和技术标准化。

超声造影是评估血管成形术或动脉内膜切除术后疑似再狭窄的有价值的辅助手段。利用CEUS提供更高的空间和时间分辨率，UCA已被用于提高超声诊断疑似颈动脉夹层的准确性。UCA有助于识别内膜片，有助于区分真腔和假腔，因为UAC到达真腔比假腔早，这与CTA和MRA的表现相似（图35.7）。CEUS比非增强超声能更好地显示假腔内的缓慢血流，这种缓慢血流的图像很像血栓。与CEUS其他应用一样，UCA可用于因肾功

能受损而无法进行CTA或MRA造影增强的患者。CEUS在颈动脉应用的其他报道包括评估栓塞前、后颈动脉体瘤的灌注，显示真、假性动脉瘤内低速血流，颈静脉置管后颈动静脉瘘的检测，以及大动脉炎或巨细胞动脉炎患者治疗前、后颈动脉壁新生血管的评估（图35.8）。

除了对颈动脉的诊断评估之外，最近UCA还用于介入性血管造影术中，以减少肾功能不全患者碘化造影剂的使用剂量。随机临床试验表明，将CEUS作为颈动脉介入治疗的一部分，可使碘化造影剂用量减少60%以上，而对治疗和透视时间没有负面影响。

2.颅内血管的应用

UCA可以使超声探及更多动脉节段数量，帮助显示脑卒中患者缓慢、低速血流或无血流，从而改善颅内

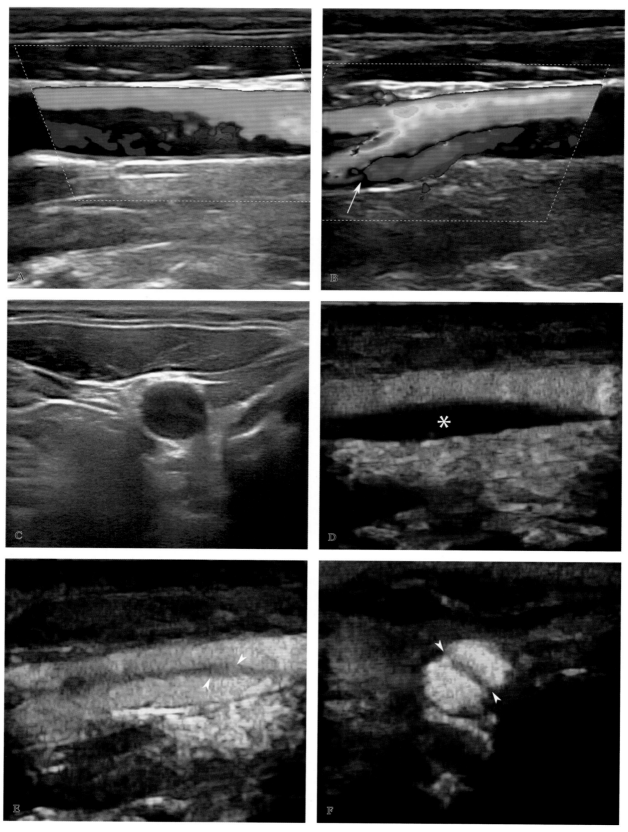

图 35.7　颈动脉夹层超声和超声造影（CEUS）的表现。A.彩色多普勒图像显示颈总动脉管腔变窄（红色信号），并有血流逆转（淡蓝色信号）。B.颈部彩色多普勒超声显示颈内动脉起始处血流逆转（箭头）。C.横切面灰阶图像不能显示内膜片。D.超声造影纵切面显示真腔增强先于假腔（＊所示）。E、F.假腔充满微泡后纵切面（E）和横切面（F）CEUS图像证实存在内膜片（箭头），使管腔呈双腔。这是一个主动脉夹层向颈动脉延伸的病例

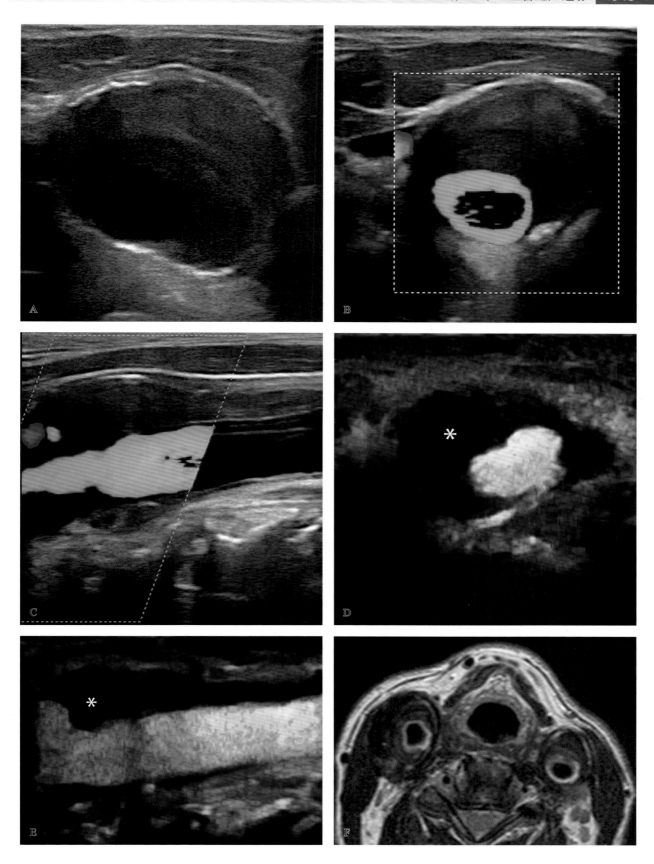

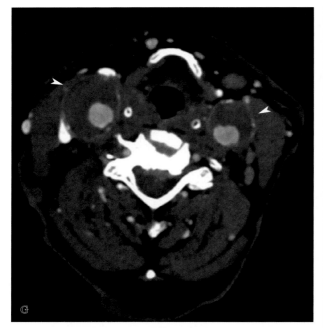

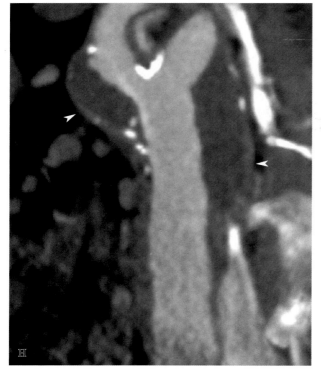

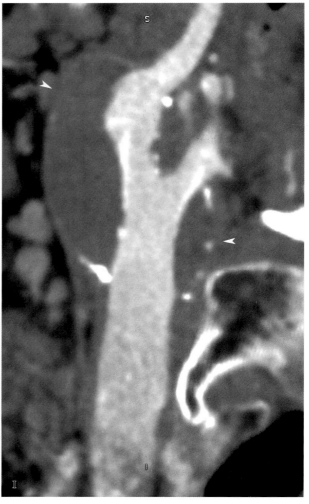

图35.8　双侧颅外颈动脉瘤的影像学表现。A.横切面灰阶图像显示具有不同回声附壁血栓的动脉瘤。横切面（B）和纵切面（C）彩色多普勒图像显示血管腔内的血流，无狭窄或闭塞。横切面（D）和纵切面（E）CEUS图像显示血流和管腔-血栓的边界轮廓更加清晰。图像还证实血栓内没有增强或假腔（＊所示），从而减小了斑块内新生血管或夹层的可能。F.轴向T$_2$加权图像显示具有不同信号强度的附壁血栓。轴向多探测器计算机断层血管造影（MDCTA）图像（G），以及颈动脉系统［左（H）和右（I）］的曲面重建图像，显示了动脉瘤的范围（箭头所指处）

动脉的可视化和诊断准确性。这一作用很重要，因为常规的经颅多普勒评估颅内血管，常由于缺乏足够清晰的声窗、颅内血管直径较小而受到很大限制。高达45%的老年患者无法通过颞窗显示、评估前循环血管。CEUS可将评估成功率提高到85%以上，Willis环可更好地显示。UCA还可通过增加枕窗成像深度辅助评价后循环血管。

　　CEUS可用来量化评估脑灌注，类似于CT、MR灌注检查技术。CEUS灌注检查可以通过颞窗在轴向平面上进行，深度为10～15cm。可以通过建立时间-强度曲线和提取连续变量如峰值时间和峰值强度来量化脑组织灌注（见图10.21）。这些参数对急性期脑梗死有判断预后的价值，其检测结果与CT、MR灌注结果有可比性。

临床实用要点

- CEUS可提高颈动脉完全闭塞和次全闭塞鉴别诊断的准确性。
- UCA有助于评价颈动脉斑块的不规则性，发现较为隐匿的斑块溃疡。
- CEUS可通过评估斑块内微泡的位置、使用定量参数评估整体灌注来评价斑块内血管情况。
- UCA可使TCD检查更为有效。
- UCA可用于评估脑卒中患者治疗后的脑灌注改变。

（二）外周动脉的应用

由于外周动脉相较于颅外颈动脉位置更深，灰阶及多普勒检查更为困难。UCA可改善外周动脉的血流显示，且能更好地显示狭窄后的血流。但UCA不能补偿钙化斑块产生的声影。最初，CEUS作为非增强多普勒超声检查的补充，可提高诊断准确度，并能在肠气遮挡的情况下显示髂动脉。在各种动脉系统（包括外周动脉）中的研究表明，相较于非增强超声，使用SonoVue后CEUS可将诊断准确度从31%增加到69%。与非增强超声相比，CEUS可提供足够的临床有用信号增强时间，将非诊断性检查的次数减少到5.1%，提高了诊断准确性。利用UCA可以改进血流显像，有助于提高介入术后腹股沟区假性动脉瘤超声诊断的准确度（图35.9）。

CEUS还可以通过定量分析肌肉灌注来评估外周动脉疾病（PAD）的预后和严重程度。与评价血管闭塞的容积描记术（测量包括皮肤在内的整体灌注）相比，CEUS可以独立于皮肤灌注来分析选定的肌肉灌注。一项关于CEUS的研究监测了PAD和对照组患者休息、运动后的骨骼肌血流量。PAD患者的骨骼肌血流和血流储备减少，显示CEUS对外周动脉疾病严重程度分级的潜在价值。

CEUS对外周动脉疾病患者的动脉侧支循环分级和小腿肌肉灌注不良的检测有价值。围术期，CEUS可通过判断动脉血运重建的成功与否来评估手术预后。经皮腔内血管成形术后，肌肉的峰值增强时间缩短。在外周动脉疾病和雷诺现象的新治疗方案的动物实验研究中，CEUS被用作量化肌肉微灌注的工具。此外，CEUS在动物实验中被用作评估外周神经灌注的研究工具。

临床实用要点
- UCA可改善动脉显影，提高超声评价外周动脉疾病

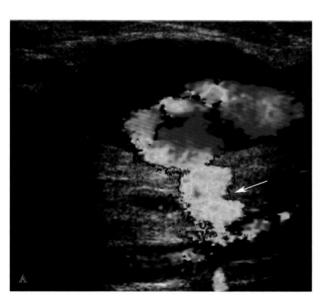

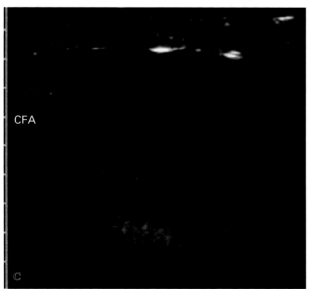

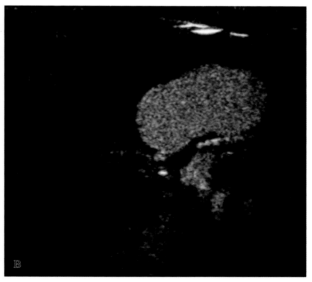

图35.9　一例72岁男性患者，经股总动脉（CFA）穿刺行心脏造影，术后腹股沟有搏动性肿胀。A.最初的彩色多普勒图像证实了假性动脉瘤的存在，宽颈（箭头），被认为不适合经皮注射凝血酶。B.在超声造影（CEUS）检查中，未闭的假性动脉瘤腔的确切大小被更好地显示出来，瘤颈部比预期的要窄。这适合经皮注射凝血酶。C.治疗术后CEUS显示完全血栓形成，瘤腔内无UCA

（引自Dr Dean Huang，King's College Hospital，London，UK.）

的准确性。

- 通过UCA新定量灌注方法，可以评估肌肉灌注，并确定治疗前、后动脉阻塞性疾病的临床影响。
- 灌注技术最终可能有助于评估机械性和药物性外周动脉介入治疗的疗效。

（三）外周静脉的应用

传统的静脉彩色多普勒超声对深静脉血栓诊断具有很高的准确性，特别是在辅以静脉加压的情况下。使用UCA评估外周静脉的报道有限。有报道用Echovist改善下腔静脉的检查，Levovist用于下肢静脉及盆腔静脉的检查。在一项有限且不完整的静脉检查研究中，与非增强的传统检查技术相比，UCA改善了彩色多普勒信号，从而减少了检查的假阳性和假阴性。由于入射角度差和含气肠管的干扰限制了非增强彩色多普勒检查的质量，CEUS对于盆腔深静脉检查获益最大。

有学者进行了SonoVue应用于超声造影评价健康志愿者下肢深静脉系统的可行性研究。腓静脉、胫后静脉、腘静脉、股静脉、髂外静脉和下腔静脉清晰可见。

增强开始于注射后45s，持续5min以上。UCA对肥胖患者、下肢局部水肿或弥漫性炎症患者尤其有帮助，也可用于其他使用非增强超声无法对深静脉系统进行全面和满意评估的情况。下肢静脉CEUS改善了股静脉和腘静脉的显示，显著改善了胫后静脉、腓静脉的显示，但对于股总静脉，其结果与常规彩色多普勒超声相当。

CEUS的另一个用处是研究血栓静脉的周围组织。与正常静脉的周围组织相比，CEUS显示血栓静脉的周围软组织血管明显增加。抗凝后3个月随访，静脉周围血管减少，同时伴有全身炎症标志物逐渐减少。这表明深静脉血栓形成与血管壁炎症有关，CEUS为深静脉血栓形成的自然病史提供了不同的视角，并提供了一种潜在的评估新疗法效果的方法。

CEUS可鉴别癌栓和血栓。一般来说，栓子内的彩色多普勒信号是新生血管和癌栓的标志（图35.10）。虽然彩色多普勒有望精确地显示外周静脉血栓，但是当新生血管内径较小、流速较低时，或是对于腹部血管检查时，其敏感度可能会降低。CEUS对肝硬化门静脉癌栓形成的诊断优于彩色多普勒超声，此病是肝移植的禁忌

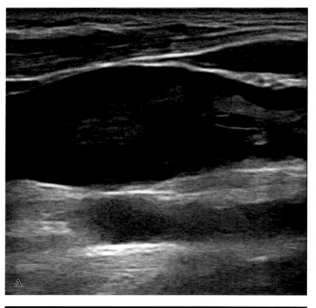

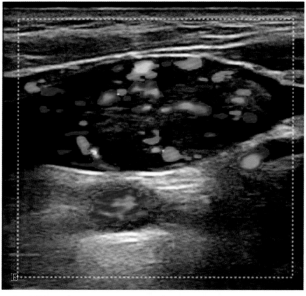

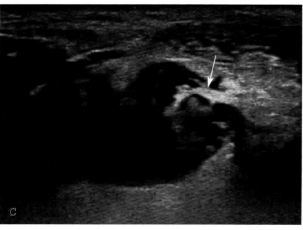

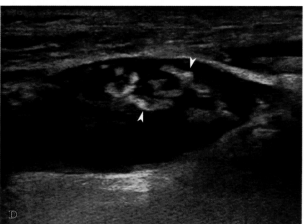

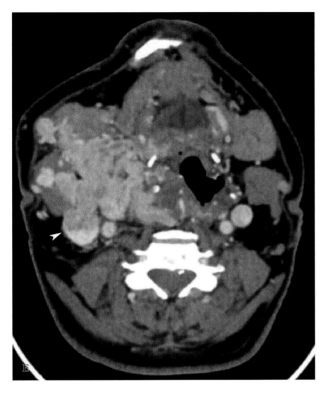

图35.10　颈静脉癌栓的影像学表现。A.二维灰阶超声显示颈静脉内探及与血栓类似的等回声充填。B.彩色多普勒显示血栓内弥漫性彩色血流信号。横断面（C）和纵断面（D）超声造影（CEUS）图像证实癌栓内存在弥漫性新生血管（D图小箭头所示）。注意有一个大的新生血管（C图大箭头所示）穿过颈静脉壁并有一分支进入癌栓。E.多探测器CT血管造影（MDCTA）显示一个巨大的淋巴结肿块侵犯颈内静脉（箭头所指处）。淋巴结活检显示为肾癌转移

证。CEUS有助于肝硬化患者门静脉癌栓内强化和新生血管的显示。在97.2%的检查中，CEUS对门静脉栓子的良、恶性鉴别具有决定性意义。只有小部分患者可能需要借助磁共振成像。

（四）腹部和腹膜后血管的应用

无论对于腹部血管病变的初筛还是诊断，超声均是首选方法，必要时需联合CTA和MRA检查。CEUS是CTA和MRA禁忌证患者的另一种检查方法。在这些患者中，非增强超声作为唯一的影像学选择，起着重要的诊断作用，并且可以用UCA作为补充检查。腹部血管CEUS的应用范围包括评估肾动脉、肠系膜动脉的狭窄或闭塞，评估移植血管、主动脉瘤破裂及血管内治疗后内漏。

1. 肾动脉狭窄／肠系膜动脉狭窄

多普勒超声对肾动脉和肠系膜动脉的诊断评估是非常重要的。解剖位置深、肠气遮挡、血管走行弯曲、体型、患者的配合程度等，均增加了血管检查的难度。与非增强超声相比，使用Levovist行CEUS检查对肾内动脉多普勒波形的评价速度更快，灵敏度和特异度也更高。另一项研究表明，采用Levovist作为UCA的CEUS，具有很高的敏感度和特异度，狭窄程度判定与血管造影结果一致，优于非增强超声。在肾动脉多普勒频谱检查中，使用UCA有利于正确放置取样容积，从而使检查灵敏度提高10%。尽管CEUS有明显的优点，但CTA和MRA技术的最新进展同样提高了诊断的准确度。CEUS评价肾动脉的主要优点是避免对肾衰竭患者使用含碘或钆造影剂。CEUS对肾实质缺血性改变的评价明显优于非增强超声，与增强CT（CECT）相当。与增强的正常肾实质相比，肾梗死表现为楔形无增强区，根据这一特点可以明确区分肾梗死和皮质坏死。

UCA在评价肠系膜上动脉、肠系膜下动脉及腹腔干方面的研究有限。据报道，UCA的使用可提高腹腔干、肠系膜动脉狭窄或闭塞的诊断敏感度，但是与非增强超声相比，无统计学差异。

2. 器官移植

在器官移植术后评估中，灰阶和多普勒超声成像起着重要作用，在早期发现血管并发症方面具有重要价值。CEUS能清晰地显示移植血管与宿主血管的关系，并能准确地评价组织的动态灌注，从而对大血管和微血管进行评价。尽管CEUS不能完全取代CTA、MRA或常规血管造影，但它增加了对正常和异常发现的诊断信心，并进一步指导移植术后患者的影像学检查。

CEUS在鉴别自体和移植器官的缺血区方面优于非增强超声。CEUS中缺血区为非增强区，而非增强超声依靠对血管的主观评估来评价缺血区（图35.11）。CEUS

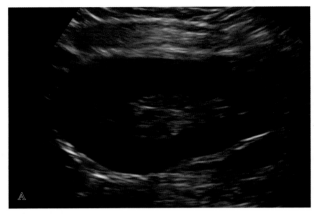

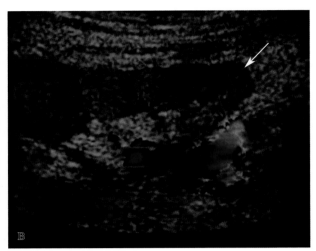

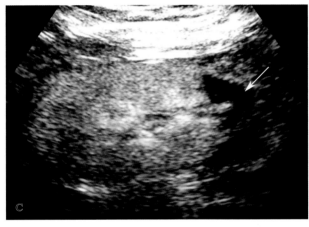

图35.11　一例56岁男性患者，右髂窝肾移植，在常规超声引导下，对移植肾的下极进行活检，发现肾梗死。A.在灰阶图像上，移植肾没有发现异常。B.彩色多普勒图像显示移植肾内多普勒血流减少，下极处没有血流信号（箭头所指处）。C.在超声造影（CEUS）图像上，移植肾的下极没有增强（箭头所指处）。供体肾的副肾动脉在术中牺牲了，导致局部梗死。组织活检进而定位到移植肾其他部位

可显示移植肾的急性皮质坏死，显示CT和MR所见的典型"外周边缘征"（peripheral rim sign），并可成为一种替代性的诊断方法，从而避免活检。肾移植术后1周的CEUS定量评价在不同观察者间表现出良好的一致性，并与移植后3个月的肾小球滤过率相关。团注UCA，可绘制并计算肾脏不同部位（肾皮质、髓质、叶间动脉）的时间-强度曲线（达峰时间和峰值强度）。

CEUS是评价肝移植术后并发症（如肝内动、静脉阻塞和狭窄，活动性出血，假性动脉瘤形成，实质损伤）的有效方法。CEUS用于肝移植术后检查，可提高诊断的可信度，有助于诊断肝动脉未闭（通畅），一个临床病例系列研究显示约62%的患者避免了肝动脉造影（图35.12）。

3.主动脉

CEUS已用于腹主动脉瘤破裂的检查确诊，且检查效果满意。CECT是目前评估急诊主动脉病变的首选方法。肾功能受损患者的非增强CT检查不能检测到细微的腔内改变，如内膜片，并且只能检测主动脉破裂的间接征象，如腹膜后血肿，因此，对于肾功能不全患者，CEUS用于腹主动脉的评价是一种新的诊断选择。

CEUS可通过显示动脉腔内的微泡外渗及后续发生的腔外造影剂聚集，诊断急性出血。以上两个发现都与CT表现高度一致，能够让医师明确诊断并对患者进

行分类治疗。床边CEUS检测更有意义，与CT成像相比有明显优势。腹主动脉瘤破裂的一个罕见并发症是主动脉-腔静脉瘘，这是一个需要进一步治疗的重要并发症。虽然CTA是诊断主动脉-腔静脉瘘的参考标准，但CEUS能够实时、动态、准确地显示主动脉与下腔静脉之间的交通。在其他血管系统，包括股血管，CEUS均可显示动、静脉的交通。

灰阶和彩色多普勒超声通过显示内膜片和腹主动脉内的双腔结构，可以确诊主动脉夹层。在非增强的灰阶图像上，UCA的应用使夹层的诊断变得更容易，并且增加了识别内膜片的信心。在非增强灰阶超声中，这些内膜片可能会漏诊，或者被误认为是动脉粥样硬化斑块。CEUS可准确地显示内膜片，并提供更多的信息。根据不同的增强程度，真、假腔得以鉴别：真腔中的血流强化早于假腔。CEUS可以检测到假腔中缓慢流动的血液，而彩色血流模式下容易被误诊为血栓。

4.主动脉介入治疗后：外科或腔内治疗

尽管CTA是当前的参考标准，但超声在血管内动脉瘤修复术（EVAR）后主动脉内瘘的评估中起着关键作用。这些患者检查的主要目的是早期发现内漏（见第25章）。患者可能需要终身监测，早期发现并发症是检查目的。CEUS作为一种辅助超声技术被广泛应用于内漏的精确检测。CEUS可实时准确地检测到快速血流和慢速血流性内漏，这是CTA无法区分的。CEUS还可以

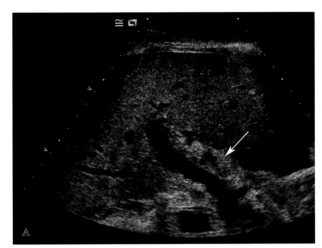

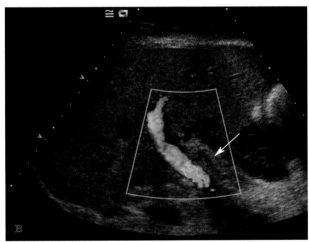

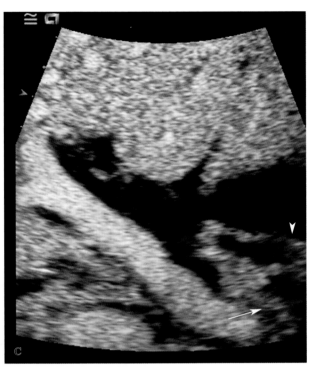

图35.12　重症监护室的一例46岁肝移植患者，肝功能异常。A.在灰阶成像上，肝动脉主干内探及等回声充填（箭头所指处）。B.在彩色多普勒成像上，肝动脉中未检测到多普勒血流信号（箭头所指处）。C.在超声造影（CEUS）图像上，腹腔干（箭头所指处）和脾动脉（短箭头所指处）显像，但在血栓充填的肝动脉中没有血流，证实闭塞

显示内漏病变的起源、充盈和渗漏程度等信息。CEUS特别适用于区分Ⅰ型和Ⅱ型内漏（图35.13）。内漏分为四型。Ⅰ型内漏：支架与自体血管壁未紧密贴合，血流从支架近端或远端附着部与动脉壁之间进入瘤腔；Ⅱ型内漏：是指血液从腹主动脉分支血管（如腰动脉、性腺动脉或肠系膜下动脉）反流入腹主动脉壁与支架之间的瘤腔；Ⅲ型内漏是由支架本身的缺陷造成的（组装型支架连接不良或支架纤维破裂而形成内漏，血液由

连接处或破口进入瘤腔）；Ⅳ型瘘口处移植物孔隙增大（血液由支架覆膜孔隙渗出到瘤腔内）。

在一项使用UCA-Optison的研究中，CEUS证实了延迟期CECT检测到的所有内漏，且确诊了另外2例CT未发现的移植物近端的内漏。此外，CEUS准确地将内漏分为Ⅰ型或Ⅱ型。在另一项研究中，CEUS对内漏的检测有100%的敏感度，但特异度为65%。彩色多普勒超声对内漏的诊断敏感度为33%～63%，特异度

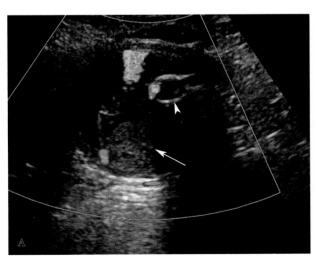

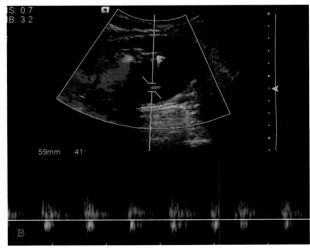

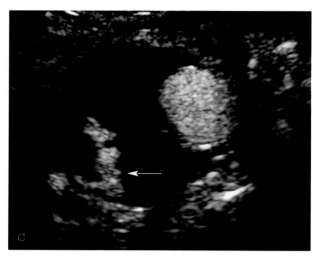

图35.13　一例82岁女性患者，主动脉血管内支架置入术后，动脉瘤腔扩大。A.扩张的瘤腔部分被等回声血栓填充，并有彩色多普勒信号（箭头所指处）。横切面彩色血流成像显示支架位于图像上方。B.从支架外瘤腔内获取的多普勒频谱提示存在支架内漏。C.超声造影（CEUS）显示造影剂从主动脉后部进入瘤腔（箭头所指处），从而证实血流来源于腰动脉分支，为Ⅱ型内漏

为63%～93%。CEUS使用SonoVue诊断内漏的敏感度为98%，特异度为82%～93%。进一步研究表明，使用SonoVue的CEUS诊断内漏的敏感度为99%，特异度为85%，优于CTA诊断及分型。这归因于CEUS成像的动态性和实时性。使用时间-强度曲线，以CTA为金标准，CEUS的敏感度和特异度分别为99%和93%。根据时间-强度曲线的定量分析，该研究还发现内漏动脉瘤和无内漏动脉瘤的灌注存在显著差异。四维CEUS在测量主动脉瘤术后最大直径、体积和血管内瘘的鉴别方面与CTA一致。一项系统评价分析发现，CEUS和MR检测血管内瘘的准确性高于CTA，但对于Ⅰ型和Ⅲ型内漏的特异度鉴别，低于CTA。CEUS可早期识别内漏，现在已成为一种成熟的腹主动脉瘤术后随访的影像学方法。CEUS在鉴别延迟性Ⅱ型内漏方面优于CTA。

临床实用要点

- CEUS可显示肾动脉，帮助评估可疑狭窄或闭塞。
- CEUS可提高肾梗死的检出率。
- UCA可用于肾衰竭患者。
- CEUS有助于肠系膜动脉的评估。
- CEUS可通过以下方式改善移植器官的评估。
  - 更准确地评估血管吻合部位
  - 增加多普勒信号强度，使组织灌注可视化
  - 发现灌注减少或梗死的区域
  - 有助于出血和假性动脉瘤部位的诊断
- 移植后早期CEUS定量指标可预测移植后的整体肾功能。
- CEUS可提高主动脉夹层的检出率，有助于区分真、假腔。
- CEUS通过显示出血位置和腹膜后血肿区域，有助于主动脉瘤破裂的诊断。
- 在大多数情况下，CEUS评估主动脉移植物可与CT相媲美，在Ⅱ型内漏的诊断上更具优势。

五、创伤

CEUS可以准确检测和随访创伤后实体器官损伤。在使用UCA后，外伤性损伤表现为位于正常增强实质内的非强化区。CEUS可以清晰地显示挫伤、裂伤和实质内血肿的特点。与非增强超声相比，CEUS不仅能提高诊断准确率，还能发现非增强超声未发现的异常，包括梗死、假性动脉瘤和活动性出血。CEUS证实脾、肝和肾损伤后有造影剂外渗，表现为圆形的回声池或"喷泉"样的射流回声。对于腹部钝性损伤患者，以CECT作为诊断标准，CEUS诊断肾损伤的敏感度和特异度分别为69%和99%，诊断肝损伤的敏感度和特异度分别为84%和99%，诊断脾损伤的敏感度和特异度分别为93%和99%。CEUS可以集成到创伤患者的诊断流程中，以尽量减少其他成像方法的使用。

临床实用要点

- CEUS在评估脾、肝和肾脏损伤方面发挥重要作用，有助于发现梗死、血肿、活动性出血和假性动脉瘤形成。

六、未来展望

一些新的活跃研究有望在不久的将来改善CEUS的血管成像。血管是一种三维结构，常呈弯曲或复杂走行。如果出现动脉粥样硬化斑块，评估更具挑战性，尤其是在管壁成像和检测溃疡方面。因此，即使使用CEUS，二维超声也可能不太准确。三维成像模式下的CEUS将克服固有的技术局限性。

另一个CEUS领域的进展是选择性成像技术的发展，可以在微泡的磷脂壳上使用高度特异性配体来实现，这将允许标记的UCA附着在特定的靶点上，提供炎症、新生血管和血栓形成区域的选择性成像。一个例子是以血管细胞黏附分子1（VCAM-1）为靶点的UCA，该UCA能使受动脉粥样硬化影响的血管炎性变化可视

化和量化。

七、总结

微泡作为超声造影剂，可极大地提高超声成像在特定病理条件下的作用。超声成像具有其固有优点，包括多功能性、便携性、可重复性、患者良好接受度等，使其能够对各种血管系统进行经济、有效评估，特别是作为彩色多普勒和多普勒频谱分析的补充。低机械指数超声造影技术的广泛应用使CEUS的临床应用逐渐引起人们的兴趣。未来的研究有望通过提高目前条件下的诊断准确度、引入新的应用，拓展CEUS在血管方面的应用范围。

刷二维码可浏览本书参考文献